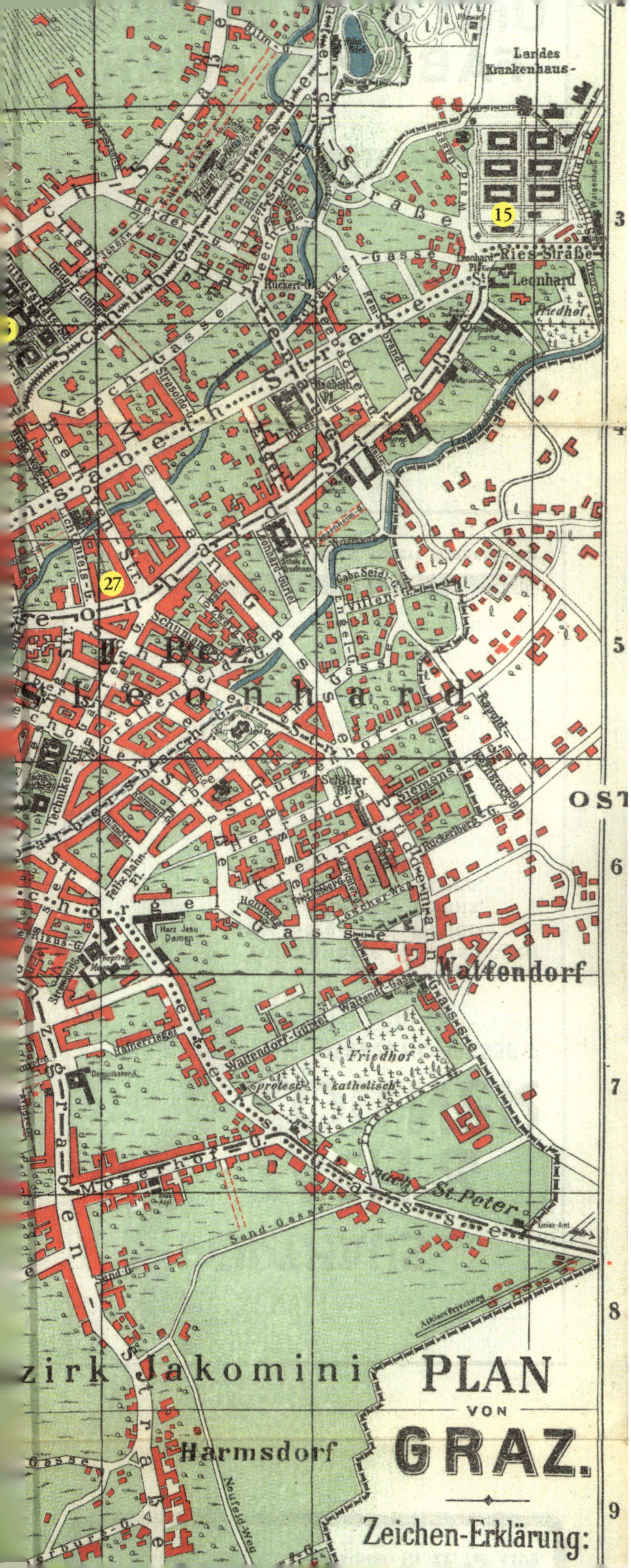

Stadtplan von Graz, vor 1918. Aus: *Kienreichs Führer durch Graz und Umgebung.*

1 Graz-Köflacher Bahnhof, *Köflacher Gasse 35–41*
2 Akademisches Gymnasium, *Hofgasse 10*
3 Hans Kloepfers erstes Grazer Quartier, *Villefortgasse 15*
4 Alte Universität, *Hofgasse 4*
5 (Neues) Hauptgebäude der Karl-Franzens-Universität in Graz, *Universitätsplatz 3*
6 „Neues medizinisches Institutsgebäude" (Pathologische Anatomie etc.), *Parkring 4*
7 (Ehemaliges) Anatomisches/Physiologisches Institut, *Harrachgasse 21*
8 Universitätsklinik für Kinderheilkunde, (Kinderspital), *Mozartgasse 14*
9 Kloepfers erste Studentenbude, *Bürgergasse 16/III. Stock*
10 Stiegenkirche, *Sporgasse 21*
11 Grazer Dom (Hochzeitskirche), *Burggasse 3*
12 Altes AKH vor dem Paulustor (Haupttrakt), *Paulustorgasse 8*
13 Alte Sternkneipe, *Ecke Sporgasse/Karmeliterplatz*
14 K. k. Garnisonsspital Nr. 7, *Karmeliterplatz 3*
15 LKH-Universitätsklinikum in St. Leonhard, *Ferdinand Auenbruggerplatz 1*
16 Hirschenapotheke, *Sporgasse 10*
17 Hotel Wiesler, *Grieskai 4–8*
18 Die Rauchstube im Volkskundemuseum, *Paulustorgasse 11*
19 Stmk. Landhaus (Verleihung der Grazer Ehrenbürgerschaft), *Herrengasse 16*
20 Opernweinstube, *Opernring 8*
21 Grazer Tagblatt, *Herrengasse 3*
22 Südmarkhaus, *Joanneumring 11*
23 Leuschner & Lubensky/Leykam, *Stempfergasse 3*
24 Kloepferdenkmal auf dem Schloßberg *(beim Türkenbrunnen bzw. Starkehäuschen)*
25 Grazer Schauspielhaus, *Hofgasse 11*
26 Verbindungshaus des Akademischen Turnvereins Graz, *Bürgergasse 4/I*
27 Verbindungshaus der Akademischen Sängerschaft Gothia zu Graz, *Leonhardstraße 27*

Harald Salfellner

Aber Arzt bin ich geblieben

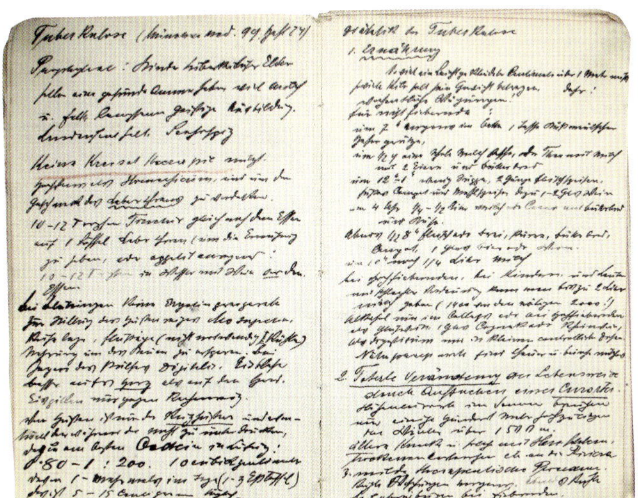

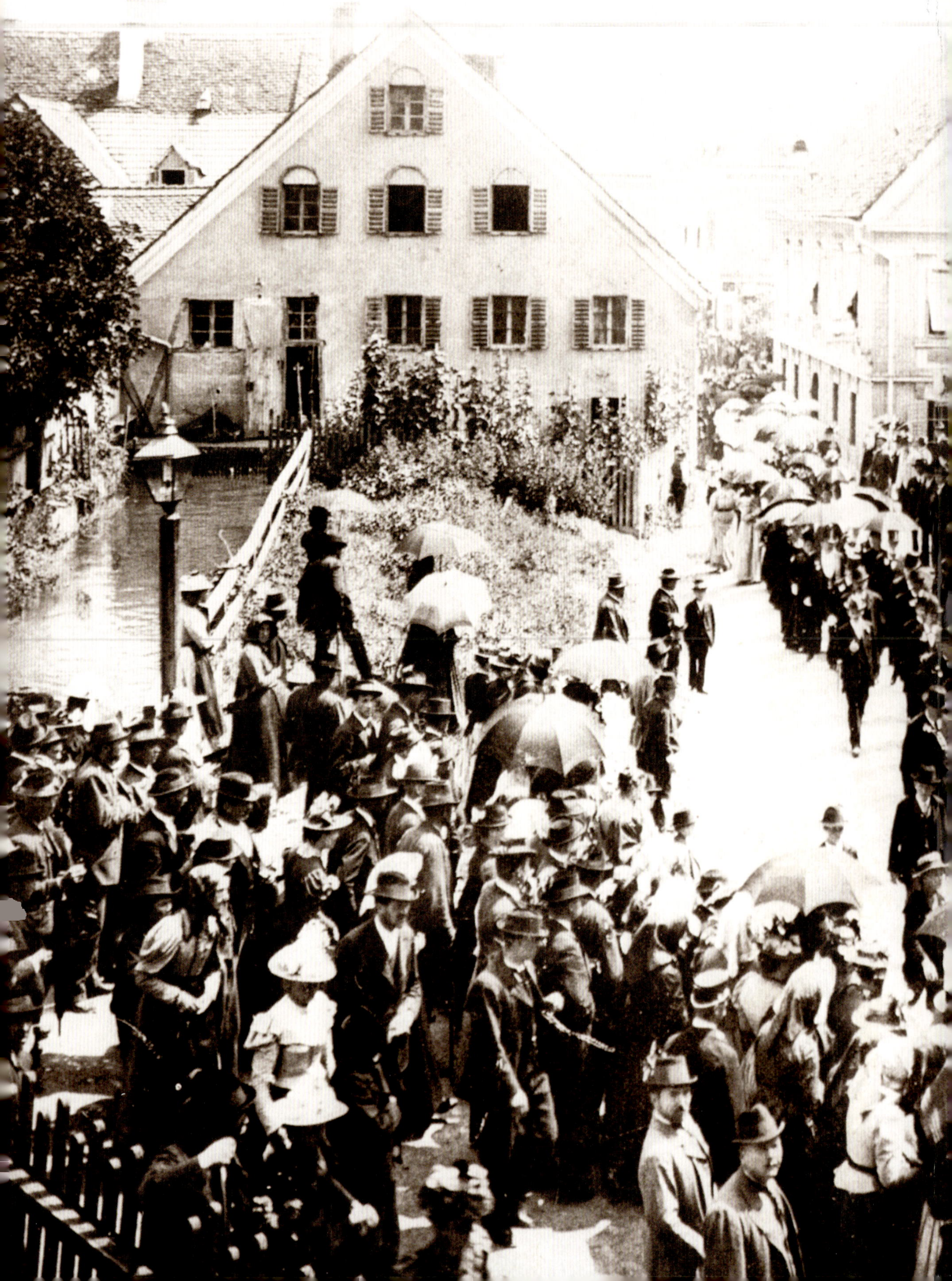

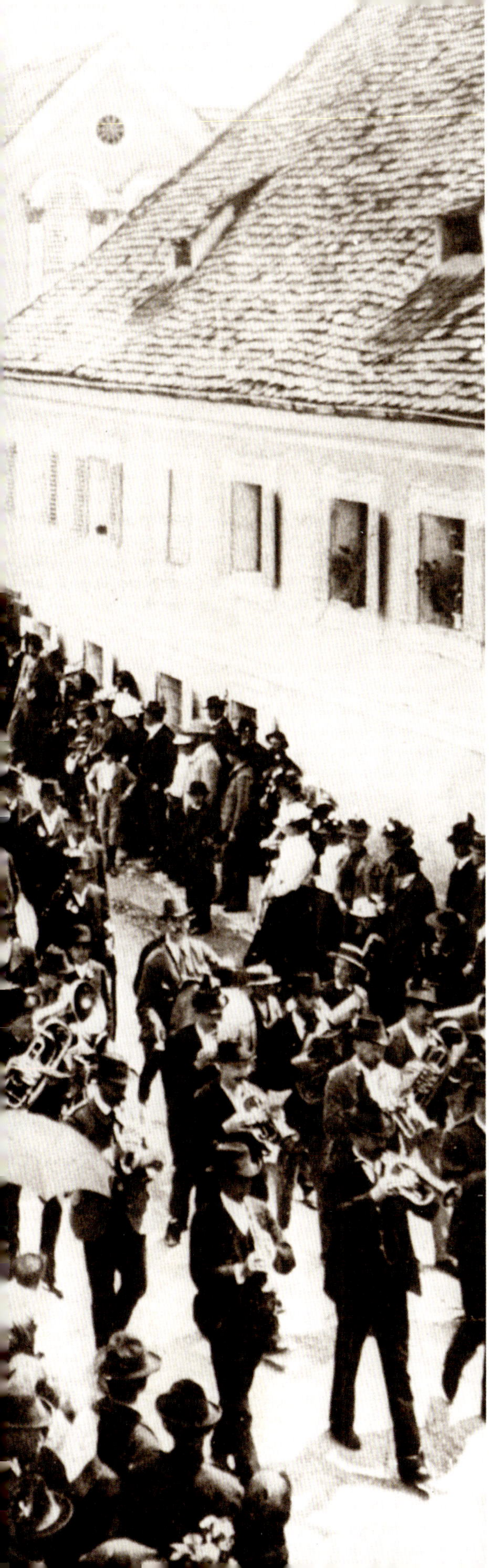

Harald Salfellner

Aber Arzt bin ich geblieben

Bilder aus dem Leben Hans Kloepfers

Vitalis

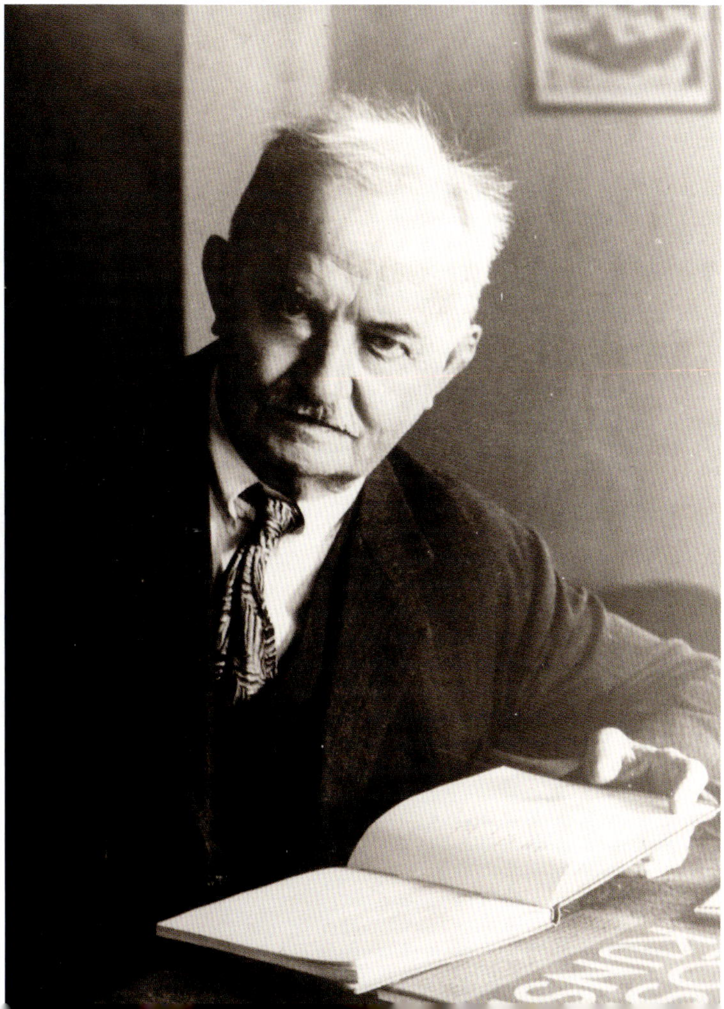

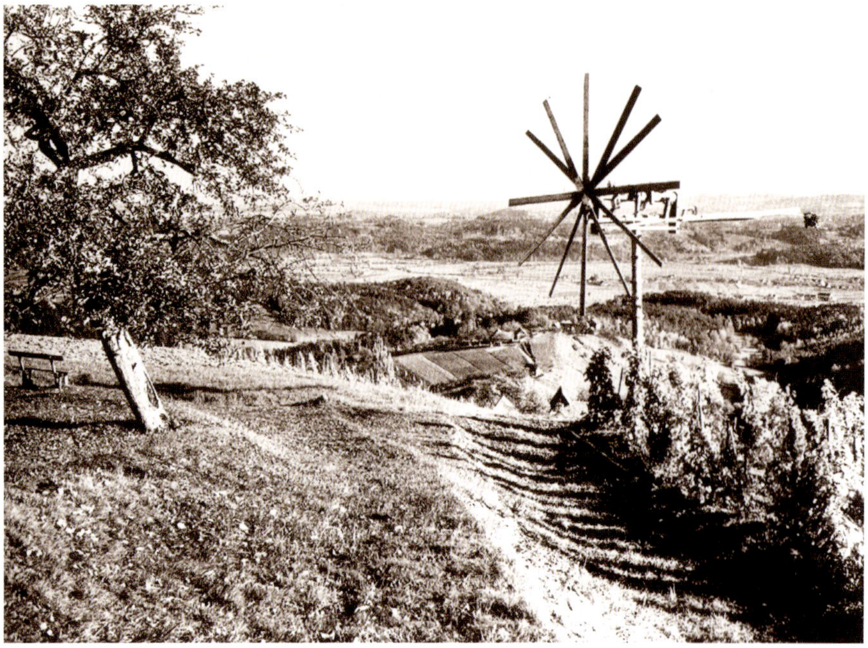

Die Deutsche Nationalbibliothek verzeichnet diese Publikation in der Deutschen Nationalbibliographie. Die genauen bibliographischen Angaben sind im Internet unter http://portal.dnb.de abrufbar.

UMSCHLAG: Bildcollage aus den Abb. 18, 68, 182, 221, 263, 329, 365

EDITORISCHE NOTIZ: Werktitel und Zeitungsnamen und -rubriken werden in diesem Werk kursiv wiedergegeben. Zitate sind unter Anführungszeichen gestellt und durch Fußnoten belegt. • Auf den ausufernden Gebrauch von Anführungszeichen zur reflexiven Distanzierung von anrüchigen Begriffen (etwa Drittes Reich, Ostmark, Anschluß etc.) wird dagegen verzichtet. • Es sei darauf hingewiesen, daß zahlreiche Topographica in abweichenden historischen Namensformen kursieren, wie etwa Rothwein/Rotwein, Krenhof/Krennhof, Francischacht/Franziskischacht, die auch in Hans Kloepfers Lebenszeit durchaus uneinheitlich gebraucht wurden. Nähere Angaben dazu finden sich im zweiten Band (Bezirkslexikon) der Geschichte und Topographie des Bezirkes Voitsberg, herausgegeben von Walter Brunner, bearbeitet von Bernhard A. Reismann, Graz 2011.

HANS KLOEPFER-FORSCHUNG: Auf der Internetseite www.hanskloepfer.at können Aktualisierungen zu diesem Band und vertiefende Beiträge zu Hans Kloepfer und seinem Umfeld abgerufen werden.

Vitalis, 2017 • Deutsche Originalausgabe • Hergestellt in der Europäischen Union • • ISBN 978-3-89919-500-2

www.vitalis-verlag.com

Inhalt

„Was mein Leben noch weiter gebracht hat, es ging auf in der gewaltigen Sturmflut des Weltkrieges und was sie wegspülte und anschüttete. Da hat der einzelne zu klagen kein Recht mehr. Aber Arzt bin ich geblieben bis heute und will es bleiben, solange ich es sein kann."

Hans Kloepfers auf den Ersten Weltkrieg bezogene Schlußsentenz im *Bilderbuch meines Lebens.*

Vorbemerkung

Innerhalb des ehrwürdigen Standes der Ärzte hat sich eine im besten Wortsinn elitäre Auslese herausgebildet – die heute kleine, aber feine Spezies der Dichterärzte oder, je nach Gewichtung, auch Arztdichter. Die Lebensläufe der einzelnen Vertreter dieser Zunft sind so verschieden wie das Leben selbst – da steht etwa Friedrich Schiller, subalterner Militärarzt bei einem württembergischen Grenadierregiment neben dem Irrenarzt Dr. Heinrich Hoffmann, dem weithin bekannten Urvater des garst'gen *Struwwelpeters*; der revolutionäre Anatom Georg Büchner, der die Tage mit dem Skalpell und die Nacht mit den Büchern zubrachte, neben dem Kriegschirurgen Richard Volkmann-Leander, der vom Feldzug 1870/71 die heute schon klassischen *Träumereien an französischen Kaminen* mitbrachte. Und so geht es fort in langer Reihe: Joseph Anton Stranitzky, Albert Schweitzer, Max Nordau, Arthur Schnitzler, Hugo Salus, Burghard Breitner, Ernst Weiß und viele mehr.

Besonders im 19. und 20. Jahrhundert entfaltete sich diese merkwürdige Unterart zu beachtlicher Blüte, und so brachte auch das damalige Herzogtum Steiermark einen wirklichen Dichterarzt hervor, den nachmaligen Land- und Werksarzt Hans Kloepfer, dessen Geburtstag sich 2017 zum 150. Mal jährt. Mehr als fünfzig Jahre im weststeirischen Kohlenrevier tätig, verkörpert er eine lange, sehr bewegte Epoche der steirischen Geschichte.

Kloepfers Lebensweg überspannt die langen Friedensjahre der Doppelmonarchie genauso wie den Gang in den Weltkrieg, die Hungerjahre der Republik, den wankenden Ständestaat, den Aufbruch in das Reich Hitlers und den Krieg an allen Fronten – alle diese Epochen haben seine Vorstellung vom Gang der Welt geprägt und spiegeln sich auch in seinem dichterischen Werk. Weitgehend abgekoppelt vom politischen Geschehen hat auch die Heilkunde in Kloepfers Lebenszeit einen stürmischen Wandel erfahren. In dem halben Jahrhundert zwischen 1894, als Kloepfer seine ärztliche Praxis in Köflach aufnahm, und seinem Todesjahr 1944, als er Stethoskop und Impfbesteck für immer zur Seite legte, entwickelte sich die Medizin zu einem segensreichen Instrument in den Händen der Ärzte. Joseph Lister, Paul Ehrlich, Wilhelm Conrad Röntgen, Frederick Banting,

Bilder auf den vorhergehenden Seiten:

Abb. 1 (Vortitel): Eine Doppelseite aus Kloepfers medizinischem Notizbuch mit einem Exzerpt zur Tuberkulose.

Abb. 2 (Frontispiz und Titelseite): Festtagslaune und Blaskapelle in Köflach, ca. 1910.

Abb. 3 (Titelseite): Hans Kloepfer, ungefähr 1943.

Abb. 4 (S. 4): Ein „Klapotetz", auch „Windmühl" in Kloepfers Schilcherland.

Gerhard Domagk und tausend weitere führten bahnbrechende Neuerungen ein, in atemberaubender Folge berichteten die ärztlichen Zeitschriften von Bluttransfusion, Strahlentherapie und Elektrokardiographie. Von Graz aus gelangten die Nobelpreisträger Fritz Pregl, Julius Wagner von Jauregg und Otto Loewi zu Weltruhm.

„Betrogen! Betrogen! Einmal dem Fehlläuten der Nachtglocke gefolgt – es ist niemals gut zu machen."

Franz Kafka, *Ein Landarzt*

„Die Taten werden richtbar, wenn es Abend wird, und die Poesie enthält die Wahrheit der Dinge und das Gericht über die Dinge."

Hugo von Hofmannsthal, *Österreich im Spiegel seiner Dichtung*

Kloepfer dagegen spielte in einer anderen Liga. Kein stolzes Eponym ziert seinen Namen, kein Ordinariat seine Visitenkarte. Trotzdem war Knöpfl, wie er vertraulich genannt wurde, bei seinen Patienten höchst angesehen, schließlich legendär. Als Praktiker der alten Schule trug er die Segnungen der modernen Medizin in die hintersten Gebirgsgräben, meist allein, und oft genug in letzter Instanz. Das ließe sich auch von anderen Kollegen behaupten, aber Kloepfer war nicht nur Helfer und Hoffnungsträger in armseligen Bauernstuben, er war auch Beobachter, Chronist und Konservator. Mit wachen Sinnen nahm er die archaische, im Sterben begriffene Welt der Bergbauern in sich auf, das Leid der ausgemergelten Knappen in den Schächten, das Röcheln ihrer Kinder im Todesgriff des Fiebers. Was er dann in wohlgesetzten Versen und schlichter Prosa niederschrieb, in Erzählungen, Aufsätzen, biographischen Mitteilungen und tausenden Briefseiten, das ist ein faszinierendes Abbild steirischer Landes- und Mentalitätsgeschichte. Vor solcher medizinischer Matrize vollzog sich Kloepfers Leben, der sich ja auch, wie er mehrfach bekannte, zuerst als Arzt empfand und erst in zweiter Linie als Dichter und Heimatforscher. Dieser Gewichtung trägt auch das vorliegende Lebensbild Rechnung, von Kloepfers Studien an der Grazer medizinischen Fakultät, über seine Ausbildung am Allgemeinen Krankenhaus in der Paulustorgasse bis zu der jahrzehntelangen ärztlichen Tätigkeit in Köflach. Die Betrachtung läßt auch die Verstrickung des alten Arztes in die Fänge des NS-Regimes nicht aus.

So ist dieses Buch nicht nur als eine Erinnerung an einen außergewöhnlichen Menschen und Arzt gedacht, sondern auch als Zurüstung zu einem wenig erschlossenen Gebiet der steirischen Medizingeschichte.

Harald Salfellner, im Mai 2017

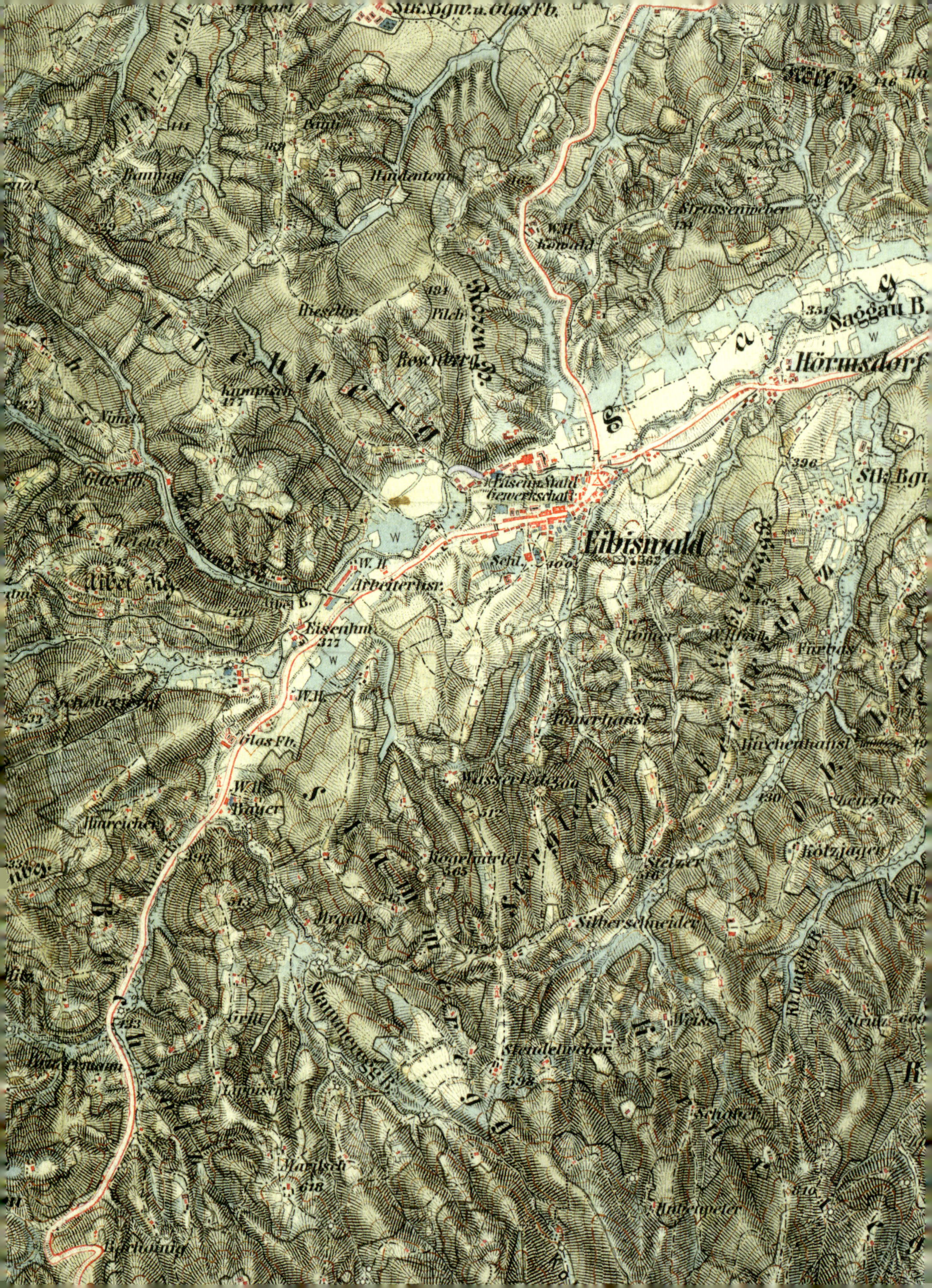

Eibiswald
Hörmsdorf
Saggau B.
Eisenw. Stadt Gewerkschaft
Arbeiterhsr.
Glas Fb.
Silberschneider
Kötzjager
Strassenweber
Rosenberg
Wasserleit
Furbas
Stelzer
Steudelweber
Schober
Huberpeter

Kindheit in Eibiswald

Die Fotos zeigen ein archaisches, heute fremdes Dasein: den Lampenanzünder auf seiner hölzernen Leiter, die rußgeschwärzten, erschöpft vor der Grube lagernden Bergmänner, den hageren Bauernknecht, der sich gegen den Ochsenpflug stemmt. Auch einen Landarzt hat es in dieser Welt, im weißen Kittel steht er vor seiner Praxis, mit der ledernen Instrumententasche eilt er zu seinen Kranken. Vom Pferdeschlitten in die Einschicht gebracht, versorgt er offene Brüche ohne Assistenz, operiert im Petroleumschein auf Leben und Tod. Auf seinen stundenlangen Krankenwegen skizziert er die Bilder dieses ungewöhnlichen Daseins ins mitgeführte Heft: eilige Notate, in stillen Abendstunden, nach erschöpfender, oft zwölfstündiger Praxis in die Maschine getippt. Neben dem literarischen Wert kommt diesen Schriften auch eine nicht zu unterschätzende dokumentarische Bedeutung zu.

Abb. 5: Historische Landkarte von Eibiswald und Umgebung, Gradkartenblatt Zone 19, Colonne XII, Section N0, 1:25.000. Franzisco-Josephinische Landaufnahme der österreichisch-ungarischen Monarchie, 1878.

„... mein Vaterhaus! – gleichgültig und gelassen blickt's auf die Jahre, die still mit mir gehn –."

Hans Kloepfer, *Nach Jahren*

Die Rede ist von Hans Kloepfer[1], dem weststeirischen Dichterarzt[2], der nach dem Studium der Medizin ein halbes Jahrhundert seinem geliebten Arztberuf nachging und Praktiker blieb bis zum letzten Tag seines Lebens im Jahr 1944. In diesen Jahrzehnten ärztlichen Wirkens schuf der dreifache Familienvater neben unermüdlicher Ordination ein beachtliches dichterisches Werk. Diese zweifache Lebensleistung, die selbst seine Kritiker meist respektvoll anerkannten, machte ihn zu einem exemplarischen Vertreter der Dichterärztezunft, seine vielschichtige Persönlichkeit zu einem Original seiner Zeit. Gleichwohl wurde sein Leben bislang von Medizinhistorikern nur stiefmütterlich behandelt, und auch in der Literaturwissenschaft pflegt man mit wenigen herablassenden Worten über den Heimatdichter hinwegzugehen. Das war nicht immer so: Über Jahrzehnte galten seine Mundartverse als Glanzstücke steirischer Wortkunst und ihr Schöpfer genoß den Ruf eines führenden Vertreters österreichischer Dialektdichtung. Selbst seine hochdeutsche Lyrik fand Bewunderer über die Landesgrenzen hinaus. Von seinen Prosastücken „golden und flüssig, wie steirischer Wein"[3], haben die farbigen Erinnerungen *Aus dem Bilderbuch meines Lebens* nichts an Reiz verloren. In dieser Fundgrube landeskundlicher Realien erfahren wir zunächst Näheres über Kloepfers Geburtsort Eibiswald: „Es ist ein Markt in Steier – der hebt, wie billig, an mit Kirche und Schulhaus über der Brücke im Tal

Abb. 6: Blick vom Eibiswalder Kirchturm auf das Kloepferhaus (rechts der Bildmitte). Links das 1926 eingerichtete Gemischtwarengeschäft Gustav Wieser (im alten Papstmann-Haus), um 1935.

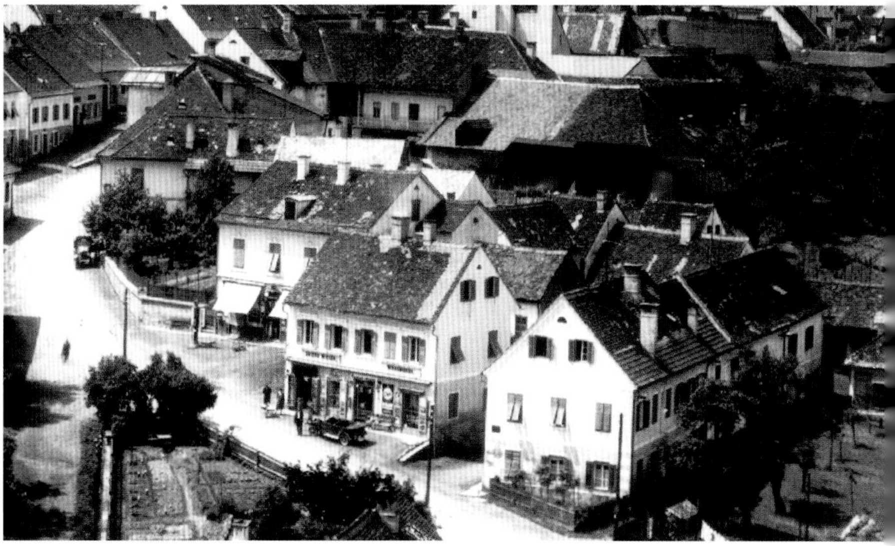

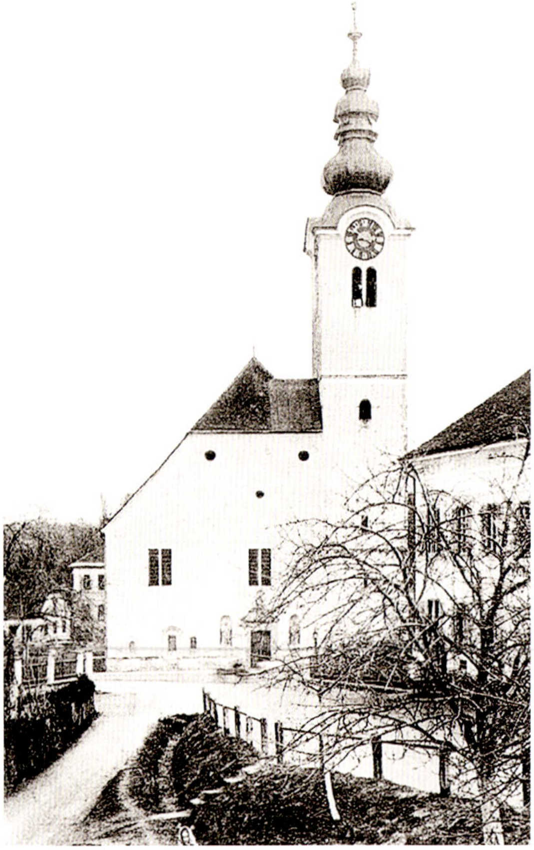

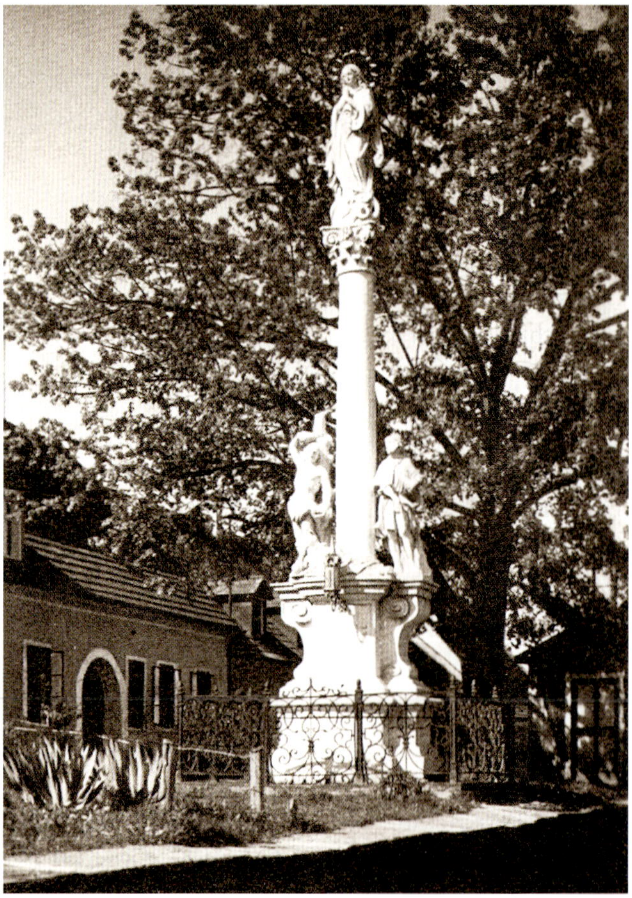

Abb. 7: Die Eibiswalder Pfarrkirche Maria im Dorn. Ansichtskarte, undatiert.

Abb. 8: Mariensäule auf dem Marktplatz in Eibiswald. Vor 1933. Der erste Stein wurde 1713 gelegt, die Säule 1721 aufgesetzt. Eine nach Thurnisch bei Pettau verheiratete Tochter aus einer Eibiswalder Faßbinderfamilie stiftete 1738 in ihrem Testament ein Legat von 40 Gulden, „damit am Samstagabend beim Beten der Litanei bei der Frauensäule, eine Lampe mit Öl entzündet werden könne, welche die ganze Nacht brennen sollte." Während eines Marktbrandes im Jahre 1768 bewährte sich die Mariensäule glücklich, als man das Allerheiligste aus der Kirche zur lieben Frau hinauftrug, worauf Windstille eingetreten sei und das Feuer gelöscht werden konnte.

und steigt an sonniger Lehne breit und behaglich hügelan zum obersten Platz, wo die Linden stehen und unterm Tor der Gasthöfe die dicken Fleischerhunde in der Sonne schlafen"[4]. Das war Eibiswald: eine kleine, erstmals 1290 urkundlich erwähnte Marktgemeinde am nördlichen Fuß des Radls. Einige bürgerliche Anwesen aus dem 18. und 19. Jahrhundert, eine Handvoll Wirtshäuser, darüber die ursprünglich gotische, im Barock zur Wallfahrtskirche gewandelte Pfarrkirche Maria im Dorn. Dazwischen einstöckige Wohnhäuser, ländliches Treiben: „Vom Kirchplatz ging's wie heute noch in die ‚Fadlgassen'. Wenn der ‚Herter' den Ort herunterblies, ließ man das Vieh aus den Ställen und er trieb es durch die Fadlgassen nach der Gemeindeweide ‚auf der Tratten' unterm Schloß, über der die beiden Trattenteiche lagen"[5].

Der freundliche Ort mit seinen anno 1870 etwa tausend Einwohnern lag an einem langgestreckten Marktplatz, „dessen vornehmster Schmuck die in den Jahren nach dem großen Brande von 1711 errichtete Mariensäule mit ihren vom Schloßherrn Josef Grafen von Schrottenpach gestifteten Statuen des heiligen Josef und Karl Borromäus war. Die geschlossene Häuserzeile, die den Platz heute säumt, ist allerdings in dieser Form erst nach dem großen Brand von 1854 entstanden. Früher lagen noch zwischen behäbigen Bürgershäusern die Keuschen der Kleinhandwerker in bunter Reihe"[6]. Sowohl 1711[7] als auch 1854 hatten von den Stallungen des Lerch'schen Hauses, eines Anwesens im Besitz des Lebzeltmeisters und Brauherren Anton Lerch, verheerende Feuersbrünste ihren Ausgang genommen, denen zahlreiche Bauten des alten Marktes zum Opfer gefallen waren. Einer dieser Brandruinen war es bestimmt, Hans Kloepfers Elternhaus zu werden.

In der rührigen Marktgemeinde tummelten sich Ackerbauern und Viehzüchter, Handwerker und Keuschler, und nicht zuletzt die Arbeiter der k. k. privilegierten Stahlgewerkschaft zu Eibiswald und Krummbach. Dazu örtliche Patrizier im Bratenrock, Fuhrleute im blauen Kittel, Veteranen im verschlissenen Soldatenkleid, Hüterbuben mit dem Filzhut auf dem Kopf. Eine heitere Vielfalt, die dem künftigen Dichterarzt zum Maßstab seiner Liebe zu Land und Leuten werden sollte und seinen Volksbegriff bestimmte.

Als Repräsentant der Heilkunst genoß der Wundarzt hohes Ansehen in diesen Lebenskreisen. Im Eibiswald des Jahres 1867 hatte Johannes Kloepfer diese Stellung inne, der zugereiste Vater des nachmaligen Dichters, ein „tauglicher und wohlerfahrener Wundarzt und Geburtshelfer", wie das Diplom der Medicinisch-chirurgischen Lehranstalt zu Graz[8] bestätigt. Nach dem späteren Urteil seines Sohnes war er ein ausgezeichneter Arzt von ursprünglicher Veranlagung für diesen Beruf. Johannes Kloepfer, geboren 1834 in Giengen an der Brenz im Königreich Württemberg als Sohn des bürgerlichen Messerschmiedes und chirurgischen Instrumentenmachers Georg Kloepfer, hatte in seiner Geburtsstadt die Lateinschule besucht und sich an der Landesuniversität Tübingen der Heilkunde verschrieben. Warum der schwäbische Student 1855 seine Ausbildung in Tübingen unterbrach und in Graz fortsetzte, bei knappen Mitteln und

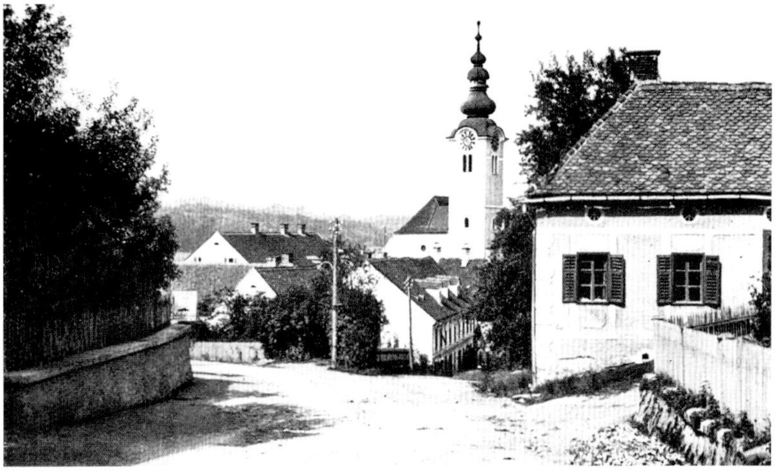

Abb. 9: Eibiswald, Blick in den unteren Markt, vor 1933.

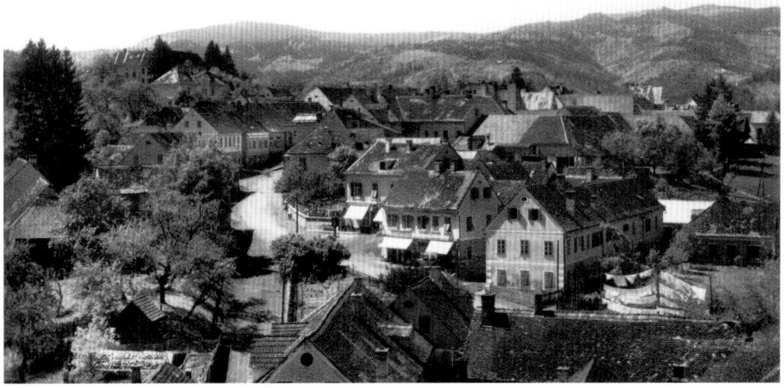

Abb. 10: Blick vom Kirchturm auf Eibiswald; das stirnseitige Haus rechts der Bildmitte ist das Kloepfer-Geburtshaus. Links hinter Bäumen das Eibiswalder Schloß, einst eine landesfürstliche Burg. Ansichtskarte, 1942.

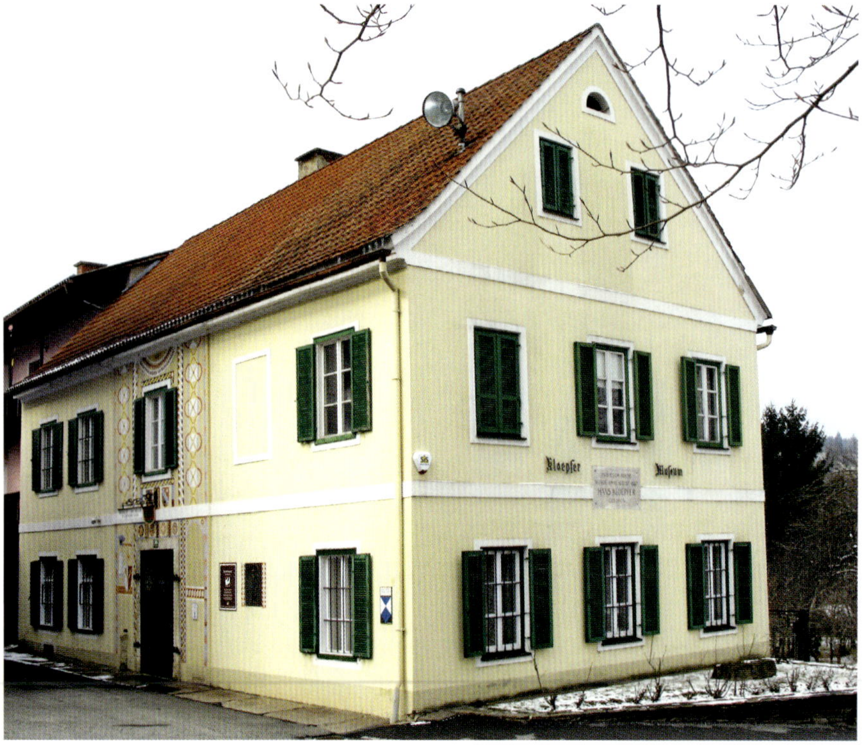

Abb. 11: Kloepfers Geburtshaus in Eibiswald, aufgenommen 2011.

Abb. 12: Gedenktafel am Geburtshaus.

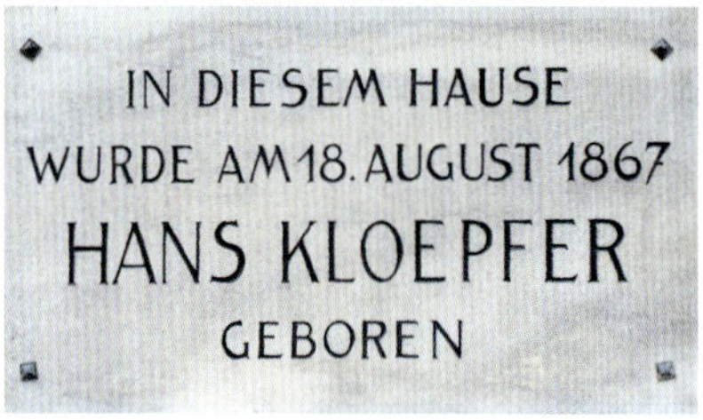

ohne den Schirm seiner Familie, das wissen wir nicht. Vielleicht war es der damals notorische Ärztemangel in der Steiermark, der den jungen Chirurgus anlockte.[9] Es sei zu jener Zeit ein Aufruf an deutsche Studenten ergangen: In Österreich könne man sich nach einem günstigem Studium bald selbständig machen. So ließ sich Johannes Kloepfer also ködern. Im September 1856 soll er die Prüfungen zum praktischen Arzt mit gutem Erfolg gemeistert haben, das offizielle Arztdiplom wurde indes erst 1861 ausgestellt. Womit sich der Medicus in der Zwischenzeit befaßte, das hat auch sein Sohn ihm Zuge seiner Familienstudien nicht herausfinden können.[10] Am 30. Jänner 1861 kam Johann jedenfalls bei der k. k. Statthalterei in Graz um Zuerkennung der Staatsbürgerschaft ein.

Noch bevor er in Graz die strengen Prüfungen bestand[11], was ihn zur Ausübung der ärztlichen Kunst berechtigte, hatte er in dem weststeirischen Marktflecken erste Erfahrungen im Heilberuf gesammelt. Zunächst assistierte der junge Wundarzt als Provisor bei dem Bezirkschirurgen Dr. Johann Philipp, der seine Ordination zu Eibiswald unterhielt. Philipp, seit 1852 verehelicht mit Babette, der Tochter des örtlichen Baders Johann Kogler, betrieb seine Praxis im Haus seines Schwiegervaters.[12] „Der Arzt Johann Philipp war ein strenger, aber gewissenhafter Herr und seine Gattin eine freundliche Bürgersfrau die dem jungen Provisor nach dem damals mit 20 Kreuzern honorierten Zahnziehen manchmal die Hälfte des Honorars überließ.“[13]

Schon nach einigen Wochen als Famulus bei dem ortseingesessenen Kollegen kam Johannes Kloepfer beim Eibiswalder Gemeinderat um die Genehmigung zu einer eigenen Praxis ein, jedoch wurde das allzu überstürzte Ansuchen mit dem Argument abschlägig beschieden, daß eine „Notwendigkeit zur Kreierung eines neuen Chyrurgenpostens nicht vorhanden sei“[14]. Unverdrossen rekurrierte der Zuwanderer bei der übergeordneten Behörde. Am Ende mußten sich die Ratsherren dem Spruch der

Abb. 13 (S. 13): Die *Eibiswalder Walzwerk- und Gußstahlhütte* am linken Saggauufer in den 1880er Jahren in vollem Betrieb. Johannes Kloepfer war in dem auf hochwertigen Federstahl spezialisierten Stahlwerk stellvertretender Werksarzt. Der Lärm des Stahlwerkes, das Pochen des gewaltigen Schwanzhammers, das Klirren der Walzenstraßen und die Zentnerwucht der Dampfhämmer bildete die alltägliche Geräuschkulisse des jungen Hans Kloepfer. Das unrentabel gewordene Werk wurde 1905 aufgelassen.

„Noch in meinen Kinderjahren konnte ich die schlanken Stahlstäbe bewundern, die, in schmale Kisten mit eingebrannter türkischer Aufschrift verpackt, nach dem Orient gingen, um dann als Damaszener Klingen das Entzücken des Kenners zu bilden.“

Hans Kloepfer, *Alt-Eibiswald*

k. k. Statthalterei fügen und noch 1862 die Niederlassung des Wundarztes gestatten. Zielstrebig tat der Schwabe den nächsten Schritt zur festen Einbürgerung: Von einer gewissen Anna Hafner kaufte er um 6.000 Gulden das beim großen Feuer 1854 arg verwüstete und bis auf die Grundmauern niedergebrannte Haus am Anfang des Oberen Marktes[15], nur wenige Schritte von der Philipp'schen Ordination entfernt. Vater Georg in Giengen hatte die Hälfte der Kaufsumme vorgestreckt. Überhaupt dürfte Johannes' Vater, der schwäbische Messerschmied Georg Kloepfer, nach Kräften mitgeholfen haben – zumindest ließ er anläßlich eines Besuches in Eibiswald den örtlichen Kaufmann Perisutti wissen: „Wenn der Johannes (der Ton liegt auf der ersten Silbe) was an Münz brauchet, Sie können's ihm ruhig gebe, da bin scho ich Zahler dafür..."[16]. Johannes bedankte sich etwa 1865 „recht herzlich für die gütige Aushilfe wegen des Geldes, denn wir wären in großer Verlegenheit gewesen weil hier gar kein disponibles Geld zu bekommen ist."[17]

Der junge Schwabe nahm also seine ärztliche Praxis auf: „An Patienten hat es damals wohl nie gefehlt; aber die heutige Massenpraxis im Dienste der Krankenkassen war noch unbekannt. Mäßige Tagesaufgaben ließen eine gewissenhafte Behandlung des Einzelfalles zu. Und war der Arzt einmal zufällig nicht daheim, so saß der Krankenbote eben stillgeduldig stundenlang auf der Bank vor dem Hause, mit dem ‚Wasser' im blauen Tüchel, und wartete, bis er seine ‚Post' ausrichten

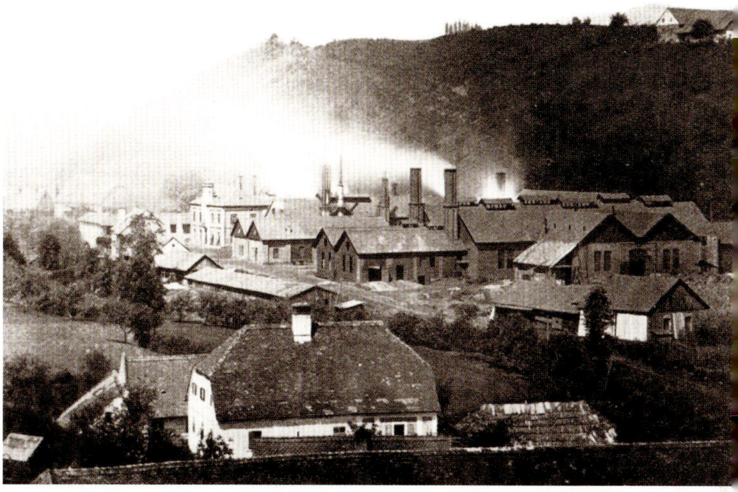

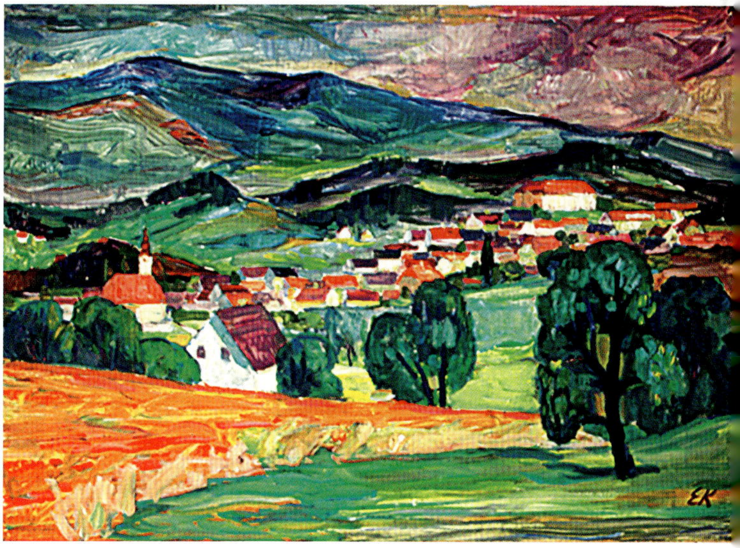

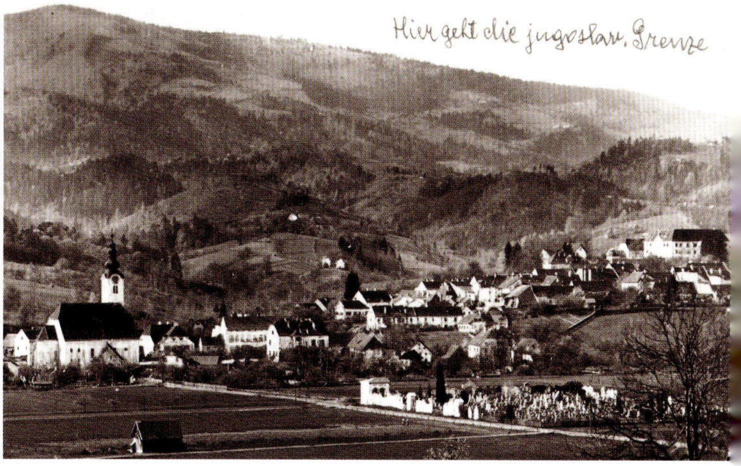

Abb. 14: Eibiswald. Ein Gemälde von Kloepfers Schwiegertochter Erika Kloepfer (Hans Georgs Frau, in Familienkreisen scherzhaft EK I genannt). Auf dem Bildhintergrund der Radlkamm und davor die bewaldeten Sterglegger und Stammeregger Hügel.

Abb. 15: Eibiswald von Norden aus gesehen. Am linken Bildrand die höchste Erhebung des Radlkammes, der 1050 Meter hohe Kapunerkogel. Foto N. Strametz, 1925.

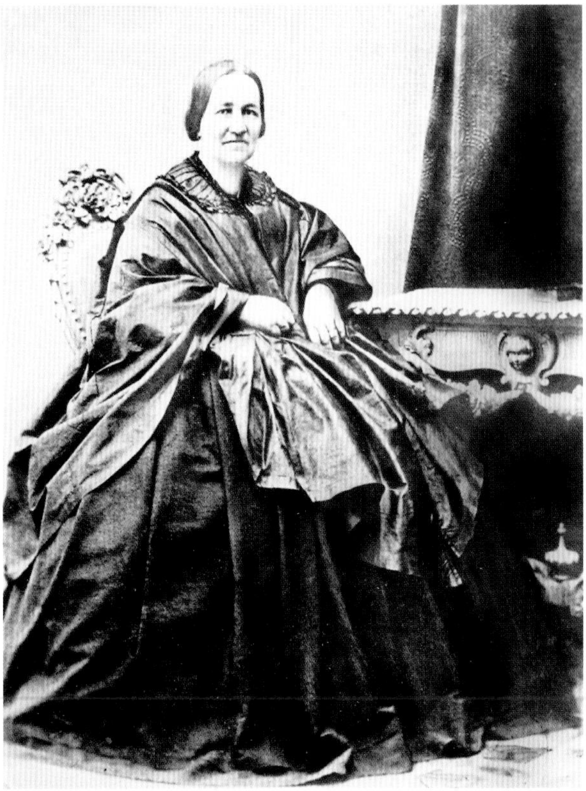

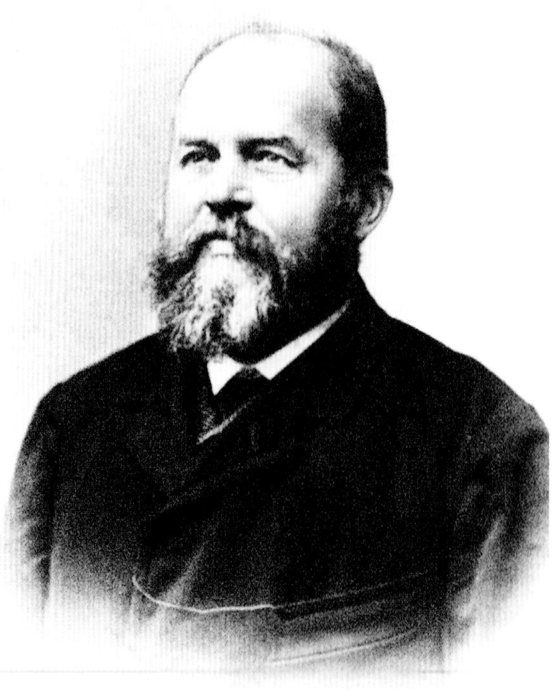

Abb. 16: Ludovica Kloepfer, geb. Fuchs. Hans Kloepfers Mutter, vor 1900.

Abb. 17: Johannes Kloepfer, Hans Kloepfers Vater, vor 1900.

„Mutter ... Und schon stockt die Feder. Und eine Welt voll Liebe und Güte, voll tiefen Gemütes und heimatlichen Frohsinns steht mir vor der Seele, daß es schwer wird, sie in Worte zu fassen."

Hans Kloepfer über seine Mutter, *Aus dem Bilderbuch meines Lebens.*

konnte. Nur einmal in meiner Kinderzeit wurde Vater weit übers Drautal an den Fuß des Ursulaberges gerufen, um, auf irgendeinen gut gemeinten Rat hin, sich einen hoffnungslosen Fall anzusehen. Wir fuhren vom frühen Morgen bis zum späten Abend. Ich weiß nur noch, daß ich im Hause der Kranken einen fetten Schweinsbraten und einen höllischen Zwetschkenpfeffer vorgesetzt erhielt und so zum erstenmal beim Heimfahren erfuhr, was Sodbrennen ist"[18]. Wie später auch sein Sohn, war Johannes Kloepfer viel auf den umliegenden Hängen unterwegs, abends kam er von seinen anstrengenden Bergpartien hundsmüde nach Hause[19], und mußte nach 6 bis 8 Stunden Krankenbesuchen im umliegenden Hügelland dann oft noch Medizinen für seine Patienten bereiten.[20] Besonders im Winter waren die Gebirgswege eine anstrengende Plackerei, und der Wundarzt wartete immer schon sehnsüchtig auf das Ende der kalten Jahreszeit.[21]

Johannes' spätere Schwiegertochter Martha, die bereits als Kind im Hause Kloepfer in Eibiswald aus- und eingegangen war, äußerte sich später liebevoll über den alten Vater: „Ihr könnt Euch gar nicht vorstellen, welche Summe von Kindheitserinnerungen sich um Vater Kloepfer rankt; war er doch der Arzt unserer Kindheit, den wir so liebten und dessen Arzneien so gut und wohlschmeckend waren. Bei einer schwäbischen Reise Vaters waren wir Kinder an starken Masern erkrankt und da baten wir unsere Eltern gar so, sie mögen schreiben, daß Onkel Kloepfer schnell zurückkommen solle. Und einmal bei einem Brande im Bergbau wurde Onkel Kloepfer in der Nacht geholt, weil man einen Knappen bewußtlos im Stollen gefunden hatte. Der arme Knappe war todt; mein Vater natürlich im Bergbau bei den Rettungsarbeiten; Onkel Kloepfer stieg die steilen Leitern hinab; er war auch nicht mehr ganz jung und für ihn wars eine gefährliche Sache. Aber seinen Freund Thomas und die gefährdeten Jungen mußte er persönlich aufsuchen! Noch oft treffe ich Arbeiter, die ihn loben und seine Pflichttreue hervorheben; sein Fleiß war unübertrefflich!"[22]

Unzutreffend ist die Vorstellung, der Wundarzt hätte ausschließlich chirurgische Eingriffe oder die Versorgung von Verletzungen vorgenommen – mangels akademisch ausgebildeter Ortskollegen umfaßte sein Zuständigkeitsbereich die gesamte Heilkunde. An einzelne Krankheitsbilder aus dem ärztlichen Alltag seines Vaters konnte sich der Dichterarzt noch nach Jahrzehnten erinnern: „So eine elfenbeinweiße Knochenstelle in einer schweren Kopfwunde, die als das Ergebnis einer gewaltigen Kirchtagsrauferei das Opfer zu häufigem Verbandwechsel führte. Oder das mir gräßliche Bild eines weit vorgeschrittenen Nasenkrebses, der einem armen Gebirgspfarrer aus dem Windischen die Weichteile bis auf die Knochen weggefressen hatte. An Sonntagen kam wohl auch ein oder der andere Bauer zum Egelsetzen, einer Therapie der siebziger Jahre, deren Behelfe wir dann dickgesogen und blutspeiend im Straßengraben sehen konnten"[23].

Die eigene Ordination, ein eigenes Haus – das ist schon recht viel nach so kurzer Zeit; doch noch fehlte der Schlußstein zum Glück, die Ehehälfte, mit der man eine Familie gründen könnte. Von Eibiswald am Oberlauf des Saggaubaches war es nicht weit nach St. Peter im Sulmtal, wo Ludovica wohnte, das vierte von zehn Kindern[24] des katholischen Schulmeisters und Kaufmannes Pankraz Fuchs. Über die Einzelheiten der Verlobungszeit ist wenig bekannt, immerhin das Ergebnis: 1864 gab Kloepfer seiner Braut in der Kirche von St. Peter das Jawort, nachdem er sich als Protestant verpflichtet hatte, seine Kinder im katholischen Glauben zu erziehen. Nicht lang, und als erstes Kind im Haus des Eibiswalder Chirurgen kam eine Tochter zur Welt – Mitzi.

„Und wenn ich einmal, recht selten, durch ein, zwei Tage im Fieber einer leichten Kinderkrankheit lag, so ging es von seiner klugen Hand, wenn sie den Puls prüfte, wie ein leises Strömen der Beruhigung aus, das mich seine ärztliche Kunst über alles bewundern ließ."

Hans Kloepfer über seinen Vater, *Aus dem Bilderbuch meines Lebens.*

Abb. 18: Hans Kloepfer als ca. zweijähriger Knabe, aufgenommen von einem Wanderfotografen.

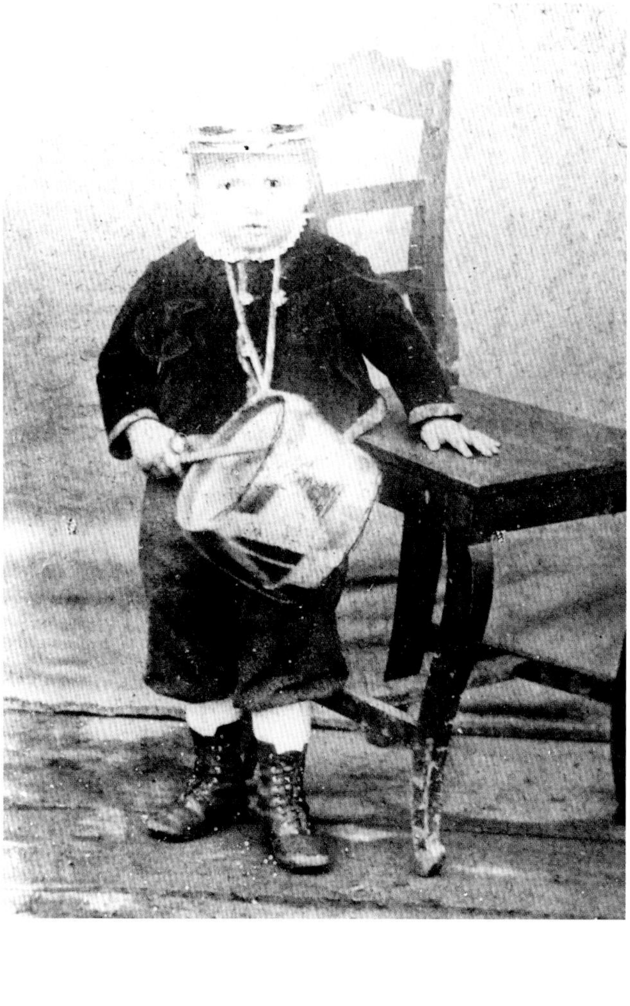

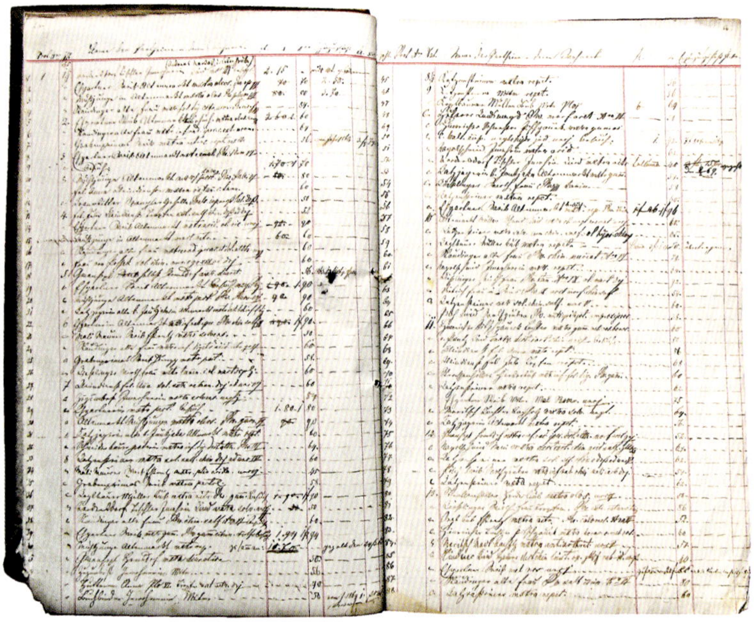

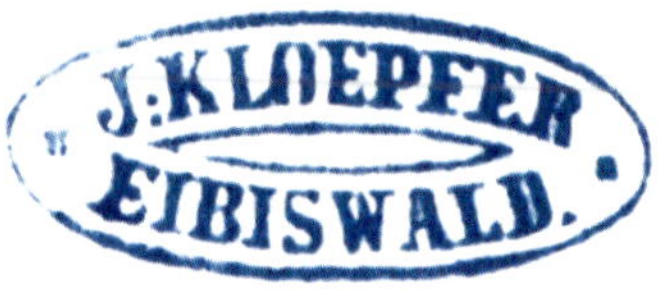

Abb. 19: Johannes Kloepfers Hauptbuch aus dem Jahr 1862 mit Einträgen zu einzelnen Konsultationen und Behandlungen für das k. k. Steueramt in Eibiswald (darunter Johannes Kloepfers Stempel).

Am 18. August 1867, just am Geburtstag Seiner Apostolischen Majestät, des österreichischen Kaisers Franz Joseph I., folgte der Stammhalter, den man auf den Namen Hans taufen ließ. Umsorgt von seinen Eltern und der älteren Schwester wuchs der Bub heran, behütet von der verwitweten Großmutter Fuchs, der Magd Thresel und dem Knechte Franz, dem die Sorge um die Landwirtschaft des Anwesens oblag.

Der Dichter erinnerte sich später gern an diese Welt im Vaterhaus[25]: „Und halbwegs am Hange, gerade noch nahe genug dem Rauschen des Wehres drunten und dem Lohgeruch vom wassernahen Gerberanger, steht ein Haus mit Blumen am Zaun und Hof und Stall und Garten dahinter. Wer da eintritt ins steinkühle Vorhaus, den grüßen zwei liebe braune Augen und ehe er sich's versehen, sitzt er im Polsterstuhl vor gelbem Maisbrot und goldklarem Birnmost und sieht geruhig durchs Fenster auf die heiße Straße, darauf der Werktag gemächlich seiner Wege geht. [...] Da saß man vergnüglich zwischen zwei Welten. Vor dem Ziergärtlein die Straße mit Fuhrwerk und fahrendem Volk, und nach hinten hinaus der Kuhstall mit dem glitschenden Saugkalb und im engen Gang die Schweine in ewiger Dunkelhaft. Und Heuboden und Streuhütte und Wagenschupfen und die Zeugkammer mit hundert Geräten zu Zweck und Ziel im Jahrlauf der Arbeit, daß man zu schauen und zu versuchen nicht müde ward"[26].

Das stirnseitig zur Straße hin ausgerichtete Haus mit den auffallend hohen Stiegenstufen hinauf in den Oberstock war dem Buben die reinste Wunderwelt, „die sich immer mehr weitete, mit dem dunklen Küchengang, dem tiefen Keller und den nach hinten hinaus gelegenen Wirtschaftsgebäuden".[27] Es waren durchaus bäuerliche Verhältnisse, in denen der Knabe heranwuchs, mit allen Freuden, aber auch Pflichten, vom Hüten der Kühe und Ernten der Rüben bis zum Binden der Garben. An regnerischen Sonntagen saß er gern beim Knecht im Stall, „wenn die Kühe leise mit den Ketten klirrten oder mit den Hörnern gegeneinander gaukelten und der dämmerige Raum so köstlich vom Rindergeruch und anderem erfüllt war"[28]. Den ganzen Jahrlauf des weststeirischen Landmannes durchlebte der Bub, die erste Aussaat, die Heumahd, das „Woazschälen", das Sauabstechen bei klirrendem Frost. Noch als Siebzigjähriger sollte Kloepfer diese bäuerliche Welt in warmen Worten beschwören:

Abb. 20: Rückkehr in den Eibiswalder Kinderfrühling in reifen Jahren: „Und besseres gibts auf der ganzen Welt nimmer."

Abb. 21: Eine Klasse vor der Eibiswalder Volksschule, etwa zu Beginn des 20. Jahrhunderts. Neben den vier Buben links hinten der später mit Kloepfer gutbekannte Volksschullehrer Fritz Fuchs.

„Landwirtschaft – du weiter, unendlicher, wunderreicher Lehrsaal einer ersten Kindheit mit Haus und Garten, Stall und Scheune, Wiese, Wald und Feldern, mit Morgensonnenglanz und Nachmittagsgewittern, mit Hirtenfeuern und Kühweid, mit der Weinlese im flammenden steirischen Spätherbst, windmühlendurchschnarrt und liederdurchklungen, bis zum ersten Schnee auf den Almen und der wunschverklärten Weihnachtszeit. Und dann die Feste des Jahrlaufs, Posaunenprunk und Böllerhall zur österlichen Auferstehung, Fronleichnam, das Fest der Kinder und der Blumen, und endlich das Christfest, legendenzart, sternübersät an frühem Winterabend“.[29]

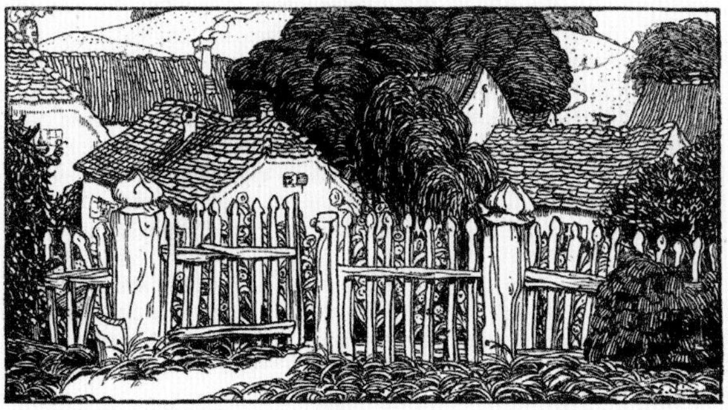

Kinderfrühling

Da liegt ein Land, still und sonnig und geheimnisvoll, weit draußen am Anfange einer langen staubigen Lebensbahn. Das hat kühle Brunnen und köstliche Schatten und saftige Wiesen mit leuchtendem Löwenzahn und Kornblumen im reifen Feld. In den blühenden Apfelbäumen schlagen Finken und Meisen und weiße Schäfchenwolken segeln hoch im reinen Blau. Und ein Tag darin ist länger als ein ganzes Jahr der großen Leute und gibt den Sinnen zu trinken, vor allem den Augen, von Bildern und Dingen, daß man des Abends steinmüde zu Bette sinkt, sorglos und sicher vor Räubern und wilden Tieren, denn die Mutter hat uns zur Ruh gebracht und wacht über uns beim Lampenschein. Und besseres gibts auf der ganzen Welt nimmer. Das weiß ich auch heute noch.

Denn wie ein Märchen begann das Leben. Die Vögel sprachen und die Tiere, die Dinge standen still und nachdenklich in ihrem Winkel und warteten, bis man sie nähme, um mit ihnen zu spielen. Menschen gabs nur wenige.

— 1 — 1

Inmitten dieser ländlichen Idylle umfing Hans das geheimnisvolle Reich der Medizin. Rechts vom Hausflur lag das Wartezimmer, das als „Sitzzimmer“ Verwendung fand, wenn einmal keine Patienten da waren.[30] „Etwas mystischer als das sonnenstille Wartezimmer war die dahinter gelegene Hausapotheke, wohl etwas feucht und dunkel, mit einer Unzahl von Flaschen, Standgläsern, Tiegeln und Laden voll der geheimnisvollsten Dinge, nach denen der ganze Raum bis ins Zimmer hinaus roch und die wir so ungefähr auf die Linie von Giften stellten, die nur Vaters Willen gehorsam zu dienen hätten. Darin nun schaltete klug und gewissenhaft Tante Ludmilla. Wenn sie bisweilen in der Küche überm Gang ihre heilkräftigen Pflaster und Salben braute, Diachylon[31] oder Teerband[32] oder Opodeldok[33] mischte, so wars nicht immer zum Segen der Küche, doch ward das als notwendiges Übel gelassen hingenommen.“[34] In diesem Herzstück der Ordination lagerte auf einem hohen Stehpult der großformatige Foliant, in dem nach dem Willen der Obrigkeit jeder Besuch, jede Behandlung einzutragen war. Dieses Verzeichnis, eine Fundgrube aus entschwundenen Tagen steirischer Heilkunde, hat sich im Eibiswalder Kloepfermuseum erhalten und harrt dort seiner Auswertung.

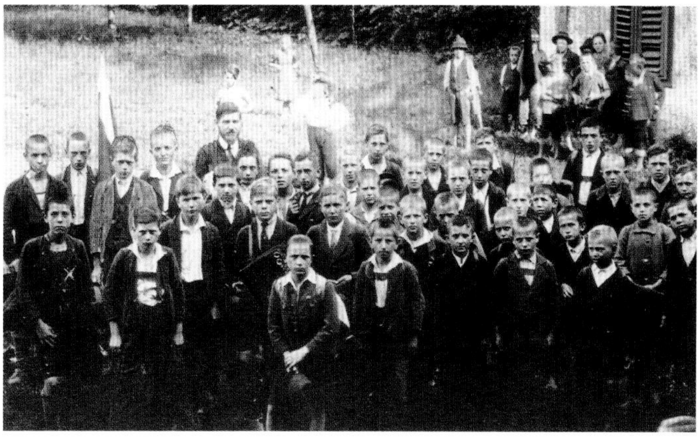

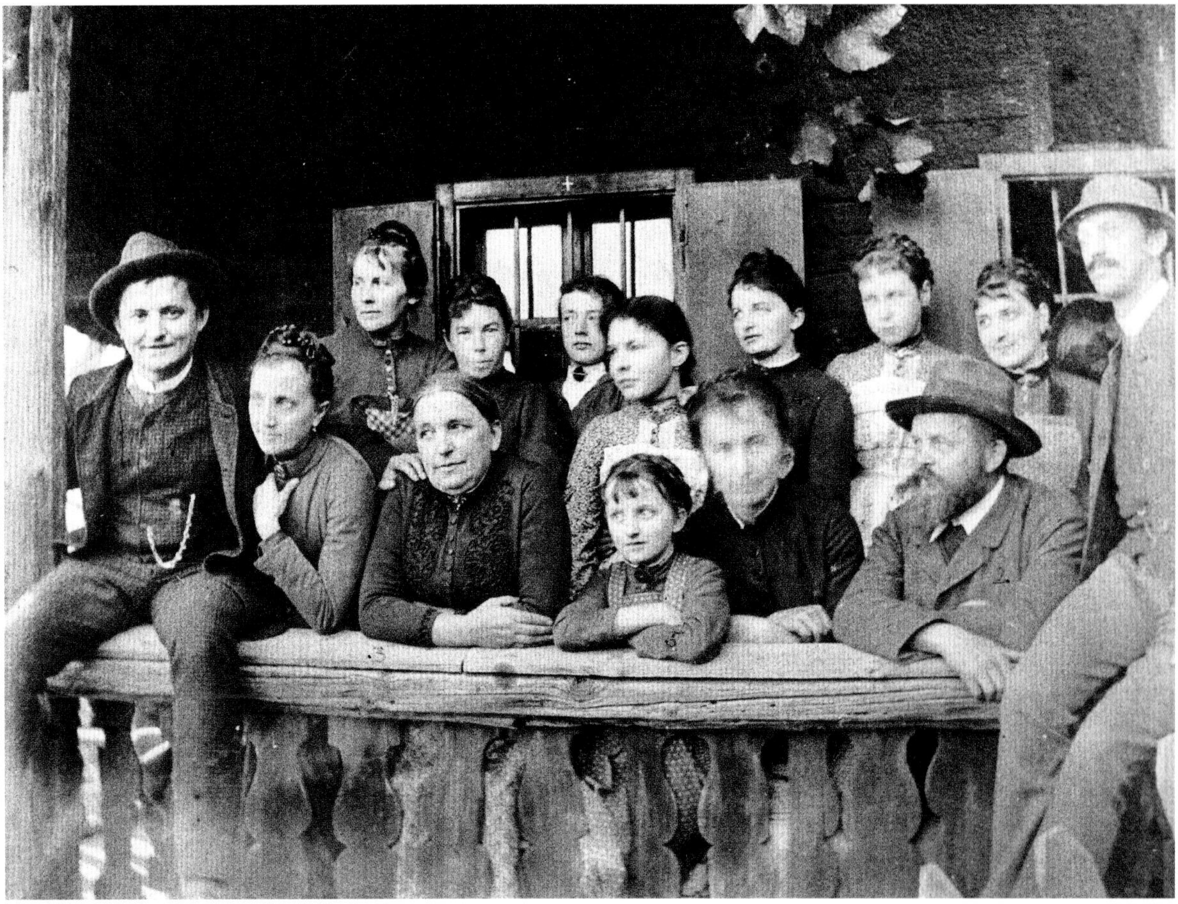

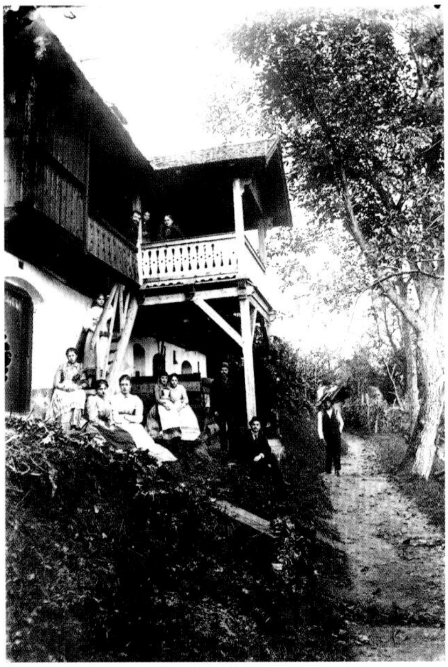

Noch nicht sechs Jahre zählte der Bub, als die Schulzeit anhob und damit der Ernst des Lebens, wie es hieß: Zunächst dreimal die Woche Einzelunterricht im Lesen und Schreiben von einem Hauslehrer, schließlich ab Herbst 1873 die vierklassige Knabenvolksschule in Eibiswald, in der Vater Johannes Kloepfer als örtliche Sanitätsinstanz eine Aufsichtsfunktion innehatte.[35] Kaum des Lesens mächtig, verschlang Kloepfer Sagen, Märchen und Heinzelmännchengeschichten und erfreute sich an den Kinderzeitschriften, die ihm von der Verwandtschaft in Schwaben zugingen. Die Ritter, Hexen und Drachentöter führten ihn in eine exotische, märchenhafte Welt; einen Spalt breit hatte sich dem künftigen Dichter das Zauberreich der Poesie aufgetan.

Abb. 22: Ländliches Idyll vor dem Winzerhaus Kogl Nr. 9 bei Wernersdorf, das vor der Jahrhundertwende im Besitz der Familie Kloepfer stand. Ganz links Hans Kloepfer, die Dritte von links (vorne) ist Kloepfers Mutter Ludovica, der zweite von rechts Kloepfers Vater Johannes. Undatierte Fotografie, um 1890.

Abb. 23: Die Kloepferhube in Kogl Nr. 9 bei Wernersdorf.

Im Taubenkobel

Ein neuer Lebensabschnitt nahm seinen Lauf, als der Zehnjährige aufs Gymnasium geschickt wurde, ins ferne Graz. Die Landeshauptstadt war mit ihren dreißigtausend Einwohnern der geistige Mittelpunkt des Herzogtums, und die große weite Welt für einen Buben aus Eibiswald. Inmitten der mittelalterlichen Stadt erhob sich der Schloßberg, wo altgediente k. k. Unteroffiziere unter dem Regiment eines Kommandanten die Ruinen der einst von napoleonischen Truppen gesprengten Festung bewachten. An seiner westlichen Flanke zog die Mur breit durch die Stadt, die Franz-Carl-Kettenbrücke überspannte den zuweilen reißenden Fluß aus dem gebirgigen Oberland und verband die mittelalterlichen Quartiere mit der gewerbefleißigen Vorstadt am rechten Ufer. Seit 1878 ruckelte eine Trambahn über die Annenstraße zum Grazer Bahnhof hinaus, einer wichtigen Station an der Südbahnstrecke. Die Landleute aus Wies, der zu Eibiswald nächsten Bahnstation, entstiegen ein paar hundert Meter weiter den Abteilen der Graz-Köflacher Eisenbahn[36], in ihren Körben und Säcken Gemüse und Selchwaren für die Grazer Märkte. Aus allen Himmelsrichtungen strömten Landeskinder in die Stadt, sich an Gymnasien, Akademien und Gewerbeschulen der Bildung zu befleißigen, oder gar an der hochlöblichen, von Erzherzog Karl von Innerösterreich 1664 begründeten Universität.

„Die Erinnerungen an meine Gymnasialzeit sind durchaus freundlich. Vor allem an meine Lehrer, deren ich noch heute mit warmer Neigung gedenke..."

Hans Kloepfer, *Aus dem Bilderbuch meines Lebens.*

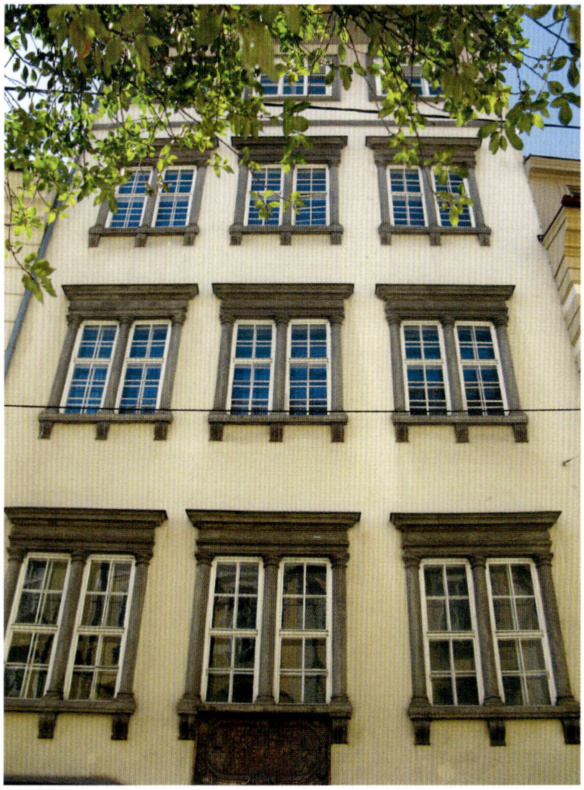

Abb. 24: Die zur Hofgasse gerichtete Fensterfront des Taubenkobels, einst Kloepfers Gymnasium.

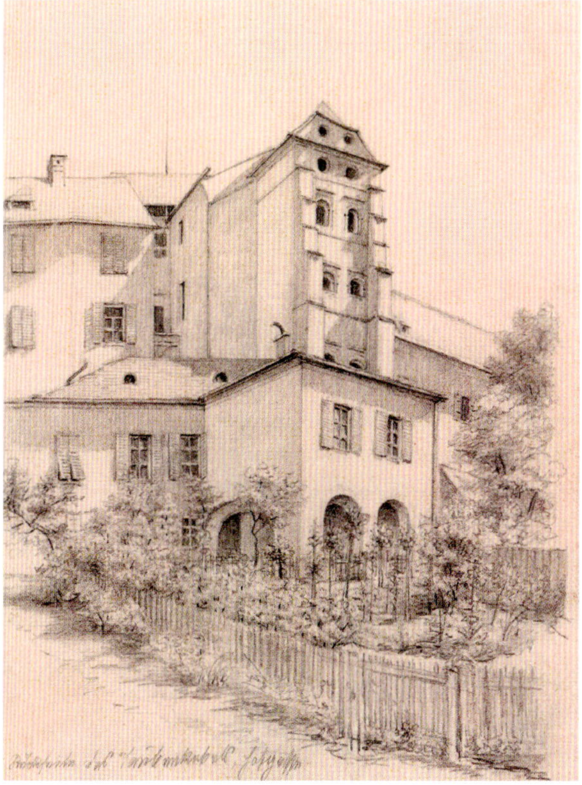

Abb. 25: Die Hofseite des Taubenkobels, Bleistiftzeichnung eines unbekannten Künstlers, vor 1900.

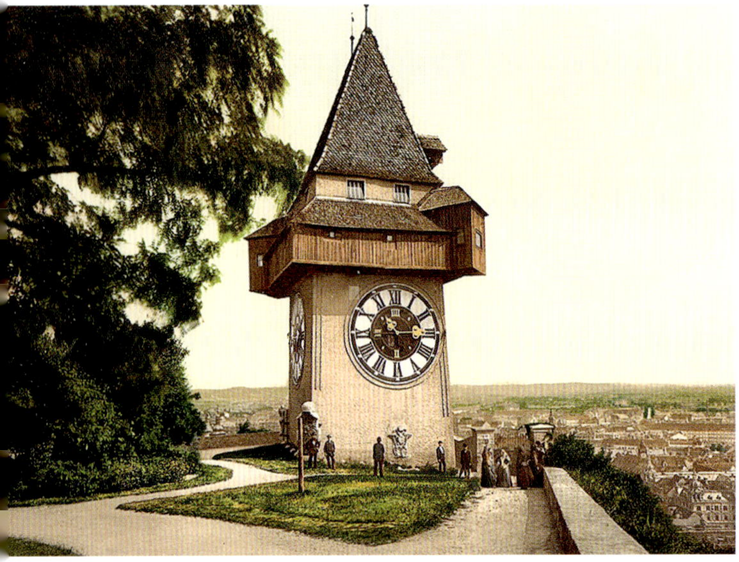

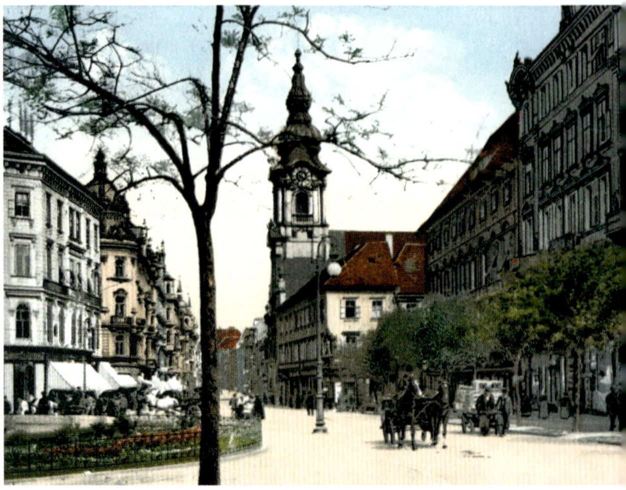

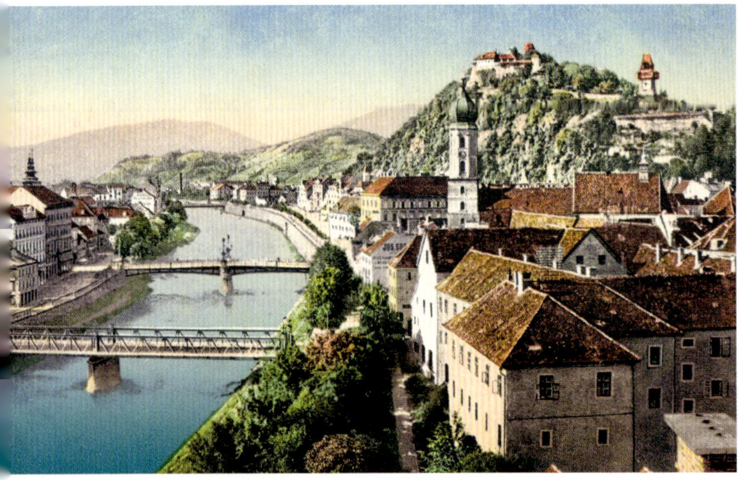

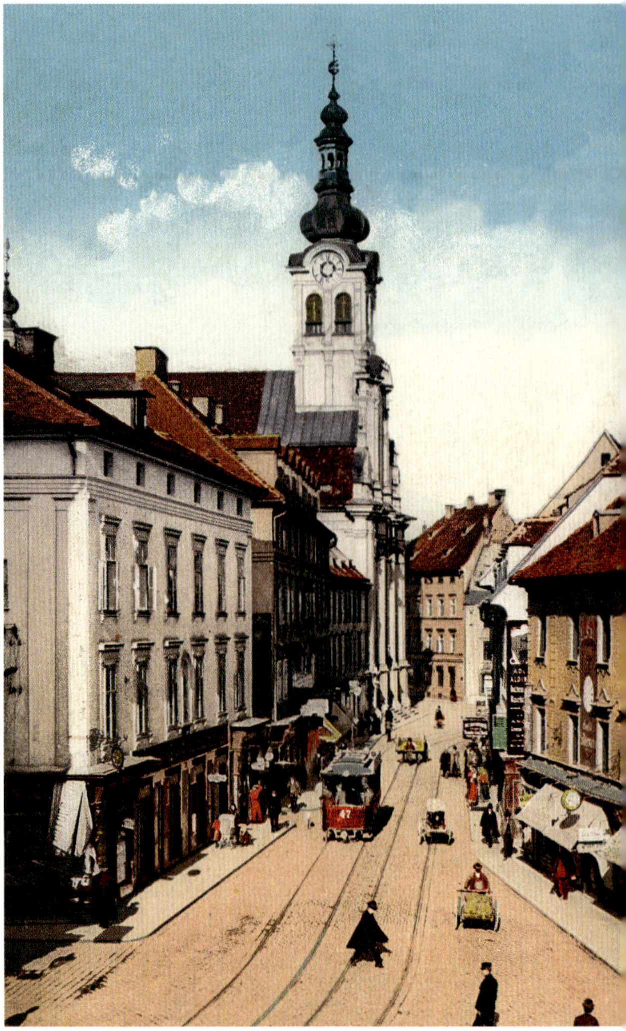

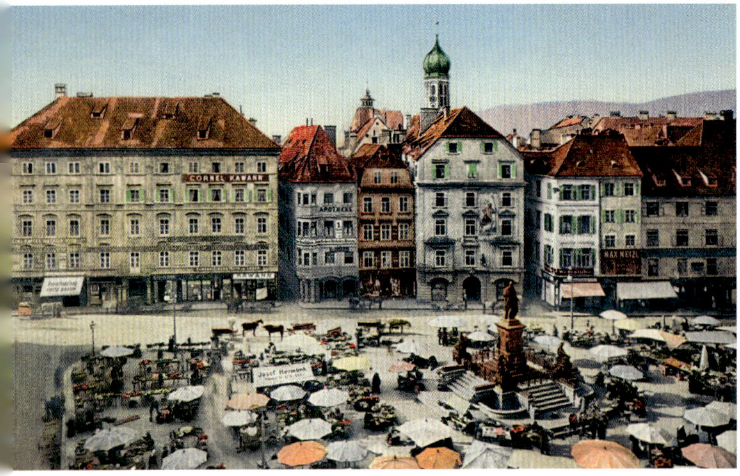
CORNEL KAHANN
APOTHEKE
MAX WEITZL
Josef Hermann

Am 12. September 1877 meisterte Kloepfer die obligate Aufnahmsprüfung,[37] dann war er Schüler des I. k. k. Staatsgymnasiums[38] in der Landeshauptstadt. In Graz kennt man das hochgiebelige Renaissancestöckel in der Hofgasse Nr. 10 bis heute als Taubenkobel – wegen der vielen Fenster in dem hochaufragenden Gebäude. Die Räumlichkeiten ließen allerdings zu wünschen übrig, so soll in Kloepfers sechstem Schuljahr Kaiser Franz Joseph I. anläßlich eines Besuches des Gymnasium wegen augenfälliger baulicher Mißstände den Umzug in ein neues Gebäude angeordnet haben.

Die einstige Lateinschule des Jesuitenkollegiums wurde von einem Geistlichen dirigiert, einem hochherzigen Pädagogen und weltmännischen Kapitular des Stiftes Admont im Ennstal. Selbstredend war das Schuljahr in den christlichen Jahrlauf eingebettet und schon der erste Schultag wurde feierlich mit einer katholischen Messe begonnen.

„Am Tage nach der Anrufung des Heiligen Geistes in der Stiegenkirche[39] betrat ich zum ersten Mal die Räume, die mir nun für acht Jahre zur geistigen Heimstatt werden sollten. Es war eine ernste, ehrfurchtgebietende, aber nicht unfreundliche Welt, die sich da ins mehr als dreihundertjährige Jesuitenkollegium eingebaut hatte. Und die steinkühlen Gänge, die kahlen Stuben waren bald erfüllt von fröhlicher, sorgloser Jugend."[40] Was gab es da nicht alles zu sehen! An der Wand der dämmrigen, fliegendurchsummten Schulstube eine Karte der Österreichisch-Ungarischen Monarchie, vor den verwetzten Schulbänken das Podium mit dem Katheder und daneben die schwarze Tafel mit Kreide und Tafeltuch.

Die Eltern hatten einen Kostplatz bei dem ehemaligen Ingenieur der Eibiswalder Stahlhütte Franz Wodička vereinbart, der mit seiner Frau im 3. Stock des Johanneshofes in der Villefortgasse 15 wohnte, einem erst im Vorjahr fertiggestellten Zinspalast mit prunkvoller Neurenaissance-Fassade. Auch Schwester Mitzi, die zur gleichen Zeit im Mädchenlyzeum anfing, wohnte mit Kloepfer in dem Wohnhaus in der Villefortgasse. Dem Eibiswalder Vaterhaus kam diese Wohnung freilich nicht gleich, und „schon wenn ich vor dem mächtigen Portale stand, an dem je zwei hochbusige Karyatiden so gleichmütig den lastenden Balkon trugen und aus flachen Augäpfeln so ungerührt ins Weite sahen, wurde mir das Herz schwer. Aus dem breitgestuften Treppenhause kam man endlich in den dunkeln Wohnungsgang, finster, enge, mit hohen Kasten zu beiden Seiten und reichlichem Küchengeruch. Die parkettierten Zimmerböden, und was von Bildern an der Wand hing, und an Gerät und Einrichtung von sicherem Wohlstand zeugte – mir

Hans Kloepfers Graz

Abb. 26: Der Uhrturm auf dem Schloßberg, das Wahrzeichen von Graz, um 1900.

Abb. 27: Blick auf den Schloßberg von Süden aus. Links die Murvorstadt, rechts im Vordergrund die Franziskanerkirche, im Hintergrund der Schloßberg mit Uhrturm und Festung.

Abb. 28: Der Hauptplatz mit dem von Marktständen gesäumten Erzherzog-Johann-Brunnen. Im Hintergrund die Kuppel der Franziskanerkirche.

Abb. 29: Bismarckplatz (heute Am Eisernen Tor), im Hintergrund die Herrengasse.

Abb. 30: Blick stadteinwärts in die Annenstraße, der Hauptverbindungsachse zwischen dem Bahnhofsviertel und dem Stadtzentrum. Links die Barmherzigenkirche Mariä Verkündigung.

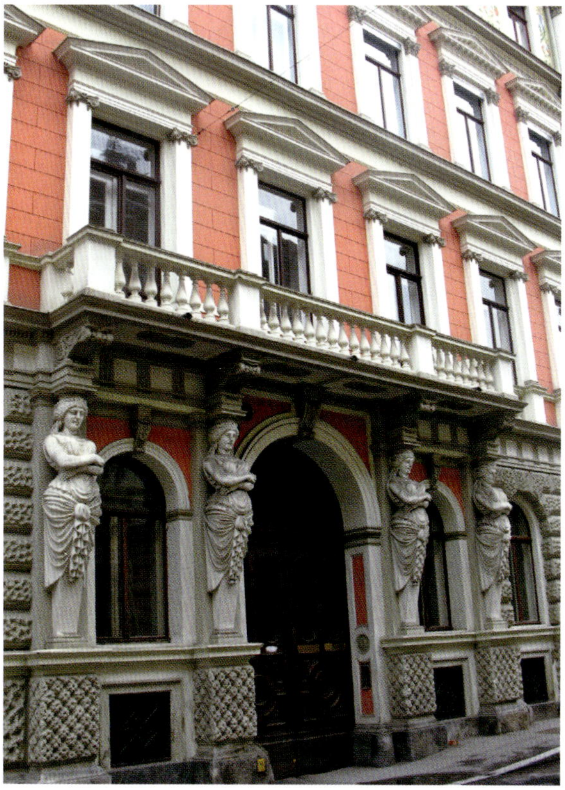

Abb. 31: Karyatiden flankieren das Portal des Zinspalastes in der Villefortgasse 15, Kloepfers erstem Quartier in Graz.

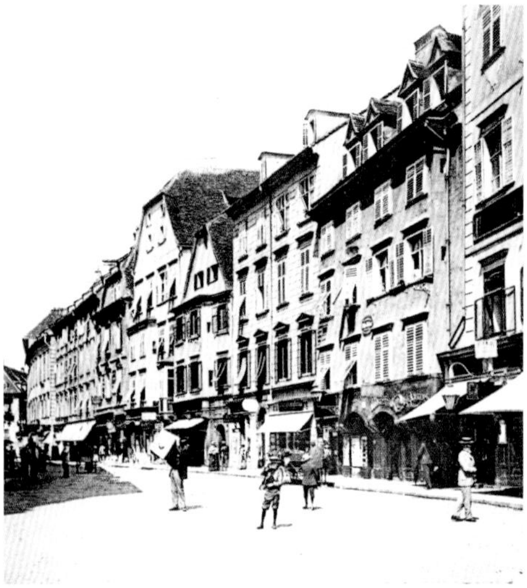

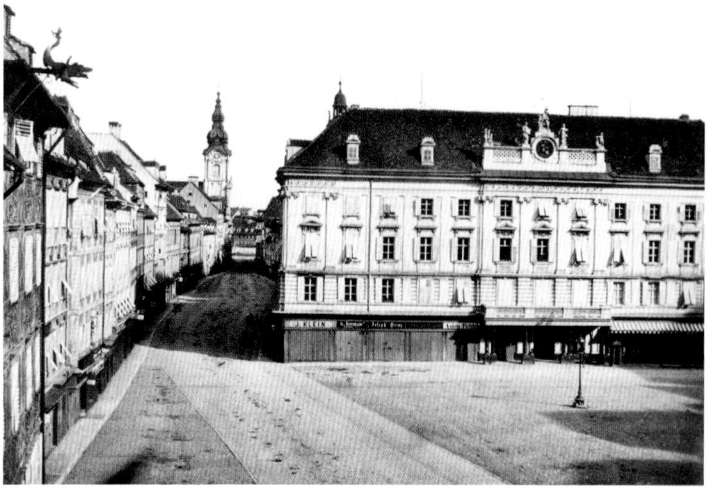

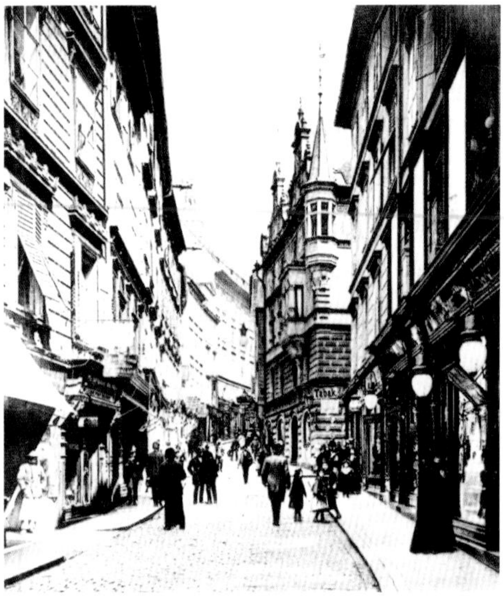

war es doch eine fremde Welt. Und dazu immer wieder das Heimweh, das einem wie ein treues Hündlein folgte. Wenn man dann gar einmal vom Schloßberg gegen Süden schaute, oder bei einem gut gemeinten Ausfluge von der Fürstenwarte auf dem Plabutsch den Radlkamm in blauer Ferne verdämmern sah, davor Eibiswald lag, wo man vielleicht gerade beim Weizschälen war, oder beim Rübenausnehmen, oder der Weinlese, und wo im Stall mein Lamperl sicher ratlos auf mich wartete, so lag es als schwere Last auf dem Gemüte, davon die Großen keine Ahnung haben konnten“[41].

Nach einer Weile hatte sich Kloepfer in das neue Umfeld eingelebt, jetzt tat sich dem Halbwüchsigen das bunte Kaleidoskop des Gymnasiums auf. Zu den Unterrichtsfächern in der ersten Klasse gehörten acht Wochenstunden Religionslehre, vier Wochenstunden Deutsche Sprache, weiter Geographie und Naturgeschichte. In den höheren Klassen schlug ihn die Physik in ihren Bann, mit verlockenden Apparaturen und packenden Versuchen: „die Naturlehre baute Brücken zur Wunderwelt moderner Technik“[42], viel besser als die spröden drei Wochenstunden Mathematik. Erstmals öffnete nun auch die Geschichte ihren „reichen Bildersaal“. Unter den Fächern, die im Schulzimmer im zweiten Stock des Taubenkobels durchexerziert wurden, war außerdem das für den späteren Mediziner wie Geschichtsforscher nützliche Latein[43], das in der ersten Klasse mit acht Wochenstunden zu Buche schlug. Der Lateinlehrer Kajetan Hoffmann, ein würdiger Chorherr des Stiftes Admont, ein gutmütiger, humorvoller Pädagoge und Kloepfers „entscheidender und bestimmender Lehrer“[44], übernahm die Klasse ab der Secunda und führte sie bis zur Matura. Griechisch wurde ab der dritten Klasse in fünf Wochenstunden gelehrt. Noten gab es ferner in Fleiß und sittlichem

HANS KLOEPFERS SCHULWEG

Abb. 32: Blick in die Sackstraße nördlich des Hauptplatzes, um 1900.

Abb. 33: Das alte Grazer Rathaus und die Herrengasse, um 1870.

Abb. 34: Die Sporgasse, Verbindungsweg zwischen Hauptplatz und Hofgasse, um 1900.

Betragen. An Freigegenständen wählte Kloepfer Turnen, Gesang und Stenographie, dazu Kalligraphie und ab der Sexta zusätzlich Französisch.

Daß sich Einsatz und Fleiß bezahlt machten, war schon an den Preisprüfungen und an den Schulpreisen zu ersehen, mit denen vorzügliche Leistungen prämiert wurden. In einem System der Lokation wurde der Leistungsrang der Schüler ermittelt, Kloepfer schaffte es meist unter die besten zehn. Nach den Unterrichtsstunden war keinesfalls Schluß, umfangreiche Hausarbeiten waren an der Tagesordnung, wer nicht arbeiten wollte oder den Anforderungen nicht genügte, mußte seinen Ranzen schnüren – aber so einer war Kloepfer gewiß nicht.

Nach einem Jahr in der Villefortgasse hatte sich zudem ein besserer Kostplatz gefunden, eine vorzügliche Bleibe vom zweiten Schuljahr bis in die Septima. Es war das Haus des aus Deutschlandsberg stammenden Schuldirektors Augustin Schwarzl in der Muchargasse 13. Kloepfer gefiel der „weite Schulhof, in dem noch eine Bretterbaracke für den bosnischen Feldzug stand, der große Garten, der schöne Turnsaal mit Reck und Barren und Ringen und Rundlauf und, trotz dem Verbote, das physikalische Kabinett“[45]. Im Haus des freundlichen Schuldirektors fand Kloepfer „ein wirkliches Daheim“[46]. Täglich trat er von der Muchargasse den Schulweg zum Taubenkogel an, der entlang des Ostabhanges des Schloßbergs, durch den jüngst angelegten Stadtpark und das Paulustor am Allgemeinen Krankenhaus vorbei führte.

Im letzten Jahr dann ein neuerlicher Wechsel des Kostplatzes: Mehrere Jünglinge hausten da bei „einem Schulinspektor im Ruhestand, am Eingange in die Schmiedgasse – eine kleine Herde von Koststudenten: Gymnasiasten, Handelsakademiker, Gewerbe- und Realschüler…“[47] Als das Domizil jenes emeritierten Schulinspektors Anton Pastner in der Schmiedgasse 8 dem Neubau des Grazer Rathauses weichen mußte, zog die Schar der Kostgänger in ein Ausweichquartier in der Sackstraße. Nun führte der Weg den Oktavaner durch das mittelalterliche Stadtzentrum hinauf zum Taubenkobel, tangierte den Hauptplatz mit seinen Marktständen und ging durch die belebte Sporgasse, an altehrwürdigen Geschäften vorbei. Aus der schon im 16. Jahrhundert bestehenden Hirschenapotheke traten „Brustleidende“ auf die Gasse, ein Gebinde Steirischen Kräutersaftes[48] des Apothekers Purgleitner

Abb. 35 und 36: „Liebster Vater!“: zahlreiche Schülerbriefe Kloepfers mit Berichten, aber auch Bitten und Abrechnungen harren ihrer Transkription und Erschließung.

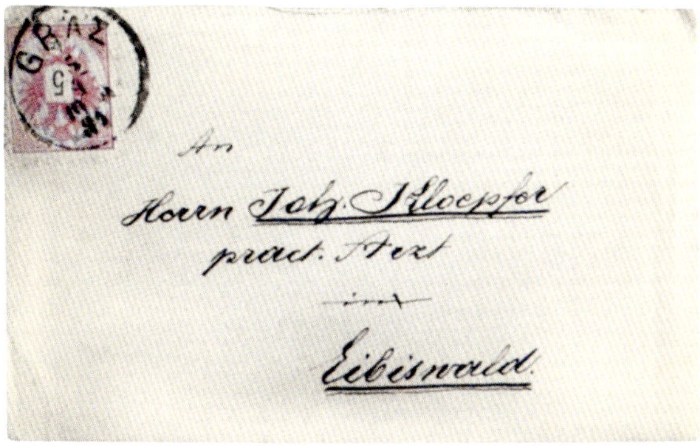
Graz
An
Herrn Joh. Kloepfer
pract. Arzt
in
Eibiswald.

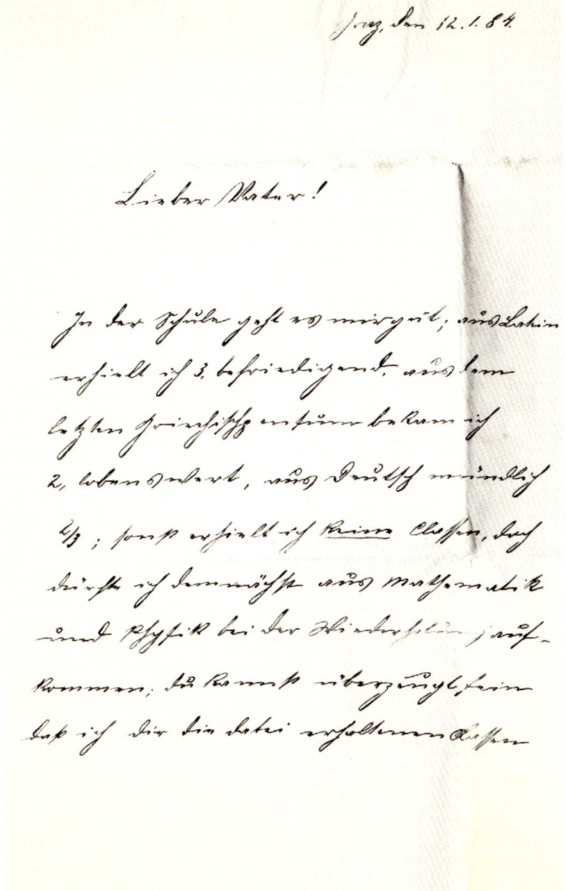
Graz, den 12.1.84

Liebster Vater!

in der Hand und verheißungsvolles Leben regte sich vor Geschäften, Läden und Warenhäusern. In den Auslagen der vornehmen Universitätsbuchhandlung Leuschner & Lubensky reizten Bücher zu Lektüre und Besitz, und es waren keineswegs nur Lehrbücher, die den Mittelschüler in ihren Bann schlugen: „Und neue Meister deutscher Dichtkunst wurden mir vertraut, die ich bisher nur vom Hörensagen gekannt, der große Klassiker Gottfried Keller, Conrad Ferdinand Meyer, Wilhelm Raabe, Theodor Storm, Gustav Freytag, von Österreichern Hamerling, Ferdinand von Saar, Anzengruber, die Ebner-Eschenbach. Und immer wieder fand sich einer auch außer der Reihe. Grabbes ‚Don Juan und Faust', Kleists ‚Prinz von Homburg' und andere. Es war eine Fülle inneren Erlebens, die man kaum zu bergen wußte"[49].

Abb. 37: Sittliches Betragen lobenswert, Kalligraphie nur genügend: Kloepfers Zeugnisnoten im Klassenkatalog seines Gymnasiums, 1883.

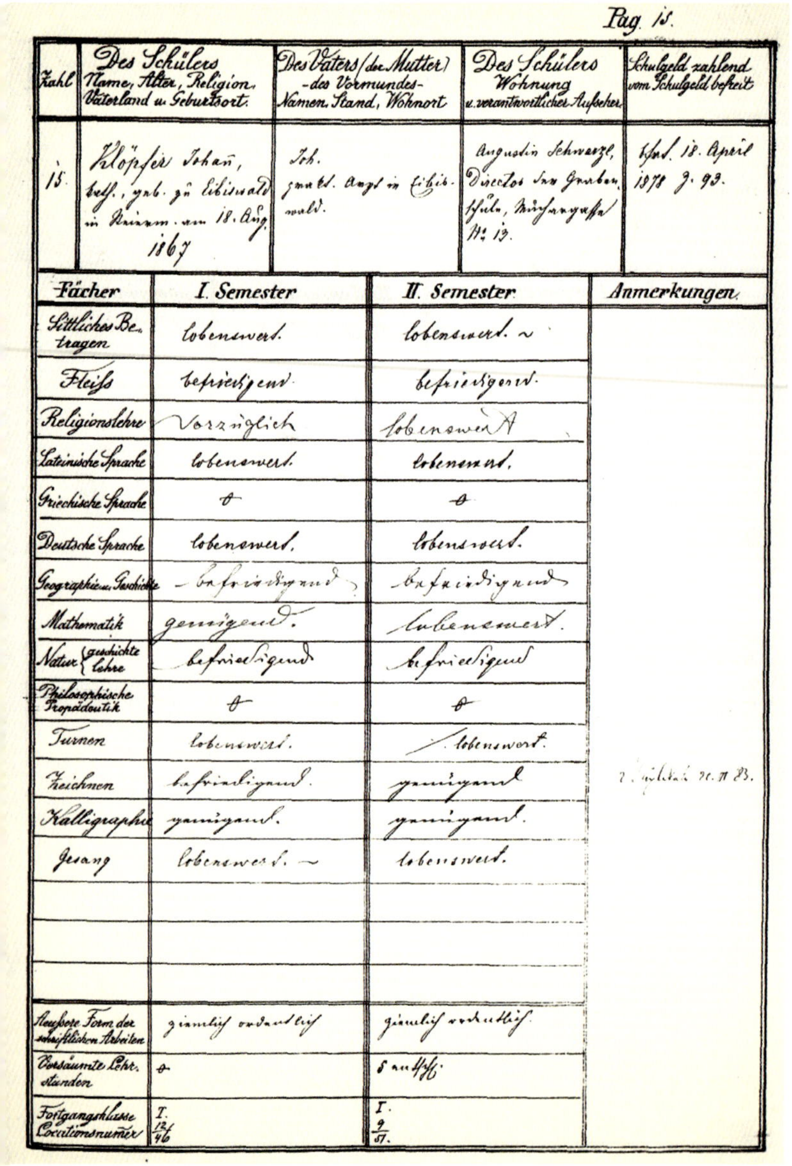

Pag. 15.

Zahl	Des Schülers Name, Alter, Religion, Vaterland u. Geburtsort.	Des Vaters (der Mutter) des Vormundes Namen, Stand, Wohnort	Des Schülers Wohnung u. verantwortlicher Aufseher	Schulgeld zahlend vom Schulgeld befreit
15.	Klöpfer Johan, [illegible] 1867	Joh. [illegible]	Augustin Schwarzl, [illegible] No 13.	[illegible] 18. April 1878 [illegible]

Fächer	I. Semester	II. Semester	Anmerkungen
Sittliches Betragen	lobenswert.	lobenswert.	
Fleiß	befriedigend	befriedigend	
Religionslehre	Vorzüglich	lobenswert	
Lateinische Sprache	lobenswert.	lobenswert.	
Griechische Sprache	–	–	
Deutsche Sprache	lobenswert.	lobenswert.	
Geographie u. Geschichte	befriedigend	befriedigend	
Mathematik	genügend.	lobenswert.	
Natur geschichte / lehre	befriedigend	befriedigend	
Philosophische Propädeutik	–	–	
Turnen	lobenswert.	lobenswert.	
Zeichnen	befriedigend.	genügend	[illegible] 21. II 83.
Kalligraphie	genügend.	genügend.	
Gesang	lobenswert.	lobenswert.	
Äußere Form der schriftlichen Arbeiten	ziemlich ordentlich	ziemlich ordentlich	
Versäumte Lehrstunden	–	[illegible]	
Fortgangsklasse Locationsnummer	I. 12/46	I. 9/51	

Kloepfer wilderte im Kanon der damaligen Jugendliteratur, verbrachte „eine schlaflose Sommernacht unterm Zauber des *Ekkehard*"[50], versank in den *Leiden des jungen Werthers*, glühte gleichermaßen für Roseggers *Waldschulmeister* wie für Schillers *Kabale und Liebe*. „Heute möchte es mir scheinen, als ob sich aus dieser ungeordneten Stoffwahl doch eine gewisse Vorliebe für Natur, Humor und Volk ergeben und mich unbewußt bei der künftigen Berufswahl zum Arzte geleitet hätte."[51]

Der Abiturient träumte vom Leben nach der Schule, lernte im obligaten Tanzkurs vornehme Tänze kennen, dazu „die feinste gesellschaftliche Bildung und Umgangsform"[52], erlebte „die scheue Seligkeit erster Liebe"[53], intonierte zünftige Studentenlieder, blickte den schneidigen Farbstudenten mit ihren Bändern und Deckeln nach, gründete im Hinterhof gar eine eigene Germania. Unterm Kirschbaum pafelte er aus der überlangen Studentenpfeife Rauchwolken in den Abendhimmel und offenbarte dabei dem Freund Sittenberger[54] aus vollem Herzen gesetzte Verse. Schon packte das Theaterfieber den Halbwüchsigen, lockten abends Bühnenhelden wie der Burgschauspieler Adolf Sonnenthal und Stücke wie Ferdinand Raimunds *Diamant des Geisterkönigs* oder Mozarts *Zauberflöte*.[55]

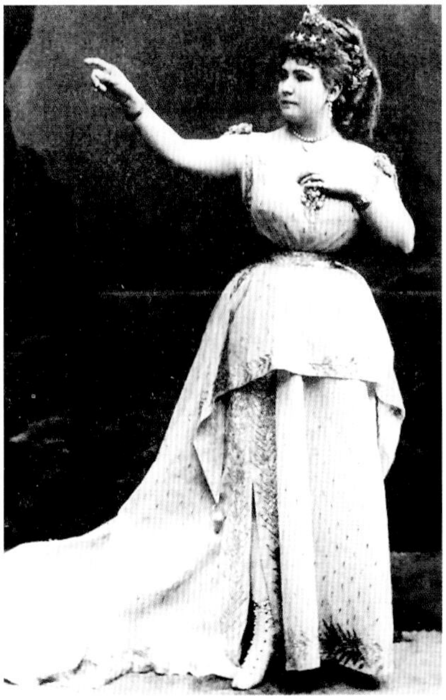

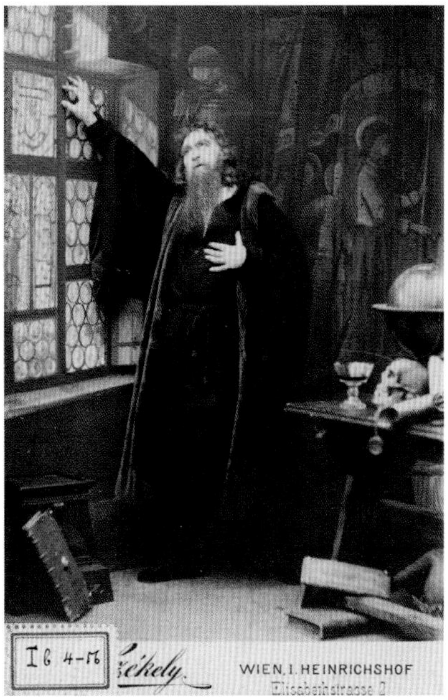

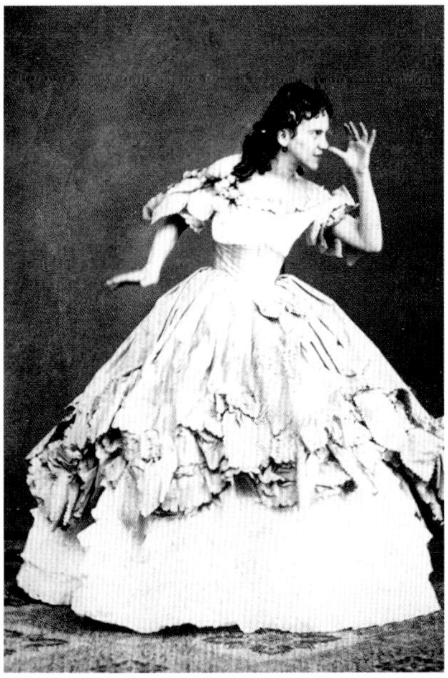

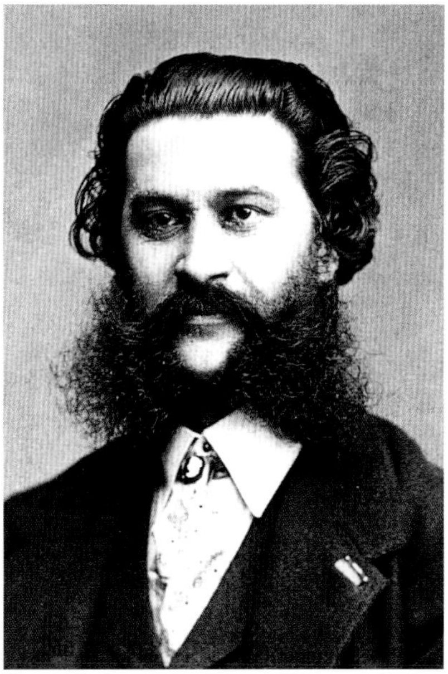

Bühnenhelden aus Kloepfers Jugend

Abb. 38: Die 1836 in Graz geborene „Königin der Operette“ Marie Geistinger.

Abb. 39: Burgschauspieler Adolf Sonnenthal in Aktion. „...Adolf Sonnenthal, der schon etwas den Eindruck des müden, blasierten Virtuosen machte...“
Hans Kloepfer, *Vom Grazer Theater.*

Abb. 40: Die Schauspielerin Josefine Gallmeyer. „Es war ein Zeugnis ihres urwüchsigen Talentes, wenn sie bisweilen im tollsten Bühnenwirbel aus einem Wort, einem Ton, ohne es zu bemerken, in ein Gemüt schauen ließ, auf dessen Grund bei aller unbedachten Sinnlichkeit eine heimliche Wehmut schlummerte.“
Hans Kloepfer, *Vom Grazer Theater.*

Abb. 41: Der Walzerkönig Johann Strauß (1876). „Und endlich Johann Strauß! Seine ‚Fledermaus‘ hatte 1874 nach ihrer unverständlich kühlen Aufnahme in Wien längst ihren Siegeszug über die Welt gemacht. ‚Prinz Methusalem‘, ‚Der lustige Krieg‘, ‚Eine Nacht in Venedig‘, ‚Der Zigeunerbaron‘ – was wäre die Welt ohne diese beglückende Fülle des Wohllautes, die so unerschöpflich dem köstlich unbefangenen Genie des Meisters entsprang.“
Hans Kloepfer, *Vom Grazer Theater.*

Noch die Reifeprüfung galt es zu meistern, dann ging's ins freie Leben hinaus, dessen „fernes Wellenrauschen“[56] schon in die letzten Jahre der Mittelschule hineinklang. Nach der schriftlichen Matura, darunter ein deutscher Aufsatz, bestand Kloepfer am 4. Juli 1885 auch die mündliche Reifeprüfung, „aus Griechisch und Deutsch, also aus Gegenständen, wo nichts zu befürchten war“[57]. „Und ein lichter Moment“[58] hob ihn schließlich glücklich über die gefürchtete Klippe der Mathematik ins erträumte Leben der Studenten.

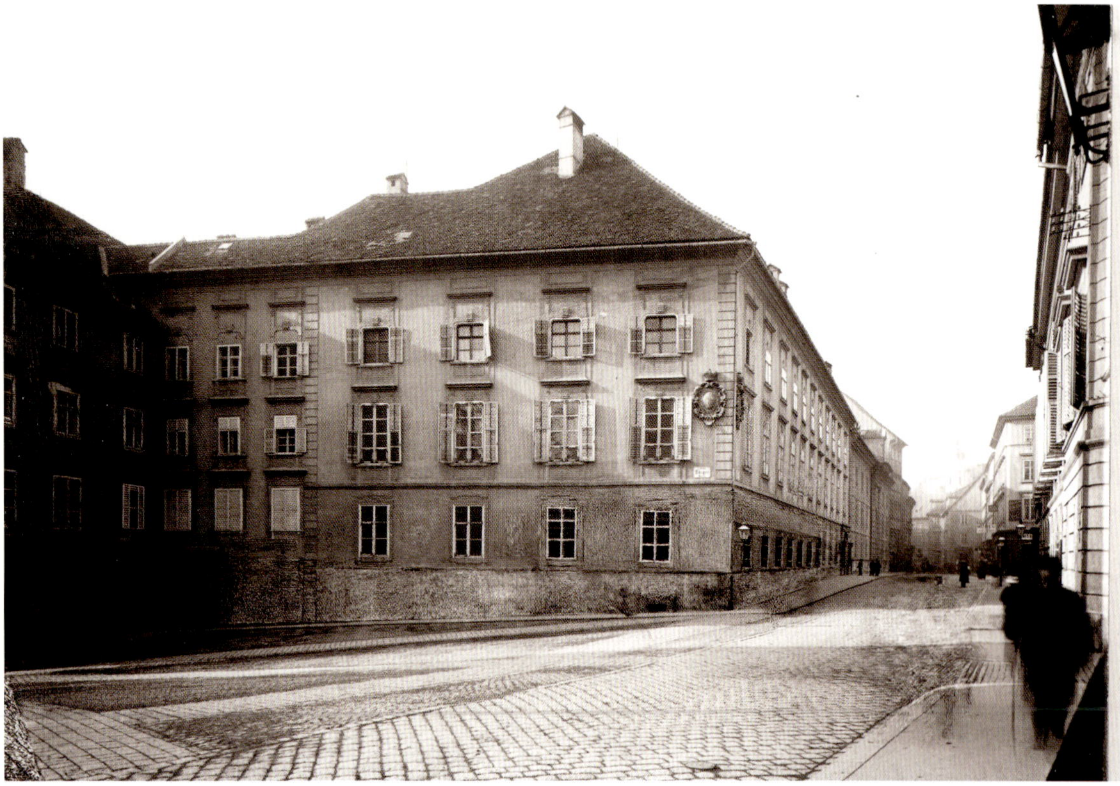

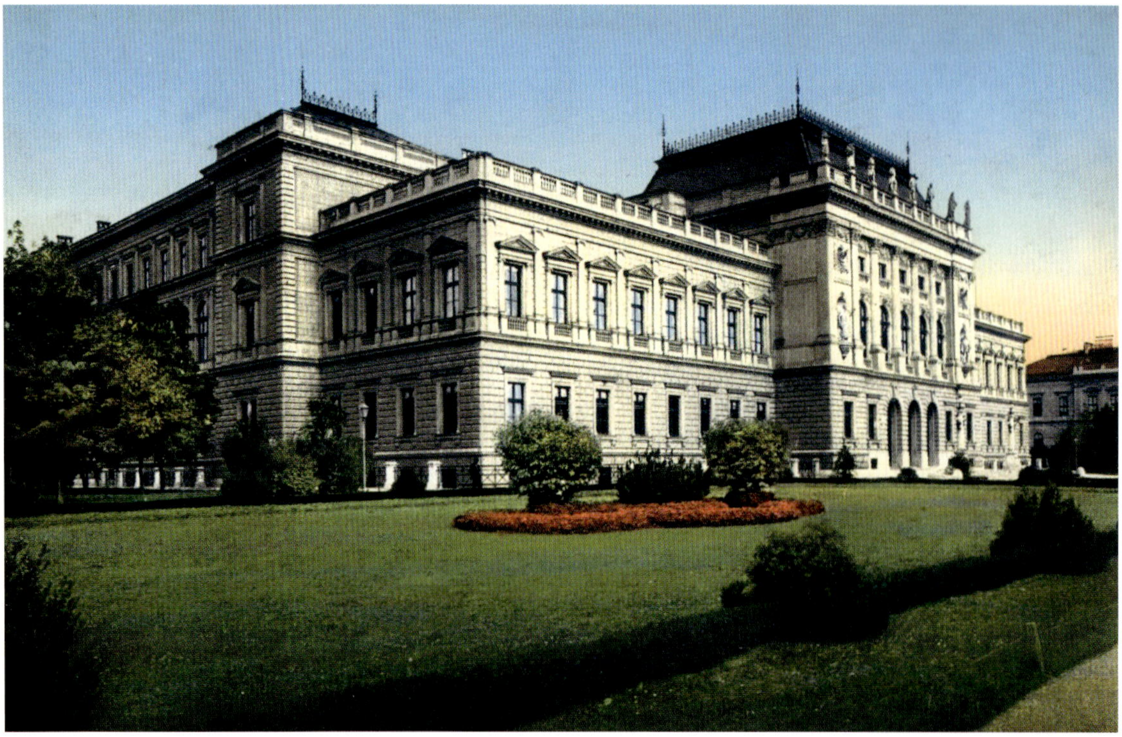

Student sein in Graz

Die Wahl des Studienfachs fiel nicht schwer. Als Kind hatte Kloepfer den Vater auf dessen Krankenwegen begleitet, hatte Maß genommen an dessen ärztlichem Vorbild. Kurz hatten seine musischen Interessen und das Vorbild Sittenbergers an Germanistik denken lassen, doch der Achtzehnjährige ahnte etwas von „zunftgemäßer Trockenheit"[59] und entschied sich für das Studium der Medizin. „So ließ ich denn eines Tages das ‚stud. med.' auf meine ersten Visitenkarten drucken und mein Vater war sicher zufrieden."[60] Als einer von 386[61] ordentlichen Hörern nahm Kloepfer im Wintersemester 1885/86 sein Studium an der Grazer medizinischen Fakultät auf.

Abb. 42: Die Alte Universität von Graz (vormals Jesuitenkollegium) und rechts angeschnitten das Schauspielhaus; dazwischen Blick in die Hofgasse, im Hintergrund die Stiegenkirche in der Sporgasse, 1892.

Abb. 43: Das 1895 eröffnete neue Hauptgebäude der Grazer Karl-Franzens-Universität. Ansichtskarte, um 1900.

Gern erinnerte er sich später an „die Hochschule mit der Medizin der Achtzigerjahre, die Virchowschule im Zenit, Zellenlehre, Häckels Welträtsel"[62], entsann sich der Verlockungen der freien, sorglosen und heiteren Studententage: „Schon bei der Wahl der Bude, heute in einem Hofzimmer des dritten Stockwerkes der Bürgergasse[63], im nächsten Jahr irgendwo drüben überm Stadtpark und wieder hoch droben in der Sporgasse, daß jeder Besucher erschreckt vom Fenster zurückfuhr beim Blick aufs brunnentiefe Pflaster. Das Mittagessen mit seiner streng festgesetzten Speisenfolge kostete im Monatsbezug spottwenig, und am Abend waren eine Knackwurst, ein halbes ‚Liebenauerlaibel', eine Flasche Bier und eine Pfeife Tabak mehr als genug, wenn ich Meister Gottfried, Reuter oder Dickens zu Gast geladen. Bis etwa Sittenbergers Pfiff vom Hof herauf ins Theater oder zum Mondscheinbummel lockte"[64].

Abb. 44: Hans Kloepfer als Oktavaner, 1884.

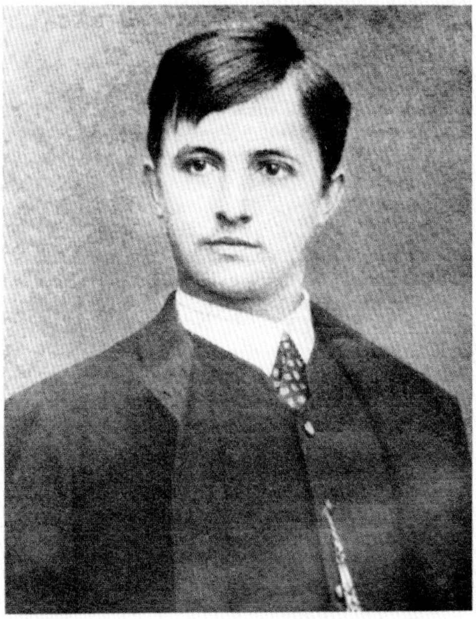

Die Grazer medizinische Schule gebot zu Kloepfers Zeiten über eine Anzahl renommierter Lehrer, die örtlichen Verhältnisse waren jedoch völlig unzureichend – die Lehrveranstaltungen der einzelnen Lehrkanzeln wurden an verschiedenen, weiträumig verteilten Orten abgehalten. Nach erprobtem Herkommen folgten dem vorklinischen Abschnitt theoretischer Fächer im dritten Studienjahr die klinischen, ans Krankenbett heranführenden Semester. Eine wahrhaft respektable Phalanx außergewöhnlicher Lehrer hielt die Vorlesungen, nicht wenige von ihnen über die Landesgrenzen hinaus bekannt und als Fachgrößen gerühmt. Lassen wir sie Revue passieren: In den Hörsälen im Erdgeschoß[65] der alten Universität in der Hofgasse 4 wurden von Cornelius Dölter, einem Forscher von Weltrang, Mineralogie und Petrographie vorgetragen. Die angewandte medizinische Chemie[66] im neuen Institutsgebäude am Parkring 4 lehrte Professor Karl Berthold Hofmann. Pharmakologie und Pharmakognosie unterrichtete Karl Ritter von Schroff.

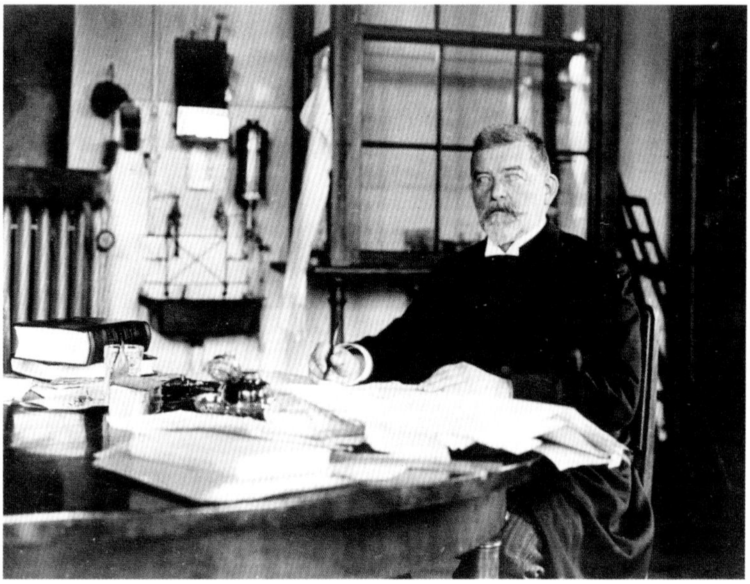

In einem Zinspalais auf dem Karmeliterplatz Nr. 5 waren Hörsaal und Arbeitsräume für die Anfangsgründe der Zoologie eingerichtet, Ludwig Graff von Pancsova, ein weitgereister, vielseitig interessierter und von Geist sprühender Forscher auf dem Gebiete der Turbellarien hatte Graz zu einer Art Welthauptstadt der Wurmforschung gemacht. Humor und Rednergabe des nachmaligen Dekans der philosophischen Fakultät und Rektors der Carola Francisca blieben Kloepfer nicht verborgen: „Von den Vorträgen des genialen und lebenssprühenden Professors Ludwig von Graff habe ich wohl keinen einzigen versäumt und war immer wieder heimlich entzückt, wenn er seine Quallen und Tintenfische mit wahrhaft künstlerisch gelegten Tentakeln auf die Tafel zu werfen wußte"[67].

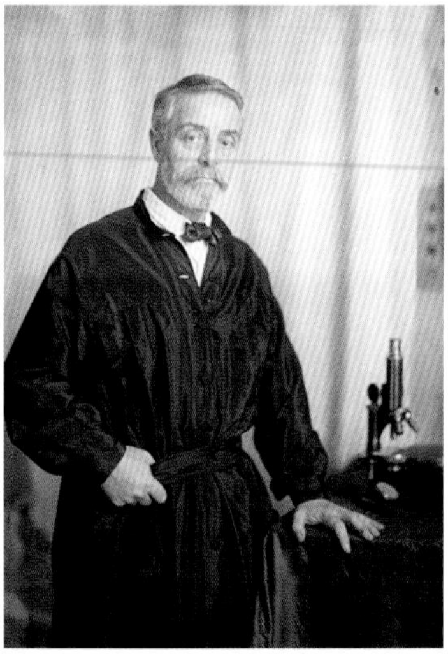

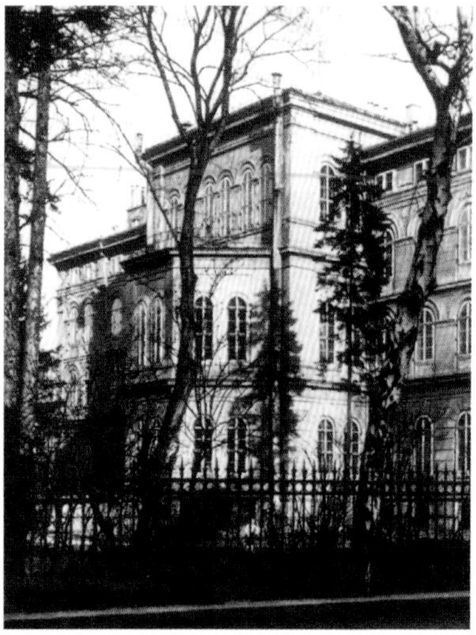

Abb. 45 (ganz oben): Der Zoologe Ludwig Graff von Pancsova.

Abb. 46: Der Anatom Emil Zuckerkandl.

Abb. 47: Das einstige Anatomische Institut der Grazer medizinischen Fakultät in der Harrachgasse (Gebäude besteht nicht mehr).

Im botanischen Institut der Universität vermittelte der vielfach ausgezeichnete Hubert Leitgeb, ein aus Kärnten stammender Experte auf dem Gebiete der Lebermoose, „höchst anregende Einblicke ins Leben der Pflanzenwelt"[68].

Anatomie und Physiologie, die heute noch dominierenden Disziplinen innerhalb des vorklinischen Fächerkanons, verfügten seit 1872 über ein eigenes Institutsgebäude in der Harrachgasse 21.[69] Im Parterre und im ersten Stock waltete von 1883 bis 1888 der Hyrtl-Schüler Emil Zuckerkandl, ein von Kloepfer seiner aufgeräumten Art wegen besonders geschätzter Hochschullehrer. Unter Medizinern wohlbekannte Eponyme wie die Zuckerkandlsche Faszie um die Niere, das Zuckerkandl-Organ vulgo Paraganglion aorticum abdominale oder die als Zuckerkandlsches Tuberculum geführten retrotrachealen Schilddrüsenanteile halten die Erinnerung an diesen vorzüglichen Anatomen wach.

Im zweiten Stock und in der Mansarde hatten die Physiologen ihr Instrumentarium ausgebreitet. Hier regierte der 1834 in Baden bei Wien als letztes von 13 Kindern des dortigen Stadtarztes geborene Physiologe und Histologe Alexander Rollett, der nachmalige erste Präsident der steiermärkischen Ärztekammer.[70] Rollett wurde insgesamt viermal zum Rektor berufen und dreimal zum Dekan der medizinischen Fakultät. Hören wir Burghard Breitners[71] Urteil über den Kollegen: „Sein Auditorium war bald ein internationales, auch von erfahrenen Ärzten und Forschern beschicktes. Die Akademie der Wissenschaften in Wien ehrte ihn 1871 durch die Ernennung zum wirklichen Mitglied und brachte dadurch zum Ausdruck, daß sein ‚provinziales' Wirken nicht übersehen wurde. Er hat das ganze Gebiet der Physiologie durch eigene Arbeiten bleibend bereichert und vielfach neue Wege der Forschung erwiesen, mag es sich um Fragen der Optik, der Sinnesphysiologie, der Blutbewegung, der Muskelphysiologie handeln. Die Art seines Vortrages war so lapidar, daß der aufmerksame Hörer am Ende der Vorlesung glaubte, den ganzen Stoff wiederholen zu können. Die Klarheit der Darstellung und des Urteils kennzeichneten auch Rolletts Wirken als Dekan und Rektor. So trug er nicht nur zum guten Start der neuen österreichischen medizinischen Fakultät[72] bei, sondern er bildete weiterhin einen ihrer besonders starken Anziehungspunkte. [...] Getragen von dem unbeirrbaren Vertrauen aller seiner Kollegen, gläubig verehrt von einer begeisterten Studentenschaft, leitete dieser Gelehrte von großem Format durch 40 Jahre das Institut für Physiologie und Histologie, auf dessen Lehrstuhl er, 29jährig, berufen worden war. Wien glaubte ihn übersehen zu können, Heidelberg und Prag bewarben sich um den früh Berühmten. Aber er verläßt Graz nicht."[73] In Rolletts Laboratorium fanden sich zahlreiche russische Kollegen ein, darunter der berühmte Neurophysiologe Iwan Michailowitsch Setschenow, der in Rolletts Institut die

Abb. 48 und 49: Der Physiologe Alexander Rollett.

„Aber nicht bloß Studenten waren von seinen lapidaren Vorlesungen begeistert, auch im reiferen Alter stehende, durch hervorragende Leistungen späterhin bekannt gewordene Forscher, insbesondere aus Rußland, waren hergekommen, um im Grazer physiologischen Institut unter Rollett die exakte Methodik morphologischer und physiologischer Untersuchungen zu erlernen." Viktor Fossel, *Geschichte der medizinischen Fakultät in Graz*, 1913.

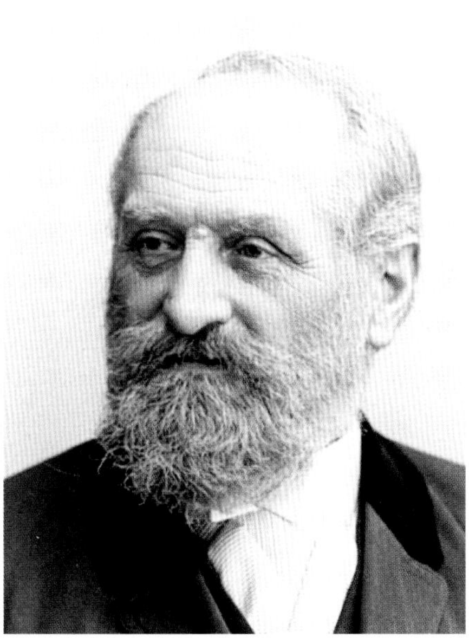

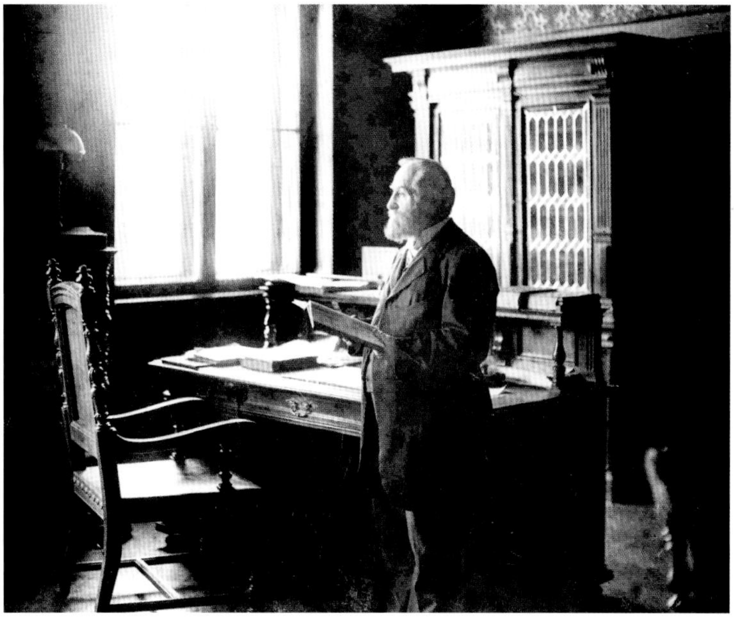

Hemmwirkung der Hirnhemisphären auf die Rückenmarksreflexe untersuchte.

Rolletts Rektoratsreden waren rhetorische und literarische Höhepunkte[74], seine Interessen reichten über die Physiologie hinaus bis zu einer Studie über Goethes Umgang mit dem Phrenologen Franz Joseph Gall, dessen Schädelsammlung bis heute im Rollettmuseum zu Baden bewahrt wird.

So erlebten die Studenten Alexander Rollett: „Mit breitem, lautem Schritte, den Rumpf seitlich schwingend, erschien der Meister im Hörsaale. Er blickte ernst auf die erwartungsvollen Hörer und ließ oft eine geraume Weile verstreichen, bevor er den Vortrag begann. Dieser war stets rein sachlich und frei von jeder auch noch so naheliegenden heiteren Bemerkung. Das ist bemerkenswert, da Rollett die Gabe des trockenen Humors, der Satire, auch der Selbstironie in hohem Maße eigen war, was bei fröhlichen Tafelrunden im Kreise seiner Kollegen und Schüler glänzend zum Ausdruck kam.“[75]

Wie Kloepfer war der deutschliberale Rollett Sängerschafter beim Akademischen Gesangverein zu Graz, „geliebt von der ganzen Studentenschaft, ein Mann, dessen prachtvollen Gelehrtenkopf in allen Fältchen zu durchwandern das Auge nicht müde wurde, wenn er seine streng geformten Sätze wie aus einer Marmormühle aus den mahlenden Kiefern entließ. So gruben sich die Grundfesten seines Faches und darüber der weitverzweigte Bau der Physiologie bis an die feinsten Grenzen ins Gedächtnis“[76]. Am 14. November 1887 legte Kloepfer bei diesem bemerkenswerten Lehrer die praktische Prüfung aus Physiologie ab – ausgezeichnet mit der Bestnote.

Abb. 50: Kloepfers Eintrag im Katalog der Grazer medizinischen Fakultät, Wintersemester 1885/86.

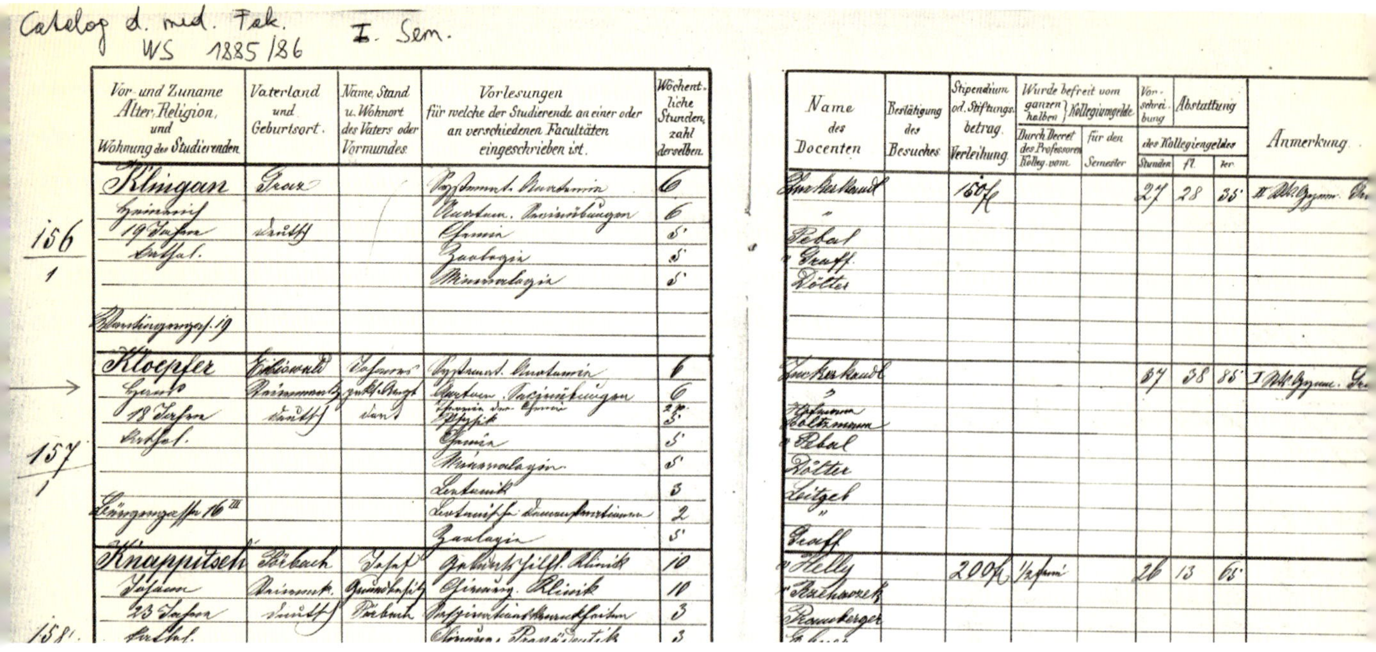
Catalog d. med. Fak. WS 1885/86 I. Sem.

Vor- und Zuname, Alter, Religion, und Wohnung des Studierenden	Vaterland und Geburtsort	Name, Stand u. Wohnort des Vaters oder Vormundes	Vorlesungen für welche der Studierende an einer oder an verschiedenen Facultäten eingeschrieben ist	Wöchentliche Stundenzahl derselben
156 Klingan				6, 6, 5, 5, 5
157 Kloepfer				6, 6, 2, 5, 5, 5, 3, 2, 5
158 Knappitsch				10, 10, 3, 3

Name des Docenten	Bestätigung des Besuches	Stipendium od. Stiftungsbetrag, Verleihung	Wurde befreit vom ganzen / halben Kollegiumgelde: Durch Decret des Professoren Kolleg. vom	für den Semester	Vorschreibung des Kollegiengeldes: Stunden	Abstattung: fl.	kr.	Anmerkung
		150 fl			27	28	35	
					37	38	85	
		200 fl			26	13	65	

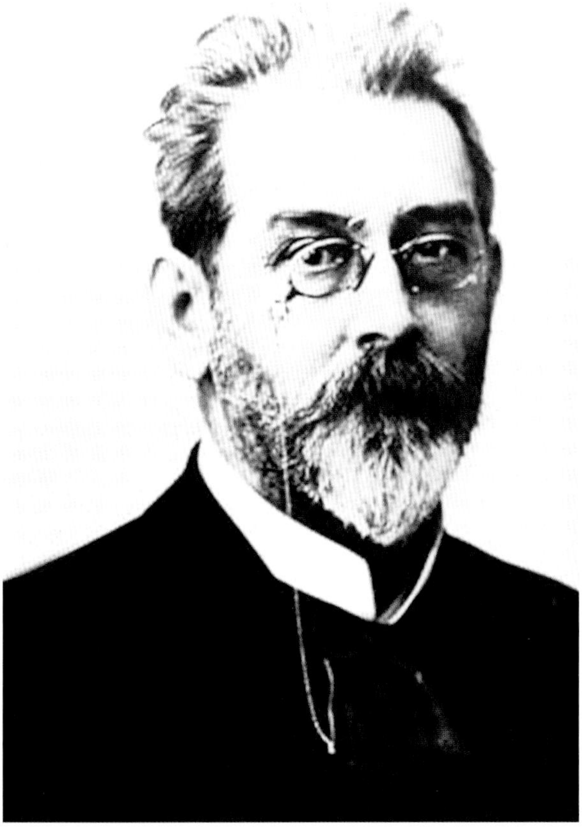

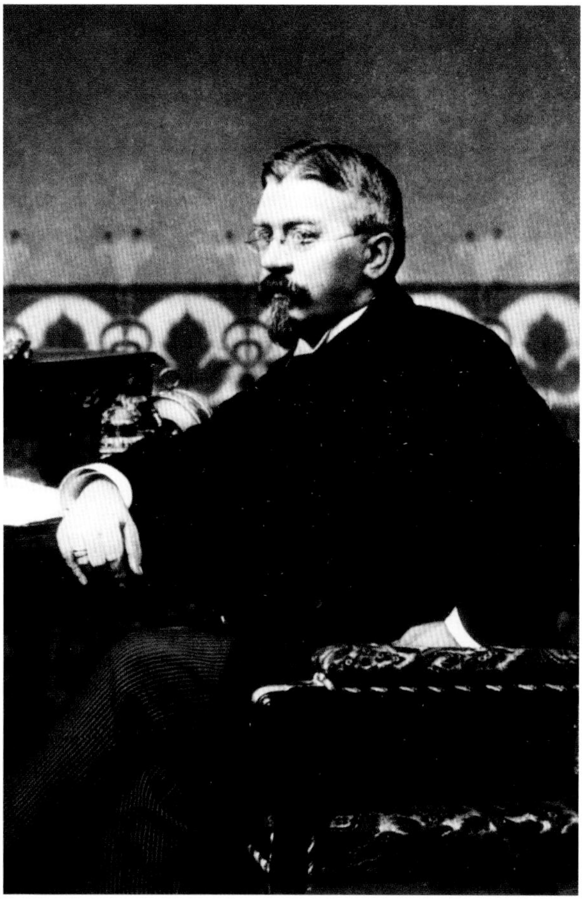

Das physikalische Institut hatte seinen Sitz seit 1875 in einem eigenen Gebäude unmittelbar neben dem Universitätsneubau, dort trachtete der Altmeister der klassischen Physik Ludwig Boltzmann, „dessen Vorträgen die verdiente Begeisterung aus äußeren Gründen bei uns versagt blieb“[77], den Kandidaten der Medizin die Grundlagen der medizinischen Physik nahezubringen. Vielleicht wußte Kloepfer von der Musikbegeisterung seines Lehrers: Als Gymnasiast in Linz von keinem Geringeren als Anton Bruckner im Klavierspiel unterwiesen, blieb Boltzmann auch in reiferen Jahren ein leidenschaftlicher Musikliebhaber und Könner auf dem Pianoforte.

Abb. 51 (linkes Bild): Der Pathologe Hans Eppinger.

„Mit großem Eifer und Erfolg wußte er in den Schülern ein dauerndes Interesse an dem Fundament der ärztlichen Erkenntnis zu erwecken, ihre Arbeiten zu unterstützen und dabei die eigene Forschungsfreude zu wahren“. Viktor Fossel, *Geschichte der medizinischen Fakultät in Graz*, 1913.

Abb. 52: Der legendäre Prager Internist Rudolf Jaksch von Wartenhorst (siehe Seite 32).

Die verborgenen Geheimnisse der Gewebelehre und mikroskopischen Anatomie vernahm Kloepfer von dem vorarlbergischen Histologen und Embryologen Anton Viktor Ebner von Rofenstein, der in den Glanzstreifen des Herzmuskels fortlebt, ferner in der Gattungsbezeichnung für die serösen Zungenspüldrüsen und den Giannuzzi-Ebnerschen Halbmonden seromuköser Drüsenendstücke.

Das Institut der pathologischen Anatomie, seit 1869 im Institutsgebäude am Parkring 4, wurde von Hans Eppinger geleitet, einem 1882 aus Prag zugereisten Schüler von Josef Treitz und Edwin Klebs. In einer seiner Arbeiten

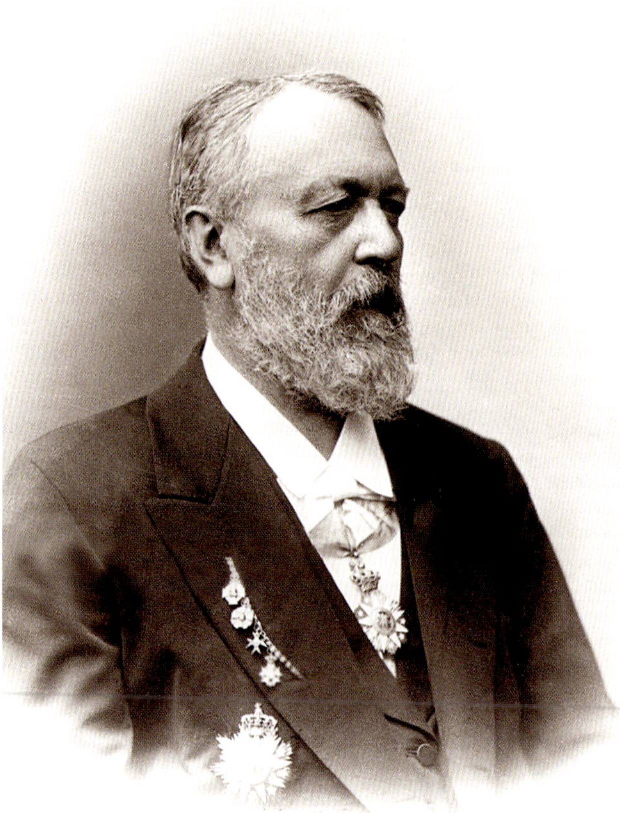

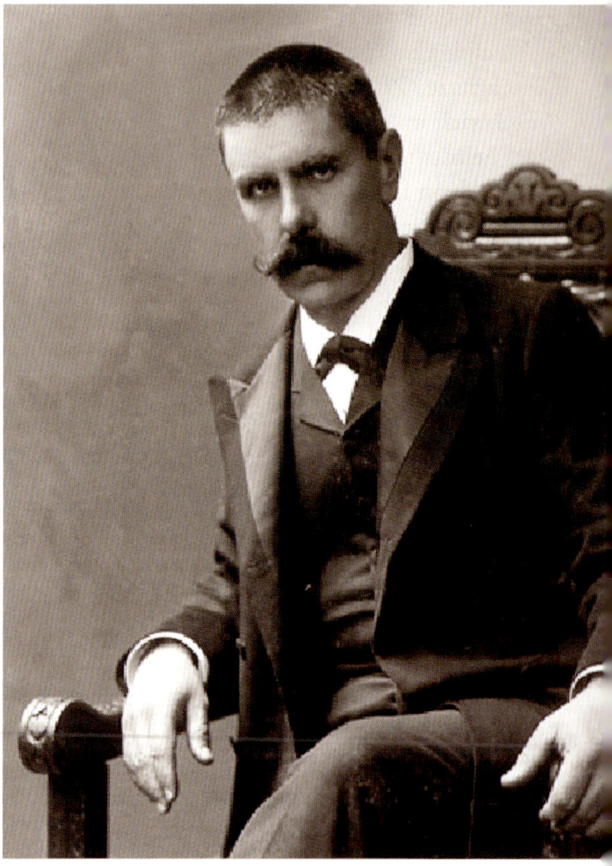

Abb. 53: Der weltbekannte Psychiater und Rechtsmediziner Richard Freiherr von Krafft-Ebing (linkes Bild).

Abb. 54: Der Psychiater und spätere Nobelpreisträger Julius Wagner von Jauregg.

hatte der Spezialist auf dem Gebiet der Infektionskrankheiten nachgewiesen, daß die sogenannte Hadernkrankheit durch Inhalation von Sporen zustandekommt und daß es sich dabei um eine Milzbrandpneumonie handelt. Eppinger, wie Kloepfer Turner beim Akademischen Turnverein, galt innerhalb des Professorenkollegiums wegen seiner eindringlichen Vorträge als außergewöhnliche, markante Persönlichkeit. „Und durch volle sechs Semester wies der für sein Fach begeisterte Meister der pathologischen Anatomie Hans Eppinger uns die oft unförmlichen Gebilde krankhaften Wachstums und entarteter Organe oder zerlegte vor unseren Augen wie mit spielender Hand am Leichentische die Reste eines einst blühenden Lebens.“[78] Am 17. September[79] 1890 bestand Kloepfer die praktische Prüfung aus pathologischer Anatomie mit der Bestnote ausgezeichnet.

Von der pathologischen Anatomie abzugrenzen ist das Fach der allgemeinen und experimentellen Pathologie, damals vermittelt von dem Entzündungsforscher Rudolf von Klemensiewicz.

Die Universitätsklinik für Kinderheilkunde war in einem 1877 fertiggestellten Neubau in der Mozartgasse 14 untergebracht und zwischen Mai 1887 und August 1889 von dem aus Prag berufenen Professor für Innere Medizin Rudolf Jaksch von Wartenhorst geleitet, einem Fachmann auf dem Gebiet der medizinischen Chemie. Jaksch von Wartenhorsts Nachfolge trat 1890 der führende Bakteriologe der Kinderheilkunde und engagierte Propagator von Säuglingsschutz und -fürsorge Theodor Escherich an, der unter Österreichs Müttern wegen seines Einsatzes für das Selbststillen bekannt war. Zusammen mit Julius Wagner-Jauregg und Rudolf von Klemensiewicz forschte Escherich auf dem Gebiet der Tetanien und der Diphterie, weltbekannt wurde er für seine Untersuchungen auf dem Gebiete der pathogenen Darmbakterien.

Mit Beginn der klinischen Jahre am Allgemeinen Krankenhaus im Paulustorviertel „trat auf einmal der lebendige Mensch in unseren Pflichtenkreis, das warme Leben selbst, mit all seinen Wundmalen aus Arbeit und Not. Und diese Aufgaben griffen tiefer als die klarleuchtende Wunderwelt des Mikroskopes oder die eindringliche Zergliederung einer kalten Leiche. Man stand vorerst ratlos vor dieser Vielfalt der Krankheitsbilder, die sich oft so verwirrend ähnlich sahen und doch nach Anlaß und Verlauf so verschieden erwiesen. Und über diesen Fragen um Krankheit und Heilung stand immer wieder der leidende Mensch selbst, das Mitleid mit einem ergreifenden Schicksal, das erst mit der reifenden Erkenntnis von der Notwendigkeit des rettenden Eingriffes in den Hintergrund trat. Doch waren uns gerade für diese adeligste Seite der Heilkunst wahrhaft vornehme Lehrer beschieden“[80].

Unter den klinischen Lehrern Kloepfers fanden sich nicht minder klingende Namen, etwa der Professor für Nervenkrankheiten Richard Freiherr von Krafft-Ebing, der vor seiner Berufung kurze Zeit in Straßburg gewirkt hatte. Als hervorragender Kliniker und Autor von mehr als 400 Schriften im Bereich der Geistes- und Nervenkrankheiten war der nach Kloepfers Urteil geistvolle, aber kühl-vornehme[81] Krafft-Ebing eine „europäische Zelebrität“[82], unterhielt eine eigene Privatklinik in Maria Grün und leitete zudem die Landesirrenanstalt am Feldhof. Zahlreiche Auflagen erlebte sein 1886 veröffentlichtes Hauptwerk *Psychopathia Sexualis*, das mehreren Medizinergenerationen plastisches Anschauungsmaterial auf diesem delikaten Gebiete lieferte. Kloepfer dürfte wohl auch dessen Nachfolger begegnet sein, Prof. Dr. Julius Wagner Ritter von Jauregg, der von 1889 bis 1893 die psychiatrisch-neurologische Universitätsklinik leitete und 1927 für seine Malaria-Impftherapie bei progressiver Paralyse mit dem Nobelpreis für Physiologie oder Medizin ausgezeichnet wurde. Nur vier Jahre zuvor hatte Fritz Pregl für die klinisch bedeutsame Mikroanalyse organischer Substanzen den Nobelpreis für Chemie entgegengenommen. Gut möglich, daß Kloepfer dem um zwei Jahre jüngeren Kommilitonen deutsch-slowenischer Herkunft während seines Studiums begegnet ist.

Besondere Wertschätzung hegte Kloepfer für seinen nachmaligen Chef Professor Otto Rembold, der zwischen 1876 und 1894 als Klinikvorstand der Inneren Medizin an der Grazer medizinischen Fakultät wirkte. Der in Ofen geborene Internist war „der letzte Assistent des großen Klinikers

Abb. 55: Kloepfers klinischer Lehrer Otto Rembold, der sich besonders um die Erforschung der Kontraktionen des Herzmuskels, der Magenerkrankungen, der Influenza sowie der Tuberkulinbehandlung verdient gemacht hat.

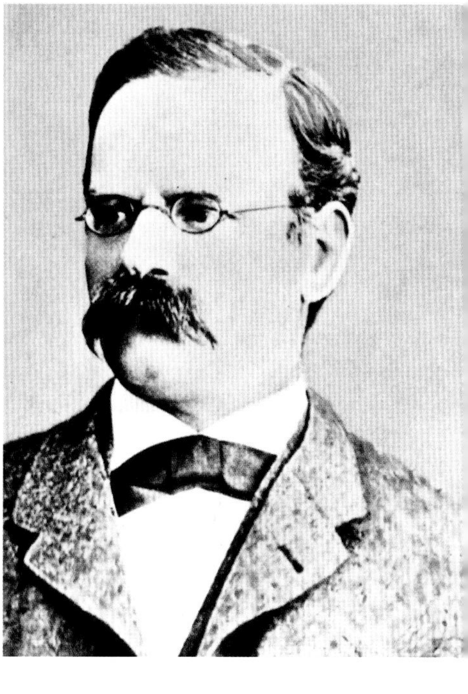

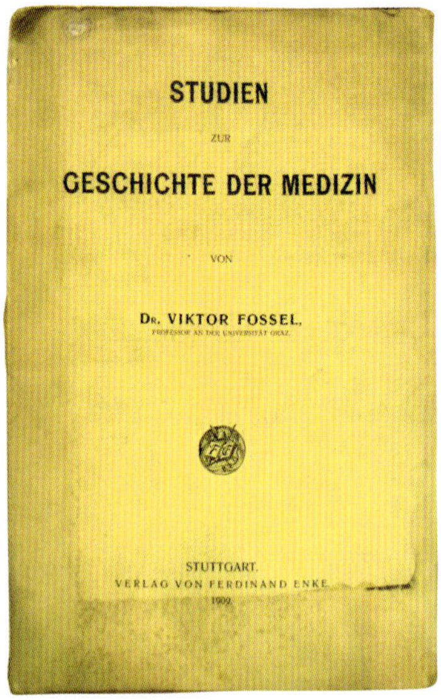

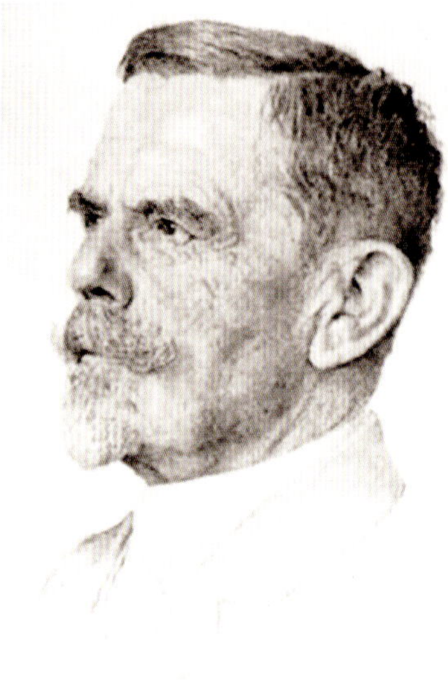

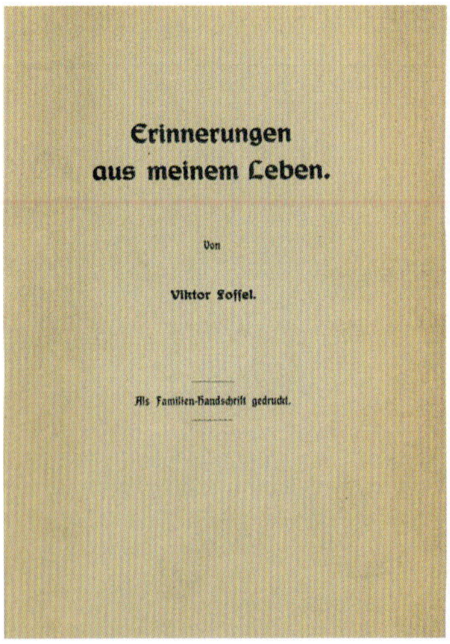

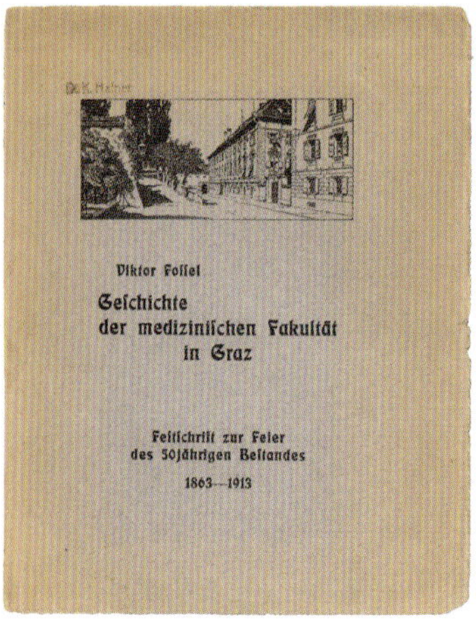

Skoda aus der Alt-Wiener Meisterschule, ein etwas schnurriger, alter Junggeselle, von unergründlichem, lebendigem Wissen, nicht toter Gelehrsamkeit, das er wie selbstverständlich, unauffällig und wie im geheimen meisterte, von Natur aus begabt mit dem Blick und Scharfsinn des unfehlbaren Diagnostikers und mit einem Verständnis der Wesensart eines jeden seiner Kranken, das ihm sogleich die Herzen gewann“[83]. Rembold galt als „gewiegter Diagnostiker, von nüchternem Urteil und ungewöhnlich reicher Belesenheit“[84]. Neben seinem Fach hielt er auch medizinhistorische Vorlesungen. Seine klinischen Diagnosen waren so verläßlich, daß sich – nach einer Äußerung Hans Eppingers – bei Rembolds Patienten Obduktionen erübrigten. Nach seinem Rückzug aus der klinischen Praxis übereignete Rembold seine wertvolle, 2500 Bücher umfassende Bibliothek dem Allgemeinen Krankenhaus. Seine Büchersammlung war der Ärzteschaft zu seinen Lebzeiten im Lesesaal im ersten Stock des Direktionsgebäudes zugänglich.

Die Geschichte der Medizin war damals ein von dem Oberösterreicher Viktor Fossel[85] in außerordentlicher Professur betreutes Fach. Fossel veröffentlichte nicht nur zu medizinhistorischen Themen, sondern trat in späteren Jahren auch als Direktor des Grazer Landeskrankenhauses an die Öffentlichkeit. Er war maßgeblich beteiligt an der Planung des Spitalsneubaus in St. Leonhard. In seinem *Bilderbuch* erinnerte sich Kloepfer später an Fossel als Gast der illustren Tafelrunde in der Sternkneipe, der „vor stillem Behagen hinterm Bierkrug nicht aus wußte“[86]. In Kloepfers Bibliothek fanden sich später Fossels 1909 in Stuttgart veröffentlichte *Studien zur Geschichte der Medizin*.

Die Universitätsklinik für Augenheilkunde stand seit April 1887 unter der Leitung des aus Böhmen zugereisten Isidor Schnabels, eines gesuchten Operateurs und Diagnostikers, begnadeten Redners und vortrefflichen klinischen Lehrers, zu dessen Spezialinteressen das Glaukom, die Kurzsichtigkeit und die Symptomatologie des Schielens zählten.[87] Es ist einigermaßen wahrscheinlich, daß Schnabel Kloepfers Examinator in der praktischen Prüfung aus Augenheilkunde war, die der Kanditat der Medizin am 2. Mai 1891 mit ausgezeichnetem Erfolg ablegte.[88]

Geburtshilfe und Gynäkologie vermittelte der musik- und literaturkundige Prager Karl Ritter von Helly[89], der als Primararzt einer Hebammenlehranstalt in Trient reiche fachliche Erfahrung gesammelt hatte. Da Helly seine Ausbildung in Prag bei dem Semmelweis-Gegner Seyfert erfahren hatte, stand er in jüngeren Jahren auf der Seite der Gegner der Puerperalfiebertheorie Semmelweis' – zu Kloepfers Zeiten dürfte das keine Rolle mehr gespielt haben.[90]

Dermatologie und Syphilis las der tatkräftige Politiker und Direktor des Allgemeinen Krankenhauses Eduard Lipp[91], der sich auch politisch etwa im Grazer Gemeinderat oder in reifen Jahren als Mitglied des Steiermärkischen Landtages betätigte. Kloepfer erinnerte sich später an den „freundlichen, aber als Spitaldirektor schwer überlasteten und daher nervösen Eduard Lipp"[92].

Gerichtliche Medizin und Staats-Arzneikunde trug der Wiener Spezialist für forensische Toxikologie und Kenner altdeutscher Literatur Adolf Schauenstein[93] vor, dessen Vorlesungen von besonderer Anziehungskraft waren, stand ihm doch nach dem Urteil Kloepfers „die Macht der Rede wie der Schrift im ungewöhnlichen Ausmaß zu Gebote"[94].

Die zu Kloepfers Zeiten in voller Blüte stehende Chirurgie wurde an der Universitätsklinik für Chirurgie am Grazer AKH vorgetragen und demonstriert von dem jüdischen Billrothschüler Professor Anton Wölfler. Aus Kopetzen im westböhmischen Kreis Tachau gebürtig, hatte der Chirurg in Edinburgh die Prinzipien antiseptischer Wundbehandlung verinnerlicht und sich als Pionier der vorderen Gastroenterostomie sowie als Meister der Schilddrüsenchirurgie hervorgetan. Nach seiner Zeit als Vorstand der Chirurgischen Abteilung der Poliklinik in Wien, wo er als einer der Ersten in der Chirurgie die Kokain-Anästhesie einsetzte, folgte er 1886 einem Ruf nach Graz. Im Wintersemester 1892/93 wurde er zum Dekan der medizinischen Fakultät bestellt. Zahlreiche chirurgische Kunstgriffe sind mit Wölflers Namen verbunden. Die chirurgische Behandlung des in der Steiermark endemischen Kropfes, mit dem er sich sein Gelehrtenleben lang und in 14 wissenschaftlichen Arbeiten befaßte, machte ihn zu einer Koryphäe der Schilddrüsenforschung. Der österreichische Arzt-Chirurg Burghard Breitner, selbst Autorität auf dem Gebiet der Strumaoperationen, beurteilte Wölfler neben Anton von Eiselsberg „als einen der erfolgreichsten Forscher auf dem Gebiete der kropfigen Schilddrüse"[95].

Abb. 56 bis 59: Der Grazer Medizinhistoriker Viktor Fossel mit drei seiner Veröffentlichungen.

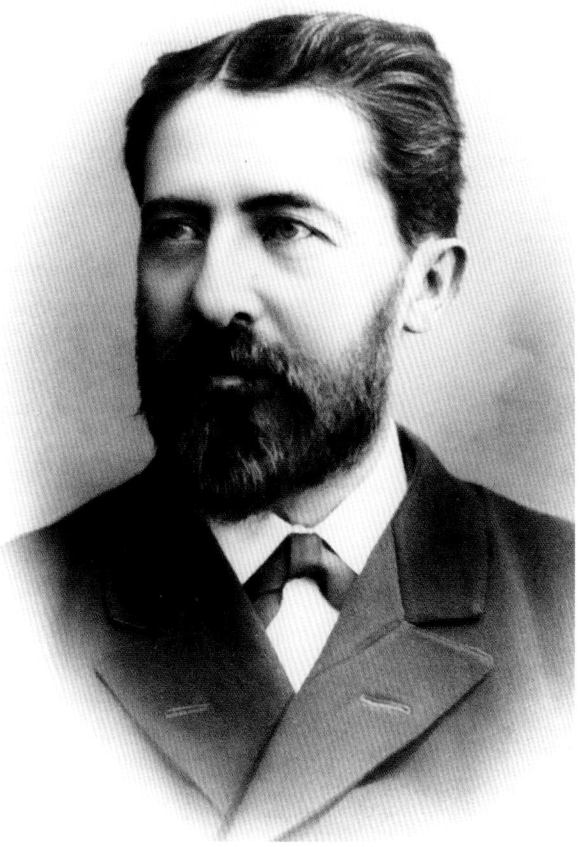

Abb. 60: Der Chirurg Anton Wölfler.

„Wölflers Wirken in Graz war ungemein fruchtbringend. Als Schüler Billroths strebte er an, die wissenschaftliche Pflege und den in allen Fragen der Technik, der Asepsis, Antisepsis und der Therapie geänderten Betrieb der Klinik im Geiste seines Lehrers einzuführen. Sein Bemühen wurde reichlich gelohnt. Er hat eine Anzahl Fachleute in der Chirurgie geschult, sie zur Bearbeitung klinischer Themen angeleitet und ist ihnen in den Vorlesungen sowie mit den eigenen Schriften als gutes Beispiel vorangegangen". Viktor Fossel, *Geschichte der medizinischen Fakultät in Graz*, 1913.

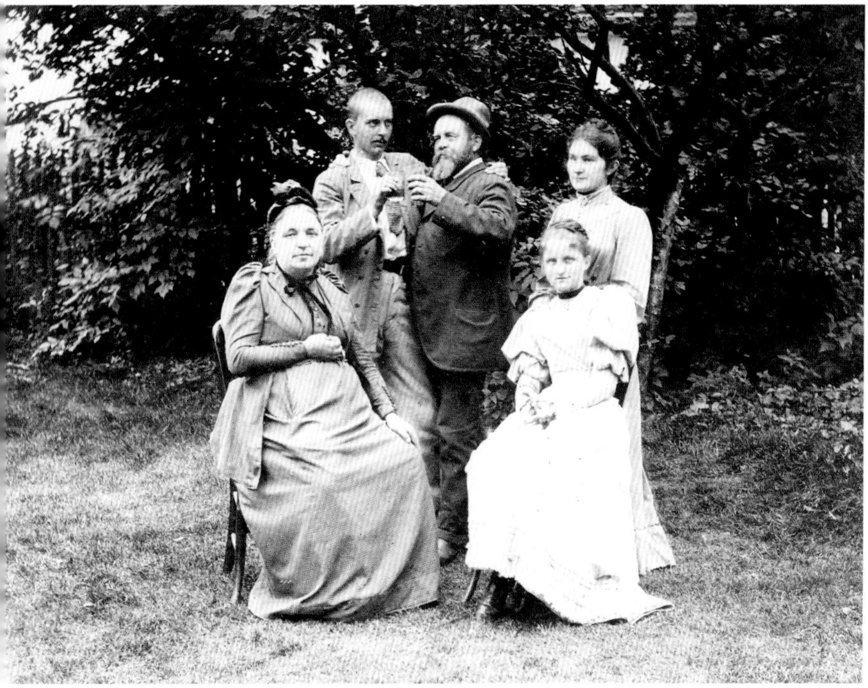

Abb. 61: Der Studio Hans Kloepfer stößt in Eibiswald mit dem Vater an, vorne links die Mutter, rechts die Schwestern, um 1885.

Daß Kloepfer dem strengen jüdischen Lehrer ein freundliches Andenken bewahrte, ist immerhin bemerkenswert: „Ein anderer Arzt, aber bei vielen Äußerlichkeiten doch schwerer zu fassen, war der Professor für Chirurgie Anton Wölfler, einer der letzten engeren Schüler und Mitarbeiter des großen Billroth, der in seinen Briefen von ihm als einem geistvollen jungen Gehilfen spricht. Auffallend und einnehmend in den Gesichtszügen – nicht im Gange –, mit den großen tiefblauen Augen, der scharfen Hakennase seiner Rasse und dem schwarzen Vollbart, wußte er im Vortrage sogleich zu fesseln und den Zuschauer durch die Wunder seiner Hand zu bannen. Dazu hatte er – woran ich noch heute gerne denke – von seinem Meister die gütige Einfühlung in die Welt seiner Kranken, die Ehrfurcht vor dem Schmerze übernommen, die er immer wieder als unerläßlich für den guten Chirurgen forderte. So bot er in Wort und Wesen, in Wissen und Können das Bild eines modernen Chirurgen seiner Zeit; vielleicht mit einem leisen Beigeschmack des Theatralischen. Daran mochte denken, wer ihn mit leichtem Tiefsinn, geneigten Hauptes, freundlich grüßend, an der Spitze einer langen Schar von dienenden Weißmänteln in den Operationssaal ziehen sah. Aber eine stets wache Sorge, nicht nur um das Gelingen einer besonders schwierigen Operation, sondern auch um den ganzen Menschen, der in solch entscheidender Stunde ihm anheimgegeben war, um die kleinste Störung im Allgemeinbefinden, hatten zusammen mit seinem unleugbaren Wohlwollen einen Zug ins Große. Also Innerlichkeit unter äußerem Stil. Zum Teil scheint diese Anpassung und Hilfsbereitschaft für den Patienten bei vielen seiner Rasse naturgegeben zu sein. Ich habe später durch eineinhalb Jahre als Sekundararzt unter ihm gedient, wohl nicht als sein Schüler noch als sein Liebling, wohl aber als stets williger Mitarbeiter im Getriebe einer großen Klinik, die in Wölflers damaligem Assistenten, dem bald darauf verstorbenen Rudolf von Frey, einem Salzburger, einen wissenschaftlich und technisch hochgebildeten, als Menschen erstklassigen Vertreter besaß. So habe ich denn von meinem damaligen Vorstand als Arzt und Menschen bei mancher Härte und Nichtbeachtung doch viel Gutes für die Zukunft erfahren“[96].

Couleur und Cerevis

Im Grazer akademischen Leben der 1880er Jahre kam dem Verbindungswesen sowohl in weltanschaulicher als auch gesellschaftlicher Hinsicht eine herausragende Rolle zu. Einem Studentenbund anzugehören war nachgerade eine Selbstverständlichkeit. Schon unter den Oktavanern der Gymnasien wurde von den verschiedenen Couleurs Nachwuchs gekeilt, und als Außenseiter galt leicht, wer nicht als Fuchs in eine angesehene Verbindung einsprang.

Das Bekenntnis zur deutschen Nation war ein Grundpfeiler im Selbstverständnis der freiheitlichen Korporationen auch der Steiermark; dazu kam die bewußte Rückbesinnung auf germanische Traditionen, völkisches Brauchtum und nicht zuletzt die Rolle der burschenschaftlichen Bewegung bei der Revolution von 1848. Seine selbstbewußte, kämpferische und elitäre Identität bezog das Verbindungswesen aus einer bis zu den Freiheitskriegen zurückreichenden Geschichte. Jüngeren Datums waren die antisemitischen Strömungen, die sich spätestens seit den 1880er Jahren bemerkbar machten. So wurde etwa Juden in den berüchtigten Waidhofener Beschlüssen des Jahrcs 1896 generell Ehrlosigkeit attestiert und die Befähigung zur Satisfaktion abgesprochen.[97]

Aber das war nur eine Seite des couleurstudentischen Daseins. Auf den Buden, in den Verbindungshäusern und Studentenkneipen blühte bei Kommers, Mensur und Salamander das gesellige Leben und von der Semesterantrittskneipe bis zum Stiftungsfest begleitete eine mannigfaltige, von Liedern umklungene Festkultur den Jahrlauf der Farbstudenten. Mit der ganzen Begeisterung seiner Jugend gab sich Kloepfer alias Baron Schorsch, wie sein Biername nach seinem zweiten Vornamen Georg lautete, dieser Seite des akademischen Lebens hin: „Denn jenseits der Hörsäle blühte die Jugend, lockte die Freiheit, verlangten die Vereine ihr Recht, und immer wieder juckte der Humor, brachte ein leichter Sinn aufkeimende Bedenken zum Schweigen. Das Leben wollte eben sein Recht – und dem bin ich nichts schuldig geblieben“[98].

Am oberen Ende der Sporgasse erinnert eine Tafel an eines der legendären Studentenlokale

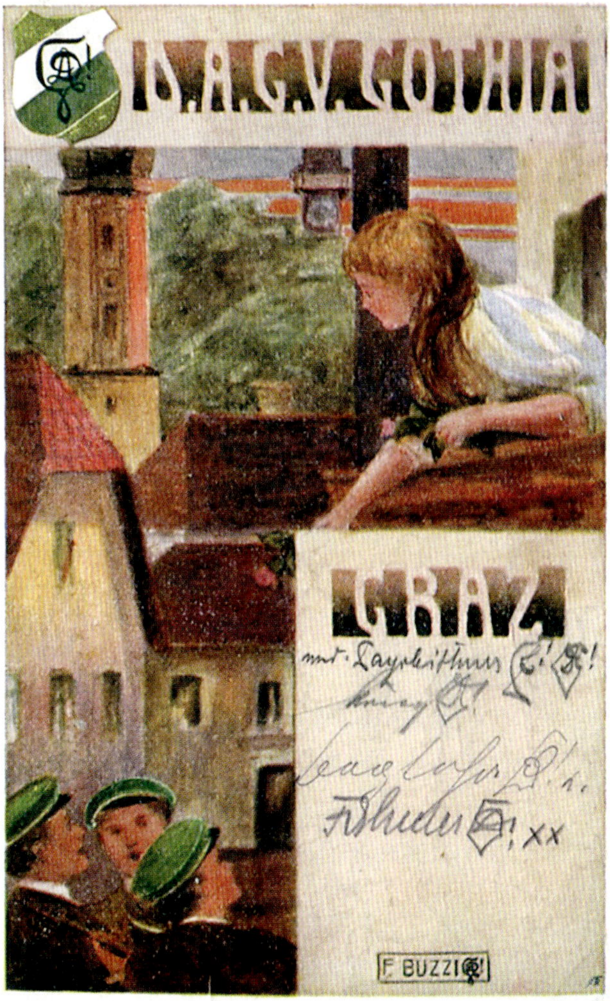

Abb. 62: Eine Couleurkarte des Deutschen Akademischen Gesangvereines Gothia zu Graz, um 1910.

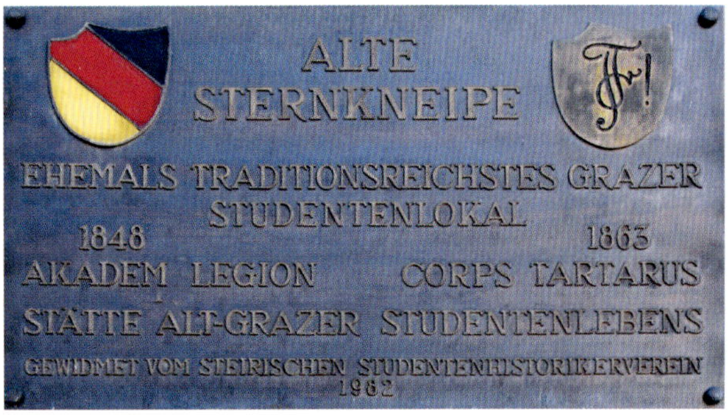

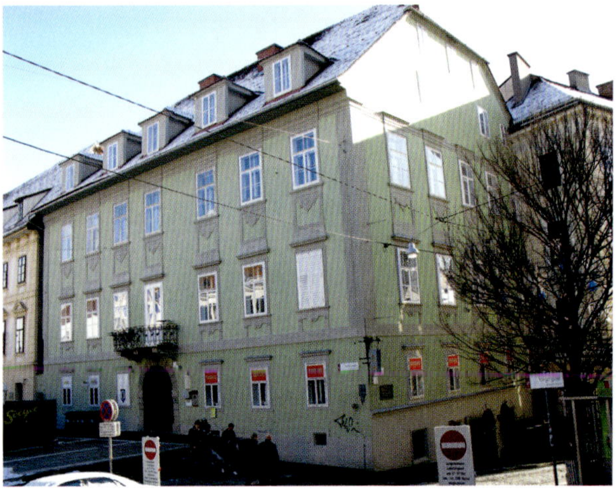

Abb. 63: Gedenktafel des steirischen Studentenhistorikervereins, die an das „ehemals traditionsreichste Grazer Studentenlokal" erinnert.

Abb. 64: Das Gebäude der Alten Sternkneipe in Graz, an der Ecke Sporgasse/Karmeliterplatz.

der Stadt, das Wirtshaus Zum goldenen Stern im Souterrain eines zum Karmeliterplatz hin gelegenen Bürgerhauses, das bis heute als Sternkneipe oder auch Türkenloch bekannt ist.[99] „Über ein paar Stufen abwärts vom Bürgersteig trat man zunächst in einen dunklen Vorraum und tastete sich von dort in ein niederes Tonnengewölbe, von trübem Gaslicht erhellt, mit sinnigen Schildereien geziert von Fritz Mayers, des begabten feuchtfröhlichen Alt-Grazer Bierstubenmalers Künstlerhand, und von einem Tabaksqualm durchzogen, wie ich ihn herrlicher, dicker mein Lebtag nicht mehr geatmet – und doch ging von dieser Stelle durch all den oft überschäumenden Lärm ein stiller Zauber aus, eine warme Welle der Freundschaft fürs ganze Leben, davon noch heut sich mancher in einsamer Stube das Herz wärmen läßt."[100]

Im Sturmjahr 1848 hatten sich in der Sternkneipe neben den Sängern und Schauspielern des nahen Schauspielhauses die Angehörigen der Akademischen Legion zusammengefunden, die neben der Konstitution Lehr- und Lernfreiheit forderten, das Recht auf Bewaffnung und die Abschaffung der Zensur. Kloepfer berichtete, daß hier 1862 das akademische Corps Tartarus[101] gegründet worden sei, „das gar feine Leute in seinen Reihen zählte"[102], womit Kloepfer wohl auf die hocharistokratischen Mitglieder des Bundes anspielte. Die weiß-schwarz-grünen Tartaren, die in einem kleinen Extrazimmer des Gasthauses ihre Heimstätte gefunden hatten, fochten in der Sternkneipe am 2. Jänner 1864 die erste Schlägermensur in Graz. Zwar kneipten auch andere Bünde in dem Lokal, etwa 1887 die Burschenschaft Stiria, aber „die ersten Anfänge der späteren eigentlichen ‚Stern'-Kneipe fallen in das Jahr 1870. Ihren Kern bildeten ursprünglich die Sekundarärzte des nahegelegenen Allgemeinen Krankenhauses vor dem Paulustore und Mitglieder des akademischen Freitisches, die allmittags im ‚Stern' ‚tafelten'. Dazu kamen ab und zu als Fluggäste einzelne Künstler oder Sänger und Schauspieler des nahen Theaters. Und so fand sich ganz allmählich eine vorerst lose Stammtischgesellschaft zusammen, die erst im Jahre 1877 als ‚Akademische Bauerngemeinde' im ‚Stern' unter dem Bürgermeister Purgleitner[103] als stets anerkanntem und hochverehrtem Oberhaupte ein festeres Gefüge erhielt. […] Der Streit in seiner reinen ‚akademischen' Form, gescheit, überzeugungsvoll, oft mit übersprudelndem Witz, oft satirisch, wohl auch zuweilen etwas zynisch – ich habe ihm seither nie so bewegt und doch beruhigt zuhören können wie auf der alten ‚Stern'-Kneipe. Frisch und farbig wie das Leben selbst klang Rede und Gegenrede unter allen, die sich da mit ihren steirischen Wirten aus Siebenbürgen, aus Tirol oder Salzburg, aus Böhmen oder dem Reich draußen zusammengefunden hatten. Dann einte wieder ein klingendes Studentenlied die erregten Gemüter, und immer noch eins wurde getrunken bis zum philosophierenden Heimgang im wirbelnden Schneetreiben oder unterm Sternenglanz der Sommernacht"[104].

Schon Kloepfers Vater, Alter Herr der Tübinger Landsmannschaft Ghibellinia, hatte die Tabakspfeife aus Jugendtagen und das Couleurband getreulich im fernen Eibiswald aufbewahrt. Nun tat es ihm der Sohn gleich: Hans Kloepfer fand Aufnahme in zwei befreundete Verbindungen, den Akademischen Turnverein[105] in Graz, der vor der Jahrhundertwende die alte Sternkneipe zu seinem Kneiplokal erkoren hatte und dort jeden Samstag Lieder und Becher klingen ließ, und den 1863 gegründeten Akademischen Gesangverein[106], der seinen Chorgesang in einem Hörsaal der alten Universität und in verschiedenen Grazer Wirtshäusern einstudierte, wie etwa dem Sandwirt in der Griesgasse, dem Prinzen Koburg in der

Abb. 65: Zeitgenössisches Interieur der Sternkneipe mit studentischem Zierat.

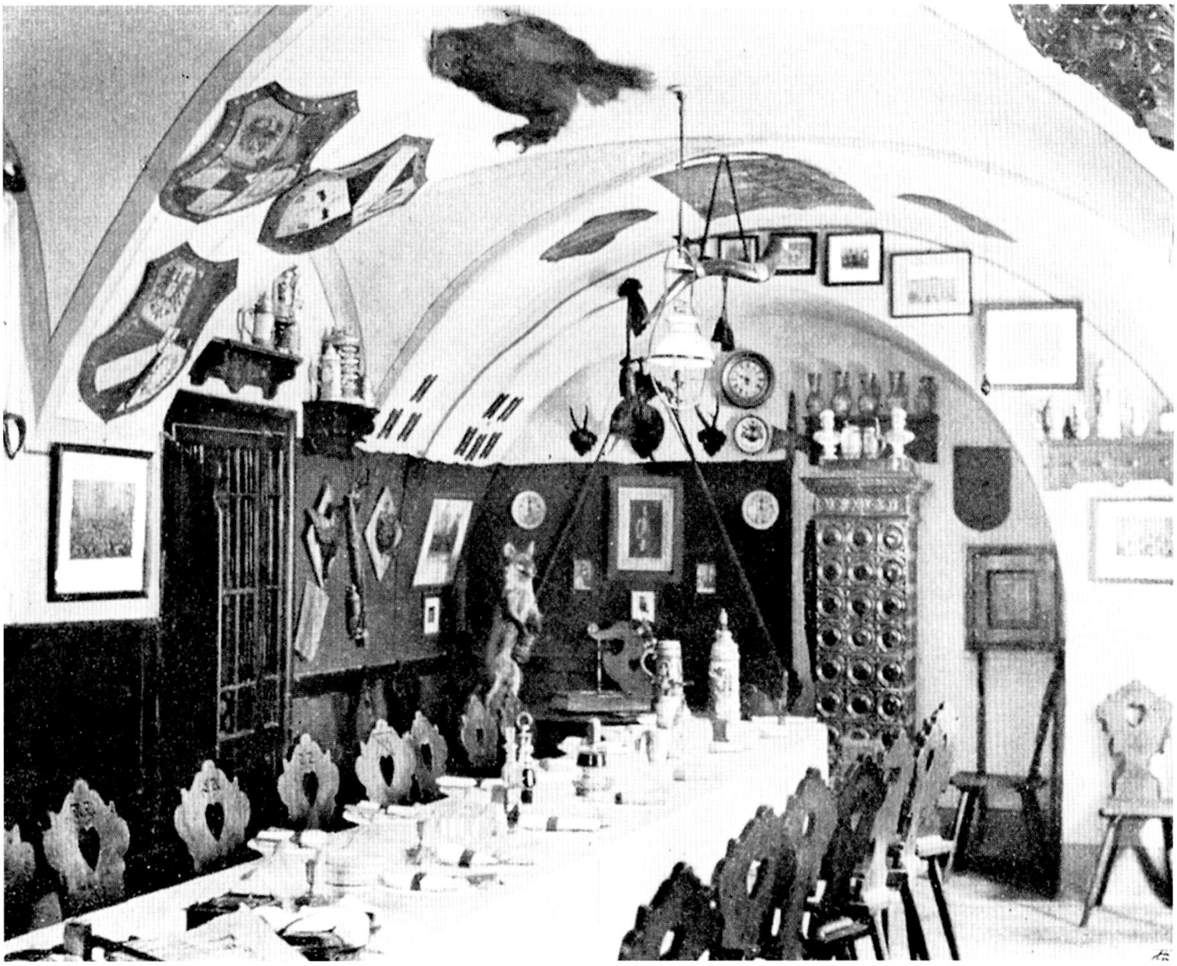

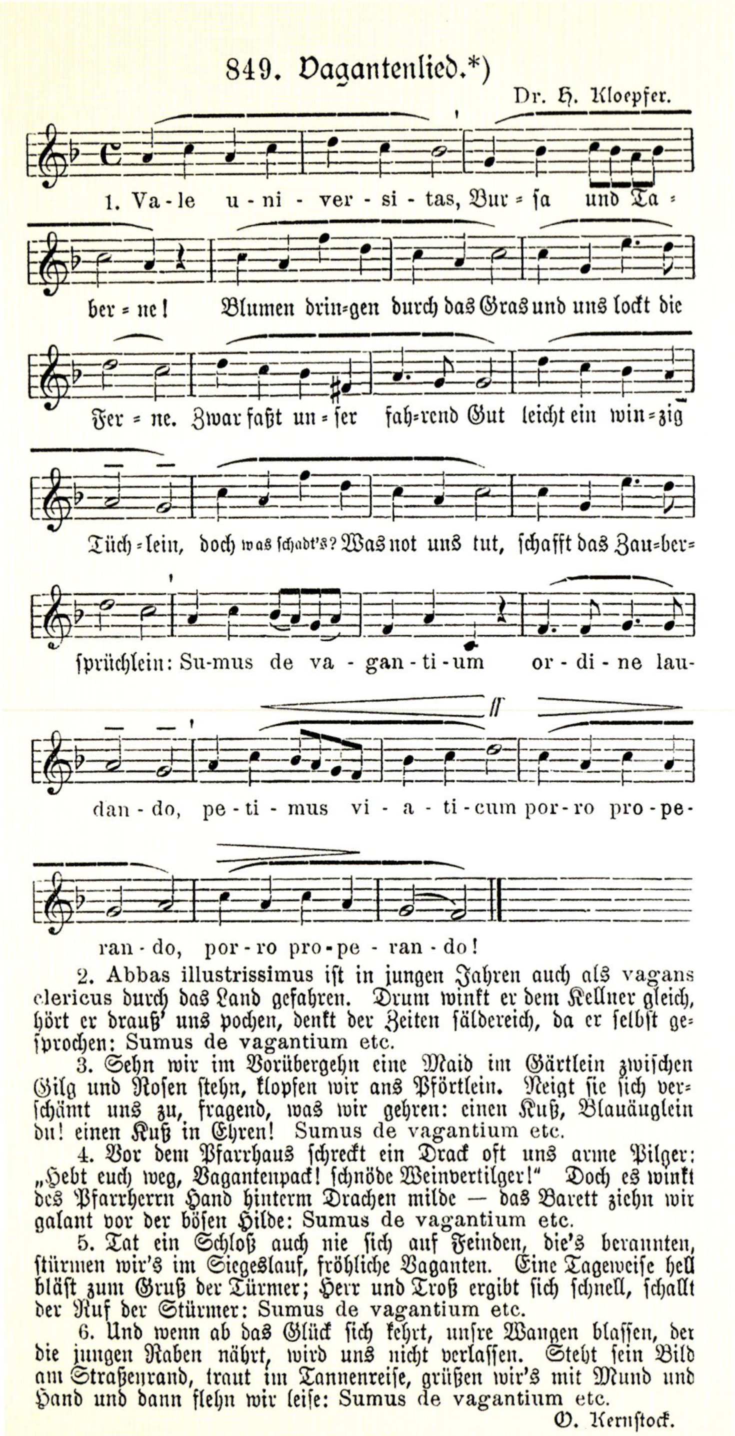
849. Vagantenlied.*)

Dr. H. Kloepfer.

2. Abbas illustrissimus ist in jungen Jahren auch als vagans clericus durch das Land gefahren. Drum winkt er dem Kellner gleich, hört er drauß' uns pochen, denkt der Zeiten säldereich, da er selbst gesprochen: Sumus de vagantium etc.

3. Sehn wir im Vorübergehn eine Maid im Gärtlein zwischen Gilg und Rosen stehn, klopfen wir ans Pförtlein. Neigt sie sich verschämt uns zu, fragend, was wir gehren: einen Kuß, Blauäuglein du! einen Kuß in Ehren! Sumus de vagantium etc.

4. Vor dem Pfarrhaus schreckt ein Drack oft uns arme Pilger: „Hebt euch weg, Vagantenpack! schnöde Weinvertilger!" Doch es winkt des Pfarrherrn Hand hinterm Drachen milde — das Barett ziehn wir galant vor der bösen Hilde: Sumus de vagantium etc.

5. Tat ein Schloß auch nie sich auf Feinden, die's berannten, stürmen wir's im Siegeslauf, fröhliche Vaganten. Eine Tageweise hell bläst zum Gruß der Türmer; Herr und Troß ergibt sich schnell, schallt der Ruf der Stürmer: Sumus de vagantium etc.

6. Und wenn ab das Glück sich kehrt, unsre Wangen blassen, der die jungen Raben nährt, wird uns nicht verlassen. Steht sein Bild am Straßenrand, traut im Tannenreise, grüßen wir's mit Mund und Hand und dann flehn wir leise: Sumus de vagantium etc.

O. Kernstock.

*) Die Kehrreimstrophen sind nach Art eines alten Liedes gesetzt und auch so zu singen; der Kehrreim ist in der letzten Strophe pianissimo zu singen.

Abb. 66: Mit dem Vagantenlied nach Worten von Ottokar Kernstock hat Hans Kloepfer schon vor dem Ersten Weltkrieg Eingang in die Kommersbücher gefunden.

Zinzendorfgasse oder eben der Sternkneipe in der oberen Sporgasse. Die Gründung beider Bünde war um 1862 von den legendären Tartaren angeregt worden.

Von Kindheit an fürs Singen und Turnen begeistert, war Kloepfer die Wahl unter den zahlreichen Verbindungen nicht schwergefallen: „Der alte ‚Akademische Gesangverein' und der ‚Akademische Turnverein' waren damals als ‚Brudervereine' in engster Verbindung. „Kein Wunder, daß ich bald in beiden meine ersten Freundschaften schloß. Sie haben bis heute gehalten"[107].

Wiewohl aktiv beim Akademischen Turnverein, sang Kloepfer vom ersten Semester an auch als zweiter Tenor beim Akademischen Gesangverein mit. In diesem Zusammenhang sind auch Kloepfers Meriten als Tonschöpfer zu würdigen, insbesondere sein ins *Allgemeine Deutsche Kommersbuch* aufgenommenes Vagantenlied *Vale universitas.* Da auch der Dichter des Liedtextes Ottokar Kernstock[108] und der Tonsetzer des dreistimmigen Satzes Viktor Zack dem Akademischen Gesangverein, der späteren Akademischen Sängerschaft Gothia angehörten, ist das Lied in Couleurkreisen unter dem Beinamen Drei-Goten-Lied bekanntgeworden. Kloepfer war zum Zeitpunkt der vermutlich zwischen 1908 und 1912 vorgenommenen Vertonung bereits Werksarzt in Köflach, also nach couleurstudentischem Sprachgebrauch Alter Herr. [109]

Vom Zweispitz zum Doktorhut

Inmitten tiefsten Friedens wurden im Oktober 1888 Medizinstudium und Burschenherrlichkeit durch den einjährigen Militärdienst unterbrochen: „Ein veilchenblauer Waffenrock mit Reihen blinkender Knöpfe, kirschrot gesäumt, mit schwarzem Samtkragen, dazu schwarze Beinkleider mit roter Naht, einen blitzenden Schleppsäbel an der Seite und zu den militärischen Festtagen einen Zweispitz, vom schwarzgrünen Hahnenbusch überwallt – nein, liebe Leserin, das war kein Prinz aus dem Morgenlande, das war anno 1888 das Paradekleid eines militärärztlichen Eleven, eines Mediziners im vierten Jahrgange. Wie ein Ei dem andern glich seine Uniform der eines Militärarztes, aber ‚ohne Distinktion'. In solch schimmernder Pracht stolzierten wir durch die Straßen von Alt-Graz."[110]

Als militärärztlicher Eleve war Kloepfer zum Dienst im k. k. Garnisonsspital 7 eingeteilt, einem „weitläufigen alten Klosterbau mit weiten, steinkühlen Gängen und zahllosen kahlen Räumen und Sälen. Erst zufällig entdeckte man zu unserer Zeit unterm Karmeliterplatz unterirdische Gänge, Katakomben für verstorbene Klosterbrüder"[111].

Das in den Räumlichkeiten eines vormaligen Karmeliterklosters untergebrachte k. k. Garnisonsspital[112] grenzte mit seinem Hof gegen Norden und Westen an das Allgemeine Krankenhaus. Die Hauptfront im Süden blickte auf den Karmeliterplatz. Kaiser Joseph II. hatte den Konvent 1784 aufgehoben und zwei Jahre später die Anlage dem Militärquartierfonds überantwortet. Nach allerhöchster Resolution sollte es Ersatz bieten für das Spital auf der Lend. Zu diesem Zweck wurden zwei Zwischendecken in die profanierte Josephskirche eingezogen, und schon 1787 fanden hier erste uniformierte Kranke Aufnahme. Nur der mittlere und obere Stock standen den Kranken zur Verfügung, das Parterre diente als Magazin sowie als Depot für Wagen und Monturen. Mindestens 21 Krankenzimmer gab es 1828 in dem Militärspital, genug für die Soldaten und Angehörigen der drei in Graz stationierten Bataillone.[113]

Die ärztliche Mannschaft wurde vom Regimentsarzt, dem Oberarzt sowie sechs Unterärzten gebildet. Unterstützt wurden die Medici von Krankenwärtern, die aus den Mannschaften rekrutiert und alle vier Monate ausgetauscht wurden.

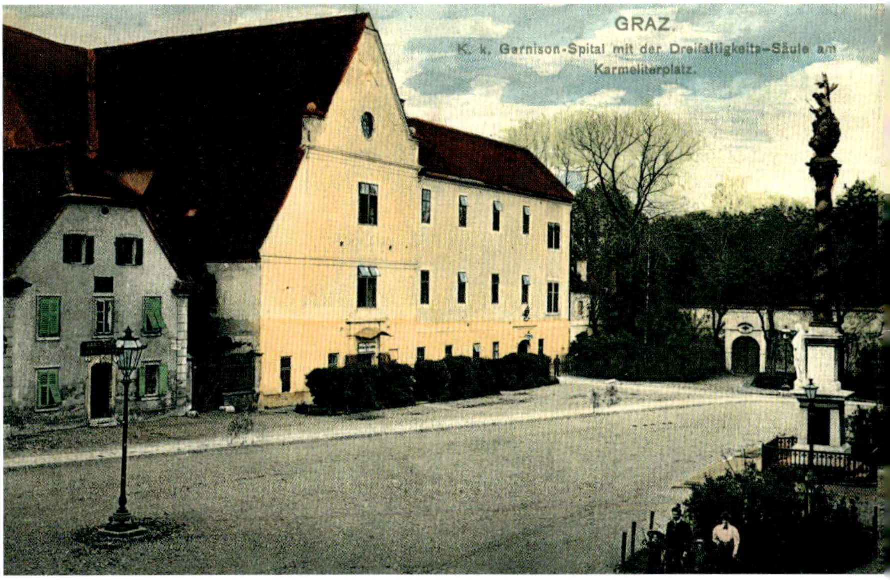

Abb. 67: Das k. k. Garnisonsspital Nr. 7 auf dem Grazer Karmeliterplatz mit der damals noch an dieser Stelle platzierten Dreifaltigkeits-Säule, 1906.

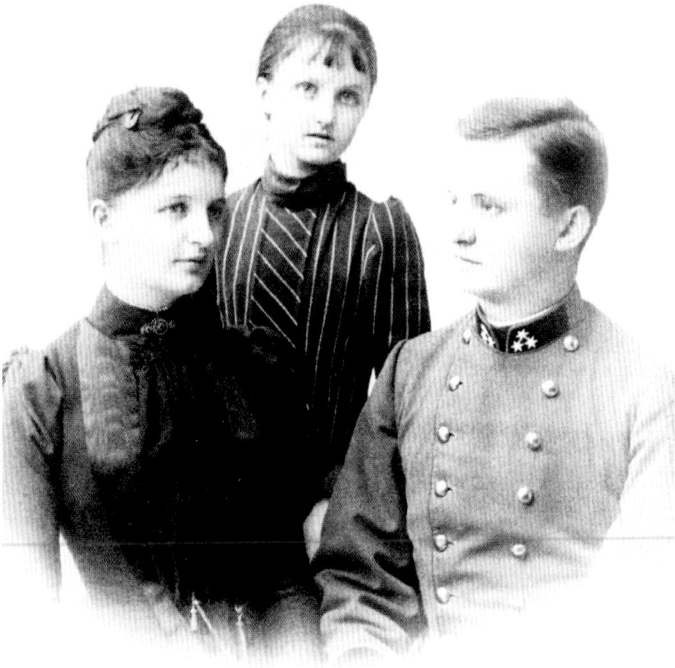

Abb. 68 (linke Seite oben): Der militärärztliche Eleve Kloepfer mit seinen Schwestern, 1888).

In den Jahrzehnten des Vormärz wuchs die Einrichtung, der schließlich auch die Zellen des Klostertraktes einverleibt wurden, zur größten Krankenanstalt von Graz, fast doppelt so groß wie das angrenzende Allgemeine Krankenhaus für Zivilpersonen. Um die Mitte des 19. Jahrhunderts konnten hier gleichzeitig 384 Kranke versorgt werden, das ergab eine Gesamtzahl von fast 3.500 Hilfsbedürftigen pro Jahr, von denen immerhin 97 % das Spital auch wieder lebendig verließen.[114]

Kloepfers Militärdienst in diesem Lazarett glich einem klinischen Praktikum und „bestand darin, daß wir im regelmäßigen Turnus von drei Monaten abwechselnd bei den drei Spitalsabteilungen, der internen, chirurgischen und dermatologischen, den entsprechenden Chefärzten für einfache ärztliche Verrichtungen zur Seite stehen mußten. Ich durfte ausnahmsweise auf Verwendung des Abteilungsvorstandes ein volles halbes Jahr auf der chirurgischen Abteilung dienen. Sie wurde geleitet vom Regimentsarzt Trnka, einem ausgezeichneten Chirurgen, Mitarbeiter von Mikulicz aus der Schule Billroths. Er behandelte uns kameradschaftlich, solange der Dienst gewissenhaft eingehalten wurde, und war ein feiner Weltmann, der nach gelegentlichem heftigem Aufbrausen immer wieder der liebenswürdige Chefarzt blieb. [...] Während der drei Monate unserer Zuteilung auf der internen Abteilung brach unter der Grazer Garnison eine schwere Typhusepidemie aus. Ihre Behandlung mit kalten Bädern beherrschte damals mit anderen Maßnahmen die Therapie. Sie wurde bei uns strenge durchgeführt, was bei der großen Zahl an Wärtern und Helfern, die jeden Kranken in die und aus der Wanne hoben und frottierten, allerdings gut möglich war. Und so hatten wir denn unter mehr als vierzig Fällen, wenn ich nicht irre, auch keinen Todesfall zu beklagen"[115]. Bei dem namentlich erwähnten militärärztlichen Vorgesetzten dürfte es sich um Dr. Emil Trnka gehandelt haben, einem Absolventen der Medizinisch-chirurgischen Josephs-Akademie zu Wien, der seine Berufskarriere 1874 im Garnisonsspital Nr. 2 in Wien aufgenommen hatte[116] und um 1889 im Grazer Garnisonsspital tätig war. Trnka wurde schließlich nach Theresienstadt und weiter ins Prager Garnisonsspital Nr. 11 versetzt.

Mit der alljährlichen großen Sanitätsübung in der Göstinger Au und den obligaten Sommermanövern fand das Jahr in der Uniform eines militärärztlichen Eleven sein Ende, Kloepfer kehrte zurück in die Kranken- und Hörsäle der höheren klinischen Semester. Die letzten Rigorosen, wie man die Examina ihres strengen Charakters wegen nannte, brachten noch einmal „eine wahre Flut des Studiums“[117] und eine Kette letzter Prüfungen, das „stolpernde Abladen der hochgetürmten Wissensfracht im richterstrengen Prüfungssaal“[118]. In allen Fächern schloß Kloepfer mit genügend ab, bei der ersten theoretischen Gesamtprüfung am 18. November 1889, dem „erstem Rigorosum“ in Chemie, Physik, Physiologie und Anatomie, beim zweiten Rigorosum am 17. März 1891 in Interner Medizin, Pathologischer Anatomie, Pharmakologie und Allgemeiner Pathologie und schließlich beim dritten Rigorosum am 23. Juli 1891 in Chirurgie, Augenheilkunde, Geburtshilfe und Gerichtlicher Medizin. Haupt-Calcül, wie es hieß: genügend; die Formulierung „stolperndes Abladen“ war mit Bedacht gewählt. Dann im Sommersemester 1891, am Montag, dem 27. Juli, die

Abb. 69: Der Absolventenjahrgang 1874 der Medizinisch-chirurgischen Josephs-Akademie in Wien, aufgenommen anläßlich einer Zusammenkunft im Jahre 1899. Zweiter von rechts in der mittleren Reihe ist Regimentsarzt Emil Trnka, Kloepfers Vorgesetzter während seiner Militärdienstzeit.

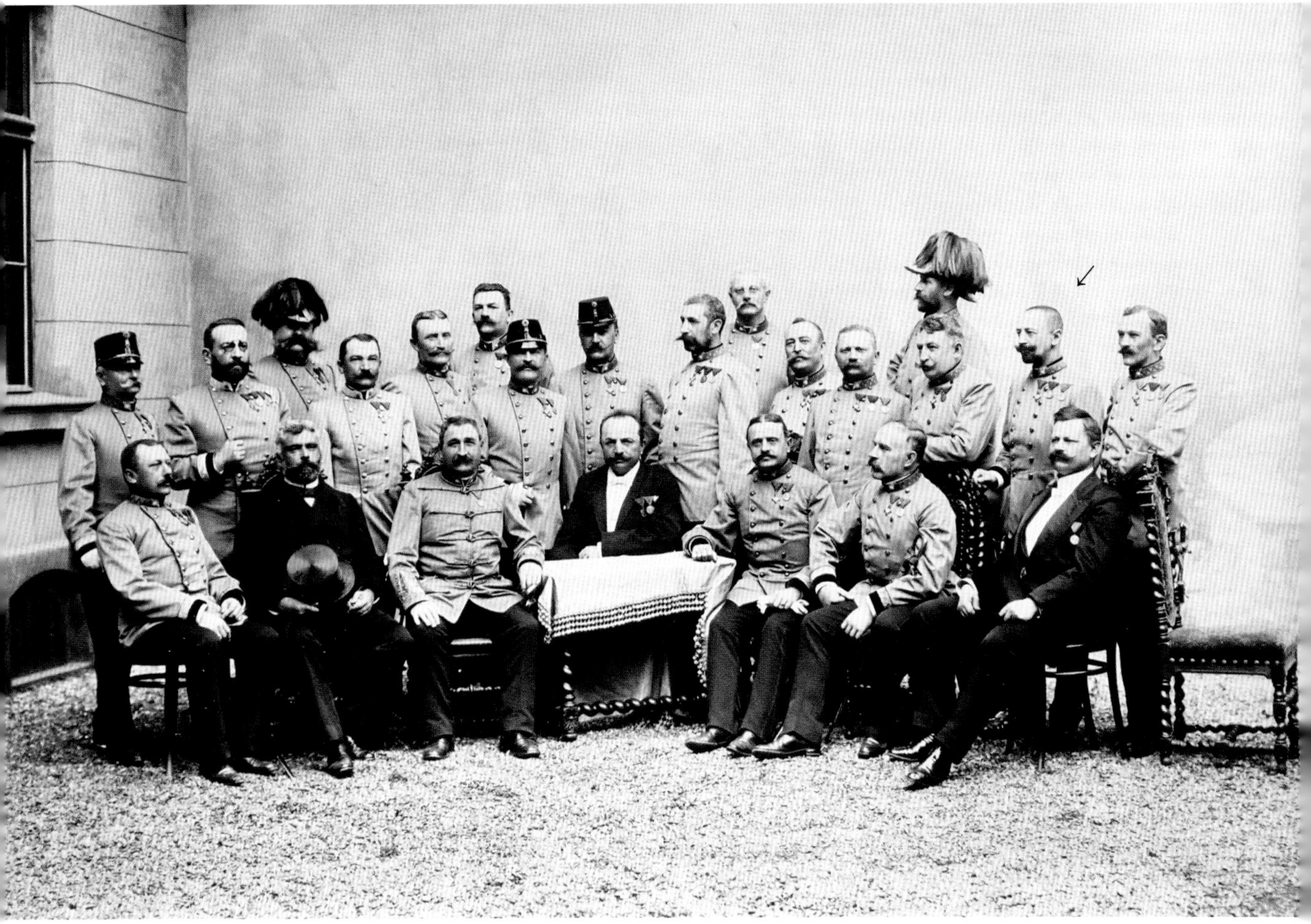

Promotion zum DOCTOR MEDICINAE, als einer von 73 ausschließlich männlichen Promoventen[119] des Jahrganges 1890/91, vermutlich unter Beisein seines Lehrers Hans Eppinger, der in diesem akademischen Jahr das Amt des Rektors der Grazer Universität bekleidete.

Würdig wurde im Kreise der Verbindungen der große akademische Abschluß begangen, „immerhin war der Doktorpotus nach feierlicher Promotion ein Rausch der Stunde, bei dem mein lieber Vater in Alt-Tübinger Burschenherrlichkeit schwelgte. Und die Nachfeier daheim in Eibiswald gestalteten die Eltern, und wieder der verjüngte Vater voran, zu einem wahren Ortsfest, zu dem schwäbische Gastlichkeit alle geladen, die dem jungen Doktor je nahe gestanden. Es war ein warm aufklingender Akkord in der Harmonie des Lebens. Auf einem langen Wege hatten mich Eltern und Heimathaus geleitet. Nun ging es ins Freie. Aber die ‚Alma mater Graecensis' blieb mir, gottlob, noch für Jahre nahe.“[120]

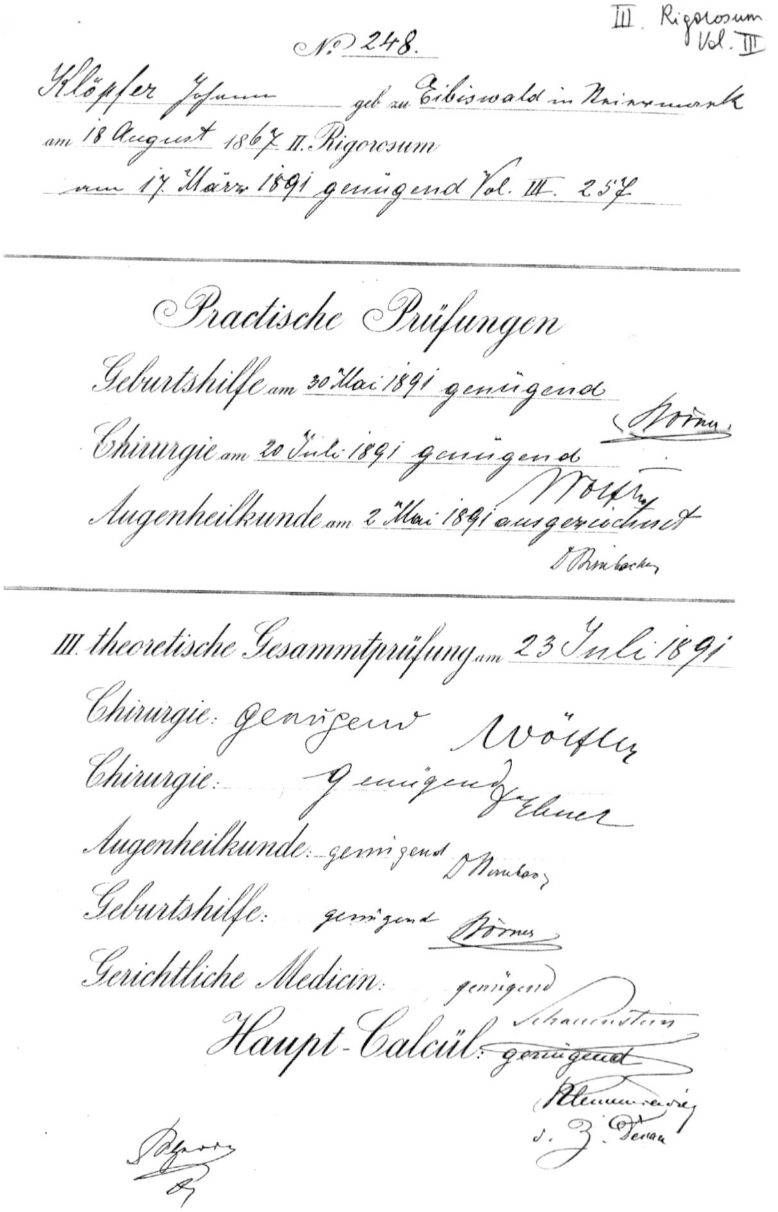
No 248. III. Rigorosum Vol. III

Klöpfer Johann geb. zu Eibiswald in Steiermark am 18 August 1867 II. Rigorosum am 17. März 1891 genügend Vol. III. 257

Practische Prüfungen

Geburtshilfe am 30 Mai 1891 genügend

Chirurgie am 20 Juli 1891 genügend

Augenheilkunde am 2 Mai 1891 ausgezeichnet

III. theoretische Gesammtprüfung am 23 Juli 1891

Chirurgie: genügend Wölfler

Chirurgie: genügend

Augenheilkunde: genügend

Geburtshilfe: genügend

Gerichtliche Medicin: genügend

Haupt-Calcül: genügend

Abb. 70: Kloepfers drittes Rigorosumszeugnis, Practische Prüfungen und III. theoretische Gesammtprüfung, 1891.

Sekundararzt im Allgemeinen Krankenhaus zu Graz

So bestallt mit den Kenntnissen einer gründlichen Ausbildung, wie sie die damals auf „achtungsgebietender Höhe“[121] stehende medizinische Fakultät der Carola Francisca zu bieten hatte, nahmen Kloepfers Lehrjahre im Allgemeinen Krankenhaus in der äußeren Paulustorgasse ihren Anfang, einer 1786 von Kaiser Joseph II. ins Leben gerufenen, seit dem 19. Jh. der medizinischen Fakultät zugeordneten Spitalseinrichung.

Unter den Grazern ist das seit 1731 im Besitz des obersteirischen Benediktinerstiftes St. Lambrecht befindliche Gebäude als Lambrechter Hof bekannt. Das Wappenemblem auf der Fassade erinnert indes an die Vorbesitzer, das Grafengeschlecht der Wildensteiner. Eine Reihe bedeutender Persönlichkeiten hat in diesem Palais ihren Aufenthalt genommen. So nächtigte etwa am 19. März 1783 in einem Eckzimmer der ersten Etage, dem Zimmer 1 der nachmaligen chirurgischen Abteilung, seine Heiligkeit Papst Pius VI., der sich auf der Durchreise nach Wien befand, wo er Kaiser Joseph II. von dessen Klosterschließungen abbringen wollte – freilich vergeblich, wie man weiß.[122] Auch der Kaiser weilte mehrmals zu Gast in dem Palais, da er ja die Umgestaltung des Lambrechter Hofes und den Spitalsumbau höchstselbst zu überwachen geruhte. Am 1. März des Jahres 1788, gerade auf der Durchreise nach Triest, besichtigte er den Zustand der adaptierten Gebäude und bemängelte bei dieser Gelegenheit die zu geringe Höhe der chirurgischen Räume im zweiten Geschoß.

Das Krankenhaus bestand damals aus einem straßenseitigen Solitär, dem Haupttrakt Paulustorgasse 8, und dem dahinter gelegenen Hoftrakt etwa gleicher Größe.[123] Gegen Ende der 1780er Jahre richtete man in diesem um zwei Etagen aufgestockte Stallgebäude das Gebär- und Findelhaus ein, das zuvor seinen Sitz auf dem Griesplatz hatte.

Am 15. Dezember 1789 konnte das mit 80 Betten ausgerüstete Krankenhaus in Betrieb genommen werden. Ein Medicus ordinarius leitete die interne, ein von einem Assistenten unterstützter Chirurgus primarius die chirurgische Abteilung. Patienten fanden zu jeder Tages- und Nachtzeit Aufnahme. Der Gebäudekomplex war jedoch wenig geeignet für die Anforderungen eines Spitals, die Zimmer zu eng und von der Disposition her

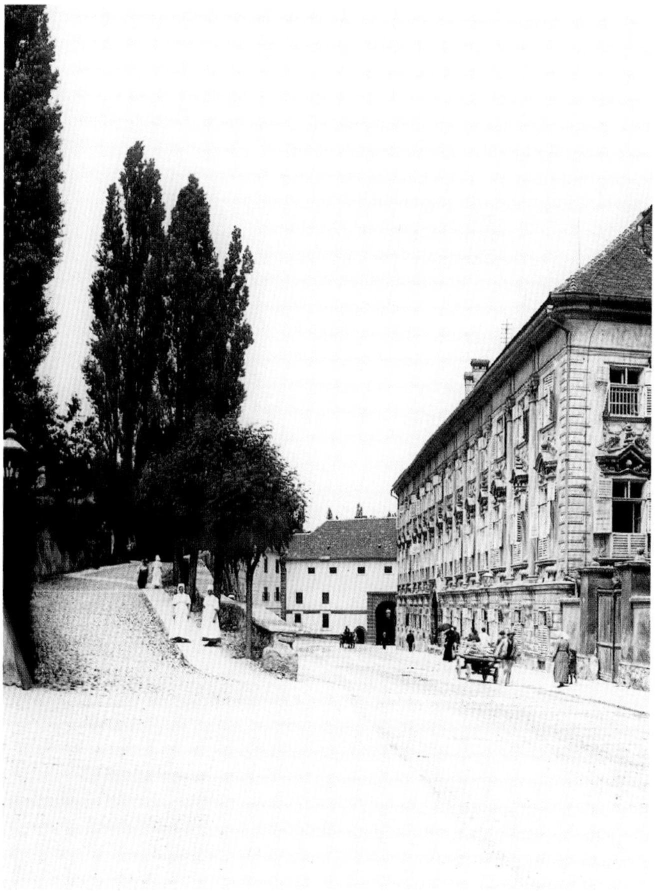

Abb. 71: Blick in die Grazer Paulustorgasse, rechts das Hauptgebäude des alten Grazer Allgemeinen Krankenhauses (Lambrechter Hof), damals bereits Landeskrankenhaus, links Auffahrt zur Gebäranstalt.

„Im Jahre 1902 wirkten im Krankenhaus bei einer Belegsmöglichkeit von 1071 Betten: 1 Direktor, 84 Ärzte (7 Primarärzte, davon 6 Kliniker, 20 klinische Assistenten und 15 Sekundarärzte), 49 barmherzige Schwestern, 171 weltliche Warte- und Dienstpersonen, 11 Beamte, 10 Tagschreiber, 3 Amtsdiener, 1 Hausmeister und 3 Torwarte.“
Wilhelm Scholz, *Die steiermärkischen Landes-, Heil- und Pflegeanstalten.*

STADT-PLAN COPIE 1:625

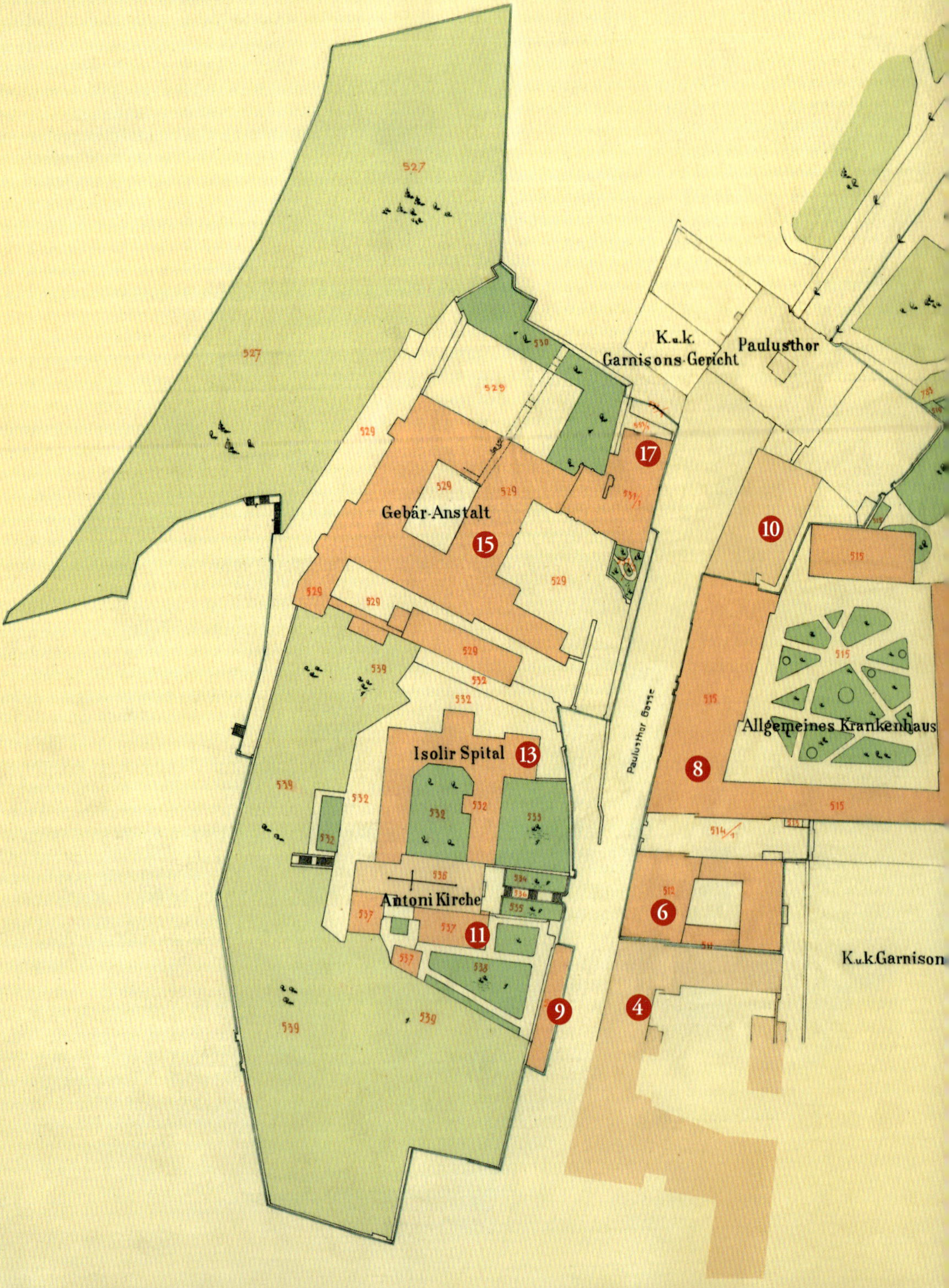

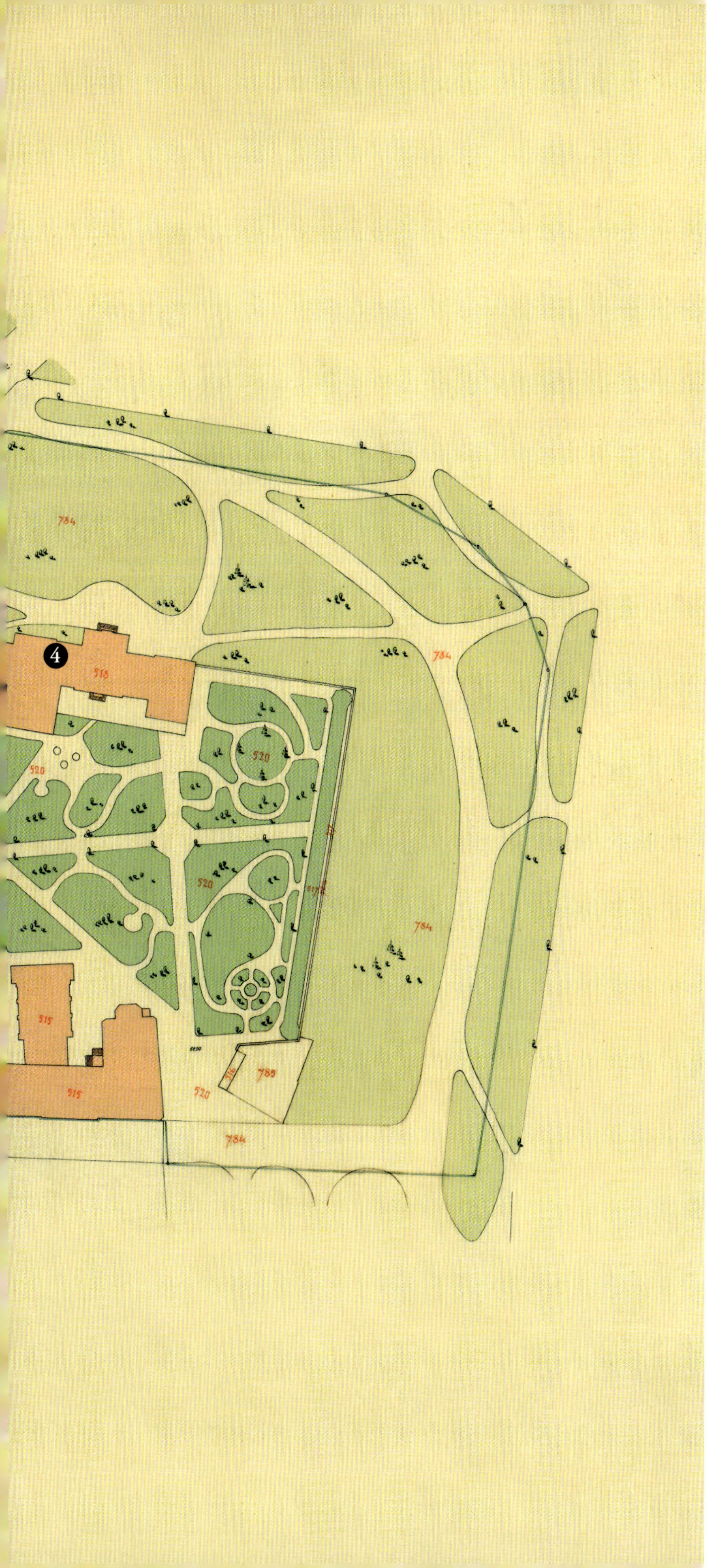

Abb. 72:
Situationsplan des Grazer Allgemeinen Krankenhauses am Paulustor. Bearbeitung aufgrund einer Stadt-Plan Copie, um 1900. StLA, Plänesammlung, Staatliche Archive, Mappe 46.

❹ Parkring 4

Institutsgebäude für Anatomie, Pathologie und physiologische Chemie aus dem Jahr 1867/68, errichtet anstelle des vormaligen Leichenhauses (vgl. Abb. 79, Seite 53).

❹ Paulustorgasse 4

Herberstein'sches Haus (Okulistische Station).

❻ Paulustorgasse 6

Ehemals Gasthaus Zum̄ rothen Apfel (vgl. Abb. 75, Seite 51).

❽ Paulustorgasse 8

Komplex des Grazer Allgemeinen Krankenhauses bestehend aus Haupttrakt, Seitentrakt, Hoftrakt, Kliniktrakt und Lehrgebäude der medizinisch-chirurgischen Lehranstalt, später Direktionsgebäude (vgl. Abb. 81, S. 53).

❾ Paulustorgasse 9

Haus des Irrenhausaufsehers.

❿ Paulustorgasse 10

Haus der Barmherzigen Schwestern.

⓫ Paulustorgasse 11

Benefiziatenstöckel (Haus des Kuratbenefiziaten).

⓭ Paulustorgasse 13

Irrenanstalt, später Isolierspital.

⓯ Paulustorgasse 15

Großes Röckenzaun'sches Haus (ehemaliges Findelhaus).

⓱ Paulustorgasse 17

Kleines Röckenzaun'sches Haus (K. k. Nerven- und psychiatrische KLINIK, vgl. Abb. 80, Seite 53).

unzulänglich. Ein Krankenhausgarten konnte erst eingerichtet werden, als 1807 die Bastion II der Stadtbefestigung zur Verfügung stand. An der Nordseite des Krankenhaushofes wurde 1820 ein neues Lehrgebäude für die seit 1788 bestehende k. k. Medicinisch-chirurgische Lehranstalt errichtet, diesem gegenüber entstand 1828 auf der Südseite ein Seitentrakt, dessen Fenster zum Garnisonsspital gerichtet waren. Im Hoftrakt wurden 1836 die Augenabteilung sowie eine syphilitische Abteilung eingerichtet.

Mit der internen, der chirurgisch-syphilitischen und der okulistischen umfaßte das Krankenhaus 1843 drei selbständige Abteilungen mit insgesamt 205 Betten. Drei Primarärzte, fünf Praktikanten, 17 barmherzige Schwestern und acht weltliche Wartepersonen betreuten die Patienten, dazu kamen ein Torwart und drei Hausknechte. Die Räume wurden mit

Abb. 73: Krankenzimmer der Männerabteilung im ersten Obergeschoß des Hauses Paulustorgasse 8 (1862). Die Abbildung gibt die Verhältnisse zur Zeit Johannes Kloepfers Lehrzeit wieder, jedoch dürfte sich auch 30 Jahre später, zur Zeit Hans Kloepfers Ausbildung, nicht viel geändert haben. Näheres zur Einrichtung siehe Randspalte Seite 49.

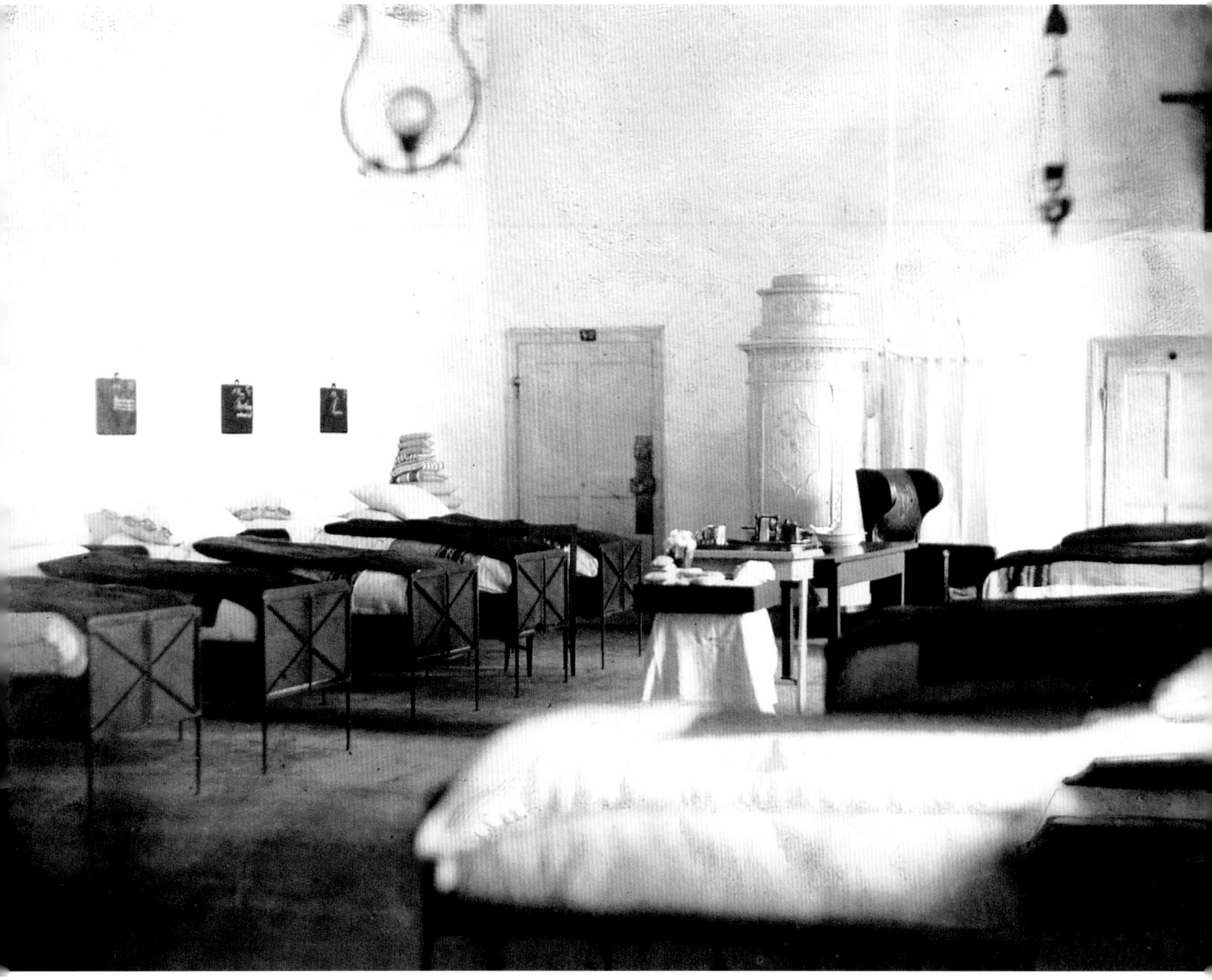

Öl und Unschlittkerzen beleuchtet. Die eisernen Bettgestelle hatten einen grünen Anstrich, die Bettschirme waren mit grüner Leinwand bekleidet. Der ganze Krankensaal mußte sich mit einem kleinen Waschkästchen bescheiden. Aus hygienischen Gründen wurden die Zimmer regelmäßig mit Holz, Wacholder oder Olibanum ausgeräuchert. Fließwasser gab es in den Krankenzimmern nicht, es mußte vom Pumpbrunnen im Hof herangetragen werden.[124] Platznot war an der Tagesordnung, und auch die 180 Betten, die den Geistes- und Gemütskranken im alten Tollhaus und im Röckenzaun'schen Haus auf der gegenüberliegenden Straßenseite zur Verfügung standen, reichten bei weitem nicht aus.

Zum Paulustor hin, neben dem Haupttrakt des Krankenhauses, errichtete der aus München berufene Orden der Barmherzigen Schwestern vom heiligen Vinzenz von Paul 1841 ein Wohnhaus für jene Ordensschwestern, die den Pflegedienst im Spital übernehmen sollten. Die Stadtgemeinde hatte dem Orden die Parzelle Paulustorgasse 10 zur Verfügung gestellt. Welche Hoffnungen sich mit dem Wirken der geistlichen Schwestern verbanden, läßt sich von den namhaften Spenden ablesen, die von Wohltätern zur Berufung des Ordens aufgebracht wurden. Der Generaloberin Ignatia Jorth aus München wurde gar das Grazer Ehrenbürgerrecht verliehen. Zunächst übernahmen die Töchter der christlichen Liebe die Ausspeisung der Pfleglinge und die Besorgung der Wäsche, ab 1855 oblag ihnen die gesamte Verwaltung des Spitals.

Während Kloepfers Ausbildungszeit dirigierte Oberin Leopoldine Suppan ungefähr vier Dutzend Nonnen. Daß die Ärzte mit den selbstbewußten Schwestern im geistlichen Habit manchen Strauß auszufechten hatten, wird man sich denken können, zumal die ärztliche Direktion aufgehoben und das Krankenhaus vom obersten Sanitätsbeamten des Landes „im Einvernehmen mit der Schwester Oberin" geführt wurde. Aber auch die von den Ärzten angefeindeten Damen hatten es nicht immer leicht und einmal wurden sie gar Zielscheibe politischer Leidenschaften: Im Sturmjahr 1848 erschienen aufrührerische Rotten vor dem Spital, beschuldigten die Nonnen verschiedener Verfehlungen und forderten lautstark deren Vertreibung. Obwohl sich auch der Gemeinderat diesem Begehren anschloß, blieben die Barmherzigen Schwestern doch ungeschoren. Unter dem wachsamen Auge des obersten Landessanitätsbeamten schalteten und walteten sie weiter wie eh und je. Einzig ihrem Ansinnen nach Einführung der homöopathischen Heilmethode versagte sich die Behörde.

Mit der Gründung der medizinischen Fakultät übernahm am 1. November 1863 das Land Steiermark das Spital in seine Verwaltung, damit wurde das Allgemeine Krankenhaus vom städtischen zum Landeskrankenhaus.[125] Nun übernahm eine „Krankenhausvorstehung" die Leitung, gebildet aus den Vorständen der Kliniken und Abteilungen, dem Verwalter, dem Prosektor und dem Spitalschemiker. Aus der Mitte dieser Phalanx wurde für drei Jahre ein Obmann gewählt. Ab 1871 wurde vom

ZUR EINRICHTUNG DES ALTEN AKH

Über die Einrichtungen des Krankenhauses um die Mitte des 19. Jahrhunderts heißt es in Machers medizinisch-statistischer Topographie: *„Ebenerdig befinden sich nebst der Portiers-Wohnung die Aufnam-Kanzlei, eine niedrige, nur mäßige große Küche, die Magazine und die übrigen zum Betriebe der Hauswirtschaft notwendigen Lokalitäten der barmherzigen Schwestern, dann die Wohnungen für das untere Dienstpersonale und die Badeanstalt. Im 1. und 2. Stokwerke sind die Kranken der medizinischen so wie der chirurgischen Abteilung und der Kliniken der Lehranstalt untergebracht; im 1 Stok ist auch ein woleingerichteter Operazionsaal."*

Weiter ist die Rede von der Lüftung durch Ventilatoren alter Art, die jedoch im Wesentlichen ausreiche, von den Eisenbetten, die mit Brettern ausgewändet seien, und von den unzweckmäßig angebrachten Leibstühlen bzw. Aborten, die einen unangenehmen Geruch verbreiteten. In beiden Stockwerken sei am Ende der Zimmerreihe, gegen das Schwesternhaus zu, ein Altar aufgestellt, die Räume würden mit Steinkohlen beheizt und mit Ölflammen beleuchtet.

„Die Kranken sind geordnet nach der Art der Krankheit, nach ihrem Geschlechte (die männlichen im 1. und die weiblichen im 2. Stoke) und nach den verschiedenen Zahlungsklassen, in Sälen und Zimmern untergebracht. Die medizinische Abteilung hat 5 Säle, 6 Zimmern und 114 stabile Betten. Die chirurgische Abteilung wird in 3 Sekzionen unterteilt, nämlich in die eigentlich chirurgische, in die der Sifilitischen und der Krätzigen."

Auch die ebenerdige Badeanstalt war ganz unzureichend, bestehend aus elf hölzernen und zwei weiteren Wannen für „außerordentliche Fälle", worunter man etwa Tetanus oder Brucheinklemmungen verstand. Lauschig war es dagegen im Hof des Krankenhauses, wo sich die Rekonvaleszenten aller drei Gebührenklassen unter Kastanienbäumen der frischen Luft erfreuen konnten.

Mathias Macher, *Medizinisch-statistische Topographie des Herzogtums Steiermark.* Graz 1860, S. 356f.

Landtag ein ärztlicher Leiter und ein eigener Krankenhausdirektor bestellt, als erster übernahm der Dermatologe und Syphilidologe Eduard Lipp diese Funktion.[126] Nun erst gelang es, den Einfluß der Barmherzigen Schwestern zurückzudrängen und eine der Direktion unterstellte Eigenverwaltung einzuführen. Die Krankenpflege blieb jedoch auch weiterhin Aufgabe des Ordens.

Vom angrenzenden Militärspital konnte 1866 für 3.000 Gulden der Militärspitalgarten erworben und darauf ein Gebäude für die pathologische Anatomie, ferner auch eine Wandelbahn errichtet werden. Nun konnten die Pfleglinge in der Parkanlage Spaziergänge unternehmen. Vor dem Paulustor richtete der Pathologe Hans Eppinger 1868 ein Leichenhaus

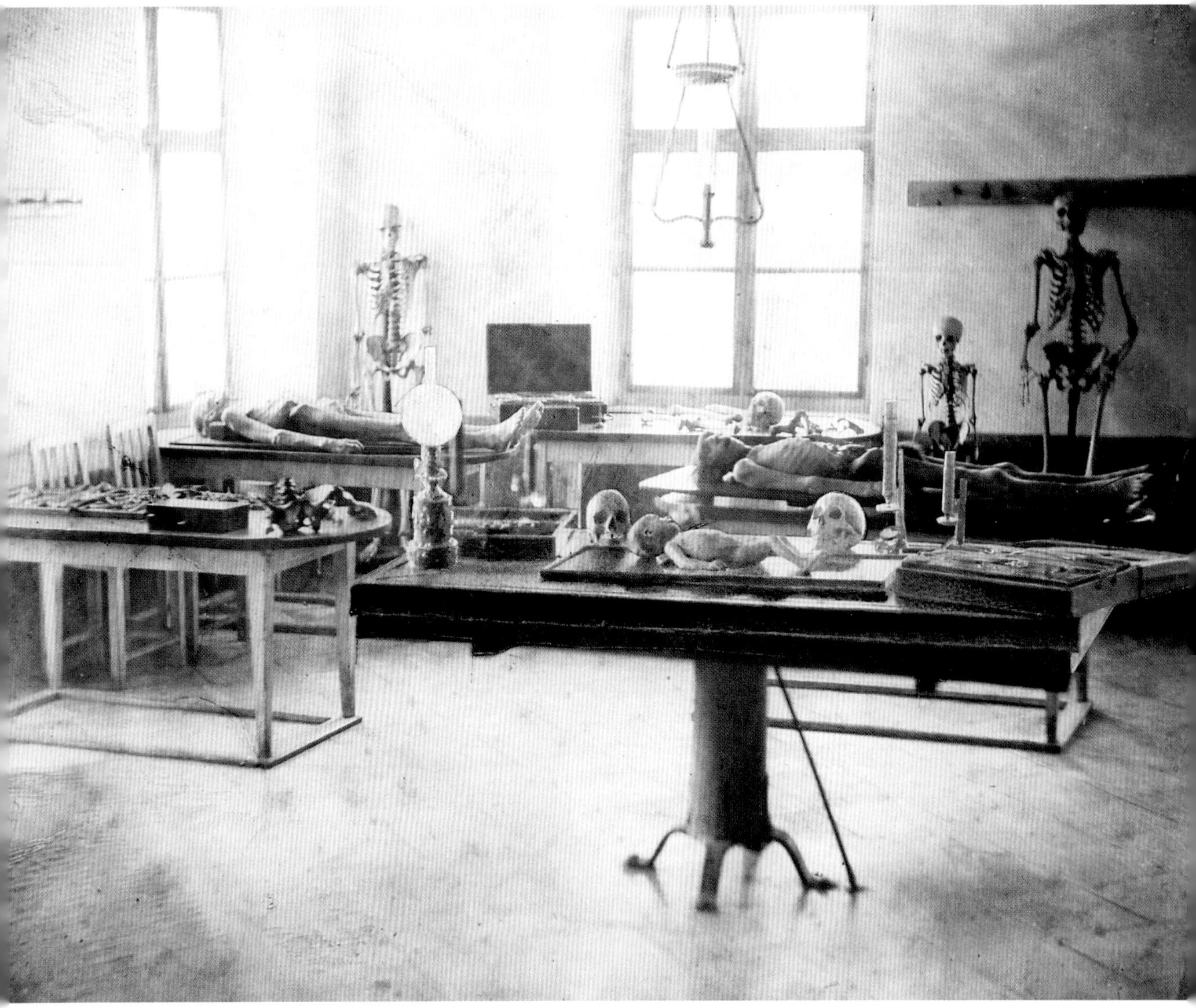

Abb. 74: Seziersaal der Medicinisch-chirurgischen Lehranstalt am Allgemeinen Krankenhaus in Graz, 1862.

ein, mitsamt einem Mikroskopiersaal für Studenten. Für die Hilfesuchenden noch wichtiger war indes der neue klinische Spitalflügel der 1869 hinter dem Garnisonsspital aufgeführt wurde. Im Erdgeschoß dieses Kliniktraktes bezogen im Jänner 1871 die chirurgische Abteilung Quartier, in der ersten Etage die Klinik für innere Medizin und im zweiten Stock die Augenklinik. In jeder Sektion gab es ein Männer- und ein Weiberzimmer, wie es hieß, mit je zwölf Betten, dazu die Wohnungen der Assistenten, ferner Hörsäle, Operationszimmer und dergleichen mehr.

Abb. 75: AKH Graz, links das Apfelhaus (vormals Gasthaus Zum rothen Apfel, seit 1869 Dienstwohnungen) und rechts das Herberstein'sche Haus (Paulustorgasse 4, Augenklinik bis 1871, seit 1893 Ohrenklinik).

Abb. 76 und 77: AKH Graz, Hof des Herberstein'schen Hauses.

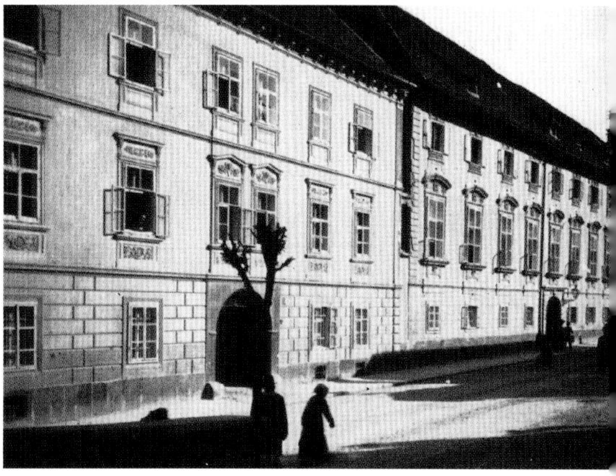

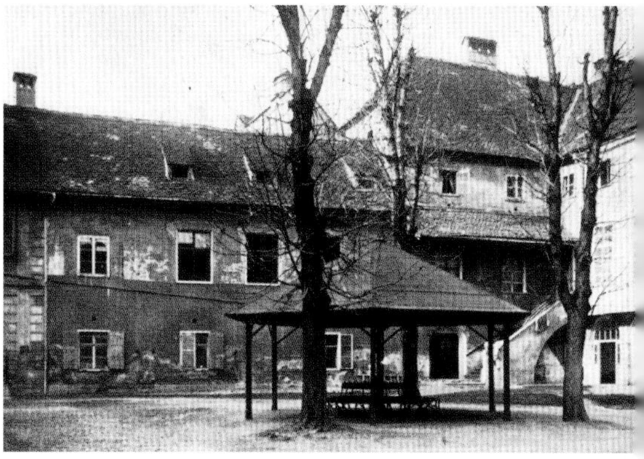

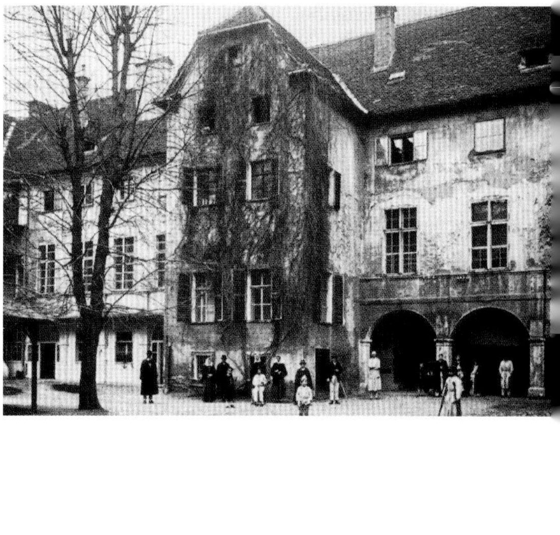

Bis 1872 bestand das Tollhaus im aufgehobenen Kapuzinerkloster neben der Antonikirche. Erst nach der Verlegung der chronisch überfüllten Abteilung nach der neuerrichteten Landesirrenanstalt für die Steiermark, dem Feldhof unweit von Straßgang, konnten die nunmehr freien Räumlichkeiten in der Paulustorgasse Nr. 13 zum Isolierspital gewandelt werden, zu einer Quarantäneeinrichtung für Infektionskrankheiten wie Scharlach, Diphterie oder die Pocken, an deren Notwendigkeit nach einer Blatternepidemie mit fast 300 Todesopfern kein Zweifel mehr bestand. Im angrenzenden Gebäude Paulustorgasse 15, dem großen Röckenzaun'schen Haus, wurde um 1874 eine psychiatrische Beobachtungsstelle eingerichtet, eine Universitätsklinik unter dem Regiment von Richard Krafft-Ebing.

Die Modernisierung des Spitals verlief zögerlich, immerhin konnte 1872 eine Wasserleitung und 1877 eine Gasbeleuchtung installiert werden. Nun kamen auch Matratzen anstelle der bisher üblichen Strohsäcke in Gebrauch. Erst in Kloepfers ersten Universitätsjahren wurde hinter dem Isolierhaus ein erster Desinfektionsapparat aufgestellt, der schließlich 1892 durch einen großen Dampfdesinfektor ersetzt wurde.[127]

Schon die Zöglinge der Medicinisch-chirurgischen Lehranstalt zu Graz, und damit auch Johannes Kloepfer, hatten ihre praktische Ausbildung am Grazer Allgemeinen Krankenhaus absolviert und nach Einrichtung der Grazer medizinischen Fakultät 1863/64 diente das Spital als Ausbildungsstätte für den akademischen Ärztenachwuchs. In Kloepfers Geburtsjahr 1867 waren an der jungen medizinischen Fakultät neun ordentliche und zwei außerordentliche Professoren mit der Lehre betraut, dazu zwei Dozenten und neun Assistenten. Den medizinischen Vorlesungen folgten 173 ordentliche und vier außerordentliche Hörer.

In den 1880er Jahren, als Kloepfer hier aus- und einging, entsprach das nunmehr hundert Jahre alte Krankenhaus längst nicht mehr dem üblichen Standard, wie den Zeitgenossen nicht verborgen blieb: „Die Krankenräume waren überfüllt, dicht gedrängt standen die Betten, in der Mitte waren Notbetten einfachster Art (Holzschragen) errichtet, Kranke lagen sogar auf Strohsäcken auf dem

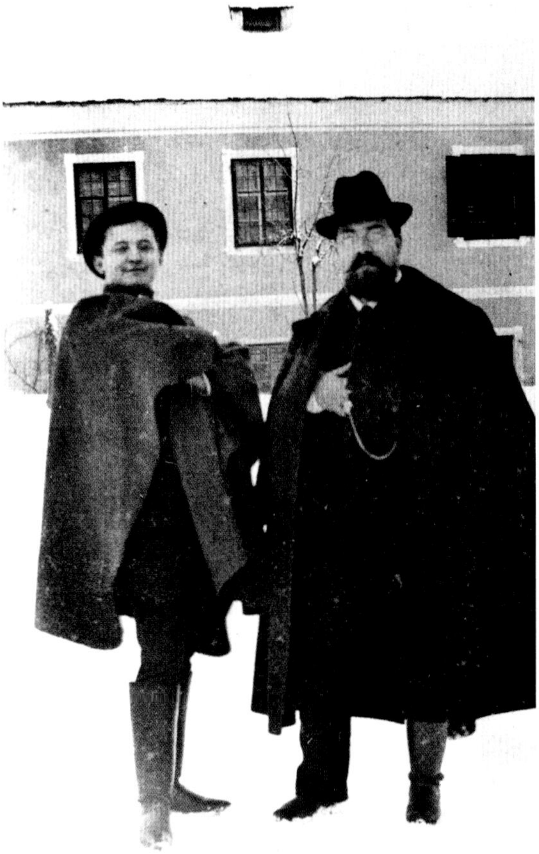

Abb. 78: Landluft statt Spitalsluft: Der etwa 20jährige Hans Kloepfer mit seinem Vetter Martin Leitinger vermutlich vor dem großelterlichen Haus in St. Peter im Sulmtal.

Boden. Die Zimmer waren im Winter überheizt, ohne Lüftung und wenig belichtet. Die ehemaligen Ställe des Herbersteinhauses dienten trotz feuchter Wände als Krankenräume. Die Gänge und Stiegen waren zumeist nicht heizbar. Die Beleuchtung bestand aus wenigen trübe flackernden Gasflammen. Abends versahen die Ärzte ihren Dienst am Krankenbett im Schein von Petroleumlampen oder gar nur Wachsstöcken. Es gab nur wenige, schlecht eingerichtete Bäder und unhygienische Abortanlagen. In einzelnen großen Krankenzimmern befand sich in einer Zimmerecke der durch Vorhänge verhüllte Leibstuhl für Schwerstkranke. Die klinischen Vorlesungen wurden zumeist in den Krankenräumen abgehalten, wobei sich die Hörer niedriger Klappsessel bedienten. Die medizinische Klinik nützte später einen großen Saal, der zuvor als Laboratorium gedient hatte. Hier standen für die Hörer Sessel bereit. Eng und dürftig waren die Laboratorien, ohne entsprechende Einrichtung. Die Gaszuleitung war so unzureichend, daß die Flammen der Bunsenbrenner am Abend erloschen. Zeitweilig war das Isolierhaus so überfüllt, daß drei Kinder in einem Bett lagen und außerdem eine große Anzahl von Patienten auf den Boden gebettet werden mußte. Die Typhuskranken lagen inmitten anderer Pfleglinge. Erst nach langem Bemühen gelang es, für diese Kranken sowie für die Tuberkulösen getrennte Zimmer bereitzustellen. Wiederholt ereigneten sich größere Hausepidemien, besonders unter den Pflegeschwestern."[128]

Das Anwachsen der Patientenzahlen[129] in der räumlich unzulänglichen Spitalseinrichtung, die mangelhaften sanitären Verhältnisse und die immer weitere Entfaltung der medizinischen Fakultät mit den zunehmenden Erfordernissen des praktischen Unterrichts, ließen gegen Ende der 1880er Jahre den Gedanken an einen großzügigen Krankenhausneubau aufkommen. Als dieser in den Vororten St. Leonhard und Stifting in Angriff genommen wurde, war das Ende des seit mehr als einem Jahrhundert bestehenden Krankenhauses in der Paulustorgasse besiegelt. Im Mai 1912, Kloepfer war längst Werksarzt in Köflach, konnten die Pavillons des neuen Landeskrankenhauses in St. Leonhard bezogen werden, ein nach funktionellen und ästhetischen Kriterien alle Vorstellungen übertreffendes, dem Jugendstil verpflichtetes Großkrankenhaus, eine der modernsten Einrichtungen ihrer Art in Europa. Nach Männern und Frauen getrennt, wurden die gehfähigen Kranken in aller Frühe zu Fuß von Ärzten und Wartepersonen in Gruppen von 40 bis 50 Personen ins neue LKH geleitet. Die Schwerkranken wurden auf Matratzen lagernd von Speditionswägen überstellt, die restlichen Patienten aus der Paulustorgasse wurden auf großen, mit Sitzbänken versehenen Möbelwagen ins neue Spital verfrachtet. Am 3. August war die Übersiedlung ohne jeglichen Zwischenfall bewältigt. Noch hatte das Allgemeine Krankenhaus nicht ausgedient, den Planungen entsprechend wurde nun das städtische Krankenhaus am Gries aufgelassen und dessen Pfleglinge im leerstehenden alten AKH in der Paulustorgasse untergebracht. Mit Ausbruch des Weltkrieges wurde das Spital zum Lazarett bestimmt und füllte sich mit verwundeten und kranken Uniformierten. Erst im Oktober 1922 wurde der Krankenhausbetrieb endgültig eingestellt, als die Polizeidirektion in die Räumlichkeiten des aufgelassenen Spitals einzog.

Abb. 79: AKH Graz. Das ab 1867 erbaute medizinische Institutsgebäude am Parkring 4 nahm die Institute für Anatomie, Pathologie und physiologische Chemie auf.

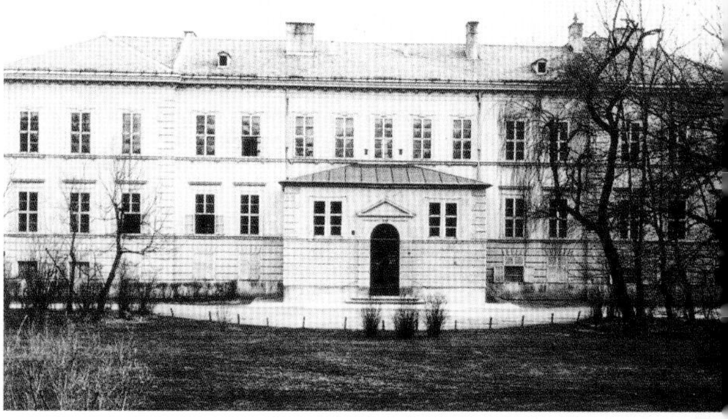

Der Neubau war längst in aller Munde, als Kloepfer zunächst als Volontär der Augen-Abteilung zugeteilt wurde, der okulistischen Station: „Die war, schlecht und recht, untergebracht im zweiten Stockwerke des ‚Herberstein-Hauses', wie der Bau nach seinem einstigen adeligen Herrn hieß. Es waren ungenügende, etwas gedrückte Räume, die Gänge stets von leichtem Abortgeruch umwittert. Warum die Leidenden zum überwiegenden Teil nach meiner Schätzung aus dem windischen Unterlande stammten, weiß ich nicht. Wahrscheinlich erklärte dies der Mangel eines Augenspitales in Marburg und die schlechte Wartung und Reinlichkeit der Landbevölkerung in den ersten Lebensjahren. Alle Insassen aber boten ein trübseliges Bild, im unbewußten Lichtverlangen der Kinder wie im ergebenen Verzicht des Alters auf die Bilder der schönen Gotteswelt vor den Sälen. Aber die große Mehrzahl fand immerhin Heilung oder Besserung ihrer mannigfachen Schäden."[130]

Besser war es um die neue Augen-Klinik bestellt, die gut ausgestattet war mit allen erforderlichen Einrichtungen: „Längst hatte sich die physikalische Optik ihr wissenschaftlich gesichertes Gebiet erobert, die Feinheit, Zierlichkeit und Eleganz der Operationen dienten ihrer eigenen kleinen Welt, und des genialen Graefe erlösende Tat, die Operation des grauen Stars, wurde immer wieder ein erhebendes Erlebnis auch für den ausführenden und darin geübten Arzt.

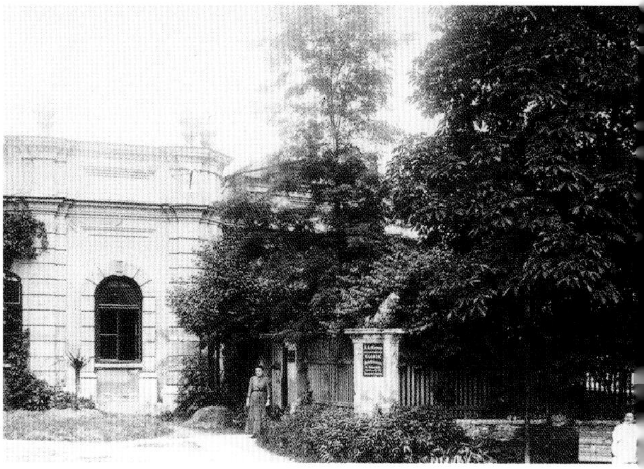

Abb. 80 (Bild Seitenmitte): AKH Graz, Gärtchen der Nervenklinik am Ende der Auffahrtsrampe zum Haus Paulustorgasse 15. Schild: „K. k. Nerven- und psychiatrische KLINIK, Ambulatorium für Unbemittelte, täglich von 11–12".

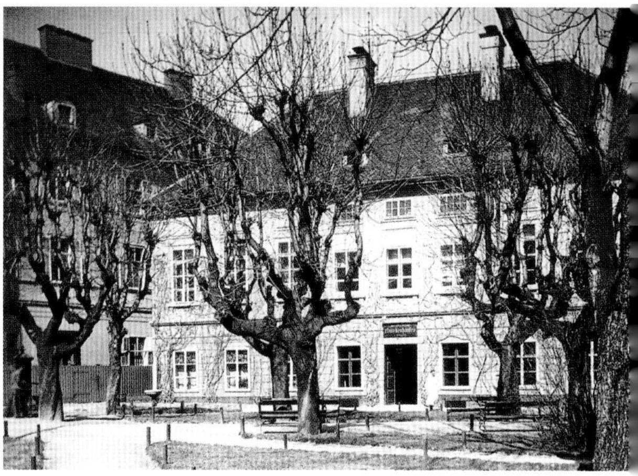

Abb. 81: AKH Graz, das neue Direktionsgebäude bzw. ehemalige Schulhaus der Medicinisch-chirurgischen Lehranstalt im Hof des Krankenhauses. Im ersten Stock befand sich seit 1872 die Direktion des Krankenhauses unter Direktor Eduard Lipp.

Dem reibungslosen Ablauf der wechselvollen, hastenden Tätigkeit des Tages diente eine bis ins kleinste abgestufte Arbeitsteilung, die jedem für eine Reihe von Wochen seine Sonderleistungen zuwies, wie die Sorge um Bereitstellung und verläßliche Keimfreiheit der Verbandstoffe, die Vorbereitung der Instrumente, die Narkose und dergleichen. Alle zusammen aber bildeten eine festgeschlossene, willige Gefolgschaft, die in ernster Stunde wortlos ihre Pflicht tat.

Hans Kloepfer,
Aus dem Bilderbuch meines Lebens.

Und in der Dunkelkammer enthüllte der Augenspiegel, des großen Physikers Helmholtz bahnbrechende Erfindung, eine Welt der Wunder, wenn er den Augenhintergrund in leuchtendem Purpur aufleuchten ließ und die Störungen im weiten Rundblick auf oft winzige Quellen zurückwies“[131].

Nach einem halben Praxisjahr rückte Kloepfer zum Sekundararzt zweiter Klasse auf, was nicht nur mit einem freien Frühstück verbunden war, sondern gleichfalls mit dem Anrecht auf ein beheiztes Zimmer im Krankenhaus. Nach einem weiteren Halbjahr in der zweiten medizinischen Abteilung wurde Kloepfer der ersten medizinischen Abteilung unter Leitung des ihm aus Studienzeiten her bekannten Klinikers Dr. Otto Rembold zugeteilt, „einem grundgelehrten, grundgütigen, aber etwas absonderlichen Manne, dem man vorerst nicht so leicht nahe kam. [...] Und wenn man die Nachmittagsvisite mit ihren Neuaufnahmen allein abzuhalten hatte und an einem unklaren Falle sich müde untersucht, geklopft, gehorcht und getastet hatte, ohne zu einem endgültigen Urteil zu kommen und bei der Morgenvisite seine Zweifel vortrug, mit einem vorsichtigen: ‚Was fehlt dem Kranken nun eigentlich?‘, dann hatte der Alte sein stillgeheimes Lächeln und sagte mit Behagen: ‚Das weiß ich selbst noch nicht, aber das werden wir schon noch herausbekommen ...‘ und gefiel sich in der Rolle des Schülers, wo seine Diagnose doch längst feststand“[132].

Als Sekundararzt bald auch erster Klasse wechselte Kloepfer für etwa eineinhalb Jahre auf die chirurgische Abteilung, wo sich soeben der Übergang von der antiseptischen zur aseptischen Wundbehandlung vollzog, und damit eine räumliche Trennung der infektiösen Fälle obligatorisch wurde. Unter der Aufsicht des ersten Assistenten der Klinik, des Salzburgers Rudolf von Frey, übte sich Kloepfer in den wichtigsten Operationen. Kleinliche Wehleidigkeit war da nicht angebracht, „vor allem, wenn der Nachtdienst die Opfer von Verletzungen im Berufe, von Raufereien oder Selbstmordversuchen vor dem Operationstisch ablud. Das waren nicht mehr die stillen Nachtlampen des medizinischen Krankensaales bei der Nachtvisite, das war im grellen Lichte des Operationssaales rotes, rinnendes Blut, das gestillt sein wollte. Dann war es Ehrensache, als Inspektionsarzt, wenn nötig mit einem Kollegen, den Fall klinisch zu versehen, ohne den Assistenten wecken zu müssen. Dann erinnerte man sich wohl daran, wie das einstens ganz anders gewesen, wenn ein Bäuerlein vom Niederschöckel mit einem verrenkten Schultergelenk vom Journalarzt im Spital einfach in den ‚Stern‘

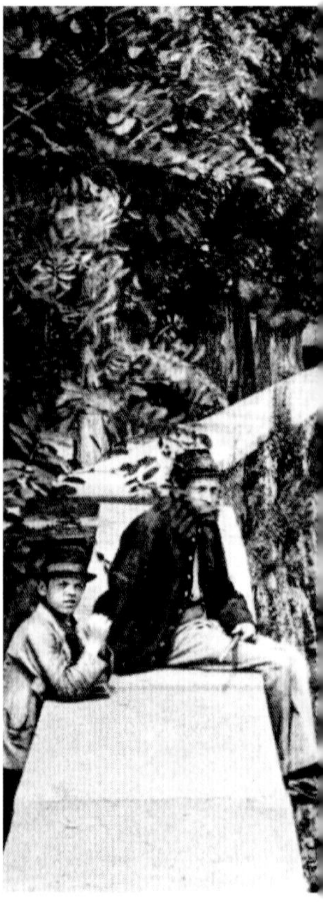

gewiesen worden war, wo der Meister aller chirurgischen Handgriffe, der alte Assistent des Professor Rehatschek[133] und Lapps[134] chirurgischer Allerweltsmann beim Arlbergbau, der noch ungraduierte Mediziner Albrecht, unter Mithilfe von uns Füchsen den Arm wie spielend einrichtete und das Bäuerlein voll schönsten Dankes die gastliche Stätte verließ zu nächtlichem Heimweg auf den Niederschöckel"[135]. Es ist nicht ersichtlich, ob Kloepfer auch noch im neuen Hör- und Operationssaal operiert hat, einem 1892 eingerichteten Amphitheater, das 180 Studenten Platz bot. Röntgenunterstützung gab es damals noch nicht, der erste Röntgenapparat mit Akkumulatorenbetrieb wurde vermutlich 1898 in der medizinischen Klinik aufgestellt, in „einem kleinen Holzverschlag eines Krankenzimmers, welches früher zum Kehlkopfspiegeln gedient hatte".[136] Erst nach der 1902 erfolgten Einleitung von elektrischem Strom in die Anstalt konnten für die medizinische und später auch chirurgische Klinik neue Röntgenapparate angeschafft werden, die in eigenen kleinen Dunkelkammern Aufstellung fanden.[137]

So näherten sich Kloepfers klinische Jahre im Grazer AKH schließlich ihrem Ende und mit dem Abschluß der praktischen Ausbildung trat die Frage nach der beruflichen Zukunft in sein Blickfeld. Noch lebten Vater und Mutter in Eibiswald, da war eine Rückkehr ins Elternhaus vielleicht

Abb. 82: Das Grazer Allgemeine Krankenhaus in der Paulustorgasse, im Hintergrund das Paulustor, um 1900.

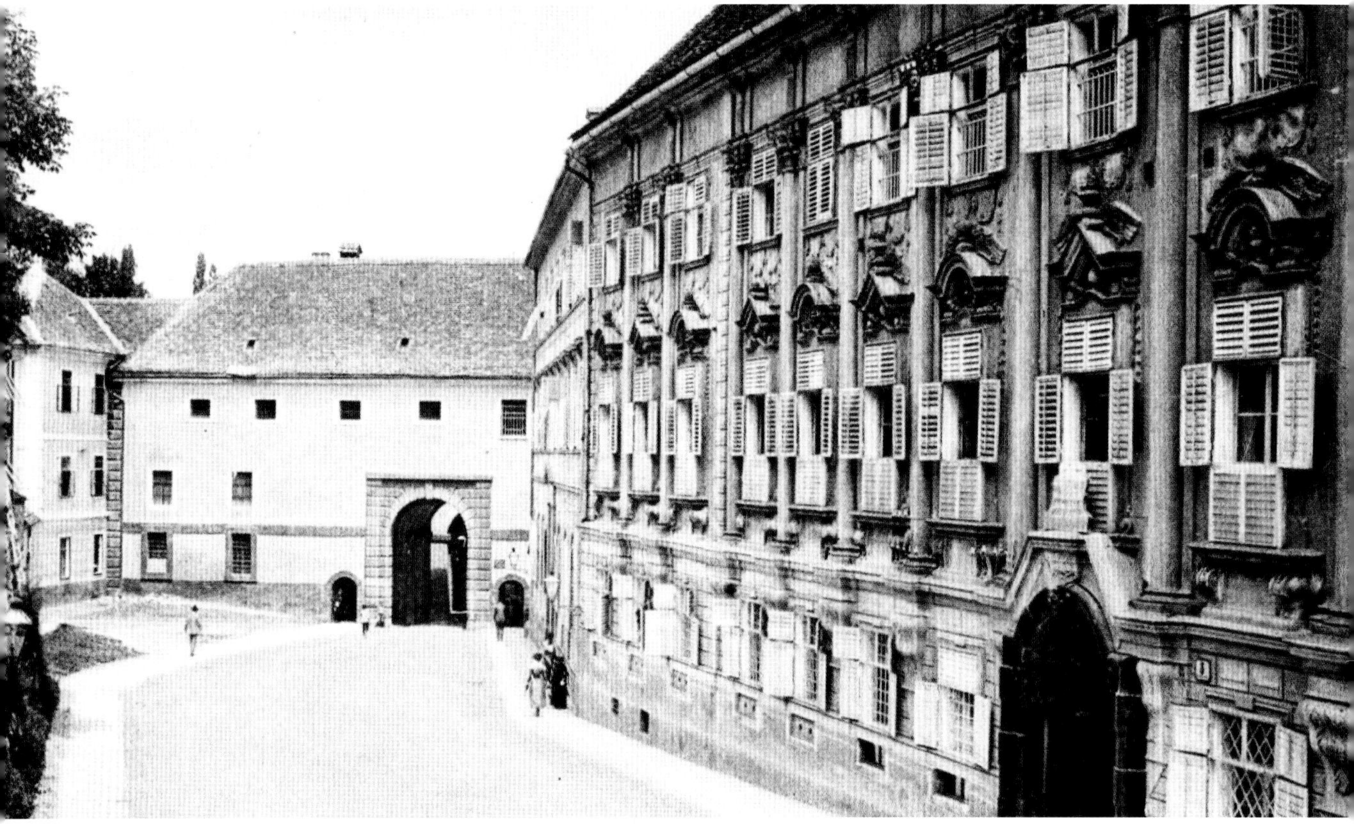

eine Option. Spielte Kloepfer gar mit dem Gedanken, als Eibiswalder Landarzt die Staffel zu übernehmen? Als sich der junge Aesculap 1892/93 für einige Monate in der Eibiswalder Ordination nützlich machte, da tat sich ein Graben auf zwischen dem alten Wundarzt und seinem nach neuesten Erkenntnissen ausgebildeten Sohn. Der einst bewunderte Vater hatte den Anschluß an die moderne Medizin längst verloren und werkelte weiter wie eh und je. In Eibiswald war für den Absolventen der medizinischen Fakultät jedenfalls nichts Neues zu lernen, so kehrte er zurück ins altehrwürdige Krankenhaus in der Paulustorgasse, wo er sich weiter in der „adeligen Kunst" der Chirurgie übte und der Dinge harrte. Schwachstellen seiner praktischen Ausbildung sucht Kloepfer als Gast an Wiener Kliniken zu beseitigen, „so bei Chrobak in Geburtshilfe und Gynäkologie, in Kinderheilkunde, Dermatologie und in verschiedenen Spiegelkursen.[138] Vermutlich hat er den böhmisch-österreichischen Chirurgen Eduard Albert gehört, dessen Warnungen vor geringschätzigen Urteilen über Kollegen vom Lande in Kloepfers *Bilderbuch* zitiert sind: „Ich war nur einmal durch sechs Wochen als junger Arzt Vertreter eines Vetters am Lande. Und war oft ratlos, wenn ich im Laufe weniger Stunden von einem Gebiete unseres Berufs ins andere gehetzt wurde. Merken Sie sichs, meine Herren, die stehen oft hoch über ihrem Berufe!"[139]

Abb. 83: Gesamtansicht des neuen Landeskrankenhauses in Graz-St. Leonhard. Im Vordergrund das Odilien-Blindeninstitut, dahinter der Kirchturm der Pfarrkirche St. Leonhard. In der horizontalen Bildmitte das Direktionsgebäude des LKHs an der Auffahrt zum Krankenhausgelände. Die Kuppel links der Bildmitte markiert die Anstaltskirche „Zum Heiligsten Erlöser", links hinten (im Wald) der Turm der (noch nicht verunstalteten) Hilmwarte, um 1910.

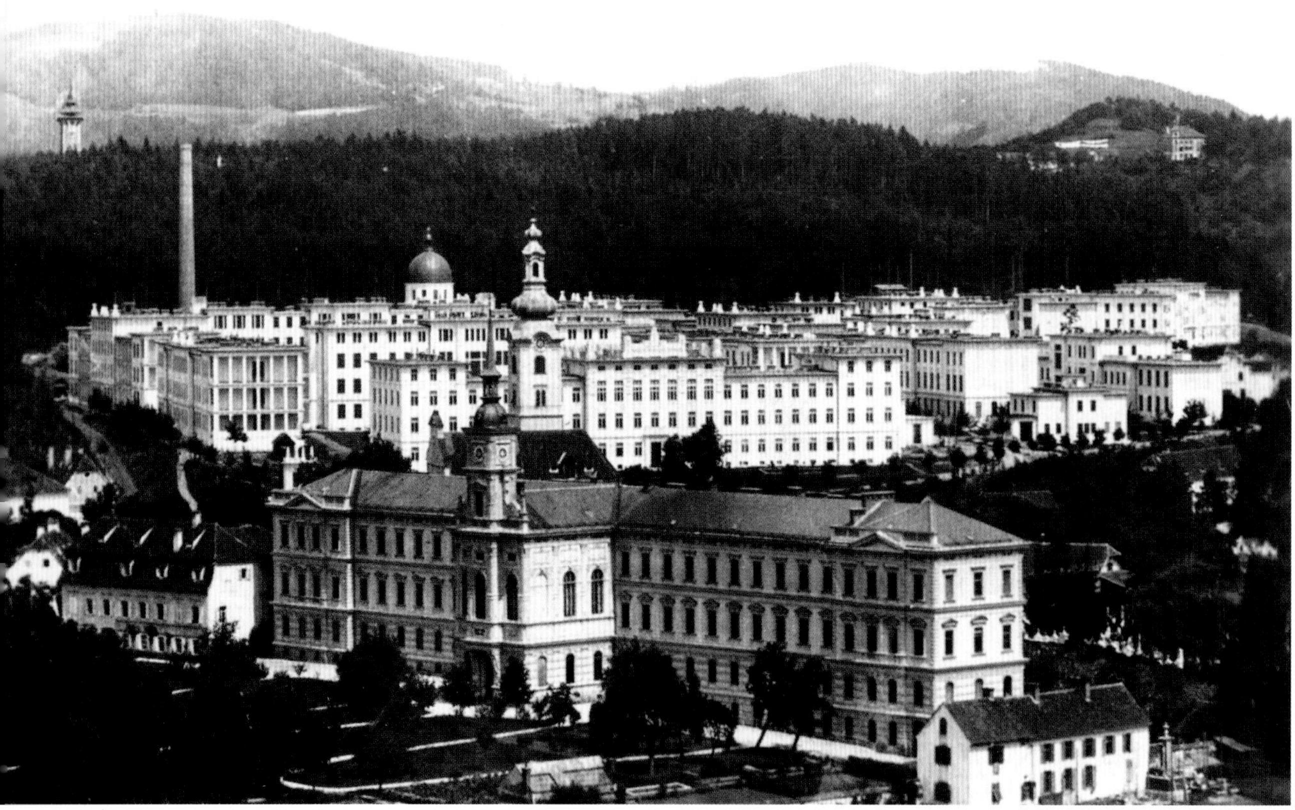

Auf nach Köflach

Der Zufall wollte es, daß die Generaldirektion der Österreichisch-Alpinen Montangesellschaft Bergingenieur Ferdinand Knaffl, den Direktor des Eibiswalder Stahlwerkes, der selbst Sohn eines Arztes war, um Vermittlung eines Nachfolgers für den bisherigen Köflacher Werksarzt ersuchte. Was lag näher, als sich an die Familie des stellvertretenden Werksarztes seines Stahlwerkes Johannes Kloepfer, zu wenden, schließlich hatte der einen Sohn, der soeben die ärztliche Ausbildung absolviert hatte. Was genau Kloepfer zur Annahme des Angebotes bewog, wissen wir nicht – aber das Offert muß zur rechten Zeit gekommen sein. Ein Handschlag soll den Handel besiegelt haben.

Noch im selben Jahr 1893, spätestens aber 1894, schlug Kloepfer seine Zelte in Köflach auf[140], wo die dunkelbraune Lignitkohle mit der deutlichen Holzstruktur aus Schächten und Stollen und auch im Tagbau gefördert wurde und reiche Braunkohlevorkommen eine glänzende Zukunft verhießen.

Über fünf Jahrzehnte sollte Kloepfer in dem Bergbau- und Industriemarkt am Fuße der Stubalpe bleiben: als bediensteter Werksarzt, als Schul- und Distriktsarzt, als Rettungs- und Bahnarzt, als praktischer Landarzt in eigener Ordination und nicht zuletzt als Hausarzt für die Keuschler, Bauern und Landarbeiter auf den umliegenden Anhöhen und Bergen. Als Landbader – wie es zuweilen geringschätzig hieß.

Kloepfers Arbeitgeber, die Österreichisch-Alpine Montangesellschaft war 1881 als Aktiengesellschaft gegründet worden und verwaltete Bergwerke und Betriebe der Grundstoffindustrie. Dabei handelte es sich um einen Zusammenschluß von Kärntner und steirischen Hüttenbetrieben, zu denen auch die vormalige

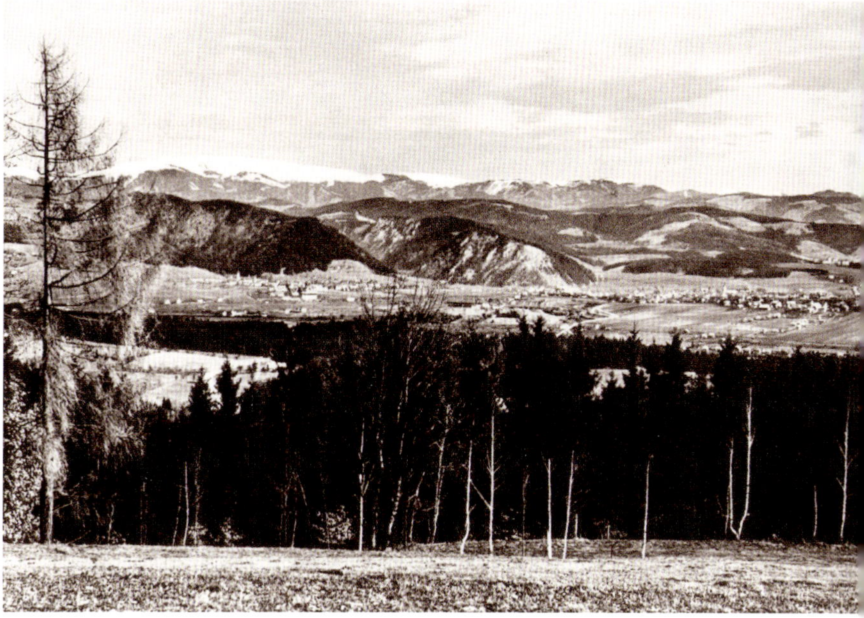

Abb. 84: Blick auf Köflach. Hinter dem Markt das zur Gleinalpe ansteigende Vorgebirge.

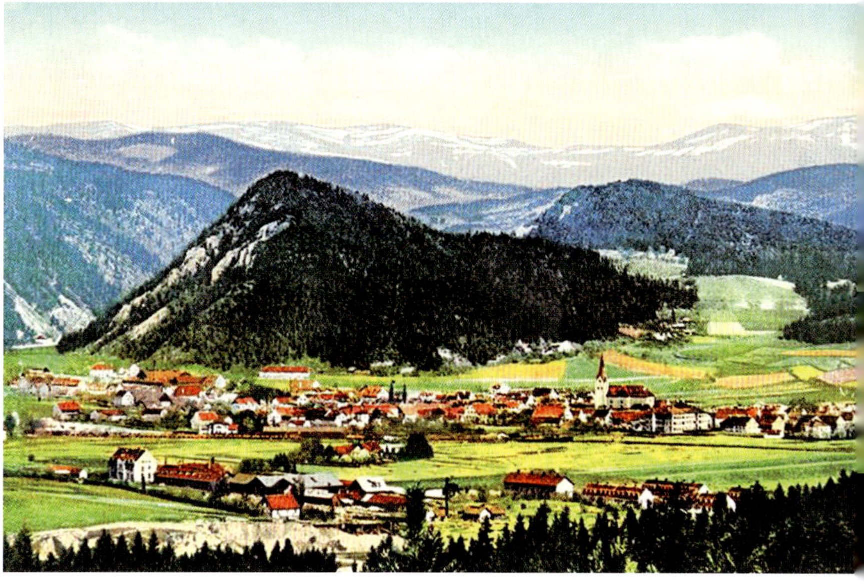

Abb. 85: Blick auf Köflach. Links der Bildmitte der prominente Zigöllerkogel, am linken Bildrand angeschnitten der Hanskogel.

> „Denn im wesentlichen sind es drei Kohlenbecken, die, miteinander verbunden, sich in wechselnder Mächtigkeit von durchschnittlich etwa vierzig Metern von Osten talaufwärts gegen Westen erstrekken: das Voitsberg-Oberdorfer Becken mit seiner relativ jüngsten Kohle, dann das von Köflach-Rosental, über dem heute das moderne Trockenkohlenwerk der Alpinen, der schöne Karlschacht, liegt, und endlich droben im Talschluß das Pibersteiner Vorkommen, nahe Lankowitz, aus dem die beste Kohle gewonnen wird."
>
> Hans Kloepfer, *Aus dem Bilderbuch meines Lebens.*

Vordernberg-Köflacher Montangesellschaft gehörte. Das Portfolio der ÖAMG umfaßte das Hüttenwerk Donawitz bei Leoben, Hochöfen in Eisenerz und Hieflau, Betriebe in Neuberg an der Mürz, Krieglach und Kindberg sowie Kohlenbergwerke in Fohnsdorf und Köflach. Auch das Stahlwerk in Eibiswald gehörte der Alpinen, ehe es 1905 wegen der fehlenden Eisenbahnanbindung stillgelegt wurde. Allein am steirischen Erzberg förderte das Unternehmen 1913 an die 1,7 Millionen Tonnen Eisenerz.

Die wirtschaftliche Lage der ÖAMG spiegelt die politischen Zeitläufe wider. Schon mit der Gründung der Aktiengesellschaft hatte man eine Sanierung des Bestandes betrieben, aber erst dem Vater des nachmaligen Philosophen Karl Wittgenstein gelang es ab 1897 die ÖAMG zu einem profitablen und einflußreichen Unternehmen auszubauen. Der große Niedergang der mehrheitlich in österreichischem Besitz stehenden Alpinen kam mit dem Ende des Ersten Weltkriegs und mit dem Zerfall der Monarchie in ihre Nachfolgestaaten. Die zunächst drohende Sozialisierung des Industriegiganten konnte nicht zuletzt von Landeshauptmann Anton Rintelen verhindert werden, aber der Krieg war aus und die Absatzmärkte hatten sich gewandelt. Die ÖAMG geriet immer mehr in Schieflage. Nach einem drastischen Aktienabsturz gelangte die Aktienmehrheit des nunmehr größten österreichischen Unternehmens in den Besitz einer Gruppe um Camillo Castiglioni, die dem Fiat-Konzern nahestand. Freilich scheiterte auch diese. Schließlich erwarb der mit der Inflation reichgewordene deutsche Eisenindustrielle Hugo Stinnes die Alpine und 1926 konnten die Vereinigten Stahlwerke in Düsseldorf den Konzern übernehmen. Mit der Weltwirtschaftskrise zu Beginn der 1930er Jahre stand das Unternehmen jedoch erneut am Rande des Abgrundes. Erst 1936, nach dem deutsch-österreichischen Juliabkommen und der Aufhebung der unseligen Tausend-Mark-Sperre rauchten die Schlote der Alpinen Montan wieder, da der Konzern nun als Zulieferer für Hitlers Vierjahresplan Rüstungsaufträge erhielt. Als Kloepfer 1937 pensioniert wurde, beschäftigte die ÖAMG einschließlich der Graz-Köflacher Eisenbahn- und Bergbaugesellschaft (GKB) österreichweit mehr als 14.000 Mitarbeiter.

Der Bergbaubetrieb der ÖAMG lag etwa in der Mitte des Köflach-Lankowitzer Kohlenreviers, in einer ungefähr 9 km langen und 4 km breiten Bucht, in deren Flözen die Kohle mit einer Mächtigkeit von stellenweise bis zu 70 Meter lagerte, wobei man sich der Kohle sowohl im Tief- als auch im Tagbau bemächtigte.

Der schon weitgehend ausgekohlte Franziscischacht im Lankowitzer Revier wurde 1910 an den benachbarten Baron Mayr-Melnhof verkauft. Zur Kompensation nahm die Alpine 1914 im Süden ihres Hauptfeldes eine neue, elektrifizierte Förderanlage in Betrieb, der die Kohle des nur 140 Meter vom Ferdinand-Schacht der GKB entfernten Karlschachtes erschloß. Bis zur Übernahme der GKB durch die Alpine im Jahr 1927 wurde die hier gewonnene Kohle mit einer Seilbahn zum Bergbau Pichling und von da weiter mit der Schleppbahn zur Köflacher GKB-Station gebracht. Schon 1917 wurde eine neue Förderanlage errichtet, der sogenannte Karlschacht II in Köflach-Obergraden, dessen Kohle mit der Schleppbahn zur GKB-Station Oberdorf I transportiert wurde. Die Anlage wurde mit allen Nebengebäuden, Werkstätten und einer Kohlentrocknungsanlage 1921 in Betrieb genommen.[141]

Nach der industriellen Erschließung der umliegenden Braunkohlereviere hatte sich der Markt im 19. Jahrhundert zum wichtigsten weststeirischen Bergbauzentrum entwickelt. Dem Bergbau folgte die Industrie, und die brachte erst recht Geld in den Ort, wie mehrere Dutzend Wirtshäuser und eine eigene florierende Brauerei[142] bezeugten. Auch der Handelsstand profitierte von dem industriellen Segen, so etwa das 1868 gegründete Kaufhaus Adolf Stölzle, in dem neben Lebensmitteln und Textilien auch Drogerie- und Eisenwaren verkauft wurden.

Seit 1846 werkten Glasmacher in einer Glasfabrik im alten Köflacher Stadtteil Weiern am Eingang zum Sallagraben.[143] Zahlreiche Arbeiter fanden

Abb. 86: Emmy Hiesleitner-Singer, *Karlschacht*. Kohlenaufbereitungs- und Trocknungsanlagen.

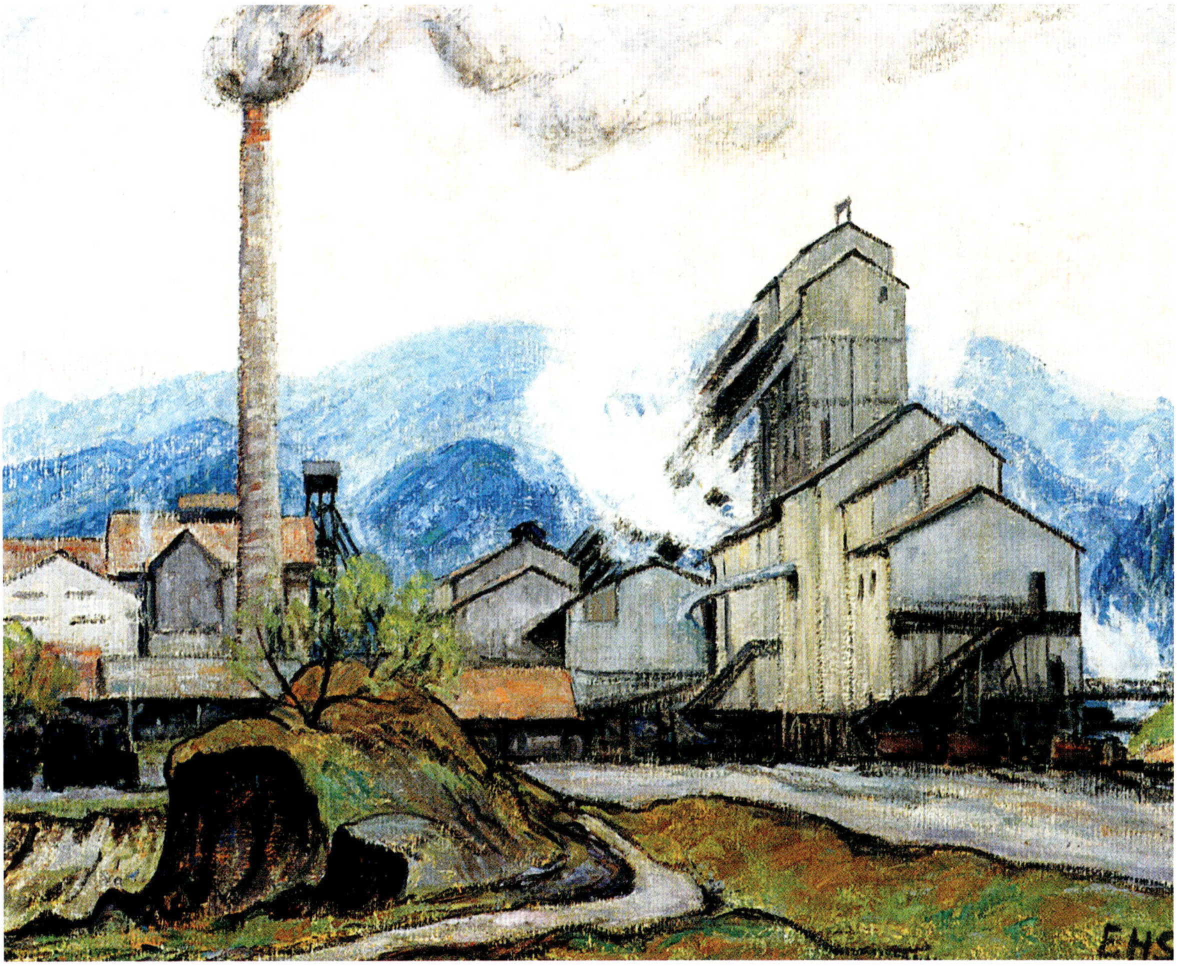

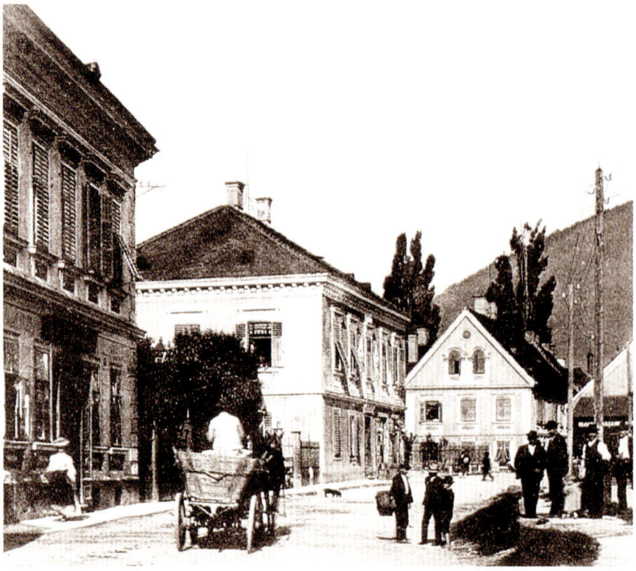

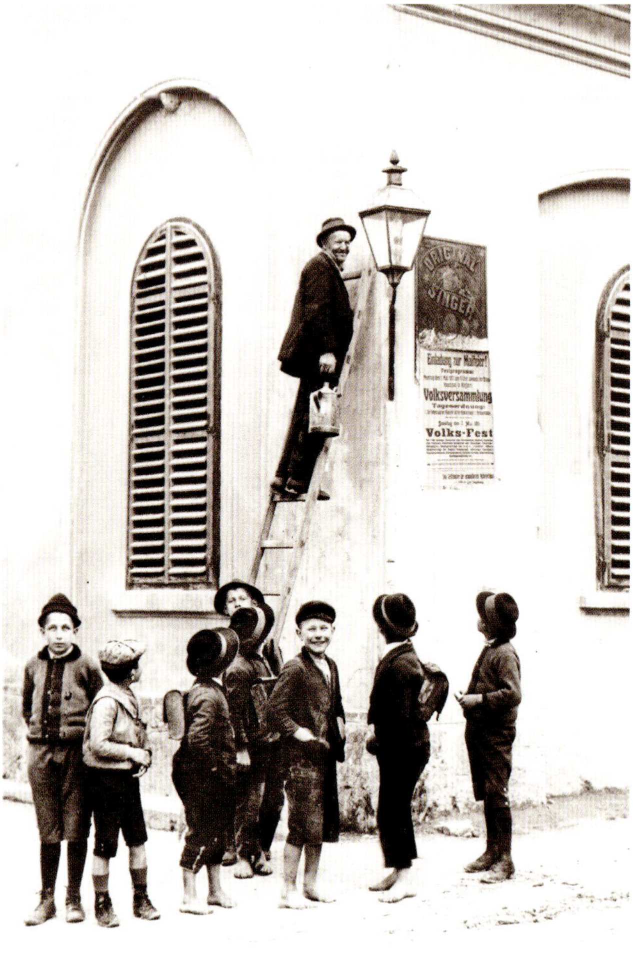

ihr Brot in den Eisenwerken im Krenngraben oder in Pichling[144], andere bis 1914 in der Schrauben- und Mutternfabrik Urban & Brevillier[145], ferner in Sensenhämmern wie dem bis 1937 bestehenden Sensenwerk am Krennhof, zudem in Hammerwerken, Patent-Kalköfen und etwa dem 1871 gegründeten Sägewerk von Paolo Morasutti. Noch im letzten Weltkriegsjahr nahm die spätere Schuhfabrik Köflach AG die Schuherzeugung in neuerbauten Fabrikshallen auf, an die hundert Arbeiter und Arbeiterinnen erzeugten da 500 Paar Schuhe und mehr am Tag. Seit Anfang der 1930er Jahre eröffnete der Schisport neue Absatzmöglichkeiten und schließlich gelangten Skischuhe aus Köflach bis nach Amerika. Mit 1938 bereits 250 Mitarbeitern erzeugte die Schuhfabrik während des Zweiten Weltkrieges das für die Gebirgstruppen benötigte Schuhwerk.

Um 1900 waren aus den 400 Köflacher Werktätigen von 1860 mehr als 2.500 Berg- und Industriearbeiter geworden, nach dem Weltkrieg lebten in Köflach bereits mehr als 7.500 Seelen[146]: Knappen, angelernte Arbeiter, Hilfspersonal, windische Zuzügler aus dem Untersteirischen, Bauernsöhne, die auf den elterlichen Höfen keine Zukunft sahen. In den engen und winkeligen Gassen des wachsenden Marktes fand ein lebhaftes Gewerbe seine Kundschaft.[147]

Die kleineren Bergbaue waren nach und nach von den größeren Gesellschaften geschluckt worden, so daß um 1920 drei Unternehmungen den Ton angaben: die GKB, der Melnhof'sche Bergbau und die Österreichisch-Alpine Montangesellschaft. Letztere beutete im Tagbau und unter Tag Gruben in Lankowitz, Hasendorf, Pichling, Ober- und Untergraden sowie Piber aus.

Köflach – ein aufstrebender Industriemarkt mit althergebrachtem Bürgerstolz, angeschlossen an das Bahnnetz der k. k. privilegierten Eisenbahn- und Bergbaugesellschaft. Als diese Graz-Köflacher-Eisenbahn am 3. April 1860 ihren Betrieb aufnahm[148], vorerst noch mit gemieteten Lokomotiven der Reihe Kleine Gloggnitzer und Personen-, Güter- und Kohlewagen, gelang es, die weststeirische Kohle kostengünstig nach dem 40 Bahnkilometer entfernten Graz und von dort weiter in die ganze Monarchie zu liefern. Die Trasse führte über zwölf Brücken und bei Krems östlich von Voitsberg durch einen 103 Meter langen Tunnel. Dreizehn Jahre nach Betriebsaufnahme wurde die Anschlußlinie von Lieboch nach Wies gebaut, man konnte nun mit der Eisenbahn von Köflach nach Eibiswald reisen, was anno 1873 noch in Personenwagen mit offenen Plattformen geschah, in sogenannten Steirerwagerln.

In ihren Blütezeiten gehörte auch das kalorische Kraftwerk in Bärnbach zur GKB, ferner Steinbruch-, Schotter und Kalkwerksbetriebe in Köflach und Gradenberg. Eine 1920 erbaute Kleinbahn der GKB verband den Kalksteinbruch in Gradenberg mit dem Kalkofen in Köflach.

Abb. 87: Köflach. Blick in Richtung Hauptplatz (heute Hans-Kloepfer-Platz), 1915. Links angeschnitten ist die Köflacher Apotheke zu sehen, dahinter das Kaufhaus Uray.

Abb. 88: Köflachs letzter Laternenanzünder (1911), Ecke Bahnhofstraße/Quergasse.

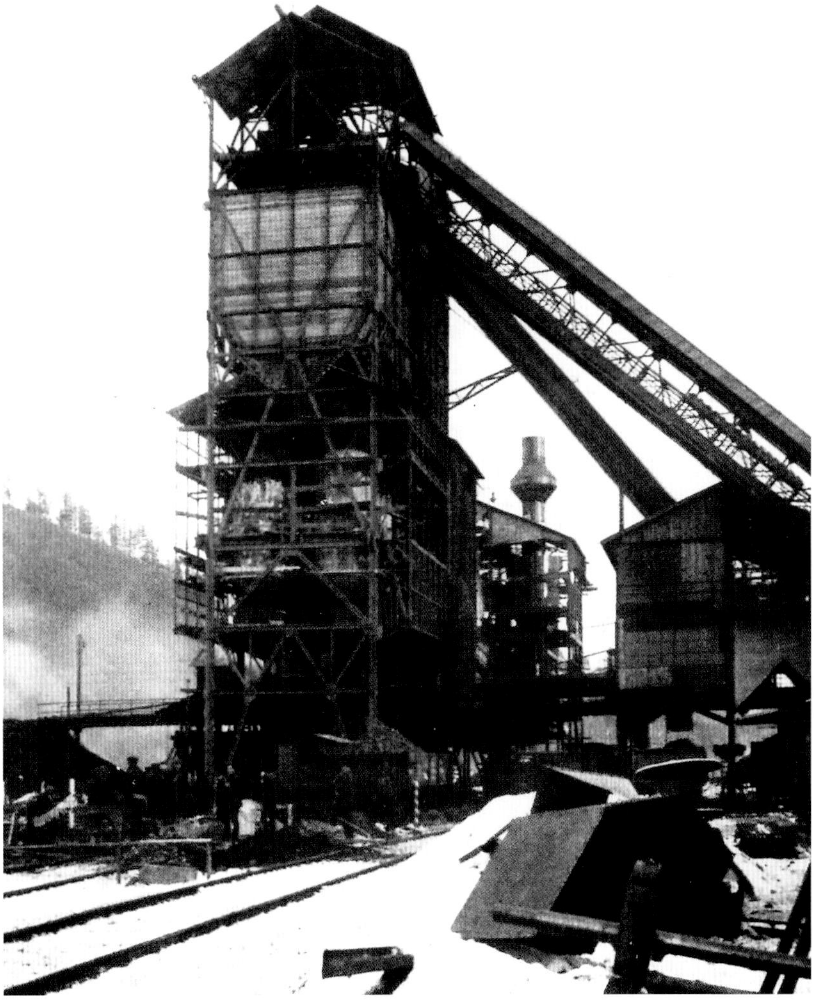

Abb. 89: Karlschacht II. Blick ins Innere der sich im Bau befindlichen Kohlentrocknungsanlage.

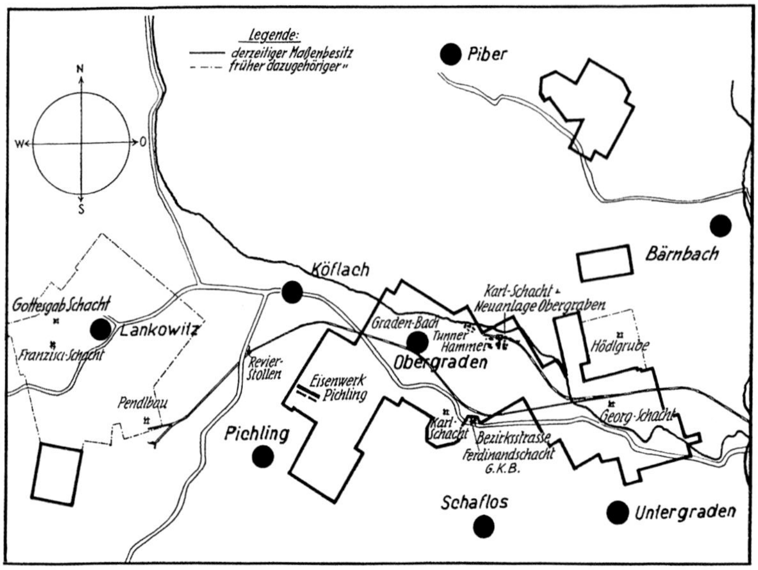

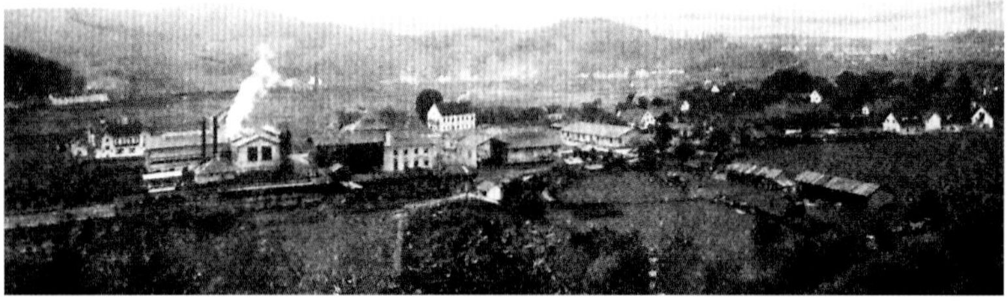

Abb. 90: Übersichtskarte des Köflach-Lankowitzer Kohlenreviers.

Abb. 91: Gesamtbild der Neuanlage des Karlschachtes in Obergraden.

Im September 1878 übernahm die k. k. privilegierte Südbahn-Gesellschaft für vier Jahrzehnte den Betrieb der Bahnlinien, dann folgten die Österreichischen Bundesbahnen. Ab Juli 1924 betrieb die GKB mit 27 Dampflokomotiven, 52 Personenwagen und 1.000 Güter- bzw. Dienstwagen wieder den Bahnverkehr selbst. Mit über 4.000 Arbeitern schlitterte das Unternehmen in den wirtschaftlich schwierigen 1920er Jahren auf eine Insolvenz zu, so daß 1928, inmitten der Weltwirtschaftskrise, die Österreichisch-Alpine Montangesellschaft die Aktienmehrheit an dem wankenden Betrieb übernahm. Um 1930 hatte sich der GKB-Personalstand auf ungefähr 1.000 Leute im Eisenbahndienst verringert, diese besorgten mit täglich zwölf Zügen den Personenverkehr zwischen der Landeshauptstadt und Köflach und, was weit wichtiger war, den Hauptteil des Güterverkehrs der Industrie- und Bergbauregion. Nachdem sie die Steirische Lastwagen- und Omnibusgesellschaft m. b. H. in Köflach übernommen hatte, richtete die GKB im Mai 1935 eigene Autobuslinien ein.

Ab September 1905 konnte sich Kloepfer in der ersten Nummer des *Voitsberg-Köflacher Wochenblattes* „in freiem deutschem Sinne“[149] über wirtschaftliche Fragen und regionale Vorkommnisse informieren,[150] wie etwa das örtliche Dauerthema, das Elektrizitätswerk am Teigitschbach, das die Gemeinde schließlich nach längeren Planungen 1908 in Edelschrott errichtete. Den nächsten Modernisierungsschub erlebten die Köflacher 1909 mit dem Anschluß an das interurbane Telefonnetz. So konnten die glücklichen Besitzer eines Fernsprechers am Silvesterabend 1910 ihren Voitsberger Nachbarn telefonisch schildern, wie jetzt die ersten Wohnungen und Gassen der Stadt sowie die Pfarrkirche im Licht elektrischer Lampen erstrahlten. Erst 1912 folgte die Genehmigung zur Errichtung einer Telefonleitung von Köflach nach Graz. Nicht unwichtig für den Landarzt war auch die Leitung von Köflach über Salla aufs Gaberl, die ab 1914 bestand, sowie nach Lankowitz. Natürlich konnte man damals nicht einfach selbst an der Wählscheibe drehen, der Selbstwählverkehr wurde erst 1952 eingerichtet.

Längst schon war für die Häuer kein Platz mehr in dem kleinen Marktzentrum, Arbeiterunterkünfte in Privathäusern waren die Ausnahme. Das Gros der Belegschaft der Österreichisch-Alpinen Montangesellschaft wohnte in den Arbeiterunterkünften der ehemaligen Eisenhütte Pichling, wo Kloepfer regelmäßig Visite hielt. Die Kolonie Pichling war eine segensreiche Einrichtung, aber hinter den Fassaden verbargen sich gleichwohl soziale Mißstände, und oft genug Not und Elend. Nicht einmal Trinkwasser gab es genug, denn durch den Bergbau hatte sich der Grundwasserspiegel gesenkt.

Von erheblicher Bedeutung für die Familien der Kumpel war das soziale Versicherungswesen, das in Kloepfers Anfangsjahren jedoch noch in den Kinderschuhen steckte. Erst 1854 waren die sozialen Angelegenheiten der Bergleute in einem allgemeinen Berggesetz geregelt worden, das die Einrichtung von Bruderladen für die Unterstützung von Kranken sowie die Auszahlung von Begräbnisgeldern und Provisionen für Invalide, Witwen und Waisen regelte. Die Krankenunterstützung sah freie ärztliche Behandlung einschließlich geburtshilflichen Beistandes bis zu einer Krankenstandsdauer von maximal zwanzig Wochen vor, dazu die erforderlichen Heilmittel und sonstigen therapeutischen Behelfe auf Anordnung des behandelnden Werksarztes. Die Behandlung erfolgte im Werksspital oder durch den Bruderladearzt in der Wohnung des Erkrankten. Auf Anordnung oder mit Genehmigung des Vorstandes der Bruderlade, sowie bei Gefahr im Verzug konnten auch andere Ärzte konsultiert werden. Die in einzelne Lohnkategorien

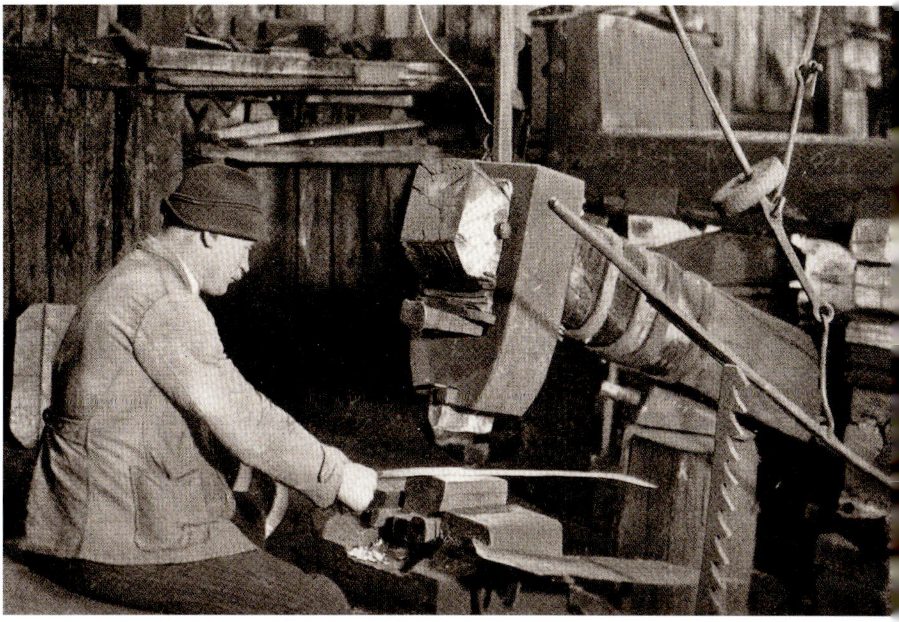

Abb. 92: Der Sensenschmied Karl Götzenauer beim „Breiten" (Herstellen des Sensenblattes am Sensen-Breithammer).

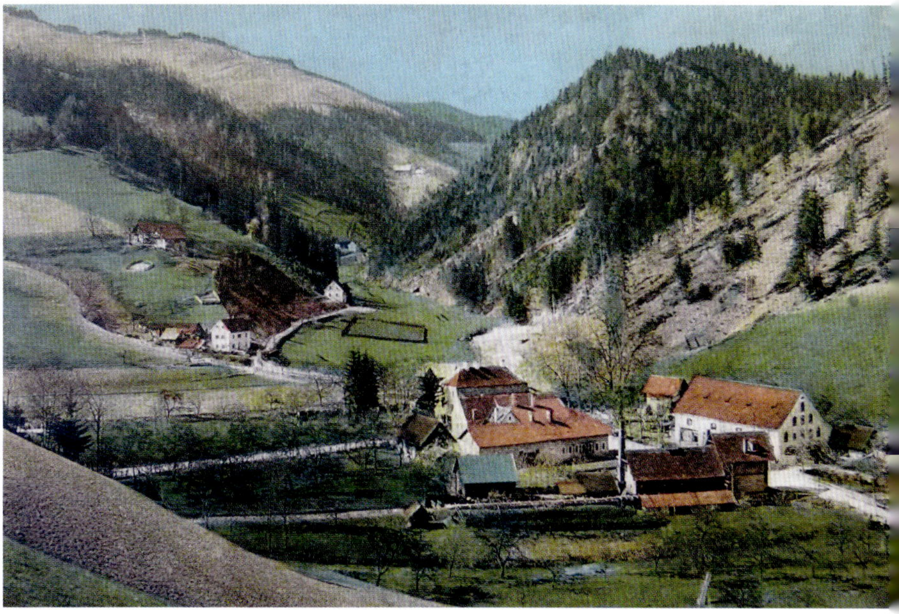

Abb. 93: Einst Schmiede, Mühle, Gasthaus, Sensenhammerwerk – Der Krennhof im Sallagraben. Rechts traufseitig das Wirtschaftsgebäude des Krennhofbauern. Zur Bildmitte hin das um 1780/90 errichtete Hammerherrenhaus. Vom Krennhof nimmt Kloepfers Geschichte *Sein Vater* ihren Ausgang.

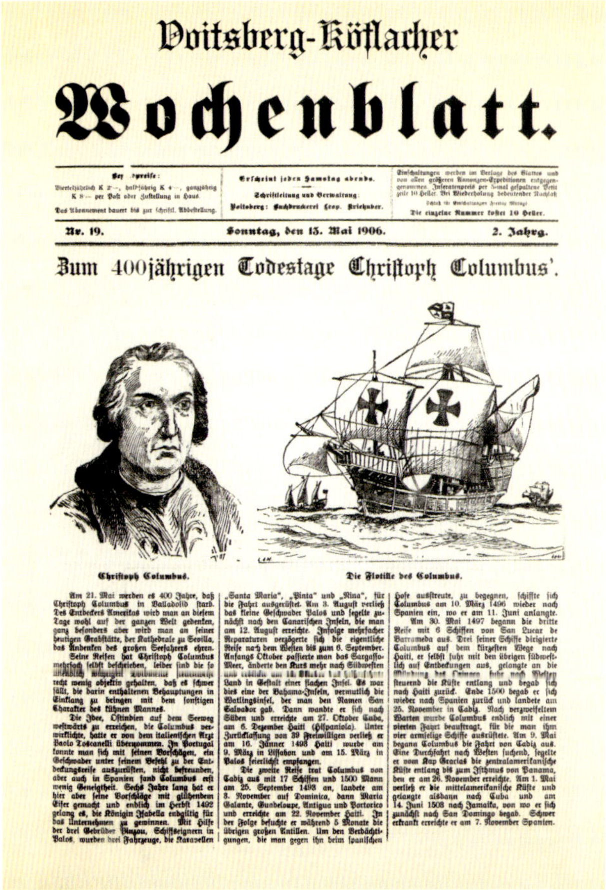
Voitsberg-Köflacher Wochenblatt.

Bezugspreise: Vierteljährlich K 2·—, halbjährig K 4·—, ganzjährig K 8·— per Post oder Zustellung in Haus. Das Abonnement dauert bis zur schriftl. Abbestellung.

Erscheint jeden Samstag abends. Schriftleitung und Verwaltung: Voitsberg: Buchdruckerei Leop. Kriehuber.

Einschaltungen werden im Verlage des Blattes und von allen größeren Annoncen-Expeditionen entgegengenommen. Inseratenpreis per 5-mal gespaltene Petitzeile 10 Heller. Bei Wiederholung bedeutender Nachlaß. Schluß für Einschaltungen Freitag Mittags. Die einzelne Nummer kostet 10 Heller.

Nr. 19. Sonntag, den 13. Mai 1906. 2. Jahrg.

Zum 400jährigen Todestage Christoph Columbus'.

Christoph Columbus. Die Flotille des Columbus.

Am 21. Mai werden es 400 Jahre, daß Christoph Columbus in Valladolid starb. Des Entdeckers Amerikas wird man an diesem Tage wohl auf der ganzen Welt gedenken, ganz besonders aber wird man an seiner heutigen Grabstätte, der Kathedrale zu Sevilla, das Andenken des großen Seefahrers ehren.

Seine Reisen hat Christoph Columbus mehrfach selbst beschrieben, leider sind die so [illegible] recht wenig objektiv gehalten, daß es schwer fällt, die darin enthaltenen Behauptungen in Einklang zu bringen mit dem sonstigen Charakter des kühnen Mannes.

Die Idee, Ostindien auf dem Seeweg westwärts zu erreichen, die Columbus verwirklichte, hatte er von dem italienischen Arzt Paolo Toscanelli übernommen. In Portugal konnte man sich mit seinen Vorschlägen, ein Geschwader unter seinem Befehl zu der Entdeckungsreise auszurüsten, nicht befreunden, aber auch in Spanien fand Columbus erst wenig Geneigtheit. Sechs Jahre lang hat er hier aber seine Vorschläge mit glühendem Eifer gemacht und endlich im Herbst 1492 gelang es, die Königin Isabella endgiltig für das Unternehmen zu gewinnen. Mit Hilfe der drei Gebrüder Pinzon, Schiffseignern in Palos, wurden drei Fahrzeuge, die Karavellen „Santa Maria", „Pinta" und „Nina", für die Fahrt ausgerüstet. Am 3. August verließ das kleine Geschwader Palos und segelte zunächst nach den Canarischen Inseln, die man am 12. August erreichte. Infolge mehrfacher Reparaturen verzögerte sich die eigentliche Reise nach dem Westen bis zum 6. September. Anfangs Oktober passierte man das Sargasso-Meer, änderte den Kurs mehr nach Südwesten und [illegible] Land in Gestalt einer flachen Insel. Es war dies eine der Bahama-Inseln, vermutlich die Watlingsinsel, der man den Namen San Salvador gab. Dann wandte er sich nach Süden und erreichte am 27. Oktober Cuba, am 6. Dezember Haiti (Hispaniola). Unter Zurücklassung von 39 Freiwilligen verließ er am 16. Jänner 1493 Haiti wurde am 9. März in Lissabon und am 15. März in Palos feierlichst empfangen.

Die zweite Reise trat Columbus von Cadiz aus mit 17 Schiffen und 1500 Mann am 25. September 1493 an, landete am 3. November auf Dominica, dann Maria Galante, Guadeloupe, Antigua und Portorico und erreichte am 22. November Haiti. In der Folge besuchte er während 5 Monate die übrigen großen Antillen. Um den Verdächtigungen, die man gegen ihn beim spanischen Hofe ausstreute, zu begegnen, schiffte sich Columbus am 10. März 1496 wieder nach Spanien ein, wo er am 11. Juni anlangte.

Am 30. Mai 1497 begann die dritte Reise mit 6 Schiffen von San Lucar de Barrameda aus. Drei seiner Schiffe dirigierte Columbus auf dem kürzesten Wege nach Haiti, er selbst fuhr mit den übrigen südwestlich auf Entdeckungen aus, gelangte an die Mündung des [illegible] steuernd die Küste entlang und begab sich nach Haiti zurück. Ende 1500 begab er sich wieder nach Spanien zurück und landete am 25. November in Cadiz. Nach verzweifeltem Warten wurde Columbus endlich mit einer vierten Fahrt beauftragt, für die man ihm vier armselige Schiffe ausrüstete. Am 9. Mai begann Columbus die Fahrt von Cadiz aus. Eine Durchfahrt nach Westen suchend, segelte er vom Kap Gracias die zentralamerikanische Küste entlang bis zum Isthmus von Panama, den er am 26. November erreichte. Am 1. Mai verließ er die mittelamerikanische Küste und gelangte alsdann nach Cuba und am 14. Juni 1508 nach Jamaika, von wo er sich zunächst nach San Domingo begab. Schwer erkrankt erreichte er am 7. November Spanien.

Abb. 94: Das 1905 erstmals herausgegebene, zunächst acht Seiten starke und in einer Auflage von anfänglich 350 Exemplaren verbreitete *Voitsberg-Köflacher Wochenblatt*, gedruckt in der Voitsberger Buchdruckerei Leopold Kriehuber d. Ä. (Hauptplatz 2), war das erste regionale Medium für den Industriebezirk Voitsberg-Köflach-Bärnbach. Zu Ende des Ersten Weltkrieges erreichte das Blatt eine Auflage von 860 Stück, gegen Ende der 1920er Jahre stieg die Auflage auf über 2000. Die Bezirkszeitung wurde nach dem Ableben des Gründers Leopold Kriehuber 1928 von dessen Söhnen weitergeführt.

Das *Voitsberg-Köflacher Wochenblatt* brachte Berichte aus Österreich und den europäischen Ländern, etwa *Die neue österreichische Eisenbahnbrücke im Isonzotal* (9/1905), *Der Louvre in Paris* (10/1905), weiters Beiträge zu verschiedenen Herrscherhäusern, etwa *Jagdschlösser des Deutschen Kaisers* (5/1905), *Das englische Kronprinzenpaar* (6/1905) und auffällig häufig Berichte über das exotische Amerika, etwa *Zum Erdbeben in San Francisco* (17/1905), *Das Zukunftsbild New-Yorks* (43/1906) oder *Amerikanische Schnellverkehrsprojekte* (46/1906). Daneben gab es politische Streiflichter (etwa zum deutschen Volkstag in Brünn), Ortnachrichten (etwa zu Brandkatastrophen oder zur Beleuchtungsfrage), Versteigerungsedikte, einen Leser-Briefkasten, die Rubrik Eingesendet, einen Roman in Fortsetzungen sowie je nach Anlaß Nachrufe und Gemeindenachrichten. Ab der Nummer 6/1907 wurde ein *Illustriertes Unterhaltungsblatt* als Beilage gedruckt. Eine Einzelnummer wurde für 10 Heller verkauft, ein ganzjähriges Abonnement war mit 8 Kronen veranschlagt. Eine achtelseitige Anzeige kostete ebenfalls 8 Kronen. Nach dem Weltkrieg trat der national-deutsche Charakter immer weiter in den Vordergrund und steigert sich schließlich im Zweiten Weltkrieg zur üblichen NS-Hofberichterstattung. Das Wochenblatt wird seit 1945 als *Weststeirische Volkszeitung* weitergeführt.

eingeteilten Versicherten erhielten bei mehr als dreitägiger Krankheitsdauer ein Krankengeld in Höhe von 60 Prozent des im Gerichtsbezirk Voitsberg üblichen Taglohnes, zur Auszahlung war ein vom Werksarzt auszustellender Krankenzettel erforderlich. Erst als sich die im Köflach-Voitsberger Revier bestehenden Bruderladen 1911 mit den anderen Bruderladen im Revierbergamtsbezirk Graz zur Grazer Revierbruderlade zusammenschlossen, entfaltete sich der Versicherungsgedanke auf einer breiteren, überregionalen Grundlage. Ähnliches gilt für die ganze Sozialgesetzgebung, die mit mangelhafter Armen-, Alters- und Arbeitslosenfürsorge die Unzufriedenheit im Revier schürte. Im Jahr 1888 war in der Monarchie eine gesetzliche Unfall- und Krankenversicherung eingeführt worden. Weitere soziale Errungenschaften hielten jetzt in kurzen Abständen Einzug, so folgten 1891 der Achtstundentag und die Ächtung der Kinderarbeit.

Das Armenwesen beschränkte sich vor der Jahrhundertwende weitgehend auf private Einrichtungen der Wohltätigkeit, wie etwa die Suppenanstalt der Gewerkin Ludovika Zang[151], die alljährlich tausende Portionen Suppe mit Brot an die Bedürftigen ausgab. Daß man sich durchaus auch selbst zu helfen wußte, geht aus dem alljährlich beim Platzwirt in Graden veranstalteten Suppenball hervor, aus dessen Erträgen winters die Schulkinder gespeist werden konnten, wie es in einer Gendarmeriechronik für 1910 bezeugt ist.

Im November 1896 verpflichtete der Landesausschuß von Steiermark die Bezirksvertretungen, Armenärzte zu bestellen und zu subventionieren. Das Jahreshonorar für den Rayon Köflach wurde pauschal auf 120 Gulden pro Jahr festgelegt, einer Hebamme für mittellose Mütter waren für unentgeltliche Geburtshilfe jährlich 40 Gulden zu zahlen.

Bei Bedarf wurde Kloepfer ins Armenhaus in der Köflacher Griesgasse 11 gerufen, wo hilflose Greise Aufnahme und eine karge Bleibe gefunden hatten. „Alte Betten, alter Hausrat, alte Inwohner, zusammengeführt aus besseren Tagen. Ein letztes Stücklein einstiger Habe hat die eine oder die andere ins Armenhaus geborgen, Strandgut des Lebens, einen Schubladkasten mit mürfelndem Krimskrams, ein blindes Hochzeitsglas, ein filigran umsponnenes Reliquienbild. Und überm erinnerungwarmen Kleinkram hängt stumm und steif an kalkiger Wand der Heiland am Kreuz mit den vertrockneten Palmzweigen. Im rubinroten Glas zu Füßen flackert ein Dochtlicht gegen den scheidenden Tag.“[152]

In besseren Tagen hatte das Armenhaus[153] als Knappenspital gedient, nach der Vereinigung der Köflacher und Voitsberger Bruderlade wurde die Einrichtung 1894 aufgelassen. Die Gemeinde hatte das Spital erhalten wollen, scheiterte jedoch an behördlichen Auflagen. So wurde es zu einer Bleibe für mittellose Sieche und Bresthafte.[154]

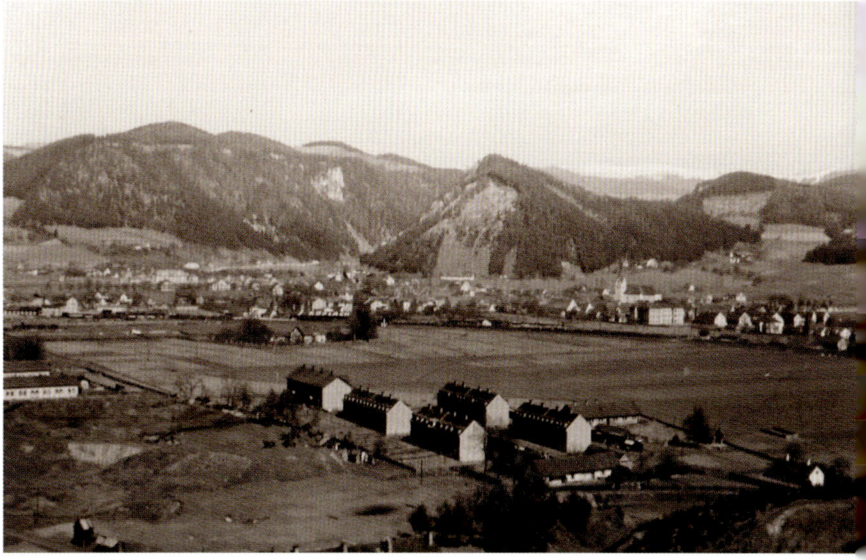

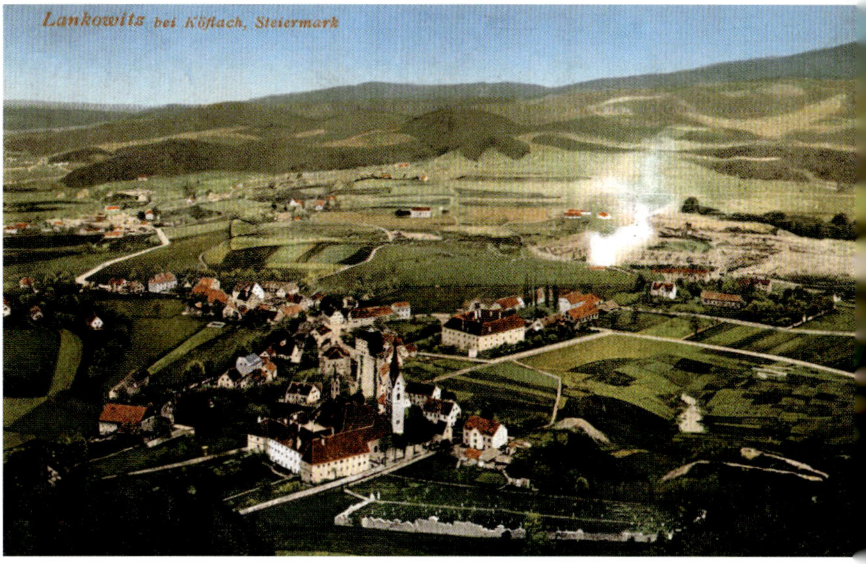

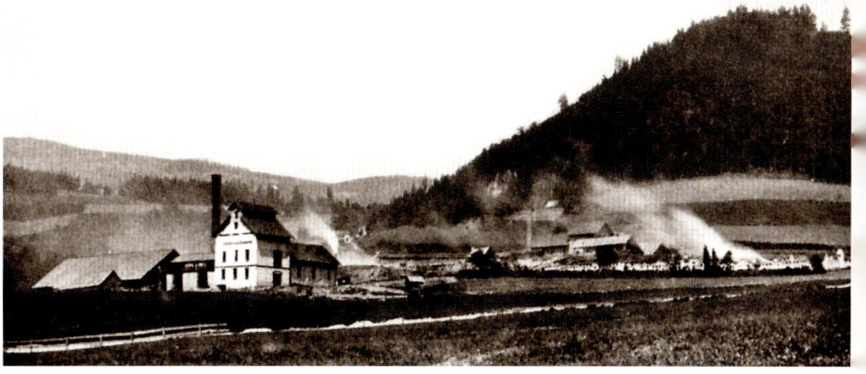

Abb. 95: Köflach, in der Bildmitte der Zigöllerkogel, links der Hanskogel. Im Bildvordergrund Pichlinger Personalwohnhäuser, deren Bewohner von Kloepfer betreut wurden.

Abb. 96: Der Köflach benachbarte Wallfahrtsort Maria Lankowitz im Westen des Reviers mit der dominierenden Anlage des Franziskanerklosters und der Kirche Mariä Verkündigung.

Abb. 97: Links der 1881 errichtete Franziscischacht in Lankowitz, rechts der alte Gottesgabschacht, 1883.

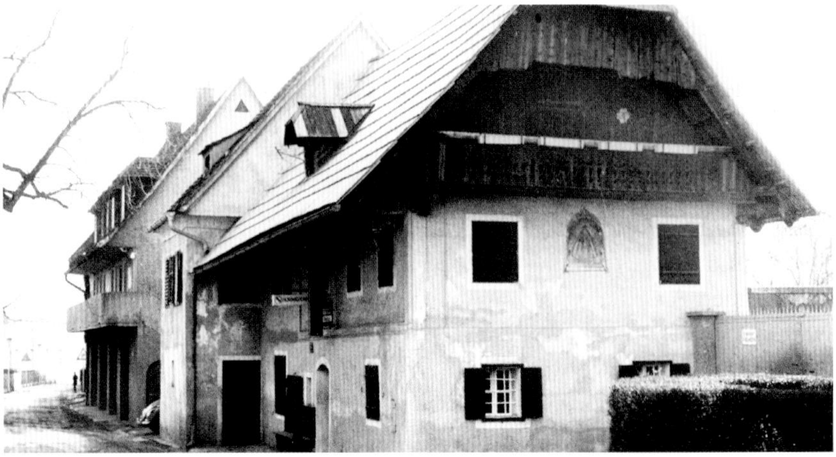

Abb. 98: Das Alt-Köflacher Gasthaus *Zum Sandwirt* (erbaut 1779, zunächst Schlosserhäusl, seit Andreas Hofers 50. Geburtsjahr 1817 als Sandwirt geführt) war Kloepfers bevorzugtes Gasthaus in Köflach. Als Kloepfer nach Köflach kam, stand es im Eigentum des aus Lankowitz stammenden Anton Tax, 1915 folgte ihm als Wirtin die Stieftochter Maria, seitdem firmiert das Gasthaus als *Zur Tax Mimi*. Das altehrwürdige Wirtshaus bot die Kulisse für den 1979 erschienen Roman *Das Gasthaus am Gries* von Eva Schindler. Unbekannter Fotograf, 1977.

„Ins Wirtshaus ging Vater nicht zu oft, aber wenn, dann gern. Beliebt waren seinerzeit am Samstag nachmittag die ‚Dämmerschoppen' (sie dehnten sich, nicht zur Freude der Hausfrau, manchesmal auch bis gegen 8 Uhr abends aus) bei der ‚Tax Mimi'. Das war eine freundliche stattliche Wirtin, die in einem noch ganz bäuerlich-malerisch anmutendem Haus ‚am Grieß' ein schön vertäfeltes Hinterstübchen für ihre besonderen Lieblinge eingerichtet hatte. Wie gern habe ich Vater dorthin begleitet und wie froh habe ich es immer wieder empfunden: den Zauber, der von seiner Persönlichkeit ausging, die Freude und Liebe, mit der er überall empfangen wurde. Wenn er gut aufgelegt war – und das war er in Gesellschaft fast immer – konnte er ein glänzender Unterhalter sein, angeregt und anregend, lebhaft, charmant, voll blitzender Einfälle. So wurde er auch von allen verwöhnt, und trotz aller Bescheidenheit mußte er sich dabei wohl fühlen. Wie es ihm immer ein Herzensbedürfnis war, andern eine Freude zu machen, war er auch hier gerne der Gastgeber; und wenn nur irgend ein Grund dazu vorlag, war es ihm eine fröhliche Selbstverständlichkeit, die Zeche anderer zu übernehmen."

Hans Georg Kloepfer, *Erinnerungen an meinen Vater,* 1945/46.

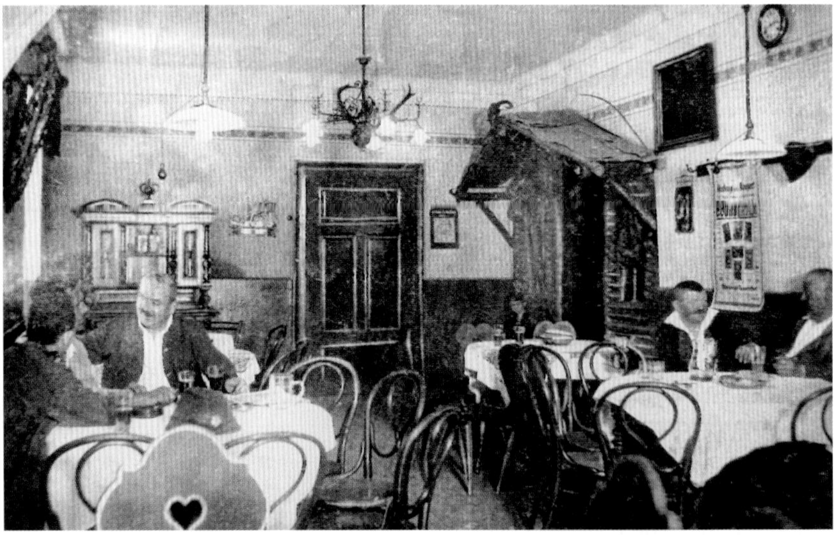

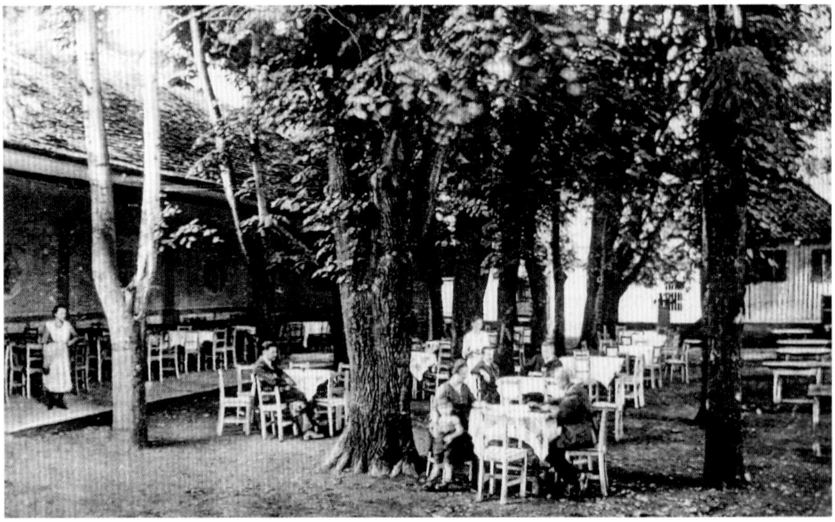

Abb. 99 und 100: Gaststube und Gastgarten des Brauhauses Tunner, um 1920.

Der Werksarzt

So standen also die Verhältnisse, als Kloepfer 1894 seinen Dienst bei der Österreichisch-Alpinen Montangesellschaft antrat. „Frisch und feurig ging der junge Werksarzt ins Zeug“[155], jedem neuen Krankheitsfall widmete er sich mit regem klinischem Interesse, mit der „Kraft und Frische“[156] des jungen Arztes. Er hatte die Bergleute des Pendltagbaues in Maria Lankowitz und des sogenannten Franziscischachtes[157] zu betreuen, dazu mehrere hundert Arbeiter und Schmiede der Eisenhütte Pichling[158], etwa zehn Minuten außerhalb des Marktes. Zu seinem Patientenstamm gehörten auch die Arbeiter der Gradenberger Schraubenfabrik, des im Eigentum der GKB stehenden Ferdinandschachtes sowie der Grube Hochegg.[159] Samt Frauen und Kindern der Beschäftigten waren damit „weit mehr als 3000 Menschen“[160] Kloepfers ärztlicher Fürsorge anvertraut. Ab 1914 kamen außerdem die Arbeiter des Karlschachtes dazu.[161]

Weit gespannt war das Arbeitsfeld des Praktikers, in allen medizinischen Fächern galt es beschlagen zu sein. „Das gab nun eine Fülle täglicher Arbeit, die mich vorerst etwas bedrängte. Denn in der Vormittagsordination erschienen doch durchschnittlich dreißig Patienten und mehr, und des Nachmittags gab es oft zwölf bis fünfzehn Krankenbesuche, allerdings nur im Umkreise von einer halben Stunde. Das verlangte einen hellen Kopf und flinke Beine. Dann wurde man im Laufe eines Tages durch alle Gebiete der Heilkunde gejagt.“[162]

Einfache Routine waren die Einstellungsuntersuchungen, die bei neu aufgenommenen Knappen vorzunehmen waren, zu Kloepfers Pflichten gehörte jedoch auch die Erstversorgung bei Gruben- und Arbeitsunfällen. Den meisten Verletzungen, Brüchen, Quetschungen und Prellungen war mit Hilfe kleiner chirurgischer Maßnahmen beizukommen. „Aber ab und zu kam doch ein ganz schwerer Fall, eine Maschinenverletzung, zu deren Versorgung auf der Klinik doch stets zwei oder mehr Ärzte bereit waren. Noch aber war das heutige, klinisch geleitete große Krankenhaus in Voitsberg[163] nicht gebaut, es gab kein Rettungsauto wie heute, das den Schwerverletzten in zehn Minuten vom Schachte auf den Operationstisch

Zwei Bergarbeiter im Franziskischacht in Lankowitz verschüttet. Ein Bergarbeiter tot, einer verletzt. Herr Dr. Josef Lesiak [Leschak] in Lankowitz und der Werksarzt Herr Doktor Hans Klöpfer aus Köflach eilten mit Ingenieuren und Aufsichtspersonal herbei, um dem Verschütten Hilfe zu bringen.

Grazer Tagblatt, 12. August 1909.

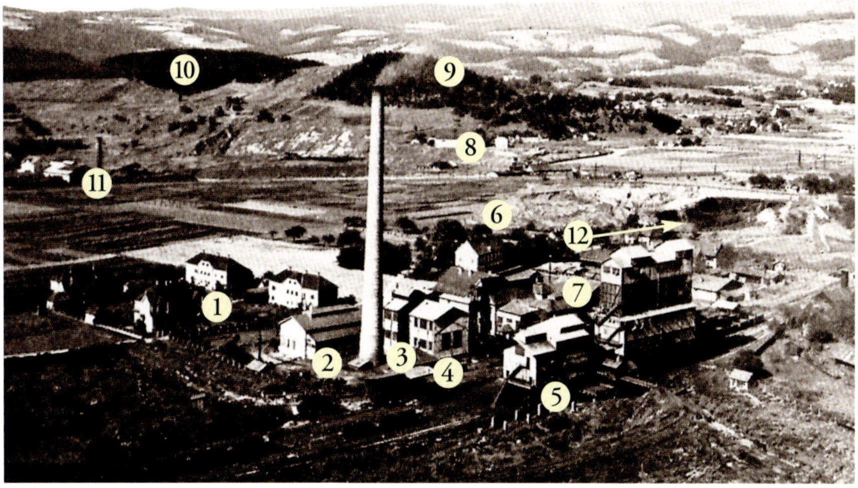

Abb. 101: Die Neuanlage des Karlschachtes in Köflach-Obergraden.

1 Wohnhäuser für Steiger und Beamte
2 Bad und Bekleidungskammer
3 Trocknungsanlage mit Schlot
4 Kohlesortierung
5 Werkstätten (Schlosser, Schmiede, Werkzeugmacher)
6 Enzenbrunner-Haus (Verwaltung, Lohnverrechnung und Dr. Kloepfers Behandlungszimmer)
7 Gasthaus Binderwirt
8 Arbeiterhäuser
9 Spitzkogel
10 Hörgaskogel
11 Schamotte- und Keramikfabrik Hochhauser
12 Fußweg zum Doktorhaus (ca. 20 Minuten Gehzeit)

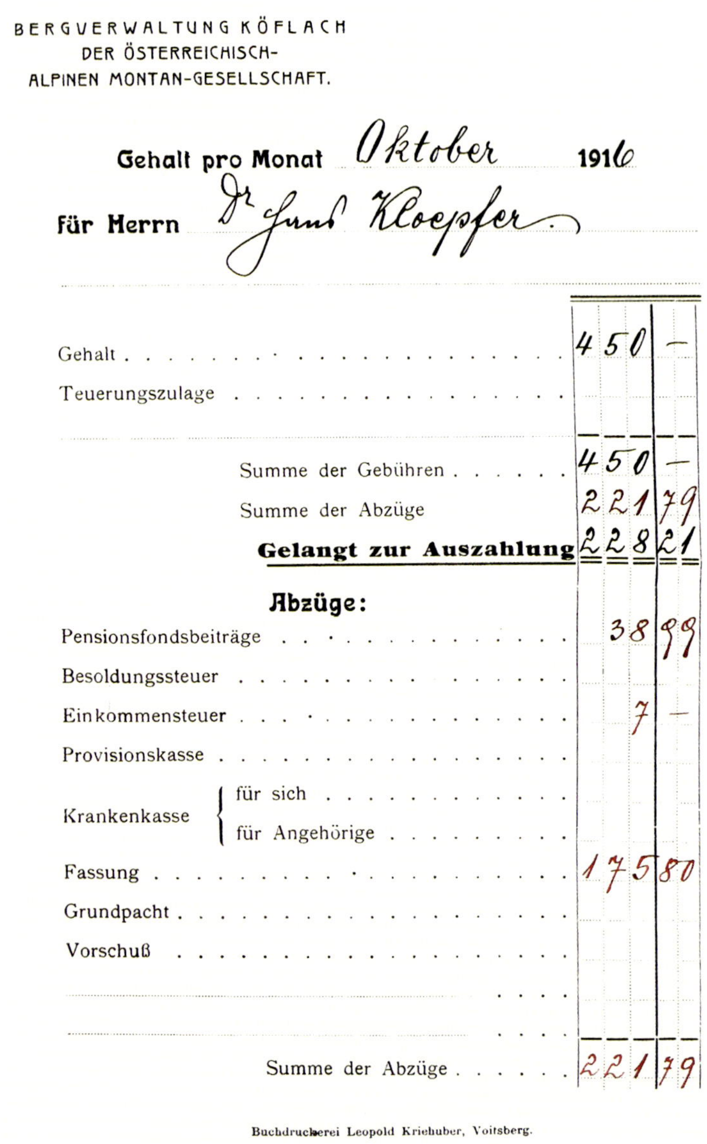

BERGVERWALTUNG KÖFLACH
DER ÖSTERREICHISCH-
ALPINEN MONTAN-GESELLSCHAFT.

Gehalt pro Monat Oktober 1916

Für Herrn Dr Hans Kloepfer

Gehalt	450	–
Teuerungszulage		
Summe der Gebühren	450	–
Summe der Abzüge	221	79
Gelangt zur Auszahlung	228	21
Abzüge:		
Pensionsfondsbeiträge	38	99
Besoldungssteuer		
Einkommensteuer	7	–
Provisionskasse		
Krankenkasse für sich		
Krankenkasse für Angehörige		
Fassung	175	80
Grundpacht		
Vorschuß		
Summe der Abzüge	221	79

Buchdruckerei Leopold Kriehuber, Voitsberg.

Abb. 102: Kloepfers Gehaltszettel für Oktober 1916. Man beachte die sehr moderate Einkommenssteuer.

bringt. Im Walzwerk riß beim Drahtzug eine glühende Eisenschlinge einem jungen Schmiererbuben den Fuß so glatt ab, daß er im Schuh stecken blieb. Ich mußte mit meinem Diener die Amputation machen, während ein älterer Ortskollege narkotisierte.“[164]

Häufige Ursache für schwerste Verletzungen waren etwa rotierende Kreissägen. Abtrennungen von Extremitäten oder Fingern waren geradezu Routine für Kloepfer, wie etwa der Fall jenes 29jährigen Sägemeisters, der in der Säge der Firma Morasutti in Krennhof bei Köflach den rechten Daumen verlor.[165] Nach der Erstversorgung wurden solche Fälle ins Allgemeine Krankenhaus Voitsberg überstellt. Nicht selten war Unacht samkeit die Ursache, wie etwa bei jenem Schlosser der Gradenberger Schraubenfabrik, der kurz vor Weihnachten 1913 bei einer Reparatur den Maschinenhammer laufenließ und dadurch schwere Kopfverletzungen erlitt. Wieder leistete Kloepfer erste Hilfe und veranlaßte die Überstellung des Verunglückten mit dem Rettungswagen in das Voitsberger Spital.[166]

Es war eine ungeheure Verantwortung und Last, die der junge Werksarzt auf seinen Schultern trug. Über seine Hilfestellungen im Einzelnen wissen wir nur ausnahmsweise, aber aus dem Zuschnitt der Unfälle und Verletzungen, von denen die Köflacher Stadtchronik berichtet, läßt sich eine Vorstellung von Kloepfers Arbeitspflichten gewinnen. Da lesen wir von Verschüttungen, Abstürzen in tiefe Schächte, Sprengverletzungen und immer wieder vom Bergmannstod durch herabstürzende Kohlenblöcke oder Gesteinsbrocken, von den Hauern sarkastisch Sargdeckel genannt. Kloepfer hat solch ein Unglück in seiner Erzählung *Bergmannstod* verarbeitet: „Das junge Haupt ist zu einer unhold dunkelblauroten Masse verschwollen. Aus Ohren, Mund und Nase sickert Blut. Ein Bruch der

Schädelknochen, der den augenblicklichen Tod herbeigeführt hat, stellt der Werksarzt fest".[167]

Hier kam ein Arbeiter unter die Zugmaschine, dort erfaßten tonnenschwere Hunte einen unachtsamen Steiger, anderswo starb ein Familienvater zwischen den Puffern der Kleinbahn. War es heute ein schwerer Holzpfosten, der ins Rollen kam und einen Bergmann erschlug, so zog morgen das laufende Klaubband eine Arbeiterin an der Kleidung mit sich. Wenn nicht im Stollen das Förderseil riß, oder die Verschalung barst, so stürzte über Tag das Dach ein unter dem Gewicht lastender Schneemassen. Detonationen durch Grubengas, Pulverexplosionen im Mischwerk, Brandwunden nach einer Schlagwetterverpuffung – Kloepfer blieb oft genug nur mehr die Unterschrift auf dem Totenschein. So geriet etwa am 23. April 1930 im Sortierwerk des Karlschachtes der 29jährige Obertagsarbeiter Johann Tschank in die Gesteinszertrümmerungsmaschine. Beide Beine wurden ihm vollkommen zerquetscht, ein Arm schwer in Mitleidenschaft gezogen. Kloepfer leistete erste Hilfe. Im Voitsberger Spital wurden dem Schwerverletzten noch ein Bein und der Arm amputiert, ehe er seinen Verletzungen erlag.

Abb. 103: Hans Kloepfer zu Beginn der 1890er Jahre.

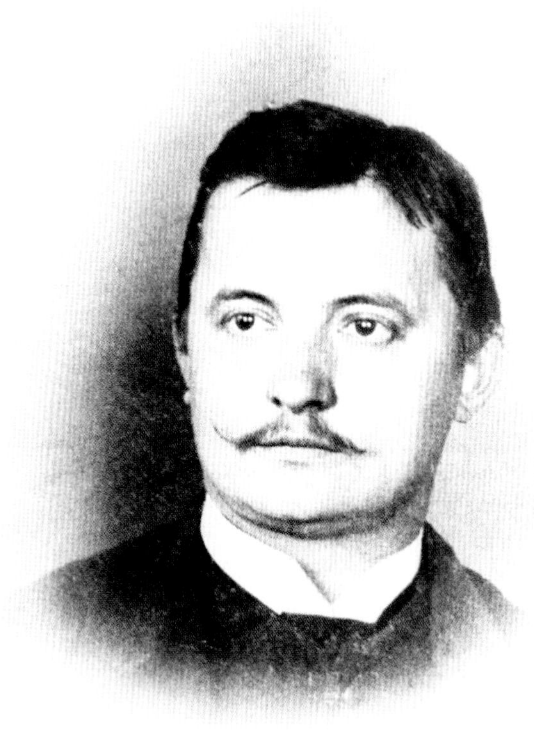

Im April 1936 ereignete sich im Hauptflöz des Karlschachtes eine Schlagwetterverpuffung, wobei zwei Arbeiter Brandwunden ersten bis dritten Grades davontrugen. Kloepfer verband die beiden Männer und überwies den schwerer Getroffenen nach Graz, den leichter Verletzten ins Voitsberger Krankenhaus.

Nicht immer kam die Hilfe noch rechtzeitig: „Ein schwerer Einbruch von Schlamm – Polifka, Mehlsuppe, nennen die Bergleute die gefürchtete Masse – hatte am Stollenende ‚vor Ort' zwei Mann im Anprall niedergeworfen. Noch hatte der eine sich herausarbeiten können. Sein Kamerad stak bis zur Brust in der zähen Masse. Vierundzwanzig Stunden lang mußte in unendlich vorsichtiger Arbeit die Strecke bis zum Verunglückten freigemacht werden. Bald war das schwere Werk fast gelungen. Zehn Minuten, eine Viertelstunde noch, und er konnte geborgen werden. Aber im letzten Augenblick brach eine gewaltige, zentnerschwere Kohlenbank nieder, zwang ein neuer, größerer Einbruch die Rettungsmannschaft zur Flucht. Der Arme war nicht mehr zu retten, lebendig zu bergen. Ein anderesmal hatte die Berührung mit der Starkstromleitung einen jungen Förderer niedergeschlagen. Zwei Stunden lang haben wir am Stolleneingang uns mit künstlicher Atmung um Herzschlag und Leben bemüht. Es war vergebens. Und dann war es, wie so oft, wohl der schwerste Augenblick, wenn das junge Weib, von dem er am Morgen noch im Kreise der Kinder fröhlich Abschied genommen, sich mit verzweifelten Klagen über den lieben Toten warf, den all ihr heißes Beschwören um das Schicksal der Kinder daheim nicht aus dem letzten stummen Schlafe wecken konnte.“[168]

Kloepfer operierte und nähte, renkte ein und schiente. Sein tägliches Brot war Erste Hilfe, Wundversorgung, Verbandswechsel und die ganze Litanei der kleinen Chirurgie, wie sie im 1896 in Leipzig erschienen Leitfaden von Gregor Urban dargelegt ist. Das Lehrbuch hat sich in Kloepfers medizinischer Handbibliothek erhalten und wird im Köflacher Museum bewahrt. Bei Anton Wölfler in Graz hatte er erfahren, was im Operationssaal möglich ist, hatte den Segen der Antiseptik und die Wirkung von Äther, Chloroform und Kokain kennengelernt. Hier draußen, in dunklen Stollen, auf rohen Tragbahren sah die Welt anders aus.

Zu den Arbeitsunfällen gesellten sich Brandwunden, Gas- und Alkoholvergiftungen, Kopfverletzungen nach Wirtshausraufereien, Messerstiche, Motorradsturze und immer häufiger auch Verkehrsunfälle, wie etwa jener tragische Unfall, der sich am 29. März 1933 an einer Kreuzung nicht weit vom Doktorhaus zutrug, bei dem die 17jährige Bergarbeiterstochter

Abb. 104. Der Pendl-Tagbau in Maria Lankowitz, 1908. Die hier abgebildeten Männer und Frauen dürften Kloepfers Patienten gewesen sein.

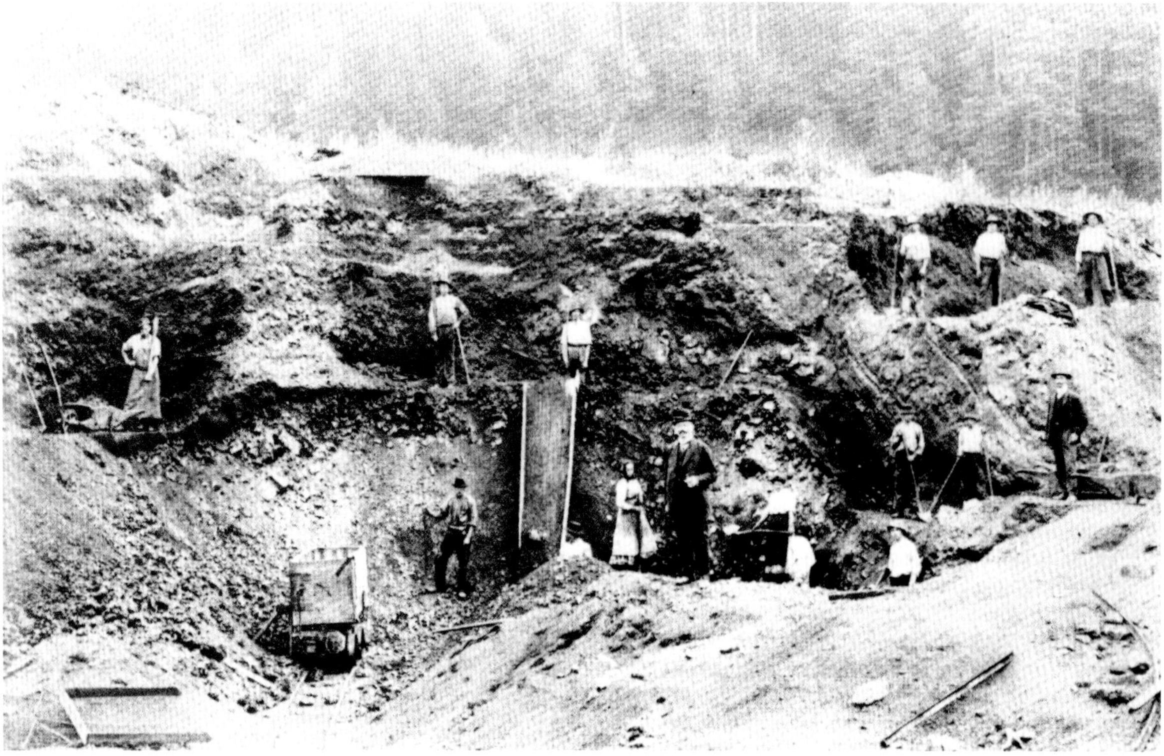

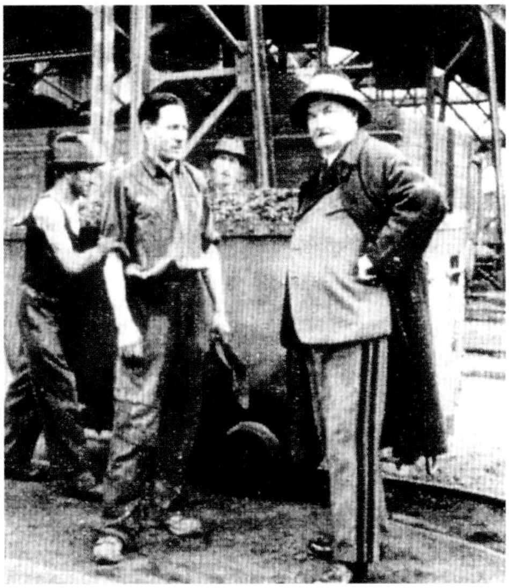

Katharina Kalcher die Herrschaft über ihr Fahrrad verlor und in ein Lastauto krachte. Das zu Boden geschleuderte Mädchen kam unter das Hinterrad und wurde überrollt. Ausgedehnte Muskelzerreißungen, schwerste Hautschäden am Bein und eine Rißquetschwunde an der Stirn waren die Folge. Kloepfer eilte herbei, um der Verunglückten erste Hilfe zu leisten und veranlaßte dann die Überführung ins Voitsberger Krankenhaus. Primararzt Ernst Bouviers Bemühungen waren vergeblich, die Patientin starb nach zwei Tagen an einer Sepsis.

Wem solches Ungemach erspart blieb, der schob sich Dynamitpatronen in den Mund, oder zündete Sprengstoff aus dem Steinbruch – in langer Reihe verzeichnete der Chronist tragische Selbstmorde oder mißlungene Versuche, von eigener Hand aus dem Leben zu scheiden: „Am 17. Jänner 1931 versuchte die in Pichling 14 wohnhafte 30jährige Anna Schmidt, die sehr nervenleidend war, sich durch einen Schuß aus einem Flobertgewehr zu entleiben. Über Anordnung des Arztes Dr. Kloepfer wurde die Frau, da sie eine lebensgefährliche Bauchverletzung erlitten hatte, in das Krankenhaus eingeliefert." Oder das Unglück eines elfjährigen Mädchens aus Edelschrott, in den Worten des *Voitsberg-Köflacher Wochenblattes*: „Am 23. Juli 1907, um 3 Uhr nachmittags als die Schule aus war, befanden sich mehrere Schulkinder in der Nähe des Hauses des Kaufmannes

Abb. 105: Kloepfer hält Nachschau bei den Bergarbeitern im Karlschacht, etwa 1937.

Abb. 106: Hauer bei Arbeiten in einem „Verbruch" (Einsturz) in einer Strecke der Grube Piberstein. Der geborstene Stempel verdeutlicht die Gefahr, unter der die Kohle abgebaut wurde.

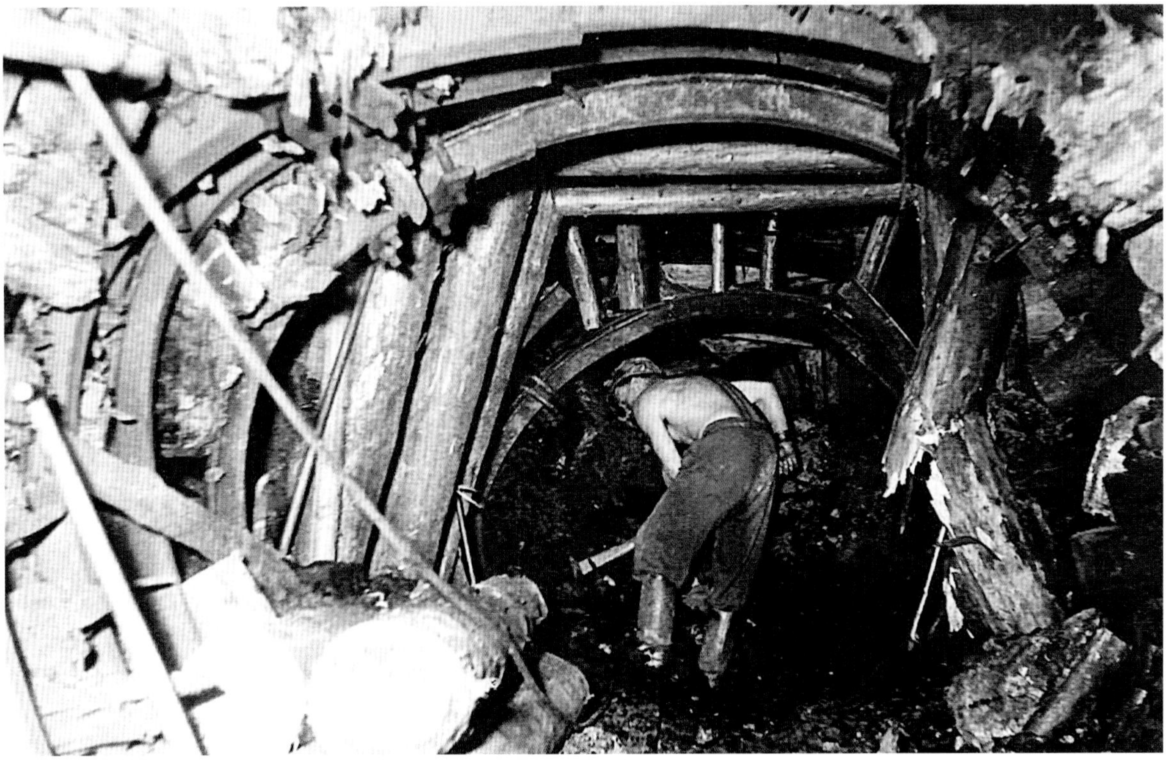

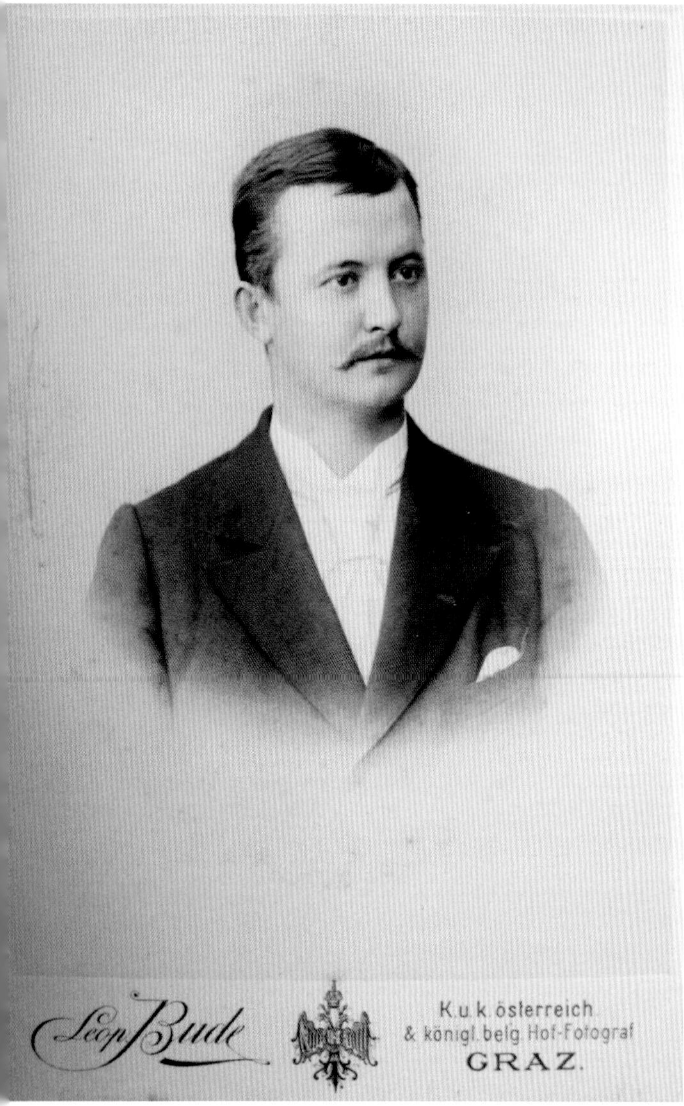

Abb. 107: Hans Kloepfer als junger Arzt, abgelichtet im Atelier des prominenten K. u. k. österreichisch & königlich belgischen Hof-Fotografen Leopold Bude in Graz, um 1890.

Ludwig Pachernigg, unter denselben war auch die elfjährige Tochter des letzteren namens Frieda Pachernigg. Auf einmal fingen die Kleider der Genannten an zu brennen, durch Hilferufe aufmerksam gemacht, sprangen Ludwig Pachernigg und dessen Sohn dem brennenden Kinde entgegen und löschten das noch vorhandene Feuer. Der sofort herbei gerufene Arzt Dr. Klöpfer aus Köflach gab an, daß das Mädchen Brandwunden ersten Grades an der rechten Gesichtshälfte, am Halse und Genicke und Brandwunden ersten und zweiten Grades am rechten Arm erlitten habe. Die Verletzung ist eine sehr schwere, die Verunglückte wurde am 24. d. M. ins Krankenhaus nach Voitsberg überführt." Wie dem an die Unglücksstelle geeilten Wachtmeister von den Schulfreundinnen eröffnet wurde, hatte ein Schüler Petroleum in den Mund genommen „und dasselbe über ein brennendes Zündhölzchen von rückwärts der Frieda Pachernigg" zugespiehen.

Vor solchen Dummheiten waren auch die Erwachsenen nicht gefeit, zumal wenn Schnaps im Spiel war, wie bei den beiden Knechten Karl Orosel und Josef Kohlbacher. Diese „kamen am 21. März 1909 zirka halb 10 Uhr nachts im betrunkenen Zustande nach Hause und begaben sich in den Pferdestall, wo sie ihre Schlafstätten haben, und wo sich u. a. auch seit zirka 8 Tagen ein vierjähriger, ziemlich hitziger Hengst befindet, der zwar nicht bösartig, aber etwas aufgeregt sei. Obwohl dem Orosel und Kohlbacher von den Herren Brüdern Buchmaier ausdrücklich verboten worden war, sich unter irgendeinem Vorwande zum betreffenden Pferde zu begeben, waren Orosel und Kohlbacher nach Angabe ihres Mitknechtes Johann Schriebl schon beim Nachtmahl am 21. v. M. einander herausfordernd und äußerten sich hiebei: ‚Ich trau mich schon zum Braun!' und dergl. Als sie nun beim Heimkommen in den Stall kamen, machte sich vorerst Kohlbacher beim betreffenden Pferde rückwärts zu schaffen, dem dasselbe einen Hufschlag versetzte, ohne das Kohlbacher verletzt worden wäre. Daraufhin nahm nun erst Orosel einen Besen und schlug das Pferd von rückwärts mit dem Besenstiele, worauf das Pferd auch dem Orosel einen Hufschlag versetzte, so daß derselbe in zirka 2 Stunden nachher an den Folgen des Hufschlages starb. Der inzwischen herbeigeholte hiesige Arzt Herr Dr. Hans Klöpfer hatte als Todesursache innere Verblutung (durch Hufschlag auf die Magengegend) konstatiert."[169]

Mit vereinten Kräften

Das Recht Vereine gründen zu dürften, eine Forderung der 1848er Revolutionäre, war in der Dezemberverfassung von 1867, dem Geburtsjahr Kloepfers, festgeschrieben und verbrieft worden. Es ist heute kaum noch nachvollziehbar, welche Bedeutung solchen Interessensgemeinschaften im ausgehenden 19. Jahrhundert zukam. Wesentliche Impulse der Geselligkeit, Kultur, Selbsthilfe und sozialen Besinnung erwuchsen aus einer reichverzweigten Landschaft von Sozietäten, die da firmierten als Freiwillige Feuerwehren, Musikkapellen, Gewerkschaften, Schützencorps, Gesangs-, Militärveteranen-, Lese- und Bildungsvereine, Sport-, Touristen- und Verschönerungsvereine, Heimatschutz-, Theater-, Trachten- und Volkstumsvereine, Gesellen- und Elternvereine, Vereinigungen des studentischen Korporationswesens und nicht zuletzt Verbindungen im Vorfeld der politischen Parteien – sie alle bildeten um die Jahrhundertwende und noch in der Zwischenkriegszeit eine wichtige Grundlage des gesellschaftlichen Lebens im Staatsgefüge.

Als Resonanzraum der provinzialbürgerlichen Verhältnisse im Köflach der ersten Jahrhunderthälfte berichtete das *Voitsberg-Köflacher Wochenblatt* immer wieder von Wohltätigkeitskonzerten, Gemeindeausschußsitzungen, Jahreshauptversammlungen, Schuljubiläen und zahlreichen weiteren gesellschaftlichen Ereignissen. In diesem Zusammenhang begegnet uns auch Hans Kloepfers Name erstmals in dem Organ, als er nämlich am 7. April 1907 an einem Abschiedsabend für den Turnwart des Deutschen Turnvereins mitwirkte. Vom Schrammelquartett des akademischen Gesangvereins in Graz musikalisch untermalt, sprach er namens der Südmark-Ortsgruppe passende Worte für den „Valetanten", der zum Abschied mit einem silbernen, auf seidenem Kissen liegenden Eichenkranz bedacht wurde.

Den Deutschen Turnverein gab es seit 1899, den von Josef Muralter gegründeten örtlichen Männergesangsverein bereits seit 1882, die singende Arbeiterschaft fand sich seit 1896 im Gesangsverein Vorwärts zusammen und 1897 wurde der Musikverein Köflach amtlich eingetragen. Seit 1911 gab es den örtlichen Arbeiter-Radfahrerverein, seit 1919 den Fußballverein Die rote Elf. Der Köflacher Ableger des Vereines zur Förderung der Volksgesundheit schaffte es 1924 ins Vereinsregister.

Abb. 108: Mitglied in zahlreichen Vereinen und Gesellschaften: Hans Kloepfer (unten rechts) mit Büchse im Köflacher Schützenverein. Kloepfer nannte eine Ferlacher Büchsflinte sein Eigen, mit einem Kugel- und einem Schrotlauf. Die Waffe hat sich im Eibiswalder Kloepfermuseum erhalten.

„Die Vorliebe für die Natur, für das Urtümliche und Lebensnahe hat Vater auch zum Waidmann werden lassen. Doch war ihm zeitlebens dabei das Schauen lieber als das Schießen."

Hans Georg Kloepfer, *Erinnerungen an meinen Vater,* 1945/46.

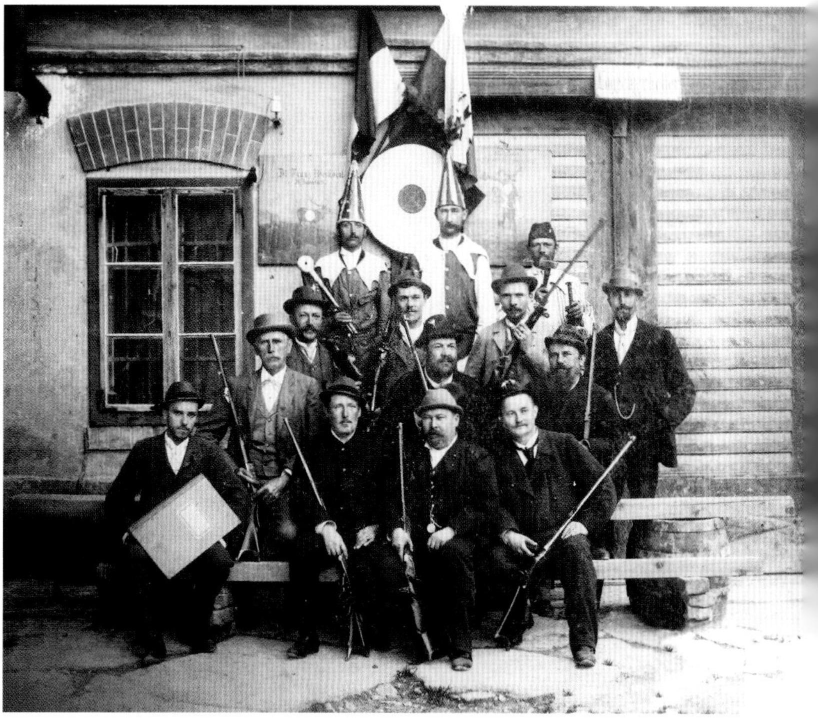

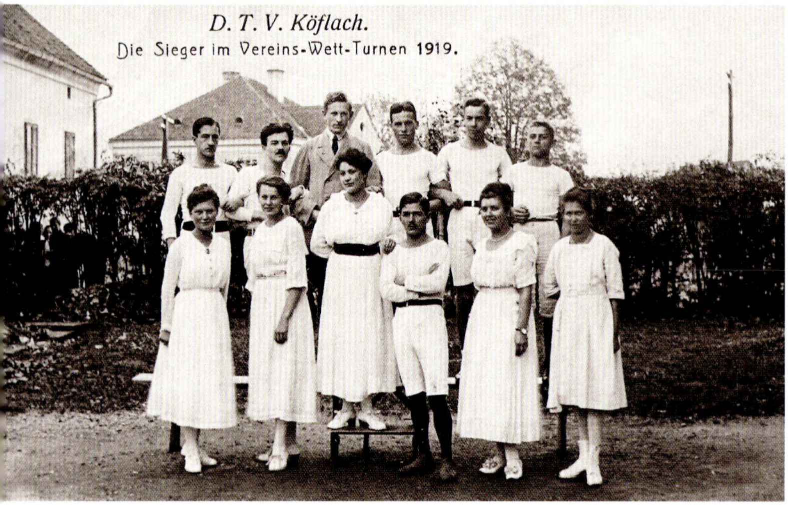

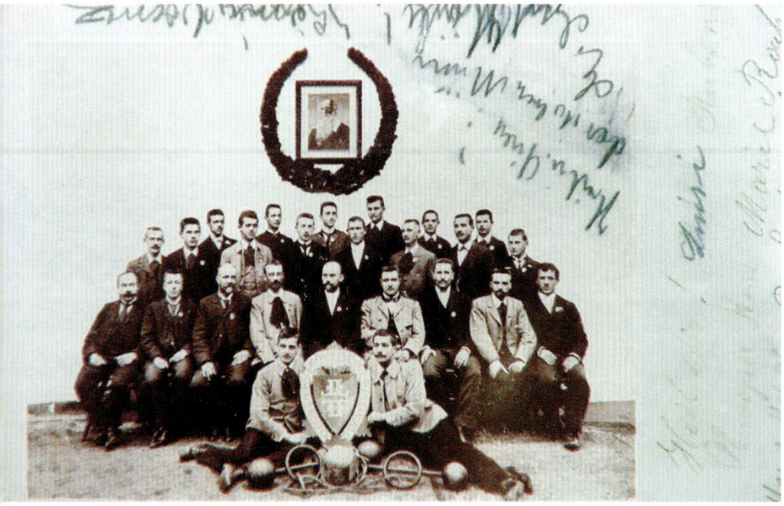

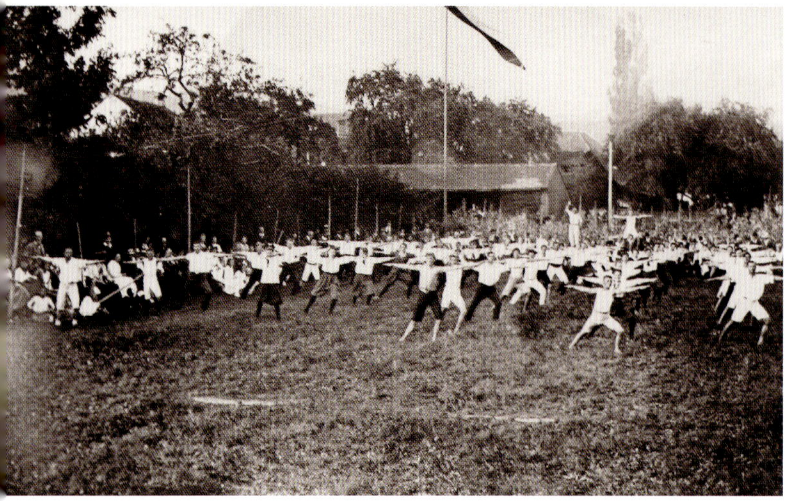

Kloepfer nahm auch teil an den Mitgliederversammlungen des Köflacher Hausbesitzervereins, so etwa am 10. September 1921, wo der altvertraute Adolf Stölzle als Obmann figurierte.

Mehr mit Literatur zu tun hatten die Zusammenkünfte des Köflacher Lesevereins im Klubzimmer des Bahnhofhotels, nicht weit vom Doktorhaus. Die erste größere Veranstaltung des Lesevereins nach dem Weltkrieg brachte am 24. Jänner 1921 Kloepfer an den Vorlesetisch im Köflacher Kinosaal, begleitet von Viktor Zacks Wandervögel 1914, die mit altdeutschen Volksliedern aufwarteten. Hans Kloepfer war dem Vereinsobmann Albert Pfaller als Stellvertreter beigestellt, einem Bekannten aus dem Aufsichtsrat der Volksbank. Die Mitgliedschaft in mehreren Vereinen war nichts Außergewöhnliches, so begegnete man dem vom Hausbesitzerverein bekannten Kaufmann Adolf Stölzle auch im Leseverein wieder, wo er Zahlmeister war. Für den Heimatabend des Lesevereins am 7. Juli 1925 war eine Darbietung Kloepfers angesetzt, der aus der *Geschichte des Marktes Köflach* vorlesen sollte, die der rührige, mit Kloepfer gut bekannte Dechant Ludwig Stampfer[170], ein fleißiger und sachkundiger Lokalhistoriker vor seinem Ableben zusammengetragen hatte.

Die Generalversammlungen der seit 1912 bestehenden Gewerblichen Volksbank unter dem Obmann Josef Muralter waren Pflichttermine für Kloepfer, der ja dem Aufsichtsrat angehörte. Nach Ablauf der Funktionsdauer mußte er sich jeweils erneut der Wahl stellen, die jedesmal anstandslos mit der Vollzahl der Stimmen für Kloepfer entschied. Es sei dahingestellt, ob dem Vielbeschäftigten die Termine für die Gewerbliche Volksbank immer leichtfielen, und auch die zahlreichen Heimatabende, an denen die Glut der Heimatbegeisterung ein ums andere Mal geschürt wurde, dürften mitunter lästig gefallen sein.

Die bestimmende Rolle im Vereinsleben kam jedoch dem nationalen Element zu, dessen einschlägige Sozietäten lose in einer Arbeitsgemeinschaft der völkischen Vereine Köflachs organisiert waren. In schöner Regelmäßigkeit wurde bei diesen Zusammenkünften das Arsenal völkischer Rituale zelebriert und wir dürfen wohl annehmen, daß auch Kloepfer den Reigen der markigen Reden, völkischen Sonnwendfeiern, turnerischen Vorführungen, patriotischen Volksliedvorträge, nationalen Bismarckfeiern und gutgemeinten Sammlungen für bedürftige Stammesbrüder[171] verinnerlicht hatte oder zumindest aus zahlreichen Wiederholungen bestens kannte. Auch bei den gemütvollen Abenden des „Hilfsvereins für Deutschböhmen und die Sudetenländer“ sowie bei der von Kloepfer geführten Köflacher Ortsgruppe des Volksbundes für das Deutschtum im Ausland wird es in vertrauter Weise zugegangen sein, sofern diese Organisationen über die Karteikartenexistenz hinaus Aktivitäten entfalteten.

Dem ebenfalls nationalausgerichteten Verein der deutschen Steirer in Wien half Kloepfer mit Gebrauchstexten aus, wie etwa 1913, als es darum ging, dem neuen Ehrenmitglied Ottokar Kernstock eine Urkunde in historisierender Manier zu verfassen. Dafür konnte Kloepfer wieder mit Unterstützung durch den rührigen Verein rechnen, weilte er etwa in Wien zu Dichterlesungen.

Für Kloepfer von besonderer Bedeutung war der Verein Südmark, dessen von der Grazer Statthalterei genehmigte Köflacher Ortsgruppe am 14. August 1892 im Brauhaus Tunner ins Leben gerufen worden war. Als erster Obmann zeichnete der Kaufmann Sigmund Uray, als erster Obmannstellvertreter Bürgermeister Christof Seemiller. Spätestens 1902 hatte Hans Kloepfer die Obmannschaft des Vereines inne, Kloepfers Frau Martha leitete ab 1909 die Frauen- und Mädchenortsgruppe. Aus mehreren Ortsgruppen wurde 1912 der Südmark-Gau Kainachtal gebildet.[172]

Die ebenfalls 1892 von Sigmund Uray gegründete Köflacher Ortsgruppe des Deutschen Schulvereins wurde ab 1902 von Kloepfers Kollegen Dr. Agathon Seewald dirigiert. Die beiden Vereine wurden 1925 zum Deutschen Schulverein Südmark zusammengeschlossen, dessen Obmannschaft 1928 Kloepfer übernahm. Anläßlich seines 70. Geburtstages verlieh der Deutsche Schulverein Südmark seinem Obmann die Ehrenmitgliedschaft. Die Südmark gehörte zu den sogenannten Schutzvereinen, wie sie bei fast allen Volksstämmen der ehemaligen Donaumonarchie gegründet und von patriotisch eingestellten oder national denkenden Bürgern und Arbeitern unterstützt wurden. Als Interessensvertretungen[173] waren sie naturgemäß in die Reibereien zwischen den Volksgruppen verwickelt und der jeweils andere Schutzverein wurde, wann auch immer sich Gelegenheit dazu bot, in den dunkelsten Farben gemalt.

Zahlreiche aus anderen Vereinen vertraute Namen schienen in den Mitgliederlisten der Köflacher Südmark-Ortsgruppe auf, die Anfang der 1930er

Abb. 109: Die Sieger im Vereins-Wett-Turnen 1919 des Deutschen Turnvereins Köflach. Der dritte Mann von links (hintere Reihe) ist der nachmalige Voitsberger (NS-)Kreisleiter Hubert Eisner.

Abb. 110: Die Herrenriege des Deutschen Turnvereins Köflach lagert vor dem Bildnis des Turnvaters Friedrich Ludwig Jahn – frisch, fromm, fröhlich und frei, 1899.

Abb. 111: Schauturnen in Köflach, 29. September 1919.

Abb. 112: Hans Kloepfers Haftpflicht-Versicherungskarte des Österreichischen Schützenbundes.

Abb. 113: Jahreskarte des Akademischen Turnvereins Graz „für das unterstützende Mitglied Dr. Hans Klöpfer“.

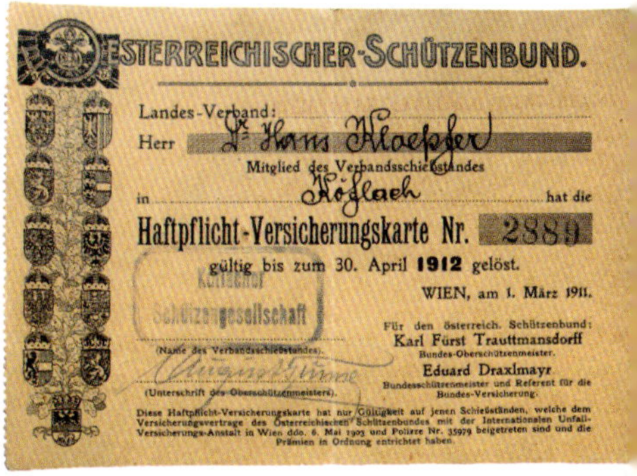
Österreichischer-Schützenbund.
Landes-Verband:
Herr Dr. Hans Kloepfer
Mitglied des Verbandsschießstandes
in Köflach hat die
Haftpflicht-Versicherungskarte Nr. 2889
gültig bis zum 30. April 1912 gelöst.
WIEN, am 1. März 1911.
Für den österreich. Schützenbund:
Karl Fürst Trauttmansdorff
Eduard Draxlmayr

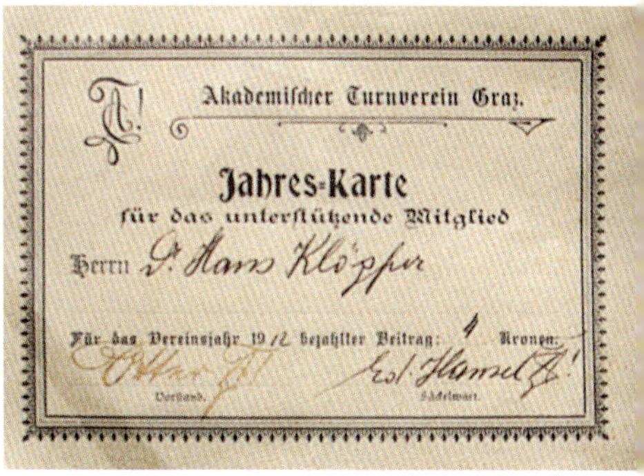
Akademischer Turnverein Graz.
Jahres-Karte
für das unterstützende Mitglied
Herrn Dr. Hans Klöpfer
Für das Vereinsjahr 1912 bezahlter Beitrag: 4 Kronen.
Vorstand. Säckelwart.

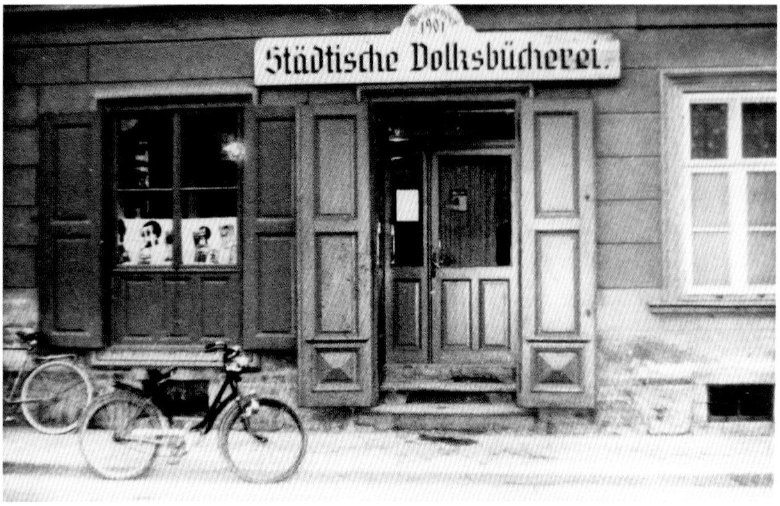

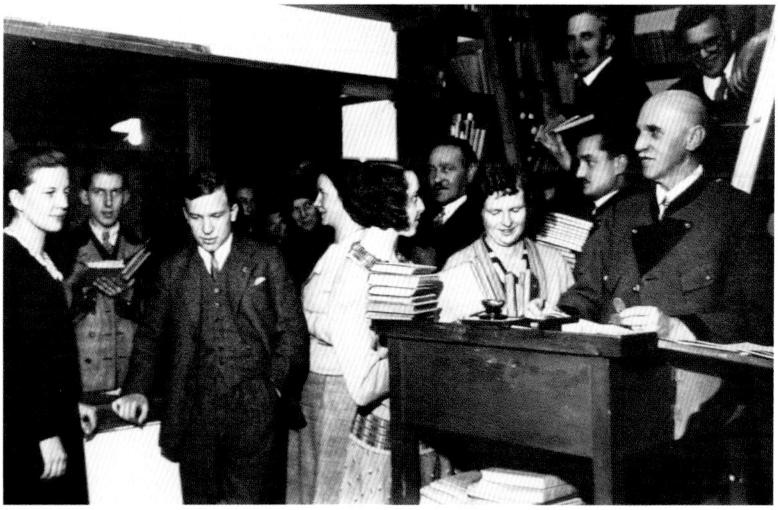

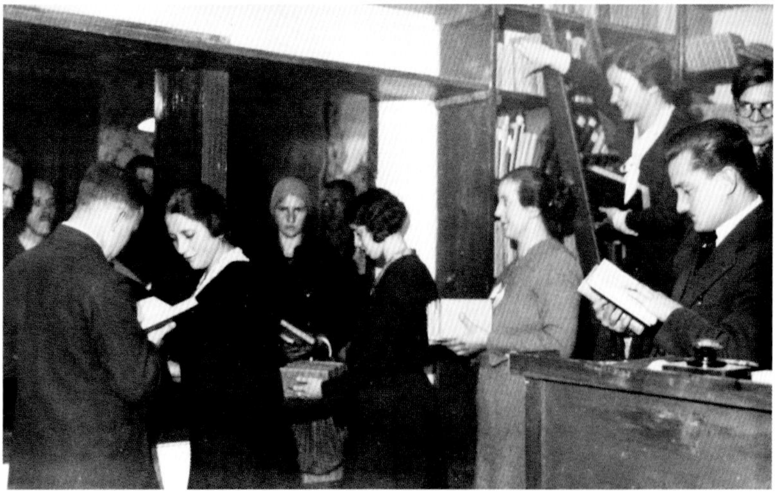

Jahre den beachtlichen Mitgliederstand von 229 Personen aufwies. Neben Kloepfer mit Gemahlin Martha und Tochter Wiki engagierte sich auch Werksarzt Josef Judmaier und der nachmalige NS-Kreisleiter Hubert Eisner für die Südmark. Letzterer war erfahren in Vereinsfragen, hatte er doch im Mai 1933 auch den Köflacher Fremdenverkehrs- und Verschönerungsverein amtlich eintragen lassen.

Ein wichtiges Vorhaben der Südmark war der Ausbau der 1901 eingerichteten Bücherei, einer von den Arbeitern des Industrieortes emsig genutzten Einrichtung, wie Büchereiwart Karl Kriegl mit Genugtuung bemerkte. Es war nicht übertrieben von einem vollen Erfolg zu sprechen, verglichen mit dem ersten Jahr war die Entlehnzahl 1913 auf das Vierfache gestiegen. Wenn es um die Bücherei ging, ließ Kloepfer sich nicht lumpen: so spendete er etwa 1906 stattliche 23 Kronen und damit fast so viel wie die Graz-Köflacher Eisenbahn- und Bergbaugesellschaft, die im selben Jahr, möglicherweise auf seine Initiative hin, 25 Kronen beisteuerte.

Mit welchem Einsatz die Südmärker und andere völkische Vereine ans Werk gingen, erhellt aus dem Bericht über das Sommerfest, das am 14. August 1927 unter dem Motto „Eine Rivierafahrt in Gradenberg" auf einem ausgeschmückten Festplatz am Fuße des Zigöllerkogels stattfand. Der eigens gebildete Festausschuß begeisterte die Besucher sogar mit einer improvisierten Seilbahn, von der aus das Treiben aus der Vogelschau beobachtet werden konnte. Über Wasserrutschen konnten die Festgäste durch die „aufspritzenden Fluten" des Teiches auf die andere Seite hinübergleiten, gesetztere Herrschaften bevorzugten, mit Kähnen durch das Wasser zu kreuzen. Da gab's einen Schönheitswettbewerb und für die Kinder Spiele wie Flaschenfischen, Kasperltheater, Ringelspiel und Sacklaufen. Die Erwachsenen vergnügten sich am Likör- oder Weinstand, kauften Mitbringsel am Lebzeltstand sowie an der Bude mit Südmarkdevotionalien und summten und tanzten zu den Weisen der Musikkapelle Hafner. Für Hans Kloepfer war eine besondere Überraschung vorbereitet, nach einer Vorrede tauchten da nämlich aus dem Kreis der Besucher Gestalten aus seinen Werken auf, die unter dem Beifall des Publikums zu heimatlichen Weisen steirisch tanzten. Damit auch alle bis zuletzt blieben, wurde zum abschließenden Höhepunkt ein Feuerwerk abgebrannt. Der Reingewinn des Sommerfestes war der Südmarkbücherei und den Schulen im Grenzgebiet zugedacht.

Schon vor dem Weltkrieg war Kloepfer dem deutschen und österreichischen Alpenverein der Sektion Köflach als Beirat beigetreten, einer honorigen Vereinigung, der ein Gutteil des Köflacher Patriziats angehörte: der Groß-Kaufmann Karl Uray als Obmann, der Gewerke Rudolf Zdarsky als Obmann-Stellvertreter, der Kaufmann Adolf Stölzle, der Lehrer Ludwig Decrinis, die Brauereibesitzer August und Viktor Tunner, der k. k. Bergrat Lidl von Lidlsheim und eben auch der Werksarzt. Im Sommer 1909 konnte der Alpenverein für seine Alpinisten das Stubalpenhaus „Gaberl" aufsperren. Kloepfer hatte sich für den Bau eingesetzt und Spendengelder gesammelt. Vermutlich sah er sich die weithin leuchtenden bengalischen Feuer auf dem Brandkogel und Wiednerkogel an, die der offiziellen Eröffnung vorangingen. Mit Motorrädern, Personenkraftwagen oder von Köflach aus mit Fiaker, Taxi oder dem Autobusunternehmen Alois Lipp[174] gings auf der Bezirksstraße bequem bis vors Gaberlhaus. Eingefleischte Wanderer näherten sich dem Haus selbstverständlich auf den markierten Wegen, von der Salla aus in zweistündiger Wanderung, ehe sie sich der wohlverdienten Atzung im Schutzhaus hingaben: „Das Stubalpenhaus ‚Gaberl' ist bereits vollkommen bewirtschaftet. Tüchtige und zuvorkommende Pächtersleute werden Winter und Sommer die Gäste mit kalten und warmen Speisen bewirten. Ausgeschenkt wird stets frisches Tunner-Felsenkeller-Märzenbier, sowie ausgezeichneter Deutschlandsberger Schilcher und verschiedene Weißweine, Most und alkoholfreie Getränke. 12 nette eingerichtete Fremdenzimmer mit 25 Betten und 16 Betten im Massenquartiere stehen schon jetzt dem P. T. Publikum

Abb. 114: Die 1901 gegründete Volksbücherei der Südmark firmierte später als Städtische Volksbücherei. Das erste Lokal zur Bücherausstellung war im ersten Stock des Brauhauses Tunner eingerichtet.

Abb. 115: In der Südmarkbücherei. Die Dame am linken Bildrand ist Kloepfers Tochter Wiki.

Abb. 116: In der Südmarkbibliothek. Bei der Dame auf der Leiter könnte es sich um Wiki Kloepfer handeln.

Abb. 117: Gesangsvereine, Musikbanden Kammerorchester – daß Kloepfer (rechts) auch in musikalischen Ensembles seinen Mann stand, ist wenig bekannt. Hier an der Baßgeige mit seinem Vetter Martin Leitinger (links sitzend) und Prof. Victor Gluth (vorne in der Mitte).

„Seine starke Musikalität war ein Erbteil von seiner Mutter her, von den ‚Füchsen' im steirischen Sulmtale. Vater war ein guter Klavierspieler, besonders im Improvisieren leichter Musik. Ich hätte ihm stundenlang zuhören können – wenn er etwa Studentenlieder spielte – zu einem der schönsten, Kernstocks ‚Vale universitas', hat er uns die Weise geschenkt – wenn er in Walzern und Märschen die ganze Melodienseligkeit Alt-Österreichs vor mir ausbreitete – oder wenn er mir etwas aus seinen Singspielen vorspielte (‚Burg Niedeck' und ‚Landstörzerin Courage'), die leider beide nur Fragmente geblieben sind."

Hans Georg Kloepfer, *Mein Vater*, Kleine Zeitung vom 27. Juni 1954 (Sonntagsbeilage).

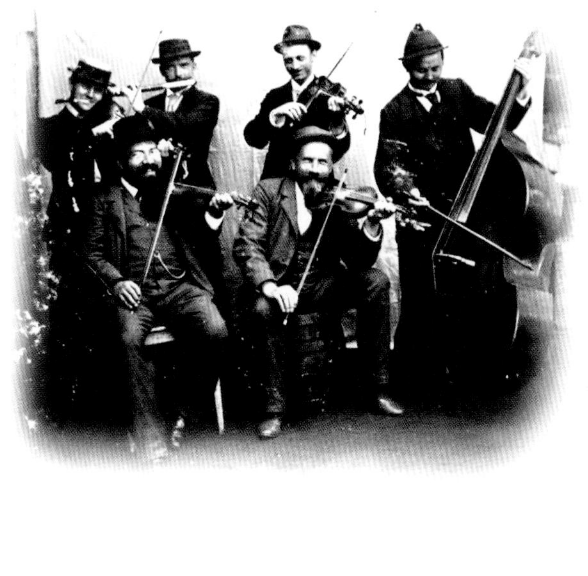

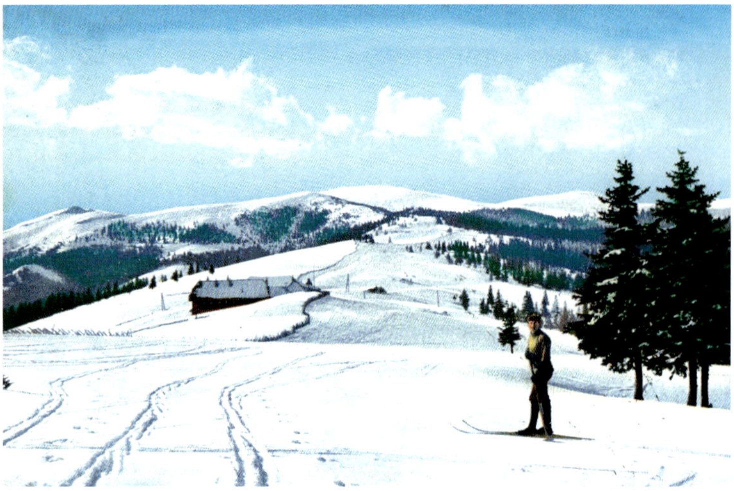

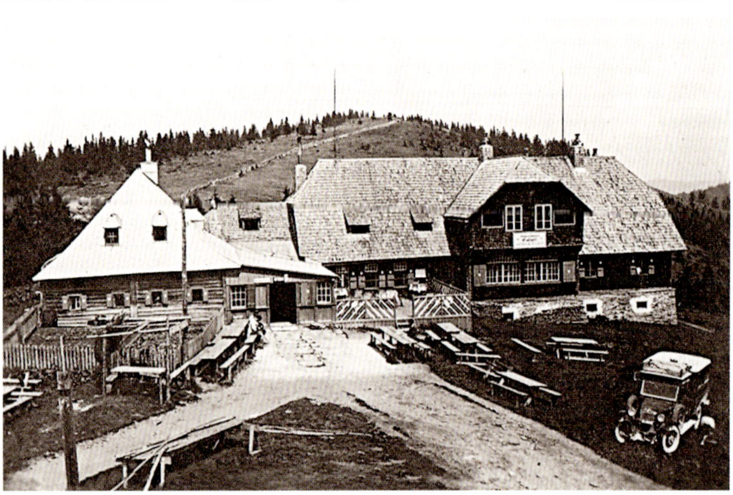

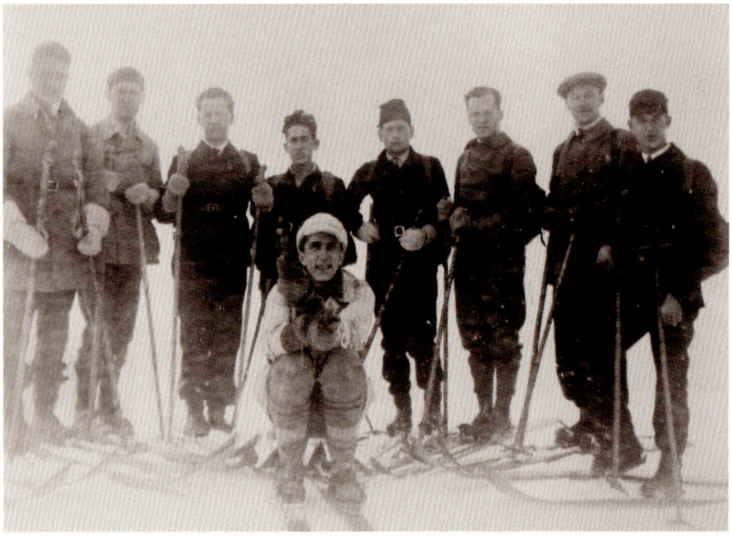

zur Verfügung."[175] Noch vor dem Krieg wurde sogar eine Privat-Telefonverbindung von der Salla hinauf aufs Gaberl gelegt, wie bei der Jahreshauptversammlung der Sektion Köflach am 23. März 1914 berichtet wurde.[176] Anfragen für Fremdenzimmer waren jedoch an die Sektion „Köflach" des Alpenvereins zu richten. Für viele Besucher Kloepfers, insbesondere auch für die Studenten des ATV oder des akademischen Gesangvereins war das Gaberlhaus in den nachfolgenden Jahrzehnten ein begehrtes Ausflugsziel. In Kloepfers Aufsatz *Vom Wintersport* heißt es über das neue Almhaus auf der Stubalpe: „Die junge Sektion ‚Köflach' des Deutschen und Österreichischen Alpenvereins hat sich, frisch zugreifend, hier ein Alpenhaus gebaut mit hellaugig blitzenden Fenstern, mit traulichen Brüstungen und köstlichen Ausbauen zum Blick ins weite blauende Land. Und nun durchwandern wir die kleine Wunderwelt voll frischen Holzduftes vom lichten, fröhlichen Speisesaal mit dem mächtigen steirischen Kachelofen bis zu den kleinen, heimlichen Zimmern, die frohen Menschen entgegenträumen. Und wenn in blauer Sonnwendnacht die Almen von Jauchzern widerhallen, wenn silbernes Mondlicht auf den freien Höhen liegt und manch kleine, verschwiegene Almsünde auf leichten Sohlen über die duftenden Bergwiesen streicht, dann ist das gastliche Haus auf der Höhe der summende Mittelpunkt für viele, deren stumme Glückseligkeit sich hier allmählich beim goldenen Steirerwein im klingenden Liede löst."[177]

Nicht nur in zahlreichen privaten Vereinen begegnet uns der Köflacher

Bürgerstolz jener Tage, sondern auch in der Gemeindestube. Da trafen einander der Bäckermeister Franz Winter, die Kaufleute Karl Uray und Ernst Pachernigg, der Bauereibesitzer August Tunner, der Schmiedemeister Vinzenz Pucher und Kloepfers Schwiegervater, der Bergverwalter Thomas Steiner. Im Jahr 1912 saß Hans Kloepfer im Wahlkörper der Gemeinde-Ausschußwahlen. Daneben war auch der Ortsschulrat zu wählen: In der konstituierenden Sitzung vom 8. März 1912 wurden Thomas Steiner zum Obmann und der Mühlen- und Realitätenbesitzer Franz Dengg zu dessen Stellvertreter bestimmt. Hans Kloepfer wurde vom neuen Ortsschulrat zum Ortsschulaufseher bestellt. Am 13. November 1919 berichtete Gemeinderat Kloepfer der Versammlung des Bürgerrates von den ihn obliegenden Angelegenheiten des Rechts- und Sanitätsausschusses. Man gewinnt den Eindruck, daß sich der Ton verschärft hat, wenn man von der Notwendigkeit einer scharfen Handhabung der Polizei- und Sanitätsordnung liest, mittels der allein nicht näher genannte Übelstände abgestellt werden könnten.[178]

So bildeten die maßgeblichen Herren des Marktes in praktisch allen Belangen einen festen Kern, eine geschlossene Gesellschaft, die abweichende Meinungen, Haltungen, Ansichten oder Lebensentwürfe kaum zuließ. Das war der Preis für die familiären Verhältnisse, für das Gefühl, einer harmonischen Gemeinschaft anzugehören, für die vielen würdigen Feierstunden. Eine solche war etwa die Jubiläumsfeier des Schuldirektors Franz Fuchs anno 1912, zu dem sich die Mitglieder des Ortsschulrates und der gesamte Lehrkörper, dazu Bürgermeister[179] Franz Winter jun., Bergrat Lidl von Lidlsheim aus Piberstein, die Gemeindevorsteher der „eingeschulten“ Gemeinden und zahlreiche Festgäste zu einer „intimen Feier“ versammelt hatten, unter ihnen Hans Kloepfer, der als Ortsschulaufseher in längerer Rede die Meriten des Gefeierten hervorhob. Nach den Ovationen, die vom Gefeierten bescheiden als unverdient zurückzuweisen waren, was auch geschah, begann der lustige Teil des Abends, wie das *Voitsberg-Köflacher Wochenblatt* bestätigt: „Erst in später Stunde trennten sich die Teilnehmer von der einfach herzlichen, aber würdigen Feier, welche der allgemeinen Sympathie, deren sich Herr Direktor Fuchs in allen Bevölkerungskreisen erfreut, beredten Ausdruck gab.“ Vernünftigerweise hatte man das Brauhaus Tunner als Versammlungsort gewählt.

Auch im Rüsthaus kam man oft sehr lustig und recht ungezwungen zusammen, wo die Freiwillige Feuerwehr, der wohl angesehenste Verein des Marktes, sein Hauptquartier hatte. Am 22. Mai 1914 etwa stand die Würdigung des Feuerwehrmitgliedes Paul Magerl an, der dem Verband bereits 25 Jahre angehörte. Für den Jubilanten gab's eine vom Kaiser gestiftete Ehren-Medaille, überreicht vom Obmann des Feuerwehrbezirkes Franz Kautschitsch. Zur herzlichen Ansprache applaudierten Bürgermeister Winter und der Köflacher Feuerwehrhauptmann Vinzenz Pucher. Hans Kloepfer wurde bei dieser Gelegenheit wärmster Dank für die Schulungen der Rettungsmannschaft ausgesprochen. Die ans Jubelfest

Abb. 118: Winteridyll vor dem Schutzhaus Gaberl.

Abb. 119: Das Gaberlhaus auf der Stubalpe.

Abb. 120: Skiriege auf der Stubalpe.

Sonnwendfeier und Bergturnfest auf der Stubalpe

Als die Dämmerung hereinbrach begaben sich die Festteilnehmer unter Vorantritt der Sallaer Musikkapelle zum Holzstoß. Dort begrüßte der Sprechwart des Köflacher Turnvereines, Lehrer Karl Kriegl, die Erschienenen mit herzlichen Worten. Nachdem der herrliche Sang „Heil dir, du Eisenmark“, gesungen vom Männergesangverein Sängerbund“ und Arbeitergesangverein „Eiche“ verklungen war, wurde der mächtige Holzstoß in Brand gesetzt und Fräulein Else Decrinis sprach den markigen Feuerspruch von Kernstock. Angesichts der zum Himmel aufschlagenden Flammen hielt Med.-Dr. Hans Kloepfer die Festrede. Begeistert und begeisternd schallten seine herrlichen Worte in die helle Sternennacht hinaus und übten auf die mit entblößtem Haupte den lodernden Holzstoß umstehende, in wahrer Feierstimmung lauschende Menge eine tiefe, nachhaltige Wirkung, die sich in brausenden Heilrufen auflöste. Es folgte der Feuersprung unter manch kernigem Weihespruch und innigem Sonnwendwunsche. Die erhebende Feier schloß mit der „Wacht am Rhein“, die mächtig und begeistert in die Nacht hinausklang.

Grazer Tagblatt, 20. Juli 1910

VOLK

Volk – in leichtverwognem Mute
jagt ihr's keck in euren Streit,
daß es zahl mit seinem Blute
eure kurze Herrlichkeit.

Nimmer ist's die laute Masse,
die ihr auf die Straße hetzt,
bis sie, blind in Gunst und Hasse,
auf den Götzenthron euch setzt.

Volk – das kommt aus Ewigkeiten,
ist ein tiefes, dunkles Meer,
vom Jahrhundertweg der Zeiten
müdes, schlafumfangnes Heer.

Volk – das wohnt vor dunklen Wäldern
über sich das Sternenzelt,
gräbt aus morgenfrühen Feldern
seine garbenkarge Welt.

Volk – das lebt in alten Märchen,
wie sie einst die Mutter sang,
glänzt von blonden Kinderhärchen
sorglos auf am Blütenhang;

trägt wie unter tiefen Narben
seines Schöpfers Ebenbild,
das in stillverblichnen Farben
erst ums Totenantlitz spielt.

Volk – das ist ein stummer Riese,
der an Weltenfesten baut
und aus dämmerndem Verliese
selten nur die Sonne schaut.

Aber wenn es aufgestanden,
seinen Herrgot in der Faust,
ist's der Föhn, der, frei von Banden,
von den Bergen niederbraust,

ist's der Herr am Jüngsten Tage,
der sein donnernd „schuldig" spricht
und vor überladner Waage
blutig hält sein Weltgericht.

Gedichte, 1931

anschließende Jahreshauptversammlung fand – erraten: wieder im Brauhaussaal statt.

Zur Verbitterung vieler wurde im Jahr 1934 aus politischen Gründen eine Reihe allzu markiger Vereine mit einem Verbot belegt, darunter etwa der MGV Eiche oder die Köflacher Ortsgruppe des Alpenländischen Kriegsteilnehmerverbandes 1914/18. Auch die Köflacher Ortsgruppe des Deutschen Schulvereins Südmark wurde im August aufgelöst, konnte sich aber 1938 erneut formieren, nachdem eine Überwachung durch Vertrauenspersonen der Obrigkeit installiert worden war.[180] Neben den nationalorientierten Bünden wurden auch sozialistische Vereine wie die Köflacher Ortsgruppe des Arbeiter Radfahrerbundes Österreich (ARBÖ) kurzerhand aufgelöst. Daß die Reichsbehörden nach dem Anschluß 1938 dem ausufernden, schwer zu überblickenden Vereinsleben einen Riegel vorschoben, entspricht der Ausgestaltung zum totalen, gleichgeschalteten Staat. Zahlreiche Vereine wurden jetzt umgeformt, in vorgegebene Verbände eingegliedert oder verloren ihre bisherige Autonomie. Nicht wenige wurden von den NS-Behörden verboten.

Fast rührend mutet das Vorhaben einiger Kloepferfreunde an, den Dichter durch die Errichtung eines Hans-Kloepfer-Alpengasthofes zu ehren, natürlich sollte zu diesem Zwecke ein Verein gegründet werden, wie dem Reichsgauleiter Sigfried Uiberreither zur Kenntnis gebracht wurde. Der ließ den Bittstellern ausrichten, er begrüße zwar die Errichtung eines steirischen Alpengasthofes, der den Namen „Kloepferhaus" führen soll, er sei auch gern bereit, diesen Plan weitestgehend zu unterstützen, er sei aber nicht der Meinung, daß dazu die Gründung eines Vereines notwendig wäre und versage dieser daher seine Zustimmung.[181]

Ob das Kloepferhaus auch ohne Förderverein über die Anfänge hinauskam ist leider nicht zu ersehen. Am 1. Juli 1941 äußerte sich der Geehrte noch einmal dazu, dann versiegen die Quellen: „Für euren heutigen Gruss vom Gründungsfest des Kloepferhausbaues bitte ich meinen ergebensten Dank entgegen zunehmen." Ein leichtes Unbehagen scheint sich seiner jedoch bei dem Gedanken an den Kloepfer-Alpengasthof bemächtigt zu haben, „Scheint mir doch alles, was ich versucht und zustande gebracht, im gewaltigen Höhenflug unserer Zeit so klein und unbeträchtlich, ja beinahe unerlaubt ihren machtvollen Chören gegenüber, dass ich mit meinem Wort und Namen am liebsten still im Hintergrund bliebe."[182]

Nach dem Krieg konnten die meisten Vereine nicht mehr in alter Herrlichkeit wiedererstehen, zumal viele Zeitgenossen aus den verschiedensten Gründen nicht mehr zur Verfügung standen oder nicht mehr unter den Lebenden weilten, wie etwa Hans Kloepfer.

ZWISCHEN NATURHEILKUNDE UND HOCHSCHULMEDIZIN

In medizinischen Belangen war das Köflach des Jahres 1894 tiefe Provinz. Zwar waren auch in der Steiermark längst promovierte Ärzte an die Seite der einstigen Bader und Wundärzte getreten, da ihre Dienste jedoch ziemlich kostspielig waren, rief man sie nur selten und versuchte sich anderweitig zu behelfen. So war die ärztliche Versorgung vor allem auf dem Land immer noch in den Händen der Wundärzte. Als begabte Praktiker und erfahrene Operateure beugten sie sich nur ungern den promovierten Doktoren, zumal sie bei der Bevölkerung in hohem Ansehen standen. Erst als nach der Aufhebung der Chirurgenschulen der Nachwuchs an Wundärzten ausblieb, nahm das zahlenmäßige Verhältnis zu den Ärzten aus den medizinischen Fakultäten ab. Ein letzter steirischer Wundarzt ordinierte noch 1938 in Graz.

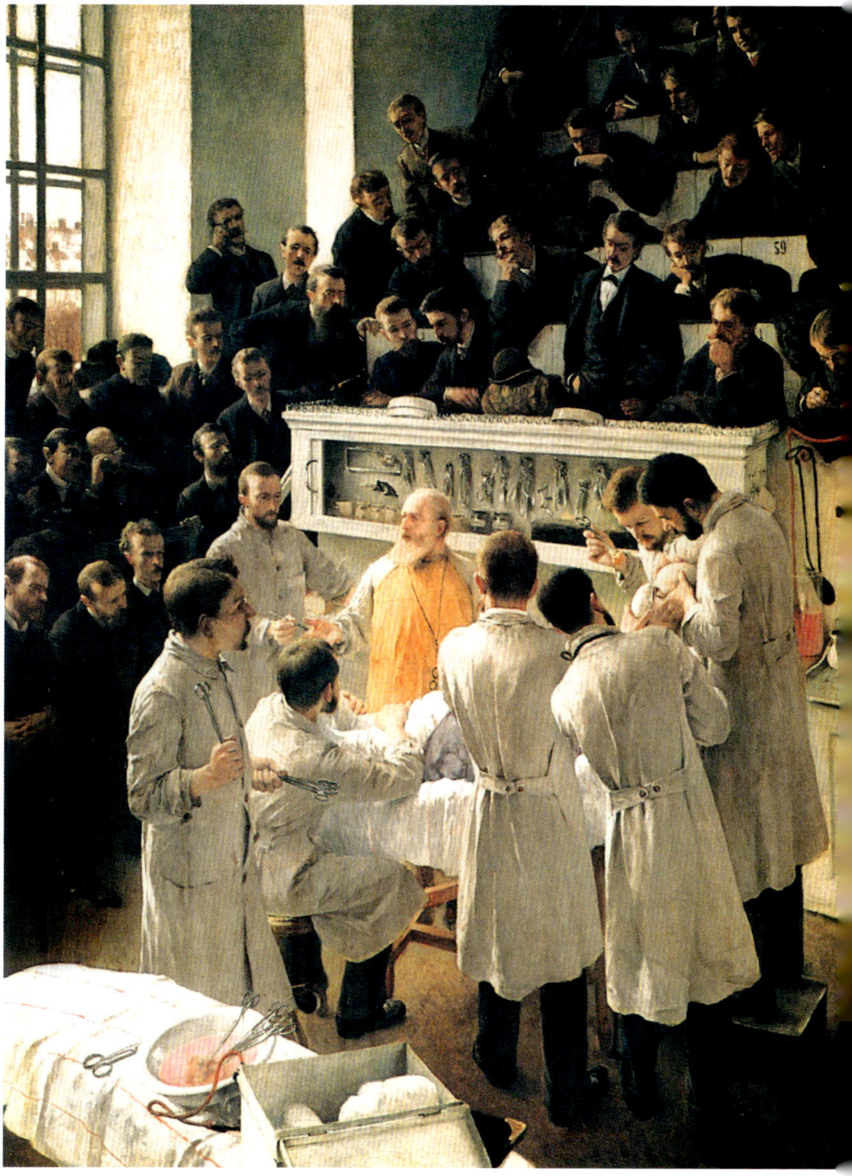

Abb. 121: Theodor Billroth während einer Operation im Hörsaal der Wiener chirurgischen Universitätsklinik, 1890. Das berühmte Ölgemälde von Adalbert Franz Seligmann spiegelt wie kaum ein zweites die Blüte der Medizin im ausgehenden 19. Jahrhundert wider. Der Maler hat sich selbst im ersten Rang des Auditoriums als stehender Betrachter dargestellt.

Unter den Krankheiten, denen Kloepfer im Köflach der 1890er Jahre gegenüberstand, kommt der Tuberkulose eine traurige Sonderstellung zu, die mehr als ein Drittel aller Todesfälle verursachte. Die ungeheure Bedrohung durch diese bakterielle Infektionskrankheit und das Fehlen wirksamer Therapeutika führte zu Beginn des 20. Jahrhunderts zur Gründung zahlreicher Heilstätten für Lungenkranke, etwa 1906 in Hörgas und Enzenbach. Für die Finanzierung hatte sich etwa Peter Rosegger stark gemacht. Nach dem Weltkrieg wurden diese Heilstätten in die Obhut des Landes übernommen. Auf der Stolzalpe oberhalb von Murau konnte 1920 eine Kinderheilstätte errichtet werden, vier Jahre später folgte die Eröffnung einer Landes-Sonnenheilstätte für Tbc-Kranke mit Knochen- und Gelenktuberkulose.

In Machers medizinisch-statistischer Topographie sind viele weitere Krankheiten aufgelistet, die man um die Mitte des 19. Jahrhunderts im Voitsberger Bezirk fürchtete. Da ist die Rede von

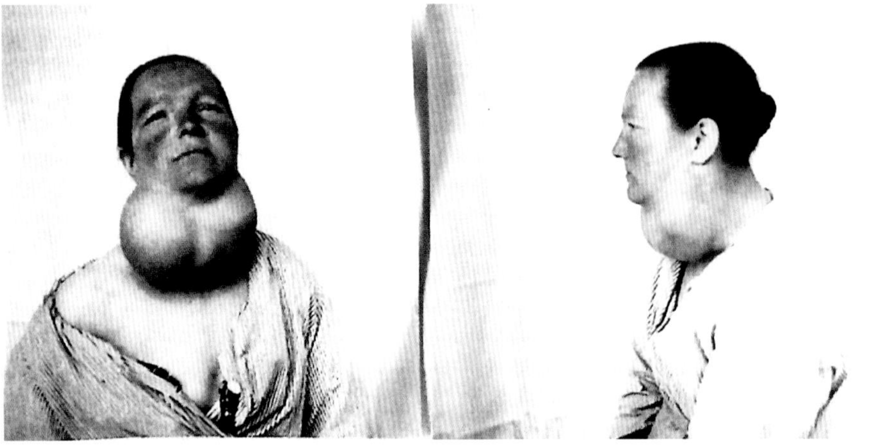

Abb. 122: Eine 49jährige Köflacher Patientin mit massiver Kropfgeschwulst. Die Strumaoperation wurde 1943 im LKH Voitsberg von Primararzt Curt Crammer vorgenommen.

verkümmertem Wachstum, womit die in den Hängen um Voitsberg verbreitete Rachitis gemeint war, weiter vom endemischen Kropf[183], dessen Ursachen noch völlig im Dunkel lagen, von Schwerhörigkeit, Taubheit und Taubstummheit, besonders in den Gebirgsgegenden, wo nach Ansicht der Altvorderen scharfe Winde rheumatische Ohrenaffektionen verursachten, weiter Schwachsinn, Blödsinn und Kretinismus, letzterer seine Ursache besonders in der Kälte und Feuchtigkeit des Bodens und der Atmosphäre hätte[184], weiter das durch warme Feuchtigkeit und Moor- und Sumpfausdünstungen bedingte Wechselfieber, schließlich Skrofeln[185] und die Wurmsucht, worunter Spul-, Maden- und Bandwürmer subsummiert wurden. Von Alpengicht sprach man, wenn Rheumatismus und Gichterkrankung zusammenkamen.

Den endemischen Krankheiten standen die epidemischen gegenüber, Infektionen wie die Influenza, die Ruhr und der Keuchhusten. Auch Typhus, Masern, Scharlach, Friesel[186], Pocken, Schafblattern oder Windpocken vulgo Varizellen traten epidemisch auf. Macher beschließt die Aufzählung mit Skrofel und Tuberkulose, Syphilis, Ausschlägen wie Krätze, Kopfgrind, Flechten und Kopfrauden sowie äußerlichen Gebrechen wie Hernien, Varikositäten, Fußgeschwüren und Uterusvorfällen.

Einen noch zu Kloepfers Zeiten nachwirkenden Eindruck hatte die über Jahrhunderte gefürchtete Pest hinterlassen, von der zahlreiche Pestsäulen und Marterln beredtes Zeugnis ablegten. Der Pestepidemie des Jahres 1634 waren nicht weniger als 120 Bewohner des Ortes erlegen. In seinem *Steirischen Bilderbuch* paraphrasierte Kloepfer 1930 über die Pest: „Aber schlimmer noch, wenn der Gifthauch der Pest unsichtbar übers Land kroch. ‚Tua du maahn, i werd rechen‘, hatte irgendwo in sinkender Dämmerung ein fremdes hageres Weib vor der Dorfgasse zu ihrem hohläugigen Gesellen gerufen. In sieben Dörfern sprach sich's am nächsten Morgen schon herum, und ein grausames Sterben begann –. ‚Iß brav Kranawett und Bibernell, dann stirbst nit so schnell‘, hatte ein kleines Vöglein wohl vom Wegkreuz gewarnt. Aber weder die scharf beißende Pimpinella wollte helfen, noch das Räuchern und Aderlassen, noch Latwergen, Theriak und Pestilenzkugeln. Da starben ganze Häuser aus, und flüchtig von der Ferne eingesegnet, scharrt man die Leichen ein. Noch mahnt aus Dorn und Dickicht ein verwittertes Kreuzstöckl mit den Mauernischen für die Pestpatrone Rochus und Sebastian oder die heilige Rosalia an jene harten Zeiten."[187]

Zu der Vielzahl von Infektionskrankheiten, denen Kloepfer in der Praxis begegnete, zählte die Diphterie, die erst durch die Schutzimpfung in der Zwischenkriegszeit nach und nach ihren Schrecken verlor. Von einer Poliomyelitis-Epidemie wurde die Steiermark 1909 heimgesucht, die Menschenströme gegen Ende des Ersten Weltkrieges beförderten lokale Fleckfieber-Epidemien und, trotz der 1896 eingeführten Schutzimpfung, Typhuserkrankungen. Selbst die durch die Pockenimpfung nahezu ausgerotteten Blattern wurden im Weltkrieg wieder eingeschleppt und in einem Flüchtlingslager bei Graz brach die Cholera aus.

Gegen all diese Krankheiten standen noch um 1894 kaum wirkungsvolle Maßnahmen zur Verfügung. In Universitätsstädten wie Graz mochte es besser aussehen, aber mit den Segnungen der modernen klinischen Medizin, wie sie etwa in der Landeshauptstadt blühte, kamen die Weststeirer nur ausnahmsweise in Berührung. Dagegen hielt sich eine dogmenbehaftete Naturheilkunde, die den Fortschritt negierte, sich in mitunter skurrilen Reformideen gefiel und sich kühn als medizinische Moderne ausgab. Einer zahlreichen Anhängerschaft erfreute sich etwa die Homöopathie in ihrer fundamentalen Oppositionsrolle zur naturwissenschaftlich begründeten Heilkunde.[188]

Abb. 123: Karte zur räumlichen Verbreitung des Kretinismus in der Steiermark.

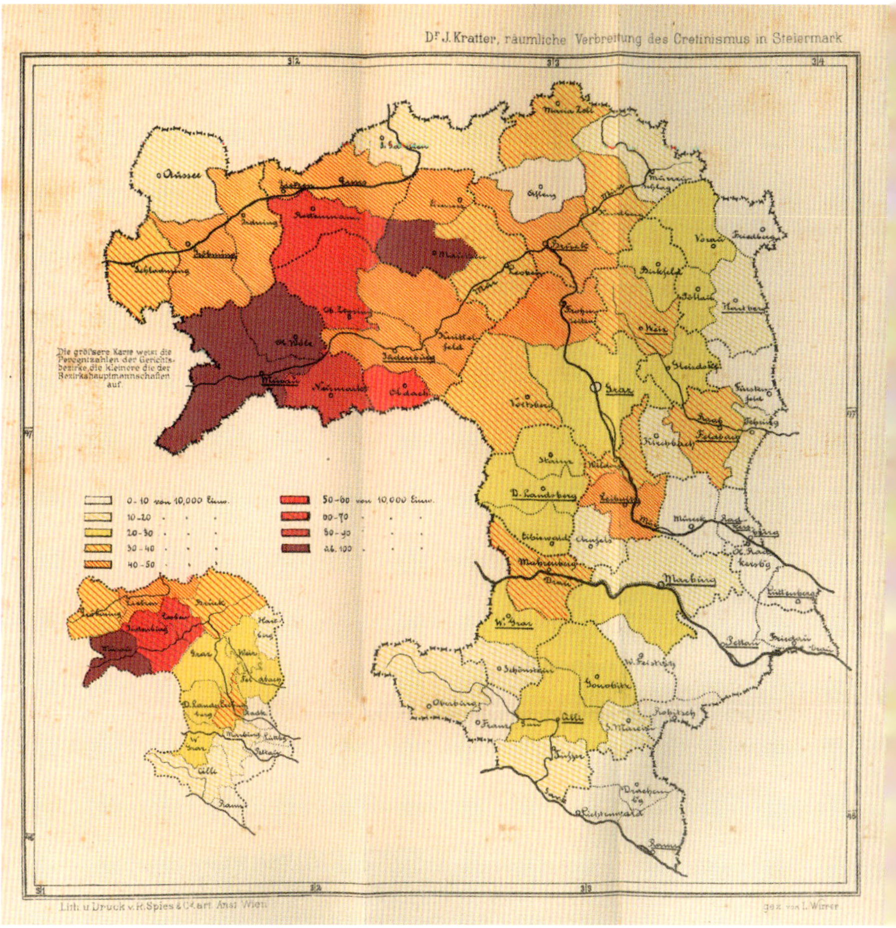

In den rückständigen Landgebieten hinter Köflach behalf man sich mit althergebrachten Hausmitteln, volksmedizinischen Überlieferungen und magischen Praktiken. Eine Legion von Heiligen bot sich als Fürbitter an, einschlägig fachärztlich ausgewiesen jeweils durch ein ganz spezifisches Märtyrium – gegen Halsweh bemühte man St. Blasius, gegen Zahnweh die heilige Apollonia, bei Bauchgrimmen den heilige Erasmus und für Kopfschmerz war Johannes der Täufer akkreditiert. Wenn sonst nichts half, wickelte man „die wahre Länge Christi“ ums schmerzende Glied. Manches Therapeutikum oder Aphrodisiakum trug die Signatur exotischer Fernen oder war zumindest aus heidnischen Zeiten her überliefert, so das Allheilmittel Theriak, die Tinktura Cantharidum, so der offizinelle

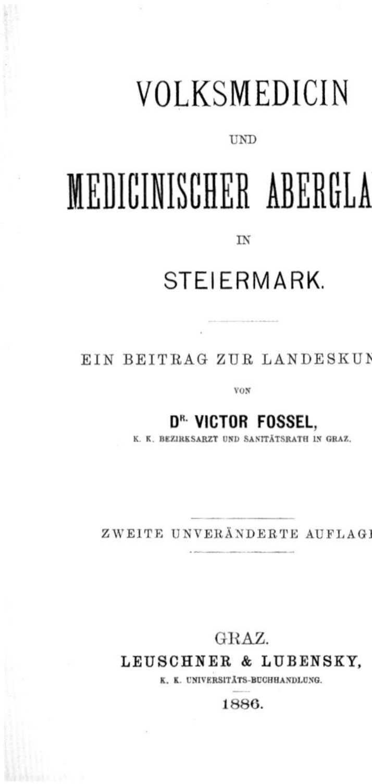

VOLKSMEDICIN

UND

MEDICINISCHER ABERGLAUBE

IN

STEIERMARK.

EIN BEITRAG ZUR LANDESKUNDE

VON

DR. VICTOR FOSSEL,

K. K. BEZIRKSARZT UND SANITÄTSRATH IN GRAZ.

ZWEITE UNVERÄNDERTE AUFLAGE.

GRAZ.

LEUSCHNER & LUBENSKY,

K. K. UNIVERSITÄTS-BUCHHANDLUNG.

1886.

Abb. 124: Titelblatt der grundlegenden, Hans Kloepfer sicher bekannten Abhandlung *Volksmedicin und medicinischer Aberglaube in Steiermark*, einer frühen medizinhistorischen Monographie von Victor Fossel.

Abb. 125: Ansichtskarte des steirischen Naturheilers Johann Reinbacher (genannt Höller Hansl) und seiner Frau Cilli. In der oberen Bildmitte das Haus des Höller Hansl in Rachling bei Stainz, ein typisches weststeirisches Bauernhaus, darunter die Kapelle von Rachling.

Abb. 126: Illustration zum bis heute gesungenen *Liad vom Stainzer Wundadokta* Höller Hansl, erschienen im Eigenverlag des Komponisten Friedrich Moser.

Fachbegriff für die erprobte Spanische Fliege, schließlich das schon von den alten Griechen als Castoreum geschätzte Bibergeil. In seinem Aufsatz *Arzt und Volk* führt Kloepfer aus: „Vor allem lebt heute noch im Volke vieles, und mehr als man erfährt, von altheidnischem Glauben und vor allem Aberglauben, wenn auch verblaßt, verlarvt oder ins christliche Brauchtum umgedeutet. So greift vor allem der Bauer zuerst zu Volksheilmitteln, die ihm seit Jahrhunderten als bewährt gelten. Und es ist wohl kein Zufall, daß die meisten von ihnen der ihm vertrauten organischen Natur entnommen sind. Das sind die Kräuter, Beeren und Früchte, die seine Ehewirtin, etwa nach dem Zeugnisse eines vergilbten ‚Kräuterbuches' im Spind oder eines ‚Haus-, Koch-, Kunst- und Wunderbuchs' des Nachbarn, im Hausgärtlein zieht, wie Melissen, Pfefferminze, Kamillen, Salbei, Eibisch, Baldrian, Enzian, Kümmel und andere."[189]

Wer der Hilfe bedurfte, vertraute sich dem sachverständigen Nachbarn an oder einer Schar regional bekannter Bauerndoktoren, zog Kräutermandln zurate, Boahoaler, Viehdokter, Braunscheidtierer, Urinschauer, Zähntreisser und was da mehr noch an Heilkundigen durch die Lande kreuzte und sich auf Abbeten, Aderlassen und Anhauchen verstand, aufs Räuchern, Purgieren, Einreiben, Egelsetzen und Gsundschwitzen. Die Bruchrichter, Hebammen und Schröpfweiber therapierten mit Jungfernpulvern, Medizinalölen, Zaubermixturen, Heilsteinen und okkulten Signaturen. Auch Bauern befleißigten sich der Heilkunde, wie etwa jener *Kaisertoni*, der in Graden eine einträgliche Ordination als Beinbruchheiler unterhielt, kollegial mit dem Krämer Strobl in Köflach zusammenarbeitete und von allen Ständen konsultiert wurde.[190]

Solches hielt man in Dr. Kloepfers Rayon noch zu Ende des 19. Jahrhunderts für möglich:[191] „Wer beim ersten Donnerwetter sich auf den Boden wirft, wird ein Jahr lang vom Kopfweh befreit sein". Oder: „Bei zögernder Geburt soll eine Mannsperson den häuslichen Vorrath an Brennholz untersuchen und falls sich ein unvollständig gespaltenes Holzscheit vorfindet, dieses regelrecht spalten." Oder: „Leidet ein Neugeborenes an Soor der Mundhöhle, so reibe man diese mit dem Haarzopf der Mutter aus." Oder „Krenn, Honig und Baumwolle zu gleichen Theilen vermengt und täglich davon ein Löffel voll genossen, soll das Wachsthum der schwindenden Lunge bewirken." Und schaden konnte es schließlich nicht, wenn man sich mit dem Spruch „Fieber bleib aus, i bi nöt z'Haus" auf dem Türstock wappnete.

Ohne Zweifel hatte Kloepfer Kenntnis von Johann Reinbacher vulgo Höllerhansl, dem wohl bekanntesten steirischen Naturheiler in der Zeit zwischen den Kriegen. In Köflach gab es schwerlich jemand, der den bauernschlauen Naturheiler aus Rachling bei Stainz nicht gekannt hätte, selbst in der Köflacher Chronik sind ihm unter dem Jahreseintrag 1935 einige Zeilen gewidmet: „In Rachling bei Stainz starb im Jänner der weit über die Grenzen Österreichs bekannte Naturheiler Johann Reinbacher, genannt ‚Höllerhansl'. Der Ruf, den der ‚Wunderdoktor' genoß, war nicht ganz unbegründet. Sooft auch vor dem Grazer Gericht eine Anklage gegen den grundgescheiten Mann erhoben wurde, konnte er sich auf das allergeschickteste verteidigen und wußte selbst auf Ärzte einen guten Eindruck zu machen. Immer marschierte eine Reihe von Zeugen auf, die seinen Heilungen und Besserungen höchstes Lob zollten. Das Haus des Höllerhansl-Bauern bei Stainz war daher seit Jahrzehnten zu jeder Jahreszeit das Ziel hunderter Hilfesuchender. Gewisse Züge, die von Graz aus nach Stainz dampften, hießen im steirischen Volksmund schalkhaft ‚Flascherlzüge', weil die meisten der Reisenden mit den verlangten Proben in verschiedenen gläsernen Kleingebinden zu ihm hinausfuhren."[192]

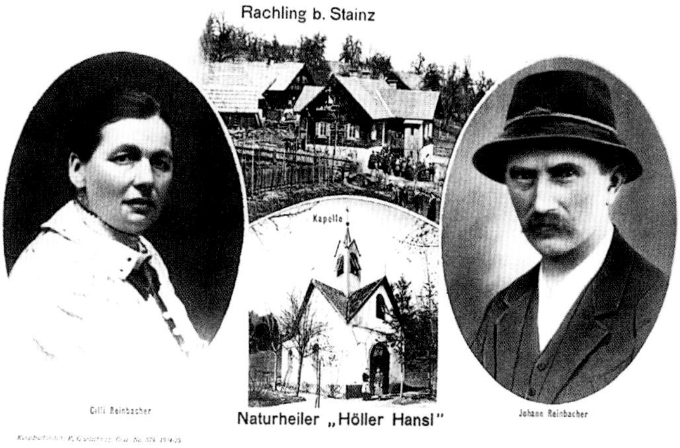

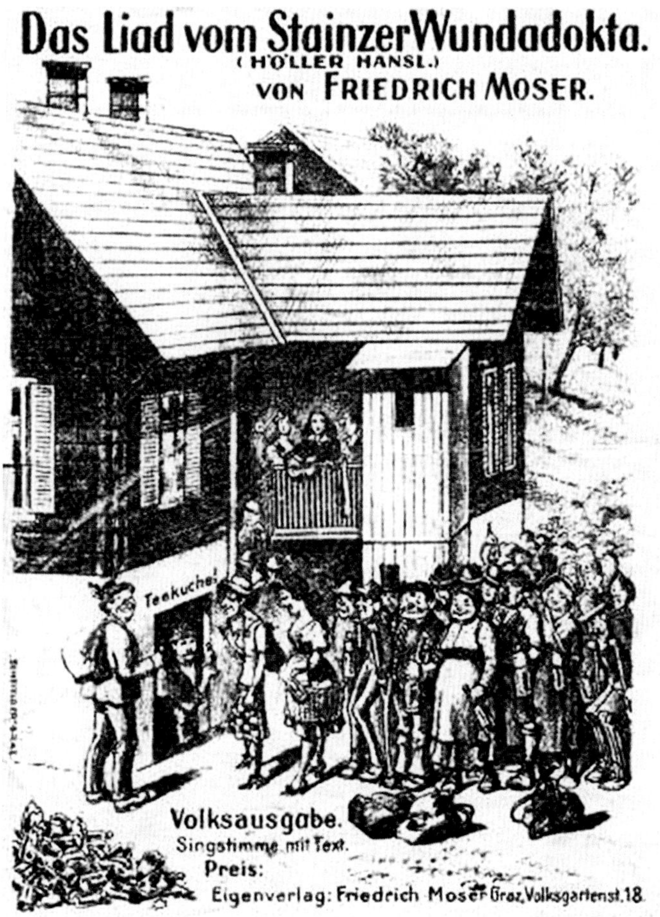

Den 1866 in der Nähe von Stainz geborenen Johann Reinbacher hatte es in jungen Jahren nach Rachling verschlagen, wo sein Vater ein kleines weststeirisches Bauernhaus vulgo „Höller" bezogen hatte – daher der später weithin bekannte Name des Wunderdoktors. Von seinem Vater war er in jungen Jahren in die Geheimnisse der Volksheilkunde eingeweiht worden, manches hatte er auch einem alten Folianten entnommen, wie er später bekannte. Schon vor der Jahrhundertwende dürfte sich der Höllerhansl als Naturheiler betätigt und seinen später sagenhaften Ruhm begründet haben. In seinen besten Jahren nach dem Ersten Weltkrieg pilgerten täglich hunderte Patienten zu seinem Häuserl nach Rachling hinaus, wobei sie den letzten Aufstieg wie Wallfahrer zu Fuß zurücklegten. Während im Hof die Hilfesuchenden in Trauben warteten, fanden im Hausinneren die kurzen, mit einer Spende zu entgeltenden Ordinationen statt.

Dabei beschränkte sich die Untersuchungsmethode des „Stainzer Wundadokta" auf einen kurzen Blick ins mitgebrachte Urinflascherl, darauf folgte eine apodiktische Diagnose, die sich meist mit „Schlechts Geblüat, Lünglkatarrh, Gallschleim im Magen, Windverstopfung mit Windfieber"[193] begnügte. Die therapeutische Strategie des Höllerhansls beschränkte sich auf die Gabe von Tee- oder Kräuterspezialitäten wie Salbei, Eibisch oder Fenchel. Diese stammten erwartungsgemäß aus hauseigener Manufaktur. Die Einkünfte aus diesem Gewerbe waren beträchtlich, so konnte der von seiner Gemahlin Cilli unterstützte Reinbacher die baufällige Keusche seines Vaters zu einem stattlichen Haus ausbauen. In guten Jahren soll er im Wirtshaus bündelweise Geld verteilt haben.

Eine in mehreren Versionen kursierende Höllerhansl-Anekdote läßt tief blicken: „Ein Holzknecht aus der Gegend von Eibiswald hatte sich einmal am Auge verletzt. Notdürftig verbunden ging er in den Markt hinunter und traf auf der Straße den Dichterarzt Dr. Hans Kloepfer. Der redete ihn an: ‚Griaß die Seppl, hast dir am Aug wehtan?' ‚Jo', sagte der Gefragte. Darauf Dr. Kloepfer: ‚Dann kimmst grad zu mia?' ‚Na', antwortete der Holzknecht, ‚beim Aug derf ma si net spüln, da geh i zan Höllerhansl!'"[194] Auch Kloepfer bewahrte in seiner Skizze *Arzt und Volk* eine Höllerhansl-Anekdote: „Ein reicher Mann litt seit Jahren an der fixen Vorstellung vor dem Schlafengehen, ein Mann liege unter seinem Bette, einer Angstpsychose, zu deren Beseitigung er schon berühmte Nervenärzte und teure Sanatorien ohne dauernden Nutzen aufgesucht hatte. Bis ihm ein Freund riet, er solle doch einmal den Rat des berühmten Höllerhansl einholen. Gesagt, getan. Er klagt ihm umständlich sein Leiden. ‚Ja, da is a leicht's Mittel', entscheidet der Stainzer Salomo: ‚Schneid'st halt die Füaß von Bett o!' Vom Erfolg habe ich nichts mehr erfahren."[195]

Abb. 127: Die Köflacher Kurpfuscherin Maria Geihs (auch Geiß bzw. Geiss) vulgo Wirlin (bei Kloepfer Kirlin).

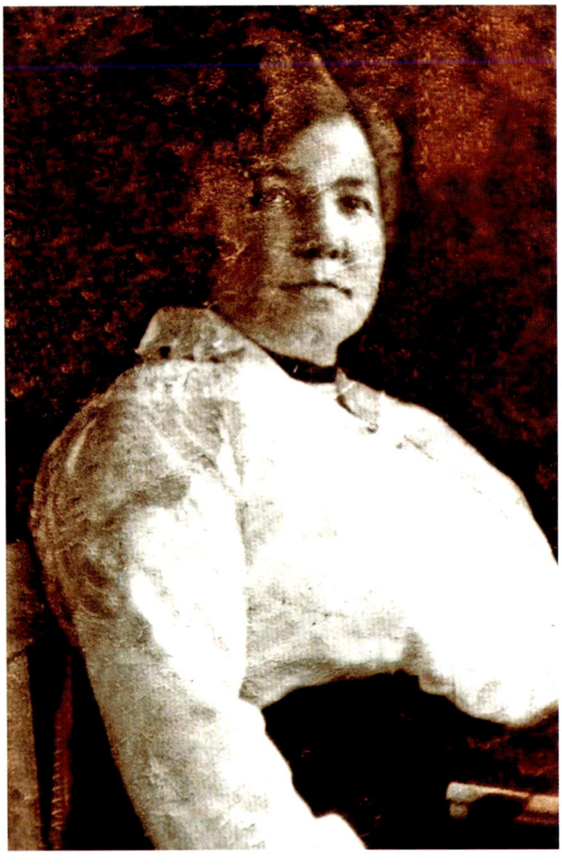

Geradezu als Ortskollegin Kloepfers ist die 1860 geborene und durch Jahrzehnte als Heilerin tätige Maria Geihs zu bezeichnen, die bei ihren Patienten in Köflach und Umgebung als Wirlin bekannt war. Die Frau lebte mit ihren Kindern bis zu ihrem Tod 1923 im Lindenhof unweit des Friedhofs von Köflach und verdingte sich auch als Blumen- und Kranzbinderin. Zu ihren Spezialitäten zählte etwa das Burrisafterl, eine aus Porree und Wein bereitete, in Flaschen abgefüllte Spezialität gegen Bluthochdruck oder die aus Lärchenpech, Kampfer und Hirschfett gefertigte schwarze Ganstersalbe, eine probate Heil- und Zugsalbe bei Wunden und Furunkeln. Da die unverheiratete

Kurpfuscherin bei der Ausübung ihres Gewerbes auch mit dem Gesetz in Konflikt kam, wurde von ihrer Enkelin die Vermutung geäußert, Hans Kloepfer höchstselbst hätte sie bei der Gendarmerie angezeigt.[196]

Aus mehreren Zeitzeugenberichten geht hervor, daß auch Kloepfer in seinen Krankenbehandlungen nach Möglichkeit auf volkstümliche Heil- und Hausmitteln zurückgriff, so auf Kräuter wie Arnika oder Rosmarin. „Er hat auch Salberln gemischt und selber im Garten Kräuter gehabt [...] Er hat auch gesagt ich soll eine Schnur nehmen und einen Knoblauch umhängen (gegen Diphterie, Scharlach und Kinderlähmung). Bei Bronchitis beim Sohn hat er gesagt: ‚Schmier ihn ein mit Leinöl!' Dann hab ich Leinöl vom Bauern geholt, dafür hab ich dem Bauern Zigaretten geben müssen."[197] Kloepfer „hat Kräuter von den Bäuerinnen geholt"[198], verschrieb seinen Patienten Salben und häufig Tee, sodaß ihn die Kinder „Kamillenteedoktor"[199] nannten.

Ein ärztlich unzureichend versorgtes Gebiet wie Köflach und seine Umlandgemeinden bot Scharlatanen, Kurpfuschern und gewerbsmäßigen Heilern Aussicht auf lukrative Geschäfte. Noch vor dem Ersten Weltkrieg wurde in einem Aufruf vor wandernden Zahnärzten gewarnt, die in Köflach auf Patienten aus waren, wurde doch „in letzter Zeit mehrfach laut, das Wiener Zahnärzte in den Landgemeinden Steiermarks eine ausgebreitete Wanderpraxis ausüben. Mit dieser Art des Praxisbetriebes läßt sich die nötige Sorgfalt und die gerade in der Zahnbehandlung oft erforderliche gründliche Vorbehandlung nicht vereinen. Der Bevölkerung wird daher durch eine derartige Wanderpraxis keineswegs genützt. Mit schadhaften Zähnen behafteten Personen tun viel besser, sich von den heimischen Ärzten behandeln zu lassen, die an den dauernden Erfolg der Behandlung gewiß ein weit größeres Interesse haben als der auswärtige Arzt, der das Feld seiner Tätigkeit nach wenigen Tagen meist für immer verläßt..."[200].

Von solcher Konkurrenz war das Köflacher Ärztekollegium nicht gerade erbaut. Der junge Eibiswalder auf der Planstelle eines angestellten Werksarztes tangierte die Kreise der ansässigen Ortskollegen dagegen kaum, oder „wurde von ihnen jedenfalls nicht als feindlicher Eindringling empfunden"[201]. Man half einander aus, wenn es etwa um gegenseitige Vertretung im Abwesenheitsfalle ging, lange bevor 1932 in Köflach und Lankowitz ein regulär organisierter Ärzte-Sonntagsdienst abgesprochen wurde. Auch im Revier selbst war Kloepfer nicht der einzige Arzt. Zu seinen Kollegen gehörte Dr. Christian Niederdorfer, der den unteren Teil des

DAS STOANOAS (Das Abszeß)

A Stoanoas, wos an echtas is,
Mensch, is a bitters Leidn;
i han's versucht und woaß für gwiß
nar oans hiaz: Nur net schneidn!

Da Dokta frali, bolst'n kimmst,
leg' Messar ein zan Kochn;
am bestn, wanns d' dei Hüatl nimmst
und sagst: „I kimm auf d' Wochn,

bis's zeiti is, heut is no z' fruah,
leicht loß si's no vatreibm,
gottlob hot's jo no Mittl gnua,
ma braucht ba oan net bleibm.

Dar Oa bring Fenum grekum für,
das Oa a Lezolttoagl,
das Oa vun Hosnschmolz a Schmier,
dar Oa a Inslatnoagl –"

Hon ollas nochanond vasuacht,
ausgebm hot's an Schmoarrn,
hon betat intadrein und gfluacht,
bin imma letza woarn.

Und tonglt hat's und toggazt drein
schun übar olli Moßn;
do follt ma d' olti Kathl ein,
döi han i ruafn loßn.

„I hon in Grobm an Sagla kennt",
moant s', „den sie olli lobm,
der hot na Schuastapech angewend't,
dos hot den Teigl ghobm.

Boahrst in an rupfan Fleck a Loch
glei mitn Pfeifnstiera,
streichst 's Schuastapech dick drüba noch,
dos ziacht 'n Ofl füra!

Dann is, wia wannst a Liacht ausblost,
bol's oamol hebb zan flieaßn –"
Und so is gwäin, – nur hon i holt
drei Tog long blosn müassn!

So sparst bei so oan Stoanoasrobm
'n Dokta und sei Messer,
– ma muaß as grod net selba hobm –
ban Nochban hilft's no besser!

Neue Gedichte in steirischer Mundart, 1935

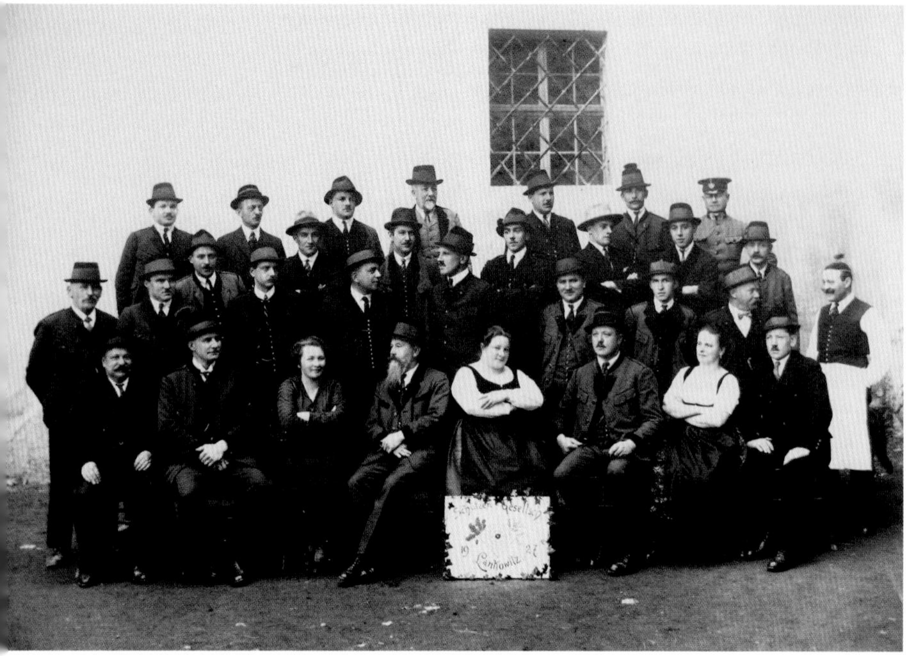

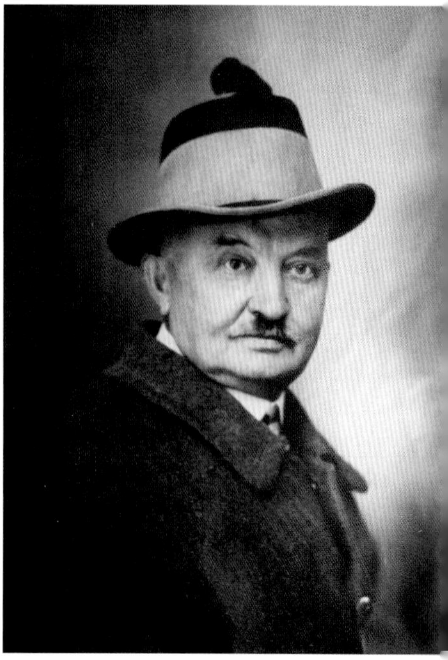

Abb. 128: Gruppenfotografie der Lankowitzer Schützengesellschaft, 1927. Als vierter von links sitzt in der ersten Reihe Kloepfers Kollege MR Dr. Josef Leschak, der zwischen 1899 und 1938 in Maria Lankowitz praktizierte. Von 1907 bis 1941 hatte er das Amt des Oberschützenmeisters der Lankowitzer Schützengesellschaft inne. Laut Vereinschronik trug er in dieser Funktion zu besonderen Gelegenheiten wie der alljährlichen „Schützenjause" auch Gedichte seines Freundes Kloepfer vor.

Abb. 129: Hans Kloepfer mit ungefähr 60 Jahren. Die eingerahmte Originalfotografie hing noch 2016 im Atelier und Verkaufsraum des Fotografen Harald Koren in der Köflacher Bahnhofstraße.

elf Kilometer langen Kohlenreviers betreute und sich großer Beliebtheit erfreute. Niederdorfer war 1849 in Kärnten als Bauernsohn zur Welt gekommen, hatte in Graz Medizin studiert und nach seiner Promotion 1875 als Sekundararzt II. Klasse an der chirurgischen Abteilung des Grazer AKH gearbeitet. Nach seiner Übersiedlung nach Voitsberg und seiner Verehelichung im Jahr 1879 engagierte er sich besonders im Bildungswesen und initiierte die Gründung mehrerer Schulen. Niederdorfers besondere Sorge galt dem Voitsberger Krankenhaus. Als niedergelassener Chirurg, Gemeinde-, Distrikts-, Werks- und Bahnarzt verzichtete er zugunsten des Krankenhauses auf seine Sekundararztbezüge und betätigte sich als Wohltäter der klinischen Einrichtung. Er soll aus Privatmitteln das erste Röntgengerät des Spitals angeschafft haben. Unter den zahlreichen Begräbnisgästen bei der Beerdigung des Voitsberger Ehrenbürgers Medizinalrat Niederdorfer im Jahr 1929 sah man auch Hans Kloepfer. In Voitsberg erinnert die unweit der Hans-Kloepfer-Allee verlaufende Doktor-Christian-Niederdorfer-Straße an den außergewöhnlichen Mann.

Den oberen Abschnitt des Reviers betreute Dr. Josef Leschak[202], der ebenfalls ein kameradschaftliches Verhältnis zu Kloepfer unterhielt. Wie Kloepfer war Leschak nicht nur angestellter Werksarzt, sondern auch ärztlicher Betreuer der Bauerngemeinden im Umland von Maria Lankowitz. Auch im Lankowitzer Werkspital der ÖAMG hatte Leschak zu tun, und womöglich behandelte er die Patienten der Filiale der Grazer Irrenanstalt Feldhof, die hier noch 1912 bestand. Der volkstümliche, zwischen 1899 und 1938 fast vierzig Jahre in Lankowitz tätige Mediziner pflegte bei grippalen Infekten und auch sonst ausgiebig Lindenblütentee zu verordnen,

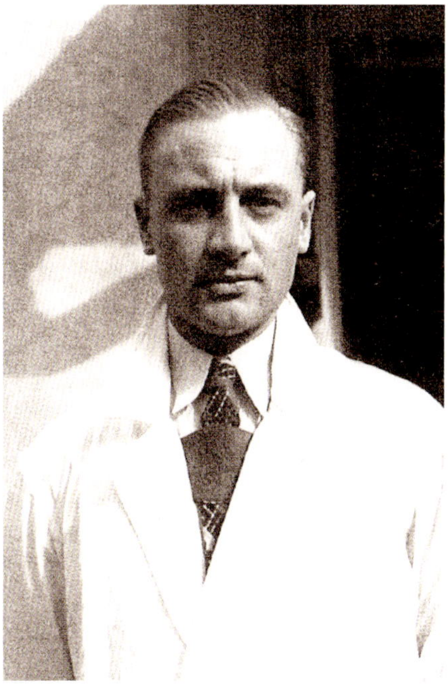

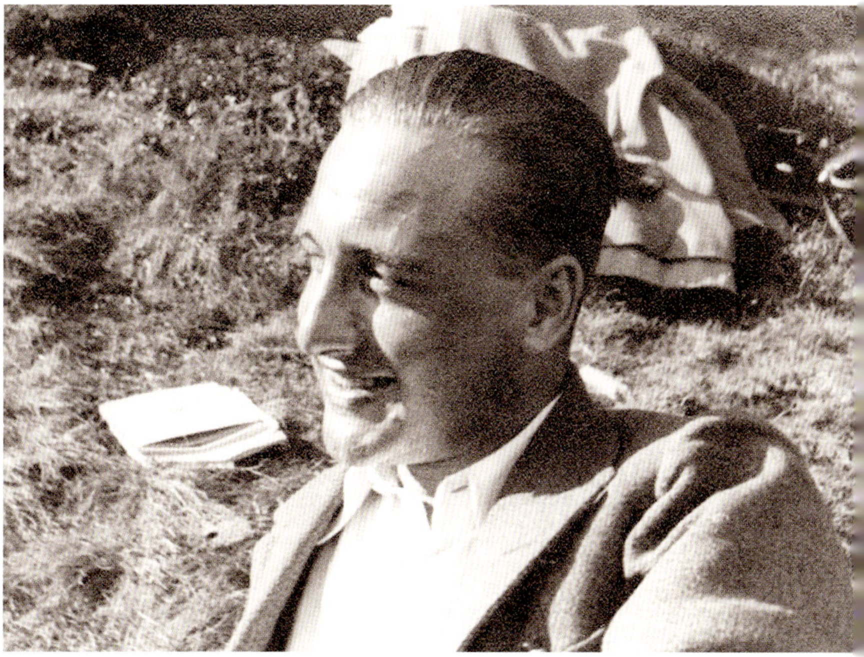

Abb. 130 und 131: Kloepfers junger Ortskollege Dr. Richard Bayer, um 1936 (siehe Seite 90).

weshalb er unter seinen Patienten als Lindenblüah-Seppl bekannt war. Zu seiner Beerdigung kam Hans Kloepfer ins nahegelegene St. Martin am Wölmißberg, im Namen der Kollegenschaft sprach er dem alten Freund am offenen Grab „wunderbare Abschiedsworte voll ergreifender Schlichtheit und Herzenswärme“[203].

Zu den Kollegen Kloepfers, die bei schweren Fällen mitunter zu gemeinsamen Konsil am Krankenbett zusammentrafen, gehörte der sangesfreudige Dr. Agathon Seewald d. Ä., der wiewohl nicht in Diensten der Alpinen stehend, gelegentlich ebenfalls Bergarbeiter der ÖAMG oder der GKB betreute. Distriktsarzt Dr. Agathon Seewald lebte bis 1912.

Ein weiterer mit Kloepfer befreundeter Arzt im Revier, und wie dieser Alter Herr einer Studentenverbindung, war der 1890 in Graz geborene und seit 1913 in Köflach praktizierende Dr. Rudolf Schröder, auch er war Werksarzt, dazu Armenarzt sowie Distriktsarzt der sieben Gemeinden des Sanitätssprengels Edelschrott[204]. Schröder, bald schon als besonders guter Diagnostiker bekannt, bemühte sich schon vor dem Weltkrieg als ganz junger Arzt um den Aufbau einer Privatpraxis. Ab dem 7. Mai 1914 ordinierte er „an jedem Donnerstag von halb 1 bis 2 Uhr im Gasthause Talker vormals Miksch in Edelschrott“ und verabfolgte da auch dringend benötigte Medikamente.[205] Hanns Koren charakterisierte den 1932 in einem Grazer Sanatorium verstorbenen Medizinalrat so: „Der hochgebildete Arzt, in dessen akademischen Habitus sich keine Spur von Dünkel und Erhabenheit eingezeichnet hatte, blieb im ärmsten Sparherdzimmer eines Hilfsarbeiters der gleiche gute Mensch und Helfer wie den Nobelpatienten, die in seine Ordination kamen“[206]. Sein Sohn Rudolf übernahm später die Praxis von Dr. Leschak in Lankowitz und ordinierte dort bis zu seinem Ableben im März 1990.

Doktor Rudolf Schröder senior folgte im September 1932 der praktische, 1930 nach kürzestmöglicher Studienzeit promovierte Arzt Dr. Richard Bayer, der ebenfalls Alter Herr eines akademischen Bundes war. In den Jahren nach dem Universitätsstudium hatte er eine wissenschaftliche Karriere aufgenommen und machte durch seine kreislauf- und elektrophysiologischen Arbeiten Bekanntschaft mit dem Nobelpreisträger Otto Loewi. Ein familiärer Schicksalsschlag zwang ihn, diesen vorerst brotlosen Weg aufzugeben und die mittellose Familie als praktischer Arzt zu versorgen, wiewohl bereits eine Assistentenstelle bei Professor Sauerbruch in Berlin zugesagt war. Durch die bald einträgliche Kassenpraxis gelang es dem jungen Arzt, die finanzielle Notlage seiner Familie abzuwenden und zugleich die Forschungen am Physiologischen Institut in Graz fortzuführen. Dadurch kam er in Verbindung mit Professor Anton Leb, dem mit Kloepfer bekannten Direktor des Grazer Zentralröntgeninstitutes. Bei den gemeinsamen Funktionsröntgenaufnahmen von Gallenblasen wurde es mitunter so spät, daß Professor Leb den jungen Kollegen gelegentlich nach Mitternacht nach Köflach hinauschauffierte. Nach dem Verkauf der einträglichen Ordination an Dr. Heinz Roblegg[207] und dank der Vermittlung von Anton Leb konnte Richard Bayer Anfang 1938 wieder an die Grazer Klinik zurückkehren, wenn auch zunächst nur als Volontärarzt in der Chirurgie und ohne Besoldung. „Bald aber erhielt ich eine Sekundararztvertretung und konnte mir durch tägliche Nachtdienste, die mir eine Wohnung ersparten, fast ohne eigene finanzielle Belastung meine interessante klinische Arbeit mit neuem Wissen ergänzen“. Seine eigentliche Bestimmung fand Bayer jedoch als Assistent Prof. Hans Zacherls an der Gynäkologischen Klinik.[208]

Spätestens in den 1930er Jahren grübelte Kloepfer darüber, wie er seinem Sohn stud. med. Thomas Kloepfer die in einigen Jahren durch seine zu erwartende Pensionierung vakant werdende Werksarztstelle reservieren könnte. Nicht ohne Grund fürchtete er, daß der Posten an einen Vaterländischen, und nicht an einen Nationalen gehen würde. Tatsächlich wurde am 1. Jänner 1938 der Köflacher Bürgermeisterstellvertreter und Hauptgruppenleiter der Vaterländischen Front Dr. Julius Decrinis, der im alten Postgebäude in der Bahnhofstraße ordinierte und den Vorgaben des Ständestaates bestens entsprach, zum Nachfolger Kloepfers als Werksarzt der Österreichisch-Alpinen Montangesellschaft bestimmt.

Zuletzt sei noch Ortskollege Dr. Josef Judmaier erwähnt, der ebenfalls seit vielen Jahren freundschaftlich mit Kloepfer verkehrte und ab 1922 als zweiter Werksarzt für die Arbeiter des Karlschachtes wirkte. Judmaier, der ab 1939 unter dem geänderten Namen Grießer praktizierte, übernahm bei Bedarf die Urlaubsvertretung für Kloepfer und wurde 1944 an das Sterbebett des älteren Kollegen gerufen.

ARZNEIMITTEL UND APOTHEKEN

Von Kloepfers ärztlichem Alltag wissen wir wenig. Selbst in seinem *Bilderbuch aus meinem Leben* erinnert sich der reife Arzt zwar detailliert an seine Studienzeit, kaum dagegen an seine Jahre als junger Arzt um die Jahrhundertwende. So bleibt die Organisation seiner Ordination im Dunkeln wie auch sein von praktisch-therapeutischen Handreichungen erfüllter ärztlicher Alltag. Dabei neigte sich 1894, als er seine ärztliche Laufbahn in Köflach aufnahm, gerade ein Jahrhundert stürmischen Wandels auf dem Gebiet der Heilkunde dem Ende zu. Naturwissenschaften und industrielle Revolution hatten neue Instrumente, richtungweisende Entdeckungen und bahnbrechende Erkenntnisse sonder Zahl hervorgebracht. Ein medizinischer Erneuerungsprozeß hatte sich vollzogen, der seinen beredten Ausdruck im Aufschwung der Bakteriologie und der Chirurgie fand. Operateure wie etwa Kloepfers Lehrer Anton Wölfler hatten

Abb. 132–133: Arzneimittelreklame in der *Wiener Klinischen Wochenschrift*, etwa zu Beginn von Kloepfers praktischer Tätigkeit.

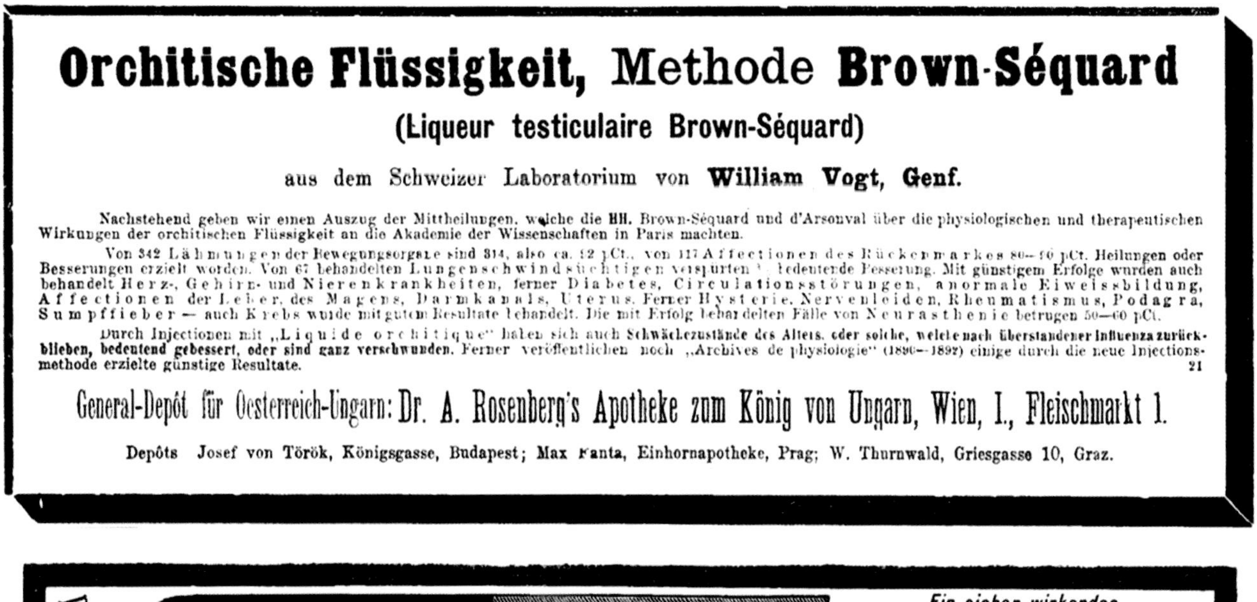

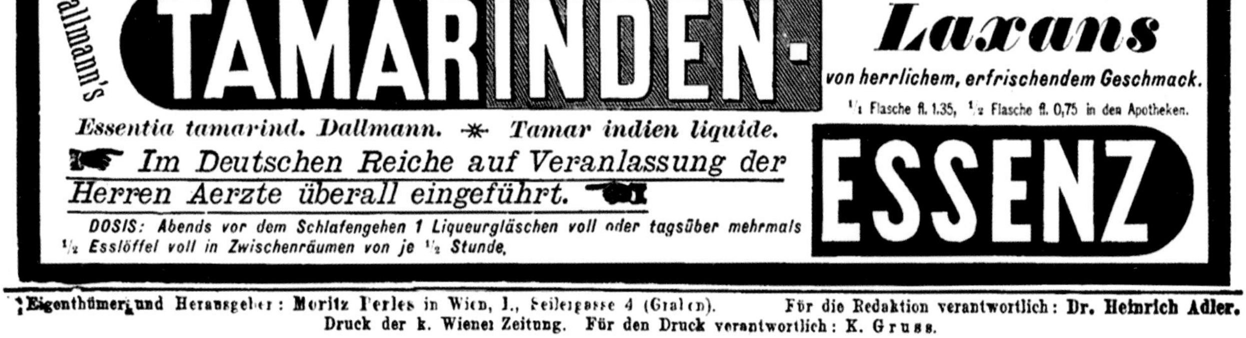

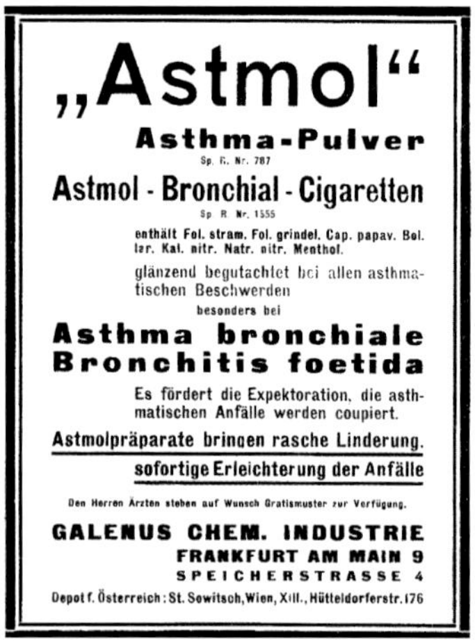

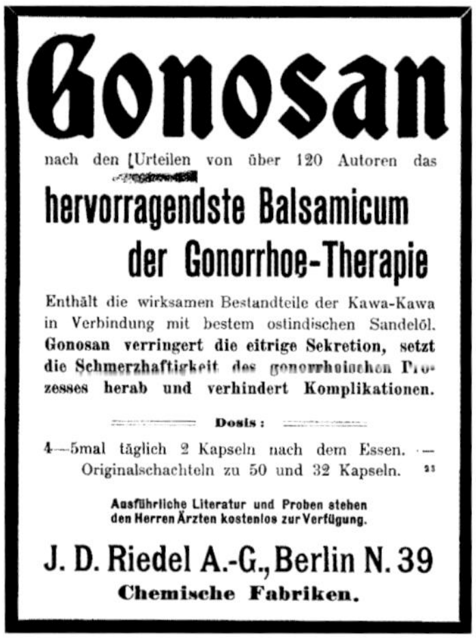

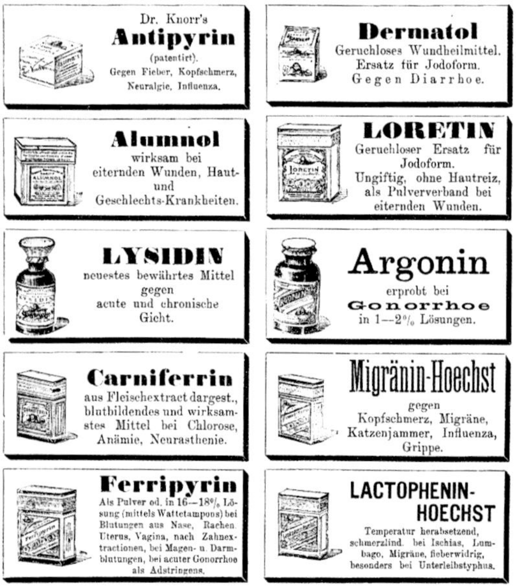

modernen hygienischen Prinzipien zum Durchbruch verholfen, die sich nun in einer deutlich verminderten Sterblichkeit nach chirurgischen Eingriffen äußerten. Um die Mitte des 19. Jahrhunderts war es gelungen, den Schmerz zu bannen: Eine erste öffentliche Vollnarkose mit Äther hatte William Thomas Green Morton 1846 in Boston vorgenommen, 1848 wurde von dem schottischen Geburtshelfer James Young Simpson das Chloroform in die ärztliche Praxis eingeführt. Schon in Kloepfers Universitätszeit fiel die 1885 von dem amerikanischen Neurologen James Leonard Corning entwickelte Leitungs- und Spinalanästhesie mit Kokain. Und Kloepfer war bereits fest etablierter Arzt in Köflach, als der deutsche Apotheker Eduard Ritsert 1902 unter dem Handelsnamen Anaesthesin das Oberflächenanästheticum Benzocain in den Handel brachte, eine wirksame Alternative zum Kokain. Wichtige Impulse hatte die Chirurgie von der Entdeckung Wilhelm Conrad Röntgens empfangen, dessen X-Strahlen die Diagnostik noch vor der Jahrhundertwende auf eine neue Grundlage stellten. Spätestens in den 1920er Jahren gehörten Röntgenapparaturen zur allgemeinen Ausstattung von Krankenhäusern und chirurgischen Abteilungen – auch in der Steiermark. Wohl und Wehe der Chirurgie waren für Kloepfer von unmittelbarer Bedeutung, zumal auf seinen Krankenwanderungen in die umliegenden Almgebiete, wo sich der Wanderdoktor regelmäßig chirurgischen, orthopädischen oder geburtshilflichen Aufgaben gegenübersah. Zuhause in der Ordination hatte er es eher mit internistischen Fällen zu tun, denen mit wirksamen Medikamenten aus der Apotheke beizukommen war. Eine Handvoll aus der Fülle der Arzneimittel bildete die unverzichtbare pharmakologische Grundausstattung. Da waren etwa Jodkaliumpräparate für Kropfpatienten oder Syphilitiker. Auch Quecksilberpräparate fanden in der Behandlung der Lues Verwendung. Weit harmloser waren die Eisenpräparate, die bevorzugt jungen Damen gegen die anämische Chlorose verschrieben wurden. Litten sie auch unter Neurasthenie, wie so viele um die Jahrhundertwende, oder gar unter epileptischen Anfällen, so empfahl sich Bromkalium. Für Leidende mit Magengeschwüren standen adstringierende Wismutverbindungen bereit. Belladonna, das krampfstillende und vagushemmende Atropin aus der schwarzen Tollkirsche, war nicht nur ein probates Schönheitsmittel, Kloepfer brauchte es auch zur Ruhigstellung des Auges, etwa bei Erkrankungen der Iris. Mit einiger Wahrscheinlichkeit führte er auch das Wehenmittel Mutterkorn in der Tasche, bewährt bei schleppenden Niederkünften hoch über Köflach und auch bei gefährlichen Blutungen aus dem Unterleib. Was da noch alles zu Tage kam, wenn Dr. Kloepfer in seiner Tasche kramte! Das zentral wirksame Brechmittel Apomorphin etwa, oder das bei Bronchitis nützliche Kampferbenzoë, dann ein Fläschchen Eukalyptusöl als Mittel gegen den Husten, vielleicht noch im Seitenfach Kalomel oder Rhizinusöl, die wohl jedem braven Soldaten von der Dienstzeit her vertrauten Abführmittel.

In den Arbeiterwohnungen in Pichling war das Fieber häufiger Gast, nicht nur in Grippezeiten. Ein taugliches, noch nach dem Weltkrieg weitverbreitetes Mittel zur symptomatischen Fiebersenkung war das schon dem Vater vertraute, 1820 erstmals reindargestellte Chinin, ein schmerzstillendes und betäubendes Alkaloid der Chinarinde, zu dessen vielen Indikationsgebieten auch die Malaria gehörte, die im Ersten Weltkrieg auch in der Steiermark unter Soldaten umging. Selbst Kloepfers Bekannte, die junge Illustratorin Emmy Singer litt 1917 an einer schweren Malariaerkrankung.

Abb. 134–136: Arzneimittelreklame in der *Wiener Klinischen Wochenschrift*, vor 1900.

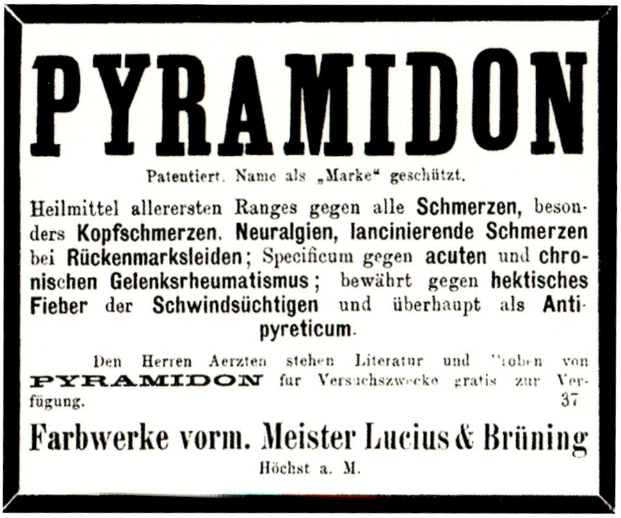

Abb. 137: Der Arzneimittelklassiker Pyramidon war für Kloepfer über Jahrzehnte das Anaestheticum und Antipyreticum der Wahl.

Das 1883 von dem deutschen Chemiker Ludwig Knorr synthetisierte Fiebermittel Phenazon war Kloepfer schon von der Hochschule her bekannt, das sich unter dem Handelsnamen Antipyrin bald als Goldgrube der Heilmittelfirma Hoechst erwies. Die Firma Bayer konterte 1888 mit dem Fieber-, Schmerz- und Rheumamittel Phenacetin und legte schließlich 1896 mit dem Pyramidon nach, einem geschützten Warenzeichen des Aminophenazons. Der ganz große Wurf gelang Bayer ab 1899 mit der Vermarktung der Acetylsalicylsäure unter dem Handelsnamen Aspirin, das noch fast 120 Jahre später als Arzneimittelklassiker ersten Ranges besteht. Für stärkere Schmerzen oder hartnäckigen Husten packte Kloepfer wohl einige Ampullen Morphium in die Tasche, vielleicht auch Heroin oder das von Hermann Sahli entwickelte Hoffmann La Roche-Präparat Pantopon, das sämtliche Alkaloide des Opiums enthielt, jedoch ohne dessen Ballaststoffe.

Daß Kloepfer mit Gichtpatienten keine rechte Freude hatte, gehört zum versteinerten Anekdotenschatz um den Dichter – zu sehr litt er selbst unter den Anfällen, die ihn schon in jungen Jahren wochenlang außer Gefecht gesetzt hatten. Da kam ab 1911 das Gichtmittel Atophan der Arzneimittelfirma Schering auf, als ein erstes spezifisches Heilmittel bei Arthritis urica, ein segensreiches Medikament für den Arzt selbst und für seine Patienten. Die zugrundeliegende Substanz Phenylchinolincarbonsäure, die eine deutliche Vermehrung der Harnsäureausscheidung bewirkt, zeigte sich besonders hilfreich bei den äußerst schmerzhaften akuten Anfällen harnsaurer Gicht.

Abb. 138: Das legendäre Pantopon von F. Hoffmann La Roche mit 100 Ampullen der gereinigten Opium-Gesamtalkaloide.

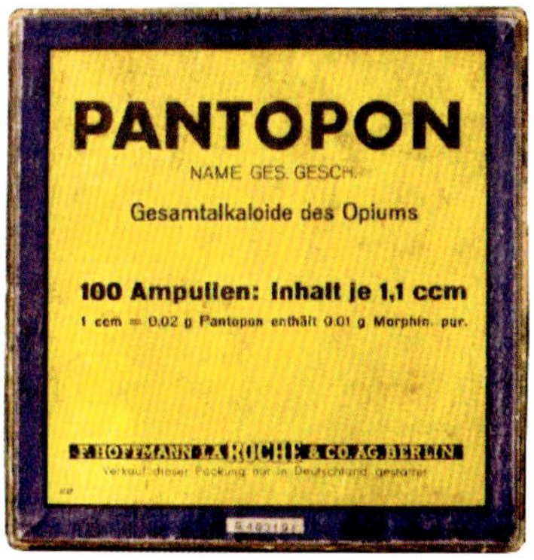

Ob die hart arbeitenden Knappen oder Bergbauern an Schlaflosigkeit litten ist nicht überliefert, immerhin gab es das seit Jahrzehnten einschlägig bewährte Chloralhydrat nach Oskar Liebreich, zu dem neuerdings noch

So wußte er sich auch „durch die Flut der Medikamente, die ihm der Siegeslauf der modernen Medizin vor die Füße warf, mit Bedacht hindurchzuschlagen“. Doch blieb er immer ein Anhänger der strengen Schulmedizin, der klinischen Methoden, der – auch theoretischen – ärztlichen Fortbildung im praktischen Leben.

Hans Georg Kloepfer, *Erinnerungen an meinen Vater*, 1945/46.

wirkungsvollere Schlafmittel gekommen waren, etwa das 1888 von Eugen Baumann hergestellte Sulfonal oder das 1903 eingeführte Veronal, ein Präparat auf Basis der Diäthylbarbitursäure. Noch vor dem Weltkrieg gelang Emil Fischer und Joseph von Mering die Synthese des krampflösenden Phenobarbitals, das ab 1916 unter dem Namen Luminal auch als Antiepileptikum Verbreitung fand. Den Siegeszug der heute weitgehend aus dem Verkehr gezogenen Barbiturate beschloß das Hexobarbital, ab 1932 unter der Bezeichnung Evipan als rasch wirksames Ein- und Durchschlafmittel auch in Tablettenform erhältlich. Als gut steuerbares intravenöses Narkosemittel bewährten sich Evipan-Natrium-Trockenampullen, die vor Gebrauch in destilliertem Wasser zu lösen waren.

Tägliches Brot seiner Landpraxis war die Behandlung der Herzpatienten, wobei das Arsenal im Wesentlichen aus kardialen Stärkungsmitteln und Stimulantien wie Kampfer, Koffein oder dem Krampfgift Strychnin bestand.[209] Auch das Diuretikum Theobromin hatte hier seine Herzindikation. Der Landarzt Albert Fraenkel hatte sich 1906 um die Einführung des Glykosids Strophantin aus afrikanischen Lianengewächsen bemüht, das schließlich zum Hoffnungsmedikament bei Herzinsuffizienz wurde. Die gefäßwirksamen Nitrite, darunter das seit 1879 bekannte Nitroglyzerin, hatten sich zur Anfallsbekämpfung bei Angina pectoris durchgesetzt, Digitalis hatte schon den Altvorderen bei Herzinsuffizienz geholfen, war aber schwer zu steuern. So gehörte die Entdeckung und Reindarstellung einer Reihe von Glykosiden wie Digitoxin zu den großen Versprechungen der 1930er Jahre. Ähnliches gilt für das Kreislaufstimulans Pentetrazol, das sich ab 1936 unter dem Handelsnamen Cardiazol in der Schocktherapie bewährte.

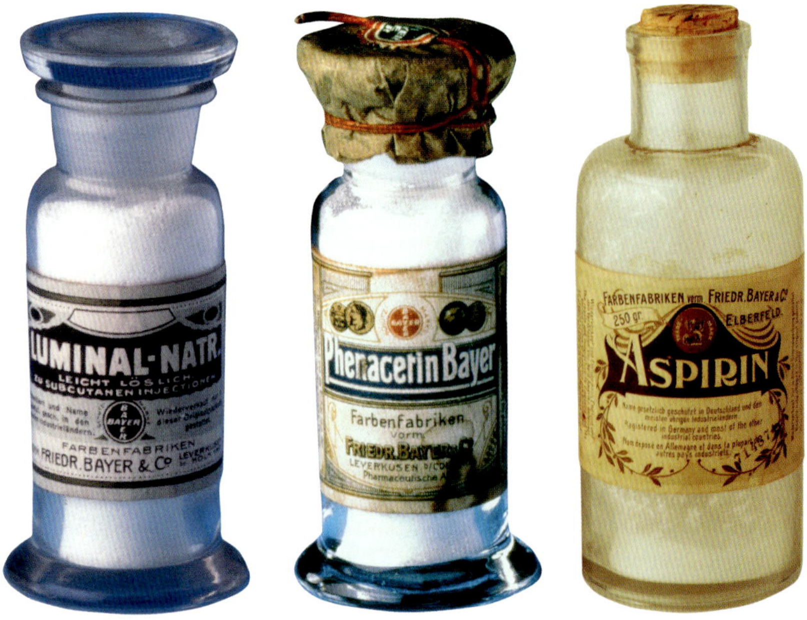

Abb. 139–141: Zugpferde der Farbenfabriken von Friedrich Bayer & Co für Kloepfers Praxisbedarf: Glasflasche mit Luminal-Natriumpulver (ca. 1912), Phenacetin (ca. 1912) und Aspirinpulver (1899).

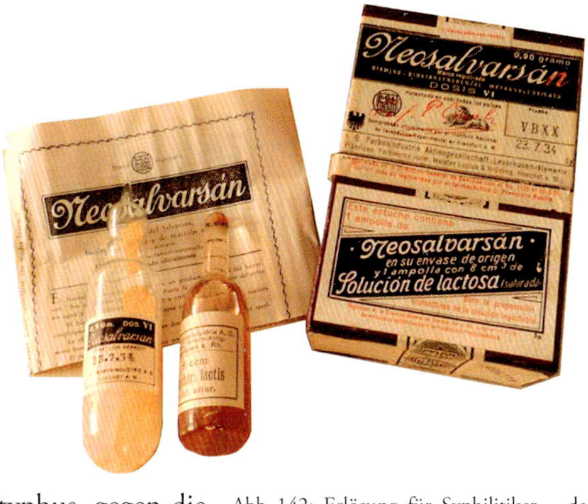

Abb. 142: Erlösung für Syphilitiker – das Chemotherapeutikum Neosalvarsan.

Mit der Entlarvung immer weiterer spezifischer Krankheitserreger in der zweiten Hälfte des 19. Jahrhunderts gewann die Hoffnung nach einer spezifischen Therapie an Fahrt. Die ersten Erfolge mit antitoxischen Sera bei Diphterie ließen die Erwartungen ins Grenzenlose steigen, schließlich brachte die Firma Hoechst 1894 das erste kommerzielle Diphterieserum auf den Markt, gerade als Kloepfer in Köflach seine ersten Grubenarbeiter durchuntersuchte. Auch bei Pneumonien und Tetanus erwiesen sich Heilsera als wirksam, doch das erhoffte Universalserum fand man nicht. Man setzte auf aktive Immunisierungen und führte schon in Kloepfers Jugendjahren wirksame Schutzimpfungen gegen den Milzbrand und Unterleibstyphus, gegen die Pocken, Tollwut, Cholera und Pest ein, doch auch in diesem Bereich erfüllten sich die himmelstürmenden Hoffnungen nur teilweise – bis 1921 brauchte es, ehe mit der BCG-Impfung eine echte, wenn auch nicht umfassende Tuberkuloseprophylaxe zur Verfügung stand und erst 1923 wurde die Diphterie- und Tetanusimpfung üblich.

Eine andere Strategie verfolgte die Aufspürung von wirksamen chemotherapeutischen Substanzen, die Krankheitserreger spezifisch vernichten könnten. Als Urväter dieser Chemotherapie schrieben sich Paul Ehrlich und Hata Sahachirō in die Chronik der Medizingeschichte ein. Dabei spielte das Arsen eine Schlüsselrolle, das sich ja als wirksam gegen die Malaria erwiesen hatte. In systematischer Suche nach weiteren spezifisch wirksamen Arsenverbindungen gelang Ehrlich beim 606. Versuch der große Wurf – mit dem Salvarsan 606 fand sich 1909 das erste kausalwirksame, wenn auch nicht nebenwirkungsfreie Mittel gegen die Syphilis, 1911 stießen die Forscher beim 912. Versuch auf das besser verträgliche Neosalvarsan. Vielen weiteren Substanzen wurde zu Beginn des 20. Jahrhunderts chemotherapeutische Heilkraft nachgesagt, etwa dem Kreosot aus Buchenholzteer, dem Urotropin, einem Kondensationsprodukt aus Formaldehyd und Ammoniak oder den Silberkolloiden, wie etwa Kollargol oder Elektrargol. Die allgemeine Nutzbarmachung des 1929 von Alexander Fleming entdeckten Penicillins konnte in Kloepfers Praxis keine Auswirkungen mehr zeitigen, sehr wohl jedoch vernahm er vom Siegeszug des Prontosils, eines 1935 von Gerhard Domagk auf Basis bakterizider Sulfonamide hergestellten Antibiotikums gegen Streptokokken, Meningokokken, Staphylokokken, Gonokokken und Pneumokokken.

In Kloepfers Berufsjahre fällt die Entwicklung der Hormontherapie, die sich auf Extrakte aus innersekretorischen Drüsen von Tieren stützte und die viele Jahre die ärztlichen Zeitschriften beschäftigte. Den Anfang hatte der Pariser Physiologe Charles-Édouard Brown-Séquard gemacht, der sich nach Selbstversuchen mit Hodenextrakten stark verjüngt fühlte.

Abb. 143: Inserat für das Chemotherapeutikum Salvarsan aus Hoechst a. M.

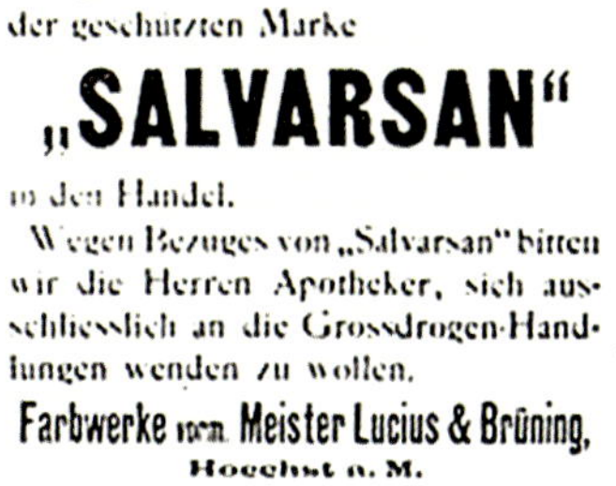

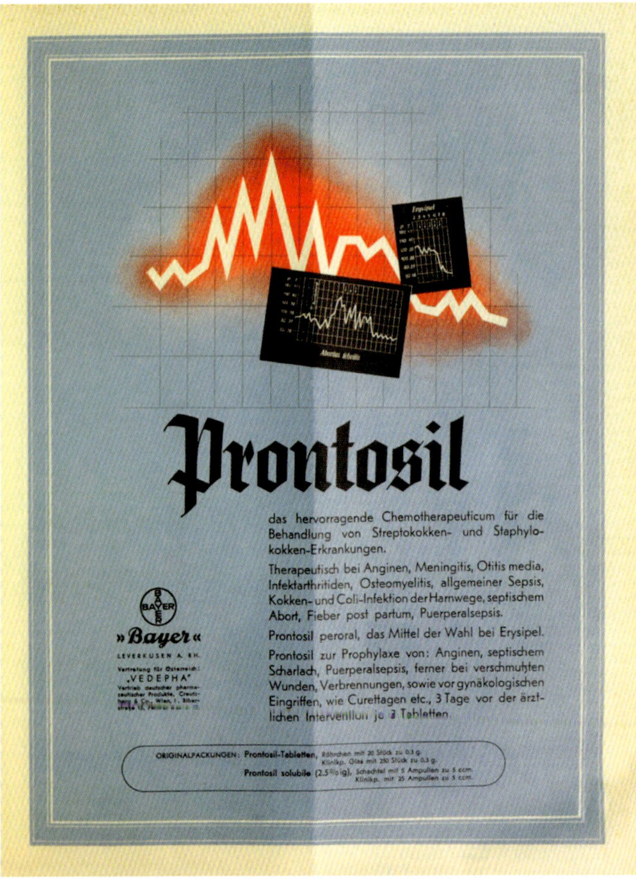

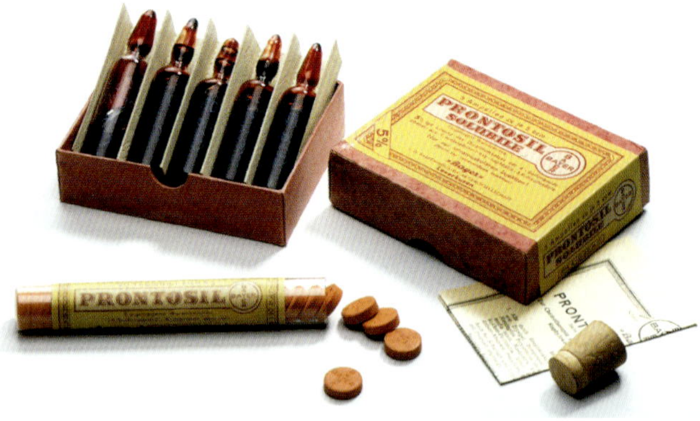

Abb. 144 und 145: Das erste wirksame antibakterielle Chemotherapeuticum gegen Streptokokken und Staphylokokken: Prontosil von Bayer.

Die Richtung stimmte, so gelang es ab 1891 das Myxödem im Zuge einer Schilddrüsenunterfunktion mit Thyreoideaextrakten zu bessern. Die Hormontherapie versprach aber auch lukrative Geschäfte, wie die Gesellschaft für wissenschaftliche Organpräparate A.-G. in Berlin, kurz Degewop, bewies: Sie bot nicht nur das Eierstock-Trockenpräparat Ovowop an, sondern auch das Insulinpräparat Degewop, das Schilddrüsenpräparat Thyrowop und das Hodenpräparat Testowop. Letzterem konkurrierten die Organotherapeutischen Werke in Osnabrück mit ihren aus schlachtfrischen, sorgsam getrockneten Stierhoden gefertigten Testasa-Tabletten, die laut Werbung eine rasche Hebung des sexuellen Tonus' bewirkten.[210] Mit der Synthese von Adrenalin 1904 setzte eine neue Ära in der Hormontherapie ein, die sich nicht mehr auf Drüsenextrakte verließ. Mit der Entdeckung und Isolierung des Insulins rückte nach dem Ersten Weltkrieg die Behandlung des Diabetes in das Gesichtsfeld der Ärzte. Erst 1935 wurden aus dem fernen Amerika die entzündungshemmenden Eigenschaften der Nebennieren-Kortikosteroide gemeldet, ihre ungeheure klinische Bedeutung sollte Kloepfer nicht mehr erleben.

Die genannten Spezialitäten und Präparate konnten Kloepfers Patienten über die Köflacher Apotheke Zum heiligen Schutzengel am Hauptplatz Nr. 17 beziehen, die seit 1874 eine Säule der örtlichen medizinischen Infrastruktur war. Die Offizin wurde zunächst von August Bilek und schließlich von dessen Sohn Rudolf geführt, der jedoch 1912 vorzeitig starb. Bileks Witwe betrieb die Apotheke noch bis 1916, dann wurde sie von dem christlichsozialen Abgeordneten Magister Alois Wölfler übernommen, dessen ebenfalls politisch aktiver Sohn, der Pharmazeut Wolfgang Wölfler sich im Ständestaat als Bezirks- bzw. Gauleiter der Vaterländischen Front hervortat.[211] Kloepfer war nicht nur von der Apotheke her mit Wölfler bekannt, sondern auch von gemeinsamen Sitzungen der Köflacher Gewerblichen Volksbank[212], in deren Vorstand Kloepfer über vierzig Jahre saß. Man kannte einander ferner von der Gemeindepolitik, der Apotheker war

Clubobmann der Wirtschaftspartei[213], für die auch Kloepfer 1929 in den Gemeinderat einzog.

Eine vertrauensvolle Zusammenarbeit zwischen Arzt und Apotheker war schon wegen der zahlreichen Verschreibungen unabdingbar, die nach genauer ärztlicher Rezeptur individuell zubereitet werden mußten.[214] Selbstverständlich mußte der Apotheker die Handschrift des Arztes, im Falle Kloepfers ein Gekrakel aus Gabelsberger Stenographie und Kurrentschrift, entziffern können, was nach der von Hans Georg überlieferten, vermutlich auf Apotheker Wölfler gemünzten Anekdote nicht immer einfach war: „Leider ist Vaters Handschrift zwar sehr charakteristisch, aber nur äußerst schwer lesbar. Ein handgeschriebener Brief von ihm (in späteren Jahren bediente er sich dazu fast ausschließlich der Schreibmaschine) war ein zwar freudigst begrüßtes Ereignis, in das sich aber stets die bange Sorge mischte, ob seine Entzifferung den versammelten Familienmitgliedern auch gelingen werde. Vater selbst erledigte diese Frage mit der ihm eigenen

Abb. 146–148: Bürokratie in Kloepferzeiten. Von Kloepfer gezeichnete Honorarrechnung über die ambulatorische Behandlung von Kassemitgliedern auf Kosten der Bezirks-Krankenkasse Voitsberg. Damit das Honorar auch von der Kasse übernommen werden konnte, hatte der Patient eine Behandlungsbewilligung bei einem anderen Vertragsarzt der Bezirkskrankenkasse einzuholen.

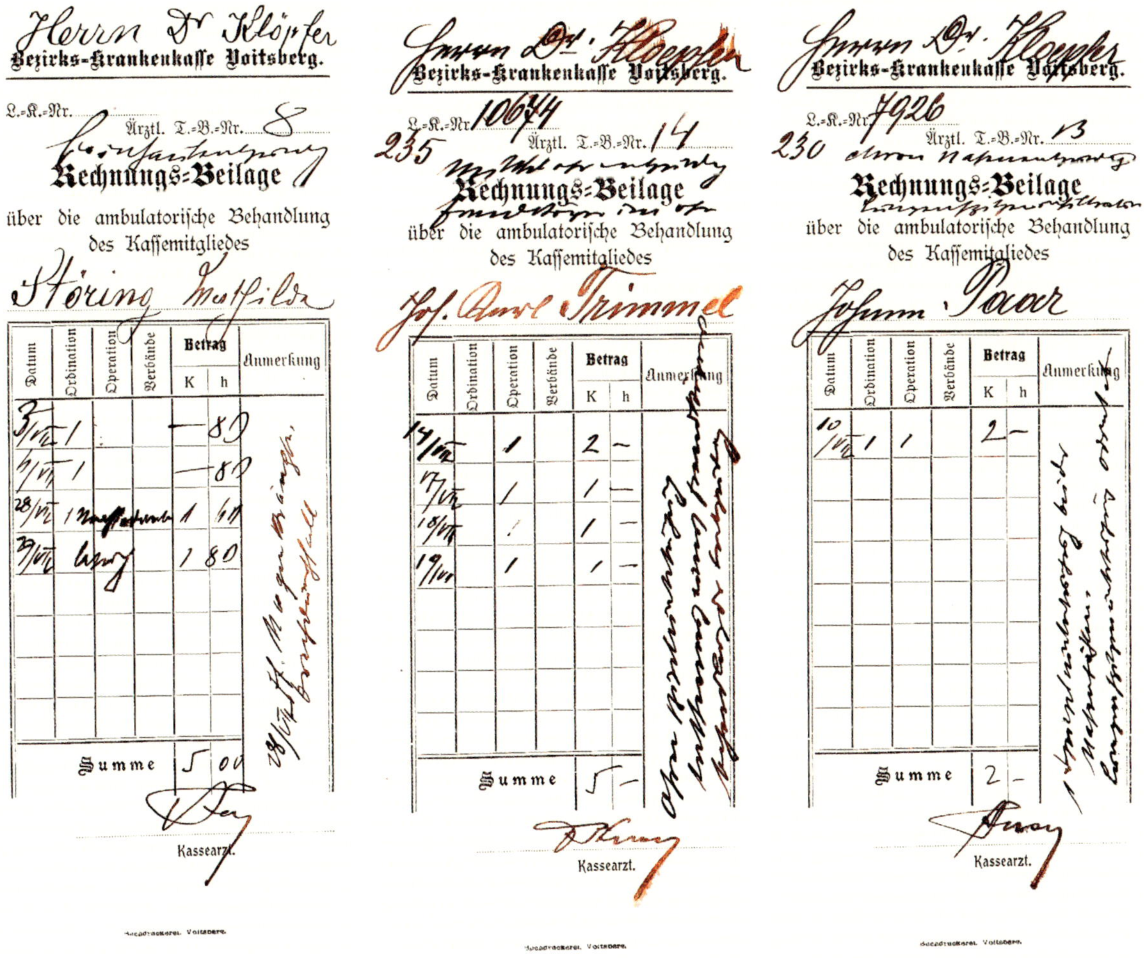

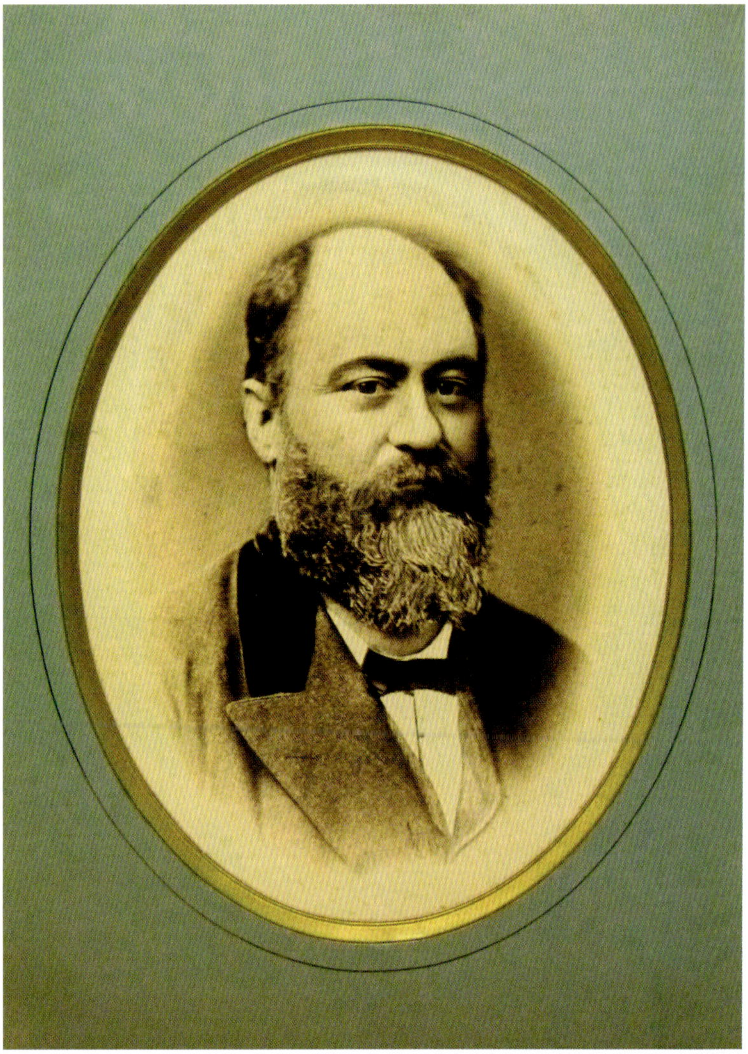

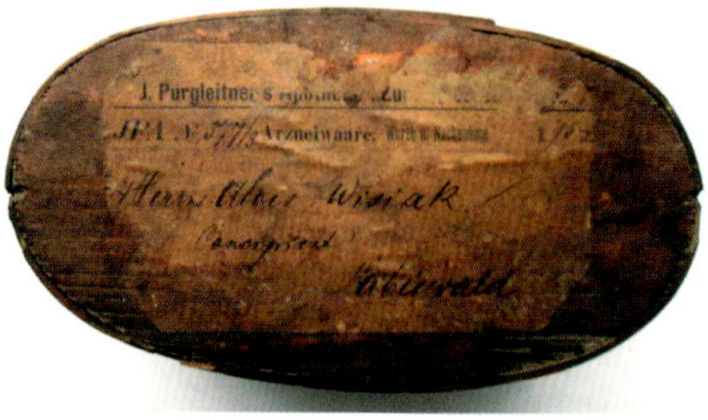

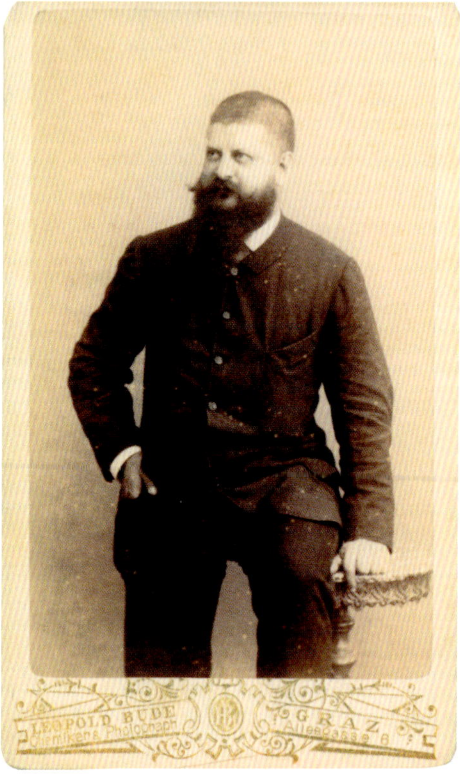

liebenswürdigen Selbstironie souverän: ‚Was ihr nicht lesen könnt, tragt zum Apotheker, der wird schon ein Rezept daraus machen'".[215]

Eine liebenswürdige Kloepfer-Anekdote im Zusammenhang mit dem Apotheker Wölfler wurde von dem Köflacher Chronisten Reinhard Krebernik für die Nachwelt bewahrt: „Eines Tages wurde Dr. Kloepfer überraschend zu einem Gößnitzer Bauern gerufen, da dessen Frau schwer erkrankt war. Der Aufbruch erfolgte so schnell, daß Kloepfer in der Eile seine Rezeptetasche vergaß. Als er bei den Bauern in der Hochgössnitz eintraf, da fand er tatsächlich ein Elend vor: die Bäuerin war schwer krank und niemand konnte ihr helfen. Kloepfer schaute sich die kranke Frau an und wollte dann sein Rezept schreiben. Aber seine Rezeptetasche hatte er vergessen und darin waren Rezepte, Papier und Bleistift. Wie das schon kommen sollte, auch der Bauer hatte im ganzen Haus keinen Bleistift und kein Papier. ‚Na‘, sagte Kloepfer, ‚gibst mir halt a Kreiden!‘ Kreiden hatte der Bauer, denn alljährlich malte er ja auf die Haustür sein C†M†B.

So schrieb einfach Kloepfer mit Kreide das Rezept auf die Haustür, half dem Bauern noch die Tür aushängen, und der Bauer fuhr damit herunter zur Apotheke nach Köflach. Da war der Apotheker Wölfler. Der mußte aus der Apotheke herauskommen, die Tür, welche der Bauer auf seinen Wagen gebunden hatte, umdrehen, und dann konnte er erst das Rezept lesen. Jedenfalls soll das kleine Medikament, welches der Bauer daraufhin erhalten hatte, seiner Frau geholfen haben.

Es muß aber an dieser Anekdote schon etwas Wahres daran sein, denn in den Jahren 1927/28 erzählte diese Geschichte sogar der damalige Lehrer Tax seinen Schülern in der Schule. Heute noch erinnern sich ältere Leute gerne an diese spassige Episode.“[216]

Neben der Apotheke in Köflach spielte die bereits erwähnte Hirschenapotheke[217] in der Grazer Sporgasse eine wichtige Rolle in Kloepfers medizinischem Itinerarium. Zwischen 1874 und 1906 waren die Gebrüder Josef, genannt „Peppo“, und Fritz Purgleitner Inhaber der Offizin, die sie von ihrem Vater übernommen hatten. Kloepfer war seit den alten Sternkneipentagen mit dem Original Josef Purgleitner bekannt und konnte auch in dessen Haus mit der prächtigen altdeutschen Fassade nächtigen, wenn er sich etwa zu Quellenstudien im Grazer Landesarchiv aufhielt.

Kloepfer stand aber auch mit dessen Nachfolger Adolf Fizia in reger Verbindung, der in Graz studiert und seine Ausbildung 1893 bald nach Kloepfers Promotion abgeschlossen hatte. Mit einiger Wahrscheinlichkeit war man einander auf universitärem Boden begegnet. Fizia hatte 1896 Ida, Fritz Purgleitners Tochter, geheiratet und die Apotheke in der Folge übernommen. Über Magister Fizia wäre manches zu berichten, zumal er in den Umbruchstagen von Ende 1917 bis 1919 als Grazer Bürgermeister und dann bis 1929 als zweiter Bürgermeister-Stellvertreter wirkte. In seinen politischen Funktionen widmete er sich mit Nachdruck der Versorgung der hungernden Stadtbevölkerung und hatte in diesem Zusammenhang auch mit der amerikanischen Kinderhilfsaktion zu tun, die 1919 in der Steiermark anlief.

Apotheker Fizia war nicht nur ein angesehener Politiker und Mann der Gesellschaft, sondern gleichermaßen ein gewiefter Geschäftsmann, der verschiedene pharmazeutische Präparate auf

Abb. 149: Apotheker Rudolf Bilek, laut Bleistiftaufschrift auf der Rückseite des Originals, um 1900.

Abb. 150: Auf dem Dachboden des Kloepfer-Geburtshauses aufgefundenes hölzernes Gebinde der Hirschenapotheke in Graz, zur Versendung von Arzneiware mit der Bahn.

Abb. 151: Der Hirschenapotheker Josef Purgleitner der Jüngere (1850–1916), „ein Alt-Grazer Patrizier im feinen, kohlschwarzen Andreas-Hofer-Bart, an Seele und Leib, an mächtigem Wuchs und bedeutendem Gehaben, an Herz und Wesen, im Tun und Reden ein einziger, von dem zu sagen man nicht müde werden möchte.“

Hans Kloepfer, *Aus dem Bilderbuch meines Lebens.*

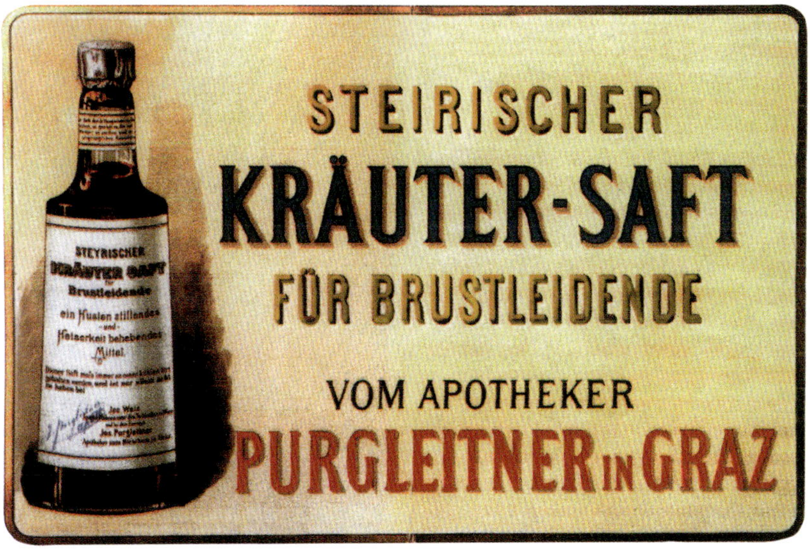

Abb. 152: Wundermittel und Kassenmagnet der Hirschenapotheke im 19. Jahrhundert: der Kräuter-Saft für Brustleidende vom Apotheker Purgleitner in Graz (vgl. S. 23).

den Markt gebracht hatte, darunter die Marke Jecol, die er am 30. März 1909 bei der zuständigen Handels- und Gewerbekammer registrierte. Das Lebertranpräparat wurde in mehreren Spielarten angeboten, etwa als Jecol mit Eisen, Jecol mit Phosphor oder Jecol mit Guajacol. „Fizias Jecol Lebertranemulsion aus feinstem Medicinal-Lebertran und Hypophosphiten von Kalk und Natron“ wie es auf dem Überkarton des Fläschchens hieß, sei „vorzüglich bewährt bei Krankheiten der Lunge, Erkältungen, Scrophulose, Hautausschlägen“ und, so die Rückseite, ein „bestes Förderungsmittel für den Knochenbau“. In der Tat wußte man seit 1824, daß Lebertran (Oleum Jecoris Aselli) der damals weit verbreiteten Englischen Krankheit (Rachitis) wehrte, wiewohl das der Wirkung zugrundeliegende Vitamin D_3 noch nicht entdeckt war.

Mit einem Feuerwerk an verkaufsfördernden Maßnahmen machte Fizia das Jecol weit über die Grazer Stadtgrenzen hinaus bekannt. Er verschickte Probekontingente und Anforderungskarten an Ärzte in der ganzen Monarchie, und erbat ärztliche Gutachten über das Präparat. Unter den respondierenden Ärzten fand sich etwa Univ.-Prof. Dr. Rudolf Polland von der Grazer dermatologischen Universitätsklinik, Franz Hamburger, der spätere Chef der Grazer Kinderklinik und Nachfolger Clemens von Pirquets in Wien, o. Univ.-Prof. Dr. Theodor Escherich von der Universitätskinderklinik in Wien, Primararzt Eduard Miglitz, Besitzer der Heilanstalt in Laßnitzhöhe, der Prager Dermatologe Univ.-Prof. Dr. Karl Kreibich (der anonym

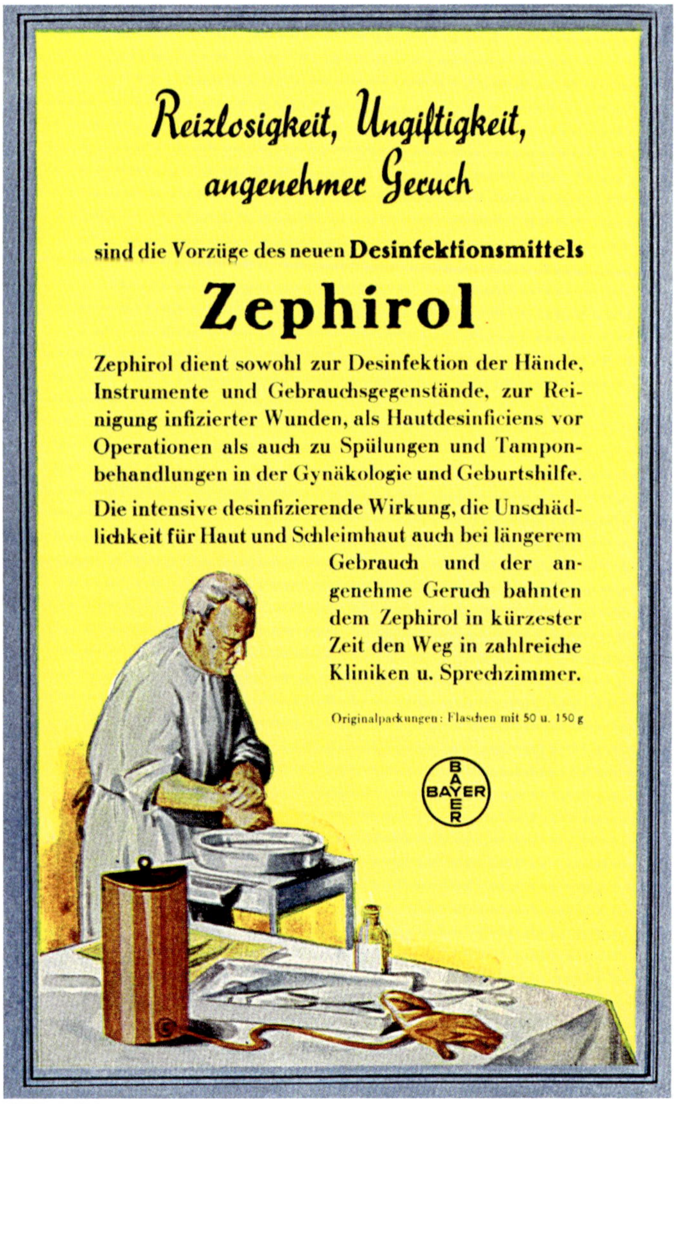

Abb. 153: Das Desinfektionsmittel Zephirol von Bayer. Zeitgenössische Reklame, etwa 1935. Aus seinen Jahren im Grazer AKH war Kloepfer vertraut im Umgang mit den Desinfektionsmitteln seiner Zeit, insbesondere mit Chlorwasser und Karbolsäure. Die Industrie sah die riesigen Absatzmöglichkeiten in diesem Bereich und hielt Ausschau nach neuen Substanzen. Auf Grundlage von Versuchen mit Invertseifen fand Gerhard Domagk 1932 den Wirkstoff Dimethyl-benzyl-dodecyl-ammoniumchlorid, den die Bayer ab 1935 unter dem Handelsnamen Zephirol auf den Markt brachte. Als wirkungsvolles bakterizides Mittel zur Hände- und Instrumentendesinfektion sowie als Wund- und Hautdesinfiziens fand das Mittel Verbreitung auch in zahllosen Arztpraxen.

zu bleiben wünschte), Ärzte aus Prag, Leitmeritz, Neutitschein und Rumburg in Böhmen, sowie eine Reihe österreichischer Kollegen, unter ihnen nicht zuletzt – Hans Kloepfer. Der, inzwischen stolzer Vater zweier Kinder – Sohn Thomas war noch nicht auf der Welt – testete das harmlose Lebertranpräparat unter anderem an seinem Erstgeborenen und forderte am 23. Dezember 1909 beim Hirschenapotheker zu Graz einige Flaschen Jecol an: „Ich möchte Ihr ‚Jecol mit Eisen' in meine Praxis einführen und habe schon unseren Apotheker Herrn Bilek veranlaßt, es zu halten. Da mein eigener Bub[218] in der letzten Zeit Erscheinungen zeigt, die eine Therapie im Sinne des von Ihnen hergestellten Praeparates wünschenswert machen, erlaube ich mir die Anfrage, ob sie mir ein entsprechendes Versuchsquantum (einige Flaschen) zu diesem Zwecke zur Verfügung stellen würden. Über den Erfolg werde ich Ihnen jederzeit gerne referieren. Hochachtungsvoll Dr. Hans Kloepfer".[219] In einem weiteren Schreiben heißt es: „Sehr geehrter Herr! Die Beobachtungszeit in der ich Ihr Jecol mit Eisen verordne ist im allgemeinen noch zu kurz, als daß ich schon heute ein abschließendes Urteil geben koennte. Ich habe es außer bei meinem Buben dem es vorzüglich bekommt, in 4 Fällen verwendet, die noch nicht abgeschlossen sind. In ehest zwei Monaten werde ich Ihnen mein voraussichtlich sehr günstiges Urteil ausführlich und formell übermitteln. Bis dahin kann ich nur die außerordentlich gute Bekömmlichkeit des Mittels auch bei längerem Gebrauch feststellen. Darf ich für meinen Buben – ich möchte weiter noch den ganzen März nehmen lassen, noch um 3 Flaschen bitten?

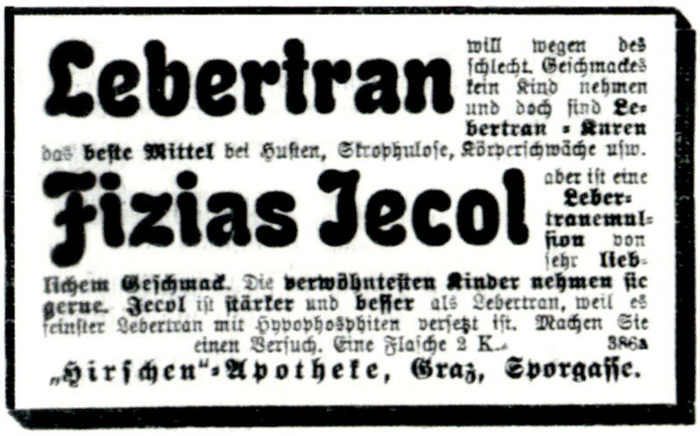

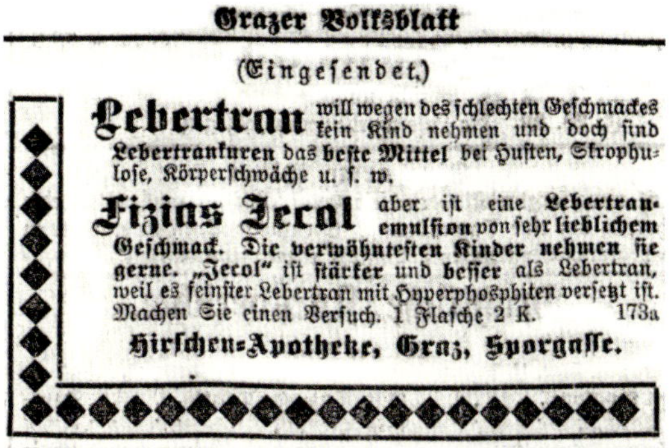

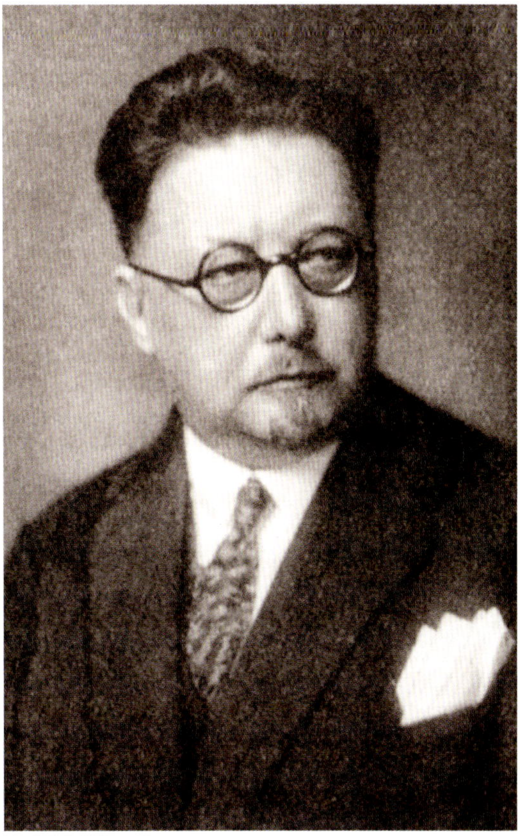

Abb. 154: Reklameanzeige für Fizias Jecol im *Grazer Tagblatt* vom 14. März 1909.

Abb. 155: Ein Werbeinserat für Fizias Jecol im *Grazer Volksblatt* vom 14. Februar 1909. „[...] eine Lebertranemulsion von sehr lieblichem Geschmack."

Abb. 156: Der Grazer Apotheker, pharmazeutische Unternehmer, Bürgermeister und ab 1931 Ehrenbürger von Graz Adolf Fizia. Magister Fizia wirkte über drei Wahlperioden in der Hauptleitung des Vereines Südmark.

Mit ausgezeichneter Hochachtung Dr. Hans Kloepfer." Und schließlich, wie versprochen, so geliefert: „Sehr geehrter Herr! Wenn ich Ihnen, sehr verspätet, meinen besten Dank sage für die letzten gesandten Flaschen Ihres Praeparates ‚Jecol mit Eisen', so kann ich dafür heute, nachdem ich auf eine namhafte Versuchsreihe auch in der Privatpraxis zurückblicke mit Vergnügen feststellen, daß das Präparat Jecol bei meinem eigenen Buben (Anaemie) wie in zahlreichen Fällen meiner Praxis (Scrophulose, Anaemien, Reconvaleszenz nach Bronchitiden) ganz ausgezeichnet gewirkt hat. Die Mütter bezeichneten die Wirkung ebenfalls als ganz auffallend und lobten die leichte Bekömmlichkeit des Präparates. Ich benötige weitere Versuchsquanten nun nicht mehr und bitte Sie, sehr geehrter Herr, nochmals meinen herzlichen Dank entgegenzunehmen. Mit ausgezeichneter Wertschätzung Ihr Dr. Hans Kloepfer."[220]

Daß kurz darauf ein Markenstreit entbrannte, der gerichtlich ausgetragen und nach entsprechendem Urteil zur Aufgabe der Marke Jecol und zur Umbenennung des Präparates in Asello zwang, dürfte Kloepfer vielleicht noch bekannt geworden sein, doch geben die erhaltenen Dokumente darüber keine weitere Auskunft.

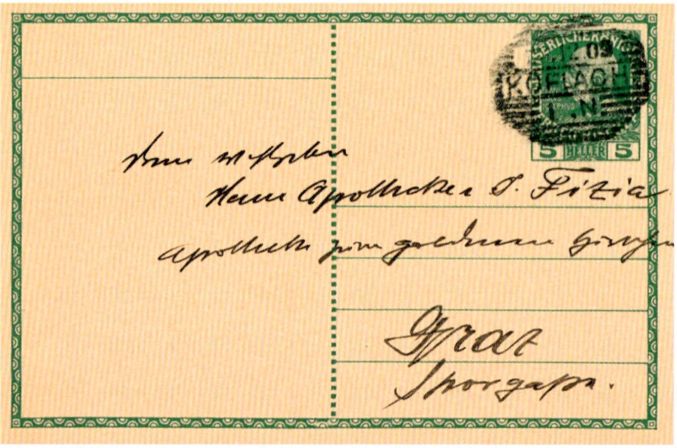

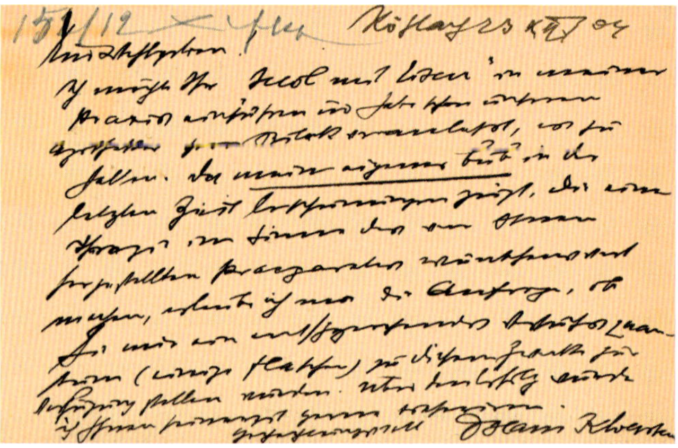

Abb. 157–158: Korrespondenz via Postkarte mit dem Apotheker Adolf Fizia in Graz.

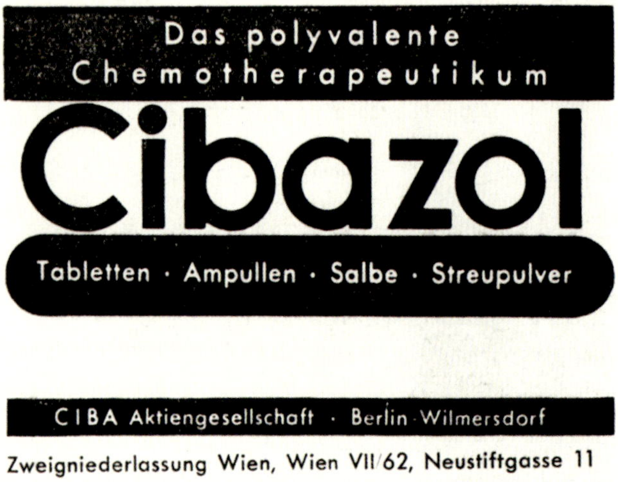

Abb. 159: Arzneimittelschatz aus Kloepfers späteren Jahren, Anzeige um 1940. Hans Georg etwa schrieb seinem Vater am 12. März 1944 nach Eibiswald: „...Der Kleinen geht es gottlob schon besser, gestern war sie unter dem Einfluß des Cibazols überhaupt fieberfrei, heute abends war die Höchsttemperatur 37,7."

Das Allgemeine Krankenhaus in Voitsberg

Die zu Köflach nächstgelegene klinische Einrichtung war um 1900 das alte Landeskrankenhaus in der Paulustorgasse zu Graz. Stand eine Behandlung oder dringende Versorgung an, so begab man sich mit der Graz-Köflacher Eisenbahn nach der Landeshauptstadt zur Behandlung im Spital, eine Transportalternative tat sich erst in den 1920er Jahren mit dem Aufkommen der Omnibusse bzw. Rettungsautomobile auf.

Nach der Schließung der Knappenspitäler war die Bezirksbevölkerung, immerhin 63 Gemeinden mit ungefähr 42.000 Einwohnern, ohne ein öffentliches Krankenhaus, wenn man vom kleinen, stark defizitären Voitsberger Notspital absieht. Kein Wunder, daß der Ruf nach Abhilfe laut wurde. Es war Kloepfers Voitsberger Kollege Christian Niederdorfer, dem es, unterstützt von dem Landtagsabgeordneten Johann Rumpf, vor der Jahrhundertwende gelang, die Landesverwaltung für einen Spitalsneubau zu gewinnen. Das Krankenhaus sollte auf einem kommunalen Grund vor der Stadt errichtet werden. Im Mai 1899 beschloß der Landtag die Errichtung des dringend nötigen Spitals, die Sparkasse Voitsberg gewährte einen langfristigen Kredit in Höhe von 380.000 Kronen. Nachdem Kaiser Franz Joseph I. am 18. August 1900, dem Tag seines 70. Wiegenfestes, seine Sanktion erteilt hatte, konnte der Bau begonnen und zügig ausgeführt werden.

Am 14. Dezember 1900, nach nicht einmal vier Monaten Bauzeit, wurde das moderne 138-Betten-Spital mit allem damals üblichen Inventar in Betrieb genommen. Man hatte eiserne Betten mit Spiraldrahtmatratzen

Abb. 160: Das Voitsberger Krankenhaus von Osten aus gesehen. Im Hintergrund das Wirtschaftsgebäude, um 1900.

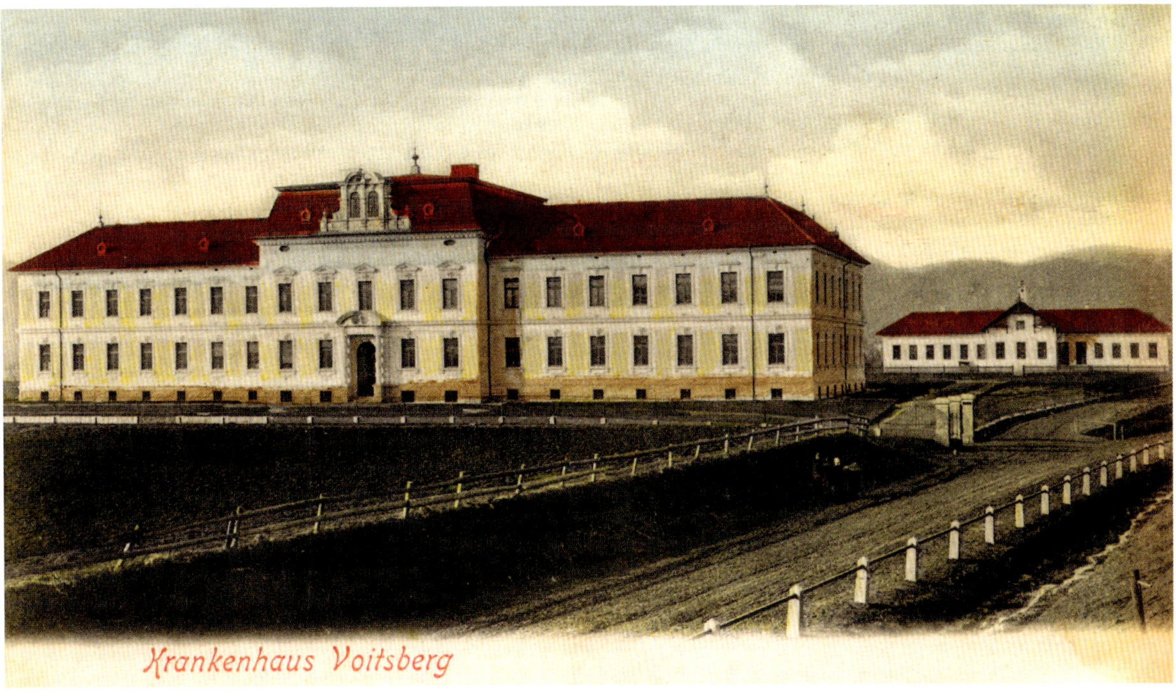

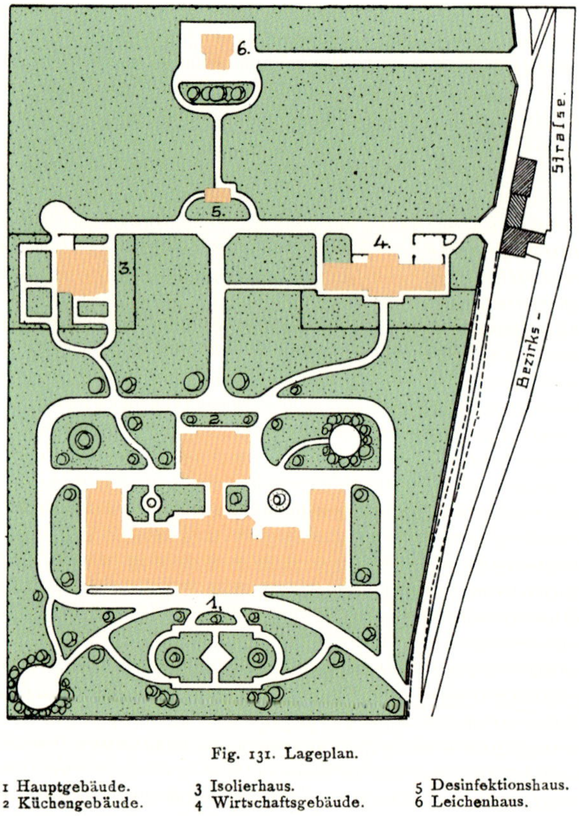

Abb. 161: Lageplan des LKH Voitsberg, der auch die etwas abseits gelegenen Einrichtungen zeigt: das Isolierhaus (3), das Wirtschaftsgebäude (4), das Desinfektionshaus (5) und das Leichenhaus (6). Mit dem Hauptgebäude (1) verbunden ist das Küchengebäude (2).

angeliefert, Nachtkästchen, Waschtische, 61 Wasserkübel samt Deckel, für je drei Betten ein Lavoir, eine Seifentasse und einen Wasserkrug, dazu 158 Sessel, 28 Leibstühle, 17 Badewannen für Erwachsene sowie 120 eiserne und emaillierte Spucknäpfe, ein wichtiges Einrichtungsaccessoire in Tuberkulosezeiten. Daß die ersten Patienten im Dezember noch kein elektrisches Licht vorfanden, tat der Freude keinen Abbruch.[221] Noch in den 1920er Jahren, als der Belag auf 172 Betten angewachsen war, bestand das ärztliche Personal aus nur zwei Primarärzten, zwei Sekundarärzten und einem Volontärarzt; die Doktoren wurden von sechzehn geistlichen Schwestern vom Orden des hl. Vinzenz von Paul und von etwa einem Dutzend sonstiger Bediensteter unterstützt. Als erster Primararzt zeichnete Dr. Adolf Payer, mit seinen beiden Sekundarärzten Dr. Christian Niederdorfer und Dr. Josef Trigler oblag ihm die klinische Versorgung des Bezirkes. Mehr als 46.000 Patienten konnten in den ersten 25 Betriebsjahren des Voitsberger Landeskrankenhauses versorgt werden. Dabei kam der im Erdgeschoß eingerichteten, seit 1905 selbständigen chirurgischen Abteilung vor allem wegen der zahlreichen Arbeitsunfälle in dem Bergbau- und Industrierevier besondere Bedeutung zu. Adolf Payer übernahm zunächst auch das Primariat der chirurgischen Abteilung. Im Jahr 1902 führte er, allein oder assistiert von der Operationsschwester Euphrosine Radl oder dem Sekundararzt Josef Trigler, 269 Operationen durch, darunter 41 Bruchoperationen, 48 Operationen am Knochen, 32 Abszeßeröffnungen, 27 Operationen an Haut und Unterhautgewebe bzw. Lymphektomien, 25 gynäkologische Operationen, 13 Curettagen, 5 Phimosen, 3 Blinddarm-, 2 Kropf- und 2 Staroperationen.[222]

Erst im Juli 1908 übernahm Dr. Theodor Haagn den Vorstand der Chirurgie. Wie Kloepfer hatte auch er das Amt des Chefarztes für die örtliche Rettungsabteilung der Freiwilligen Feuerwehr inne. Mit wissenschaftlichen Arbeiten, etwa zur Technik der Appendektomie in der angesehenen *Deutschen Zeitschrift für Chirurgie*, hatte er zeigen können, daß man in Voitsberg keineswegs auf Provinzniveau operierte.

Eine wesentliche Neuerung brachte das Jahr 1908 auch in technischer Hinsicht, als nämlich in die Krankenzimmer und Operationsräume elektrischer Strom eingeleitet wurde und die Zimmer in hellem Licht erstrahlten. Auch sonst blieb nichts beim Alten – schon 1910 wurden die hölzernen

Schiffböden herausgerissen und pflegeleichte Linoleumböden in die Zimmer verlegt, wie es damals letzter Schrei war.

Zahlreiche verwundete Soldaten hatten im Ersten wie im Zweiten Weltkrieg Aufnahme in dem zum Lazarett erklärten Spital gefunden, wegen der Überbelegung fanden Kranke aus dem Bezirk kaum noch ein Bett im Krankenhaus. Ärzte und Schwestern standen oft rund um die Uhr im Einsatz.

Unter großzügigem Verzicht auf ärztliche Bezüge hatte Christian Niederdorfer den Ankauf eines ersten Röntgengerätes ermöglicht. Als diese Röntgenröhre nach dem Weltkrieg nicht mehr entsprach, unternahm Theodor Haagn 1919 eine Sammlung, um eine neue Röntgenapparatur der Siemens und Halske AG anschaffen zu können, sowie auch eine Quarzlampe für die Tuberkulose- und für dermatologische Behandlungen.[223] Die erforderlichen Spenden waren unter anderem von den einzelnen Bergbaubetrieben aufgebracht worden.

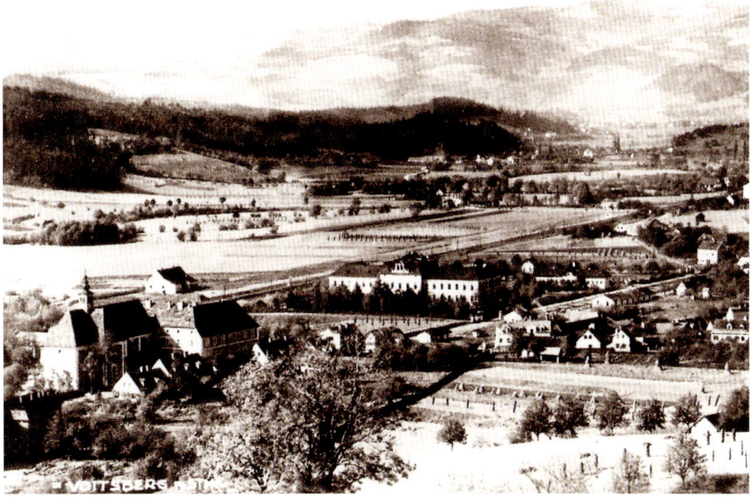

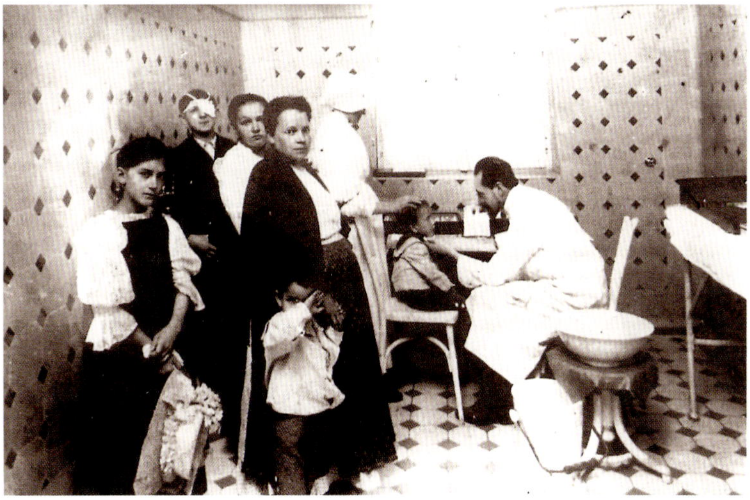

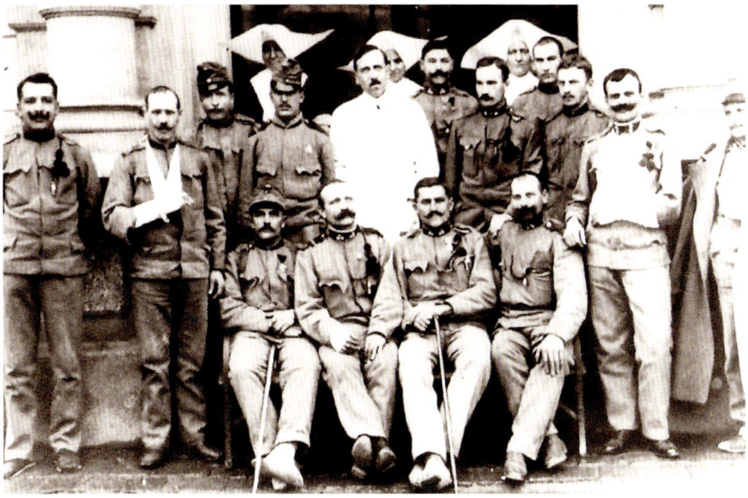

Abb. 162: Blick auf Voitsberg, in der Bildmitte das Landeskrankenhaus.

Abb. 163: Ordination und Warteraum, etwa 1906. Rechts neben dem behandelnden Arzt die zur Händehygiene gedachte Emailschüssel.

Abb. 164: Kriegsversehrte haben am Eingang zum Krankenhaus Voitsberg um Primarius Dr. Theodor Haagn Aufstellung bezogen.

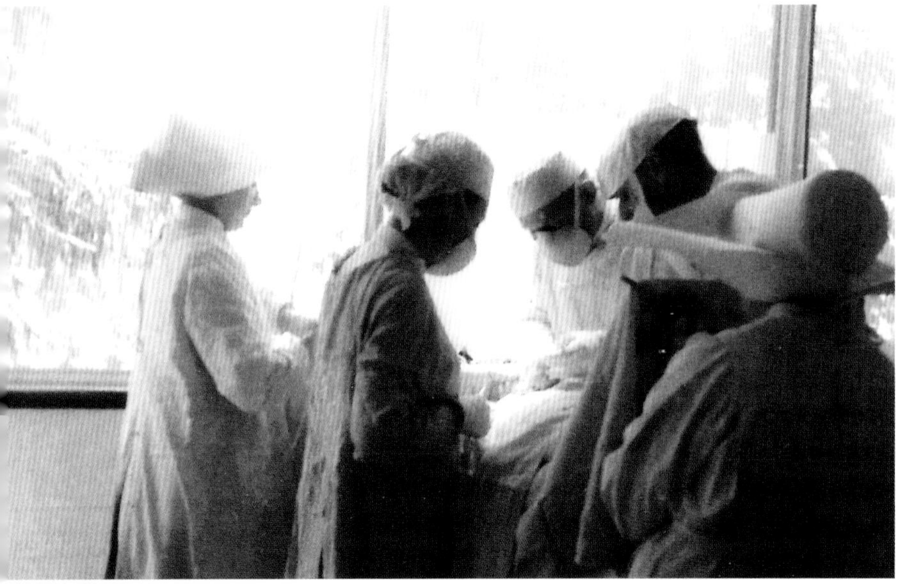

Als Primar Theodor Haagn, Obmann der Ortsgruppe Voitsberg des Deutschen Schulvereines Südmark und wie Kloepfer ein überzeugter Nationaler, 1925 im Alter von 48 Jahren an einer eitrigen Rippenfellentzündung starb, übernahm Dr. Ernst Bouvier das Primariat, ein legendärer, ebenfalls mit Kloepfer persönlich bekannter Chirurg.

Wegen der ständig steigenden Patientenzahlen wurde im Jänner 1928 im ersten Stock eines Flügelzubaus ein neuer, modern ausgestatteter aseptischer Operationssaal eingerichtet, die bisher im Erdgeschoß angesiedelte chirurgische Abteilung wechselte nun, im Tausch mit der internen Abteilung, hinauf in den ersten Stock.

Im Zweiten Weltkrieg waren es vor allem die häufigen Fliegeralarme, die zu einer schweren Belastung wurden. Da es noch keinen Aufzug gab, mußten die gehunfähigen Patienten beim Heulen der Sirenen in größter Eile in den Luftschutzkeller getragen werden, wo Notfälle beim Schein von Petroleumlampen versorgt wurden.[224] Frischoperierte Patienten wurden zurückgelassen, versorgt nur von einer Krankenschwester. Glücklicherweise kam es nicht zum Äußersten – das Krankenhaus blieb von Bombentreffern verschont.

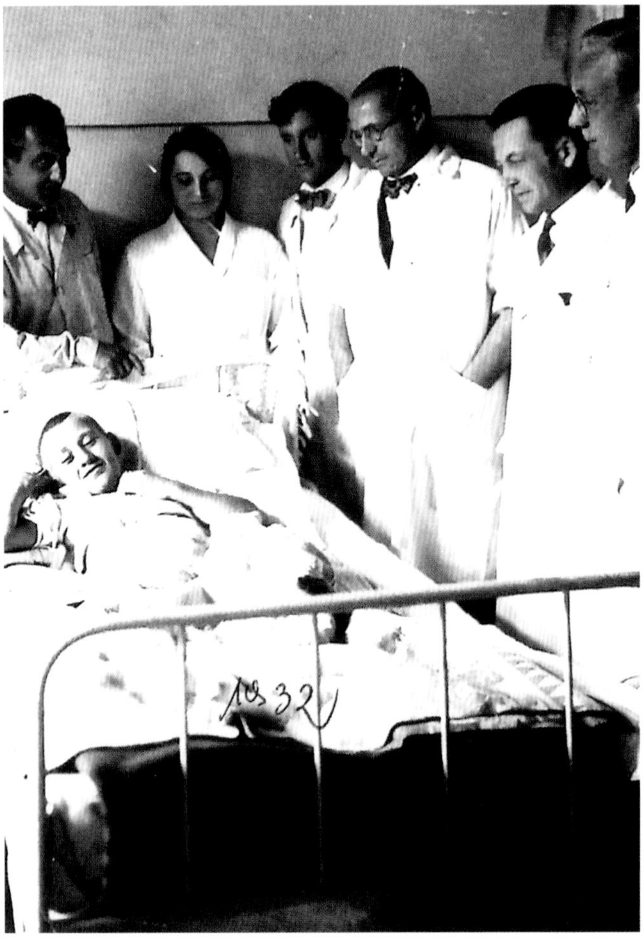

Abb. 165: Primarius Dr. Curt Krammer im Operationssaal des Voitsberger Krankenhauses, 1942.

Abb. 166: Nach einer Blinddarmoperation im Jahr 1932. Der fidele Patient ist der nachmalige örtliche Amtsarzt Medizinalrat Dr. Otto Koren. Der dritte Arzt von rechts ist Primarius Dr. Ernst Bouvier.

DER RETTUNGSARZT

Zwar gab es jetzt ein Krankenhaus im benachbarten Voitsberg, aber das Transportproblem war nach wie vor ungelöst. Besonders der Zivilbereich war bis zum Ersten Weltkrieg unterversorgt, da der Schwerpunkt der 1880 gegründeten Österreichischen Gesellschaft vom Roten Kreuz zunächst im militärischen Sanitätsdienst lag. Wegen der Verletzungsgefahr bei Einsätzen führten Feuerwehren regelmäßig Verbandszeug im Troß mit, ärztliche Mitglieder[225] sicherten üblicherweise die Instruktion von Kameraden in Erster Hilfe oder die Beschaffung des Materials. Aus dieser Tradition heraus entstand bei der Grazer Freiwilligen Feuerwehr 1889 eine erste Rettungsabteilung, die jedoch in erster Linie zur Hilfeleistung bei Unglücksfällen ausrückte und nicht für Krankentransporte zur Verfügung stand. Vom ständigen Österreichischen Feuerwehrausschuß erging 1890 der Aufruf an die Feuerwehren, den Rettungsdienst obligatorisch in ihre Satzungen aufzunehmen. Drei Jahre später wurde verlautbart, „daß jede Feuerwehr eine Abteilung Sanitätsmannschaft einzurichten

Abb. 167: Der durch Spenden finanzierte Sanitätswagen der Köflacher Rettungsabteilung, um 1913.

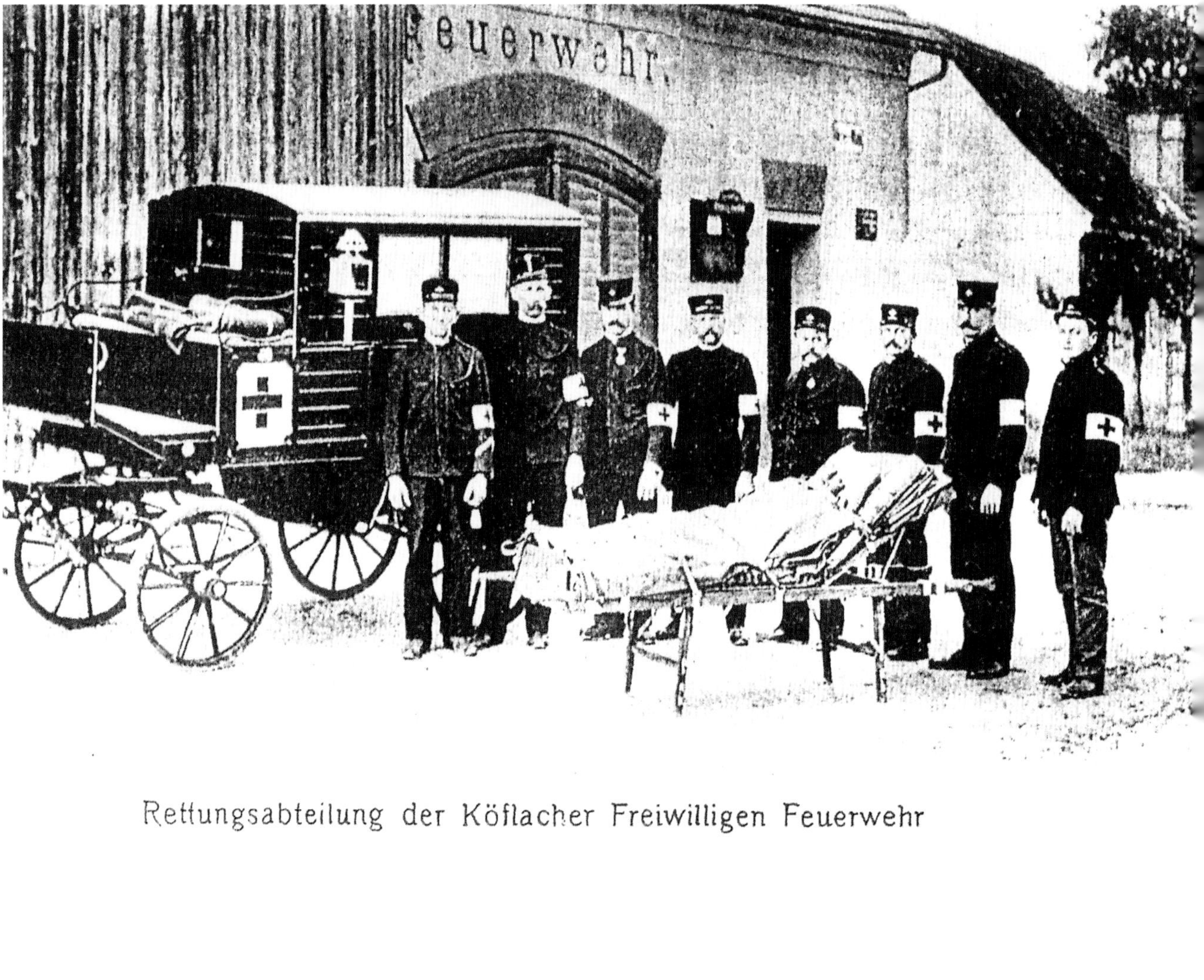

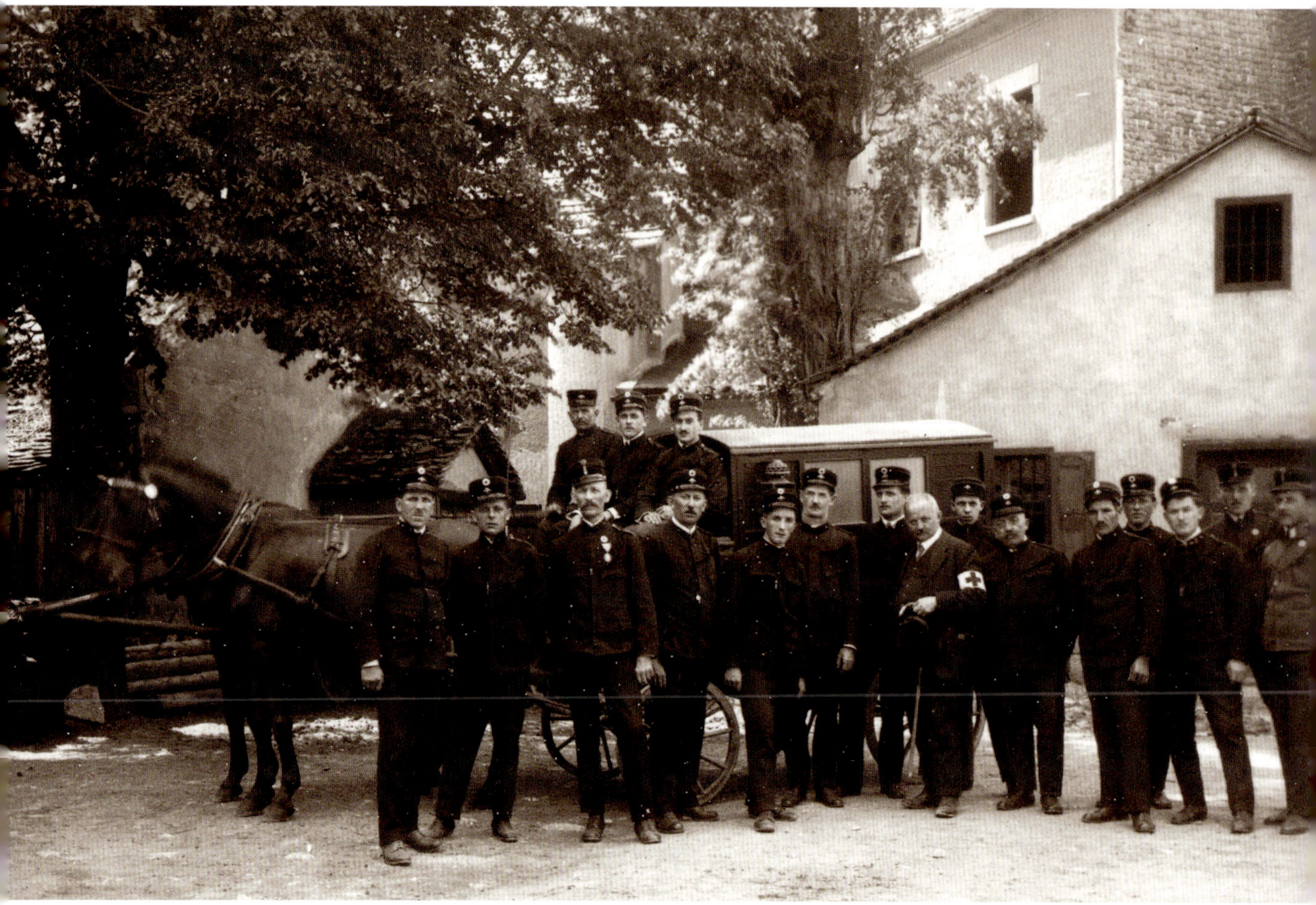

Abb. 168: Hans Kloepfer (mit Armbinde) und die Sanitäter der Rettungsabteilung der Freiwilligen Feuerwehr Köflach, 1920er Jahre.

Abb. 169: Aufforderung des Chefarztes der Rettungsabteilung Med. Rat Dr. Hans Kloepfer an die Kameraden, sich am 24. Juni 1927 pünktlich 6 Uhr abends im Rüsthaus einzufinden.

habe."[226] Eine Sanitätsmannschaft oder ein Sanitätszug sollte zum ordnungsgemäßen Bestand jeder Feuerwehr gehören – in der Praxis dauerte es jedoch noch viele Jahre, ehe diese Forderung erfüllt war.

Als erster steirischer Feuerwehrbezirk außerhalb von Graz verfügte Bruck an der Mur seit 1897 über eine eigene Rettungsabteilung. Drei Jahre davor hatte der Landesverband der österreichischen Feuerwehren zur Gründung von sogenannten Local-Krankentransport-Colonnen aufgerufen, die im Falle eines Krieges die meist auf dem Schienenwege von den Fronten heimkehrenden Verwundeten in die Lazarette bzw. Krankenhäuser transportieren sollten. Die im Einvernehmen mit den Verbänden des Roten Kreuzes zu schulternde Aufgabe galt als patriotische Pflicht. Vor dem Ersten Weltkrieg wurde ein Sonderausschuß gegründet, der das feuerwehrliche Rettungswesen innerhalb der Verbandsfeuerwehren regeln sollte, auch erging die Empfehlung, daß die Mitglieder der Rettungsabteilungen dem Roten Kreuz beitreten sollten. Die große Bedeutung des feuerwehrlichen Rettungswesens insbesondere in Kriegszeiten schlug sich im geänderten Verbandsnamen *Steiermärkischer Landesverband für*

Feuerwehr- und Rettungswesen nieder, der beim Landesfeuerwehrtag 1917 beschlossen wurde. Unter Beibehaltung völliger Unabhängigkeit wurde mit dem Roten Kreuz ein formeller Rahmenvertrag über die Zusammenarbeit geschlossen.

Vor dem Hintergrund dieser Entwicklung konnte im Frühjahr 1913[227] auf Initiative Hans Kloepfers und seiner Ortskollegen auch in Köflach eine eigene Rettungsabteilung der Freiwilligen Feuerwehr ins Leben gerufen werden. Elf Florianijünger hatten sich für die Samariterdienste gemeldet, unter ihnen der Feuerwehrhauptmann Vinzenz Pucher. Dem Mediziner Dr. August Seewald junior war die Ausstattung des Rettungswagens zu danken. Dr. Kloepfer besorgte das Verbandsmaterial.[228] Die Firmen Adolf Stölzle, Johann Kogler, Brüder Freidl, Vinzenz Pucher, Georg Rubenzer sowie der Apotheker Wölfler steuerten namhafte Beträge bei. So konnte am 11. März 1913 bei der Jahreshauptversammlung der Feuerwehr die Gründung der ersten feuerwehrlichen Rettungsabteilung in der Weststeiermark beschlossen werden. Hans Kloepfer und Agathon Seewald erklärten sich bereit, die Männer zu schulen und zu unterrichten. Bei dieser Gelegenheit trat die Feuerwehr auch dem Roten Kreuz als Vereinsmitglied bei.

Für die Initiative brauchte es schon einigen Enthusiasmus – in Sonntagskursen hatte Kloepfer die Feuerwehrfreiwilligen in Erster Hilfe zu unterweisen, er hielt Schulungen ab und eilte bei Bedarf selbst mit den Sanitätern an die Unglücksstelle. Die Bespannung war ein Schwachpunkt der Rettungsabteilung, wiewohl die Köflacher Bürgerschaft in entgegenkommender Weise Pferde beistellte. Als nach dem Krieg Pferde immer schwerer aufzutreiben waren, wurde der Ruf nach einem Automobil laut. Man hörte von Schäden, ja selbst von einem Todesfall, weil die Bespannpferde nicht rechtzeitig aufgetan werden konnten. Die Initiative war trotzdem ein voller Erfolg, die Feuerwehrrettung äußerst populär. Am 25. Oktober 1924 lasen die Köflacher in ihrem *Wochenblatt* von einer Feierstunde anläßlich der 1000. Ausfahrt des Rettungswagens: „Insgesamt wurden mit den 1000 Ausfahren 1060 Personen (632 Männer und 428 Frauen) befördert und zwar entweder

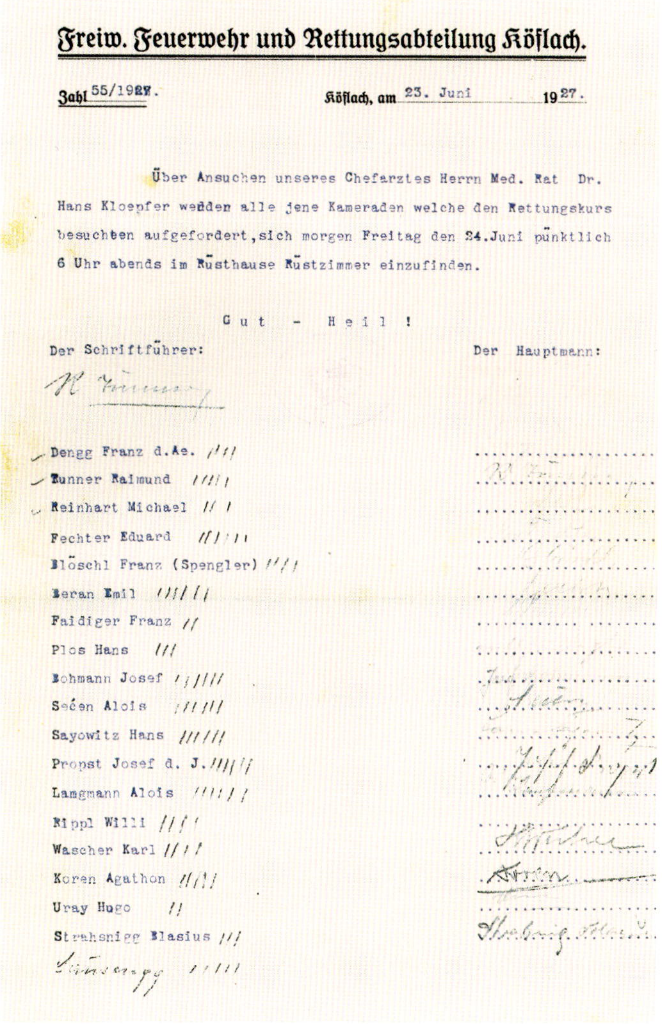

Freiw. Feuerwehr und Rettungsabteilung Köflach.

Zahl 55/1927. Köflach, am 23. Juni 1927.

Über Ansuchen unseres Chefarztes Herrn Med. Rat Dr. Hans Kloepfer wedden alle jene Kameraden welche den Rettungskurs besuchten aufgefordert, sich morgen Freitag den 24. Juni pünktlich 6 Uhr abends im Rüsthause Rüstzimmer einzufinden.

Gut - Heil!

Der Schriftführer: Der Hauptmann:

Dengg Franz d. Ae.
Zunner Raimund
Reinhart Michael
Fechter Eduard
Blöschl Franz (Spengler)
Beran Emil
Faidiger Franz
Plos Hans
Bohmann Josef
Sećen Alois
Sayowitz Hans
Propst Josef d. J.
Lamgmann Alois
Rippl Willi
Wascher Karl
Koren Agathon
Uray Hugo
Strahsnigg Blasius

Kraftwagenunfall. Die Schülerin Getschmaier wurde gestern früh auf dem Schulwege von Rosenthal nach Köflach von dem großen Bezirkslastenautomobil überfahren. Nach Berichten von Augenzeugen trifft den Lenker des Fahrzeuges keine Schuld. Das schwerverletzte Kind wurde in dem Automobil nach Köflach gebracht. Herr Dr. Hans Kloepfer leistete dem Kinde, das einen Bruch des rechten Unterschenkels erlitt, ärztliche Hilfe und ordnete die Überführung ins Krankenhaus Voitsberg an.

Grazer Tagblatt, 30. Jänner 1913

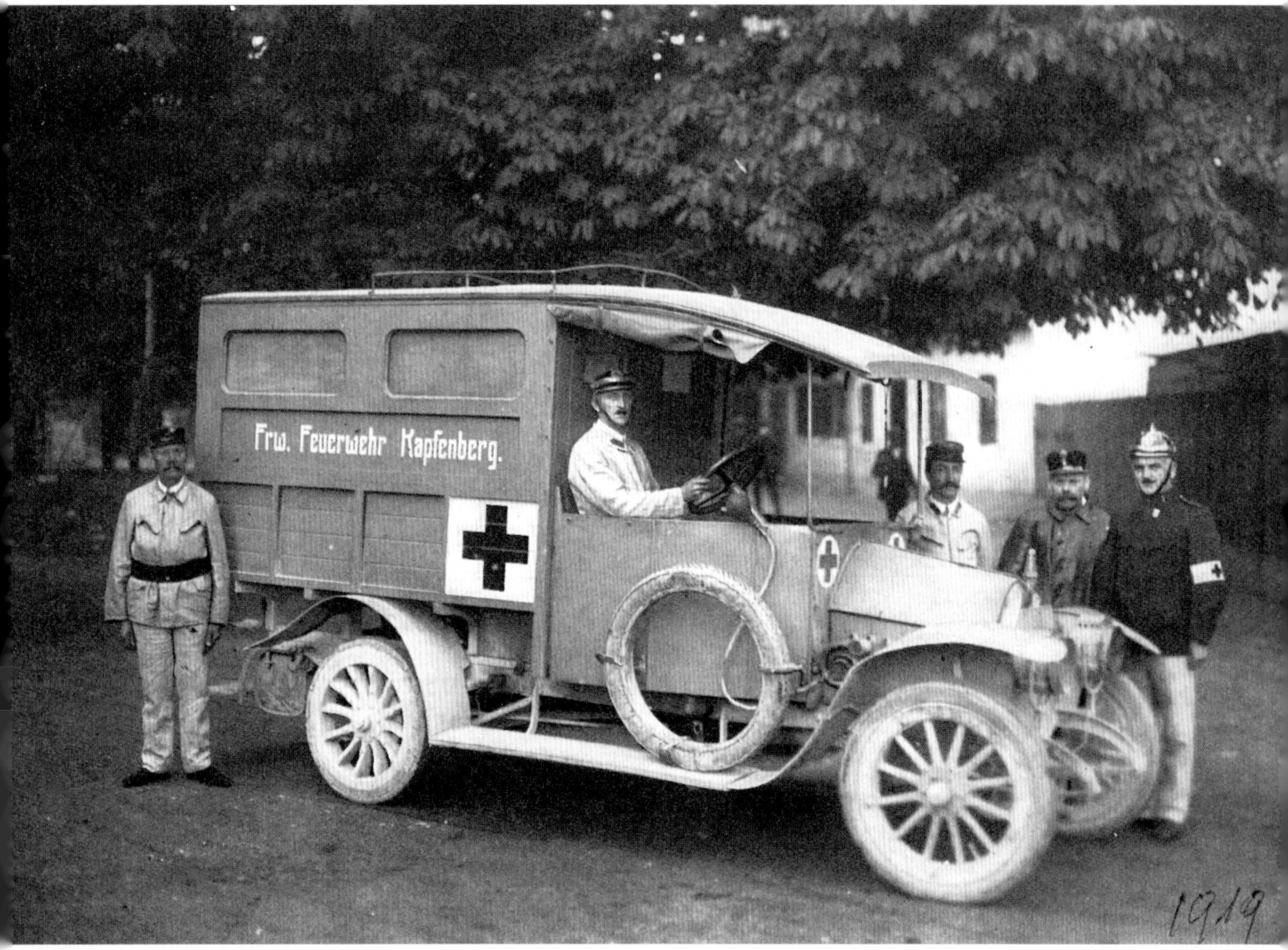

Abb. 170: Während Kloepfers Köflacher Rettungsabteilung nach dem Krieg noch mit einem Pferdewagen auskommen muß, verfügen die Feuerwehrsanitäter in fortschrittlichen steirischen Orten bereits über ein Rettungsautomobil, wie hier die Männer der Freiwilligen Feuerwehr Kapfenberg, 1919.

ins Spital nach Voitsberg oder Graz, oder zur Bahn wegen Ueberführung. Während des Krieges wurden 60 Verwundete oder erkrankte Soldaten ins Spital befördert. Fast 70 % der Ausfahrten beanspruchten die Gewerkschaften und Betriebe. Ebenso beanspruchten alle umliegenden Gemeinden den Rettungswagen und ist daraus zu ersehen, daß die freiw. Feuerwehr Köflach für die Umgebung große Opfer bringt. Die längste Fahrt nahm 23 Stunden in Anspruch (Hahnenschloß nach Graz.)“.[229]

Endlich konnte der Pferdewagen der Rettungsabteilung 1925 durch ein gebrauchtes Automobil ersetzt werden. Die erforderlichen Geldmittel wurden durch karitative Veranstaltungen aufgebracht, wie etwa einem Weinlesefest, und durch Spenden, wie jene von dem Zuzügler Dr. Rudolf Schröder. Die Köflacher mußten sich jedoch erst an das Rettungsauto gewöhnen, wie ein Aufruf in der Zeitung im Februar 1925 vermuten läßt: „Damit das Rettungsauto bei Ausfahrten nicht unnötiger Weise angehalten wird, werden die p. t. Besitzer bzw. Lenker aller Fahrzeuge ersucht, beim Herannahen desselben rechtzeitig auszuweichen oder stehen zu bleiben, was sie nach dem Gesetze verpflichtet sind"[230].

Die Freude an dem neuen Motorwagen währte nicht lang, denn das Rettungsauto erwies sich als ein unzuverlässiges Vehikel, das in schöner Regelmäßigkeit in die Reparatur nach Voitsberg oder gar Graz mußte. Erst nach einer neuerlichen Haussammlung konnte ein besseres Einsatzfahrzeug angeschafft und am 10. Februar 1927 in Dienst gestellt werden, das nunmehr problemlos funktionierte. Selbst Tanken konnten die Feuerwehrsanitäter mittlerweile in Köflach, da die Shell-Floridsdorfer Mineralölfabrik und Vertriebs-GmbH seit 1927 beim Kaufhaus Uray eine Zapfsäule aufgestellt hatte. Im folgenden Jahr wurde auch eine Zapfstelle bei der Bahnhofsrestauration unweit Kloepfers Ordination eingerichtet.[231]

Der Gründervater der Rettungsabteilung wachte als Chefarzt über die Organisation, die „besonders seit der Zeit ihrer Automobilisierung in unserem großen Industriebezirke mit seinen zahllosen schweren Unfällen und bei schweren Erkrankungen im Gebirge vom 1. Tage an sich als eine unerläßliche Einrichtung bewährte".[232] Als Rettungsärzte in Kloepfers Abteilung wirkten Josef Judmaier und Rudolf Schröder.

Großes Aufsehen erregte es, als das Rettungsauto im Juli 1929 über das Gaberl zum Alten Almhaus hinauffuhr, um dort zwei Kranke abzuholen. Als Anfang der 1930er Jahre die Packstraße übers Gebirge gezogen wurde, erlitten einige Bauarbeiter bei den schweren Arbeiten Verletzungen. Auch da kam das Köflacher Rettungsauto zum Einsatz. Etwa im April 1931, als Kloepfer mit seinen Mannen ausfuhr, um einen verunglückten Hilfsarbeiter von der Pack zu holen, dem beim Abladen einer zerlegbaren Wohnbaracke eine schwere Tafel auf den Unterschenkel gerutscht war. Kloepfer legte einen Wundverband an, dann wurde der Verletzte ins Grazer Unfallkrankenhaus gebracht.

Abb. 171: Reklameeinschaltung der Magirus, Ewald & Lieb, G. m. b. H., Feuerwehrgeräte-Fabriken in den *Feuerwehr-Signalen.* Beworben wird u. a. ein Ewald-Krankenwagen mit abnehmbarer Schwenkachse, wie er vor dem Weltkrieg in Gebrauch stand.

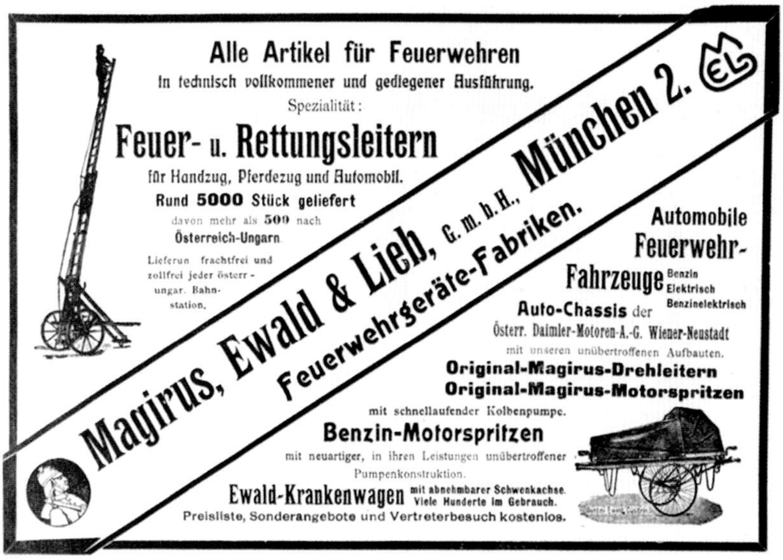

Für die vierzig Jahre im Dienst der Feuerwehr-Rettung würdigte Landeshauptmann Karl Maria Stepan Kloepfer vor Weihnachten 1936 mit einem Ehrenzeichen. Die Medaille wurde im Brauhaus Tunner bei einem zünftigen Ehrenrapport überreicht, garniert mit einer Vielzahl herzlicher Worte. Die Marktkapelle spielte die Bundeshymne und das Dollfußlied. Kloepfer dankte, wie zu erwarten „sichtlich gerührt". Dann wurde gebechert, wie die Wendung „in echter deutscher Fröhlichkeit" vermuten läßt. [233]

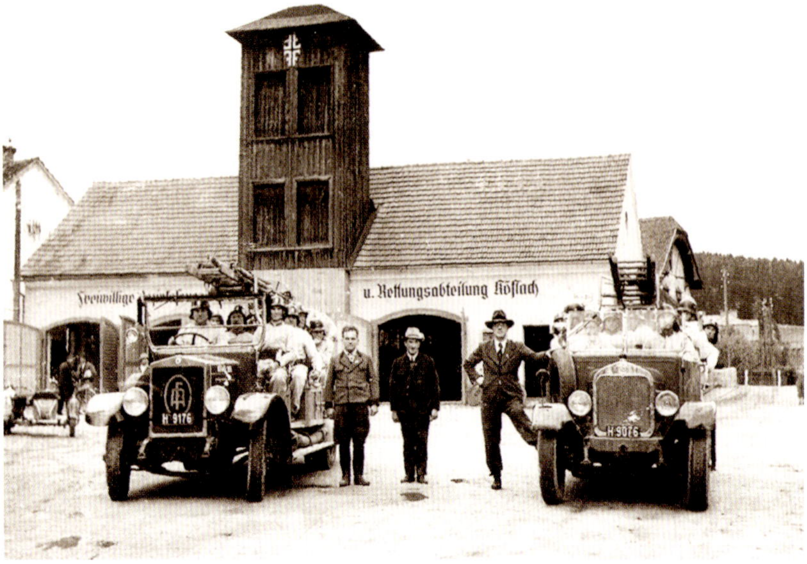

Abb. 172: Rüstfahrzeuge der Freiwilligen Feuerwehr und der Köflacher Rettungsabteilung vor dem alten Rüsthaus, 1928.

Ein Jahr später erinnerte die Freiwillige Feuerwehr Köflach im Rahmen eines Festrapportes an das 25. Gründungsjubiläum der Rettungsabteilung, dann hatte der Mohr auch schon seine Schuldigkeit getan: Nach dem Anschluß wurde das Feuerlöschwesen landesweit neu geregelt und die Trennung des Rettungswesens von den Feuerwehren vollzogen – man hatte es hinzunehmen, war aber keineswegs glücklich über die Maßnahme, hatte das Rettungswesen den Feuerwehren doch große Sympathien eingetragen. Daß der Kompetenzschnitt nicht ohne Zwistigkeiten ablief, geht aus den Erinnerungen des Kloepferkollegen Richard Bayer hervor, der mit dem Aufbau des Deutschen Roten Kreuzes in der Ostmark befaßt war: „Schwierigkeiten machte nur die Übernahme des Rettungsdienstes aus den Händen der Freiwilligen Feuerwehr und Rettungsabteilung sowohl in Graz[234], wie in der ganzen Steiermark".[235]

Die Übernahme der Sanitätsdienste durch das Deutsche Rote Kreuz war eine längst beschlossene Sache, als am 2. März 1939 im festlich geschmückten Kinosaal in Köflach der Schlußabend eines Grundschulungskurses über Erste Hilfe begangen wurde. Den mit weltanschaulicher Rhetorik gesättigten Vortrag[236] hielt Primarius Dr. Ernst Bouvier, der als Feldführer des Deutschen Roten Kreuzes für zahlreiche Schulungskurse verantwortlich zeichnete. Im Publikum saßen Bürgermeister Zeltner und Parteifunktionäre. Kloepfer wird in dem Bericht des Voitsberg-Köflacher Wochenblattes nicht erwähnt.

Noch glaubten die Feuerwehrsanitäter, die Rettungsabteilung retten zu können, im Dezember kaufte man unter finanzieller Mithilfe der umliegenden Gemeinden gar einen nahezu neuen Mercedes, „baute ihn fast vollständig um und richtete ihn zweckentsprechend ein", so daß der fertige Wagen noch am 12. Dezember 1940 in Dienst gestellt werden konnte.

Die Schwierigkeiten und Obstruktionen im Zusammenhang mit der Übernahme des Rettungsdienstes wurden erwartungsgemäß überwunden, so daß die fast 30jährige Geschichte der Köflacher freiwilligen Rettungsabteilung am 31. Dezember 1941 ihr unvermeidliches Ende nahm. Im Rahmen eines feierlichen Festaktes in Voitsberg wurde die so segensreiche Feuerwehrrettung dem Deutschen Roten Kreuz einverleibt – und damit zu Grabe getragen.

In Sachen Familie

Von den ersten Jahren Kloepfers in Köflach wissen wir wenig, jedoch dürfen wir vermuten, daß der Doktor, wenn es seine ärztlichen Pflichten erlaubten, sein Junggesellenleben nach Möglichkeit auskostete. Eingebunden in die Welt seiner Verbindungen, empfing er Bundesbrüder in Köflach, fuhr nach Graz, so ihm danach war, oder zog mit lebensfrohen Turnern und Sängern ins vergnügliche Eibiswald, wo er im Haus der Eltern ein Quartier auch für seine Freunde wußte. „So vergingen die ersten Jahre einer sorglosen Junggesellenzeit. Im Winter pflegte man das obersteirische Eisschießen, im Sommer verbrachte man manchen Sonntagnachmittag auf der alten bürgerlichen Schießstätte in der Grünau. Da knallten lustig die Schüsse gegen die Felswände des Zigöllerkogels, beim Treffer krachten die Pöller und schlugen die Zieler ihre Kapriolen, und aus dem Buchenwald über der Wand klangen weich und frei die Waldhörner in steirischen Weisen. Dazu Sängerfahrten im Sommer, Liedertafeln, Kränzchen und Bälle im Winter, es war ein Plätschern am Strande des Lebens.“[237] Da von einer Braut noch nicht die Rede war, sah sich die Mutter berufen, öfter nachzusehen, ob denn auch alles seine Ordnung habe. „Ende März muß ich wieder auf einige Tage zu ihm, weil er ausziehen muß. Er hat eine Wohnung von 3 Zimmern und eine Küche. Er hat einen Burschen bei sich, Essen im Gasthaus, es ist aber Alles so nett und ordentlich, daß man eine Frau gar nicht vermißt.“[238]

Abb. 173: Martha Kloepfer mit der Erstgeborenen Ludovika (Wiki), vermutlich 1904.

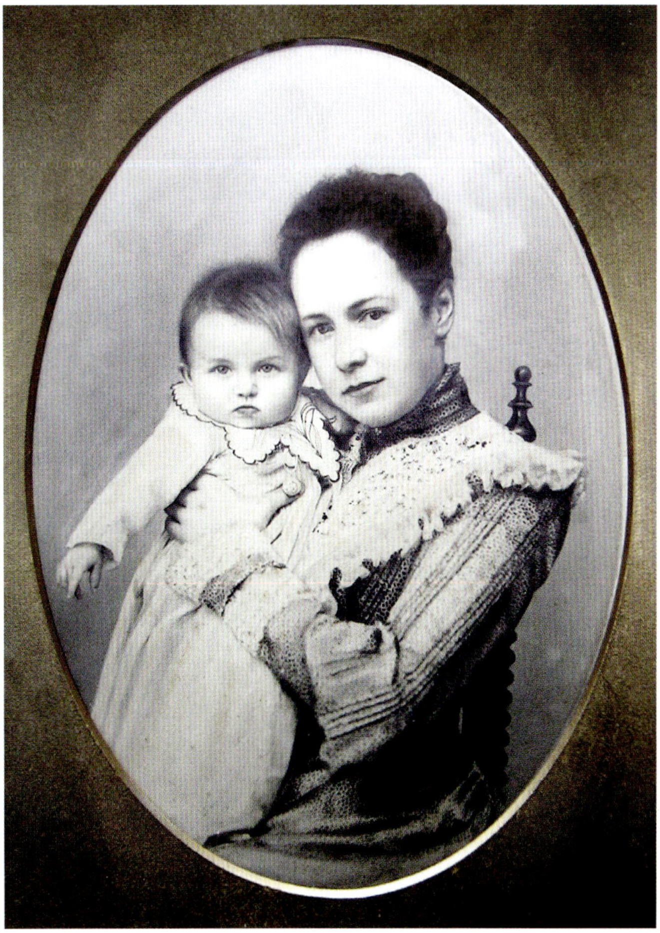

In stillen Stunden grübelte Kloepfer wohl, ob nicht „in absehbarer Zeit in Lankowitz oder Voitsberg eine umfangreichere Praxis zu suchen“[239] wäre, die eine Frau an seiner Seite zu nähren vermöchte, und natürlich Kinder. Da erreichten ihn besorgniserregende Nachrichten aus Eibiswald, die Mutter war an einem Rotlauf des linken Armes erkrankt, der sich über die obere Hälfte des linken Oberkörpers ausbreitete, dazu war eine Lungenentzündung gekommen. Kloepfer eilte ins Heimathaus.

Am 30. Juli 1901, nach achttägigem Krankenlager, verschied Ludovica, umgeben von ihrem Mann, den Töchtern Mitzi und Käthe, ihren Schwestern und ihrem Sohn aus Köflach. „Hans hatte Urlaub genommen und

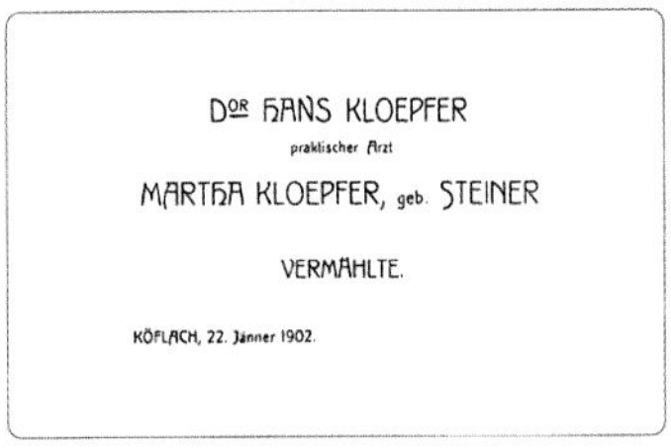

Abb. 174: Vermählungsanzeige von Hans Kloepfer und Martha Steiner.

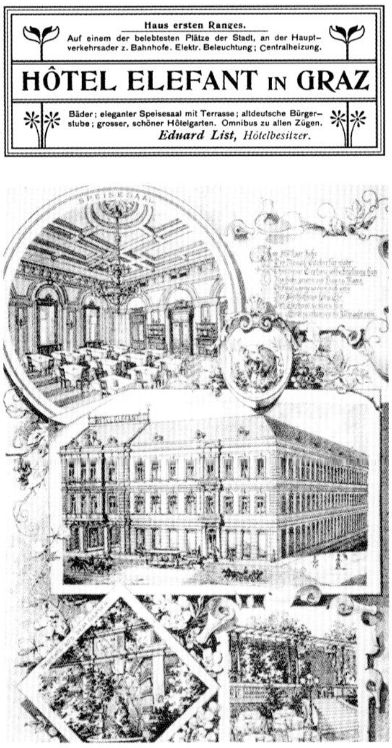

Abb. 175: Werbedrucke des Hotels, in dem für das junge Paar Martha und Hans Kloepfer das Hochzeitsmahl ausgerichtet wurde.

war die meiste Zeit ihres Krankseins an ihrem Lager, ein Freund von ihm Herr Dr. Albrecht aus dem allgemeinen Krankenhaus in Wien war auch einige Tage bei uns..."[240]

Trost fand Kloepfer bei der Familie des Bergverwalters Thomas Steiner und dessen Frau Maria, die mittlerweile aus Vordersdorf bei Eibiswald nach Köflach übersiedelt war: „Wenn ich in Eurem trauten Familienkreise sitze, so wärme ich mich an seinem sonnigen Zauber, alles erscheint mir so natürlich und friedvoll, daß ich selbst ein besserer Mensch bin."[241] Zur Familie des Bergverwalters hatten schon Kloepfers Eltern enge Freundschaft unterhalten, Vater Johannes Kloepfer betreute ja die Vordersdorfer Glasfabrik und den dortigen Kohlenbergbau als Werksarzt und besuchte das vier Kilometer entfernte Vordersdorf regelmäßig. Da ihn dabei seine Frau Ludovica und auch die Kinder begleiteten, konnte sich eine tiefe Vertrautheit zwischen den Familien einstellen.

In Martha Steiner, der jüngsten, ihm schon seit Kindestagen bekannten Tochter des Bergverwalters[242], fand er jetzt die Gefährtin fürs Leben, die sich ihm „in tausend Stunden eines Menschenlebens" ergeben sollte, „mit dem ganzen segenschweren Reichtum eines stillen Frauengemüts"[243]. Nach der vorgesehenen Brautzeit führte er Martha am 22. Jänner 1902 vor den Altar. „Die Hochzeit war einfach und still, wir sind ganz im Familienkreis beisammen gewesen, die Hochzeit war in Graz, die Copulation in der Domkirche, die von Freunden und Bekannten ganz gefüllt war."[244] Zu Beiständen hatte man den Bruder der Braut, Bergingenieur Rudolf Steiner erkoren, sowie den praktischen Arzt Dr. Hans Maria Fuchs, Kloepfers Cousin aus Bad Vöslau. Die aus insgesamt elf Personen bestehende Hochzeitsgesellschaft versammelte sich im Hotel Elephant am Murplatz, dem heutigen Südtirolerplatz zu einem Festessen, dann traten die Neuvermählten ihre Hochzeitsreise an, die sie für zehn Tage nach Wien führte.

„Was nun die Jahre brachten an strenger Arbeit im harten, lieben Berufe, an Glück und Sonnenschein, es wurde zum reichgesegneten Leben. Kinder kamen, füllten das Haus mit Licht und Wärme. Dazu hatte ich den Höhepunkt meiner ärztlichen Tätigkeit erreicht."[245] Der allein zurückgebliebene Vater war froh, „daß auch Hans versorgt ist, ich habe eine große Sorge weniger bei dem Gedanken, daß Hans nun seine Frau hat und in einem geordneten Familienkreise sich bewegt."[246] Mit dem Speisen im Gasthaus war's nun auch zu Ende. Ob die junge Frau Kloepfer dem Verbleib der älteren Wirtschafterin zustimmte, „die zu Hause kochte und die Wohnung, Wäsche etc. in ganz gutem Stand gehalten hat",[247] ist nicht bekannt. Der Vater freute sich jedenfalls, daß die ihm seit vielen Jahren bekannte Marta Hauswesen und Küche gut zu führen verstand, wiewohl sie Lehrerin und damit nicht Hausfrau im üblichen Sinne war.

Johannes' Freude war von kurzer Dauer, nach einer sechs Jahre zurückliegenden Operation der Vorsteherdrüse „war er gezwungen, sich täglich mehrere Male den Harn mit dem Katheder zu entleeren. Dieser tägliche

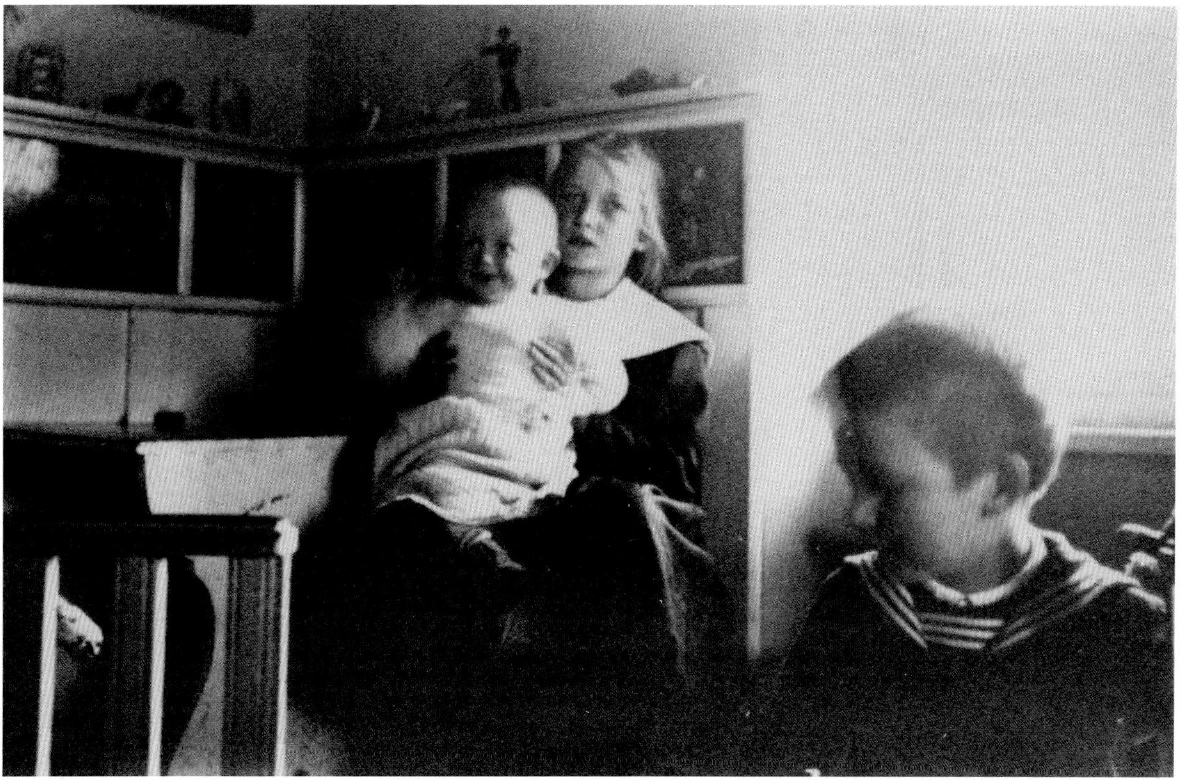

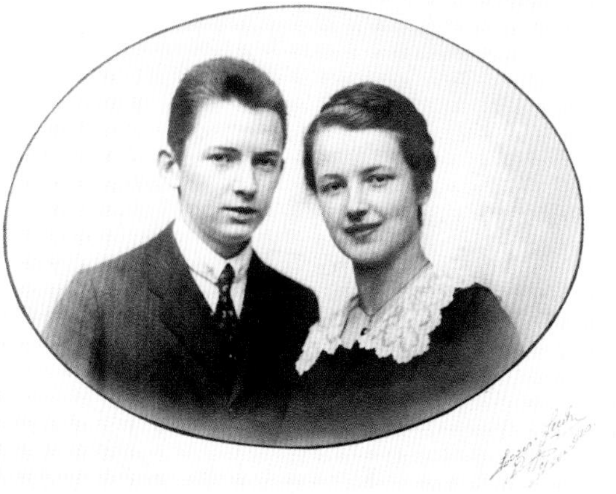

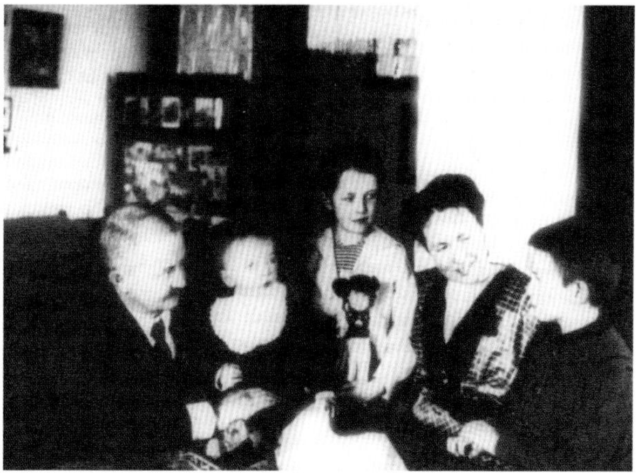

Eingriff hat nun, was auch vorauszusehen war – mit der Zeit die Harnblase in einen Zustand chronischer Entzündung versetzt, von dem nun – in der letzten Zeit auch die höher gelegenen Teile des Harnapparates, Harnleiter und Nieren in Mitleidenschaft gezogen worden sind".[248] Kloepfer, wenig Hoffnung auf Besserung hegend, wachte am Krankenlager des Vaters und leitete zur Beruhigung der restlichen Familie die Behandlung persönlich. Eine Familienfeier, die anläßlich des 50jährigen Berufsjubiläums Johannes Kloepfers angesetzt war, mußte abgesagt werden.

Abb. 176: Wiki Kloepfer und ihre Brüder, den jüngsten, Thomas, auf den Knien, 1912.

Abb. 177: „Den lieben Eltern zu Weihnachten 1920 in Verbundenheit": Kloepfers Kinder Hans und Wiki.

Abb. 178: Die Familie Kloepfer in ihrem Heim in Köflach – von links: Vater Hans, Thomas, Wiki, Mutter Martha und Hans Georg Kloepfer.

Am 22. September 1905 erlag Kloepfers Vater einer Urosepsis – ruhig, gefaßt, auf den Tod vorbereitet. Von der Beerdigung des Vaters haben wir keine Nachricht, aber wir kennen die Worte auf der Schleife des Kranzes aus Giengen: „Letzter Gruß aus der Heimat" – die hatte der Vater im steirischen Lebenskreis nie vergessen. Nach einem halben Jahrhundert war die Ordination des Wundarztes verwaist.[249]

Wieder in Köflach fand der Werksarzt Trost bei seiner jungen Frau und bei den Kindern, die sich mittlerweile eingestellt hatten: 1903 war Tochter Ludovika (Wiki) zur Welt gekommen, ein Jahr später der Stammhalter Hans Georg. Sohn Thomas folgte mit ein wenig Abstand 1911. Die schließlich fünfköpfige Familie[250] ging daran, es sich in der „Kulturwelt"[251] des komfortablen Doktorhauses behaglich einzurichten, Gärtner und Zugehfrau eingeschlossen. Die Familie war komplett, in der Bahnhofstraße war ein heiteres Leben, Doktor Kloepfer konnte zufrieden sein.

Abb. 179: Kloepfers Frau Martha.

Abb. 180: Kloepfers Sohn Hans Georg.

Abb. 181: Kloepfers Sohn Thomas (mit Tennisschläger).

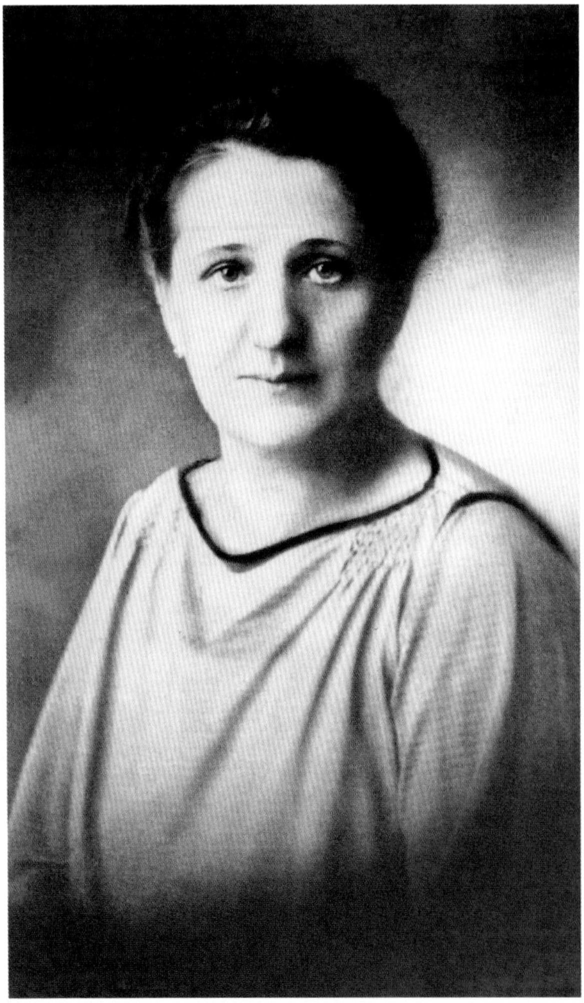

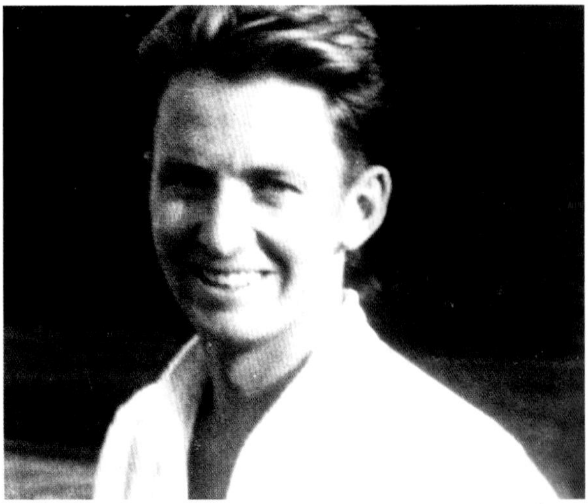

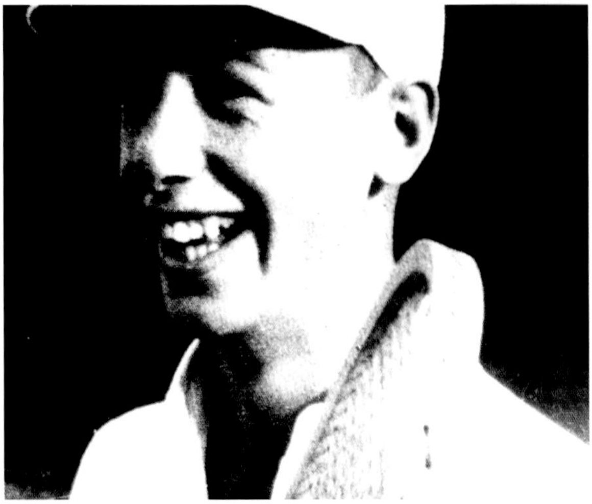

DAS DOKTORHAUS IN DER BAHNHOFSTRASSE

Anno 1868 krabbelte der kleine Sohn des Wundarztes von Eibiswald gerade in die geheimen Winkel des dortigen Doktorhauses, als man unweit des Köflacher Bahnhofes Stein auf Stein fügte zu einem Bau für den Gastwirt Johann Jantscher. Im nächsten Jahr wurde noch eine Etage aufgesetzt, und irgendwann auch eine Verbindung zum Nachbarhaus hergestellt – und so steht das Gebäude bis heute. Zunächst hatte ein Steinmetz seine Werkstatt in dem Haus mit der Adresse Bahnhofstraße 43 eingerichtet, im Jahr 1882 kam es in den Besitz der Österreichisch-Alpinen Montangesellschaft, die das Anwesen 1906 für 15.000 Kronen an ihren Werksarzt veräußerte.[252] Kloepfers Initialen und die Jahreszahl 1906 zieren noch heute den Blitzschutz auf dem First. Nun war das Gebäude zum Doktorhaus bestimmt, einem durch die Medizin gewissermaßen geheiligten Ort. In Köflach pflegte man vom Knöpfl-Doktorhäusl zu sprechen.

Abb. 182: Das Doktorhaus, rundum von einem idyllischen Naturgarten umgeben und zur Bahnhofstraße hin von einem ortsüblichen Lattenzaun begrenzt, um 1920.

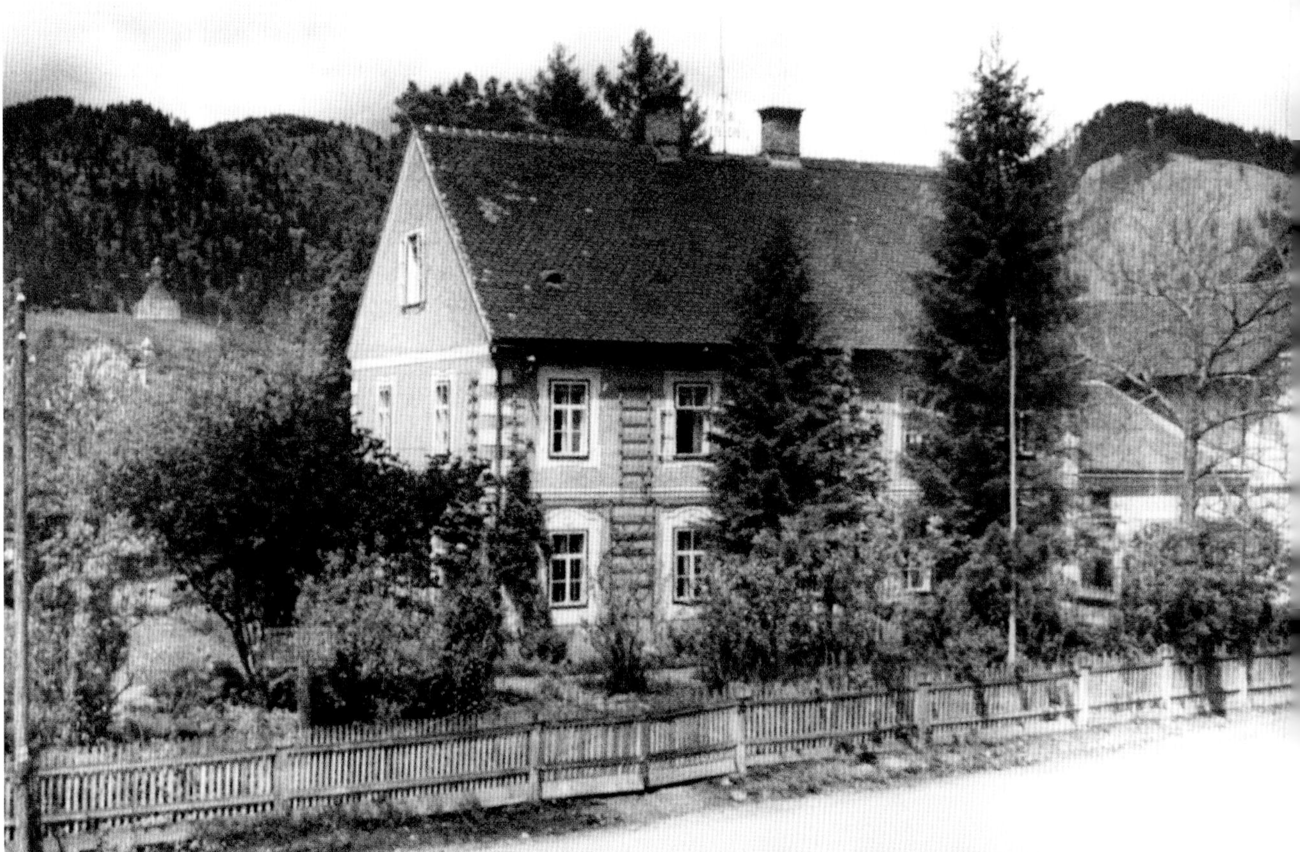

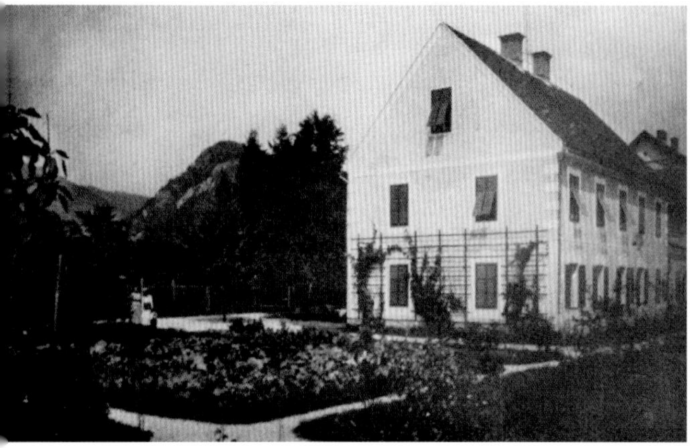

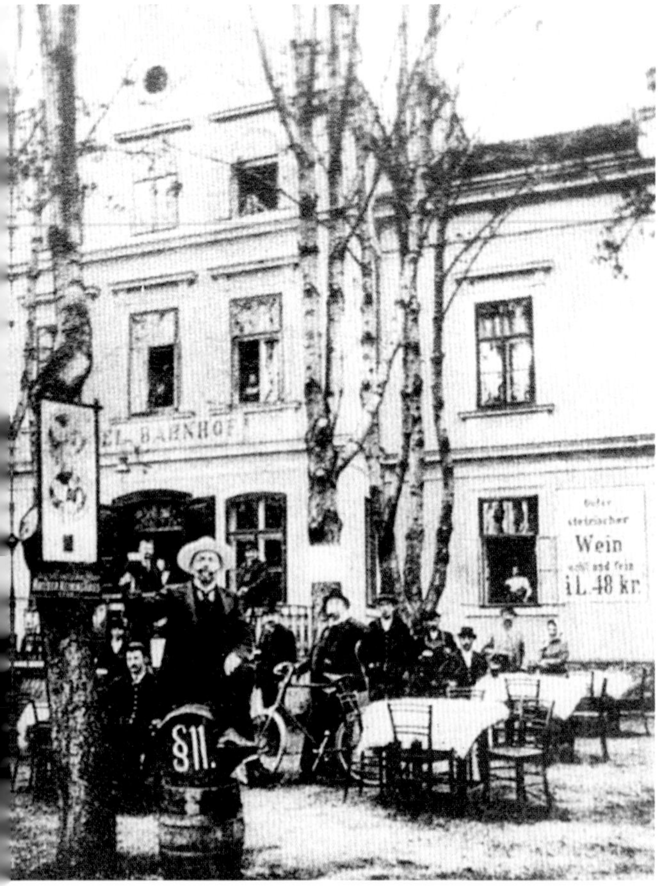

Abb. 183: Das Doktorhaus Ende des 19. Jh. mit neu angelegtem Garten, links der Zigöllerkogel.

Abb. 184: Das Bahnhofshotel, etwa um 1900. In diesem Etablissement verkehrte Kloepfer häufig.

Verbindungsachse zwischen Bahnhof und dem inneren Bezirk Köflachs war die Bahnhofstraße, damals ein recht vornehmer, mit Leben erfüllter Gassenzug, flankiert von schönen Villen, die dem Ganzen einen Hauch von mediterranem Flair verliehen. Einige der schmucken, in den 1870er Jahren errichteten Häuser stammen von dem italienischen Baumeister Giovanni de Simoni. Da gab es etwa ein k. u. k. Postamt, bald auch ein solides Hotel, stadteinwärts wartete das Café Neubauer auf Besucher. Auch die „Eisenbahner-Häuser" in der Bahnhofstraße sind ein Werk de Simonis, erbaut 1871 als Personalhäuser für Angestellte der Graz-Köflacher Eisenbahn- und Bergbau-Gesellschaft. Im zweiten Stock eines dieser Häuser, schräg gegenüber dem nachmaligen Doktorhaus, fand Kloepfer 1893 sein erstes Unterkommen in Köflach. Auf der gleichen Straßenseite hatte sich auch der Bäckermeister Josef Fragner mit einer Bäckerei niedergelassen, in der man noch Anfang der 1970er Jahre Brot und Kipferln kaufen konnte. Unter dem selben Dach gab es auch eine Tabak-Trafik nach altösterreichischem Zuschnitt. Einige Schritte weiter stadteinwärts fällt ein hinter die Gassenflucht zurückversetztes Miniaturhäuschen ins Auge – der Laden des Fotografen Hans Koren, des Gründervaters der gleichnamigen Dynastie. Von Hans Koren ging das kleine Fotostudio an Sohn Agathon Koren, der es an Harald Koren weitergab, dem heutigen Besitzer. Ein anderer Sohn Hans Korens war der im Zusammenhang mit Hans Kloepfer bedeutende Max Koren, der ein Fotogeschäft in Voitsberg führte und als Leibfotograf des Dichters in die Literatur einging.

Das Doktorhaus am Anfang der Bahnhofstraße muß vor dem Weltkrieg ein idyllischer Ort gewesen sein, mit einem kleinen, zur Straße hin gelegenen Park, einem Gemüsegärtlein und Obstbäumen nach hinten hinaus, wo man unter einer Linde Rast und Einkehr halten konnte. In der einfachen Ordination im kleinen Verbindungstrakt zum Nachbarhaus hin behandelte Kloepfer über Jahrzehnte seine Patienten. Eine Verbindungstür ermöglichte dem Arzt die Ordination vom Haupthaus her zu betreten. Zumindest in der Anfangszeit gab es in den Räumlichkeiten kein Fließwasser, und wurde solches benötigt, so war es vom Hausbrunnen im Garten herbeizuschaffen.

Im Oberstock des Doktorhauses hatte die junge Familie Privaträume eingerichtet, so ein Arbeitszimmer für den Arzt, in dem er nicht nur seine

Korrespondenz erledigte oder Literarisches zu Papier brachte, sondern sich auch der medizinischen Fortbildung hingab. Diesem Zweck dienten etwa die *Jahreskurse für Ärztliche Fortbildung in zwölf Monatsheften*, die jeden Monat als „Systematisch angeordnete, illustrierte Lehrvorträge über den fortlaufenden Wissenszuwachs der gesamten Heilkunde“ berichteten und zumindest in ihrem ersten Jahrgang 1910 auch ihren Weg von München nach Köflach gefunden hatten. Im Fundus des Köflacher Museums haben sich weitere Bände aus der medizinischen Bibliothek Kloepfers erhalten, teils mit Besitzervermerk, teils mit Hervorhebungen und Kommentaren Kloepfers. Einige der seinerzeit kostspieligen Bände waren wohl bald nach seiner Promotion in Kloepfers Hände gekommen, möglicherweise als Geschenk, eher aber noch als Ausstattung für die nun angehende ärztliche Praxis.

Auch das zu Köflach aufbewahrte Bändchen *Therapeutische Notizen*, in dem alltägliche Krankheiten wie Arteriosklerose oder Nasenbluten behandelt sind, entsprangen den Fortbildungsbestrebungen Kloepfers. Der Bogen der handschriftlich[253] skizzierten Krankheiten und ihrer Behandlungsmöglichkeiten erstreckt sich vom Heuschnupfen bis zur Tuberkulose, vom Fleckfieber bis zur Urämie. Das ergiebige Kompendium praktischer

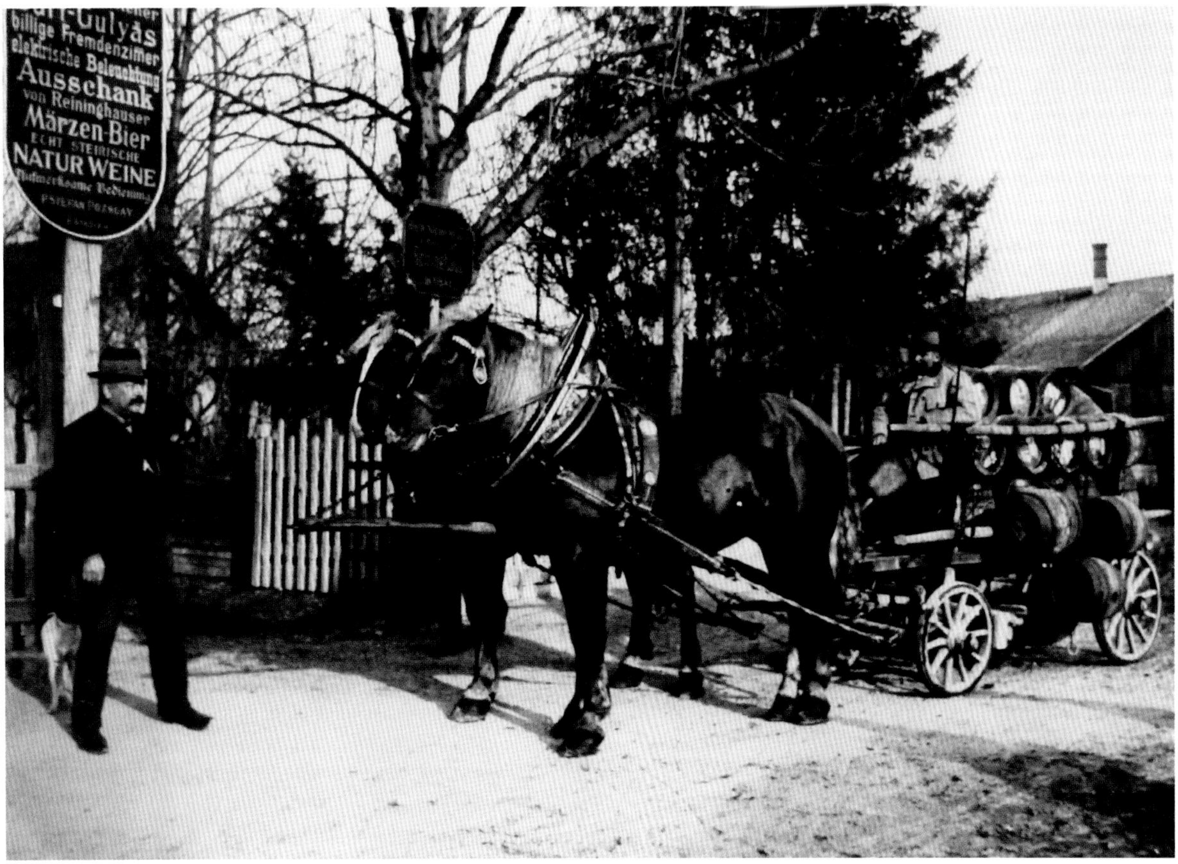

Abb. 185: Ein Kloepfer wohlbekannter Blick aus dem Arbeitszimmer – der Bierführer kommt ins Bahnhofshotel und bringt Gerstensaft von Reininghaus. Im Hintergrund eine hölzerne Bahnhofsbaracke, die 2015 abgetragen wurde.

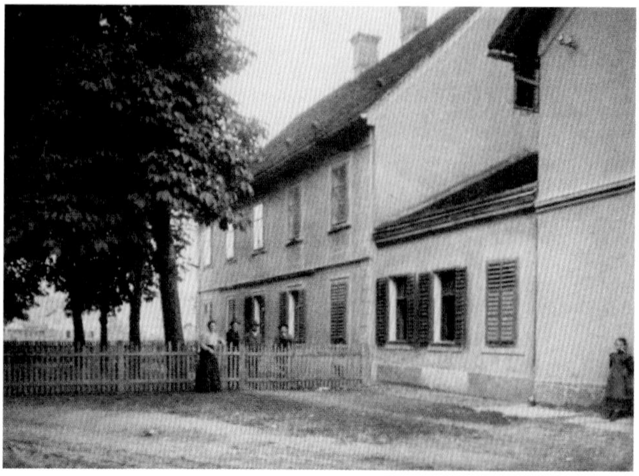

Abb. 186: Das Doktorhaus gegen Ende des 19. Jahrhunderts. Noch ist der Zubau von der Straße her nicht zu betreten, erst in Kloepfers Tagen wurde eine Fensteröffnung zu einer Eingangstür erweitert.

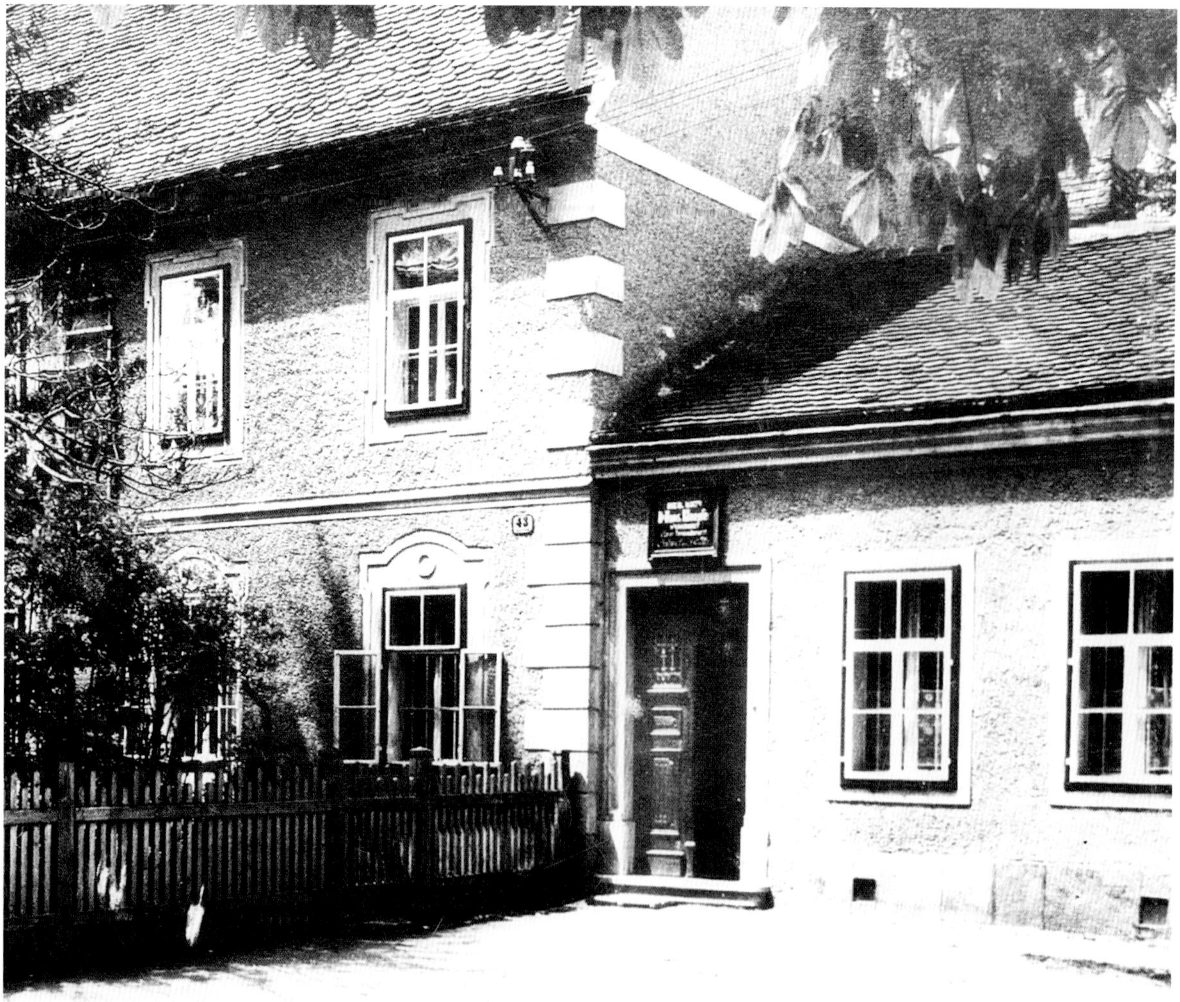

Abb. 187: Ans Doktorhaus angebaut ist die ehemalige Ordination des Werksarztes. Eine Tür führt vom Gang aus ins Innere des Haupthauses.

Medizin ist durchsetzt mit Angaben zur Pharmatherapie nach dem Stand um 1910. Daß Kloepfer sich befleißigte, „die Lücken [s]eines Wissens“ [254] bei Gelegenheit zu flicken, das ist noch für den Siebzigjährigen belegt, als er etwa einen dreitägigen sozialärztlichen Kurs in Graz absolvierte[255].

Leider waren nähere Einzelheiten zur Organisation bzw. Einrichtung der Kloepfer'schen Ordination nicht in Erfahrung zu bringen, immerhin besitzen wir dank Hans Georg Kloepfers Mitteilungen eine Beschreibung der Räume im Oberstock, insbesondere des väterlichen Arbeitszimmers: „Vaters Studierzimmer ist ein kleiner Raum, wenig mehr als 2 Meter beträgt der Abstand zwischen den beiden Türen. Die zweite Tür führt ins Elternschlafzimmer und über ihr fügen sich eine alte Bibel, ein Kruzifix, eine Hellebarde, zwei alte Krüge und ein Sulmtaler Hut verträglich zu einem Stilleben zusammen. Die eine Zimmerhälfte zwischen Tür und Fenster wird fast zur Gänze vom Schreibtisch[256] eingenommen, sonst ist jede verfügbare Wandfläche bis hoch hinauf mit Bücherregalen gefüllt. Da stehen neben der medizinischen Fachbücherei alle wesentlichen Werke und Quellen zur steirischen Geschichte und vom schönen Schrifttum[257] wohl fast alles, was bleibenden und gegründeten Wert hat im Geistesleben unseres Volkes. Auch viele Neuerscheinungen gibt es in der Bücherklause, die von Vater – ‚in dem triebhaften Wunsch, Bücher zu besitzen‘, wie er sich mit leichter Selbstironie äußerte – erworben oder in späteren Jahren auch von den Verlagen zugeschickt wurden“[258]. Um zu den Spielsachen im Kinderschlafzimmer zu kommen, ging's auch durchs Stiegenhaus, wo sie den Vater nicht störten. Nur zum Gutenachtsagen schlichen die Kinder in das väterliche Heiligtum.

Kloepfers ärztliches Tun in dem soliden Heim vollzog sich keineswegs nur in weihevoller Stille, sondern brachte mitunter das ganze Haus in Aufruhr, wie einem Bericht der Haushälterin Frieda Fraidl aus späteren Jahren zu entnehmen ist: „Der Ärztehaushalt brachte natürlich so manche Überraschung mit sich. Meistens war es ein Anruf, der in den idyllischen Dienstbotenalltag hereinbrach: ‚Unfall im Kesselhaus‘, ‚Der Bachbauer ist

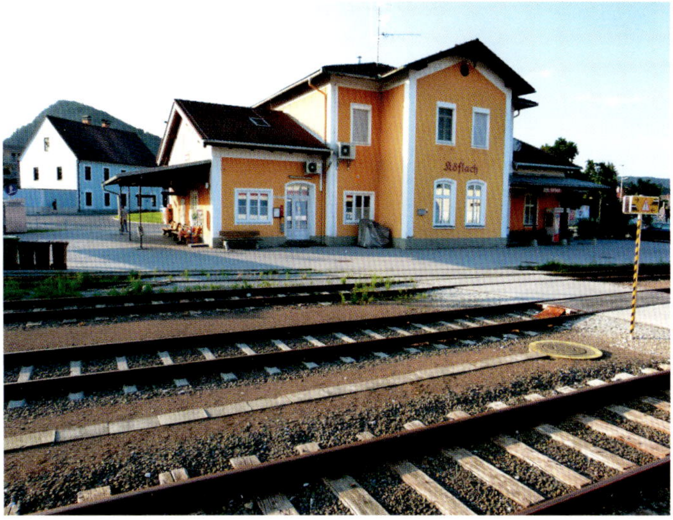

Abb. 188: Blick auf den Köflacher Bahnhof, im Hintergrund das vom Zigöllerkogel umrahmte Doktorhaus.

„Über die Bahngeleise und den altertümlichen Bau des Kalkofens geht der Blick von hier zu den Wiesen von Edelschrott. Der Bahnhof gegenüber gewährte vier- bis fünfmal am Tage das Sensatiönchen ankommender Züge.“ Hans Georg Kloepfer, *Erinnerungen an meinen Vater*, 1945/46.

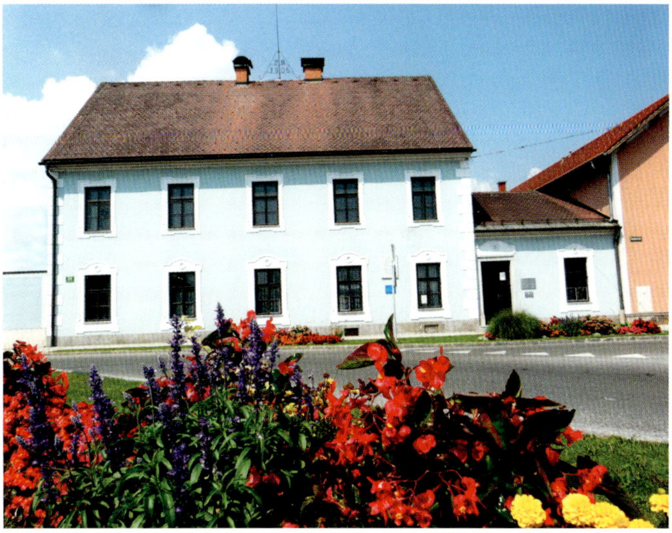

Abb. 189: Das heute denkmalgeschützte Doktorhaus mit dem kleinen, von Kloepfer als Ordination genützten Zubau. Rechts geht die Bahnhofstraße in Richtung Stadtzentrum ab.

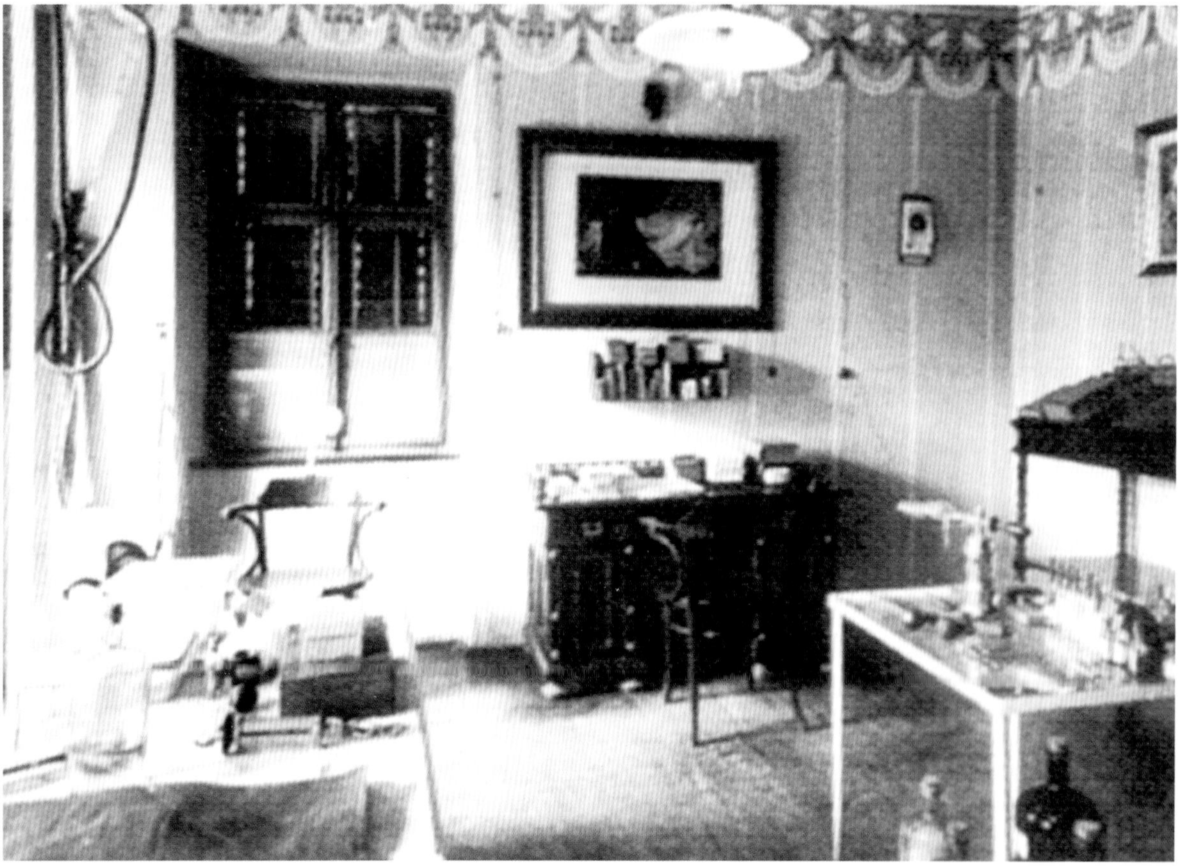

Abb. 190: Ein nicht näher lokalisierbares, angebliches Behandlungszimmer Kloepfers, wie es in einer Broschüre der Stadt Köflach heißt. Möglicherweise handelt es sich um das Untersuchungszimmer des Werksarztes auf dem Gelände der ÖAMG.

Abb. 191: Die *Jahreskurse für Ärztliche Fortbildung* brachten den Wissenszuwachs der gesamten Heilkunde auch in Kloepfers weltabgeschiedene Ordination.

Abb. 192: Hans Kloepfer vor seiner Ordination im Doktorhaus, 1930er Jahre.

von der Leiter g'fallen' oder ähnliches rief dann Dr. Kloepfer, und alle wußten, was sie zu tun hatten. Frieda mußte meistens ein paar Häuser weiter zum Bader[259] laufen und das Taxi bestellen, Martha holte schnell Mantel und Hut. Bei schweren Unfällen mußte sie auch die Rettungsabteilung alarmieren, welche sich aus einigen besonders geschulten Feuerwehrmännern rekrutierte. Diese Leute kamen mit dem (damals noch schwarzen) Rettungsauto nach und brachten den Verletzten, wenn erforderlich, ins Voitsberger Spital"[260]. Das Mädchen – oder wer auch immer anwesend war – half bei der Versorgung mit, wenn ein Verletzter oder ein Kind zur Zahnextraktion ins Behandlungszimmer gebracht wurde.

Zu den unbestreitbaren Vorzügen des Doktorhauses gehörte seine Lage unmittelbar gegenüber des Bahnhofes. So nahe lagen die Gleise, daß bei offenem Fenster das Zischen der unter Dampf stehenden Lokomotiven zu hören war. Anreisende Gäste oder die heimkehrenden Kinder konnten ohne viel Aufhebens vom Bahnhof abgeholt werden, und im Handumdrehen saß Kloepfer selbst in einer der nach Graz abgehenden Garnituren. Den Eisenbahnern war er bestens bekannt, war er doch nicht nur Werksarzt für die Alpine, sondern auch Bahnarzt für die GKB, und das schon lange bevor die Alpine die Bahnlinie übernahm.[261] In dieser

LISTE ERHALTENER FACHBÜCHER AUS KLOEPFERS MEDIZINISCHEM BÜCHERSCHRANK (HEUTE MUSEUM DER STADT KÖFLACH)

Diagnostik der Inneren Krankheiten aufgrund der heutigen Untersuchungs-Methoden. Ein Lehrbuch für Aerzte und Studierende von Dr. Oswald Vierordt, a. o. Professor der Medicin und Director der med. Poliklinik an der Universität Jena. Leipzig, 1889 • *Lehrbuch der Speciellen Pathologie und Therapie der inneren Krankheiten* für Studierende und Aerzte von Dr. Adolf Strümpell, o. Professor und Director der medicinischen Klinik a. d. Universität Erlangen. Band I u. II. Leipzig, 1889 • *Lehrbuch der Haut- und Geschlechtskrankheiten* für Studierende und Ärzte von Dr. Edmund Lesser, Privatdozent an der Universität Leipzig. Leipzig, 1890 • *Diagnostik und Therapie der Magenkrankheiten.* Nach dem heutigen Stande der Wissenschaft bearbeitet von Dr. I. Boas, Specialarzt für Magen- und Darmkrankheiten in Berlin. I. Theil Leipzig 1897; II. Theil Leipzig 1901 • *Die Krankheiten der Prostata* von Dr. A. von Frisch, a. o. Professor der Chirurgie in Wien. Wien, 1899 • *Vorlesungen über specielle Therapie innerer Krankheiten* für Ärzte und Studirende [sic] von Dr. Norbert Ortner, Professor für innere Medicin an der Universität Wien. Wien und Leipzig, 1900 • *Grundriss der operativen Geburtshilfe* für Ärzte und Studirende von Dr. Friedrich Schauta, o. ö. Professor der Geburtshilfe und Gynäkologie an der Universität Wien. Wien und Leipzig, 1892 • *Lehrbuch der klinischen und operativen Gynäkologie* von Samuel Pozzi, Professor agrégé à la Faculté de médecine, Chirurgien de l'hôpital Lourcine-Pascal, Autorisierte deutsche Ausgabe von Dr. med. E. Ringier. Band II Basel, 1892 • *Vorlesungen über Kinderkrankheiten.* Ein Handbuch für Aerzte und Studirende von Dr. Eduard Henoch, Geh. Medicinalrath, Professor an der Universität und Director der Klinik und Poliklinik für Kinderkrankheiten im Königl. Charité-Krankenhaus zu Berlin. Berlin, 1893 • *Lehrbuch der Kleinen Chirurgie* (Verbandlehre, Wundbehandlung, Massage u. s. w.) für Studierende und Ärzte von Dr. Gregor Urban, Privatdozent der Chirurgie an der Universität Leipzig. Leipzig, 1896 • *Die Erkrankungen des Darms und des Peritoneums* von Prof. Dr. H. Nothnagel in Wien. Wien, 1898 • *Krankheiten und Ehe.* Darstellung der Beziehungen zwischen Gesundheits-Störungen und Ehegemeinschaft bearbeitet und herausgegeben von Geh. Medizinialrat Prof. Dr. H. Senator und Dr. med. S. Kaminer. München, 1904 • *Medizinal-Kalender* Taschenbuch für Zivil-Ärzte Achtundvierzigster Jahrgang 1906. Begründet von Dr. L. Wittelshöfer. Herausgegeben von Dr. Heinrich Adler, Redakteur der „Wiener Medizinischen Wochenschrift". Wien, 1906 • *Mikroskopische und mikrochemische Untersuchung der Harnsedimente* Von Prof. Dr. Fl. Ritter Kratschmer v. Forstburg, k. u. k. Generaloberstabsarzt und Mag. pharm. Em. Senft, k. u. k. Militär-Medik.-Oberoffizial. Wien und Leipzig, 1909 • J. von Merings *Lehrbuch der Inneren Medizin.* Herausgegeben von L. Krehl. Jena, 1911 • *Lehrbuch der Kinderheilkunde* von O. Heubner, o. ö. Professor der Kinderheilkunde an der Friedrich-Wilhelm-Universität zu Berlin. I. Band. Leipzig, 1911.

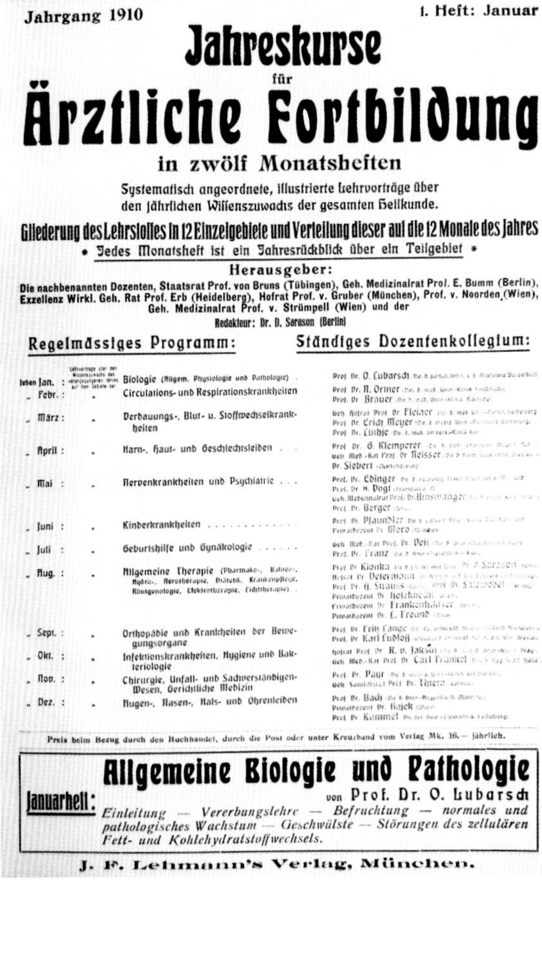
Jahrgang 1910 — 1. Heft: Januar

Jahreskurse
für
Ärztliche Fortbildung
in zwölf Monatsheften

Systematisch angeordnete, illustrierte Lehrvorträge über den jährlichen Wissenszuwachs der gesamten Heilkunde.

Gliederung des Lehrstoffes in 12 Einzelgebiete und Verteilung dieser auf die 12 Monate des Jahres
• Jedes Monatsheft ist ein Jahresrückblick über ein Teilgebiet •

Herausgeber:
Die nachbenannten Dozenten, Staatsrat Prof. von Bruns (Tübingen), Geh. Medizinalrat Prof. E. Bumm (Berlin), Exzellenz Wirkl. Geh. Rat Prof. Erb (Heidelberg), Hofrat Prof. v. Gruber (München), Prof. v. Noorden (Wien), Geh. Medizinalrat Prof. v. Strümpell (Wien) und der
Redakteur: Dr. D. Sarason (Berlin)

Regelmässiges Programm:		Ständiges Dozentenkollegium:
jeden Jan. :	Biologie (Allgem. Physiologie und Pathologie)	Prof. Dr. O. Lubarsch
„ Febr. :	Circulations- und Respirationskrankheiten	Prof. Dr. N. Ortner, Prof. Dr. Brauer
„ März :	Verdauungs-, Blut- u. Stoffwechselkrankheiten	Geh. Hofrat Prof. Dr. Fleiner, Prof. Dr. Erich Meyer, Prof. Dr. Lüthje
„ April :	Harn-, Haut- und Geschlechtsleiden	Prof. Dr. G. Klemperer, Geh. Med.-Rat Prof. Dr. Neisser, Dr. Siebert
„ Mai :	Nervenkrankheiten und Psychiatrie	Prof. Dr. Edinger, Prof. Dr. H. Vogt, Geh. Medizinalrat Prof. Dr. Binswanger, Prof. Dr. Berger
„ Juni :	Kinderkrankheiten	Prof. Dr. Pfaundler, Privatdozent Dr. Moro
„ Juli :	Geburtshilfe und Gynäkologie	Geh. Med.-Rat Prof. Dr. Veit, Prof. Dr. Franz
„ Aug. :	Allgemeine Therapie (Pharmako-, Balneo-, Hydro-, Aerotherapie, Diätetik, Krankenpflege, Röntgenologie, Elektrotherapie, Lichttherapie)	Prof. Dr. Kionka, Dr. D. Sarason, Hofrat Dr. Determann, Prof. Dr. H. Strauss, Prof. Dr. Salzwedel, Privatdozent Dr. Holzknecht, Privatdozent Dr. Frankenhäuser, Privatdozent Dr. L. Freund
„ Sept. :	Orthopädie und Krankheiten der Bewegungsorgane	Prof. Dr. Fritz Lange, Prof. Dr. Karl Ludloff
„ Okt. :	Infektionskrankheiten, Hygiene und Bakteriologie	Hofrat Prof. Dr. R. v. Jaksch, Geh. Med.-Rat Prof. Dr. Carl Fränkel
„ Nov. :	Chirurgie, Unfall- und Sachverständigen-Wesen, Gerichtliche Medizin	Prof. Dr. Payr, Geh. Sanitätsrat Prof. Dr. Thiem
„ Dez. :	Augen-, Nasen-, Hals- und Ohrenleiden	Prof. Dr. Bach, Privatdozent Dr. Hajek, Prof. Dr. Kümmel

Preis beim Bezug durch den Buchhandel, durch die Post oder unter Kreuzband vom Verlag Mk. 16.– jährlich.

Januarheft: **Allgemeine Biologie und Pathologie**
von Prof. Dr. O. Lubarsch
Einleitung — Vererbungslehre — Befruchtung — normales und pathologisches Wachstum — Geschwülste — Störungen des zellulären Fett- und Kohlehydratstoffwechsels.

J. F. Lehmann's Verlag, München.

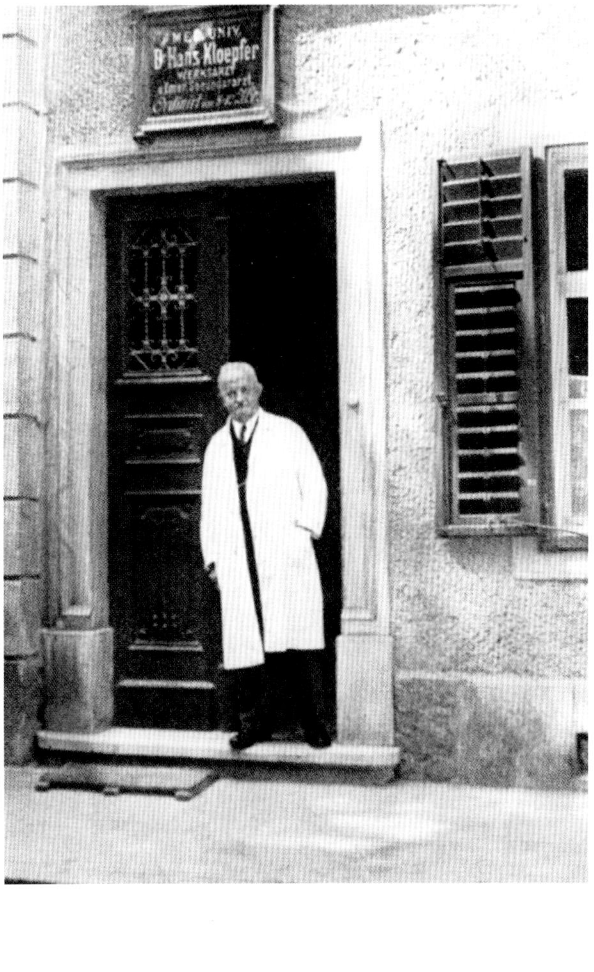

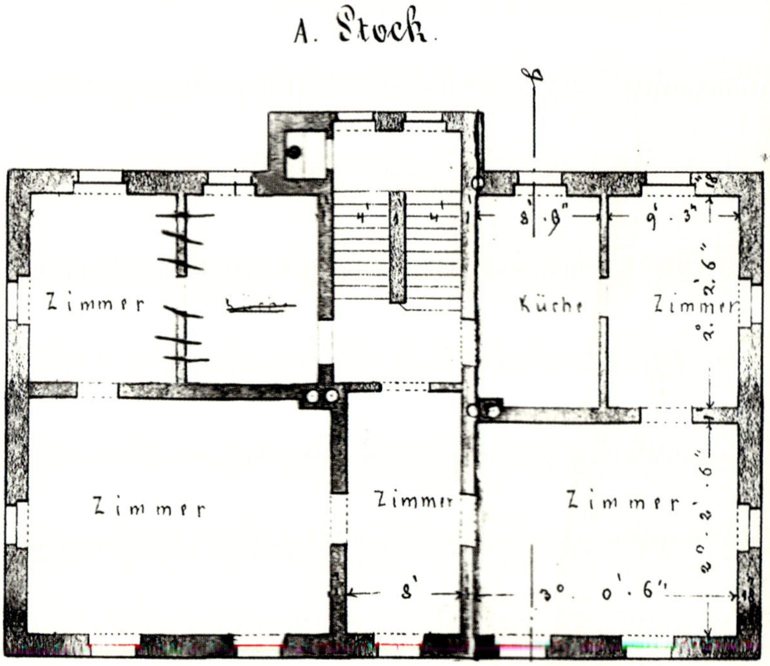

Abb. 193: Grundriß des ersten Stockwerks des Doktorhauses. Vom Speisezimmer vorne links (mit den zwei Fenstern zur Bahnhofstraße) konnte man bei geöffneter Tür ins Arbeitszimmer Kloepfers blicken. Vom väterlichen Arbeitszimmer führte eine Tür ins elterliche Schlafzimmer.

Abb. 194: Eine Gesellschaft von zehn Personen hat sich im Speisezimmer der Familie im ersten Stock versammelt. Hans Kloepfer rechts trägt schon (oder noch) die umgebundene Serviette unter dem Kinn.

Abb. 195–199: Interieuraufnahmen der Kloepfer'schen Wohnung.

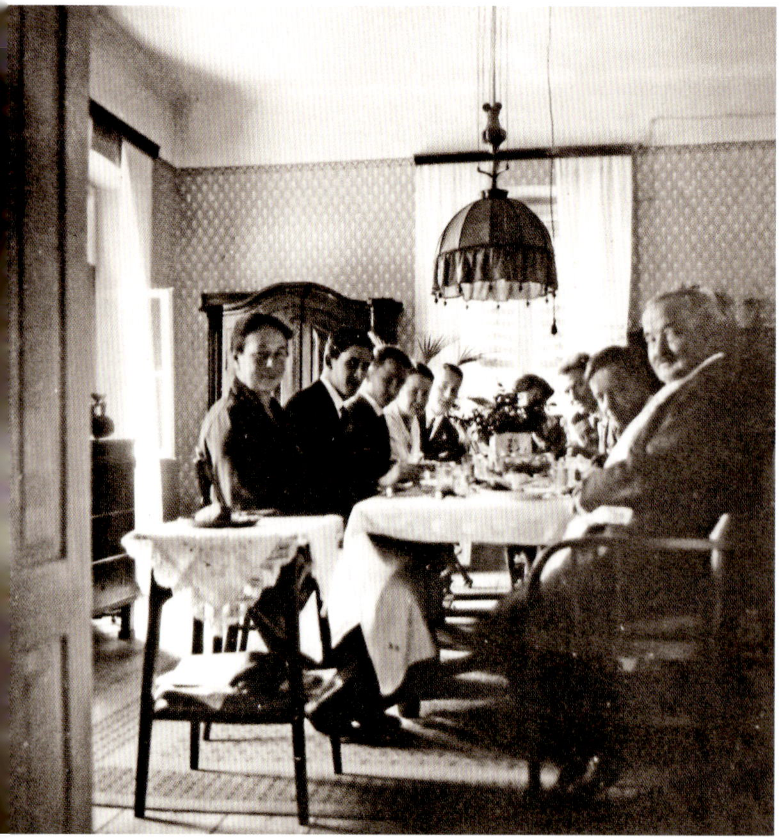

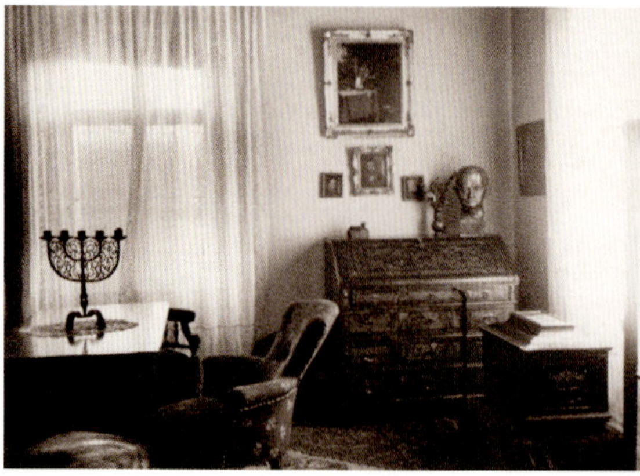

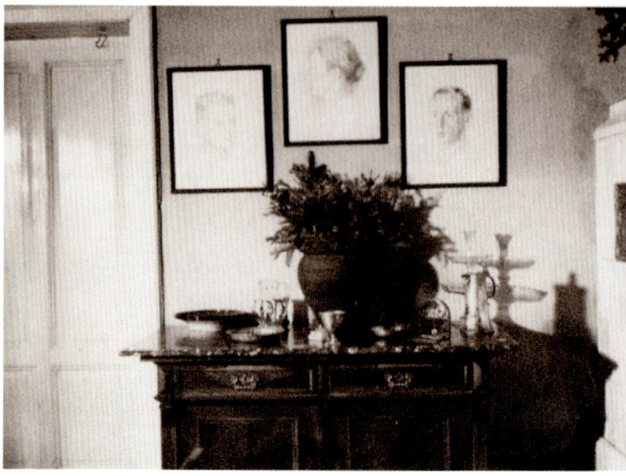

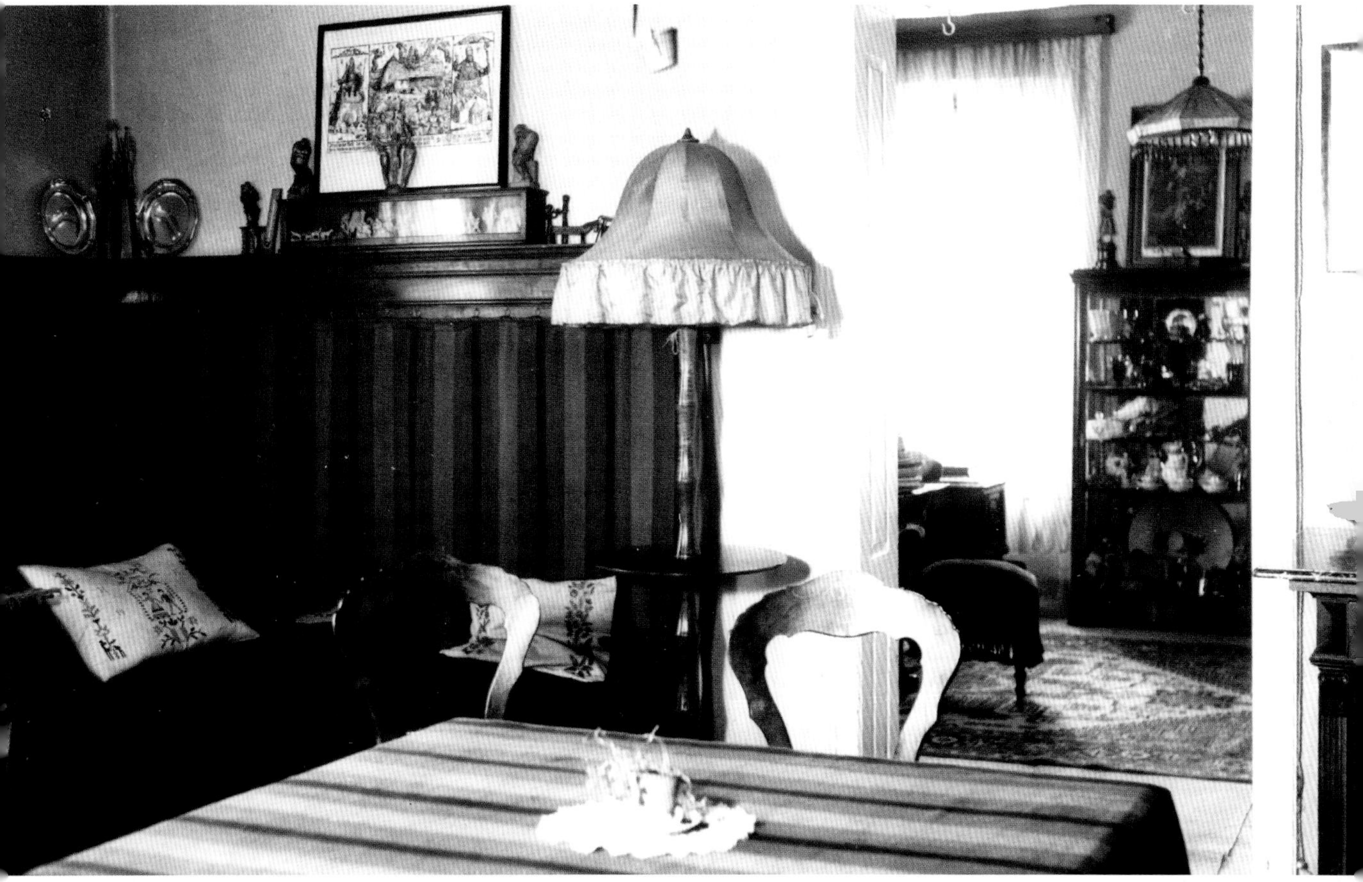

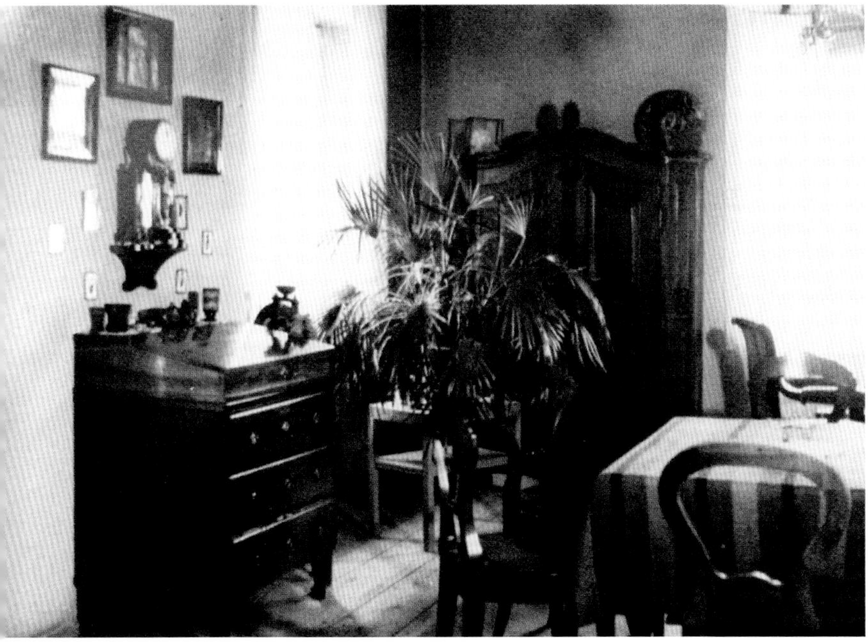

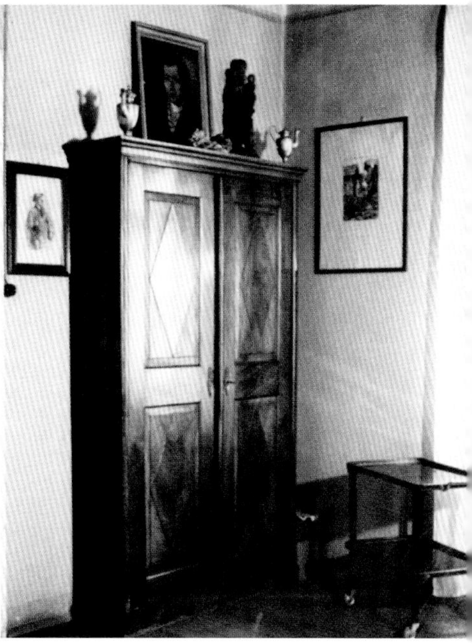

Abb. 200: Die Bibliothek in Kloepfers Arbeits- bzw. Studierzimmer, über dem Eckregal eine Kloepferbüste.

Abb. 201: Kloepfers von seiner Büste überragter Schreibtisch im Arbeitszimmer des Doktorhauses. Das Fenster schaut zur Bahnhofsstraße hinaus.

„Über dem Schreibtisch hing an einem schwenkbaren Arm eine Zuglampe. Ihr milder Schein lag auf der grünen Platte, die bedeckt war von Schriften und Büchern, auf Vaters durchgearbeiteten, ausdrucksvollen Händen, auf seinem lieben Gesichte mit den warmen Augen unter der barock vorgewölbten Stirn. Das übrige Zimmer lag im Dunkeln, eine Deckenbeleuchtung fehlte. " Hans Georg Kloepfer, *Erinnerungen an meinen Vater,* 1945/46.

Abb. 202–207: Blätter aus Kloepfers *Therapeutischen Notizen* zu ausgewählten Gebieten der medizinischen Klinik.

Funktion war Kloepfer wiederholt mit besonders schweren Verletzungen konfrontiert, etwa als 1921 der von einer Verschublokomotive erfaßte 38jährige Lokomotivheizer Johann Edelsbacher erstversorgt und mit schweren Kopfverletzungen ins Krankenhaus nach Voitsberg gebracht werden mußte.[262]

Die günstige Lage des Kloepfer'schen Tusculums lockte viele Besucher an, die eigentlich in den umliegenden Bergen wandern oder Ausflüge auf die Alm unternehmen wollten. Besonders die 1907 von der Köflacher Sektion des Deutsch-Österreichischen Alpenvereines angekaufte Gaberlwirtschaft auf der Stubalpe war ein touristischer Magnet, und der Besucherstrom schwoll weiter an, als im Juli 1909 das neuerrichtete Stubalpenhaus Gaberl eröffnet wurde. Nicht nur mit der Eisenbahn kamen die Besucher, sondern auch mit dem Omnibus, auf Fahrrädern und klapprigen Motorrädern, in späteren Jahren auch in Automobilen[263], die dann vor dem Doktorhaus abgestellt wurden.

Abends ging es oft hoch her in dem Haus. Dank Kloepfers geselliger Art hatte sich das Doktorhaus zu einem gesellschaftlichen Treffpunkt

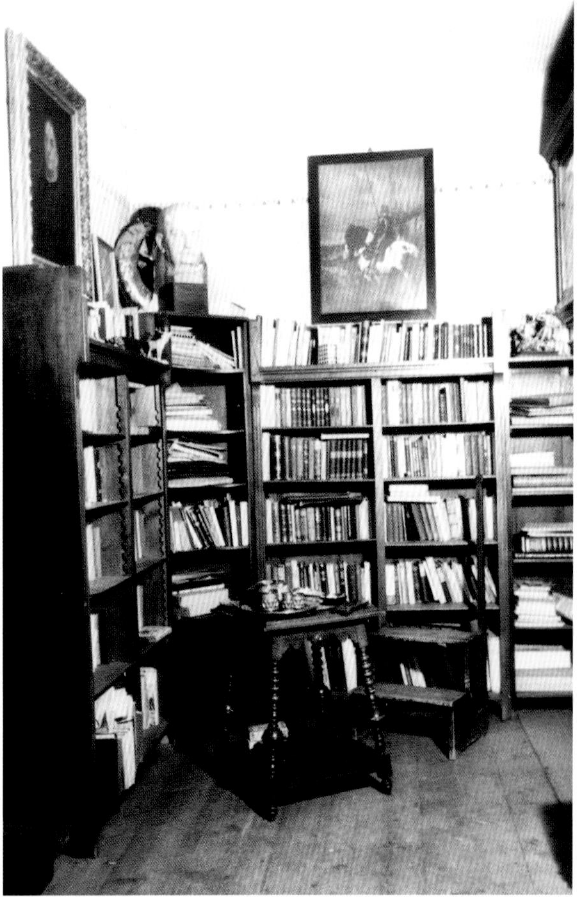

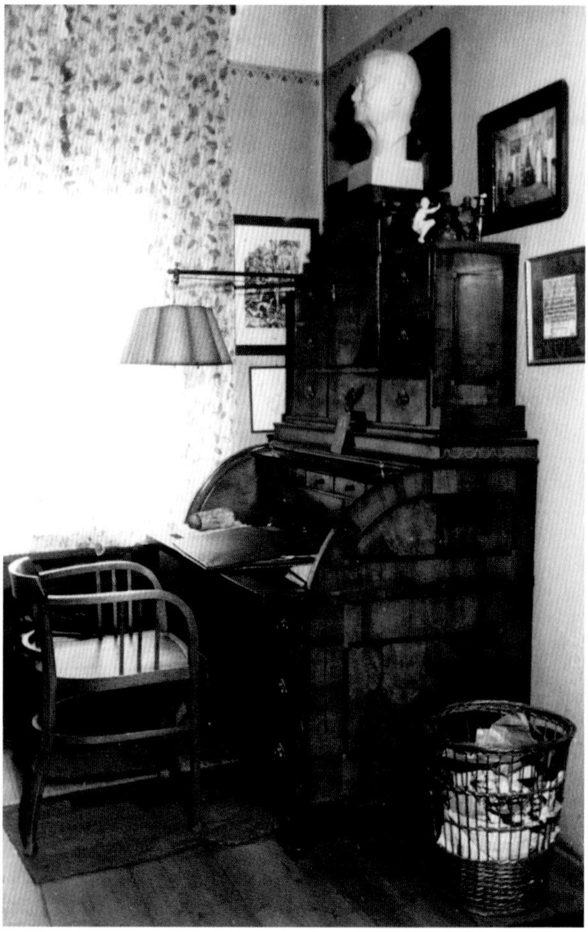

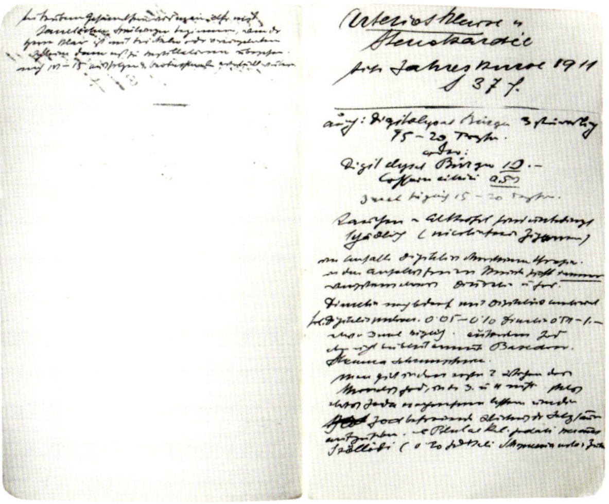

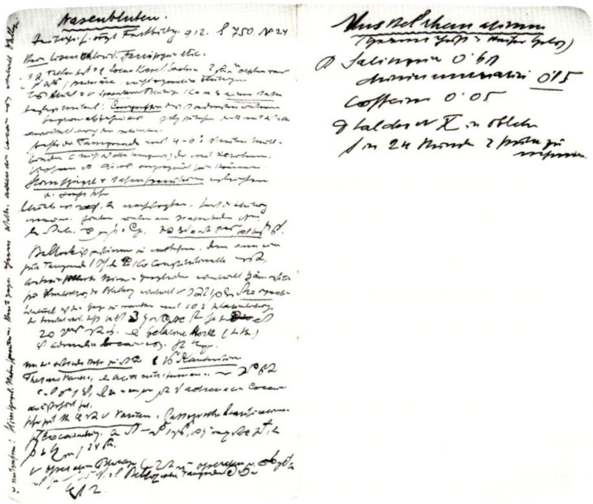

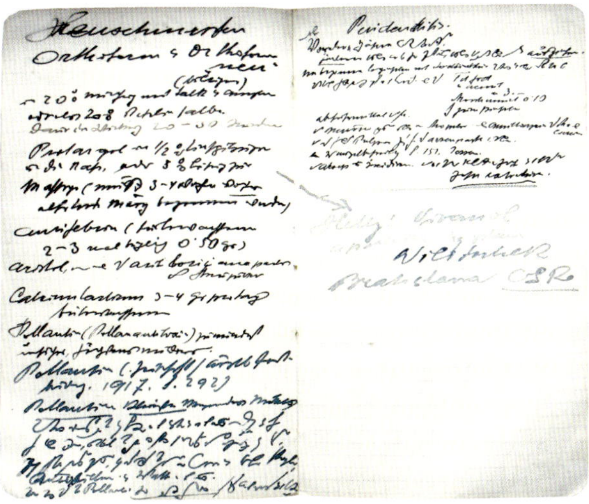

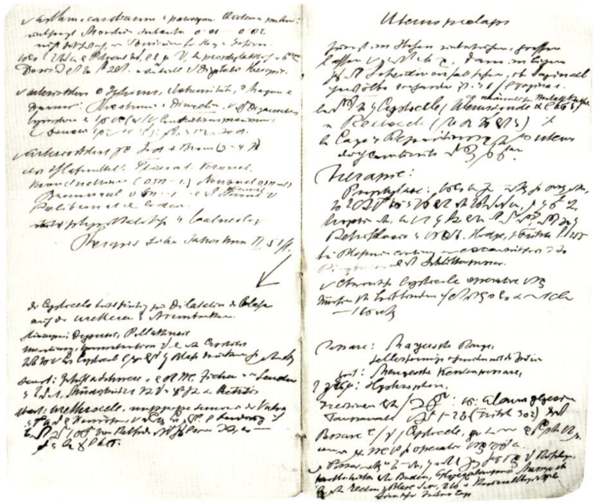

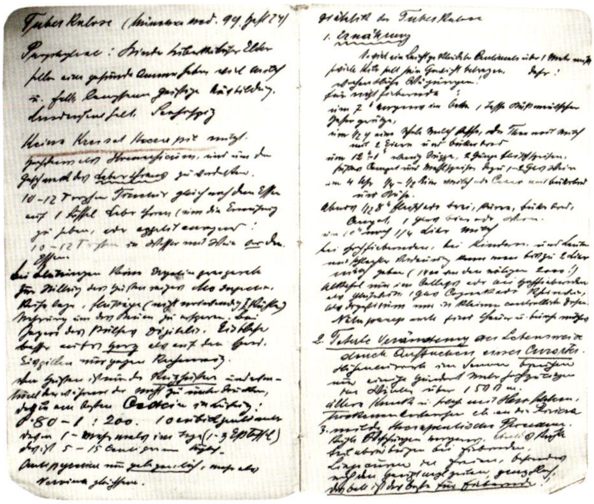

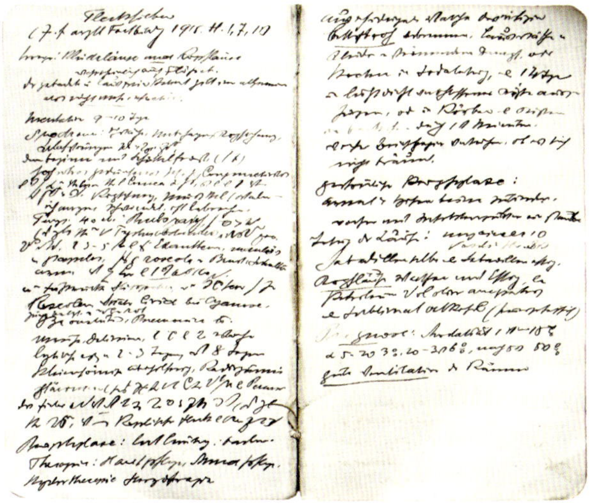

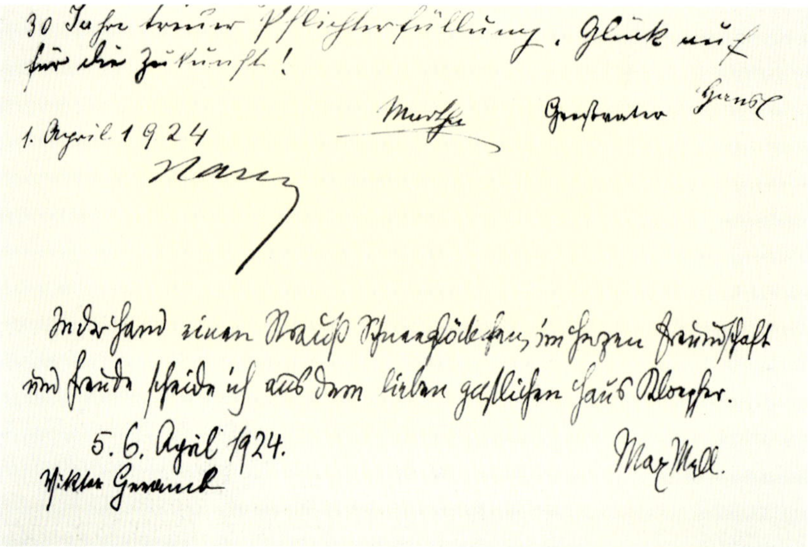

Aus Kloepfers Gästebüchern

Abb. 208: Vom 5. auf den 6. April 1924 nächtigte Max Mell (und wohl auch Viktor von Geramb) im Doktorhaus: „In der Hand einen Strauß Schneeglöckchen, im Herzen Freundschaft und Freude scheide ich aus dem lieben gastlichen Haus Kloepfer."

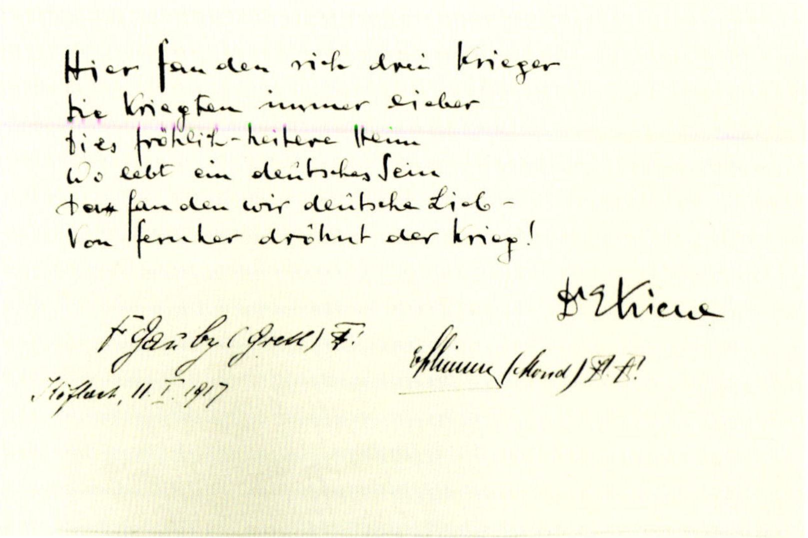

Abb. 209: Gästebucheintrag korporierter Besucher vom 2. Januar 1917:

Hier fanden sich drei Krieger
Die kriegten immer lieber
Dies fröhlich-heitere Heim
Wo lebt ein deutsches Sein
Da fanden wir deutsche Lieb –
Von fernher dröhnt der Krieg!

Abb. 210: Eine bemerkenswerte Fotografie zeigt den stramm stehenden, vornehm gekleideten jungen Schwarzafrikaner Manfred Priso mit einem Buch in der Rechten, darüber die Worte: „Für die aufrichtige Gastfreundschaft die mir in Ihrem werten Hause zuteil wurde sage ich Ihnen meinen herzinnigsten Dank und wünsche Ihnen alles Gute. Manfred Priso aus Duala-Kamerun Deutsch-West-Afrika. Köflach am 12. 1. 28." Manfred Priso war vermutlich deutscher Reichsbürger aus dem ehemaligen Kolonialgebiet. Nach dem Ausbruch des Ersten Weltkriegs dürfte er nach Deutschland gekommen sein und aus irgendeinem Grund Kloepfer aufgesucht haben.

gemausert, einem bürgerlichen Salon, der in Köflach nicht seinesgleichen hatte. Drei Folianten Gästebücher geben Auskunft über die Gastlichkeit im Kloepferhaus – Erinnerungen an dionysische Freuden, launige Gespräche über Kunst oder Politik, improvisierte Konzerte, Stunden voller Humor und Schalk. Angehörige der weitverzweigten Sippe klopften an, Freunde, Bundesbrüder, Verehrer, Künstler, Gelehrte und Schriftsteller – eine Fülle einst klingender Namen. Sie brachten einen Hauch von weiter Welt in den weststeirischen Musentempel und empfingen ihrerseits Anregungen aus der kulturbeflissenen Atmosphäre des Doktorhauses. Die Gäste wurden in das Familienleben eingebunden, begleiteten den Arzt bei Visiten, nahmen an den Mahlzeiten teil, blieben nach dem Abendessen zu heiteren Symposien und nicht selten über Nacht: „Fröhliche Invasionen oft

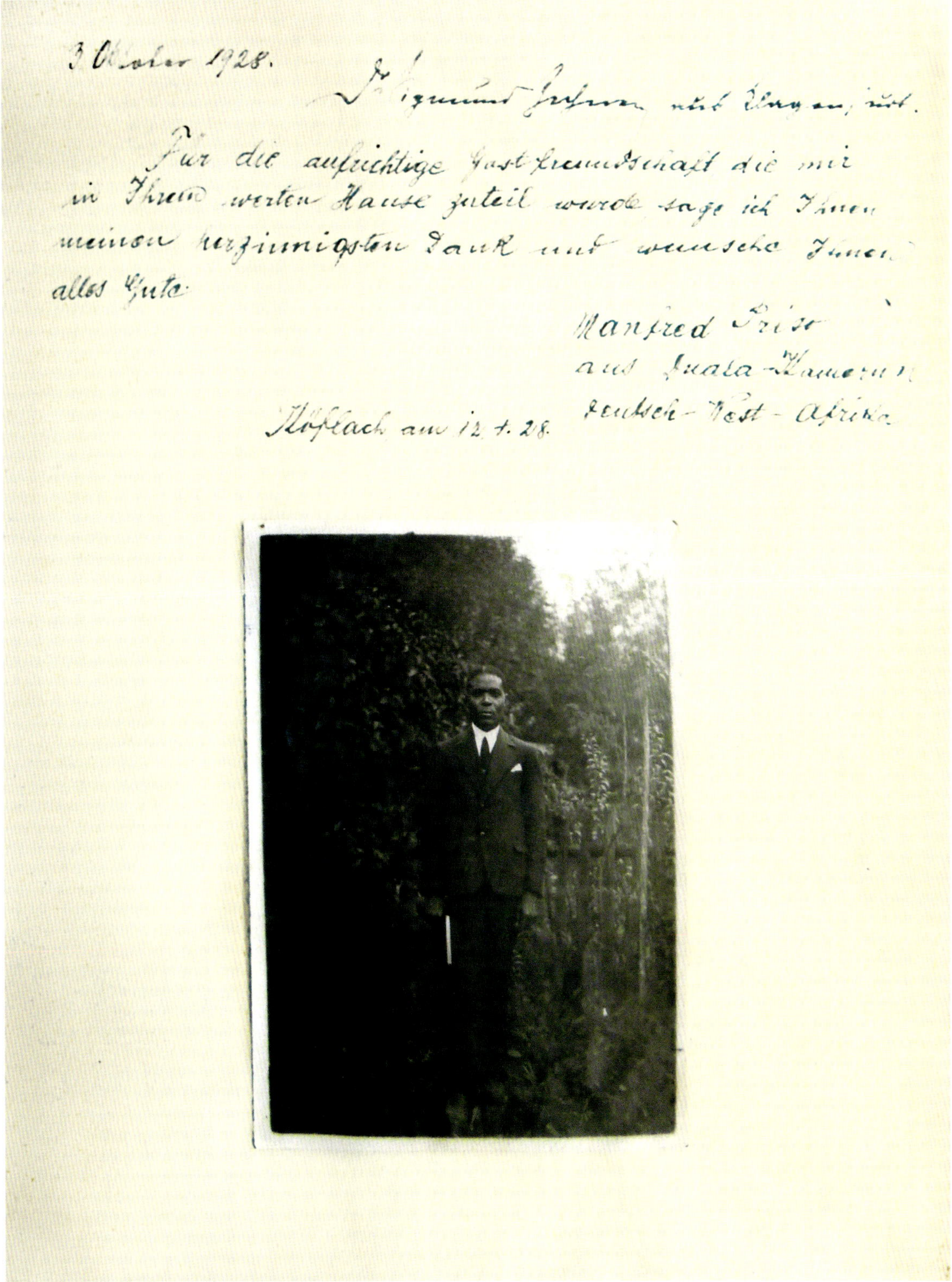

3. Oktober 1928.

Dr. Sigmund [illegible]

Für die aufrichtige Gastfreundschaft die mir in Ihrem werten Hause zuteil wurde sage ich Ihnen meinen herzinnigsten Dank und wünsche Ihnen alles Gute.

Manfred Priso
aus Duala-Kamerun
Deutsch-West-Afrika

Köflach am 12. 7. 28.

knapp vor den Mahlzeiten, unvermutete Besuche, die nur vom nahgelegenen Bahnhof her ‚auf einen Sprung hereinschauten' und dann – fast immer zu unserer Freude – sich meist gerne verweilten, später auch Neugierige, die den ‚Dichter in seinem Heim' beschauen wollten, waren an der Tagesordnung"[264].

An sonnigen Tagen plauderte man bei Kaffee oder einer kleinen Jause im Garten, in der kalten Jahreszeit war das Kloepfer'sche Wohnzimmer, wo man durch die offene Tür ins Arbeitszimmer des Hausherren lugen konnte, die Stätte gemeinsamer Mahlzeiten, Kaffeerunden und Zusammenkünfte: „Das Wohnzimmer nebenan! Wie ist mir dieser Raum ans Herz gewachsen! Da ist jedes Stück mit Liebe ausgewählt, mit Bedacht an seine Stelle gerückt, ‚angewohnt' in des Wortes ursprünglicher Bedeutung, oft schon über ein Menschenalter, vom Geist des Hausherrn irgendwie freundlich überglänzt, von der liebevoll bewahrenden Sorgfalt der Mutter treulich gehütet, und so lebt es sich zum anheimelnden Ganzen zusammen: Der tiefbraune, mächtige Schrank in der Ecke, um den es noch etwas ‚barockelt'; der solide Esstisch in der Zimmermitte unter der Ziehlampe, ‚altdeutsch' wie die dazugehörige ‚Kredenz'; das altgediente, im letzten Jahrzehnt blau überzogene Sofa, darauf Vater sein Mittagsschläfchen hielt, die Zeitung auf der Brust und die Brille meist noch auf der Nase;

Abb. 211 (rechts): Mit einem idyllischen Aquarell verewigte sich Dr. Ferdinand Knaffl, der am 11. August 1928 „In alter Freundschaft und dankbarer Erinnerung" Abschied nahm.

Abb. 212 (unten von links): Eine Erinnerung an den begnadeten Bildhauer und Medailleur Franz Josef Unterholzer.

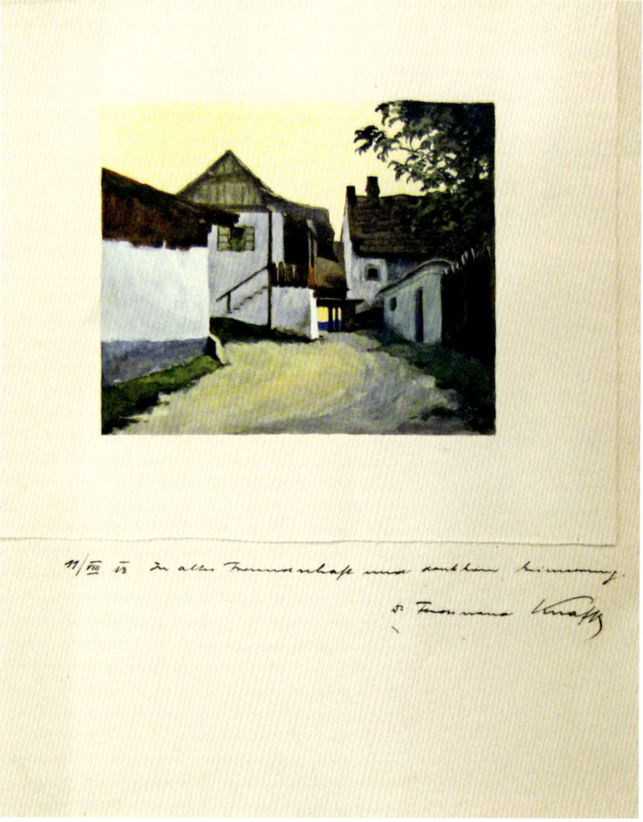

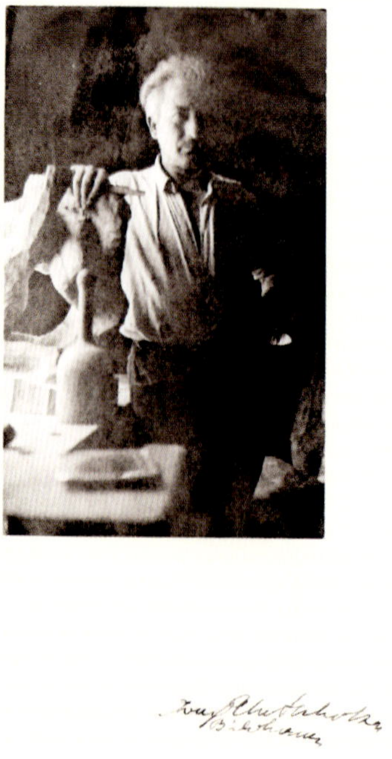

das Gesimse darüber mit den eisernen Opfertieren, den Zinntellern, Krügen und alten Gläsern, und dem Kripperl, dessen Figuren Meister Unterholzer[265] als 15-jähriger mit seinem Taschenfeitl geschnitzt hat – und endlich Mutters Biedermeiersekretär, voll edler Einfalt, und darüber zwischen den Schattenrissen Alttübinger Studenten die alte Standuhr auf ihrem Postamentl. Besinnlich verrinnen ihre silberhell ausgeschlagenen Stunden, während der Kosak am Perpendikel vor dem Spiegelhintergrunde unverdrossen sein Tagespensum abreitet und zwei pausbäckige vergoldete Löwen geduldig das Zifferblatt tragen"[266].

Im Salon, wie der angrenzende Raum im Familienkreis genannt wurde, stand eine rote Plüschgarnitur, da konnten die Gäste bei guter Gelegenheit den Hausherren beim Spiel auf einem Baumbachflügel hören, im selben Raum ein Barocksekretär aus eingelegtem Kirschholz, in dem Einzelabdrucke von Kloepfers literarischen Arbeiten, Briefe, Zeitungsausschnitte und dergleichen bewahrt wurden.

Unter den im Gästebuch verewigten Besuchern finden sich neben vielen Bundesbrüdern, die ihren Namenszug neben den Zirkel ihrer Verbindung zu setzen pflegten, auch zahlreiche einst prominente Namen: Viktor und Frieda von Geramb etwa blieben am 22. Jänner 1916 „in Treue und Dankbarkeit", am 14. Juni 1916 kam Adalbert Drasenovich, am

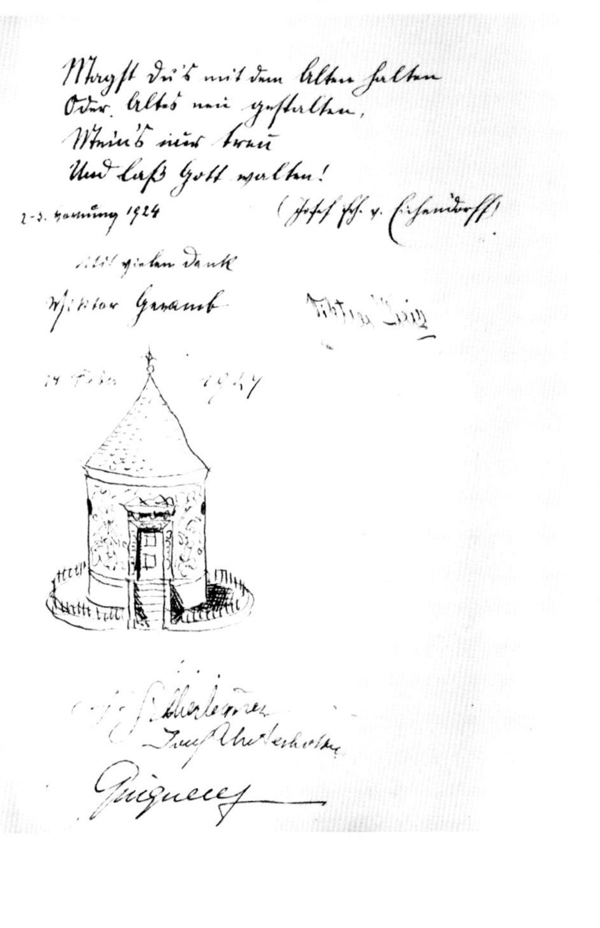

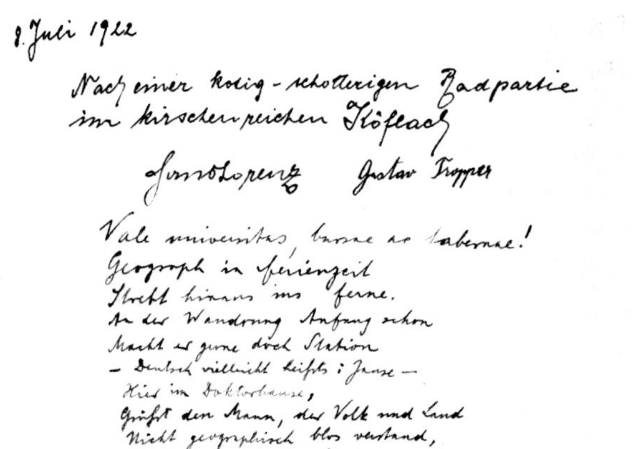

Abb. 213: Zwischen dem 2. und 3. Hornung (Februar) 1924 weilt Viktor von Geramb bei den Kloepfers und bedankt sich mit dem Dichterwort: „Magst du zu dem Alten halten / Oder, Altes neu gestalten, / Mein's nur treu / Und laß Gott walten!" (Josef von Eichendorff).

Abb. 214: Am 3. Juli 1922 ruhen Gernot Lorenz und Gustav Tropper „nach einer kotig-schottrigen Radpartie im kirschenreichen Köflach" aus; am 9. Juli 1922 ließt man von einer „Geographischen Exkursion der Univ. Graz", darüber die Worte in Anlehnung an das von Kloepfer vertonte Lied: „Vale universitas, bursae et tabernae / Geograph in Ferienzeit / Strebt hinaus ins Ferne. / In der Wandrung Anfang schon / Macht er gerne doch Station / – Deutsch vielleicht heißts: Jause – / Hier im Doktorhause, / Grüßt der Mann, der Volk und Land / Nicht geographisch blos verstand / Der in anmutvollen Bildern / Seine Seele weiß zu schildern. – / Sind die Verse hier auch schlecht, / Die Gesinnung, die ist echt!"

Abb. 215: Mit der Zeichnung eines weststeirischen Bauernhauses verewigte sich die Illustratorin Emmy Singer am 29. September 1916 „Zur freundlichen Erinnerung".

Abb. 216: Geselliges Beisammensein im Kloepfergarten. Vorne in der Bildmitte sitzt auf einem Stuhl der noch jugendliche Abenteurer und spätere Forschungsreisende Heinrich Harrer; links hinten steht Hans Kloepfer.

Abb. 217: Viktor von Geramb kam oft, so auch am 31. Januar 1926.

Abb. 218: Am 11. Januar 1925 widmete der akademische Maler und gebürtige Köflacher Ferdinand Pamberger dem Gastgeber eine Zeichnung der Kirche von Hirschegg.

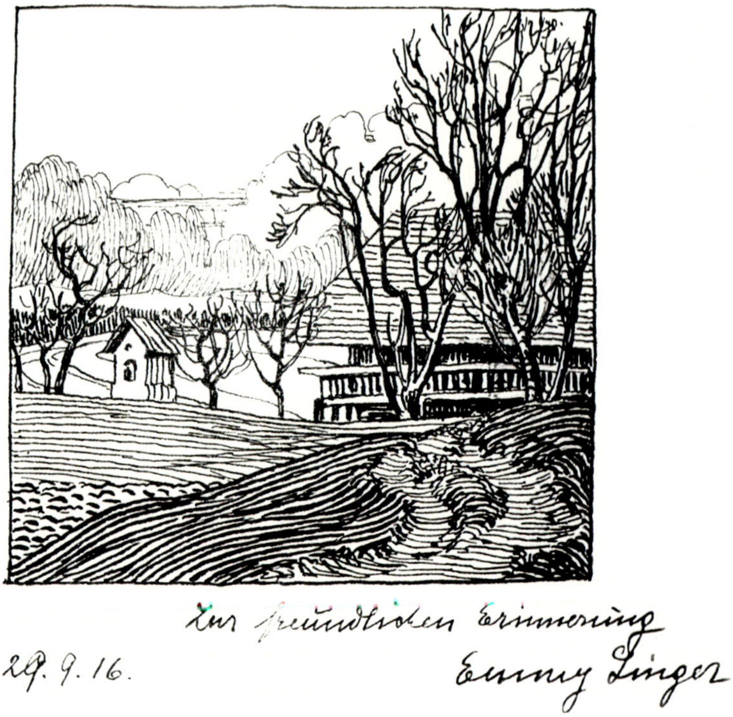

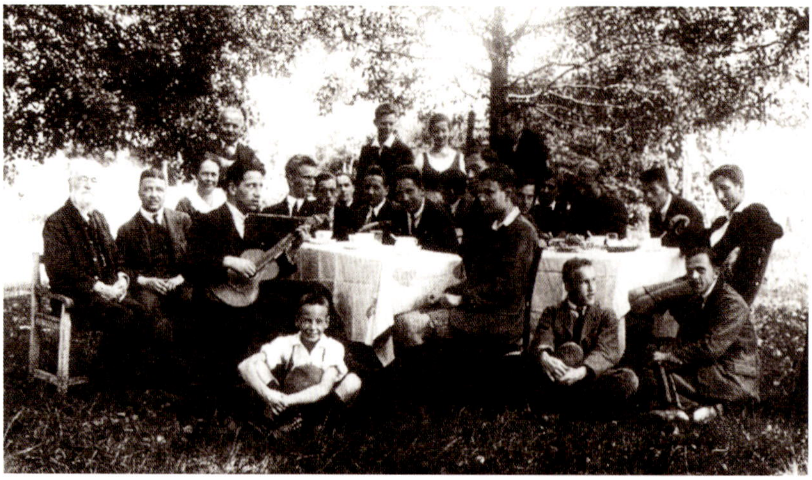

11. Oktober 1932 der Schriftsteller Emil Ertl, am 24. September 1933 Autorenkollege Franz Nabl und Josef Papesch mit Gemahlin Gretl. Hans Sittenberger, der Jugendfreund, ließ sich am 13. Mai 1934 blicken, am 27. Juli 1935 der Bildhauer Wilhelm Gösser, am 4. August selbigen Jahres der ehemalige Offizier und Historiker Robert Baravalle, am 12. November 1935 bedauerte Switbert Lobisser „Schad, daß es nit öfter sein kann". Aus

Reichenberg kam am 16. August 1938 der akademische Maler Franz Plischke. Zu Gast weilten der Forschungsreisende Heinrich Harrer[267], mehrfach der Liedersammler Victor Zack, die Illustratorin Emmy Singer, der Regisseur Karl Kneidinger, der Schriftsteller Max Mell, der Historiker Anton Schlossar, der Maler Fritz Silberbauer, der Volkskundler und Spiritus rector des Vereines für Heimatschutz Walter Semetkowski, der Bildhauer Franz Josef Unterholzer und Marta Elisabeth Fossel, die Tochter des Grazer Krankenhausdirektors und Medizinhistorikers Viktor Fossel. Auch einige wenige prominente Ärzte ihrer Zeit begegnen uns in den Gästebüchern, so etwa die Signaturen des mit Kloepfer gut bekannten Wiener Chirurgen Dr. Paul Albrecht, des prominenten Pioniers der Pädiatrie Dr. Franz Hamburger oder des Vorstandes der chirurgischen Abteilung des Voitsberger Krankenhauses, Primararzt Dr. Curt Krammer[268], der am 16. Februar 1942 zum „ersten Konsiliarbesuch im Kreise Voitsberg“ ins Kloepferhaus kam, was offensichtlich verbunden war mit einem Besuch des Wirtshauses Tax-Mimi.

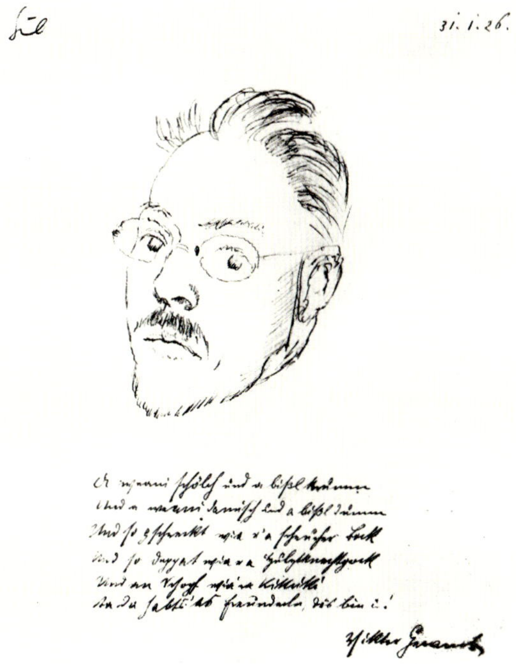

Das Blättern im Gästebuch der Kloepfers sei mit dem Vorspruch beendet, den Hans Georg Kloepfer im Oktober 1941 in den dritten Folianten schrieb, eine zärtliche Widmung an sein Elternhaus, die auch die dichterische Begabung des Erstgeborenen offenbart:

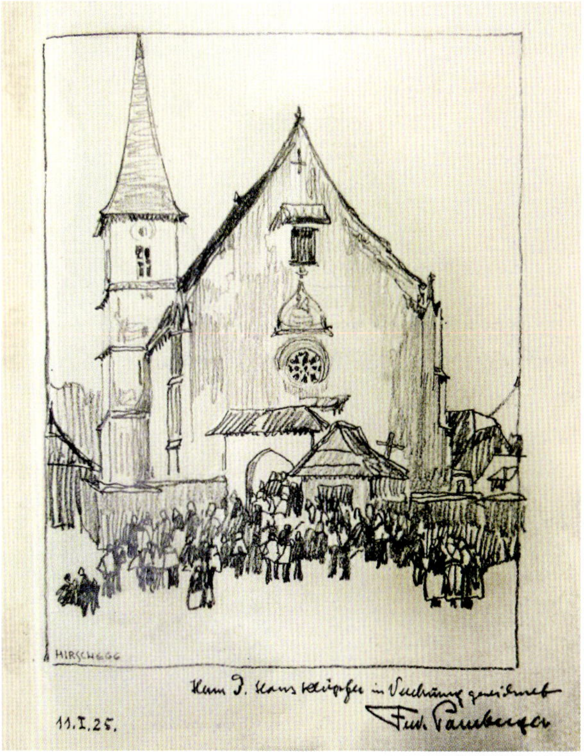

Was Wolken und Weiten gegeben,
verwehte dem Wanderer der Wind.
Du aber bist alt wie mein Leben
Und wieder so jung wie mein Kind.

Deine Blumen blühen wie immer.
Die Linde wartet und wacht.
Es glänzt deiner Lampen Schimmer
Dem Sohn durch die finsterste Nacht.

Drum: mögen dich viele besuchen
Mit Namen, erlaucht und gesiebt –
Es kann sich doch keiner hier buchen,
der so wie ich dich geliebt.

Abb. 219: Am 28. August 1936 grüßt Gerold Walzel, der Schöpfer des Grazer Studentenliedes *Träumend sah vom Schlossberg nieder* „mit innigstem Dank für die liebe Aufnahme“.

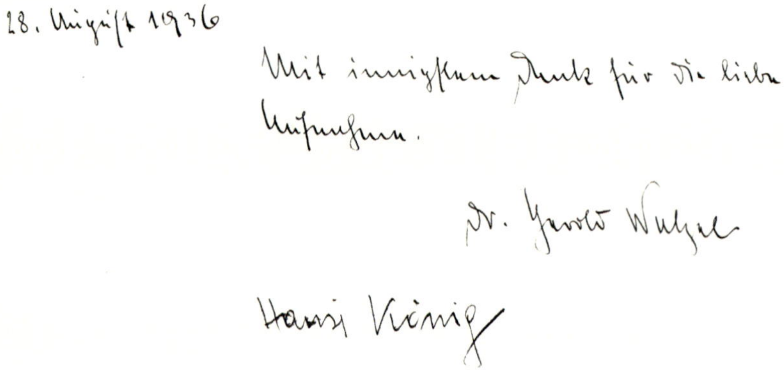

Abb. 220: Am 12. Juli 1924 brachte es der bei Kloepfer zu Gast weilende steirische Maler Fritz Silberbauer auf den Punkt: „Kunst ist – eine herrliche Gelegenheit viel darüber zu reden und dabei, noch mehr zu essen.“

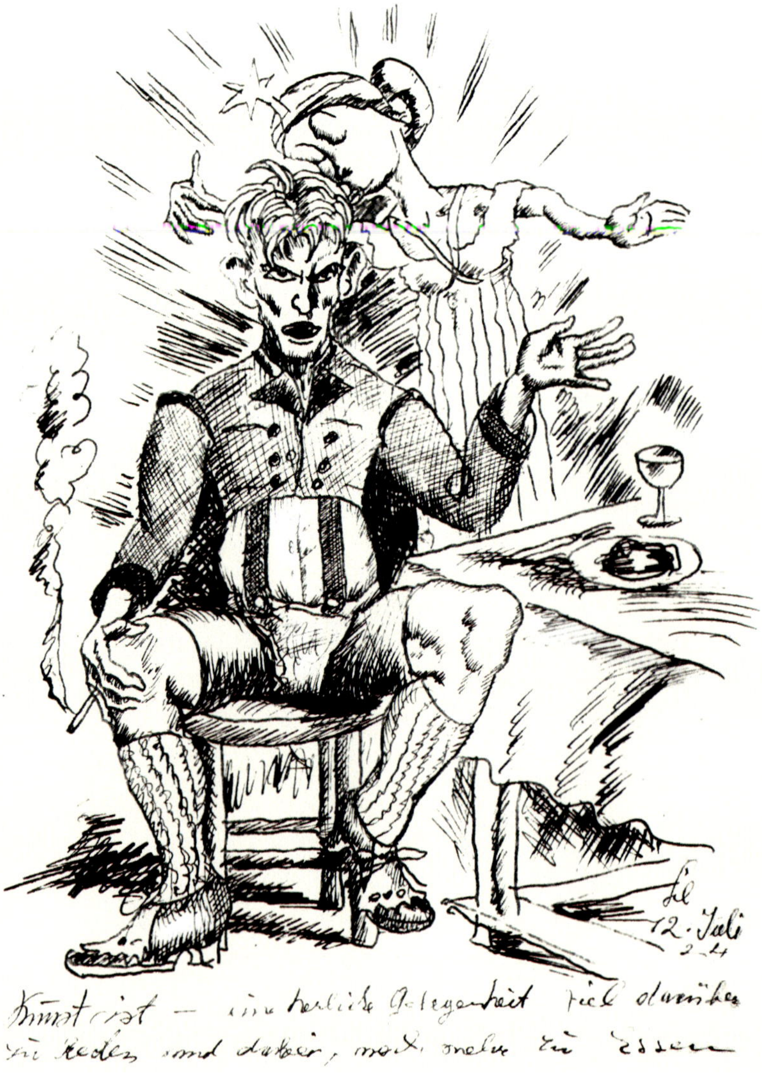

Bauerndoktor unterwegs

Nach Ordination und Mittagsmahlzeit machte sich Kloepfer regelmäßig auf, seine Patienten in den werkseigenen Personalhäusern zu besuchen, dann schritt er stattlich aus, an der Seite sein liebes Hunderl, in der einen Hand ein robuster Stock zur Stütze, in der anderen die lederne Instrumententasche. So legte er die geringe Entfernung nach Pichling zu Fuß zurück und zu Fuß ging's auch den Gößnitzgraben hinaus zu weitabgelegenen Bauernhuben oder bis nach Hirschegg, zu einschichtigen Gehöften auf der Alm. Im Sommer, bei halbwegs guten Wegeverhältnissen, da ließ er sich von seinem „Leibchauffeur" aus der Bahnhofstraße führen, dem Taxiunternehmer Bader[269]; dann ging's auch im ortsüblichen Steirerwagerl oder im ächzenden Bauernwagen, an der Seite eines um Hilfe geschickten Hausknechts, um dann nach der Visite mit bangem Herzen durch „nächtige, tannendunkle Gräben, entlang an rauschenden Wassern, über wolkenumschweifte Höhen"[270] nach Hause zu fahren.

Abb. 221: Der schon in reifen Jahren stehende Landarzt auf Krankenwanderung zu seinen Patienten, begleitet von seinem Hündchen, um 1930.

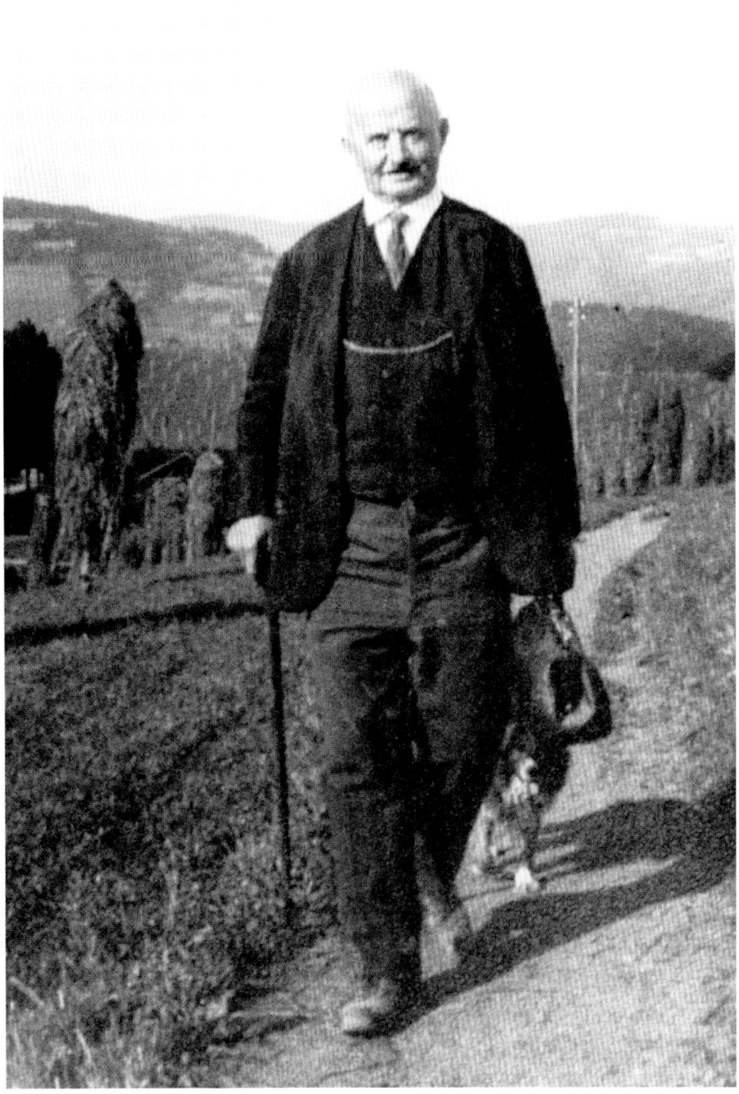

Winters aber gelangte man nur mit dem Pferdeschlitten zu den abgeschiedenen Keuschen hinter Köflach, geradeso wie es Viktor von Geramb erlebt und festgehalten hat: „Ein Bauer stand an der Türe: der Herr Doktor solle doch gleich auf den Wölmisberg mitfahren, mit dem Jirgl stünde es recht schlecht. Eine ‚Glegnheit' sei schon vor dem Haustor bereit. Fünf Minuten später saßen wir in der ‚Glegnheit'. Das war ein grober Bauernschlitten, aus Holz schwer und kräftig gefügt, mit dicken Kufen und einem Strohgeflecht als Wagensitz. Das Holzwerk des Gefährts ‚janzte' (so nennt man sein Knarren und Singen) bei jedem Schritt des jungen Hengstes, eines großmächtigen, hellwiehernden ‚Fuchsen'. Im weichen Heulager des Strohkorbes befand man sich, halb liegend, halb sitzend, sehr

Abb. 222: Emmy Singer-Hiesleitner: Das Stübler-Gut etwas abseits der Gaberlstraße. „Mann führte die Weine aus dem Unterlande über die Piberer-, heute Stubalm, bis zum Stüblergut, nicht ohne ewigen Hader bei der Durchfahrt durch Voitsberg." Hans Kloepfer, *Von alten Häusern.*

Abb. 223: Blick auf das Lipizzanergestüt Piber unweit von Köflach, wohin Kloepfer als Haus- und Gestütsarzt gerufen wurde.

wohl, zumal unter den warmen, dicken Kotzen, mit denen uns der Bauer zugedeckt hatte. Anfänglich ging's etwas holprig auf der Straße, in deren Schneekruste die Lastenkraftwagen tiefe Leisten gerissen hatten. Aber schon nach einer Viertelstunde waren wir mitten im steirischen Berg- und Waldwinter. Fast lautlos glitt der Schlitten dahin und in heiligem Schweigen umstand uns die weiße Schneewelt."[271]

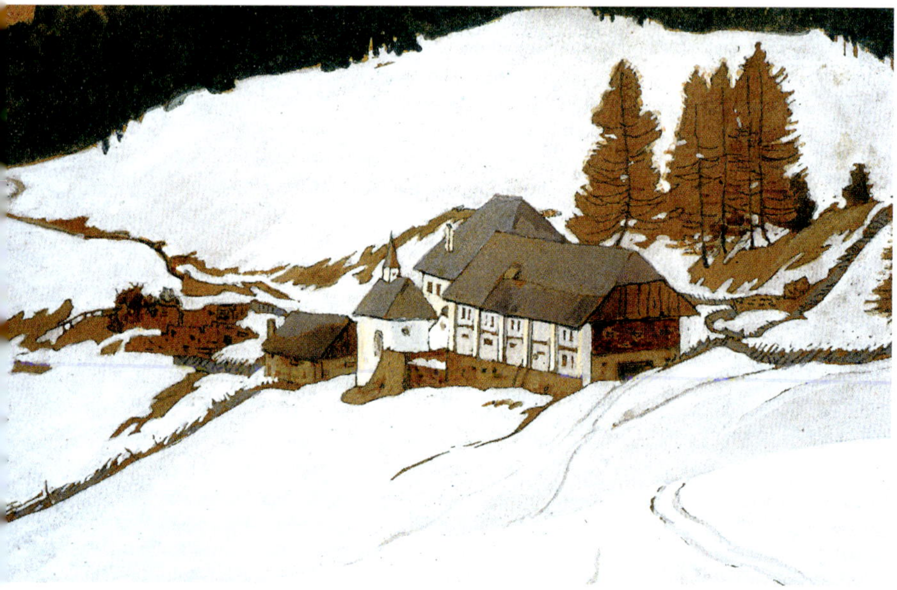

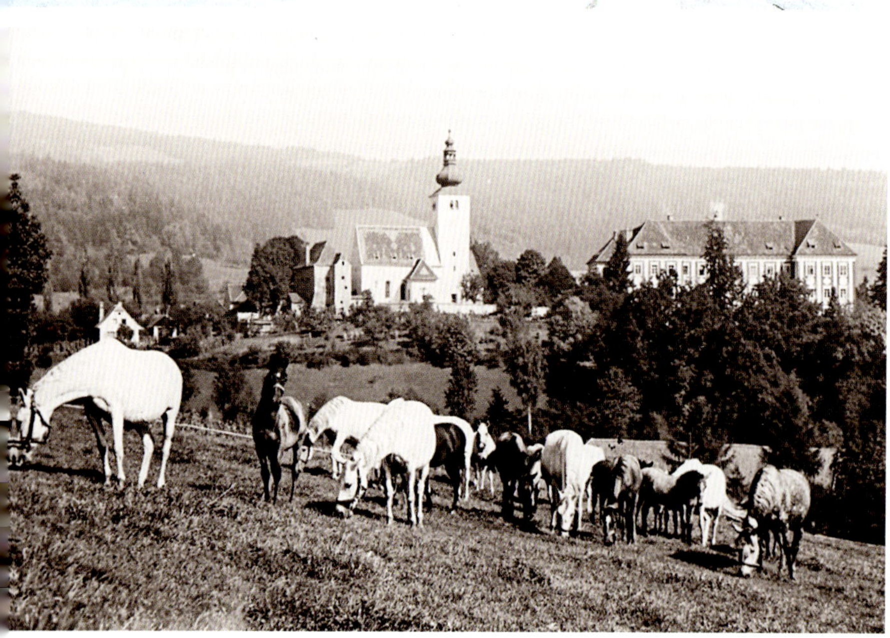

Auch die Söhne begleiteten Kloepfer dann und wann auf dessen Wegen und erinnerten sich später gerne an diese schönen Gänge: „Sein Tag hätte mehr als 24 Stunden haben sollen. Denn wie sah es zur Zeit der Hochpraxis aus? Von acht bis elf Uhr Ordination, mit bis zu achtzig und mehr Patienten, vorher oft schon ein paar Morgenbesuche. Dann die kleineren ‚Visiten' im Ort oder in den Personalhäusern, das Schläfchen nach dem Mittagessen – die Zeitung war auf die Brust gesunken, und die Brille saß noch auf der Nase –, oft wieder durch eine dringende Abberufung unterbrochen; am Nachmittag die größeren Wege, die oft stundenweit ins Gebirge hinaufführten und auch bedeutende touristische Leistungen darstellten – zumal früher, als es noch keine Autobusse gab und ein Pferdefuhrwerk oft nicht zu haben war. [...] Wie gern wartete ich auf ihn, oft recht lange, vor den Personalhäusern – und wenn er dann heraustrat, von seinem struppigen Hündlein umsprungen, in einer Hand den Spazierstock, in der anderen die Tasche mit den ärztlichen Instrumenten, und mir aufmunternd zunickte – dann war es jedesmal eine warme Welle von Freude, Liebe und Geborgensein, die mich umfing. Gern blieb er, der Vielbeschäftigte, dann auch stehen, um ein paar vertraute Worte zu wechseln – mit einem invaliden Bergwerksveteranen, der an seinem

Hasenstall werkte, mit einem alten Weiblein vor dem Hausgarten, mit einem jausnenden Bauernknecht am Rande des Kornfeldes“[272].

In die Krankenstuben durften die Begleiter nur ausnahmsweise mitkommen, wie Kloepfers Erstgeborener Hans Georg bestätigte – „nur ein Fall in der oberen Graden ist mir erinnerlich, wo ich nach einem Gang über Mondschein überglänzte, schneeige Höhen beim Einrenken eines gebrochenen Oberschenkels schweißtriefend Hilfe leisten konnte. Der Vater blieb gegenüber allen späteren Erörterungen über den jeweiligen Krankheitsfall verschlossen – ein Grundsatz, den er schon von seinem Vater übernommen hatte“.[273]

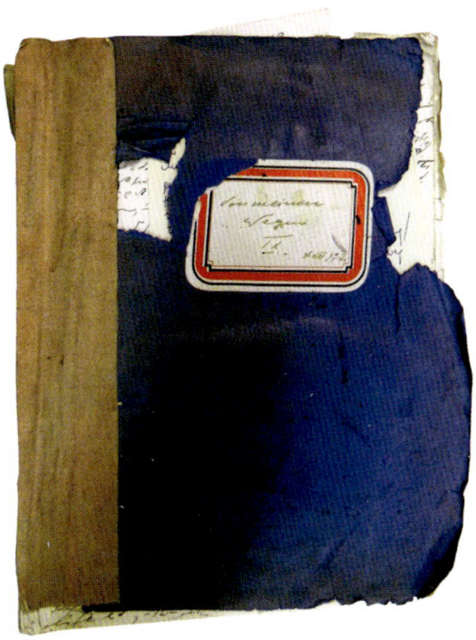

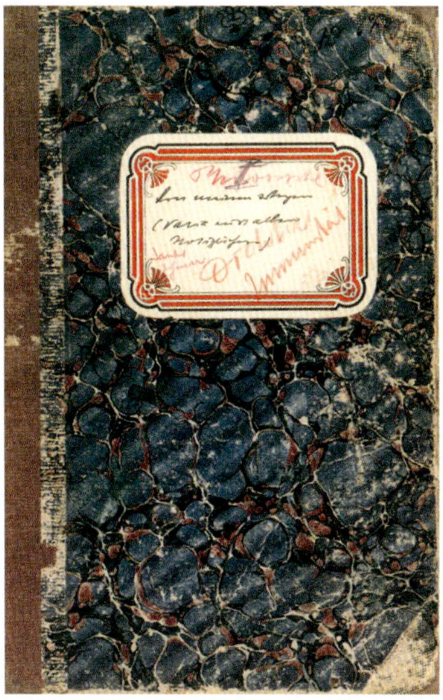

Abb. 224 und 225: Skizzenhefte Kloepfers mit der Aufschrift *Von meinen Wegen.*

Ins benachbarte Piber, das seit 1896 zum Sanitätsrayon Köflach gehörte, ging's elegant, wenn der zum Kommandanten des Gestüts, dem Grafen Meran bestellte Haus- und Gestütsarzt[274] vom livrierten Kammerdiener mit dem zuchteigenen Lipizzaner-Gespann abgeholt wurde.[275] In Piber hatte der junge Kloepfer in seinen Junggesellenjahren das Reiten gelernt: „Der Dienst war nicht schwer und dementsprechend auch recht bescheiden entlohnt. Aber die jüngeren Herren, Rittmeister und Obertierarzt, waren bald meine Freunde geworden. Durch zwei Jahre oblag ich für einige Sommermonate dort der edlen Reitkunst“[276]. Aus dem Zeugnis der Hausgehilfin Maria Kager alias „Kager-Mitzi“ geht hervor, daß sich Kloepfer fallweise auch im Sattel zu seinen Patienten begab, etwa wenn das Steirerwagerl auf den verschneiten Wegen nicht durchkommen konnte.[277]

Meistens ging es jedoch zu Fuß, über Stock und Stein, die Instrumententasche in der Hand, zu jeder Tageszeit, mitunter auch nachts, im Schein einer Windlaterne.[278] Auf diesen ausgedehnten Krankengängen zog Kloepfer oft stundenlang durch eine rauhe, aber reizvolle und noch weitgehend ursprüngliche Landschaft.

Dann in braunschwarzen, von würzigem Harzduft erfüllten Rauchstuben die fragenden Augen der Kinder, „die Bäuerin, die Waschwasser und Seife und Tuch brachte und lautlos alles zurechtstellte“[279], schließlich im Krankenzimmer, auf hochaufgetürmten Kissen der bleiche, keuchende, nach Atem ringende Kranke.

Nicht nur in der Industriegemeinde kannte man die Not, in den umliegenden Dörfern, Streusiedlungen und Höfen war die Verzweiflung nicht minder daheim – zahlreiche Bauern waren im Zuge des Strukturwandels unter wirtschaftlichen Druck geraten oder hatten Hab und Gut verloren.

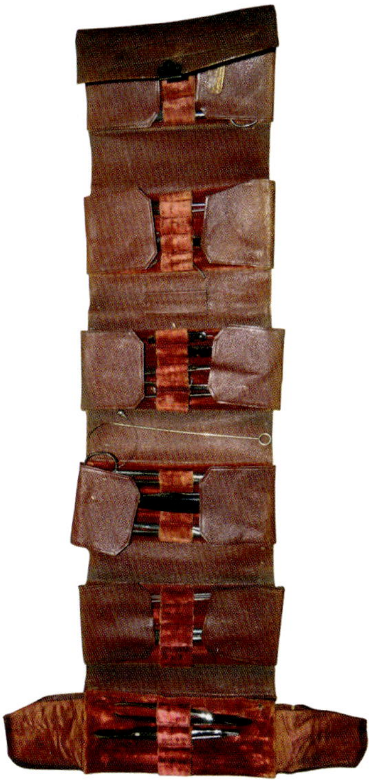

Abb. 226: Chirurgisches Reisebesteck aus dem Nachlaß Kloepfers.

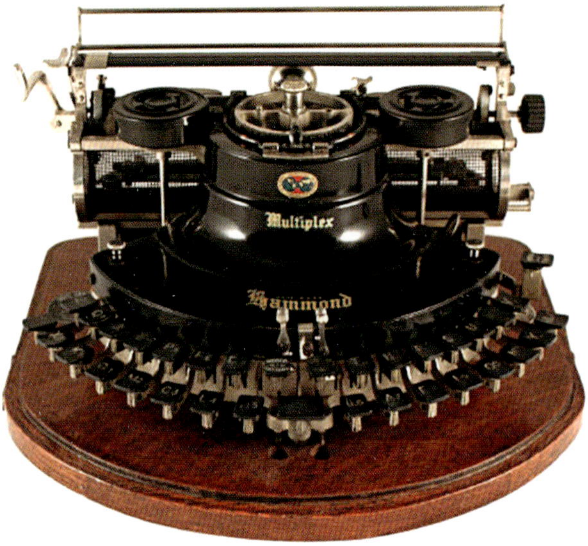

Abb. 227: Mit einer solchen Hammond multiplex übertrug Kloepfer seine handschriftlichen Gedichte ins Maschinschriftliche.

Über die Schicksale der verarmten Keuschler, verschuldeten Bergbauern und mittellosen Landwirte wußte keiner besser Bescheid als Kloepfer. Bei seinen Visiten öffneten sich ihm auch die verborgensten Stuben des Elends. Auf dem Heimweg gärten die Gedanken, formte sich das Geschaute und Erlebte zu jenen Bildern, Motiven und Reimen, die Kloepfer bald auf losen Blättern festhielt, bald in gewöhnliche Schulhefte notierte, versehen mit der Aufschrift *Von meinen Wegen*. Zuhause dann, in seinem Dichterg'wölberl im Oberstock des Doktorhauses, bei einem Glas Schilcher und einer Virginia-Zigarre oder einem „Portorikerl"[280] die „lyrische Lauskramerei"[281], wie er es ironisch nannte: das Feilen und Ausarbeiten, der Übertrag in die Maschinenschrift auf seiner Hammond multiplex, der „lieben Hammondschachtel"[282].

Das Telefon hatte in Kloepfers Anfangsjahren noch nicht Einzug gehalten in Köflach, geschweige denn auf den abgelegenen Almgehöften. Nicht selten verstrich wertvolle Zeit, ehe gefährliche Verletzungen versorgt werden konnten: „So kam einmal um die Dämmerung im Sommer die ‚Post', auf der Schmiedbauernhube, zwei Stunden hinter dem Gebirgsdorfe Hirschegg, fünf Stunden von Köflach entfernt, seien beim Anbauen die Ochsen durchgegangen, der sechzehnjährige Bub sei unter die Egge gekommen, ihre Zähne hätten ihm den Bauch aufgerissen. Es war der letzte Hof unter der Bartlmäalm; das letzte Wegstück war nur zu Fuß zurückzulegen. Glücklicherweise erwies sich auch diese Nachricht als etwas übertrieben. Immerhin: aus einer fingerlangen Bauchwunde lagen eine kleine Dünndarmschlinge und ein Stück eingetrocknetes Netz vor. Beim Kienspan und ohne jede Beihilfe wurden die nicht mehr lebensfähigen Netzteile abgetrennt, ein paar kleine Blutgefäße unterbunden, der Darm zurückgelagert und die Wunde schichtweise genäht. Da aber auch bei peinlichster Sauberkeit ein ungestörter Heilungsverlauf der Wunde keineswegs sicher war, mußte mir der Vater in die Hand versprechen, den Buben mit dem frühesten Morgen rechtzeitig zur Bahn zu bringen, damit auf der Klinik zu Graz, als dem nächsten Spital, beim geringsten Anzeichen einer Bauchfellentzündung eingegriffen werden könne"[283]. Der Fall fand ein gutes Ende, nach vierzehn Tagen stellte sich der Wiederhergestellte in Kloepfers Ordination ein und begehrte das Ziehen der Fäden.

Solche ärztliche Heldentaten, getragen von Hof zu Hof, von Wirtshaus zu Wirtshaus, flößten Respekt ein und trugen bei zur Beliebtheit des Knöpfl, wie er bald landläufig hieß, „denn so hatte sich das Landvolk meinen ehrsamen Namen volksetymologisch gerundet, mit einem leisen Schimmer von Vertraulichkeit"[284]. Man rühmte ihn als sicheren Diagnostiker, lobte seine Ruhe bei der Untersuchung und bewunderte seine flinken Hände.

Besonders gefragt war Kloepfer als Geburtshelfer weit draußen in der Einschicht, „immer ohne jegliche geschulte Hilfe, selten unterm Beistande einer geprüften Hebamme, einer ‚Geschworenen', wie die Leute sagen. Und die paar alten Weiblein ums Krankenbett herum hatten an altgeheiligten Volksheilmitteln so ziemlich alles versucht, was jeglicher Zweckmäßigkeit und Reinlichkeit Hohn spricht. ‚Nur net grob jucken ...!'[285] heißt es. Aber glücklicherweise verträgt eine bäuerliche Gebärmutter mehr, als man ihr zumuten möchte. Und trotzdem: oft braucht es einen stillen inneren Kampf bis zum herzhaften Entschluß, zuerst allein zu narkotisieren, um gleich darauf unterm Schutz der Narkose eine schwere geburtshilfliche Operation zum glücklichen Ende zu bringen"[286].

In der 1937 veröffentlichten Reflexion *Heimweg*[287] schilderte Kloepfer die innere Zwiesprache, die der von einer Geburt in der Einschicht heimkehrende Landarzt hält. Die Ernennung Kloepfers zum Ehrenmitglied der deutschen Gesellschaft für Gynäkologie war deshalb nicht ganz unpassend, galt sie auch eher dem politisch akkreditierten Dichter als dem auf der Alm bewährten Geburtshelfer.[288]

Es war gewiß eine harte Lehre, die dem jungen, allein auf sich gestellten Arzt in „mitleidlosen Anforderungen"[289] zuteil wurde. „Meine ärztliche Praxis hatte sich in wenigen Jahren erweitert, ohne besonderes Werben, sondern nur aus dem Vertrauen in meine Bereitwilligkeit, überall zu helfen, wohin ich gerufen wurde; wohl auch, weil ich aus den Jahren meines Spitaldienstes manches an neuen Behandlungsmethoden übte, das nun Früchte trug. So hatte ich langsam, wie in schmalen Jahresringen, an Ruf gewonnen und stand auf sicherem Grunde – soweit man mit Patientendank rechnen darf."[290]

Auch Hans Kloepfer blieb nicht immer der junge, dynamische Mediziner seiner ersten Jahre in Köflach. Im Gedächtnis blieb er der Nachwelt als zuletzt schon gebückter, greiser Doktor, der noch in hohem Alter ordinierte. Noch in den 1980er Jahren kursierten in Köflach Kloepferanekdoten, in denen Knöpfl als liebenswürdiger und redseliger, aber eben auch verschrobener, bäuerlich-skurriler Graukopf fortlebt. Ob der Hausarzt ein guter Doktor sei oder etwa

Als Mediziner lag ihm die naturwissenschaftliche Beobachtungsweise, das scharfe Beobachten sozusagen im Blut. Immer führte er in seiner Westentasche ein Vergrößerungsglas bei sich, um irgend ein Insekt, einen Blumenkelch oder was ihn gerade interessierte, genauer betrachten zu können.

Hans Georg Kloepfer, *Erinnerungen an meinen Vater*, Typoskript 1945/46.

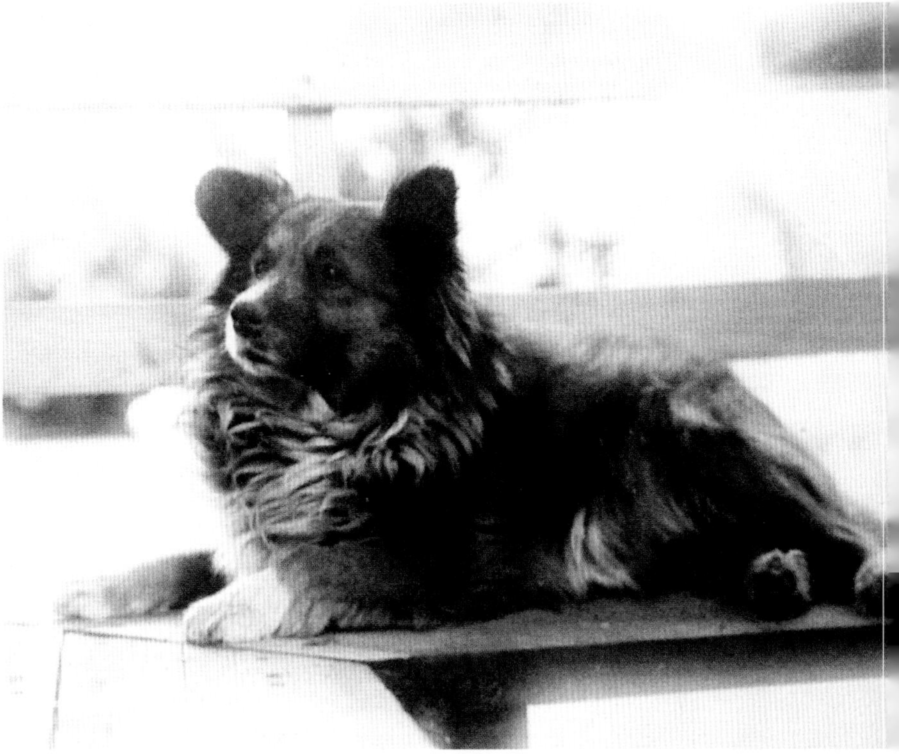

Abb. 228: Kloepfers vierbeiniger Begleiter Mandi III. vermutlich im Garten des Doktorhauses.

„Die volle tätige Ausschöpfung des Lebens war für Vater eine innere Notwendigkeit. Er hielt es da mit Horaz: ‚Carpe diem!' Und mit Gottfried Keller: ‚Trinkt, ihr Augen, was die Wimper hält von dem goldenen Überfluß der Welt!'"

Hans Georg Kloepfer, *Erinnerungen an meinen Vater*, Typoskript 1945/46.

ein Pfuscher, das war unter seinen Patienten eine eifrig erörterte Frage, auch in Anekdoten wie der nachfolgenden blitzt dieses Motiv auf: „Als noch der ‚alte Weg' von Voitschperg nach Keflach führte, da ging einmal unser Dr. Kloepfer von Rosental gegen Köflach. Er hatte einen Patienten besucht und sinnierte so vor sich hin, als er just zum Marterl beim Karlschacht kam. Ja wer kommt dann da Kloepfer entgegen: Der Stöckelbauer aus Hirschegg. Der Stöckelbauer war ein langjähriger Patient von Kloepfer, und als sie aneinander vorbeigingen, sagte Kloepfer gutmütig: ‚Ja servus Stöckelbauer! Wohin gehst denn?'. Der Hirschegger sah unter seinem Hütchen unwillig auf und sagte gleichfalls ‚Servus Knöpfl!' (Knöpfl war der Spitzname Kloepfers, welchen die Bauern allgemein brauchten). ‚Na wo wer ich denn hingehn?' sagte der Bauer, ‚weißt ich bin schichtig, weil Du so a Pfuscher bist, jetzt war ich amol bei an richtigen Dokta!' Mit einem nicht sehr herzlichen ‚Pfiattdichgott' trennten sich die beiden. Kloepfer schüttelte immerzu den Kopf und sagte halblaut vor sich hin… ‚daß ich der Knöpfl bin, das hab ich eh schon lang gewußt, aber daß ich a Pufscher bin… das hab ich noch nie gewußt…! Aber auch dafür hab ich ein gutes Rezept: mit einer wegwerfenden Handbewegung begann er laut das Rezept vorzusagen: Wann mir a Patient zu raunzen anhebt… / Pfiat di Gott! / und schön gesund bleim! / S' is a a Rezept!'[291] Und dann ging er wieder sinnend Köflach zu."[292]

Abb. 229: Kloepfers Welt von gestern – Das Bergdorf Hirschegg 1124 Meter über der Adria – noch unverhüttelt. Im Hintergrund der Widderstein (2535m).

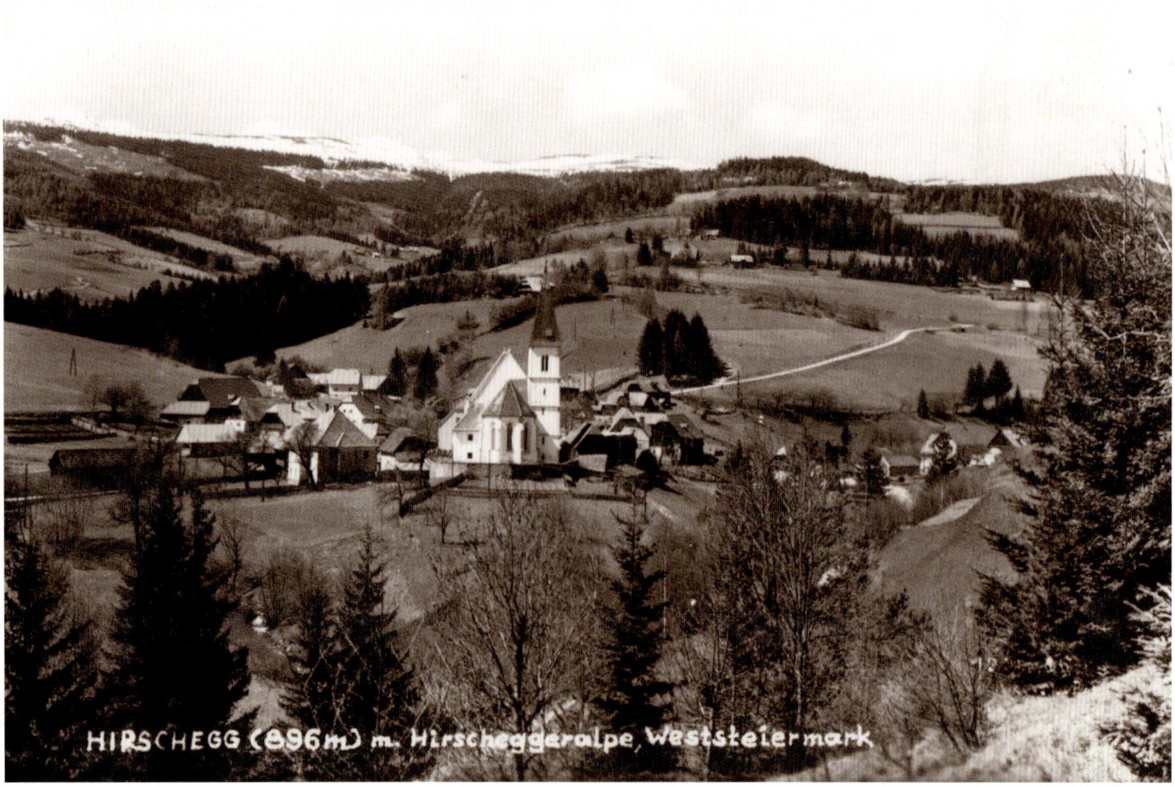

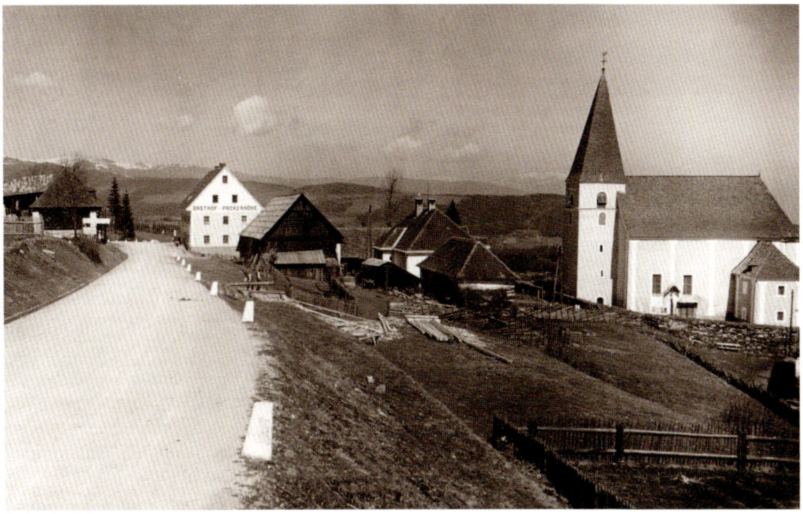

„So besonders zu Pack, das von freier Warte weit ins blauende Land schaut und neben dem schlichten Gebirgskirchlein und einigen festen Häusern im heutigen Pfarrhof noch den alten ‚Turm' birgt, der die Straße ins Lavanttal schirmte."

Hans Kloepfer, *Ums Hahnenschlößl*

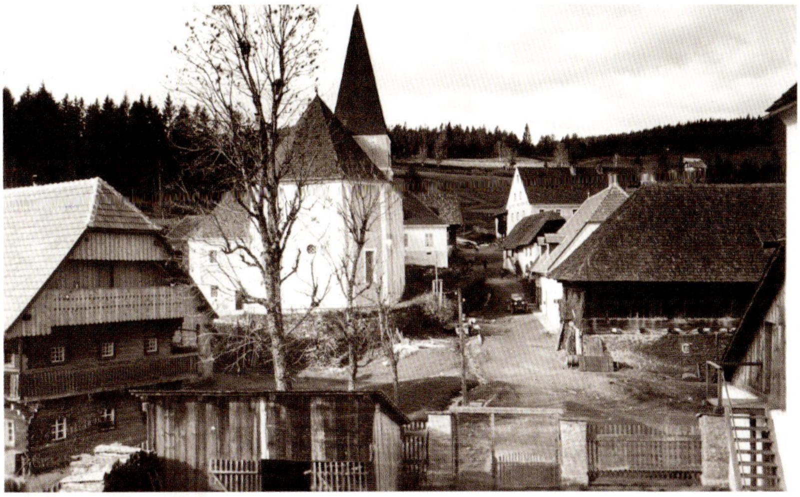

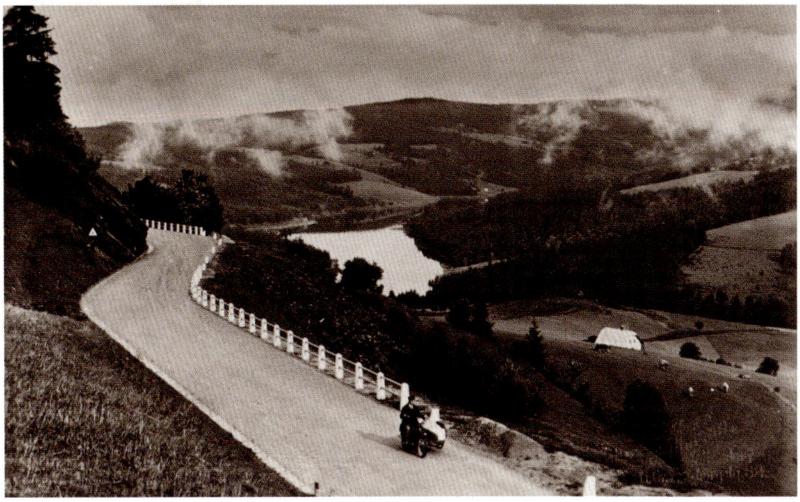

Abb. 230 bis 232: Die 1125 Meter hoch gelegene Ortschaft Pack an der neuen Packer Höhenstraße. Kloepfers mehrstündige Fußwanderungen und Krankenbesuche gingen bis in die archaisch-bäuerliche Umgebung rund um Pack. Unweit des Gebirgsdorfes stieß er auch auf die Rauchstube des Lippenbauern, die dann von Viktor von Geramb für das Grazer Volkskundemuseum angekauft wurde.

Die 1936 eröffnete Packer Höhenstraße verkürzte die Straßenverbindung zwischen Klagenfurt und Graz um 61 Kilometer und war als Teilstück einer geplanten automobilistischen Fernverbindung zwischen Warschau und Mailand konzipiert. Das Straßenprojekt war eine klassische Arbeitsbeschaffungsmaßnahme in Reaktion auf die Weltwirtschaftskrise. Die durch weitgehend unberührtes Alm- und Naturland geführte Straße galt als eine der schönsten und romantischsten Straßen in den Alpen.

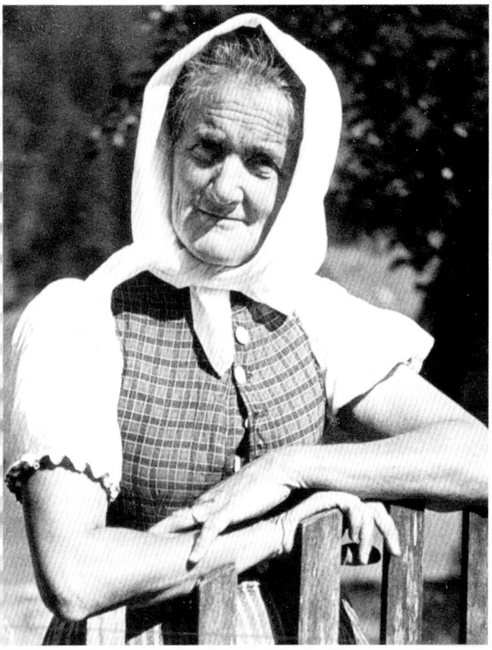
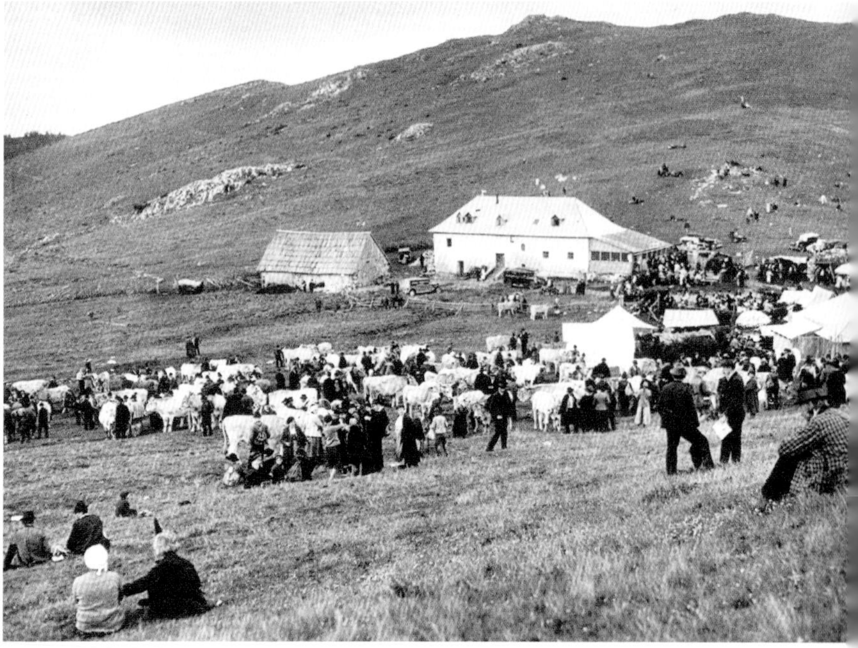
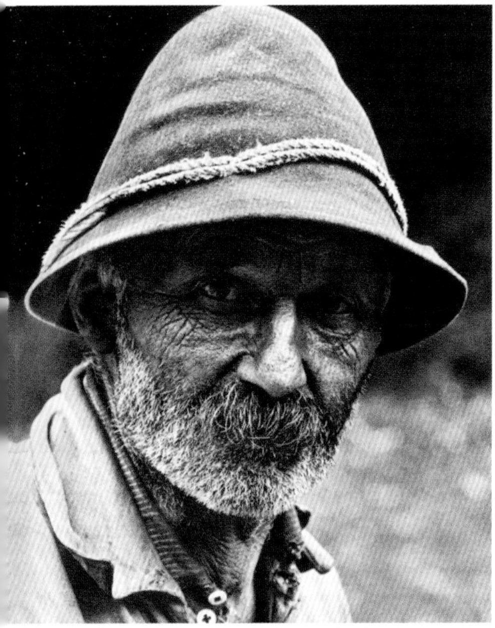
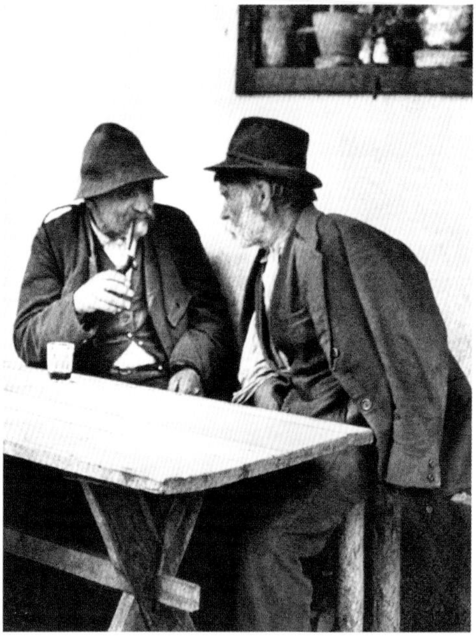
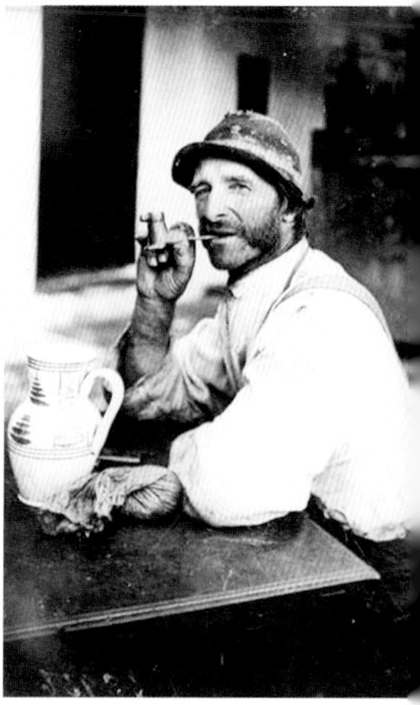

KLOEPFERS ENTSCHWUNDENE WELT

Abb. 233: Eine Bäurin am Gartenzaun.

Abb. 234: Der Klara-Markt beim Alten Almhaus auf der Stubalm führt die Bauern der verstreuten Höfe mit Viehhändlern und -züchtern von hüben und drüben zusammen.

Abb. 235–237: (West)steirische Volkstypen – für Kloepfer Patienten und literarische Gestalten in einem.

Vom Kainachboden

„Unter seinen blanken Dicheraugen begann sogar der Archivstaub zu funkeln."

Hans Lohberger,
Blätter für Heimatkunde, 1964.

Ein glücklicher Zufall wollte es, daß der junge, noch unvermählte Werksarzt im Sommer 1899 gelegentlich einer Waffenübung in Klagenfurt dem Landesarchivar und Vorstand des Kärntner Landesmuseums August Ritter von Jaksch begegnete, dem Bruder eines Studienkollegen und nunmehrigen Internisten an der Deutschen Universität in Prag. Dem Kärntner Archivar blieb Kloepfers Aufgeschlossenheit in landeskundlichen Fragen nicht verborgen, so lenkte er dessen Geschichtsinteresse in die richtigen Bahnen.

Spätestens ab September 1904 stürzte sich Kloepfer in Archivstudien und brachte bald manchen Urlaubstag über verstaubten Urkunden zu. Ein Bekannter aus der Mittelschulzeit, der nunmehrige Archivdirektor Dr. Anton Mell,[293] öffnete bereitwillig die Magazine des Steiermärkischen Landesarchivs in Graz. „Das waren dann durch Jahre hindurch köstliche Herbstwochen, die ich in diesen hellen Sälen verbrachte, während mir Freund Purgleitner in seinem Patrizierhause in der Sporgasse freundliche Herberge bot. Heimgekehrt, saß ich dann Abend für Abend bis tief in die Nacht vor den vergilbten Zeugnissen einer vergangenen Zeit, deren Entzifferung nach den Mühen des Tages so seltsamen Reiz bot. Dabei traten einzelne Zeiträume klarer hervor, auf manche Gestalten fiel helleres Licht, das Geschlecht Derer von Eibiswald zog in langer Reihe an mir vorüber, wie sie vom einfachen bäuerlichen Sulmtaler Landadel zu Freiherren und Erblandfalkenmeistern im Lande Steyer gediehen waren. Von Bürger und Bauer erzählten die Blätter, von Fron und Robot, von Handel und Wandel auf uralten Verkehrswegen, gelöst aus dem Netze der Landesgeschichte. Dabei ergaben sich wie von selbst kleine Stimmungsbilder."[294]

Das *Grazer Tagblatt*[295] veröffentlichte diese ersten kulturgeschichtlichen Skizzen, der Verein für Heimatschutz in Steiermark setzte sich für die Herausgabe in Buchform ein.

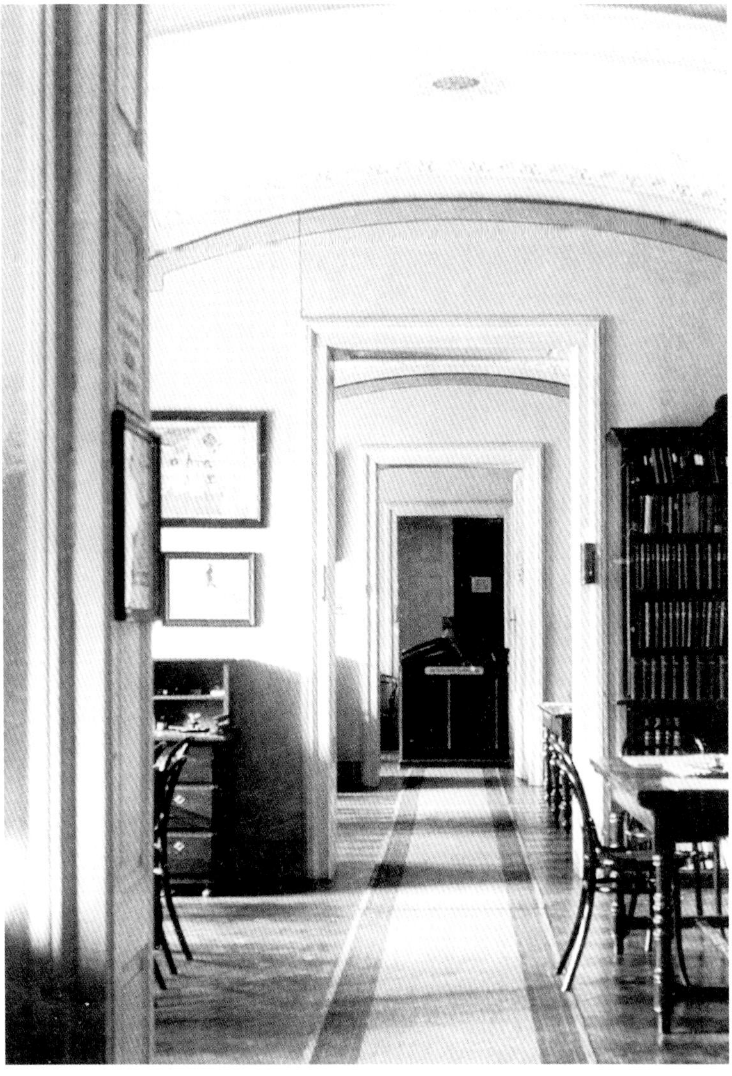

Abb. 238: Blick in die einstigen Benutzerräume des Landesarchivs, um 1915.

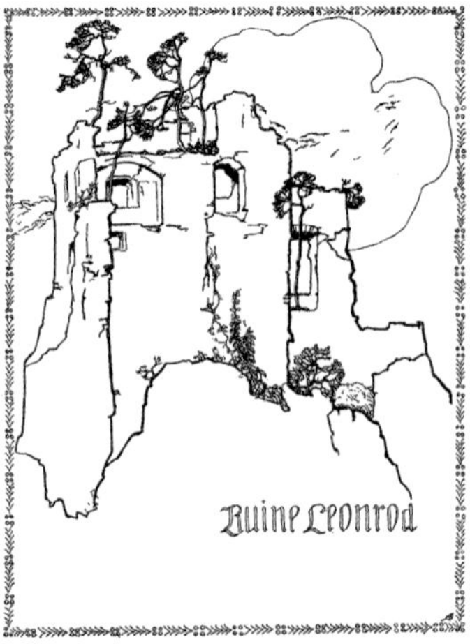

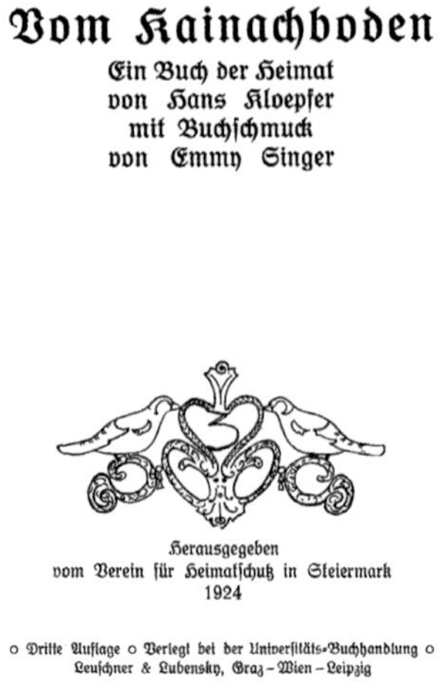
Vom Kainachboden
Ein Buch der Heimat
von Hans Kloepfer
mit Buchschmuck
von Emmy Singer

Herausgegeben
vom Verein für Heimatschutz in Steiermark
1924

o Dritte Auflage o Verlegt bei der Universitäts-Buchhandlung o
Leuschner & Lubensky, Graz – Wien – Leipzig

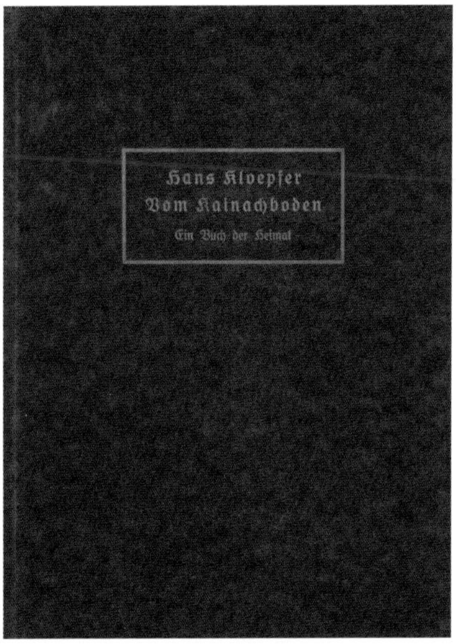

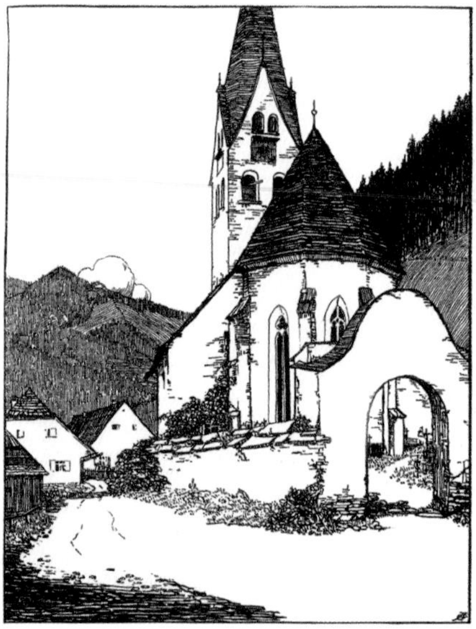

Abb. 239–241: Umschlagdeckel, Frontispiz (Ruine Leonrod), Titelblatt und Illustration (Kirche in der Salla) zu Kloepfers erstem heimatkundlichem Buch *Vom Kainachboden* (1912), dessen Buchschmuck Emmy Singer besorgte.

Abb. 242: Das Schloß Alt-Kainach, undatierte Fotografie.

Abb. 243–245: Drei Seiten- und Illustrationsbeispiele aus Kloepfers erstem heimatkundlichem Buch *Vom Kainachboden* (1912). Alt-Voitsberg (oben), Schloß Alt-Kainach (unten links) und die Kirche von Hirschegg.

Aus den Zeitungsbeiträgen veröffentlichte der Verlag Ulrich Moser[296] vor Weihnachten 1912 Hans Kloepfers erstes Buch: *Vom Kainachboden. Ein Buch der Heimat*, „gesammelte Aufsätze als Frucht der Mußestunden eines Landarztes entstanden“.[297] Mit dem Buchschmuck der jungen Voitsberger Grafikerin Emmy Singer-Hiesleitner war das Erstlingswerk zu einer bibliophilen Kostbarkeit geworden. Am 26. November 1912 brachte Adalbert von Drasenovich auf der Titelseite des *Grazer Tagblattes* unter der Überschrift *Das Kloepferbuch* eine erste prominente Rezension.

In nur sechs Wochen gingen 1100 Stück des Heimatbuches über den Ladentisch[298], bereits im Folgejahr mußte nachgedruckt werden. *Vom Kainachboden* war nicht nur ein landeskundliches Werk, wie der Titel vermuten ließ, sondern ein gelungenes Beispiel eines literarischen Genres, das Dichtung und heimatliche Realien zu stimmungsvollen Bildern verschmolz. So etwa die Erzählung *Fasching*, wo der Leser dem Landarzt im Schlittengespann zur kreisenden Bäurin beim *Ulz im Winkel* folgt, während man im Wirtshaus an der Wegscheid und im Brauhaussaal zum Tanz rüstet.

Unter den begeisterten Rezensenten der literarischen Heimatkunde fand sich Max Mell, der den Doktor einmal in schneedurchstürmter Winternacht im Schlitten zu einem Einschichthof im Gebirge begleitet hatte. „Es war eine Fahrt, die Arzt und Dichter in zunehmender Wärme einander für immer näher brachte“.[299]

Der Doyen der steirischen Erzähler jener Tage, Peter Rosegger, dem Kloepfer ein Exemplar geschickt hatte, besprach das Werk bei erster

Gelegenheit im *Heimgarten*, lobte den guten Stilisten und wünschte sich: „Solche Bücher sollten mehr geschrieben werden!“[300] Kloepfer und Rosegger blieben einander freundschaftlich verbunden, und noch unter der Leitung von Roseggers Sohn Hans Ludwig fanden Kloepfers Werke wohlwollende Aufnahme im *Heimgarten*. Der Statthalter schickte herzliche Glückwünsche und natürlich mußte die Giengener Verwandtschaft von dem „ganz ungewöhnlichen Erfolg“ in der Steiermark in Kenntnis gesetzt werden, eingedenk Vater Johannes' Wunsch, daß die Verbindung aufrechterhalten bleiben möge.

Kloepfers Freund und Bundesbruder bei der Gothia, der Volkskundler Viktor von Geramb[301], betonte nicht nur die wissenschaftliche Güte der Arbeiten, sondern lobte obendrein dessen besondere, aus dem Arztberuf gereifte Befähigung zur Literatur: „Wie er aus den Hausformen, aus den Siedlungsformen, aus den alten Vulgarnamen liest, was er als Erster aus den sonst völlig unbeachteten feinen Farbzusammenstellungen und winzigen Ornament-Mustern bäuerlicher Tücher erkennt, was er aus dem toten Bauernantlitz erschaut und wie er alles trotz seines starken Dichterherzens mit dem unbestechlichen Gehirn des

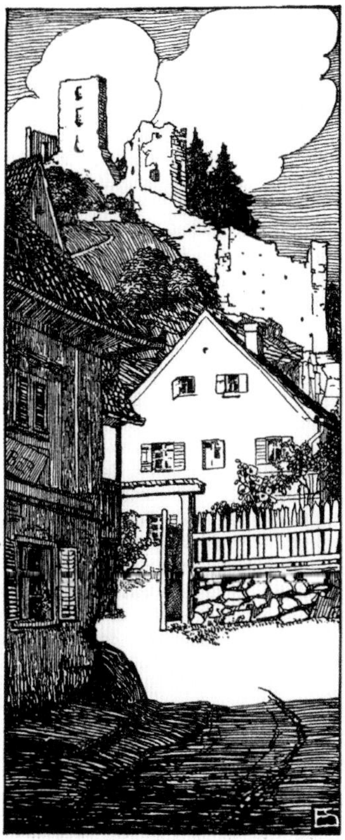
möcht, denselben wo nit müglich lebendig, doch todter zu behändigen“. Strenge Ortspolizei war allerdings dringend geboten zu einer Zeit, da Weg und Steg von gartierenden Landsknechten, Gauklern und allerlei fahrendem Volk wimmelten. Zudem mußte man auch aus hygienischen Gründen vorsichtig sein bei der Aufnahme in die Reihe der Stadtgenossen.

Hans Plaich, Zinngießer, begehrte das Bürgerrecht. Da aber in seiner Kundschaft (Paß) verzeichnet stand, daß er die bei ihm zu Judenburg eingerissene Infektionskrankheit verheimlicht habe, wird er ernstlich ermahnt, in Hinkunft derlei zu unterlassen, widrigenfalls man ihn in strenge Strafe nehmen müßte. Die Vorsicht war nur allzu berechtigt, denn anno 1584 hatte der Baumeister Mathias Peckstain den Stoff zu einer Epidemie eingeschleppt, die vom Juni 1584 bis zum Februar 1585 dauerte. Der Rat erließ an ihn unterm 17. Juli 1584 den ernstlichen Befehl, „bey leibstraff vnd verlierung seines Habs vnd Guts, weil etlich personen bald nacheinander in sainem haus gestorben, daraus mereres unrath

— 8 —

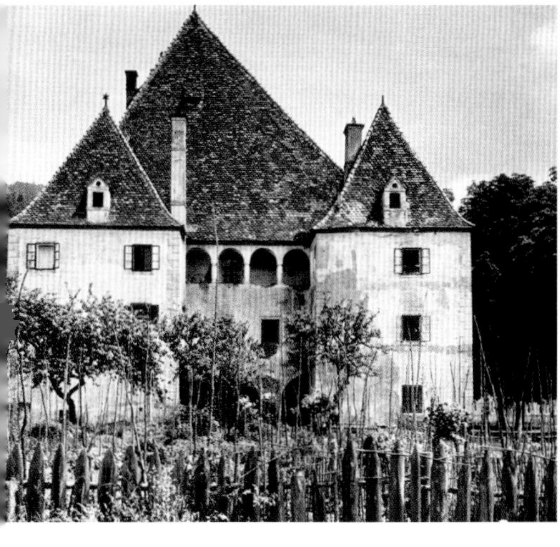

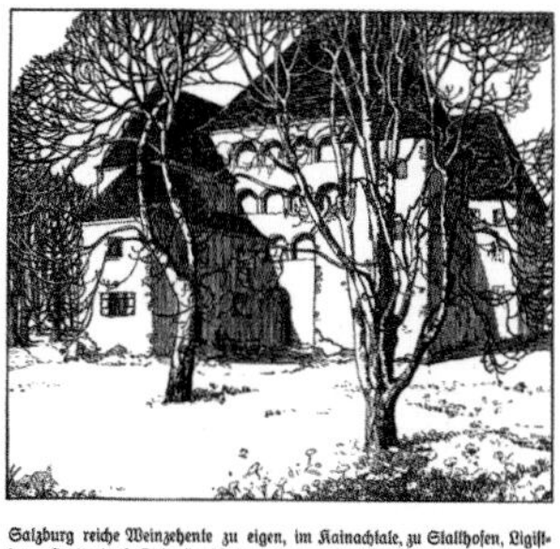
Salzburg reiche Weinzehente zu eigen, im Kainachtale, zu Stallhofen, Ligistberg, Krottendorf, Klein-Geußfeld, und die kühlen Keller zu Leonrod bargen zu Zeiten reichen Schilchersegen, dessen Herr Otto oft weit von seinem steirischen Stammsitze beim höfischen Würzewein liebevoll gedenken mochte.

Später kam Leonrod als Stift Lambrechtische Lehensfeste an die Herren von Leibnitz und an die mit ihnen versippten Ritter v. Perneck. Mit der letzten Perneckerin an die Stubenberge. Im 16. Jahrhundert hatten es die Freiherren v. Kainach („und Leonrod“) inne, die 1629 um des Glaubens willen ihre grüne Heimat verlassen mußten und noch heute in den Rheinlanden in wechselnder Lebensstellung bestehen. Die Feste aber gedieh an das Stift Stainz, an Lankowitz, endlich an den Religionsfond,

— 61 —

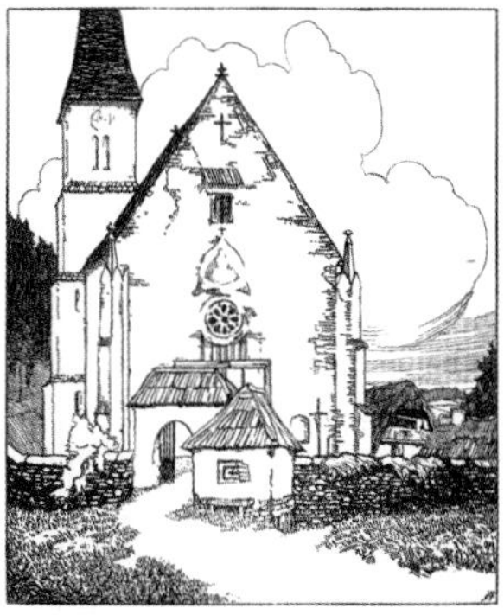
Nachbars Hof. Hie und da an der Ecke wiederum ein behäbiges Steinhaus mit heller Tünche. Dann wieder ein Mauerstübchen, das langes Erwägen und knappe Mittel in ein braunes Altvordernhaus hineingeflickt. Und alles so zutraulich wie hilfsbereit und gut nachbarlich verschränkt, daß man die

— 81 — 6

wissenschaftlichen Mediziners ins Auge und in die Seele faßt, das hat vor ihm kein heimischer Volksforscher getan“[302]. Auch Viktor von Geramb hatte sich Kloepfer auf Visiten beigesellt, wie der Volkskundler in einer Buchkritik wissen ließ: „Mit steter Dankbarkeit werde ich an die Krankenfahrten denken, die ich mit Dr. K. in stiller Wald- und Sternennacht ins weststeirische Waldgebirge unternehmen durfte. Was ich vom innersten Wesen des steirischen Bauerntums erschaut habe, das habe ich fast alles dort erschaut“[303].

Das schlanke Heimatbüchlein hatte Kloepfer mit einem Schlag zum Schriftsteller gemacht, wenn auch vorerst nur im steirischen Maßstab und „bescheidenen Seitentrieb [s]eines Hauptberufes“.[304] Dabei war er sich des Spagates bewußt, zu dem ihn diese „Spätblüten seiner Entwicklung“[305] nötigten: „Denn da lagen doch die Rosahefte der ‚Münchener medizinischen Wochenschrift‘ mit einer aufschlußreichen Abhandlung über die letzten Ergebnisse moderner Vitaminforschung, und dazwischen schielte ich immer wieder verstohlen nach einem vergilbten Faszikel.“[306]

Da hieß es Prioritäten setzen: „Gottlob aber saß mir zu allen Zeiten der Arzt so tief im Blute, daß ich mein historisches Steckenpferd erst zu Futter ließ, wenn alles andere versorgt war“[307]. Gegenüber Tante Agnes in Giengen, der er vom Erfolg des Buches berichtete, bezeichnete Kloepfer die Medizin als gar strenge Hausfrau, die keine zweite Liebe neben sich dulde. „Ich bin nur froh, daß mir die gelegentliche Begegnung mit der Schriftstellerei nicht die Lust an meinem eigentlichen Berufe an der Medizin verdirbt.“[308]

Die Arbeit war über die Jahre hinweg nicht weniger geworden, Mußestunden gab es nur selten. Hin und wieder ein Glas „weststeirische Muttermilch“,[309] wie er den Schilcher nannte, „der Heimat zu“, bei der Tax-Mimi, im Einkehrgasthof Zum Sandwirt. Trotz der Fülle an Pflichten waren es heitere Tage, gesättigt mit ärztlichen Aufgaben und familiärem Glück, garniert mit Dichtung und heimatkundlichen Belangen.

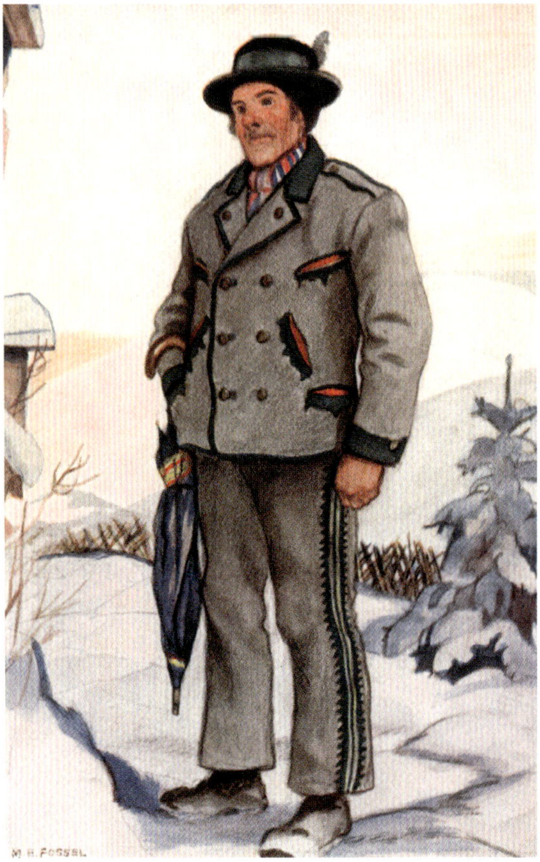

Abb. 246: Ein weststeirischer Bauer in Hirschegger oder Packer Tracht. Trachtenkarte von Martha Elisabeth Fossel. Kloepfers heimatschützerische Interessen erstreckten sich auch auf die alten steirischen Trachten. So konnte er 1915 den Volkskundler und Trachtensammler Konrad Mautner zum Gehöft vulgo „Schlatzer“ in St. Johann-Kirchberg führen, wo „noch dunkelgrüne, kurze Janker vorhanden waren, die mit Rosetten und Litzen aus grünen und schwarzen Rebschnüren sowie ausgezierten Knopflöchern versehen waren.“ Bernhard Reismann, *Alltagsleben und Brauchtum*, in Walter Brunner (Hg.): *Geschichte und Topographie des Bezirkes Voitsberg*, Graz 2011.

Die Heimatschutzbewegung

An Montagen ließ sich Kloepfer jetzt öfter in Graz sehen, bei einer geselligen Wirtshausrunde würdiger Herren aus Kreisen des Deutschen Schulvereins oder der Südmark, die sich mit großer Begeisterung heimatschützerischen und nationalen Aufgaben verschrieben hatten. Die sogenannte Südmark-Runde traf sich zunächst im Admonter Keller, dann in der Opernweinstube. Beim Montagstisch verkehrten Gleichgesinnte wie Emil Ertl, „das ungekrönte Haupt der Korona“, Josef Papesch, Max Mell, Viktor von Geramb, Adalbert von Drasenovich, Walter von Semetkowski, der Priester Franz Steinberger, der damalige Leiter des *Grazer Tagblattes* Franz Nabl – und eben auch der Werksarzt aus Köflach. Manchmal schauten auch der Theater- und Kulturhistoriker Robert von Baravalle vorbei, der Grazer Theaterdirektor Julius Grevenberg oder der Essayist Friedrich Paul Pock.

Eine „weitere Runde mit ähnlicher Besetzung“[310] verkehrte in Viktor von Gerambs Haus in Gedersberg bei Graz, auch da war Kloepfer als Südmarkmitglied gern gesehener Gast, wohlbekannt auch als Autor landeskundlicher Arbeiten und als Vertreter des Heimatschutzgedankens.

Einige der montäglichen Stammtischler waren wahrscheinlich unter jenen würdigen Herren, die sich am Montag, dem 13. April 1914 in der Grazer Paulustorgasse 11 einfanden. Die sorgfältig in Steireranzüge gekleideten Gäste reichten einander die Hände, tauschten Höflichkeiten aus und wurden schließlich in das Allerheiligste geführt, das seit einigen Wochen seine letzte Heimstätte an diesem Ort gefunden hatte: In einem Raum im Erdgeschoß des noch jungen Volkskundemuseums hatte man eine alte steirische Rauchstube[311] eingerichtet. Andächtig setzten die Männer ihre Schritte über die in Jahrhunderten gerundete Schwelle, ließen ihre Blicke über das rauchdunkle Gehölz gleiten, wandten sich der Feuerstelle zu, traten an die winzigen Fenster, aus denen einst die bäuerlichen Bewohner in die weststeirische Almlandschaft hinauslugten.

Lange hatte der Volkskundler Viktor von Geramb nach einem geeigneten Objekt gesucht, um es inmitten der Hauptstadt aufbauen und als Museumsstück für die Ewigkeit bewahren zu können. In erschreckendem Maße waren solche Rauchstuben, Urtypen alpiner Wohnkultur der Altvorderen, zuletzt verschwunden, waren Bränden zum Opfer gefallen, umgebaut oder ausgeschlachtet worden wie weiland Tempelbauten aus altrömischer Zeit. Viktor von Geramb, und nicht nur er, erkannten die Bedrohung der in Jahrhunderten gewachsenen Volkskultur und stemmten sich gegen das Unvermeidliche.

Da meldete sich ein alter Bekannter, er hätte auf seinen Krankengängen durch entlegene Almgebiete eine verlassene Rauchstube entdeckt, die vielleicht zu haben wäre. Kloepfer berichtete Viktor von Geramb von der seit 1913 ungenutzten, dem Verfall preisgegebenen Rauchstube des Lippenbauern aus der Gemeinde Rohrbach ob der Pack. Der Volkskundler kam,

Abb. 247 Gastraum in der Grazer Opern Weinstube.

Abb. 248: Der unscheinbare Eingang zur Opern Weinstube.

Abb. 249: Ein Treffpunkt der Grazer Heimatpfleger rund um Kloepfer, der Admonter Keller.

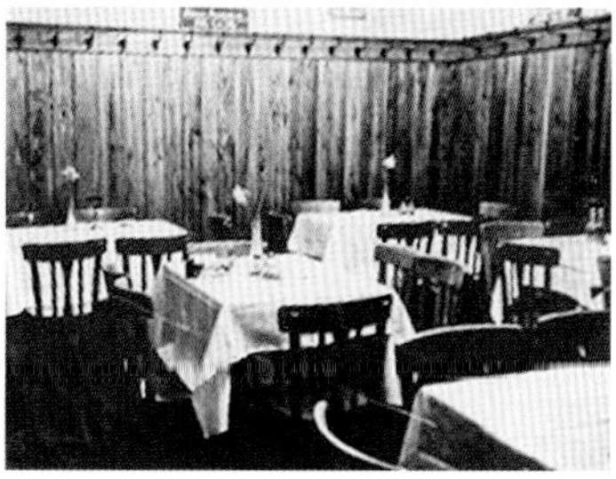

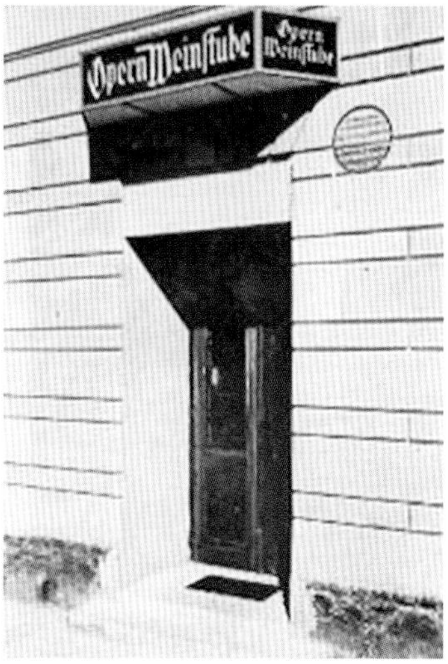

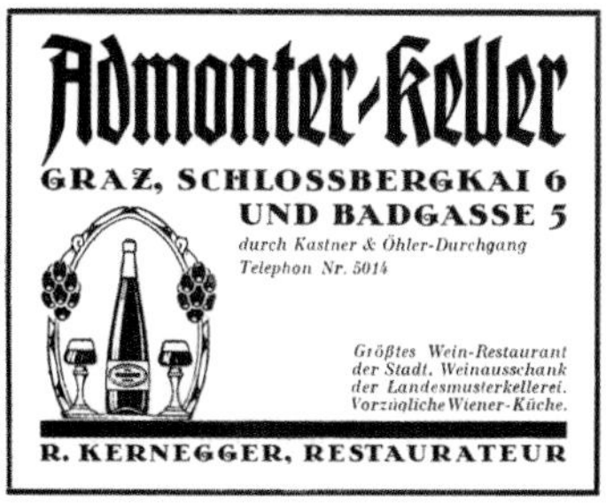

sah die Stube aus dem 16. Jahrhunderte und wurde mit den Eigentümern handelseins.

Inmitten des Faschings 1914 legte ein Grüpplein junger Männer Hand ans Werk, vermutlich Freunde Gerambs, Turner oder Bundesbrüder, vielleicht auch Bekannte von der Südmark. Vorsichtig gruben sie Fundamente frei, legten Maßbänder an, trugen Balken ab, lösten in Jahrhunderten Verbundenes, markierten Einzelstücke mit Kreide und verzeichneten jede kleinste Latte in die mitgeführten Bücher. An einem einzigen Tag war das nicht zu bewerkstelligen, und man darf vermuten, daß die Herren aus der Stadt beim Lippenbauern nächtigten, in einer Stube, vielleicht einer Scheune, oder im Stall, und morgens vielleicht noch einen Teller Milchsuppe kriegten oder gar Nahrhaftes aus der „schmiedenen" Sterzpfanne.

Man werkte wohl das ganze Wochenende hindurch auf dem tiefverschneiten Gehöft, am Dienstag dem 3. Februar 1914 war es dann soweit – bei eisiger Kälte wurde die Rauchstube auf insgesamt sieben Pferdeschlitten verladen und anschließend ins Tal verfrachtet, wo das wertvolle Komplett auf sieben Lastwagen umgeladen wurde. Es war schon spät, als der von dreizehn Pferden gezogene Wagentroß am Ort seiner Bestimmung eintraf, dem im Jahr zuvor gegründeten Volkskundemuseum[312] in Graz. Trotz der herrschenden Kälte wurde unverzüglich mit dem Aufbau der Rauchstube begonnen.

Nach gut einem Monat war die Arbeit getan, noch im April 1914 konnte von Geramb seinen Freunden und Geistesgenossen die Stube vorführen. Der Anlaß war günstig, Gerambs volkskundlicher Mitstreiter Viktor Zack beging am 13. April 1914 sein sechzigstes Wiegenfest. Als Sammler von alten Hirten- und Krippenliedern war er in Österreich kein Unbekannter.[313]

Nachdem die zwanzig, vielleicht dreißig Teilnehmer dieser ergötzlichen Geburtstagsfeier, mehr konnte die Stube nicht fassen, auf den hereingebrachten Stühlen Platz genommen hatten und beim Glimmen des Kienspans und Prasseln des Herdfeuers das Tuscheln verstummt war, da hob ein kleines, in Mundart gehaltenes Geburtstagsspiel an, das Kloepfer dem

VOLKSKUNDLICHE FELDFORSCHUNG

Abb. 250: Kloepfers Bundesbruder und älterer Freund Viktor Zack (links) beim Liedersammeln in einer steirischen Bauernstube. Zack notierte, was ihm greise Mütterlein oder alte Knechte vorsangen.

Abb. 251: Viktor Zack (rechts) auf einem Bauerngehöft im obersteirischen Murtal, 1915.

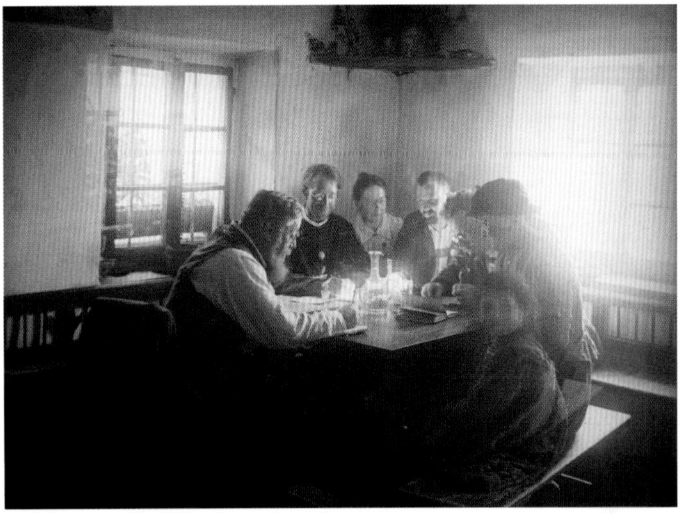

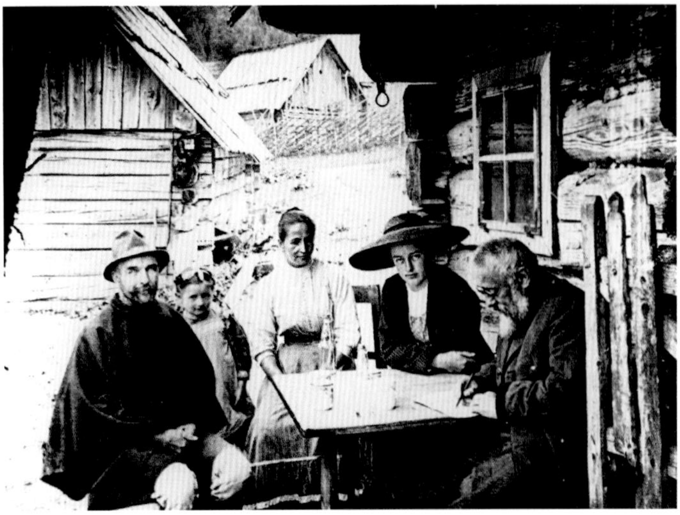

würdigen Senior Zack gereimt hatte. Ein Paradiesspiel, dessen Himmel sich in einer steirischen Bauernstube auftat, der Herrgott selbst, der „Himmelvoda", saß mit Krone und Mantel auf einem Dreifuß-Sessel und würdigte von seinem Thron auf dem rohgezimmerten Tisch herab den Gerührten in Kloepfer'schen Mundartversen.

Bei diesem Festakt war mit einiger Wahrscheinlichkeit auch Peter Rosegger zugegen, der Gefallen an dem Paradiesspiel fand und es, zur Freude Kloepfers, im Juniheft des *Heimgartens* zu veröffentlichen versprach.[314]

Dieses Geburtstagsfest für Viktor Zack im April 1914 ist vor dem Hintergrund einer seit der Jahrhundertwende blühenden Bewegung zu verstehen, die besonders bürgerliche Kreise erfaßt hatte.

Aus dem Wunsch nach einer intakten bäuerlichen bzw. ländlichen Lebenswelt hatte sich um 1900 in Österreich und Deutschland eine Heimatschutzbewegung die Bahn gebrochen, die sich für Denkmalpflege, Volkskunde und Naturschutz einsetzte und in Kunst und Literatur den sorglichen Umgang mit den verschiedenen kulturellen Belangen der Heimat beschwor, dem natürlichen Zusammenhang von Geburtsort, Mensch

Abb. 252: Die Rauchstube des Lippenbauern von der Pack stammt aus dem 16. oder 17. Jahrhundert. Dieser Stubentypus vereinte Koch-, Schlaf-, Eß- und Aufenthaltsraum in einem. Der Blick geht von der Tür zur Liegestatt in der Bildmitte, links vorne der Tisch mit der Siedelbank, rechts der Herd. Für eine Rauchstube geradezu charakteristisch sind Anordnung und Größe der Fenster.

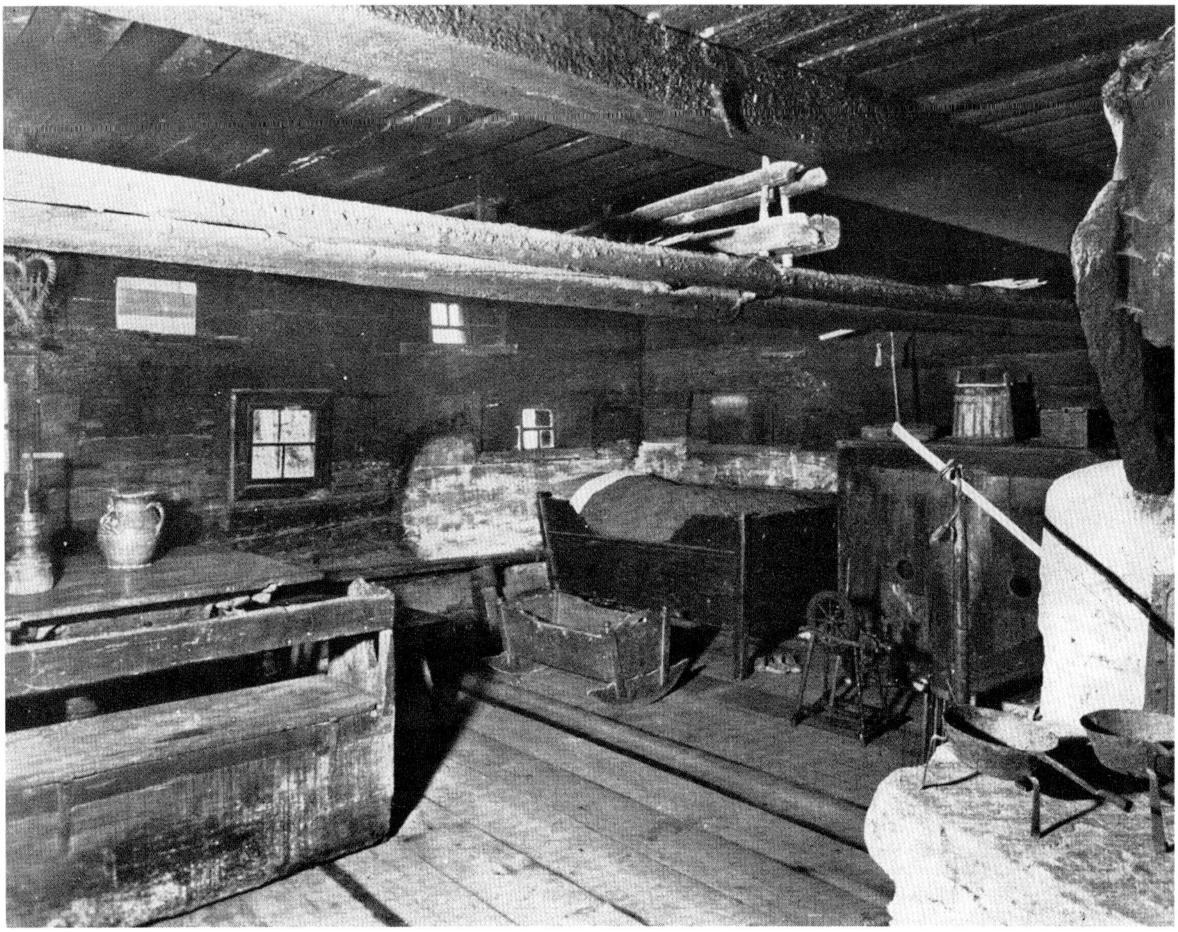

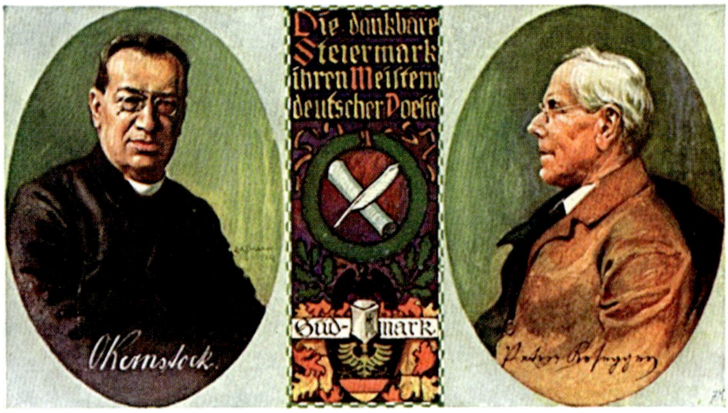

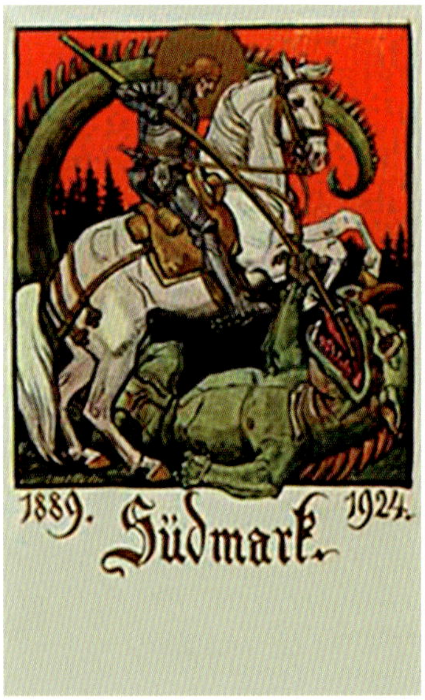

Abb. 253–254: Die Südmark kultivierte einen eigenen Stil und konnte mit kleineren Devotionalien erhebliche Summen für die Volkstums- und Heimatschutzarbeit einspielen. Südmark-Karten sind heute begehrte Sammlerstücke.

und Volk, wie es Viktor von Geramb formulierte. In der gesamtdeutschen Architektur wurde Paul Schultze-Naumburg[315] zum führenden Vertreter der Bewegung, in der Steiermark warb Viktor von Geramb für ein landschaftsgemäßes, traditionelles Bauen.

Den kleinsten gemeinsamen Nenner dieser inhomogenen Bewegung bildete das latente Unbehagen an der modernen Zivilisation. Die Bemühungen der Heimatschützer galten der Denkmalpflege, der Rettung überlieferter Bausubstanz, der Konservierung von Burgen und Ruinen, der wissenschaftlichen Erforschung altvertrauter Heimatgebiete, dem Erhalt unverbrauchter Landschaften, verbunden mit dem Kampf gegen gefühllose Verkehrstrassen, Infrastrukturbauten und Industrieanlagen. In Bildungsveranstaltungen und Druckschriften erörterten die Heimatschützer Agenden der Volkskunst, Mundartdichtung, die Schönheit bäuerlicher Trachten, die Feste im Jahrlauf.

Dieser, in der Regel mit gesamtdeutschen und völkischen Zielen verbundene Heimatschutzgedanke, wurde für Jahrzehnte zu einer der dominierenden Agenden sowohl der österreichischen als auch der deutschen Literatur und Volksbildung. Zu seinen Institutionen gehörte der 1909 auf Initiative des k. k. Statthalters Graf Manfred von Clary und Aldringen gegründete Verein für Heimatschutz in Steiermark, der diese Ideale mit Druckwerken und Veranstaltungen förderte. Vielen bekannten steirischen Autoren, unter ihnen Peter Rosegger, Ottokar Kernstock, Max Mell, Viktor von Geramb und Hans Kloepfer, war es eine selbstverständliche Pflicht, sich mit Vorträgen und Lesungen in den Dienst der Schutzarbeit zu stellen oder Beiträge für einschlägige Publikationen zu liefern. Dazu gehörte etwa die Anthologie *Heimat*, herausgegeben vom Steirischen Schriftstellerbund, unter dessen 56 Beiträgern sich auch Hans Kloepfer findet. Wegen seiner denkmalpflegerischen Interessen wurde Kloepfer 1917 zum Konservator der Zentralkommission für Denkmalpflege im politischen Bezirk Voitsberg ernannt.

Auch das in seinem Lebensraum organisch gewachsene Volk mit seiner Sprache und all seinen Eigenheiten wurde als schutzbedürftig erkannt. Dabei verwies man auf historische Beispiele, auf Völker, die im nationalen Konkurrenzkampf unterlegen und aus ihren Siedlungsgebieten verdrängt worden oder durch zu geringe Geburtenraten ins demographische Hintertreffen geraten waren. Einem solchen Schicksal vorzubeugen galt das Augenmerk der Heimatschutzbewegung. Mit Argusaugen verfolgte man

Heimat ist Tiefe, nicht Enge.

Hanns Koren

etwa die Verhältnisse in der Untersteiermark, wo man deutsche Enklaven innerhalb geschlossener slowenischer Mehrheiten wußte.

Die Vertreter der Bewegung erkannten bald, daß die ersehnten Lebenswelten allein durch konservierende Maßnahmen nicht zu verwirklichen waren, zumal die moderne Industriegesellschaft ihren Weg ohne Rücksicht auf Agrarromantik und Heimatsehnsucht beschritt. Mit der Propagierung eines eigenen, auf süddeutsche Traditionen gestützten Heimatstils des Schönen und Ebenmäßigen bot die Heimatschutzbewegung der Ästhetik der Moderne trotzig die Stirn.

Als originäre und in ihren Prinzipien kritische Strömung des Schönen, Ebenmäßigen und Edlen stand die Heimatkunst besonders bei den Vertretern der Moderne im Verdacht, epigonal, bieder und provinziell zu sein. Doch die Vertreter verstanden sich als fortschrittlich auf ihre Weise, standen etwa der Reformbewegung nahe, die in Reformkleidung, -nahrung und -medizin einem eigenen, vom Hauptstrom abweichenden Fortschrittsglauben huldigte.

Wiewohl die Heimatschutzbewegung besonders unter konservativen Parteigängern und Traditionalisten Zuspruch fand, verstand sie sich als überparteiliche Bewegung. Da tummelten sich sozialistische Naturfreunde und konservative Pfarrherren vom Schlage eines Ottokar Kernstock neben jugendbewegten Wandervögeln und alldeutschen Schönerianern auf ihrem Rückzug von Rom. In ihren Reihen stand ein Viktor von Geramb,

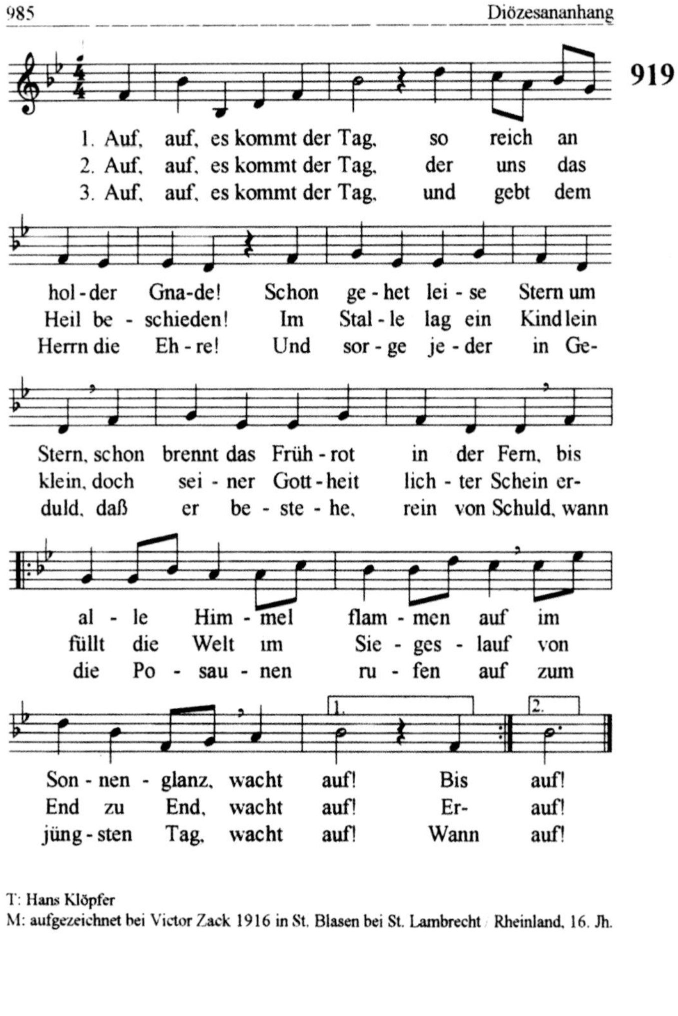

Abb. 255: Text und Noten zum Lied *Auf, auf, es kommt der Tag* im katholischen Gebet- und Gesangbuch *Gotteslob*. Nach einer Vorankündigung am 18. Dezember 1915 meldete das *Grazer Tagblatt* am 25. Dezember 1915: „Ein altes steirisches Weihnachtslied. Im Herbst dieses Jahres schrieb Direktor Zack in einem abgelegenen Bauernhause (beim insg. Schilcher in St. Blasen bei St. Lambrecht) u. a. ein uraltes Weihnachtslied auf, das ihm wegen seiner wunderbaren, an Meistersingerzeit gemahnenden Weise auffiel. In dem von Direktor Zack gegebenen Satz für gemischten Chor und Orgel und mit einem an die Weise trefflich angepaßten Text von Dr. Hans Kloepfer (Köflach) wird das schöne, längst vergessene Lied im Anschlusse an das heute um 10 Uhr in der Franziskanerkirche gesungene Hochamt mit Josef Haydns herrlicher ¾-Messe zur Aufführung gelangen."

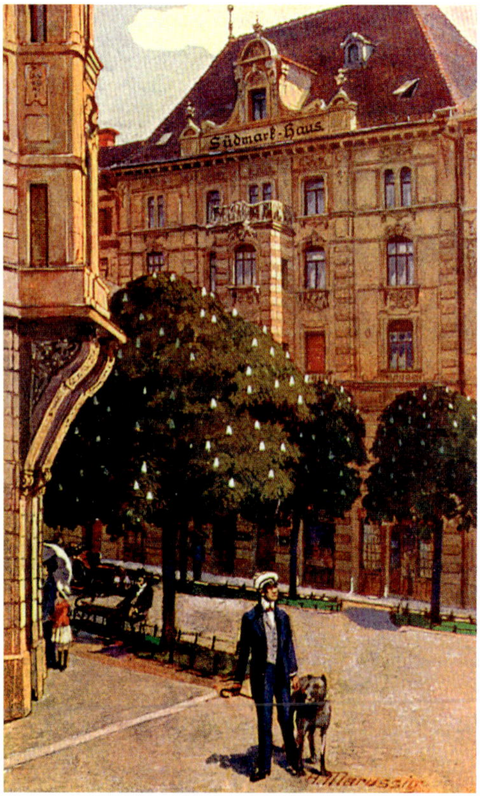

Abb. 256: Das Südmarkhaus am Grazer Joanneumring zu Kloepfers Zeiten. Rechts hinter blühenden Kastanienbäumen der Eingang in die Südmarkbuchhandlung. Nach einer Künstlerkarte von Anton Marussig, um 1910.

österreichtreu und katholisch, neben einem in der Wolle gefärbten Großdeutschen wie Hans Kloepfer. Man gab sich bildungsbeflissen, gemeinnützig, naturverbunden, wanderfroh, sangesfreudig. Und irgendwann auch antisemitisch, denn Liebe zur Heimat gestand man dem jüdischen Nachbarn auch nach tausend Jahren nicht zu. Die Reserviertheit gegenüber allem Slawischen war da schon eher nachvollziehbar, zumal sie in ähnlich gearteten Verbänden der Slowenen, Tschechen, Slowaken und Polen unter umgekehrten Vorzeichen herzlich erwidert wurde. Seit Jahrzehnten bröckelte in Randzonen wie Böhmen oder der Untersteiermark die deutsche Vormacht, verlor das Deutschtum in einer langen Folge von Rückzugsgefechten Schlacht um Schlacht. Zum nie bewältigten Trauma wurden die Gebietsverluste nach dem Ersten Weltkrieg, was die Heimatschützer schließlich mit fliegenden Fahnen Hitler in die Arme trieb. Dem standen gewiß keine Dorfidyllen vor Augen, sondern eher ein eigener Monumentalstil. Des Führers Berghof auf dem Obersalzberg konnte die Verwandtschaft mit dem Heimatstil zwar nicht verleugnen, mit romantischen Ideen, wie Viktor von Gerambs Einsatz um die Rettung und Konservierung eines der letzten Rauchstuben im weststeirischen Gebirgsland, hatte Hitlers alpines Refugium aber wenig gemein. Es ist eine der tragischen Fußnoten der Geschichte, daß die geliebte Lebenswelt der Heimatschützer gerade in Hitlers Reich in Schutt und Asche sinken sollte, einem Reich, das ihrer so viele mit glühenden Herzen herbeigesehnt hatten. Hitler hatte die Kräfte der Moderne entfesselt, im Toben der Mächte unterlag – die Heimat: als Landschaft, als Kulturraum und schließlich als Begriff.

Als wohl einflußreichste Organisation der Heimatschutzbewegung in der Steiermark firmierte der 1889 im Sitzungssaal des Stadtrates im Grazer Rathaus gegründete nationalorientierte, wenn auch parteipolitisch ungebundene Verein Südmark. Die Südmärker trachteten die unter Druck geratenen deutschen Bewohner im Sprachgrenzbereich zu unterstützen, den Erhalt der deutschen Volksgruppen in diesen Gebieten sicherzustellen und entfalteten dafür weitreichende soziale und karitative, aber auch künstlerische und wissenschaftliche Aktivitäten.

Den Anlaß für die Gründung hatte ein deutscher Bauer in St. Egydi bei Marburg in der Untersteiermark geboten, der sich nach einer Mißernte gezwungen sah, seinen Hof an einen slowenischen Interessenten zu verkaufen. Um dem Mann zu helfen und den Besitz in deutschen Händen zu halten, veranlaßte ein Grazer Privatschulbesitzer in seinem Freundeskreis eine Sammlung. Aus dieser Initiative entstand der Gedanke, einen Schutzverein der Deutschen in den gemischtsprachigen Bezirken der Steiermark,

Kärntens, Krains und der Küstenlande, so wie später auch in Tirol zu gründen. Zu den Gründungsmitgliedern des Vereines Südmark gehörten etwa der Grazer deutschfreiheitliche Bürgermeister Ferdinand Portugall und korporativ die Akademische Sängerschaft Gothia zu Graz. Die Südmark finanzierte sich aus Mitgliedsbeiträgen, Spenden, Einkünften aus Lotterien, Vermächtnissen wohlmeinender Mitglieder, ferner aus dem Verkauf von Postkarten, Zündhölzern, Abzeichen, Bilderbogen, Bade- und Waschseifen, Schreibstiften und dergleichen mehr, sowie aus Zuwendungen von Gemeinden und den Landtagen in Steiermark, Kärnten und Niederösterreich. Nach dem Erlaß der Badenischen Sprachverordnungen des Jahres 1897 wuchs der Verein auf einen Stand von 170 Ortsgruppen mit 20.000 Mitgliedern, 1914 gehörten ihm 90.000 Mitglieder in 948 Ortsgruppen an.

Neben Kloepfer stand ein Gutteil der steirischen Schriftsteller in den Reihen der Südmark, unter ihnen Peter Rosegger, Rudolf Hans Bartsch, Paula Grogger, Ottokar Kernstock, Max Mell, Franz Nabl, Paul Anton Keller und Hans von Morré. Die Werke dieser Südmarkdichter waren auch in den zu Beginn des Ersten Weltkrieges insgesamt 326 Büchereien des Vereines zu finden. Auch die Köflacher Ortsgruppe des Deutschen Schulvereins Südmark, an deren Spitze viele Jahre Hans Kloepfer stand, bemühte sich um den Aufbau einer repräsentativen Volksbücherei.

Der Grazer Verein konnte 1910 das acht Jahre zuvor erbaute Südmarkhaus am Joanneumring 11 erwerben, in dessen Parterreräumen 1922 eine Verlagsbuchhandlung eingerichtet wurde. Infolge der geänderten Lage nach dem Weltkrieg kam es 1925 zur Vereinigung mit dem seit 1880 bestehenden Deutschen Schulverein in Wien, man firmierte nun als Deutscher Schulverein Südmark. Zu dessen Hauptagenden gehörte nun die Förderung der deutschen Landsleute in der Sprachinsel Gottschee, der Untersteiermark und Südtirols. Ihr gesamtdeutsches Programm brachte die Südmark in Opposition zum Ständestaat, jedoch hielt der Verein an seiner überparteilichen Ausrichtung fest und entging deshalb 1934 einem drohenden Verbot. Nach dem Juliputsch der Nationalsozialisten ließ der Sicherheitsdirektor für Steiermark nicht nur den Köflacher Männergesangsverein „Eiche" als getarnte Parteiorganisation der NSDAP per Erlaß auflösen, sondern von Amts wegen auch so gut wie alle Jugendgruppen in Österreich und damit auch die Köflacher Jugendortsgruppe des Deutschen Schulvereines Südmark. Nach dem Anschluß wurde der Verein Südmark seiner Selbständigkeit beraubt und in den Verein Volksbund für das Deutschtum im Ausland eingegliedert.

Am 18. Februar 1945 wurde das Südmarkhaus durch einen Bombentreffer schwer in Mitleidenschaft gezogen, dabei ging das wertvolle Archiv des Vereins im ersten Stock verloren.[316] Nicht nur unersetzliche Quellen zur Südmarkgeschichte und zur Geschichte der steirischen Heimatschutzbewegung gingen verloren, sondern auch alle Archivalien im Zusammenhang mit Kloepfers Leben.

Abb. 257: Kloepfers enger Freund und Bundesbruder, der Volkskundler Viktor von Geramb als Chargierter der Sängerschaft Gothia zum Ende seines Lehramtsstudiums, 1908.

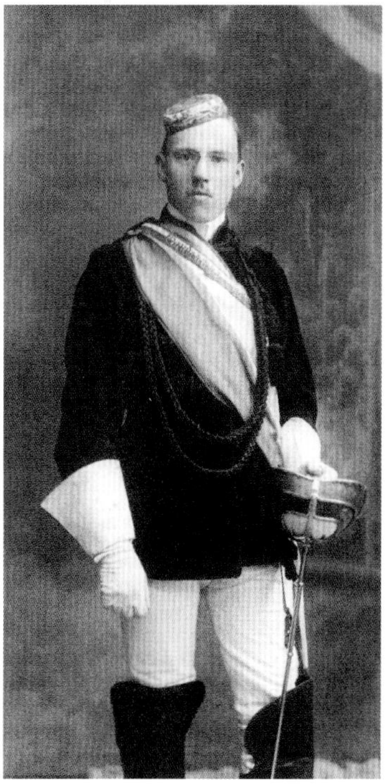

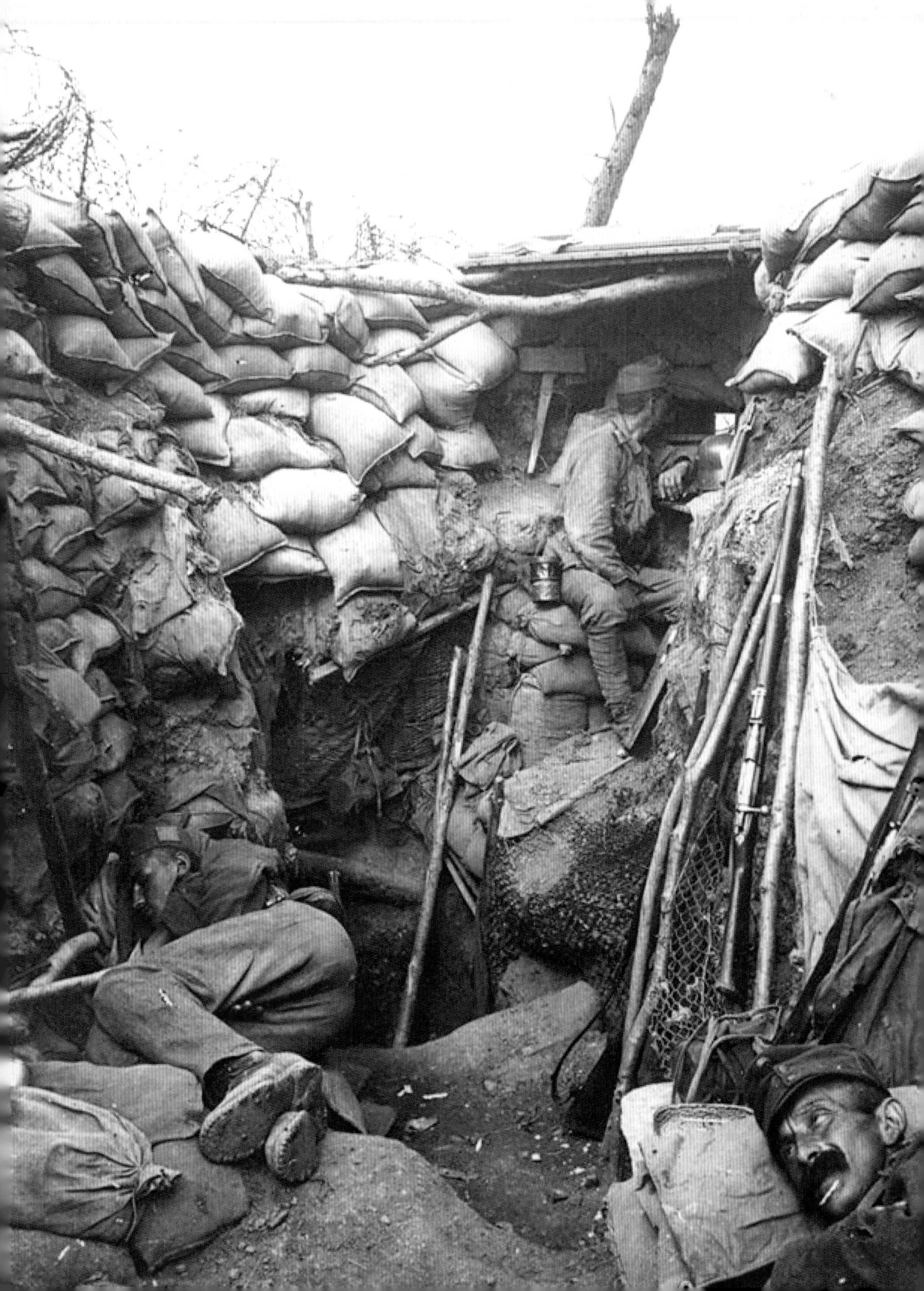

DER GROSSE KRIEG

Das Attentat auf den Thronfolger Franz Ferdinand am 28. Juni 1914 hatte auch die Köflacher aufgepeitscht. Wie ein Blitz aus gewitterschwarzem Himmel fuhr der Weltkrieg nach einem Monat des Zuwartens in den weststeirischen Sommerfrieden. In der Sonntagsmesse vom 26. Juli wurde die Mobilmachung verkündet, und schon am nächsten Tag war im Doktorhaus zu hören, wie am Bahnhof die Reservisten unter den patriotischen Weisen einer Musikbande verabschiedet wurden. Die Laune war keineswegs gedrückt, sondern hob sich, wie Dechant Stampfer berichtete, trotz des schweren Abschiednehmens und der vergossenen Tränen zur Begeisterung[317]. In der Kainacher Pfarrchronik ist ein Stimmungsbild verzeichnet: „Das Volk war ernst und niedergeschlagen, aber doch entschlossen und opferbereit weil man die Notwendigkeit des Krieges allgemein anerkannte. Die Einberufenen gingen vor dem Einrücken fast ausnahmslos zu den hl. Sakramenten, viele machten eine Wallfahrt nach Lankowitz, die meisten baten den Pfarrer um eine geweihte Medaille oder um ein Skapulier (...).“[318] Der Voitsberger Bezirkshauptmann Eugen Ritter von Mor appellierte am 31. Juli 1914 an die Bevölkerung, den ihrer Ernährer beraubten Familien zu helfen, ehe die Unterstützung der öffentlichen Hand greifen könne.[319]

Abb. 258: Raupenstellung in Panowitz Nord, Oktober 1917.

Abb. 259: Ein Blatt aus der Köflacher Siegl-Chronik über den Beginn des Weltkrieges.

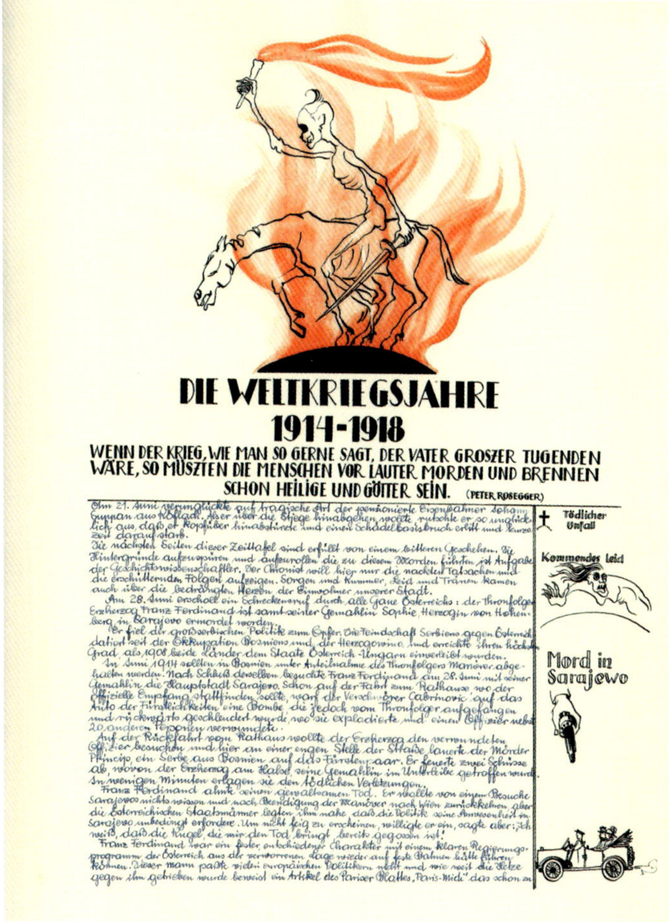

Allgemein rechnete man mit einem baldigen siegreichen Ende. Für alle Fälle wurden in den Mädchenklassen Handarbeiten für die im Felde weilenden Soldaten angefertigt, die Schüler wurden ermuntert Geld zu sammeln und ihr Erspartes in Kriegsanleihen für die Kriegsfürsorge zu investieren.[320] Spendenapelle waren an der Tagesordnung, anläßlich des Kaisergeburtstages (der ja auch Kloepfers war) wurden etwa Sammlungen für den Militär-Witwen- und Waisenfonds unternommen. Kloepfer lobte nicht nur die Opferbereitschaft der Bevölkerung und rief zu reger Anteilnahme an den Sammlungen auf, sondern zeigte sich auch selbst bei verschiedenen Sammelaktionen großzügig, opferte etwa für die „Liebesgabensammlung“ des *Grazer Tagblattes* im Juli 1915 und wiederholt für die *Kriegszeitung des Grazer Akademischen Turnvereins.*

Besonders die Schulbuben beflügelte das Kriegsgeschehen, sie hielten sich möglichst stramm und quittierten mit begeisterten Hochrufen die patriotischen Reden ihrer Lehrer. So ging es bei einem Ausflug im Juli 1915, zu dem Hans Kloepfer und Thomas Steiner mit Spenden beigetragen hatten, über Lankowitz und Piber auf den Brandkogel und von dort weiter zum Gaberl-Schutzhaus. Nach Kriegsspielen inmitten der wildromantischen Alpenlandschaft marschierten die Fünftklässler soldatisch und unter Absingen von Turnerliedern bis Salla, wo Marodenvisite abgehalten wurde – selbstredend mit gänzlich negativem Ergebnis. Nun konnten die Kinder bei militärischem Schritt und unter frohem Marschgesang ins Pfarrdörfchen einziehen. Nicht ganz so zackig und frohgemut wie bei den Köflacher Schulbuben ging es an der Front zu: Die steirischen Verbände des III. Korps in Graz, genannt das Eiserne Korps, traten gleich zu Beginn des Krieges zu blutigen Gefechten in Galizien an, ab Mai 1915 erlitten sie an den italienischen Kriegsschauplätzen horrende Verluste. Das Grazer Hausregiment Nr. 27 König der Belgier, das 1914 mit 4.085 Mann und 117 Offizieren an die Front abging, sollte bis zum Ende der Kämpfe an die 6.000 Gefallene verzeichnen, was mehr war als der gesamte Friedensstand des Regimentes vor dem Krieg.[321] Allein in der Steiermark wurden nach dem vierjährigen Waffengang ungefähr 43.200 Kriegstote gezählt.[322]

Abb 260: Die Feldpost bringt Pakete und Briefe aus der Heimat. Vermutlich gestelltes Motiv, ca. 1915.

Abb. 261: Russische Kriegsgefangene beim Straßenbau in der Steiermark.

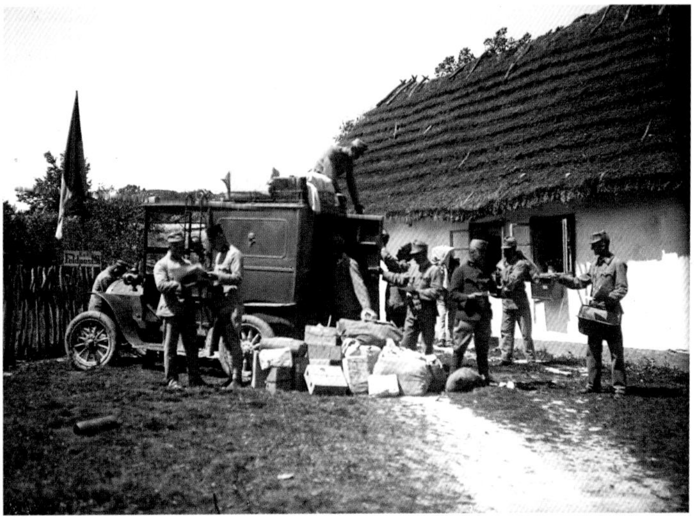

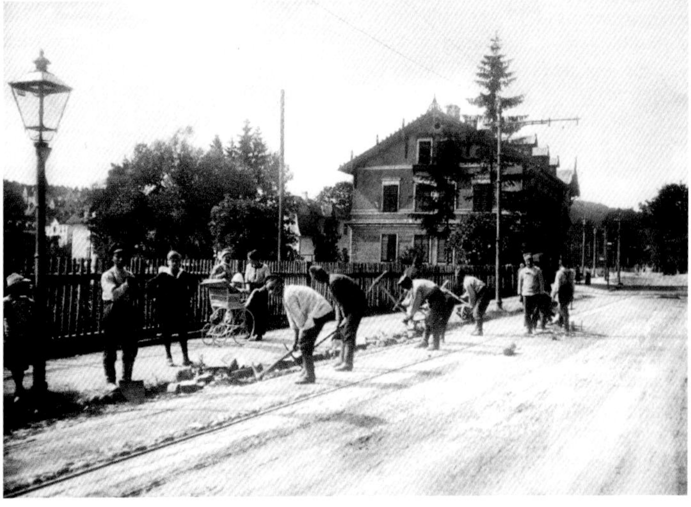

Zum Kriegsalltag gehörten bald schon tausende[323], meist russische Kriegsgefangene, die großteils in Gemeinden und auf Gehöften zur Arbeit eingesetzt wurden. „Es war die mir damals obliegende ärztliche Betreuung unserer russischen Kriegsgefangenen, die in Waldgräben des Gebirges an zerrissenen Straßenbauten, an vom Hochwasser zerstörten Brücken, an der Aufräumung von Windbrüchen arbeiteten. In Bauernmühlen oder Stadeln hatten sie ihre Liegestatt und schienen bei leidlichen Aufgaben nicht unzufrieden mit ihrem Schicksal, gestützt vom ergebenen Gleichmut der russischen Volksseele. Das waren im allgemeinen große, stille Männer, sichtlich gutmütig und ohne besonderen Ehrgeiz in der Bewältigung ihrer einfachen Arbeiten. [...] Andere waren einzelnen Bergbauernhöfen zur Wirtschaft zugeteilt und wurden von ihren Wirten als willige Helfer gelobt. Daß die Kinder diesen erdgrauen Hausgenossen in ihren abgewetzten Uniformresten bald nicht mehr von der Seite gingen, sprach für deren Ungefährlichkeit; denn wen die Kinder lieben, der ist nicht böse. Und wenn sie zu zweien oder dreien mit dem Wächter aus ihren Gebirgsdörfern niedergestiegen waren, hatten sie für ihre kleinen Freunde aus geringem Solde noch immer ein paar Groschen für Lebzelt oder Zuckerl gespart. Eines Sommers fuhr ich in strömendem Regen von Hirschegg heim, noch im gemächlichen Trott des Landfuhrwerks. Da saß am Straßenrand im Walde unter einer mächtigen Felsspalte ein Russe und hatte seinen Mantel fürsorglich über ein Schöcklein Schulkinder gebreitet wie eine Mantelmuttergottes aus gotischer Zeit."[324]

Im November, nur wenige Wochen nach Beginn der Kampfhandlungen, lagerten im Köflacher Schulgebäude die ersten Verwundeten und Rekonvaleszenten zur Versorgung, im Dezember wurden 1.200 Ruthenen und Polen in die Glasfabrik und in die Schraubenfabrik einquartiert, die Ergänzungskader des 30. Jägerbataillons und des galizischen Infanterieregimentes Nr. 55. Ihnen folgten die Ersatzkader des Landwehr-Infanterieregimentes Nr. 5, Slawen aus dem Küstenland und Italiener aus Triest. „Damit begann aber für unsere Gegend eine schlimme Zeit. Nichts war vor ihnen sicher. Hühner, Lämmer, Ziegen und Schweine wurden aus den Ställen gestohlen und oft an Ort und Stelle geschlachtet. Wenn die Leute Kartoffeln setzten, gruben die Soldaten dieselben vor den Augen der landwirtschaftlichen Arbeiter wieder aus und trugen sie nach Hause. Lange vor der Reife begannen sie die Äcker zu plündern."[325] Am 8. Dezember wurde die Mädchenvolksschule in eine Kaserne umgewandelt, die Schulmädchen wurden nun in der Knabenvolksschule unterrichtet, aufgrund des Platzmangels jeweils nur drei Tage in der Woche. Zwischen Februar und Oktober 1915 war ein Unterricht gar nicht mehr möglich, die Kinder hatten in die umliegenden Ortschaften auszuweichen.

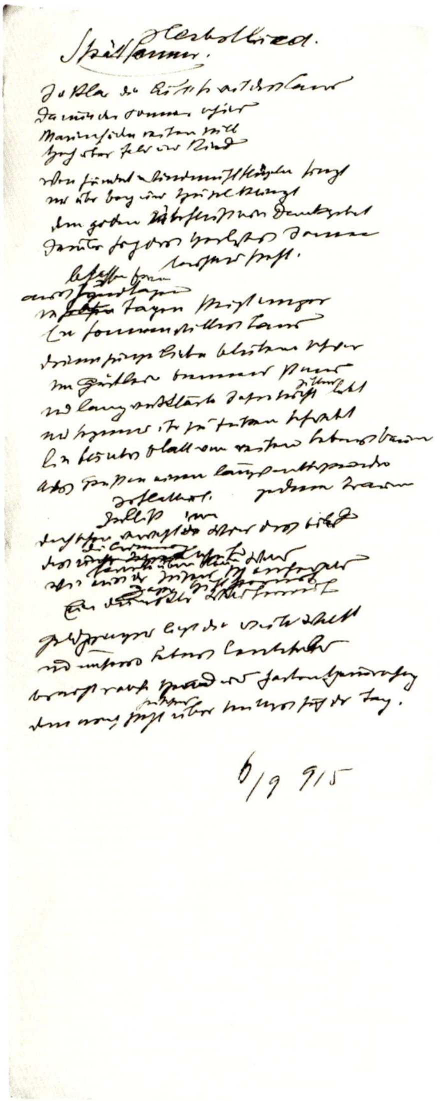

Abb. 262: Manuskript des Kloepfergedichtes *Spätsommer*, 1915.

Mit der Fortdauer der Kämpfe strandeten immer weitere Fremde in Köflach und den benachbarten Gemeinden. Flüchtlinge aus der Bukowina, deren Gebiete von der russischen Armee überrannt worden waren – Frauen, Alte, Kinder. Erst 1917 konnten die Geflohenen in ihre Heimat zurück.

Durch die katastrophale Wirtschaftslage fehlte es bald an allem, Kollekten gehörten zum Alltag der Köflacher – die Sammelwagen nahmen Kleider mit und Wäsche, Stoffe und Garne, Schuhe und Bettzeug, Verbandszeug und Musikinstrumente, Wolle und Kautschuk. Das Österreichische Rote Kreuz bat um reichliche Materialspenden für die verwundeten und kranken Soldaten in den Spitälern, Feldsanitätsanstalten, Quarantäne-Stationen, Sanitätszügen und wenn möglich auch noch für die Einheiten im Felde. Was nicht freiwillig geopfert wurde, holten sich die Requirierungskommissionen mit Gewalt – Getreide, Eier,

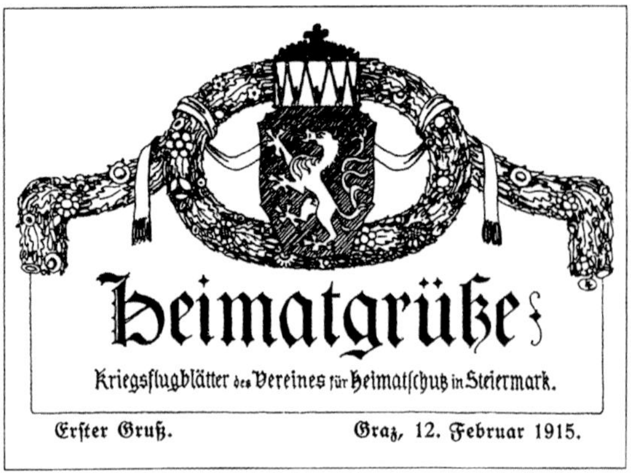

Abb. 263: Alle 14 Tage kostenlose, im Hinterland für 20 Heller verkaufte *Heimatgrüße* für die steirischen Frontsoldaten. Kriegsflugblatt des Vereines für Heimatschutz in Steiermark, 1915.

„Mit aller Sorgfalt ist aus der Literatur nur das Beste ausgewählt, und davon wieder nur das, was auch dem einfachsten Soldaten unbedingt verständlich ist. Wenn schon diese von Herrn Dr. A. v. Drasenovich zusammengestellte Blütenlese aus dem besten Lesestoff eine besondere Anziehung für die ‚Heimatgrüße' bedeutet, so kommt dazu noch die in jedem Heft den größten Platz einnehmende Menge wertvoller, für die ‚Heimatgrüße' verfaßter Originalbeiträge. Ständige Kapitel bilden die für jedermann erwünschten, klaren, in Stil und Sprache möglichst einfach gehaltenen Zusammenfassungen der allgemeinen und heimischen Ereignisse unter den Überschriften ‚Wies jetzt steht' und ‚Nachrichten aus der Heimat' aus der Feder des Herrn Dr. Max Wagner (Graz). Heimische Dichter und Schriftsteller (Peter Rosegger, Ottokar Kernstock, Hans Kloepfer, Margarete Glantschnigg, Franz Goltsch, Freiherr v. Holzhausen, Dr. Adalbert v. Drasenovich u. v. a.) bringen in Versen und in Prosa gehaltvolle Beiträge für unsere braven Soldaten. So erschien im 2. Heft ein von Viktor Zack in Text und Noten mitgeteiltes, aus Eisenerz stammendes uraltes steirisches Soldatenlied, das bisher ungedruckt war, und auch die künftigen Hefte werden bisher unveröffentlichte steirische Volkslieder bringen."

Grazer Tagblatt, 4. März 1915.

Milch, Heu und Stroh, und das in einem Umfang, daß der Viehstand nicht gehalten werden konnte. Für die Waffenschmieden brauchte es Metalle jeder Art, Kupferkessel, Wasserschiffe, Messinggeräte, und wie in Geisthal, in Untergraden und im Bergdorf Salla wurden in der ganzen Monarchie tausende Kirchenglocken abgenommen und eingeschmolzen. Am 30. September 1916 wurde schließlich im Köflacher Kirchturm die große Glocke zertrümmert, die Bruchstücke in die Tiefe geworfen. Das Militärkommando löste die über zwei Tonnen schweren Bronzetrümmer zum Satz von 8 Kronen pro Kilo ab. Am 7. Dezember 1917 folgte auch noch die mittlere Glocke und das Zügenglöckerl, trotz seines geringen Gewichtes von nur 24 Kilogramm. Nach und nach verstummte das G'läut, nur die 1521 in Judenburg gegossene Glocke des Meisters Grenobald versah noch ihren Dienst. Auch die Orgelpfeifen waren nicht sicher vor dem Ärar, 30 Zinnpfeifen der Köflacher Orgel erbrachten 185 kg Metall für die österreichische Rüstungswirtschaft.

Nahrungsmangel durch die englische Seeblockade, Lebensmittelkarten für Brot und Mehl, Schlangen vor den Geschäften, fleischlose Tage, Schleichhandel, Hamsterkäufe, sittliche Verwahrlosung – der Krieg war in Köflach angekommen und hatte einen Dauergast im Schlepptau: den Hunger. Mangels Ingredienzien schlossen die Bäcker die Backstuben. Verzweifelt appellierten die Gemeindeväter an die Statthalterei, den darbenden Markt doch mit Mehl zu versorgen. Die Fettkarten blieben vielfach uneingelöst, Obst war auch im Frühherbst Mangelware, die Gemüsezufuhr viel zu gering und Erdäpfel hatte nur, wer ein Kartoffelfeld besaß. Fleisch gab es, wenn überhaupt, nur einmal wöchentlich in geringen Mengen. Für Eier wurde ein schändlich hoher Gegenwert verlangt. Wegen der schlechten Versorgung mit Nahrungsmitteln und der furchtbaren Teuerung legten die Bergarbeiter wiederholt die Arbeit nieder und forderten höhere Löhne und ein Ende des Krieges. So nämlich hatte man sich das Kriegführen nicht vorgestellt.

Für Kloepfer gab es jetzt noch mehr zu tun, „dreifache Arbeit" durch Truppeneinquartierungen und Quarantänemaßnahmen, zumal ihm nun die Pflichten eines eingezogenen Kollegen zufielen. Dazu gehörten auch amtliche Aufgaben, war er doch im Juni 1913 vom Landesausschuß zum substitutionsweisen Distriktsarzt ernannt worden, zuständig für die Gemeinden Edelschrott, Hirschegg-Piber, Hirschegg-Rein, Kreuzberg, St. Martin am Wöllmissberg, Modriach und Pack.[326] Nicht von ungefähr wurde dem Distriktsarzt im September 1917 das Kriegskreuz für Zivilverdienste 3. Klasse verliehen.[327]

Der maßgeblich von Peter Rosegger und Viktor von Geramb beeinflußte Verein für Heimatschutz in Steiermark, der zwischen Februar 1915 und

Dezember 1919 über eine halbe Million kleinformatiger Heimatgrüße in einer Auflage von jeweils 10.000 Exemplaren drucken ließ,[328] bat Kloepfer um Beiträge für die steirischen Soldaten im Feld. Für die Heimatgrüße Nr. 16 vom 10. September 1915 steuerte Kloepfer einen Aufsatz *Für die Heimat* bei, mit „zu Herzen gehenden Worten über Heimat und Heimatschutz". Auch Literarisches lieferte Kloepfer. Über dieses improvisierte Medium fanden Gedichte wie *Alter Landsturm* oder *Wannst hoamkimmst, mei Bua* oder *Da Wegmocha* ihren Weg zur kämpfenden Truppe, Reime in denen sich Kriegsgeschehen und Friedenssehnsucht gleichermaßen spiegelten. Als 23. Heimatgruß ging am 17. Dezember 1915 das nachmals bekannteste Gedicht Kloepfers hinaus – *Da Ruß*, eine noch nach hundert Jahren ergreifende Beschwörung gütigen Menschentums.[329] Ein Gedicht dazu, das sich auffällig abhob von der üblichen Kriegspropaganda zur Aufrechterhaltung der militärischen Disziplin.

Da Ruß, das war keineswegs banale Almbauernlyrik, das war ein herausragendes Stück Mundartdichtung, Wortkunst im besten Sinne Hanns Korens[330]: „Hans Kloepfer hat die Bauernsprache unserer Heimat aus der Enge der Einfältigkeit der üblichen ‚Heimatdichtung' herausgeführt und sie an der ‚Literatur' vorbei in das Reich der großen Kunst geleitet".[331] Es war *Da Ruß*, der Kloepfer zum bedeutendsten österreichischen Mundartdichter neben Peter Rosegger und Franz Stelzhamer machte.[332]

Das Gedicht war eigentlich eine literarische Sensation: Die k. u. k. Armee stand tief im Land des russischen Gegners und blutete in einem verzweifelten Kampf. An der Ostfront hatten bereits mehr als zwei Millionen Österreicher den Tod gefunden. Da steckte man den steirischen Soldaten in ihren Unterständen kleine Heftchen zur Erbauung zu, in denen sie von einem gutmütigen, warmherzigen Russen lesen konnten, der in der fernen Heimat behutsam über ein kleines Büblein wachte. Was dachten wohl die uniformierten Leser, als sie wieder ihre Karabiner anlegten, und was hatte sich Kloepfer dabei gedacht!

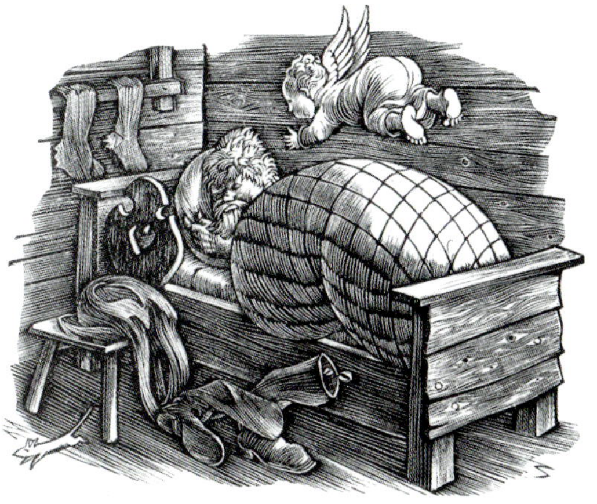

Abb. 264: *Da Ruß*, ein Holzschnitt von Ernst von Dombrowski. Der Meister hat den Russen nicht in den Stadl gebettet, sondern in eine kuschelige Schlafkammer.

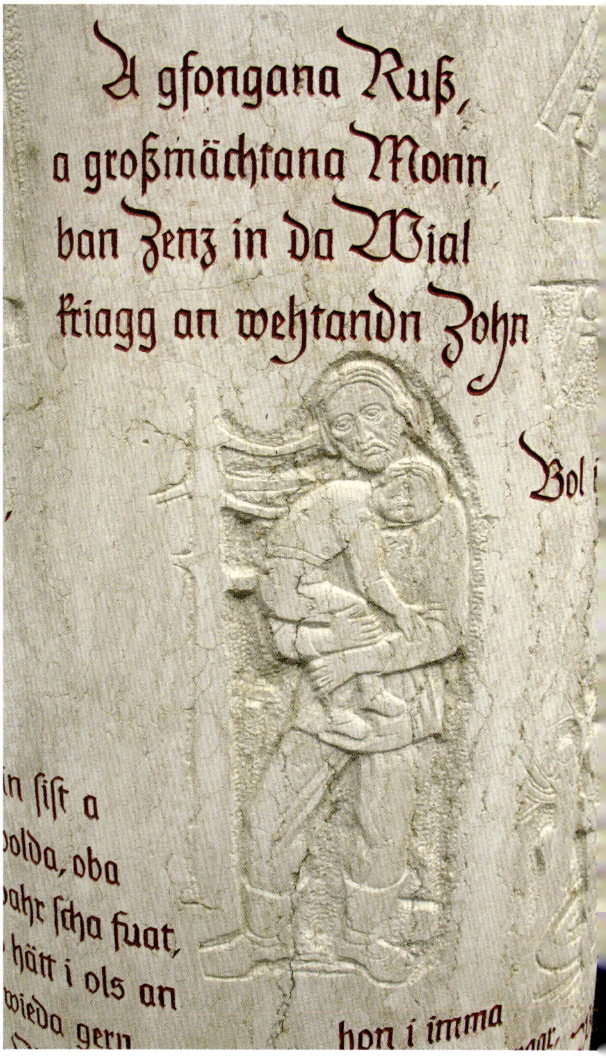

Abb. 265: Motiv des gefangenen Russen vom Kloepferbrunnen in Eibiswald (errichtet 1967, dem hundertsten Geburtstag Kloepfers). Die Tiefreliefszenen auf der Brunnensäule zeigen bildliche Szenen aus den Gedichten Kloepfers, geschaffen von Franz Weiß.

Da Ruß

A gfongana Ruß, a großmächtana Monn,
ban Zenz in da Wial kriag an wehtondn Zohn;
und er jammat und haust, und da Dokta so weit,
und die Orbat so gnädi und koans hot just Zeit,
daß dan obi kunnt führn bis auf Eibiswold nein
wal alloa derft a net, muaß a Wochta mit sein.

Zletzt denkt si di Bäurin, i kunnts jo probiern,
sull mei Hiasal den Rußn zan Zähntreißn führn.
Dos is ihr jüngsts Büabl, grod sechsjahri heut
roatgwanglt, kloanwunzi, oba witzi und gscheit.

Abb. 266: Das Gedicht *Da Ruß* hat zahlreiche Leser bewegt und namhafte Künstler zu grafischer Gestaltung angeregt. Hier ein Holzschnitt von Switbert Lobisser. Die Orthographie ist in den verschiedenen Veröffentlichungen uneinheitlich, wohl auch, weil Kloepfer seine Gedichte zu überarbeiten bzw. zu „schleifen" pflegte. Das Manuskript des Dichters hat sich nicht erhalten, der sehr wahrscheinlich von Kloepfer redigierte Wortlaut nach dem frühesten Druck (*Heimatgrüße*, Dezember 1915) darf als identisch bezeichnet werden. Ob manche durchaus berechtigte Änderungen in späteren Ausgaben auf Kloepfer oder auf andere Bearbeiter zurückgehen, ist heute nicht mehr zu beantworten.

Da Ruß

A gfongana Ruß, a großmächtana Monn,
ban Zenz in da Wial kriagg an wehtandn Zohn;
und er jammat und haust, und da Dokta so weit,
und die Oarbat so gnedi und koans hot just Zeit,
daß dan obi kunnt füahrn bis auf Eibiswold nein —
wall alloan derft a net, muaß a Wochta mit sein.

Zlest denkt si die Bäurin, i kunnts ja probirn,
sull mei Hiaserl den Russn zan Zähntreißn füahrn.
(Dos is ihr jüngsts Büabl, grod sechsjahri heut,
roatgwanglt, kloanwunzi, oba witzi und gscheit!)
Und sie ruaftn vun Schoufholtn hoam vun da Holt:
„Steck die Schuach an, muaßt obi zan Dokta
z' Eibiswold!
Und i liaß 'n schöa grüaßn und i bitt 'n holt recht,
ob da denn unsan Russn net zähntreißn möcht.
Und nimmst 's Rucksackl mit, bringst vun Krommar
an Tee
und a schmiedani Sterzpfonn und an Packlkaffee
und um drei Kreiza Zwirn und um zwölf Kreiza Zimbt
und froggst eini ban Firba, wo da Blaudruck bold
kimmbt."

wehtandn: wehen.
haust: schimpft.
gnedi (genötig): dringlich, eilig.
Wochta: Wächter.
Firba: Färber.

276

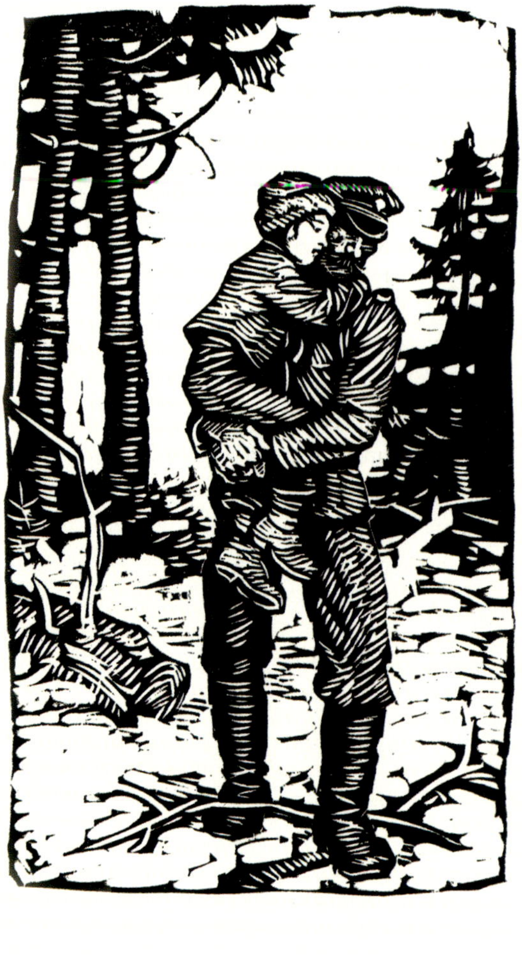

Und sie ruaftn vun Schofholtn hoam vun da Hold!
„Steck die Schuach an, muaßt obi zan Dokta z' Eibiswold,
Und i liaßn schen grüaßn und i bittn holt recht,
ob da denn unsan Rußn net Zähntreißn möcht.
Und nimmst 's Rucksackl mit, bringst vun Kroma an Tee
und a schmiedani Sterzpfann und an Paklkaffee,
und um drei Kreuza Zwirn und um zwölf Kreiza Zimbt
und frogst eini ban Firba, ob da Blaudruck bold kimbt."

Af Eibiswold braucht ma vier Stund so und dort
sogg die Köchin vun Dokta: „Scha, grod is a furt!"
Schofft da Hiasal 'n Rußn: „Do setzt di hiaz nein
ins Vorhaus und wortast, i kaf dawal ein."
Und da Ruß sitzt scha do und sogt „dobre" und locht
und dawall hot da Hiasal seini Weg alli gmocht. – –

Wia s' firti san, gengan s' mitanona schöa stad
wieda hoamzua. Do hebbs on zan schneibm und waht,
doß ma völli die Hond vor die Augn neama siacht.
Und da Hiasal wird müad, wal da Rucksock so ziacht.
Den nimb da Ruß üba. Und 's schneibt wia net gscheit,
und longsom wird 's finsta, und da Weg noch so weit!
Da Hiasal muaß olli biat rostn in Schnee,
Möcht am liabstn gern schlofn, und die Füaß tuan an weh.
Do nimb da Ruß 's Büabal ganz still afn Orm
Hüllt in Montl guat über und troggn schea worm
Iban Boch, durchn Wold, der mit Blochhulz varamt,
und da Wochta hot gschlofn und wundaschön tramt
vun da Regerl ihr Goas und vun Kristkindlbam
und won woul da Vota vun Kriag wida kam.
Und gspürts net, wonn da Ruß eahm oft hoamli hot druckt,
Und wird richti erst munta, wias Torgatta zuckt.

Durt stellt an schen gschmahli af di Füaß vorn Haus
(Denn wia schauat da Hiasal als Wochta sist aus!).
Und si löffln a Suppn, und die Muatta wor froh
Und da Ruß krallt gemüatli in Stodl untas Stroh,
Und is bacherlworm glegn, dawal da Scheewind hersolzt,
und hot tramt, daß sei Büabal in Rußlond eahm holst.

Wortlaut und Orthographie nach dem Erstdruck im Dezember 1915.

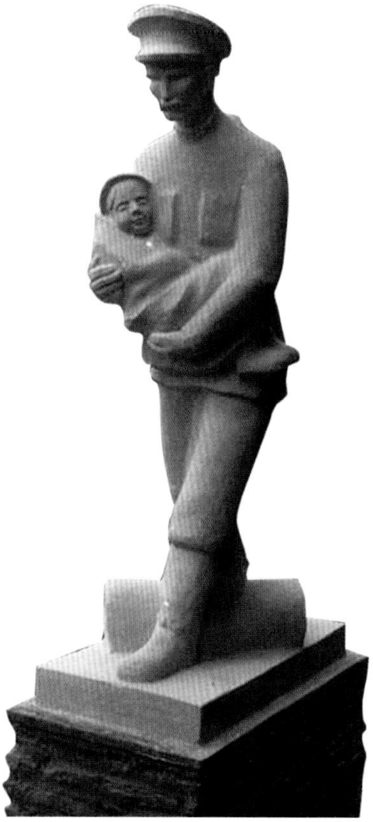

Abb. 267: Ein Denkmal für Kloepfers gefangenen Russen von dem aus Wies stammenden Bildhauer Carl Hermann, heute am Rande eines Wanderweges unweit von Eibiswald.

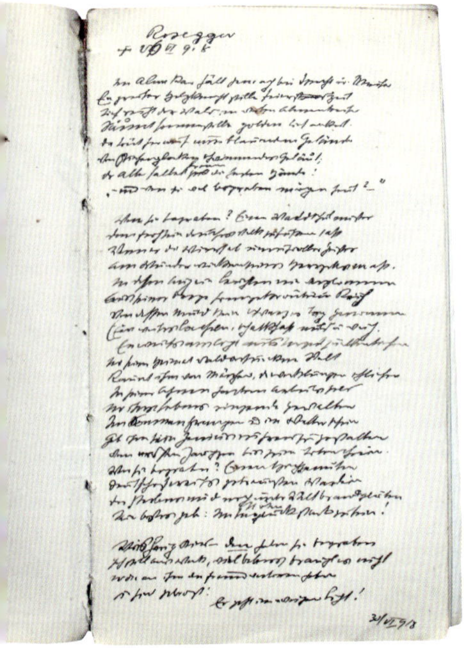

Abb. 268: Manuskriptseite vom 30. Juni 1918 mit einem Widmungsgedicht für den vier Tage zuvor gestorbenen Peter Rosegger.

Abb. 269: Der Schlachtenlärm vom Kriegsschauplatz am Isonzo war unter bestimmten Wetterbedingungen bis in die Weststeiermark zu hören. Kloepfers Gedicht *Steirischer Herbst* nimmt darauf Bezug.

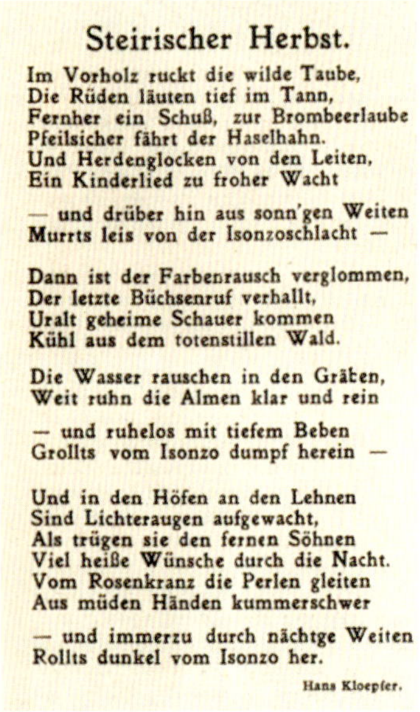

Steirischer Herbst.

Im Vorholz ruckt die wilde Taube,
Die Rüden läuten tief im Tann,
Fernher ein Schuß, zur Brombeerlaube
Pfeilsicher fährt der Haselhahn.
Und Herdenglocken von den Leiten,
Ein Kinderlied zu froher Wacht

— und drüber hin aus sonn'gen Weiten
Murrts leis von der Isonzoschlacht —

Dann ist der Farbenrausch verglommen,
Der letzte Büchsenruf verhallt,
Uralt geheime Schauer kommen
Kühl aus dem totenstillen Wald.

Die Wasser rauschen in den Gräben,
Weit ruhn die Almen klar und rein

— und ruhelos mit tiefem Beben
Grollts vom Isonzo dumpf herein —

Und in den Höfen an den Lehnen
Sind Lichteraugen aufgewacht,
Als trügen sie den fernen Söhnen
Viel heiße Wünsche durch die Nacht.
Vom Rosenkranz die Perlen gleiten
Aus müden Händen kummerschwer

— und immerzu durch nächtge Weiten
Rollts dunkel vom Isonzo her.

Hans Kloepfer.

Auch die besten Gedichte konnten am Verlauf des Krieges nichts ändern, und auch nicht am Schicksal der gegnerischen Gefangenen, denen Kloepfer auf seinen Wanderungen wiederholt begegnete. „Einmal war ein alter Bergmann im Schachte von einem Kohlenblatt erdrückt worden. Im dämmernden Vorfrühlingsabend geleiteten ihn seine Kameraden mit offenen Grubenlichtern zu Grabe, um ihm ihr letztes ‚Glück auf!' nachzurufen. Beim einsamen Heimgange sah ich, fast geisterhaft im ziehenden Nebel, gefangene Russen über abgeerntete Felder nach übersehenen Erdäpfeln des Spätherbstes suchen. In tiefer Niedergeschlagenheit schrieb ich an Rosegger von diesem Bilde einer schweren Zeit."[333]

In trüber Stimmung, „die sich nach fast zwölfstündigem Tagewerk vordrängen will"[334], ließ Kloepfer am 14. März 1917 den greisen Rosegger wissen: „Seit Kriegsbeginn stehe ich durch die Einberufung eines Kollegen unter doppelter, seit Wochen unter dreifacher Arbeit und bin stillzufrieden, daß meine wohl kaum zu erschöpfende Berufskraft diese stark und dankbar trägt. Wenn nur nicht die Umwelt, in der sich meine Arbeit abspielt, immer trüber würde! Aber die Kinder in den Arbeiterhäusern, die so still und blaß in ihren Bänken sitzen, die halbverhungerten Soldaten (wir haben Triestiner im Orte), die in der Dämmerung um ein Stück Brot in die Häuser schleichen, die Serben und Russen, die im Abenddunkel nach verlassenen Rüben und Erdäpfeln vom Vorjahr auf den Feldern suchen, sie machen einem das Herz schwer. Überhaupt diese Tausende von einst frohen Menschen, die aus dem Heimatboden entwurzelt über alle Staaten zerstreut in der verständnislosen Fremde vergehen oder verkümmern und so sehnsüchtig auf ihre oft so kümmerliche Heimat warten! Das große, furchtbare Geschehen unserer Zeit, ich kann's noch immer nicht verstehen"[335].

Ein Lichtblick in trüben Zeiten war Rochus Kohlbach, der Sohn des Schmiedjodl-Bauern, den Kloepfer sehr schätzte. Am 24. Juni wurde der junge Hirschegger, fünfzehntes von zweiundzwanzig Kindern, zum Priester geweiht. Eine Woche später, am 1. Juli, feierte Kohlbach in seiner Heimatpfarre Hirschegg die Primiz. Sein väterlicher Freund Kloepfer, um die würdige Ausrichtung der Feier bemüht, hatte ihm zum festlichen Anlaß ein Mundart- sowie ein hochdeutsches Gedicht verfaßt. Kloepfers Schwager Ing. Rudolf Steiner und dessen Frau übernahmen die Primizelternschaft.

Dann wieder Hunger, Waffengeklirr, Niedergang. Die allgemeine Kriegsmüdigkeit konnte Kloepfer nicht übersehen, die sich im September 1918 auch im *Voitsberg-Köflacher Wochenblatt* bemerkbar machte: „Es wird nun wohl höchste Zeit, daß bald wieder Friede einkehrt in Europa, soll die Not nicht noch größer werden. Ja wer hätte sich dies alles damals am 26. Juli 1914, als die Mobilisierungskundmachungen angeschlagen wurden, gedacht. Wer hätte an diesem Sonntage im Jahre 1914, als nachmittags die Einrückenden mit klingendem Spiel zum Bahnhofe begleitet wurden, gedacht, daß nach 4 Jahren immer noch Krieg sein wird, daß solch ein Elend über die Menschheit hereinbrechen wird."[336]

Als am 29. September 1918 an die tausend Besucher zu einem „deutschen Volkstag“ in Voitsberg zusammentrafen, da stand das Ende des Kaiserstaates bereits vor aller Augen. Die Referenten erörterten die drastische Ernährungslage und geißelten das „Fortwursteln“ der Regierung. Die Rede war von der Wühlarbeit der Tschechen und Slowenen und von der slawischen Front von der Ostsee bis zur Adria, der eine starke deutsche Abwehr entgegenzusetzen sei. Bei den Referenten ist die Rede von „einer gewissen Rasse“, die aus den Fehlern des Mittelstandes Nutzen ziehe, und auch von „jüdischen und nichtjüdischen Wucherern“, die im Vereine mit der Regierung stünden. Kloepfer führte aus: „Die Umwandlung Österreichs in einen Föderativstaat würde nicht nur die Deutschen in den Hintergrund drängen und damit einen schweren Undank bedeuten, sondern auch den Bestand des Staates selbst in Frage stellen. Das Verhalten der Slawen während des Krieges beweist, daß sie fest entschlossen sind, das altbewährte Bündnis mit dem Deutschen Reiche, das uns Deutschösterreichern Herzensbedürfnis und der wichtigste Rückhalt in unserem Daseinskampfe ist, zu beseitigen. Aus diesen Gründen erheben wir Einspruch gegen die Neuordnung im Sinne des Föderativstaates und besonders gegen die Errichtung des selbständigen südslawischen Reiches, da dadurch den deutschen Alpenländern der Weg zur Adria verlegt würde.“[337]

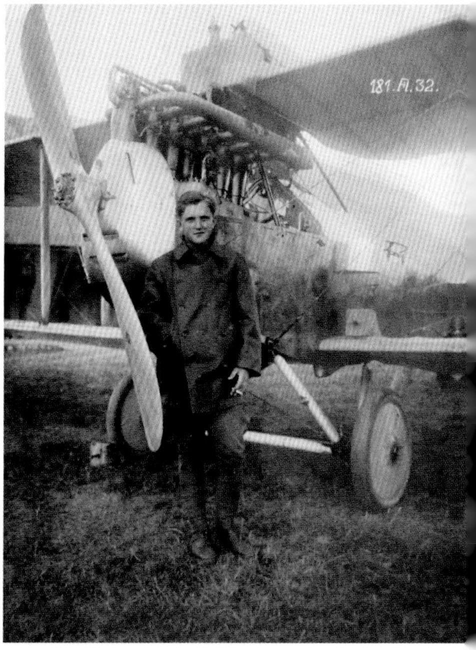

Abb. 270: Josef Papesch, der junge Fliegeroffizier und spätere Freund und Bewunderer Kloepfers vor seiner Maschine (Erster Weltkrieg, undatiert).

Es brauchte nicht viel Scharfsinn, die Zeitenwende zu erkennen. Sie mitzugestalten, war ein Gebot der Stunde. So fuhr Kloepfer auf Wunsch einer nationalen Partei „im Schlitten ins hinterste Gebirgsdorf unter der Alm“[338], um unter dem Landvolk Wahlwerbung für die Nationalversammlung zu betreiben. „Lautlos lauschte die Menge wie brave Kinder dem Lehrer, als ob ich ihnen Neues sagte. Bald aber tauchten aus dem Kreise der Zuhörer bekannte Züge auf: der Dietmar, der seine beiden Söhne am Duklapasse verloren, die Ebnerin, deren Mann seit drei Jahren aus Sibirien nicht mehr geschrieben, der Jäger Rauchegger der nach unendlichen Heilversuchen in Feindesland mit seinem wunden Beinstumpfe von den Grenzen Chinas ins Heimatdorf gekrochen war, die Bachbäuerin, die allein seit drei Jahren einen trostlosen Kampf kämpfte gegen Verordnungen und Betreibungen, um ihre fünf hungrigen Mäuler daheim zu stillen.“[339]

Auch in Edelschrott und auf der Pack hörte man Kloepfer die Stimme erheben, an der Seite Viktor von Gerambs, dabei wurden der Zusammenhalt des ganzen Volkes und Solidarität im gemeinsamen Volksrat beschworen. Am Wirtshaustisch erzählte man von den Schicksalen der Älpler, die soeben von den Fronten heimgekommen waren: Bei einer Bauernversammlung in einem Gebirgsdorf im Gebiet der Stubalpe saß Kloepfer einmal „mit dem Lehrer, dem Förster und einigen Bauern an einem Tisch im Winkel. Da schob sich ein junger Bursch durch die Menge, lachend und heiter, von blühender Gesundheit. Aber die linke Hand war zur Klaue verstümmelt, und statt des rechten Unterarms trug er ein kunstvolles Ersatzglied. Sie winkten ihn her, daß ich sein Schicksal erfahre. Und er erzählte

Wanns d' hoamkimmst, mei Bua – –

Wanns d' hoamkimmst, mei Bua, nochn Kriag ausn Feld,
nocha wirds da grod sein, du kamst frisch auf die Welt:
Olli Wiesn tan blüahn und da Guggu der schreit,
und die Hoamat, dei Hoamat, locht umadum weit.
Da Wegmocha grüaßt, üban Schauflstiel gloahnt:
„Is guat, doß d' na do bist, hot grod Oani gmoant,
sie wullt si in Birg um koan Deanst neama schern,
waar 'n gonzn Grobm aus mehr koa Juchaza z'hörn".
Und da Herrgott am Kreuz intan Betlärchnbam
schmutzt: „Scha, kimb da Fronz hiaz do nochamol ham!
Meintswegn, wegn oan Lumperl follt da Himml net zua,
zan Betn sant eh olti Weiba no gnua."
Und obm ban Zaun schiaßt da Sultl zan Toar,
hot die Kettn ogrißn und mocht a wilds Gjoa,
und winslt und tonzt und springg dar in d Höch,
und wolgg si am Wosn und schnotzt hintri auf d' Flöch.
Und inta da Tenn kimb dei Voda grod zwegn
mit da Kraxn am Ruggn, hätt di bold übasegn.
Und er schaut dar in d' Augn und druckt da die Hond:
„In Gottsnam', morgn gehma ins Heu mitanond!"
Und dei bugglatas Muatterl huscht eini ban Haus
und grobb glei a Stelzn ausn Schmolzkübl aus,
bringg a Brot und an Most und an Kranawettgeist
und wischt kloaweis die Augn, – wal da Rach so viel beißt!
Und die Nandl? Wiar a Reach is sie auffi in Wold,
hätt am liabsten a Meß glei in Lankowitz zohlt.
Nochar is sie gonz hoamli ihrn Stüberl zuagflogn
– brinnroat – und hots Bettstattl frisch übazogn!

Gedichte in steirischer Mundart, 1924

einfach und schlicht: Beim Ausbruch des Krieges sei er Herrschaftsjäger im Obersteirischen gewesen, habe einrücken müssen und sei nach zweijährigen Kämpfen gefangen und nach Konstantinowsk am Don gebracht worden. Dort habe man eines Tages von den Kriegsgefangenen verlangt, sie sollten am nächsten Tage der Tschechoslowakischen Legion den Treueid leisten, um gegen ihre Brüder ins Feld zu ziehen. Da sei er mit anderen in der Nacht durchgegangen und tagelang im strengsten russischen Winter durch Wald und Wildnis geirrt, bis sie, zu Tode erschöpft, einem Kosakendorfe zugehen mußten. Die Hände waren blau und gefühllos. Vergebens hatte er, der Sprache notdürftig kundig, gebeten, man möge sie ihm mit Schnee reiben. Er hörte vielmehr, wie der Dorfälteste, wohl nur aus Unverstand, riet, man solle sie in warmes Öl einschlagen. Lange getraute er sich deshalb in seinem Heustadl nicht einzuschlafen, bis ihn endlich die Müdigkeit übermannte. Und in der Nacht haben ihm die Bauern die Hände mit heißem Öl übergossen. Sie begannen schwarz zu werden und abzufaulen. Er wurde ins nächste armselige Spital gebracht, lag dort sechs Wochen unter unendlichen Schmerzen, und die brandigen Glieder wurden in wiederholten Schnitten ohne Narkose abgetragen. ‚Sie hab'n halt koa Gloriform g'habt', meinte er fast entschuldigend. Endlich wurde er ausgetauscht und kam nach Wien. Dort wurde der rechte Arm endgültig kunstgerecht abgesetzt und an der linken Hand nach Abtragung der letzten Fingerstümpfe durch eine meisterhafte Arbeit eine Klauenhand geschaffen. [...] Ich war bis ins Innerste ergriffen. ‚I hätt do um all's in der Welt net gegen meine eigenen Leut Kriag führ'n kinnen'; diese urtümliche Empfindung hatte ihn ohne jegliches Schwanken in den tödlichen russischen Winter getrieben, hatte ihn entsetzliche Martern erdulden lassen und endlich als Krüppel zu einem ungewissen Leben in die Heimat geführt. Drauf stolz zu sein, ist ihm wohl gar nie in den Sinn gekommen."[340]

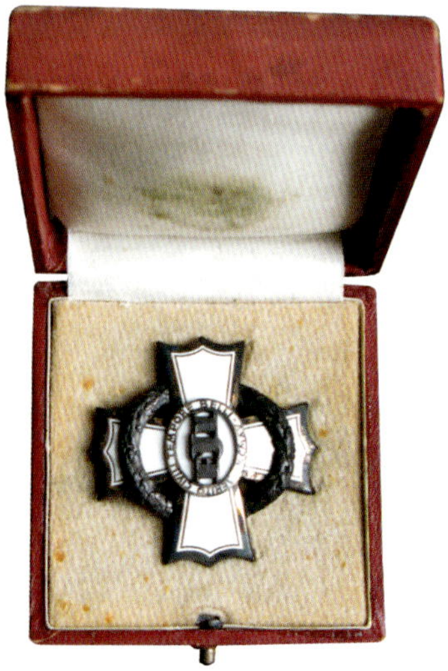

Abb. 271: Kloepfers Kriegskreuz für Zivilverdienste, III. Klasse. Versilbertes Ordenszeichen in Form eines Tatzenkreuzes, mit Eichenlaubkranz unterlegt. Aufschrift: MERITO CIVILI TEMPORE BELLI • MCMXV. Das Kriegskreuz für Zivilverdienste war im Februar 1916 von Kaiser Franz Joseph I. gestiftet worden.

Jahre der Not

Schließlich der Zusammenbruch der alten Ordnung: Als sich der Pulverdampf verzogen hatte, war das alte Österreich von der Landkarte verschwunden und das Kronland Steiermark in zwei Territorien geteilt. Ein Filetstück, die fruchtbare und von Deutschen wie Slowenen bewohnte Untersteiermark mit Städten wie Marburg, Cilli oder Pettau wurde von slowenischen Truppen mit Waffengewalt besetzt und 1919 in einem aufgezwungenem Friedensvertrag dem neuen Königreich der Südslawen zugeschlagen. Für Kloepfer ein harter Schlag: „und heute stehen den Kamm entlang jugoslawische Grenzposten, das vertraute Mahrenberg, das weite Drautal gehören nach Belgrad, und die Grenze beider Reiche durchschneidet das kleine Kirchlein von Sankt Pongratzen. Wie gut, daß der Vater das nicht mehr erleben mußte!“[341] Das Selbstbestimmungsrecht, auf das sich die Völker Europas beriefen, hatte sich als Sirenenklang erwiesen, für die Verlierer des Krieges war es jedenfalls nicht gedacht. Mit Empörung reagieren untersteirische Schriftsteller auf die Abtrennung der steirischen Gebiete, unter ihnen Ottokar Kernstock, Hilda Knobloch, Max Mell und Josef Papesch. Über Nacht waren ihre schlimmsten Befürchtungen Wirklichkeit geworden. Mit dem Trotz der Unterlegenen spitzten sie ihre Federn und schrieben an gegen den Verlust ihrer Heimat. Auch in den Gemeinden um Köflach gärte es, etwa in Graden, Hirschegg oder Edelschrott, wo Viktor von Geramb, Hans Kloepfer und Primarius Theodor Haagn vor hunderten Versammelten sprachen, wie das *Grazer Tagblatt* am 6. Februar wissen ließ.

Indes bemühten sich die neuen Machthaber im Süden, möglichst schnell ihre deutschen Minderheiten los zu werden und nur zu bald sollten sich deren seit Jahrzehnten gehegten Befürchtungen als berechtigt erweisen. Am Montag, dem 27. Januar 1919 kam es im untersteirischen Marburg zu einem Vorfall, der sich als Marburger Blutsonntag in das Gedächtnis der Zeitgenossen einbrannte. Während der Durchfahrt der amerikanischen Studienkommission zur Ermittlung der ethnischen Verhältnisse im mehrheitlich deutschen Marburg kam es zu Kundgebungen deutscher Bewohner vor dem Rathaus, wobei österreichische und deutsche Fahnen geschwenkt wurden. Während sich der slowenische Stadtkommandant Rudolf Maister mit der US-Kommission zum Mittagessen zurückzog, eröffneten südslawische Bewaffnete das Feuer auf die Demonstranten. Dreizehn deutsche Untersteirer starben im Kugelhagel, dutzende weitere wurden verletzt.

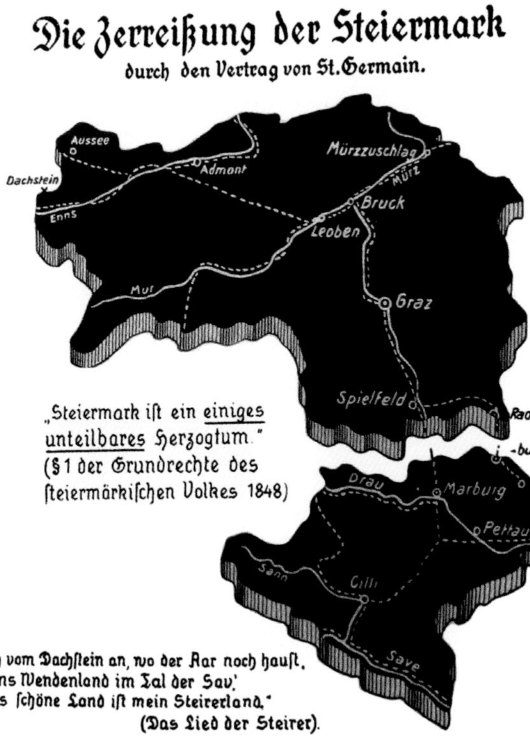

Abb. 272: Ein Trauma für Kloepfer und seine Freunde – die Zerreißung der Steiermark durch den Vertrag von St. Germain.

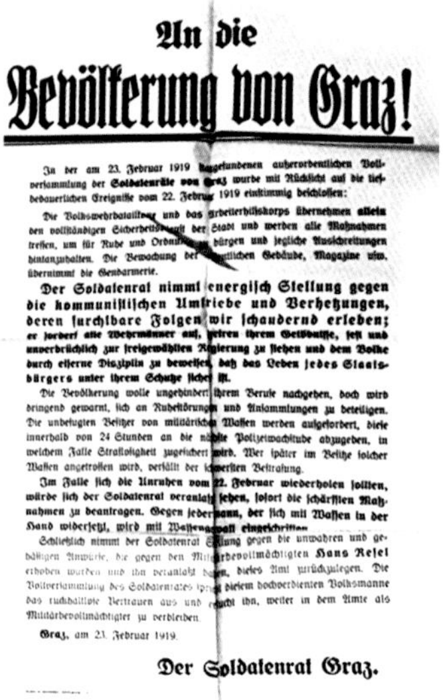

An die Bevölkerung von Graz!

In der am 23. Februar 1919 [illegible]gefundenen außerordentlichen Vollversammlung der Soldatenräte von [illegible] wurde mit Rücksicht auf die tiefbedauerlichen Ereignisse vom 22. Febru[illegible] 1919 einstimmig beschlossen:

Die Volkswehrbatail[illegible] und das Arbeiterhilfskorps übernehmen allein den vollständigen Sicherheits[illegible] der Stadt und werden alle Maßnahmen treffen, um für Ruhe und Ordn[illegible] bürgen und jegliche Ausschreitungen hintanzuhalten. Die Bewachung der [illegible]lichen Gebäude, Magazine usw. übernimmt die Gendarmerie.

Der Soldatenrat nimmt energisch Stellung gegen die kommunistischen Umtriebe und Verhetzungen, deren furchtbare Folgen wir schaudernd erleben; er fordert alle Wehrmänner auf, getreu ihrem Gelöbnisse, fest und unverbrüchlich zur freigewählten Regierung zu stehen und dem Volke durch eiserne Disziplin zu beweisen, daß das Leben jedes Staatsbürgers unter ihrem Schutze sicher ist.

Die Bevölkerung wolle ungehindert ihrem Berufe nachgehen, doch wird dringend gewarnt, sich an Ruhestörungen und Ansammlungen zu beteiligen. Die unbefugten Besitzer von militärischen Waffen werden aufgefordert, diese innerhalb von 24 Stunden an die nächste Polizeiwachstube abzugeben, in welchem Falle Straflosigkeit zugesichert wird. Wer später im Besitze solcher Waffen angetroffen wird, verfällt der schwersten Bestrafung.

Im Falle sich die Unruhen vom 22. Februar wiederholen sollten, würde sich der Soldatenrat veranlaßt sehen, sofort die schärfsten Maßnahmen zu beantragen. Gegen jedermann, der sich mit Waffen in der Hand widersetzt, wird mit Waffengewalt eingeschritten.

Schließlich nimmt der Soldatenrat Stellung gegen die unwahren und gehässigen Anwürfe, die gegen den Militärbevollmächtigten **Hans Resel** erhoben wurden und ihn veranlaßt haben, dieses Amt zurückzulegen. Die Vollversammlung des Soldatenrates spricht diesem hochverdienten Volksmanne das rückhaltlose Vertrauen aus und ersucht ihn, weiter in dem Amte als Militärbevollmächtigter zu verbleiben.

Graz, am 23. Februar 1919.

Der Soldatenrat Graz.

Abb. 273: Volkswehrbataillone, Soldatenräte und kommunistische Umtriebe – rauh ist das Nachkriegsklima in der Steiermark.

Mit nacktem Entsetzen folgten die Betroffenen beidseits der Grenzen dem Lauf der Dinge. Und während viele, unter ihnen der Grazer Bürgermeister Adolf Fizia, auf Rache und Wiedervergeltung hofften, wurden in Marburg, Cilli, Pettau und im ganzen windischen Gebiet deutsche Untersteirer aus ihren Posten entlassen und dem politischen Leben verdrängt. Die gewählten Gemeindevertretungen wurden aufgelöst, slowenische Regierungskommissäre übernahmen kurzerhand die Verwaltung. Ohne Rücksicht auf die Verhältnisse der Volksgruppen wurde das Schul- und Kulturwesen slowenisiert. Tausende Deutsche, „gedrückt und hoffnungsarm"[342], sahen sich gezwungen, aus dem „jugoslawischen Theaterweltreich"[343] in die österreichische Reststeiermark umzusiedeln – im Gepäck Verbitterung, Armut, Unverständnis. Von 73.000 im Jahr 1910 nahm die Zahl der Deutschen in der Untersteiermark auf ganze 22.531 anno 1921 ab, und halbierte sich dann noch bis 1931 auf 12.410.[344]

Indes, das Leben in Köflach mußte weitergehen, auch für den Werksarzt gab es viel zu tun. Wo er hinblickte Elend – an Leib und Seele versehrte Heimkehrer, Scharen hustender Schwindsüchtiger, ausgemergelte Hungernde auf ärmlichen Lagern. Völlig hilflos stand Kloepfer der Spanischen Grippe gegenüber, die 1918/19 auch Köflach und die umliegenden Ortschaften heimsuchte. „Es gibt hier fast kein Haus mehr, wo sich nicht diese Kriegskrankheit eingeschlichen hatte! Oft sind ganze Familien ans Bett gefesselt. Auch mehrere Todesopfer sind zu beklagen. Tagtäglich tönt jetzt (oft mehrmals des Tages) das Sterbeglöcklein vom Turme, verkündend, daß wieder leidende Mitmenschen das irdische Jammertal verlassen haben. Kürzlich fand die Beerdigung dreier schulpflichtiger Kinder von einem Personalhause in Krems statt. Gestern nachmittags fand ein Doppelbegräbnis statt, 2 Todesopfer aus einem Haus."[345] Die vielen Opfer der Influenza von 1889/90 standen den Älteren noch in Erinnerung. Nun aber, im Herbst 1918, sahen sich die Köflacher von einem besonders virulenten Erreger heimgesucht. Gerüchte wurden kolportiert, es handle sich um die Pest. „Es blieb kein Haus ohne Kranke. Oft hatte die Grippe alle Familienmitglieder befallen, so daß fremde Personen den Pflegedienst übernahmen. Auffallend war, daß bejahrte Leute ganz verschont blieben oder nur einen leichten Anfall hatten. Trat zur Erkrankung der Luftwege die Lungenentzündung, dann gab es nur ausnahmsweise eine Rettung. Der Rückfall endete immer tödlich. Bei mehreren Verstorbenen nahm der Leichnam eine schwärzliche Färbung an."[346] In der Stampferchronik ist etwa am 26. November 1918 verzeichnet: „Aus Verzweiflung über das Hinscheiden ihres Gatten brachte sich die Ehefrau des Oberleutnants Otto Bloch mit einem Revolver so schwere Verletzungen bei, daß sie nach wenigen Tagen im Voitsberger Krankenhaus starb." Über den Jahreswechsel hinweg war die Grippe allgegenwärtig, noch im Jänner 1919 erlagen ihr in Kainach 30 Personen. Bis Februar 1919 waren in der Pfarre Köflach 56 Tote zu beklagen, dann erlosch die Seuche so unvermittelt, wie sie aufgetaucht war. Die Influenza war nicht der einzige Schrecken: Im Herbst 1917 hatte die Ruhr in Köflach sieben, und im annus horribilis 1918 gar 23 Opfer gefordert, im Sommer 1924 verbreitete sie sich epidemisch auch in Piber und Pichling. Dazu kamen Typhus, Diphterie, Scharlach, Keuchhusten. In regelmäßigen Abständen forderte die Tollwut in den Hängen um Köflach ihre Opfer. Immer noch stellten die Masern eine tödliche Bedrohung dar, wie man seit der Epidemie in Graden gut wußte.

Die Not schien kein Ende zu nehmen. Sammlungen des Armenrates sollten wenigstens vor Weihnachten die trostlose Lage der Ärmsten lindern helfen, unter den großzügigen Helfern immer wieder Kloepfer: „Durch die Spenden war es möglich, den Gemeindearmen je 50 Kronen und einige Lebensmittel ausfolgen zu können. Die im Armenhause Untergebrachten erhielten am Weihnachtsabend, Christtage und Neujahr eine reichliche Speisezulage."[347] Immer weitere Familien wurden von der trostlosen Wirtschaftslage in den Abgrund gerissen, verarmten durch Teuerung, Arbeitslosigkeit, Inflation. Es fehlte an Nahrung, an Kleidern, an Schuhen. Das kleine, auf die Wirtschaftsräume des Vielvölkerstaates ausgerichtete Österreich könne in den neuen Grenzen nicht überleben, so die allgemeine Meinung. Nur eine Vereinigung mit dem Deutschen Reich könne alles zum Besseren wenden. Nur, eine solche lag nicht im Interesse der Siegermächte. Fast rührend mutet der Vorstoß Kloepfers an, über den bei einer Gemeinderatssitzung im Juni 1920 abgestimmt wurde: „Nach längeren Ausführungen des Herrn Dr. Kloepfer wird eine Entschließung einstimmig angenommen, die die Staatsregierung und die Nationalversammlung dringend auffordert, den Vertragsmächten die Unmöglichkeit des selbständigen Daseins von Österreich nachweisen und die Aufhebung des Anschlußverbotes zu verlangen, aber auch alles in Gesetzgebung und Verwaltung vorzubereiten, was den Anschluß ermöglicht."[348]

Kloepfer hatte eine Übereinkunft ausgesprochen, die über die politischen Grenzen hinweg bestand und die auch in einem Protest der konstituierenden Nationalversammlung formuliert wurde: eine Gesundung der Wirtschaft, eine Verbesserung der Lebensverhältnisse könne nur durch die Eingliederung ins Deutsche Reich gelingen. Nur im Verein mit den Brüdern im Reich könnten Deutsche hüben und drüben die allgegenwärtige Not abschütteln. Selbst das explizite Gebot der Unabhängigkeit Österreichs im Artikel 88 des Vertrages von Saint-Germain-en-Laye konnte die Vereinigungssehnsüchte nicht zerstreuen, so forderten am 22. Mai 1925 nicht nur die Arbeitsgemeinschaft der deutschen Vereine Köflachs, sondern Köflacher aus allen Kreisen, Parteien und Ständen in einer Anschlußkundgebung den Weg „heim zur Mutter Deutschland".[349]

Ohne diesen brennenden Wunsch nach einem Anschluß des gedemütigten Restösterreichs, der über alle Schichten und Parteien hinweg geteilt und ersehnt wurde, ohne die Enttäuschung über das Anschlußverbot der Siegermächte, läßt sich Kloepfers spätere Hinwendung zu Hitler nicht

„Und wenn bei einem Krankenbesuch die liebe Not dreist aus allen Ecken hervortrat, dann hat er oftmals in die Tasche gegriffen und auf das Rezept noch ein Geldstück gelegt."

Karl Grätzl in der *Werkszeitung der Österreichisch-Alpinen Montangesellschaft*, 9. Juli 1938.

Abb. 274: Kloepfer mit seinen Söhnen in einem Fotostudio, etwa 1919.

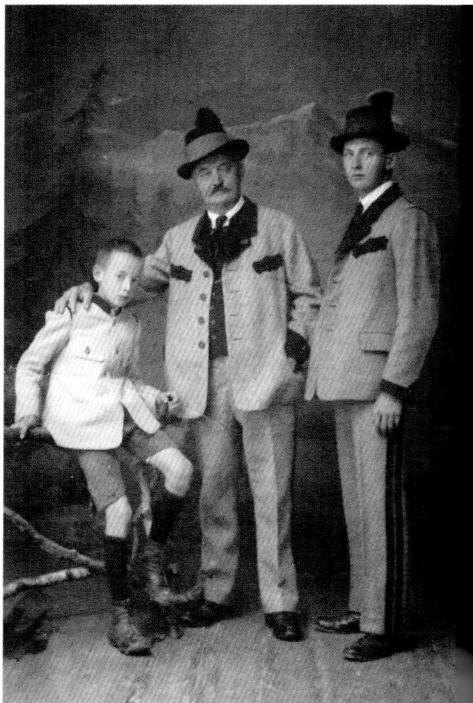

verstehen. Die Sehnsucht nach einer Vereinigung der deutschen Länder war der romantische Traum seiner Jugend und die politische Forderung seiner reifen Jahre. Als die Einheit Wirklichkeit wird, ist Kloepfer ein Greis, berauscht von der späten Erfüllung eines über Jahrzehnte gehegten Verlangens, und unfähig, die Tragweite des Geschehens abzuschätzen.

Der von Sozialdemokraten, Konservativen und Nationalen gleichermaßen gehegte Anschlußwunsch war aber so ziemlich die einzige Übereinstimmung zwischen den gegnerischen Lagern, unüberbrückbare Gräben klafften zwischen den politischen Lagern. Der auch von Kloepfer immer wieder beschworene Zusammenhalt des Volkes, der in der verordneten Volksgemeinschaft ihren Widerhall finden wird, grenzt schroff an die klassenkämpferische Haltung der marxistischen Funktionäre. In diesem Zusammenhang ist ein 1922 an Viktor von Geramb gerichteter Brief Kloepfers von Interesse, in dem er sich über einen sozialistischen Mandatar ärgert: „Was er von Arbeitswürde sagt, mag ja ganz gut sein – wenn er selbst daran glaubt. Wenn einem aber wie hier immer und immer wieder die zynische Forderung ‚hoher Lohn und möglichst wenig Arbeit' in die Ohren geschrien wird, wenn man die höhnische Verachtung dieser Parteisklaven vor jedem geistigen Schwerarbeiter sieht, dann ist Vetter entweder ein weltfremder Idealist – und das ist er doch sicher nicht – oder aber er hat, stilllächelnd über unserer Kindergläubigkeit, das unverlangt eingeräumte Forum zu einem ungebeugten Bekenntnis – nicht zum gesamten deutschen Volke und zum deutschen Wesen, wie wir es bei Gott meinen –, sondern zu einem artistisch geläuterten Parteiprogramme genützt. Wir Deutsche liegen nach schwerer Tagesarbeit mit unserm Herrgott in Zwiesprache über die leidvolle Frage ‚wie sollen wir sein, was sollen wir für unser heißgeliebtes Volk tun?', wir fragen um die Aufgabe, ringen ums Ziel, und die rote Vetternschaft fragt kaltschnäuzig ‚was müssen wir verlangen, was brauchen und kriegen wir?' Ihr ist der Lohn, ob verdient oder unverdient, die Hauptsache. Sprach er einmal von irgendeiner Verpflichtung der Arbeiterschaft, ist überhaupt ein einziges Mal in all dem wüsten Lärm ihrer Presse einmal vom Worte ‚Pflicht' die Rede, jenem köstlichen Wörtlein, das der rechte Deutsche immer im Arbeitsrock mit sich trägt, ums möglichst oft am Tage herauszuziehen und liebevoll zu beschauen? Die Arbeitswürde hat niemand anderer als die Sozialdemokratie stets in der entsetzlichsten Weise verhöhnt und totgeschlagen, so daß heute von ihr nirgendmehr eine Erinnerung lebt."[350]

Die doppelte und eigentlich dreifache Lebensleistung – als Arzt, Künstler und Historiker – bewältigte Vater neben seinem aus innerster Berufung kommenden Fleiße vor allem durch genaueste Zeitausnützung, und darin war er in einer nach außen freilich kaum auffallenden Art – Meister. Während die Familie etwa nach den Mahlzeiten oft noch gerne plaudernd beisammen saß, kam es häufig vor, daß sich Vater auch wenn Gäste da waren – sofort wieder in sein Studierzimmer zurückzog.

Hans Georg Kloepfer, *Erinnerungen an meinen Vater*, Typoskript 1945/46.

Doch es gab noch eine Welt jenseits der Parteiengezänks. Auch heute wieder hatte Kloepfer das Wörtlein Pflicht aus dem Arbeitsrock gezogen, hatte in unermüdlicher Ordination vierzig oder fünfzig Patienten behandelt, dazu gut zehn Visiten abgespult, wie fast jeden Tag, wochentags, samstags, oft genug auch sonntags.[351] Nach dem Abendessen setzte er sich noch an die Schreibmaschine, oben im kleinen Arbeitszimmer. Die Kinder waren schon im Bett, nur Martha hörte die rhythmischen Anschläge der Typen ins Wohnzimmer hinüber.

Nebenamt Kinderarzt

Die Kinder traf die Not am schlimmsten – ihnen sollten Sozialmaßnahmen zugute kommen, die teils mit amerikanischer Beteiligung ins Leben gerufen wurden. Im Bezirk Voitsberg etwa wurde unmittelbar nach dem Krieg vom Amerikanischen Roten Kreuz eine Säuglingsfürsorgestelle eingerichtet, mit der Leitung betraut wurde Kloepfer. Ihm zur Seite standen eine staatlich geprüfte Fürsorgerin und eine Hebamme, die sich um den Nachwuchs kümmerten.

Die Ernährungslage der weststeirischen Bevölkerung hatte sich im Krieg und in der unmittelbaren Nachkriegszeit geradezu katastrophal zugespitzt, die Nahrungsmittelzufuhr lag weit unter dem Ernährungsminimum. In Graz waren nach dem Krieg zwei Drittel der Volksschulkinder hochgradig unterernährt. Bei den Kindern der weststeirischen Industriegemeinden sah es kaum besser aus.[353] Gravierende Folgen stellten sich ein, die Kinder litten an Hungerödemen, Skorbut und blieben im Wachstum zurück. Bei Lungenkranken wurde eine erhöhte Sterblichkeit beobachtet.

Der Mann, berufen hier Abhilfe zu schaffen, hieß – Herbert Hoover. Nach dem Eintritt der USA in den Weltkrieg war er vom Präsidenten zum Chef der American Food Administration ernannt worden, einer Organisation, die durch Produktionssteigerung und Konsumlenkung vor allem die Nahrungsmittelversorgung der Alliierten gewährleisten sollte. Hoovers Name war bald allgemein bekannt, da es ihm gelungen war, die Versorgung der hungernden belgischen Zivilbevölkerung sicherzustellen. Der Krieg war zwar aus, aber die britische Seeblockade wurde auch nach dem Verstummen der Kriegswaffen aufrechterhalten, um die Mittelmächte gefügig zu machen für die Unterzeichnung der Pariser Vorortverträge. Während sich in Deutschland und Österreich die Hungerkatastrophe zuspitzte, erzielten amerikanische Farmer erhebliche Produktionsüberschüsse. Diese sollten als Nahrungsmittelhilfe der nunmehrigen American Relief Administration bald hunderttausenden darbenden Kindern und Jugendlichen auch in Österreich zugutekommen.[352] Unzählige Schiffsladungen von Fleisch, Mehl, Erbsen, Reis und Fett wurden in den Häfen Europas gelöscht, dazu

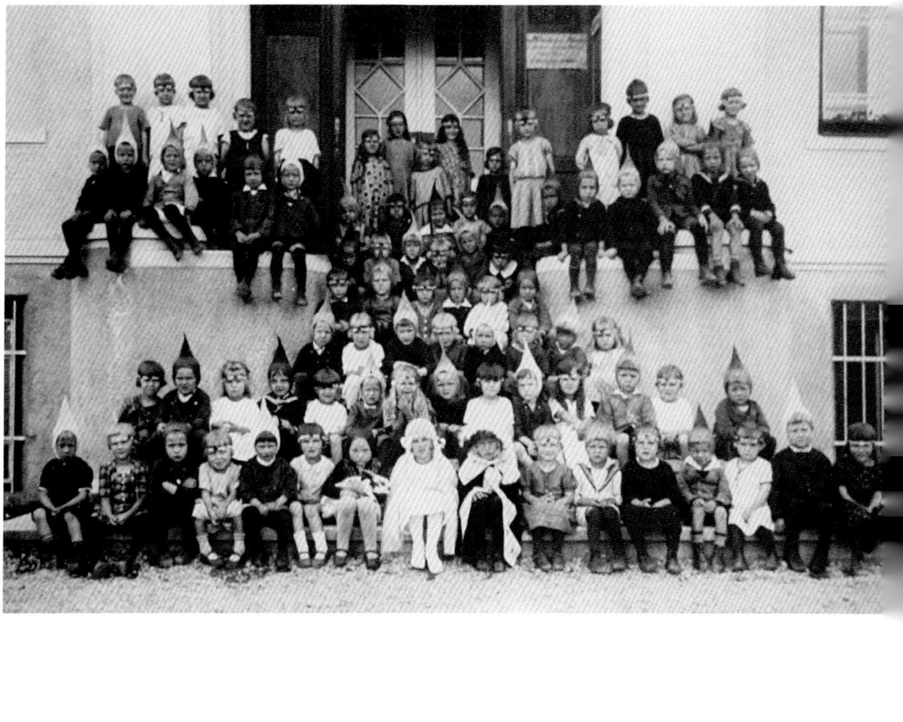

Abb. 275: Kindheit anno 1925 – Buben und Mädchen vor dem städtischen Kindergarten von Köflach.

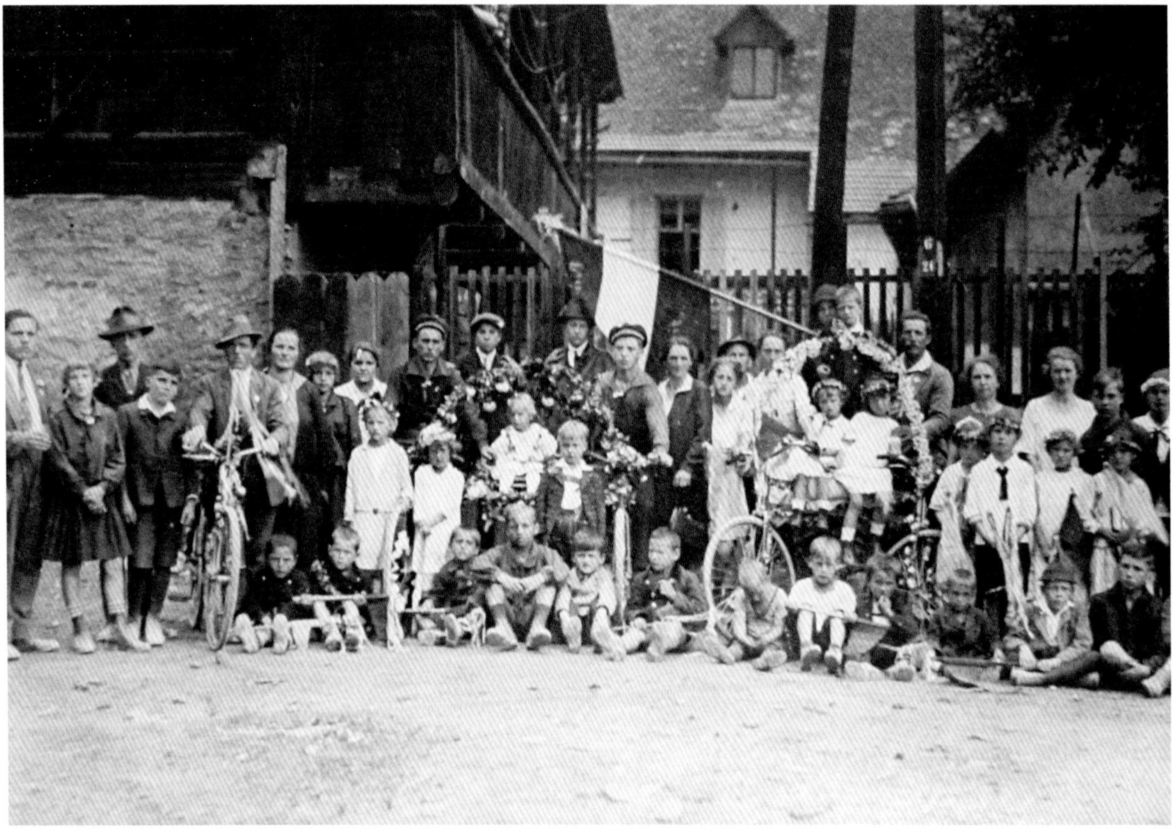

Abb. 276: Brüder zur Sonne – Die Kinderfreunde und Arbeiterjugend in Köflach 1930.

Kondensmilch, Zucker, Kakao und Lebertran. Für die ausgehungerte Jugend bedeutete die Aktion nicht weniger als wenigstens einmal am Tag ein warmes Mittagessen, vor dem langen Heimweg von der Schule. An bestimmten Jahrestagen oder vor Weihnachten wurden die Kinder zusätzlich mit Seifen, Kleidungs- und Wäschestücken oder Schuhen bedacht.

Von österreichischer Seite hatte man unter dem Präsidium des Staatsoberhauptes Karl Seitz ein Deutschösterreichisches Jugendhilfswerk aufgestellt, das die Organisation der amerikanischen Kinderhilfsaktion sicherstellen sollte. In der Landeshauptstadt Graz wurde ein eigener Arbeitsauschuß zur Verteilung der Spenden eingerichtet. In den Provinzen half eine Vielzahl Freiwilliger, die logistischen Aufgaben zu lösen – politische Würdenträger, Schulinspektoren, Schulärzte. In Köflach kümmerte sich unter anderem Kloepfer um diese Sache.

Die Amerikanische Kinderhilfsaktion für Köflach begann am 16. Juli 1919 mit der Ausspeisung: Auf dem Holzplatz der Firma Morasutti wurden an diesem Tag 1.200 Kinder verköstigt. Die Leitung hatte Schuldirektor Ludwig Decrinis inne. Zu Beginn des Schuljahres 1919/20 wurde die Ausspeisung in die Schulräume verlegt, nunmehr konnten täglich mehrere hundert Kinder mit einer Jause gesättigt werden. Für die Zubereitung der Speisen sorgte ein Frauenausschuß, die Verteilung der

Mahlzeiten übernahm der Lehrkörper. In der Köflacher Chronik ist die Kinderausspeisung gebührend verzeichnet: „Von Amerika kamen nach Österreich ganze Waggonladungen von Kakao, Kondensmilch, Mehl, Zucker und Reis, um durch gemeinsame Ausspeisung die Kinder wieder zu Kräften zu bringen. Auch Köflach erhielt seinen Teil davon. Die Ausspeisung dauerte vom 15. Juli bis 1. Sept. und vom Schulbeginn am 15. Sept. bis 1. November. Vom 1. Dezember an bekam ein jedes der 440 Kinder ein Töpfchen mit Kakao und dazu einen kleinen weißen Wecken oder in den Kakao Reis eingekocht. Die Ernährungsaktion dauerte in den nächsten 2 Jahren fort, nur mußten die Eltern einen Teil der Kosten aufbringen."[354]

Als Mentor der amerikanischen Hilfsaktion zeichnete der Wiener Kinderarzt Clemens Freiherr von Pirquet, der zwischen 1908 und 1910 als erster Lehrstuhlinhaber für Kinderheilkunde an der John Hopkins-Universität in Baltimore gearbeitet hatte und mit seiner Allergieforschung und der nach ihm benannten Tuberkulinreaktion weltbekannt geworden war. Mit seinem NEM-Ernährungssystem (1 NEM = 1 g Milch Ernährungsäquivalent) wurde er zu einem Pionier der modernen Ernährungsforschung. Auch

Abb. 277–280: Impressionen von der Amerikanischen Kinderhilfsaktion.

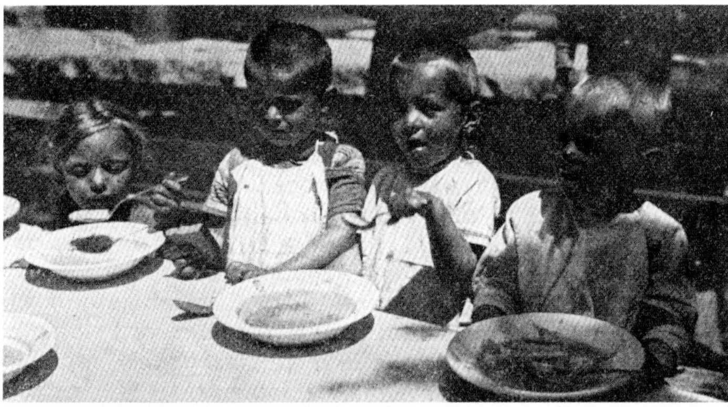

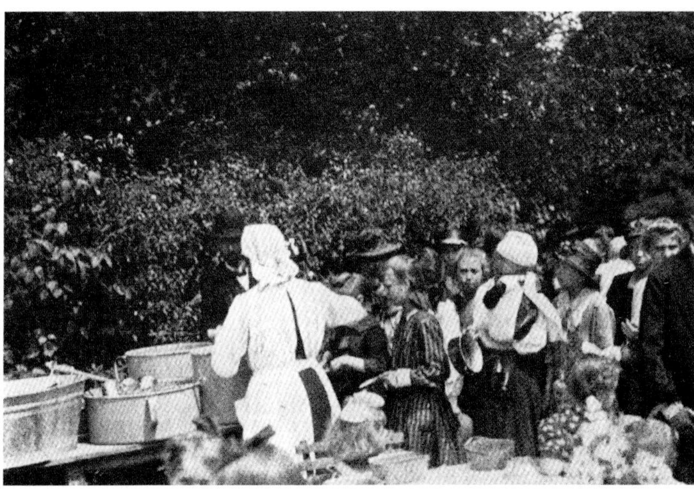

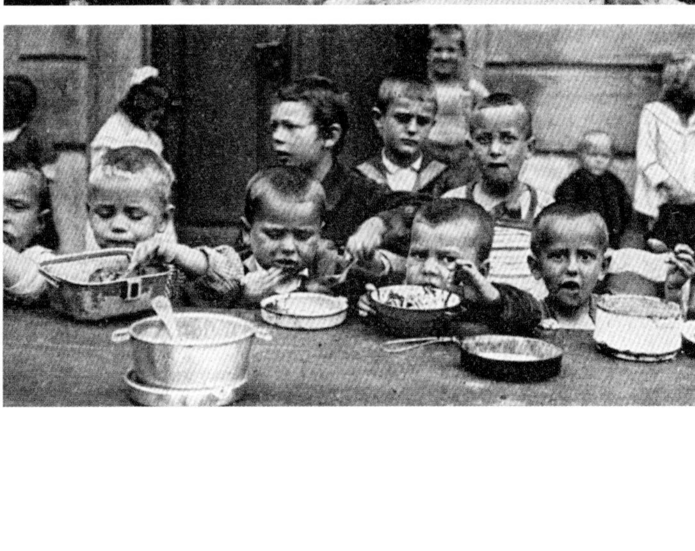

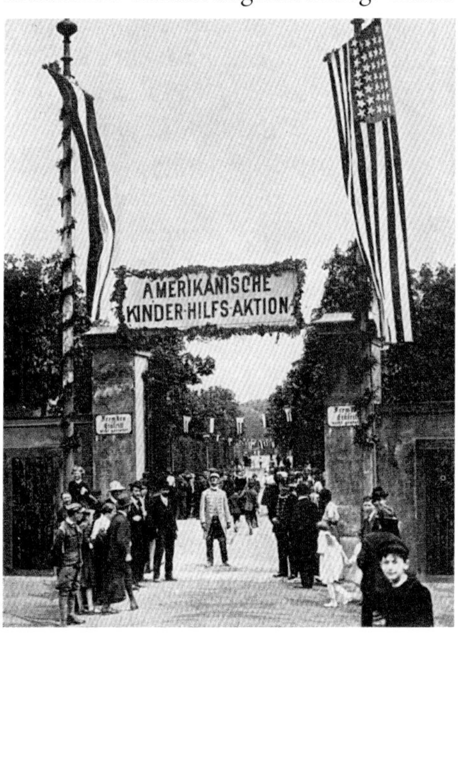

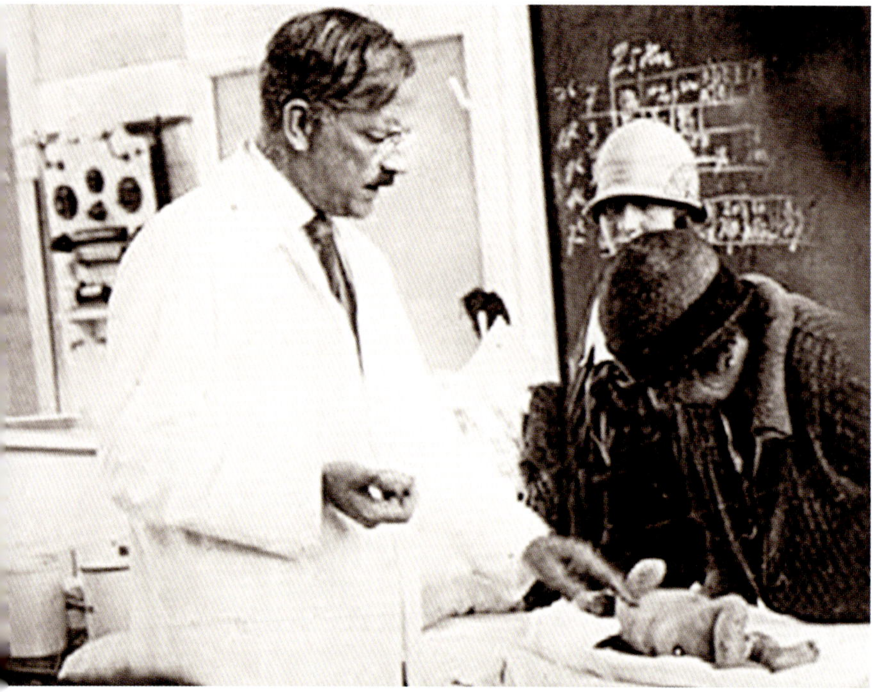

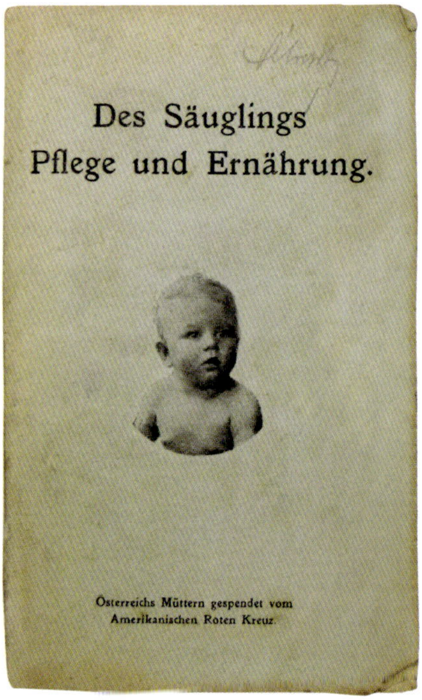

Abb. 281: Univ.-Prof. Clemens Freiherr von Pirquet, Vorstand der Wiener Kinderklinik und Generalkommissär des Deutschösterreichischen Jugendhilfswerks.

Die Ernährungsfürsorge für Schulkinder wurde am 12. Mai 1922 in einem eigenen Bundesgesetz, dem Schülerspeisungsgesetz geregelt. Darin heißt es in § 1 Absatz 2: „Zur Erinnerung an die Hilfe, welche die American Relief Administration der österreichischen Jugend in der Zeit nach dem Kriege geleistet hat, und in Würdigung der Hilfe, die Amerika für die geplanten Schülerspeisungen weiterhin leistet, trägt das Hilfswerk den Namen „Amerikanisch-österreichisches Kinderhilfswerk".

Abb. 282: Aus Kloepfers Bücherfundus – *Des Säuglings Pflege und Ernährung, Österreichs Müttern gespendet vom Amerikanischen Roten Kreuz. Wien 1921.*

in Köflach wurde ab Anfang 1920 nach dem System Pirquet gerechnet, jedem Kind war eine täglich Mahlzeit im Nährwert von 660 Kalorien zugedacht.

Daß Kloepfer den politischen Nebenzweck des „amerikanischen Liebeswerkes" übersah, darf bezweifelt werden. Den alles entscheidenden Eintritt der Vereinigten Staaten in den Weltkrieg hatte er sicher nicht vergessen, und gewiß auch nicht das in Millionen Flugblättern verbreitete Versprechen einer gerechten Nachkriegsordnung, das Zugeständnis der „freiesten Gelegenheit für autonome Entwicklung der Völker Österreich-Ungarns", zu denen ja unzweifelhaft auch die Deutschösterreicher zählten. Nun also verköstigte der ehemalige Feind die Kinder der Unterworfenen, eine milde und großzügige, aber nicht ganz uneigennützige Tat der „großmütigen und edlen Kinderfreunde". Ganz unverhohlen wurde gar von einer „friedlichen Eroberung für immer"[355] gesprochen. Was kümmerte das die Kinder! Sie waren glücklich über die Ausspeisungen und merkten nichts von dem Beigeschmack dieser Überlebenshilfe. Kloepfer hat sich zu all dem nicht geäußert.

In den Jahren 1920 und 1921 besserte sich die Ernährungssituation merklich, so daß die Ausspeisung auf 200 unterernährte Kinder reduziert werden konnte. Ab 1922 steuerten die Gemeinden Köflach, Rosental, Pichling, Puchbach und Gradenberg namhafte Beträge zu der ursprünglich nur aus amerikanischen Mitteln finanzierten Nahrungsmittelhilfe für Kinder bei. Die Ausspeisung trat nun als Amerikanisch-österreichisches Kinderhilfswerk auf, ehe sie im Juni 1924 eingestellt wurde. Der verdiente

Leiter der Aktion, Direktor Ludwig Decrinis, wurde für seinen Einsatz mit dem Ehrenzeichen der amerikanischen Kinderhilfsaktion ausgezeichnet. Eine ferne Erinnerung an die humanitäre Hilfe durch den vormaligen Kriegsgegner hat sich auch im Kloepfer-Fundus des Köflacher Museums erhalten: der Band *Des Säuglings Pflege und Ernährung. Österreichs Müttern gespendet vom Amerikanischen Roten Kreuz.*

Kloepfer war über Jahrzehnte in Köflach und Umgebung als Schularzt tätig. Er führte nicht nur die obligaten „Jugenduntersuchungen", also Reihenuntersuchungen von Schülern und Schülerinnen durch, sondern auch die alljährlich im Frühsommer anstehenden Massenimpfungen gegen Diphterie, Scharlach und Blattern. Man kannte ihn als geschickten Impfarzt, „weinende, ängstliche Kinder nahm er vor und schnell war die Nadel im Oberarm! Die Tränen versiegten!"[356] Aber die „Überfülle ärztlicher Kleinarbeit"[357], wurde ihm mit den Jahren denn doch zu viel, er murrte über „wochenlange Bedrängung durch Impfarbeit und Jugenduntersuchungen"[358], fühlte sich schließlich durch die Impfungen festgehalten und freute sich geradezu, „nach den hunderten von Diphterie-Schutzimpfungen mit Jugenduntersuchungen wieder einmal unter lieben Freunden Heimatluft atmen zu dürfen"[359].

Da es in Köflach keinen Facharzt für Kinderheilkunde gab, fiel Kloepfer auch die pädiatrische Betreuung seiner Arbeiterfamilien zu: „Ich war als Kind schwer krank, habe die Vierziger-Krankheit[360] gehabt. Das ist ein Ekzem. Der Kloepfer ist dann gekommen. Er ist ins Haus gekommen, ob bei Tag oder Nacht. Die Vierziger wurden von ihm aufgeschnitten."[361]

Einmal durfte Kloepfers Schwiegertochter Erika in einer Schulklasse in Salla beim Impfen gegen die Blattern mithelfen. „Als in einem Klassenraum die Kinder halbnackt beisammenstanden und mit ängstlichen Mienen auf die Impfung warteten, fielen ihr mehrere Kinder auf, die mit vielen kleinen roten Pusteln bedeckt waren. Kloepfer raunte ihr zu: ‚Siehst, Mädel, das sind alles Flohbisse!' Seine Schwiegertochter war entsetzt. Diese armen Kinder, von Flöhen ganz zerbissen. Kloepfer fand aber nichts Besonderes daran. Er wußte ja, wie manche Keuschler hausen mußten. Was hätte er machen sollen?"[362]

Von mehreren Zeitgenossen wurde Kloepfers Kinderliebe hervorgehoben. Selbst erfahrener Vater dreier Kinder und später mehrfacher Großvater, redete er geduldig[363] mit

Erinnerung einer ehemaligen Patientin

„Der Doktor erscheint in meiner authentischen Erinnerung im weißen Kittel und mit der Impfspritze in der Hand. Da die Impfstelle am Oberarm bald zu eitern anfing, musste mich meine liebe Mutter noch einmal in die Ordination zu dem damals 76-jährigen immer noch praktizierenden Arzt bringen – die jüngeren Ärzte waren vermutlich 'im Felde' oder schon gefallen. – Auf dem Schoß der Mutter sitzend, ertrug ich, nach örtlicher Betäubung, der sogenannten Vereisung, den Schnitt ins Fleisch, ich schaute dem Doktor dabei zu. Bis heute ist das unvergessen. Wenn ich später als Leserin die Stadtbücherei in seinem ehemaligen Haus besuchte und er mich vom Ölporträt herunter anschaute, wenn ich dann durch den Park nach Hause ging an seiner wenig gefälligen Bronzestatue vorbei, dann fiel mir mein durch eine Narbe entstellter rechter Oberarm ein."

Hedwig Wingler, *Erinnertes und nicht Erinnertes.* Graz 2013.

Abb. 283: Das Köflacher Kinderheim – Zankapfel im Parteienstreit.

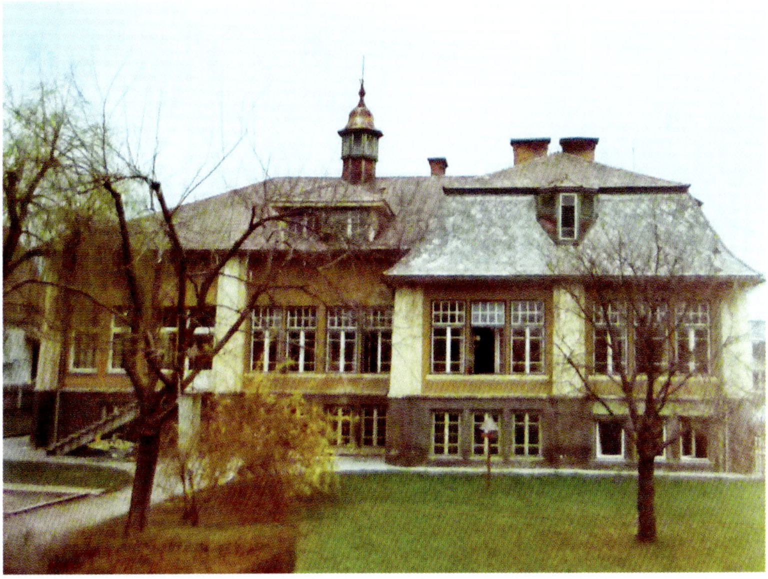

MEI BÜABL

Wia mir mei Büabl krank is worn,
han i's wul glei derkennt,
daß alle Müah und Sorg verlorn,
wanns Fiaber so wild brennt.

Da Dokta, unser alter Freund,
sogg: „Schwara Schorlochfoll!
Mei liabi Muatta, 's muaß no heunt
ins Isolierspitol!"

Mei, unseroana siachts wul ein,
duat wird er eh guat gwoart,
do für a Muatta – o du mein –
is denna bitter hoart.

Nach oana Wochn kimmb die Post,
's waar olles goar umsist;
wos hot mi dos net Kummer kosts,
wanns grod sei Muatta bist!

Und immer hiat er no sullt frogn
und bittn: „Hoam na glei!"
Und koana hättn fuat derft trogn,
und i woar net dabei!

Is gstorbm –, a Fremder soggs so leicht,
und mir gehts do net ein,
doß 's Liachtl, dos so liab hot gleucht,
sullt ewi oglöscht sein!

A Büscherl han i eahm no brocht,
– mehr han i net zan gebm –
und glegn ist, wias sist hot glocht
oft mittn no in Lebm.

Wanns no bei mir do gstorbm waar,
wia gschmeidi hätt is trogn,
– und waars mir gwesn no so schwaar,
dos Trücherl z'samt'n Schrogn –

Die Engerl hants in Himml gfüahrt,
hiatz hot's scha Gott da Herr,
und wann ers no so guat a hüat't,
– i hon koa Büaberl mehr –!

Typoskript aus dem Nachlaß

den Kleinen und nahm den Verschreckten mit freundlichen Fragen die Angst.[364] An des Vaters besondere Liebe und Fürsorge für kranke Kinder erinnerte sich später sein Sohn Hans Georg: „Denen brachte er Spielzeug mit – aber solid und werkgerecht mußte es sein – Puppen, Holzpferdchen, Bilderbücher, – ‚dann werden sie früher gesund'.[365]

Im Jahr 1924 übernahm Kloepfer auch die Schularztpflege für das Jugend- und Fürsorgeamt, eine Maßnahme, die er zusammen mit Dr. Judmaier initiiert hatte, um die Schulkinder in regelmäßigen Abständen untersuchen und so Schäden oder Kinderkrankheiten frühzeitig erkennen und behandeln zu können. Neueintretende Kinder mußten auf Schultauglichkeit untersucht werden. Behandlungen wurden im Rahmen der Schularztpflege nicht durchgeführt, dagegen wurde bei Bedarf die Konsultation von Ärzten empfohlen.

Ebenfalls unter Einbindung Hans Kloepfers wurde in Köflach am 28. Juni 1925 ein Kinderheim eröffnet, das ein Zweckverband der Gemeinden Köflach, Pichling, Rosental, Gradenberg und Puchbach ermöglicht hatte. In dem Gebäude fanden sich nicht nur Aufenthalts-, Beschäftigungs- und Schlafräume, Wannen- und Brausebäder sowie eine Hortküche, sondern auch das Jugendamt, eine Mütter- und Säuglingsberatungsstelle und ein Ordinationszimmer. Vor dem Haus wurde ein Spielplatz abgesteckt. Die zahlreiche Prominenz, die der Eröffnungsfeier beiwohnte, war beeindruckt von einem Spruch Peter Roseggers auf einer Tafel am Gebäude: „Führet alle mit euch in Liebe und Pflicht! Lasset keinen zurück auf dem Wege zum Licht!".

Aufmerksamen Beobachtern war nicht entgangen, daß die Gewerkschaft Kanzleien in diesem Kinderheim eingerichtet hatte, ein Sitzungszimmer, einen größeren Vortragsraum – wie es die an der Finanzierung beteiligte Arbeiterkammer ausbedungen hatte. Die sozialdemokratische Handschrift war nicht zu übersehen, später wurde von einer Festung Kinderheim gemunkelt, die nicht nur sozialen, sondern auch sozialistischen Zielen dienen sollte. Das Heim sei so gebaut, daß es vom ersten Stock aus mit Waffen zu verteidigen war. Der Apotheker und Funktionär der Vaterländischen Front Alois Wölfler behauptete, die Mittel für das Kinderheim seien zum Teil „nicht der Hilfe für Mütter und Kinder, sondern Parteizwecken zugeflossen". Nach dem Februaraufstand 1934 wurde das Kinderheim vom Dollfußregime geschlossen, der Amtsleiter des Köflacher Jugend- und Fürsorgeamtes wurde entlassen. Das Fürsorgewesen wurde im Sinne der Vaterländischen Front neu geordnet.

BÜCHER DER HEIMAT

Abends, wenn im Haus in der Bahnhofstraße alles still war, da saß Kloepfer wieder öfter in seinem Arbeitszimmer im ersten Stock über die Schreibmaschine gebeugt. Manchmal glitt sein Blick durchs offene Fenster zum Bahnhof hinüber und über die nach Süden hin ansteigenden Hänge dahinter. Seine Gedanken wanderten in die Landschaft seines „Kinderfrühlings", ins Sulm- und Saggautal, auf die Wies, nach Limberg und Hollenegg. Und vor allem nach Eibiswald, gut fünfzig Kilometer südlich von Köflach, das hart an der Grenze lag, seit hinter dem Radl die Grenzpflöcke des Königreiches der Serben, Kroaten und Slowenen eingerammt waren. An diese aufgezwungene, künstliche Grenze, wo einst lebendiger Verkehr zwischen den Landesteilen herrschte, konnte sich Kloepfer nicht gewöhnen. Und flammendes Unrecht war es ihm, daß dort kein Bleiben mehr war für die deutschen Untersteirer, die ihre Enklaven hatten unfreiwillig räumen müssen. Die seit Jahrhunderten aus Cilli, Pettau und Marburg eintreffenden Wagenladungen von Korn, Obst und Gemüse waren nach dem Krieg ausgeblieben, nicht nur die streng bewachte Grenze hinderte den freien Warenverkehr. Dafür waren viele kluge Köpfe aus den untersteirischen Provinzen zugezogen und bevölkerten nun Schulen, Kanzleien und Zeitungsredaktionen, prägten gar die literarische Landschaft an der Mur. Einige der Untersteirer kannte Kloepfer gut, allen voran die Marburger, wie den Bundesbruder Ottokar Kernstock, der noch in seinen Siebzigern einer knorrigen Eiche gleich den nationalen Gedanken hochhielt, den hehren Traum vom großen deutschen Reich. Auch den jüngeren, zu Kriegsende gerade 36 Jahre alten Max Mell hatte er kennengelernt, einen begabter Dichter, der schon als Kleinkind nach Wien gezogen war. Mit *Barbara Naderers*

Abb. 284–285: Heimatlicher Phantomschmerz – Marburg im Drautal, die Heimat zahlreicher Kloepferfreunde und -zeitgenossen. Im Bildhintergrund (nach Westen zu) ist Mahrenberg zu sehen, die südliche, durch den Radlkamm von Eibiswald getrennte Nachbargemeinde.

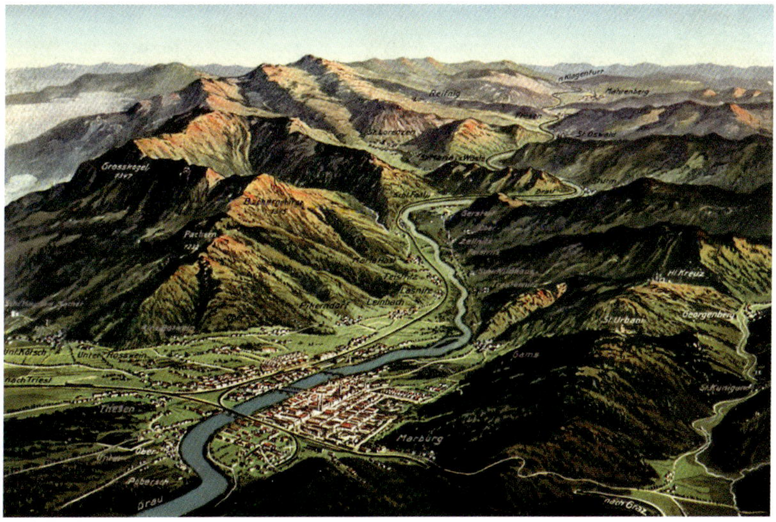

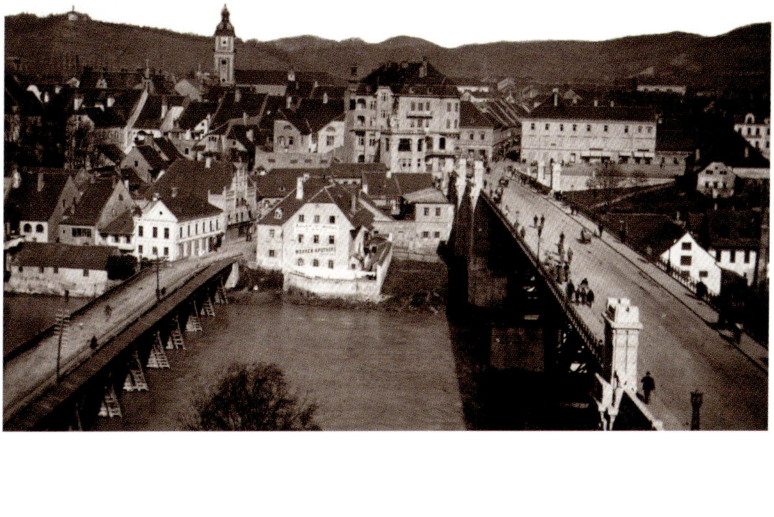

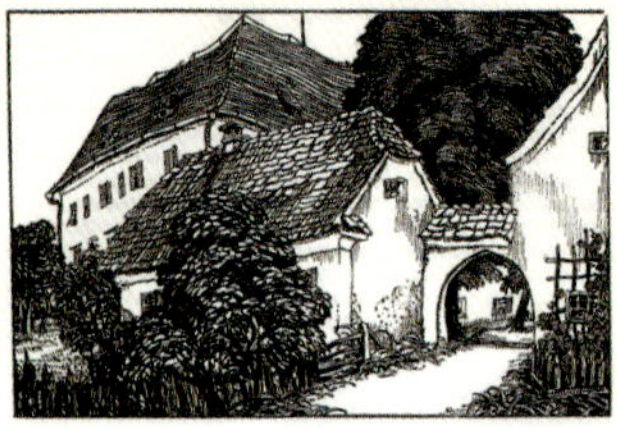

Die von Eibiswald

Im Anfang war die Straße. Zog recht und schlecht vom Leibnitzer Felde, wo über farbigem Römerschutt sich das Slawendorf Lippnizza-Ziup eingemergelt hatte, durch das lachende Sulm- und Saggautal über die Paßhöhe des Radl ins Drautal und nach Kärnten. Waldschattiger als heute, denn in den Schluchten des Sausals, den „süßen Tälern“, stand finstrer Tann und die Salzburger Hochstiftsleute hatten Mühe, sich darin nicht zu verlaufen, wenn sie auf Bären und Wildschweine pürschten. Wo aber die Straße am Fuße des Radl anzusteigen begann, lag auf altem Königsboden die kleine Veste Eibiswald. Keine ragende Pfalz, kein drohendes Adlernest auf schwindelnder Klippe, nur ein festes Haus für Amt und Landgericht, breitmächtig und steinern erhoben überm Holzgebach der Eigenleute, mit zwei festen Rundtürmen und einem tiefen Graben vor der Zwingermauer.

— 15 —

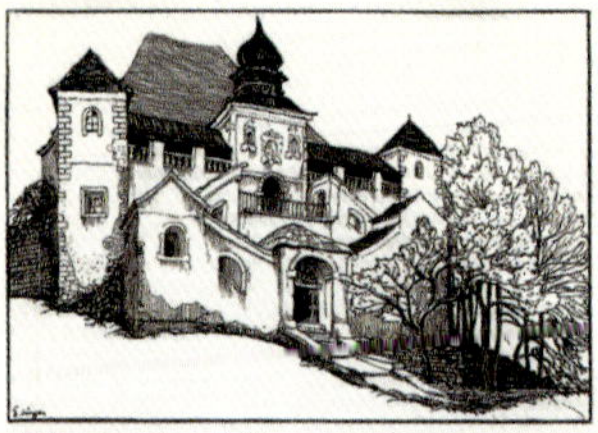

eine Behausung habe — sie ist zwar nur aus Holz gebaut, aber ich selbst habe zehn Jahre dort mit Weib und Kind gehaust —, bin ich bereit, sie dem Prädikanten zu geben. Und was seine Person anbetrifft, wollt er anders mit meinem Tisch contentiert sein, wär er mir ein lieber und annehmlicher Gast.“ Halten wir einen Augenblick inne. War das „Häusel Limberg“ der Gültansage von 1542 — man wollte der leidigen Steuer wegen mit dem Besitze ja nicht prunken — wirklich noch der Burgstall aus dem dreizehnten Jahrhundert, ein festes Blockhaus auf steinernen Grundvesten, von Wall und Graben umfangen, und trotzdem zum Lieblingssitze des späteren Vicedoms geworden? Oder hatte er in den ersten Jahren seines Ehestandes, als Vater Achaz noch in dem räumlich auch beschränkten Hauptbaue hauste, sich etwa im Meierhofe eingerichtet? Jedenfalls scheint Herr Andrä sein Schlößlein als Alleinherr einem durchgreifenden Umbaue unterzogen zu haben, denn auf der Landgerichtskarte von 1577 findet sich schon die mächtige bildnisgeschmückte Stirnwand des Hauptbaues, jedoch ohne die Galerien und Treppen des Vorbaues.

— 92 —

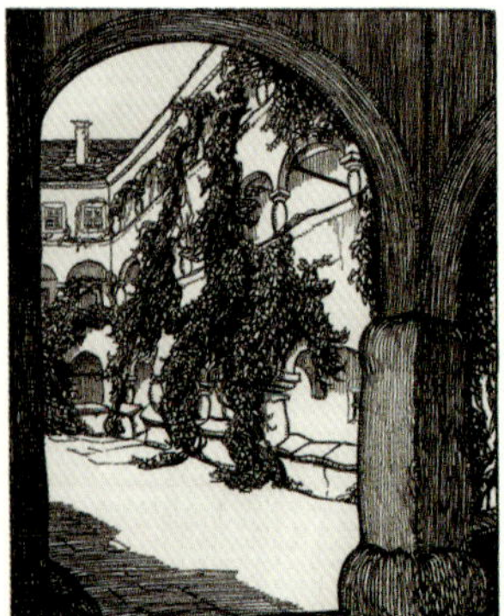

Viehstand[366] hatte er 1914 einen beachtlichen Erfolg verbucht, dafür gar den Bauernfeld-Preis eingeheimst.

Auch der „Papesch-Pepi“ kam von da unten. Josef Papesch, ein geistsprühender Kopf und kulturbeflissener Nationaler, der seine Heimat verloren hatte und nun eine neue im großen Reich der Deutschen suchte, vorerst freilich nur im Geiste. Nicht nur die Untersteirer aus den Kreisen der Dichter waren von solchen Gefühlen befeuert, auch die steirischen Autoren aus dem Oberland, die von den nationalen Scharmützeln hinter dem Bachern doch nur vom Hörensagen wußten. Und es waren nicht nur ein paar Außenseiter – alle fast schrieben vereint im deutschen Sehnen und deutschen Fühlen: Rudolf Hans Bartsch, Paul Anton Keller, Mirko Jelusich, Paula Grogger, Franz Nabl, Anton Wildgans, Emil Ertl, Robert Hohlbaum, Karl Schönherr, Rudolf Greinz und weiter so in langer Reihe. Ihre Losung hieß Heimat, daran waren sie erkennbar für Freund und Feind. Immerfort kreisten ihre Gesänge um dieses Wort, unaufhörlich, wie die zurücksetzende Nadel auf einer zerkratzten Schellack. In der Steiermark gaben sie den Ton an, ihr Schrifttum war an der Mur die Wortkunst schlechthin; so ausschließlich, daß die Literatur im Weltmaßstab, ein Franz Werfel, ein Robert Musil, ein Thomas Mann, nur wie ferner Wellenschlag an ihnen vorbeizog, leise und weit draußen am Horizont. Die jüdische Dichtung drang gar nicht an ihr Ohr – ihr Asphaltgeruch und kosmopolitisches Gehabe stand für die ganze Dekadenz einer aus den Fugen geratenen Zeit. So brachte sich das Lager der Heimattreuen um das Beste und begnügte sich oft genug mit zweiter Wahl.

Auch Kloepfer lief tief in den Spurrillen der Heimatschwärmer. Unermüdlich beschworen, untersuchten und erforschten er und seine Geistesverwandten die Innensicht ihrer Welt, pflügten tiefer und tiefer ins eigene Territorium, holten immer weitere Schätze aus den Krypten ihrer Seelen. So wuchs ihr Beitrag zum steirischen Kulturerbe zu beachtlicher Größe, liegt er heute auch tiefverschüttet unter Jahrzehnten der Ablehnung, Schmähung, Geringschätzung. Auch Kloepfers durchaus eigenwilliger Beitrag zu diesem Genre besteht trotz mancher Sonderheiten, Beschränkungen und wohl auch Mißgriffe, hat doch kein zweiter die Wesenszüge des weststeirischen Menschenschlages so einfühlsam in Worte gefaßt wie er.

Seiner Köflacher Wahlheimat hatte er ja schon 1912 ein *Buch der Heimat* gewidmet. Das waren die Tage, als er mit Freunden in alten Rauchstuben saß und dabei über volkskundliche Funde sprach, bei Schilcher, Verhackertem und Zacks zünftigen Ländlern. Im Krieg dann schrieb er zarte, poesievolle, ganz außergewöhnliche Gedichte, Grüße an die Soldaten an der Front, frei von jeglichem martialischem Ton. Diese Heimatgrüße erweckten Hoffnungen auf weiteres fruchtvolles Tun – nach dem Krieg aber verstummte der Werksarzt. Verwelkt schien seine blaue Blume in Alltagsmüh' und Nachkriegsnot. Selten nur bestritt er eine

Lesung aus seinem Heimatbuch *Vom Kainachboden*, wie am 21. April 1921 in der Grazer Urania, als er bei einem Autorenabend die Erzählung *Hoam* vortrug, und dazu das niedliche *Glockenmärlein*. Aber die Heimat – war sie nicht schön wie eh und je, wert besungen zu werden, gerade in schwerer Zeit? Langsam löste sich die Starre, immer öfter schlüpfte Kloepfer nach harter Tagesmüh' durch das Gatterl in den Garten seiner Kindheit, *Aus dem Sulmtale* tippten die gekrümmten Finger aufs Papier, *Ein zweites Buch der Heimat*.[367]

Ganze zehn Jahre hatten die Kloepferfreunde warten müssen, ehe dieses zweite Buch des mittlerweile rundlichen Mittfünfzigers in den Vitrinen der Buchhändler auslag. Wieder war es eine literarische Heimatkunde, wieder herausgegeben vom Verein für Heimatschutz in Steiermark. Als Verleger hatte man Leuschner & Lubensky[368] gewonnen, einen renommierten Grazer Verlag, der schon im Vormärz mit Styriaca erfolgreich gewesen war und der etwa auch die *Mittheilungen des historischen Vereines für die Steiermark* druckte.

Gelegenheitsgedichte sind schon aus Kloepfers Jugend bezeugt. Es waren wohl in erster Linie für den Familien- oder Freundeskreis bestimmte Verse,

Abb. 286–288: Seitenbeispiele und Illustrationen von Emmy Singer zu Kloepfers zweitem Buch der Heimat *Aus dem Sulmtale* (1922) – Schloß Eibiswald (oben), Aufgang zum Schloß Limberg (Mitte), Arkadenhof des Eibiswalder Schlosses (unten).

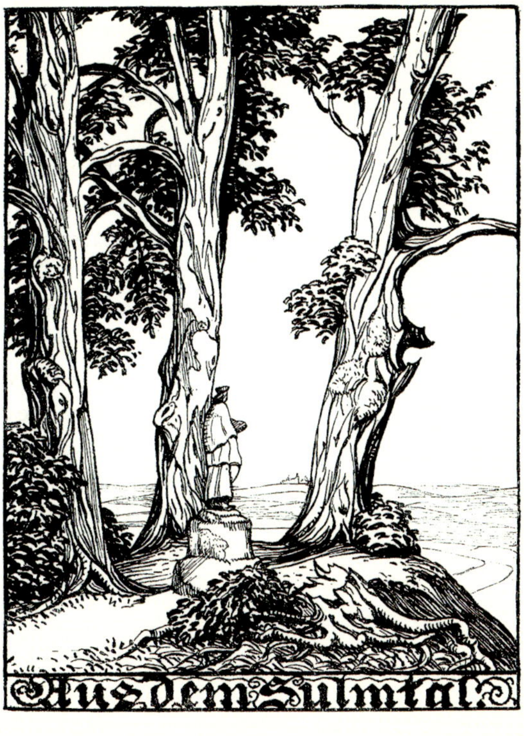

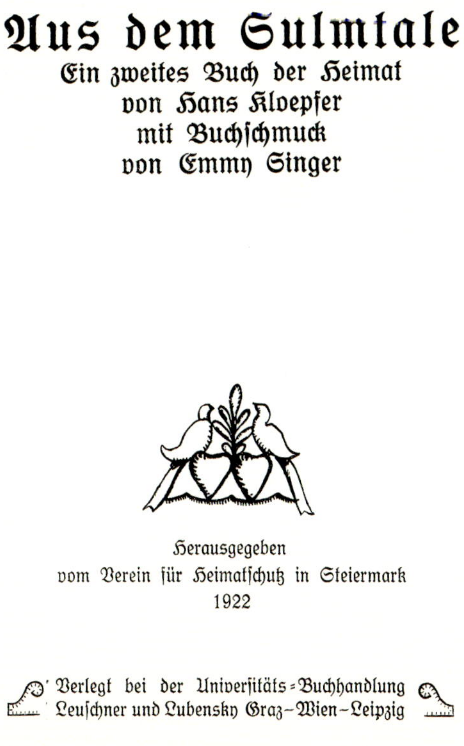
Aus dem Sulmtale
Ein zweites Buch der Heimat
von Hans Kloepfer
mit Buchschmuck
von Emmy Singer

Herausgegeben
vom Verein für Heimatschutz in Steiermark
1922

Verlegt bei der Universitäts-Buchhandlung
Leuschner und Lubensky Graz–Wien–Leipzig

Abb. 289: Frontispiz und Titelseite zu Kloepfers *Aus dem Sulmtale*, 1922.

verfaßt aus irgendeinem gegebenen Anlaß. Seine früh zutage getretene lyrische Begabung dürfte sich auch in Köflach herumgesprochen haben, denn im hochdeutschen Widmungsgedicht *Zur Barbara-Feier* der Fachgruppe der Berg- und Hüttenmänner des Österreichischen Ingenieur- und Architekten-Vereines, in Wien vorgetragen am 8. Dezember 1900, begegnet uns bereits der ganze Kloepfer, in Terminologie, Duktus und Tonfall der späteren Jahre. So ist es eigentlich erstaunlich, daß Kloepfers erster Gedichtband *Gedichte in steirischer Mundart* erst 1924 bei Leuschner & Lubensky angezeigt wurde. Über die Mundart hatte sich Kloepfer schon in seinem zweiten Buch der Heimat ausgelassen, diese sei keinesfalls eine „vergröberte, verbauerte" Schriftsprache, sondern ein „letzter frischer Zweig am Stamm unserer Sprache"[369]. Nun gelang ihm in diesem Genre ein Achtungserfolg, die *Gedichte in steirischer Mundart* hatten ihn aus dem Stand vom Gelegenheitsskribenten zum anerkannten Poeten katapultiert. Erst jetzt war Kloepfer vor aller Augen zum Heimatdichter gekrönt, wiewohl ja einiges aus der Sammlung schon von früher her bekannt war. Das Bändchen verkaufte sich überraschend gut, bereits 1926 mußte nachgedruckt werden, 1933 ein weiteres Mal. Für einen Lyrikband ist das beachtlich.

In der Sammlung befanden sich die Zyklen *Joahrlauf, Inta da Kriagszeit* sowie weitere Gedichte, zuweilen tragischen Charakters, andere „überstrahlt von köstlichem Humor"[370]. Ein anderes schon ganz im Banne der Kampf- und Bewährungsrhetorik stehendes Leitmotiv schlägt später Josef Papesch an: Aus den Mundartgedichten „spricht der Wald- und Bergbauer der Weststeiermark, ein Menschenschlag, dem Natur, Schicksal, Machthaber nie etwas geschenkt haben, der Brot und Dach in unaufhörlichem Kampf feindseligen Kräften abtrotzen mußte und muß".[371]

Mit seinen hinreißenden Versen wurde Kloepfer zum ersten und zugleich letzten Sänger weststeirischer Mund- und Eigenart. So sehr entzückten Gedichte wie *Bauernhausen*

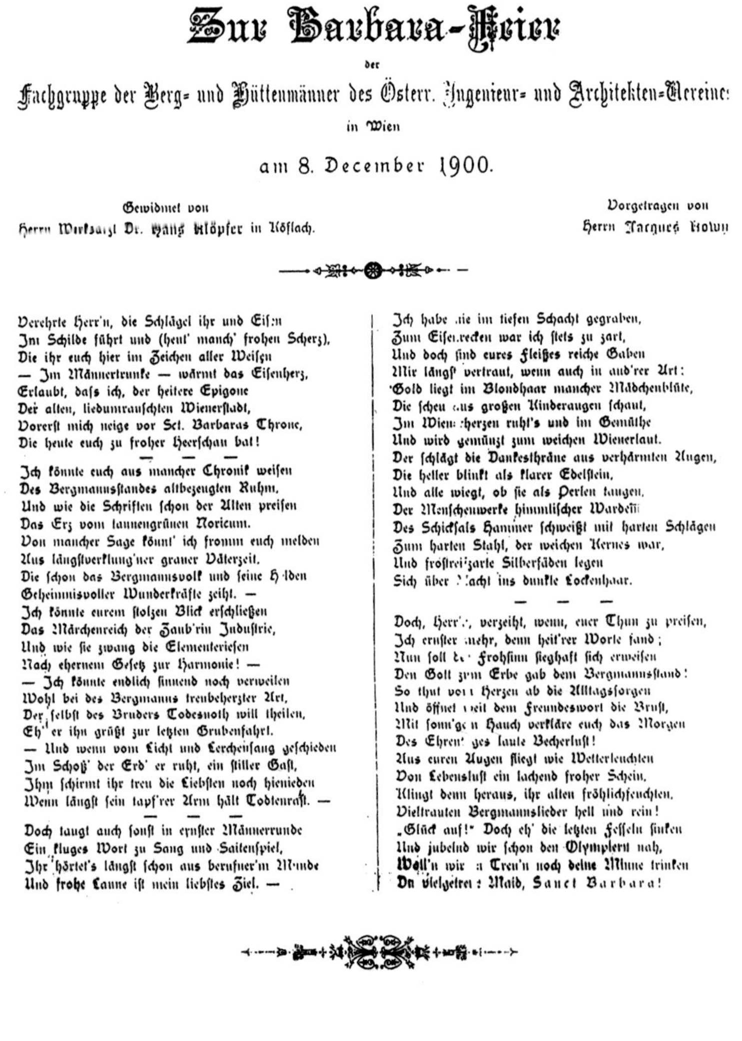

Zur Barbara-Feier

der

Fachgruppe der Berg- und Hüttenmänner des Österr. Ingenieur- und Architekten-Vereines

in Wien

am 8. December 1900.

Gewidmet von
Herrn Werksarzt Dr. Hans Klöpfer in Köflach.

Vorgetragen von
Herrn Jacques Kowy

Verehrte Herr'n, die Schlägel ihr und Eisen
Im Schilde führt und (heut' manch' frohen Scherz),
Die ihr euch hier im Zeichen aller Weisen
— Im Männertrunke — wärmt das Eisenherz,
Erlaubt, dass ich, der heitere Epigone
Der alten, liedumrauschten Wienerstadt,
Vorerst mich neige vor Sct. Barbaras Throne,
Die heute euch zu froher Heerschau bat!

— — —

Ich könnte euch aus mancher Chronik weisen
Des Bergmannsstandes altbezeugten Ruhm,
Und wie die Schriften schon der Alten preisen
Das Erz vom tannengrünen Noricum.
Von mancher Sage könnt' ich fromm euch melden
Aus längstverklung'ner grauer Väterzeit,
Die schon das Bergmannsvolk und seine Helden
Geheimnisvoller Wunderkräfte zeiht. —
Ich könnte eurem stolzen Blick erschließen
Das Märchenreich der Zaub'rin Industrie,
Und wie sie zwang die Elementeriesen
Nach ehernem Gesetz zur Harmonie! —
— Ich könnte endlich sinnend noch verweilen
Wohl bei des Bergmanns treubeherzter Art,
Der selbst des Bruders Todesnoth will theilen,
Eh' er ihn grüßt zur letzten Grubenfahrt.
— Und wenn vom Licht und Lerchensang geschieden
Im Schoß' der Erd' er ruht, ein stiller Gast,
Ihm schirmt ihr treu die Liebsten noch hienieden
Wenn längst sein tapf'rer Arm hält Todtenrast. —

— — —

Doch taugt auch sonst in ernster Männerrunde
Ein kluges Wort zu Sang und Saitenspiel,
Ihr hörtet's längst schon aus berufner'm Munde
Und frohe Laune ist mein liebstes Ziel. —

Ich habe nie im tiefen Schacht gegraben,
Zum Eisenrecken war ich stets zu zart,
Und doch sind eures Fleißes reiche Gaben
Mir längst vertraut, wenn auch in and'rer Art:
Gold liegt im Blondhaar mancher Mädchenblüte,
Die scheu aus großen Kinderaugen schaut,
Im Wienerherzen ruht's und im Gemüthe
Und wird gemünzt zum weichen Wienerlaut.
Der schlägt die Dankesthräne aus verhärmten Augen,
Die heller blinkt als klarer Edelstein,
Und alle wiegt, ob sie als Perlen taugen,
Der Menschenwerke himmlischer Wardein
Des Schicksals Hammer schweißt mit harten Schlägen
Zum harten Stahl, der weichen Kernes war,
Und frostrein-zarte Silberfäden legen
Sich über Nacht ins dunkle Lockenhaar.

— — —

Doch, Herr'n, verzeiht, wenn, euer Thun zu preisen,
Ich ernster mehr, denn heit'rer Worte fand;
Nun soll der Frohsinn sieghaft sich erweisen
Den Gott zum Erbe gab dem Bergmannsstand:
So thut vom Herzen ab die Alltagssorgen
Und öffnet weit dem Freundeswort die Brust,
Mit sonn'gem Hauch verkläre euch das Morgen
Des Ehrentages laute Becherlust!
Aus euren Augen fliegt wie Wetterleuchten
Von Lebenslust ein lachend froher Schein.
Klingt denn heraus, ihr alten fröhlichfeuchten,
Vieltrauten Bergmannslieder hell und rein!
„Glück auf!" Doch eh' die letzten Fesseln sinken
Und jubelnd wir schon den Olympiern nah,
Woll'n wir in Treu'n noch deine Minne trinken
Du vielgetreue Maid, Sanct Barbara!

Abb. 290: Schon in jungen Jahren schrieb Kloepfer für Familienfeiern Gelegenheitsgedichte, Jahrzehnte vor der Veröffentlichung seiner Meistergedichte in steirischer Mundart. Auch dieses frühe Gelegenheitsgedicht *Zur Barbara-Feier* stammt von dem jungen Werksarzt.

oder *Bol i 'n Stodl deckt hon, rost i aus* die Leser, daß es in Köflach und bald auch in Graz zum guten Ton gehörte, Kloepfergedichte aus dem Gedächtnis herzusagen. Voll des Lobes war auch Adalbert von Drasenovich in den *Wiener Neuesten Nachrichten*: „Was namentlich seine Mundartdichtungen in den allerersten Rang, unbestreitbar in jenen Stelzhamers erhebt, ist neben der unbedingten Wahrhaftigkeit und vollendeten Kunstform ihre vollkommene Freiheit sowohl vom empfindsamen als vom überlegenen Ton. Weder verhimmelt noch belächelt er die Bauern, sondern er denkt und fühlt sich ganz in sie hinein, läßt sie selbst reden und in ihrer wortkargen, bildhaften Art das zeigen, was ihr bestes Wesen ausmacht: äußere Abhärtung und innere Wärme"[372]. Das waren gewiß treffende Worte eines wohlmeinenden Kollegen, denn Kloepfer hatte mit dem Agramer die Schulbank gedrückt. Aber auch der viel jüngere Grazer Redakteur und Schriftsteller böhmischer Herkunft Franz Nabl – er hatte in Wien und Baden bei Wien seine Jugend verbracht und 1921 den Bauernfeld-Preis entgegengenommen – attestierte dem Werksarzt, der „unbestritten bedeutendste Mundartdichter innerhalb des gesamten süddeutschen Sprachgebietes"[373] zu sein. In den *Alpenländischen Monatsheften für das Deutsche Haus*[374] sprach Josef Papesch von einer dichterischen Persönlichkeit, die „ruhig, stolz und unverzagt neben einen Klaus Groth oder Mörike"[375] hingestellt werden könne und einige Zeit später stellte ein Rezensent im selben Organ Kloepfer zu den Allerbesten: „Feinste lyrische Stücke, wie behaucht vom keuschen Reif (‚Josefitag'), Proben edelster Kunst. Hinreißende Bilder schlichter, aus dem Gleichgewicht gebrachter Seelen, wie das vom alten Knecht, der zu ‚Siglfesta' Dienstposten wechselt. Wundersame Idyllen wie ‚Da Ruß', der uns mitten im traurigen Elend hinterländischer Kriegszeit mit glänzendem Humor, aber ohne Aufmachung und verkünstelnde Verzerrung ein warmdurchblutetes Stimmungsbild gibt."[376]

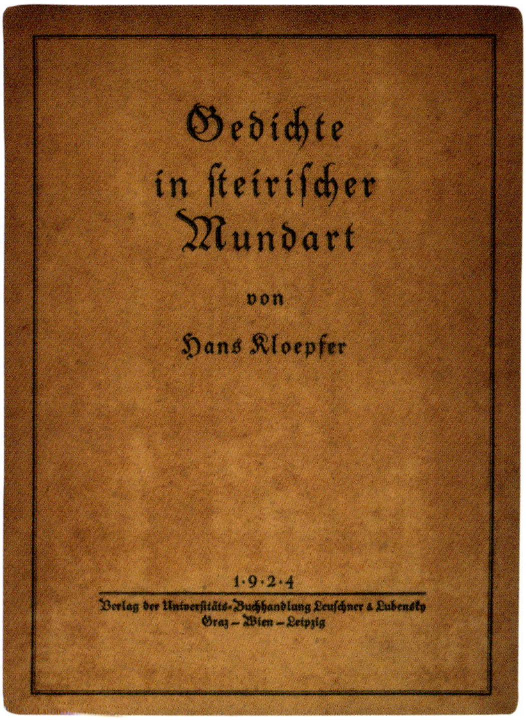

Abb. 291: Umschlagdeckel zu Hans Kloepfers *Gedichten in steirischer Mundart*, Leuschner & Lubensky, 1924.

Noch im selben Jahr 1924 setzte Leuschner & Lubensky mit hochdeutschen *Gedichten* nach. Auch diese wurden von der Kritik erstaunlich wohlwollend aufgenommen. Freundlich hieß es, daß in den realistisch gehaltenen Versen der Tonfall schwäbischer Romantik anklinge, wie ihn Kloepfer von Justinus Kerner oder Ludwig Uhland her kannte.[377] Unter den Versen die Anklage *Der Werksarzt* und *Das Begräbnis*, eine gereimte Voraussicht der eigenen Grablege.

BAUERNHAUSEN

Da Hausbrunn wiagazt „long scha laar!"
die Radl raunzn „ollas z'schwaar!"
da Webstuhl janzt „bockstara Lodn",
die Pfluagschoar kreistet „truckna Bodn!"
die Eggn stulpert „sperri Gründ!"
da Hofa huscherlt „kolti Wind!"
die Sichl heschatzt „Stoan und Dorn!"
die Hausmühl klappert „magers Korn!"
da Dochstuhl janzt „in Gottesnam',
„bold foll i eh von selba z'samm!"

So leiert holt joahrein, joahraus
dö speri Musi rund ums Haus;
– und nur da Fink singg in dar Au:
„die gonzi Welt is himmlblau!"

Gedichte in steirischer Mundart, 1924

Auch das ausnehmend schöne Gedicht *Spätherbst* fand sich in dem Konvolut, Hanns Koren[378] soll sich davon 1968 zu der Bezeichnung *Steirischer Herbst* anregen haben lassen. In solch traditionsgedüngtem Boden hat das Grazer Festival avantgardistischer Kunst bis heute überdauert.

Mit den hochdeutschen Gedichten tat sich Kloepfer eine Leserschaft auf, die weit über die steirischen Dialektgrenzen hinausreichte und in der Tat hatte das Bändchen einigen Anteil an Kloepfers wachsendem Ruhm. Kenner konnte das nicht darüber hinwegtäuschen, daß sich Kloepfer auf dünnes Eis gewagt hatte. Das innige *Dahoam* ließ sich nicht ohne weiteres ins Hochdeutsche transponieren. Während ihm in der Mundartdichtung keiner gleichkam, mangelte es der hochdeutschen Lyrik von 1924 nicht

Abb. 292: Kloepfers Meistergedicht *Dahoam* auf dem Titelblatt der *Alpenländischen Monatshefte*, dem Organ des Kloepfer-Enthusiasten Joseph Papesch, Februar 1926.

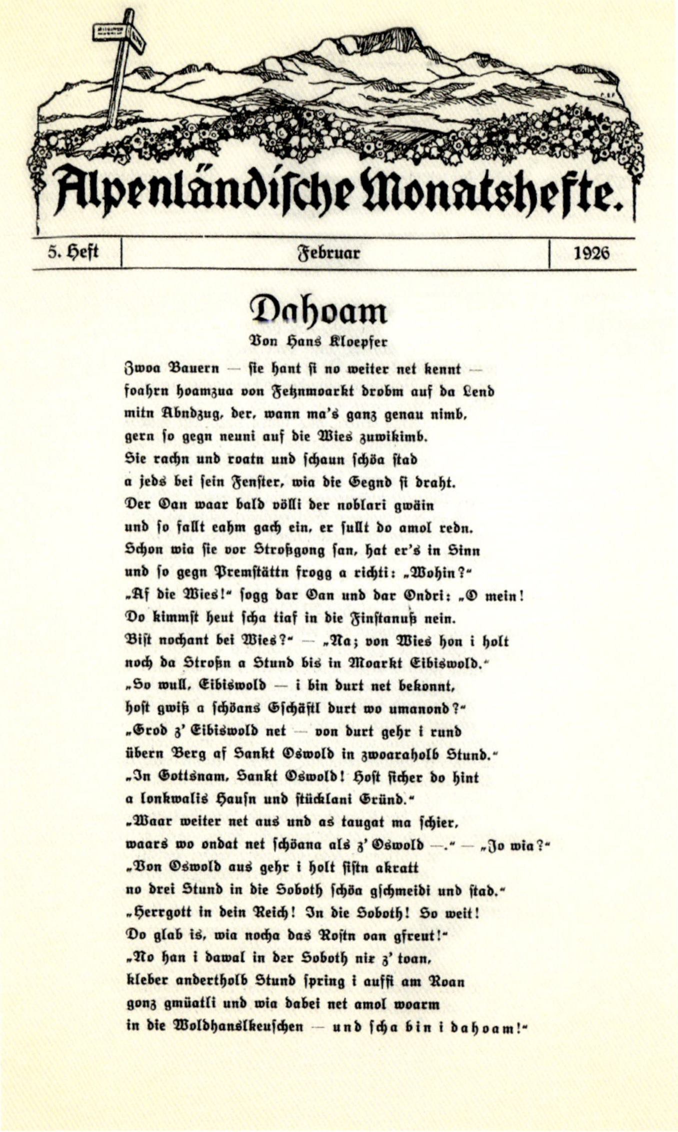

Alpenländische Monatshefte.

5. Heft | Februar | 1926

Dahoam

Von Hans Kloepfer

Zwoa Bauern — sie hant si no weiter net kennt —
foahrn hoamzua von Fetznmoarkt drobm auf da Lend
mitn Abndzug, der, wann ma's ganz genau nimb,
gern so gegn neuni auf die Wies zuwikimb.
Sie rachn und roatn und schaun schöa stad
a jeds bei sein Fenster, wia die Gegnd si draht.
Der Oan waar bald völli der noblari gwäin
und so fallt eahm gach ein, er sullt do amol redn.
Schon wia sie vor Stroßgong san, hat er's in Sinn
und so gegn Premstättn frogg a richti: „Wohin?"
„Af die Wies!" sogg dar Oan und dar Ondri: „O mein!
Do kimmst heut scha tiaf in die Finstanuß nein.
Bist nochant bei Wies?" — „Na; von Wies hon i holt
noch da Stroßn a Stund bis in Moarkt Eibiswold."
„So wull, Eibiswold — i bin durt net bekonnt,
host gwiß a schöans Gschäftl durt wo umanond?"
„Grod z' Eibiswold net — von durt gehr i rund
übern Berg af Sankt Oswold in zwoaraholb Stund."
„In Gottsnam, Sankt Oswold! Hoft sicher do hint
a lonkwalis Hausn und stücklani Gründ."
„Waar weiter net aus und as taugat ma schier,
waars wo ondat net schöana als z' Oswold —." — „Jo wia?"
„Von Oswold aus gehr i holt sistn akratt
no drei Stund in die Soboth schöa gschmeidi und stad."
„Herrgott in dein Reich! In die Soboth! So weit!
Do glab is, wia nocha das Rostn oan gfreut!"
„No han i dawal in der Soboth nix z' toan,
kleber anderthoib Stund spring i auffi am Roan
gonz gmüatli und wia dabei net amol woarm
in die Woldhanslkeuschen — und scha bin i dahoam!"

SPÄTHERBST

Das ist die hohe Zeit in Steier,
wenn hell im Blau die Windmühl schnarrt
und hinterm roten Rebenschleier
die Spindel unterm Preßbaum knarrt.
Ums Haselholz die Meisen jagen,
vom hohen Anger äugt das Reh,
und drüber hin die Almen tragen
heut über Nacht den ersten Schnee.

Des Goldes hat der Tag kein Ende,
das rings auf Frucht und Zweigen glüht,
es werden hundert braune Hände
der Arbeit und der Lust nicht müd.
Dem Auge sind die fernsten Grenzen
ein Wanderfalkenflügelschlag,
wenn sie mit leiser Sehnsucht kränzen
den stillbesonnten Erntetag.

Dann ist's ein warmes Sonnenleuchten,
das spät noch hoch am Berge geht,
wenn nach dem Tal, dem nebelfeuchten,
das Dunkel aus dem Walde späht.
Ein rotes Feuer brennt im Grunde,
Rebhühner rufen sich zur Ruh,
und überm Wald zur Märchenstunde
kommt hoch der Mond im Silberschuh.

Und meines Lebens schwerste Stunden,
all meiner Tage leise Pracht,
sie haben sich zur Ruh gefunden
im spiegelklaren See der Nacht.
Mit leisen Schritten kehrt die Seele
durchs müde Land zum Heimathaus
und löscht, daß sie kein Glanz mehr quäle,
still aller Sehnsucht Lichter aus.

Gedichte, 1924

an ersten Kräften, Männern wie Hugo von Hofmannsthal, Stefan George, Josef Weinheber oder der frühe Gottfried Benn. Seit bereits einem Jahrzehnt lag Georg Trakls Werk vollendet vor. Gerade ein Jahr war es her, daß Rainer Maria Rilke mit den *Duineser Elegien* und den *Sonetten an Orpheus* die deutsche Lyrik in lichte Höhen befördert hatte. Kloepfer kannte Rilkes Wortkunst und bekannte sich in dem hochdeutschen Gedicht *Rainer Maria Rilke* zu dem Dichter.[379] Mit Rilkes Werken nun mußten sich die Verse des 57jährigen Arztes vergleichen lassen: „Sonntagfrüh – die braune Heide / funkelt weit im Morgentau / aus verlorner Herrgottsweite / schwingt ein Glockenruf im Blau". Das ist gewiß brav und wohlgesetzt, konnte aber 1924 niemand mehr zu Begeisterungsstürmen hinreißen. Es war Kloepfers Glück, daß er ein ihm gewogenes Publikum bediente, so blieb die verdiente Kritik an den holdseligen Frauen, schlafenden Märlein und blauenden Sommernächten aus. Die literarische Versicherungsgesellschaft auf Gegenseitigkeit hielt unverbrüchlich zu ihrem Heimatdichter. Tatsächlich wurde auch noch Schlechteres gedruckt, das Bessere dagegen drang nur selten an das Ohr der Provinz.

Rainer Maria Rilke

In dir ist Gott, der Dunkle, Alte, Große,
der Herr der Steine und der stillen Moose
und aller Tiere Hirte durch die Nacht.
Wie um die Welt der Armen und Geringen
die Blumen blühn, die Vögel süßer singen
und Kinder lachen, bist du froh bedacht.

Von deiner Reime leichtgespanntem Stege
verlierst du dich in seltene Gehege
und gehst darin, ein Sonntagskind, allein;
und teilst die Pracht mit leichten Zauberhänden
und findest an jungfräulichen Geländen
duftschwere Blumen, schimmerndes Gestein;

fügst sie wie spielend, doch mit klarem, tiefen
Verstehn der Kräfte, die in ihnen schliefen,
zu deiner Hymnen prangendem Gezelt.
Und hinter dir schließt sich mit schwankem Neigen
dein Märchenwald, und seine Wipfel schweigen
wie eh' – und draußen geht die laute Welt.

Gedichte, 1924

Mit den meisten hochdeutschen Gedichten war Kloepfer kein großer Wurf gelungen, wenn auch der Wiener Lyriker Anton Wildgans freundliche Worte fand, den er an einem Spätsommertag des Jahres 1925 in Sankt Martin am Wöllmissberg behandelte:[380] „Das was mich an allen Ihren Gedichten immer so fesselt und freut, das ist diese zwingende Bildhaftigkeit, die gibt die beglückende Empfindung, daß dies Alles in tausend Augenblicken wirklich erschaut und erlebt ist. Welche Fülle kleinster Beobachtungen sind in Ihre poetische Diktion übergegangen! Wie wirken diese Beobachtungen schöpferisch auf Vergleiche und Bilder, ja auf die Sprache selbst, in die der ganze Duft der Wälder, die ganze herbe Schlichtheit naturnahen Menschendaseins eingefangen ist"[381].

Wem hätten solche Worte eines Dichterfürsten nicht gut getan! Überhaupt schien sich die düstere Nachkriegsszene nach und nach aufzuhellen. Da war zunächst das Goldene Verdienstkreuz für Ärzte, das Kloepfer 1925 in Empfang nehmen konnte. Dann kam eine Frohbotschaft aus Eibiswald – seine Heimatgemeinde hatte ihn am 25. Juni 1925 in den Kreis der Ehrenbürger aufgenommen. Mit mehr als einem Jahr Verspätung, am 21. Oktober 1926, brachte eine offizielle, von Bürgermeister Carl Götz angeführte Abordnung aus Eibiswald die Kloepfer längst bekannte Frohbotschaft nach Köflach, im Gepäck der Eibiswalder eine von Emmi Singer gefertigte Ehrenurkunde für den „lieben und getreuen Sohn".[382] Betreten senkten die Köflacher die Köpfe, trotz der Verspätung waren ihnen die Eibiswalder

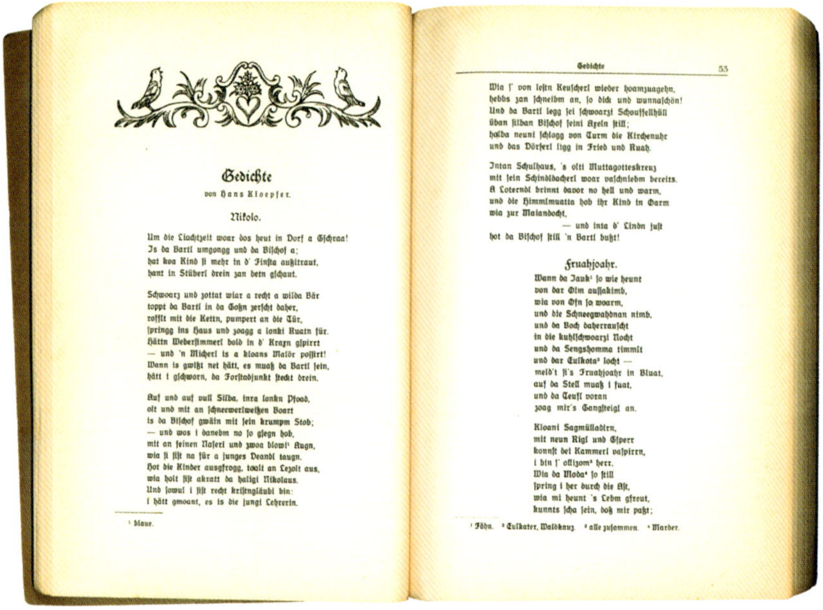

Gedichte

von Hans Kloepfer.

Nikolo.

Um die Liachtzeit woar dos heut in Dorf a Gschraa!
Is da Bartl umgongg und da Bischof a;
hat koa Kind si mehr in d' Finsta außitraut,
hant in Stüberl drein zan betn gschaut.

Schwoarz und zottat wiar a recht a wilda Bär
toppt da Bartl in da Goßn zerscht daher,
rosslt mit die Kettn, pumpert an die Tür,
springg ins Haus und zoagg a lonki Ruatn für.
Hättn Webersimmerl bold in d' Krayn gspirrt
— und 'n Micherl is a kloans Malör passirt!
Wann is gwißt net hätt, es muaß da Bartl sein,
hätt i gschworn, da Forstadjunkt steckt drein.

Auf und auf vull Silba, inra lonkn Pfoad,
olt und mit an schneewerlweißen Boart
is da Bischof gwäin mit sein krumpm Stob;
— und wos i danebm no so gsegn hob,
mit an feinen Naserl und zwoa blowi[1] Augn,
wia si sist na für a junges Deandl taugn.
Hot die Kinder ausgfrogg, toalt an Lezolt aus,
wia holt sist akratt da haligi Nikolaus.
Und sowul i sist recht kristngläubi bin:
i hätt gmoant, es is die jungi Lehrerin.

[1] blaue.

Gedichte 53

Wia s' von lestn Keuscherl wieder hoamzuagehn,
hebbs zan schneibm an, so dick und wunnaschön!
Und da Bartl legg sei schwoarzi Schousselhüll
üban silban Bischof seini Axeln still;
halba neuni schlogg von Turm die Kirchenuhr
und das Dörferl ligg in Fried und Ruah.

Intan Schulhaus, 's olti Muttagotteskreuz
mit sein Schindldacherl woar vaschniebm bereits.
A Loterndl brinnt davor no hell und warm,
und die Himmlmuatta hob ihr Kind in Oarm
wia zur Maiandocht,
— und inta d' Lindn just
hot da Bischof still 'n Bartl bußt!

Fruahjoahr.

Wann da Jauk[1] so wie heunt
von dar Olm aussakimb,
wia von Ofn so woarm,
und die Schneegwahdnan nimb,
und da Boch daherrauscht
in die kuhlschwoarzi Nocht
und da Sengshomma timmlt
und dar Eulkota[2] locht —
meld't si's Fruahjoahr in Bluat,
auf da Stell muaß i fuat,
und da Teufl voran
zoag mir's Gangsteigl an.

Kloani Sagmülladirn,
mit neun Rigl und Gsperr
konnst dei Kammerl vaspirrn,
i bin s' ollizom[3] herr.
Wia da Moda[4] so still
spring i her durch die Äst,
wia mi heunt 's Lebm gfreut,
kunnts scha sein, doß mir paßt;

[1] Föhn. [2] Eulkater, Waldkauz. [3] alle zusammen. [4] Marder.

zuvorgekommen. Bald waren die geschwollenen Worte wieder verklungen, und auch Kloepfer war wieder still. Ganze sechs Jahre würden die Leser auf ein neues Opus aus seiner Feder warten müssen. Nicht einmal zum runden Geburtstag bedachte Kloepfer seine Anhänger mit Neuem. Da war es ein Glück, daß der Verlag der Alpenland-Buchhandlung Südmark für 1927 ein *Österreichs Dichterbuch*[383] plante, eine von Josef Papesch redigierte Festgabe österreichischer Dichter an den Deutschen Schulverein Südmark. Es sollte „ein Geschenk sein, das das deutsche Österreich dem großen deutschen Muttervolke darbringt", und darüber hinaus „ein stiller Wegbereiter zu dem Ziel, das allen Deutschen als schönste Wunscherfüllung vor Augen schwebt: zu der Vereinigung aller deutschen Stämme in einer großen staatlichen Gemeinschaft".

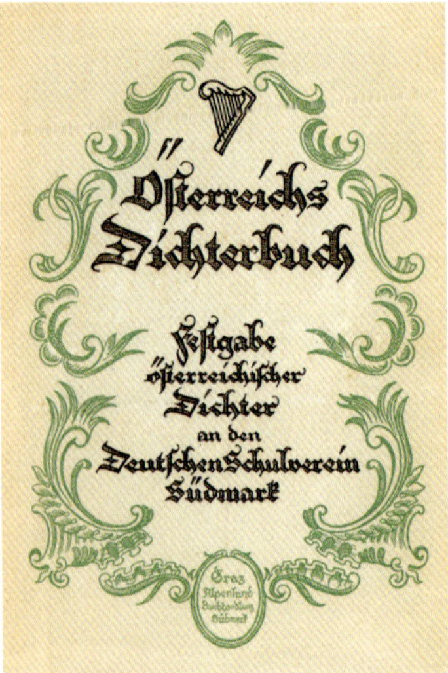

Abb. 293 und 294: *Österreichs Dichterbuch. Festgabe österreichischer Dichter an den Deutschen Schulverein Südmark*, 1927. Kloepfer ist in dieser Antohologie mit folgenden elf Gedichte vertreten: *Nikolo, Fruahjoahr, I geh also wo doni, Siglfesta, Just auf da Schneid, Der Oa, Heimliche Liebe, Ostermorgen, Hochsommer, Steirischer Herbst, Das Begräbnis.*

Da war es also wieder, das imaginäre Ziel, das magische Auge der Heimatbewegten! Die Sehnsucht nach einer Vereinigung mit dem Deutschen Reich hatte nichts an Fahrt verloren, im Gegenteil – der Gedanke vom gesamtdeutschen Zusammenschluß hatte sich zur alles dominierenden Idee versteinert. Unter den 29 österreichischen Autoren, allesamt handverlesene Vertreter der bodenständigen Heimatliteratur, durfte auch Kloepfer nicht fehlen. Mit ihm Hermann Bahr, Rudolf Hans Bartsch, Emil Ertl, Franz Karl Ginzkey, Rudolf Greinz, Paula Grogger, Rudolf Haas, Robert Hohlbaum, Ottokar Kernstock, Max Mell, Josef Friedrich Perkonig, Richard von Schaukal, Josef Weinheber und Anton Wildgans, flankiert von den sudetendeutschen Verbündeten aus der Tschechoslowakei – Emil Hadina, Erwin Guido Kolbenheyer, Hans Watzlik und Karl Hans Strobl. Insgesamt 14 Seiten dieser literarischen Truppenschau anno '27 füllte Kloepfer mit seinen Versen, die bewährte Illustratorin Martha Elisabeth Fossel hatte den Buchschmuck und den Umschlag besorgt. Alles wie gehabt, ein Unternehmen unter Freunden, Frischblut von außen nicht vorgesehen. Die Beschwörung in Buchform konnte an der Sache nichts ändern. Das im Friedensvertrag von St. Germain verankerte Anschlußverbot war nicht zu zwingen, ohne daß alles in Stücke sprang. Die Zeit war nicht reif, der Kampf nicht zu Ende. Trotzig tauchten die Dichter die Federkiele ins Tintenfaß, tief spurten die Spitzen ins duldsame Papier.

DOKTOR KLOEPFERS EHRENTAG

Die Freunde hatten den Tag nicht versäumt – Chefredakteur Rochus Kohlbach gratulierte am 14. August im *Grazer Volksblatt*, Josef Papesch am Geburtstag selbst im *Grazer Tagblatt*. Und auch in Köflach hatte man zum sechzigsten Wiegenfest des Medizinalrates[384] gerüstet. Am 13. September 1927 beschloß der Gemeinderat einstimmig in öffentlicher Sitzung, dem Poeten und Volksmann die Köflacher Ehrenbürgerschaft zu verleihen. Die Aushändigung der Urkunde erfolgte am 8. Oktober anläßlich einer großen Geburtstagsfeier, an der die gesamte Einwohnerschaft des Marktes teilhatte: „Am Abend bewegte sich ein Festzug unter Vorantritt der Werkskapelle Hödlgrube vom Griesplatz zum Wohnhaus des Gefeierten. Eine mehr als tausendköpfige Menge hatte sich auf dem Bahnhof versammelt“[385]. Hinter der Werkskapelle folgten der Gemeinderat, der Festausschuß, die Feuerwehr mit Fackeln, Knappschaftsverbände mit Grubenlichtern und zahlreiche Vereine. Die ganze Stadt war bei den Feierlichkeiten auf den Beinen: „Herren in Gehröcken und Uniformen, Turner und Sänger mit Fahnen und Standarten, Bauern und Bürger, Geistliche und Ingenieure, Frauen und Kinder mit lustigen Papierlaternen, Musikanten und Frontkämpfer, Kameradschaftsvereine und Feuerwehrleute und vor allem eine unübersehbare Masse von Bergarbeitern und Eisenbahnern mit Fackeln und Grubenlichtern schwirrten und rannten in ameisenartiger Menge und Behendigkeit durcheinander“[386].

Unter den Gratulanten, die sich in der Bahnhofstraße einstellten, waren Bürgermeister Josef Reßmann, der Bezirkshauptmann Ober-Reg.-Rat Franz Klampfl, Dechant Dr. Gustav Minichhofer, Bezirksschulinspektor Karl Kriegl, Oberlehrer Albert Pfaller, Turnervereinsobmann Hubert Eisner, Feuerwehrhauptmann Franz Dengg, der Vertreter des Gestütes Piber, Rechnungsrat Dillitschek – es war eine freundliche Invasion, als die Männer im Festtagskleid die Stiegen zum ersten Stock des Arzthauses hinaufstapften. Aus dem Kreis der Ärzteschaft waren zugegen der Primararzt der chirurgischen Abteilung des Voitsberger Krankenhauses Ernst Bouvier, der Amtsarzt Josef Köck sowie Distriktsarzt Josef Judmaier. Selbstredend hatten sich Kloepfers langjährige Freunde Viktor von Geramb, Max Mell und der betagte Viktor Zack eingefunden. Daß sich außerdem die von drei Betriebsräten vertretene Arbeiterschaft bei ihrem Werksarzt mit Glückwünschen einstellte, „vor der er als freier Mann, aber in heißer Liebe und mit tiefgezogenem Hute in der Hand stehe“[387], rührte den Dichter zu Tränen. Zu Sentimentalitäten blieb aber wenig Zeit, denn nun legte der Bürgermeister mit einer Rede los und überbrachte die offizielle Nachricht von der Köflacher Ehrenbürgerschaft, ehe endlos Glückwünsche ausgesprochen und Hände geschüttelt wurden. Irgendwann zog der Obmann des Deutschen Turnvereins, Hubert Eisner, eine selbstverständlich kunstvoll ausgefertigte Urkunde aus dem Rock und erklärte den Doktor zum

ABSCHIED

A Lebzeltherz ban Kromastond,
ban Wirt a Landla mitanond,
a Röserl, zuagsteckt fürn Huat,
ban Hoamzuagehn a gschamigs
Wuart,
und grod no vor da Kommatür
a Busserl wiar an Apflblüah,
– mein Gott, dos is holt, liabi Leni,
so für an frischn Buam zweni!

Schau, wann i morgn wonnan muaß,
waars net für die a hoarti Buaß,
daß du mir, ehst mi furtgehn loßt,
net mehra Ziahrgeld gebm host.
Wia leicht kunnt's sein, daß Oani
kimb,
döi si mei Noat zuherzn nimb,
und hobb mir, bol i humri wiar,
a Schüsserl vulla Busserl für.

Drum wann auf d' Nocht heut intan
Gong
gonz still wer pfeift, so los net long,
kimm außa auf die freie Weid,
no woar koa schöanri Nocht wia
heut.
Da gonzi Kogl is vull Stern,
in Gros konnst hundert Grilln hörn,
und olli geignans lusti z'somm,
wann mir in Hoadrach Hoazat
homm.

Dann jauz i morgn üba d' Schneid;
und waar die Welt a no so weit,
und blinzlt Oani noch mir her:
I mog koa fremdes Bußl mehr
und sog, wanns schun net onnas
geht:
„I donk, i brauch dei Schüsserl
net;
mi hot a hoachi Summanocht
hoagli fürs gonzi Lebm gmocht!“

Gedichte in Steirischer Mundart, 1924

Ehrenmitglied des patriotischen Vereins. Dann ergriff der Abgesandte des Gestütes Piber das Wort, schließlich die Vertreter der Arbeiterschaft und zuletzt auch der Obmann des Kameradschaftsvereines.

Derweilen dampften im Hotel „Bahnhof" schon die Kessel und der Zug marschierte zur wohlverdienten Labung, im Schlepptau Knöpfl und die Familie, die vom Bürgermeister zum Ehrenabend eingeladen war. Weit kam man kam nicht, denn vor dem Haus hatten die Männergesangvereine Köflach und Eiche Aufstellung bezogen und intonierten den „so ungemein passenden Blümel'schen Chor ‚Heimatstreu'".[388] Dann füllte sich der Gastraum, die Kellner brachten Getränke – aber Kloepfer mußte sich immer noch gedulden: „Als Dr. Kloepfer mit seiner Gemahlin erschien, wurde er von 2 Kindern, einem Knaben und einem Mädchen in Steirertracht, durch ein Gedicht, verfaßt von Frau Oberlehrer Fanni Rom, und Blumen begrüßt. Hierauf sprachen Bürgermeister Reßmann, Bezirkshauptmann Ob.-Reg.-Rat Klampfl, Bergdirektor Sabinski, Techniker Bauer, Dr. Josef Leschak für die Aerzteschaft, Dechant Dr. Minichhofer als Pfarrvorsteher, Oberlehrer Albert Pfaller für die Sängerschaft, Feuerwehrhauptmann Franz Dengg d. Ae. verkündete den Beschluß seiner Körperschaft, den hochverdienten Chefarzt der Rettungsabteilung gleichfalls zum Ehrenmitgliede zu ernennen. Bergverwalter Ing. Löffler sprach namens des Vereines Südmark, Dr. Geramb namens der Freunde von auswärts, der ‚Gothia' und aller Heimatforscher, Obmann Hubert Eisner für den Köflacher Deutschen Turnverein, Herr Josef Muralter für die Gewerbetreibenden, Ing. Dietrich und schließlich Hofrat Mell auf die Frauen. Zum Schluße richtete der Gefeierte Worte des innigsten Dankes an alle. Er forderte alle auf, stets und bei jeder Gelegenheit auf die Einigung des Volksganzen bedacht zu sein, gleichwie sein Ehrenabend einen erhebenden und hocherfreulichen Beweis der Möglichkeit der Zusammenarbeit und des Findens gemeinsamer Ziele für Volk und Vaterland erwiesen habe."[389]

Der Redakteur des Wochenblattes vermerkt noch, daß nach dem offiziellen Teil das „Salonorchester des Hausorchesters des Männergesangsvereins Köflach" in ganz vorzüglicher Weise schöne und heitere Musik zum Vortrage gebracht habe – leider hat er die Mitteilung verabsäumt, was man dem hungrigen Knöpfl endlich zum Nachtmahl vorgesetzt hat.

Abb. 295: „In Würdigung seiner Verdienste als Staatsbürger, Arzt, Schriftsteller und Heimatdichter": In den späten 1920er und den 1930er Jahren mehren sich die Würdigungen und Auszeichnungen. Nachdem Eibiswald seinen Sohn im Vorjahr zum Ehrenbürger ernannt hat, zieht Köflach im Oktober 1927 zum Sechziger nach.

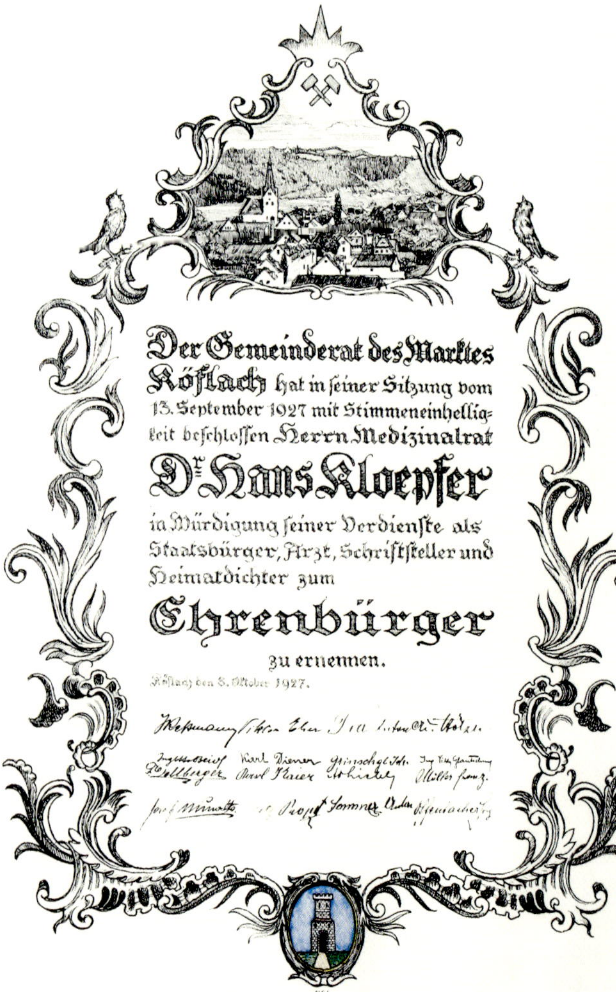
Der Gemeinderat des Marktes Köflach hat in seiner Sitzung vom 13. September 1927 mit Stimmeneinhelligkeit beschlossen Herrn Medizinalrat Dr. Hans Kloepfer in Würdigung seiner Verdienste als Staatsbürger, Arzt, Schriftsteller und Heimatdichter zum

Ehrenbürger

zu ernennen.

Köflach den 8. Oktober 1927.

Scharmützel in der Gemeindestube

Eigentlich konnte Kloepfer jetzt zufrieden sein. Er lebte in einem behaglichen Haus, wanderte durch eine idyllische Welt, genoß als Landarzt die Achtung seiner Patienten, war als Dichter weit über die Landesgrenzen hinaus bekannt. Er gehörte zur gehobenen Gesellschaft Köflachs, war gar Ehrenbürger des Marktes, dazu seit 1925 Ehrenbürger seiner Heimatgemeinde Eibiswald. Er war angesehen, sowohl in den Zinshäusern der Arbeiter, als auch in den Gehöften der Bauern und Wohnstuben der Bürger. Man empfing ihn mit Hochachtung, zollte ihm Respekt. Daß man ihn schätzte, läßt sich schon aus dem geradezu zärtlichen Kosenamen Knöpfl ablesen. Da er half, wo er konnte, und da er bei Gelegenheit mit den „kleinen Leuten" ein Schwätzchen hielt, war er gern gesehen in den Gassen, im Wirtshaus, auf der Alm. Auf formellerer Ebene, aber nicht minder geschätzt, verkehrte er in Kreisen der Südmark, der akademischen Verbindungen Gothia und ATV. An bewährten Freundschaften mangelte es nicht.

Wie aus einem Poesiealbum auch seine Familie – die vornehme, stille, sehr steirische Frau Martha stand treu an seiner Seite, ließ ihm aber auch Freiraum für all seine Interessen. Eine bessere Lebenskameradin hätte Kloepfer kaum finden können. Auf seine Kinder konnte er stolz sein – Thomas, so stand zu hoffen, würde ihm als Arzt nachfolgen, Hans hatte mit ausgezeichnetem Erfolg studiert und versprach den Dichterweg des Vaters einzuschlagen, Wiki, das Nesthäkchen, würde als fesches, kluges und allseits beliebtes Mädchen bei Zeiten einen stattlichen Mann in die Familie bringen.

Mit der res publica stand es dagegen nicht zum besten, wie Kloepfer nur zu gut wußte. Seit langen Jahren gehörte er dem Gemeinderat an und wirkte in Gemeindeausschüssen mit, wie etwa im Jahr 1907, als es um die Errichtung einer Bahnverbindung zwischen Köflach und Knittelfeld ging.[390] Bei Bedarf sprang er ein und vertrat den abwesenden Bürgermeister, wie an jenem 22. Mai 1914, als 400 Grazer „Almbrüder" mit einem Sonderzug in Köflach eintrafen, empfangen von einer vielhundertköpfigen Menschenmenge und später, beim Frühschoppen im Brauhausgarten im Namen der Marktgemeinde von Hans Kloepfer begrüßt. [391]

Einer Partei im engeren Sinne gehörte er nicht an, immerhin vertrat er im Gemeinderat die Wirtschaftspartei, ein Bündnis konservativer Parteien. Nur in solcher Konstellation konnten sich die bürgerlichen Kräfte in Köflach gegen die rein numerisch überwältigende Mehrheit der sozialdemokratischen Arbeiter halten. Wenn es zu den Konstanten Heimat, Volk und Deutschtum noch einen Fixpunkt in der politischen Weltsicht Kloepfers gab, dann war das die Abscheu vor Parteienzank und Klassenkampf. Nicht im Messen zwischen den verfeindeten Gruppen könne das Glück der Zukunft liegen, im Streit zwischen den Kontrahenten bis zum endlichen Sieg einer Seite, sondern im Gegenteil: in der Überwindung der Gegensätze, im friedlichen Zusammenspiel aller Mächte. So hatte er es

Joahrlauf

A Wasserl is gsprungen,
A Vögerl hot gsungen,
a Deandl hot glocht –
das Fruahjoahr hots gmocht.

Hellgrean woar die Olm,
und nestbaut ham d' Schwolm,
– hot a Gongstiagerl krocht
in da Sunnawendnocht.

Das Wieserl woar gmaaht
und 's Winterkorn gsaat
und die Schwolm san furt
– so vor Mariageburt.

Zan Advent woars vaschniebm,
is a Deanderl vabliebm
in da Keuschn am Roan
muattaseelnalloan.

Hot Pfoadala gsamt
und so intadrein tramt,
wia hell und wia woarm,
und wia still und wia oarm –

– und do wia wunderlifein
so a Joahr net kann sein!

Gedichte in steirischer Mundart, 1924

Abb. 296: Der spätsommerliche Kuraufenthalt wird den Patienten im *Voitsberg-Köflacher Wochenblatt* geziemend angezeigt.

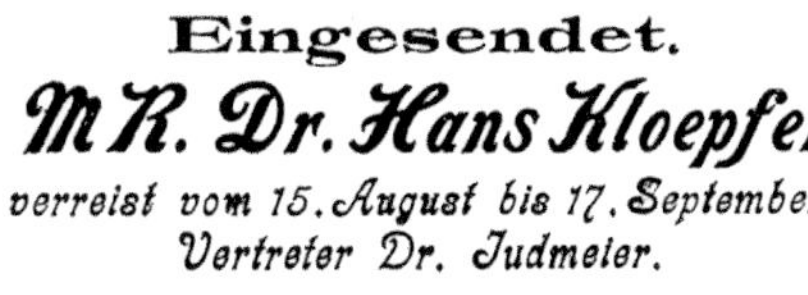
Eingesendet.
M. R. Dr. Hans Kloepfer
verreist vom 15. August bis 17. September.
Vertreter Dr. Judmeier.

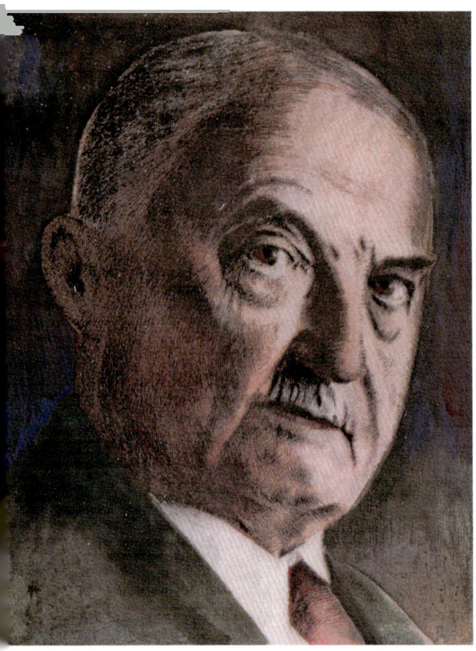

Abb. 297: Hans Kloepfer koloriert, ein Portrait vom Kloepfer'schen „Leibmaler" Albert (Bertl) Schwara.

auch bei seiner Geburtstagsfeier im Hotel Bahnhof[392] beschworen: um die Einigung des Volksganzen gehe es, ums Finden gemeinsamer Ziele für Volk und Vaterland. Davon war man freilich weit entfernt.

Auf Gemeindeebene hatte sich nach dem Krieg ein Gleichstand zwischen den Kräften herausgebildet, die Sozialdemokraten fuhren 1919 acht Mandate ein, die bürgerliche Wirtschaftspartei stand ihr in gleicher Mandatsstärke gegenüber. Bei den Wahlen von 1924 blieben die acht Mandate der Sozialdemokraten unangetastet, die Wirtschaftspartei, für die Kloepfer kandidierte, hatte sich nun mit sieben Mandaten zu bescheiden, mit einem Mandat zogen jetzt erstmals die Nationalsozialisten in die Gemeindestube.

Die Gemeinderatswahlen von 1928 hatten wieder den alten Gleichstand zurückgebracht, je acht Mandate für Wirtschaftspartei und Sozialdemokraten. In dieser Pattsituation erwies sich der Gemeinderat als nicht arbeitsfähig, ein Regierungskommissär, Dr. Max Steffan, mußte mit der Führung der Geschäfte betraut werden. Für den 5. Mai 1929 wurden Neuwahlen ausgeschrieben.

Den zweiten Listenplatz im Lager der von Kaufmann Otto Uray angeführten Wirtschaftspartei hielt Medizinalrat Kloepfer, Apotheker Alois Wölfler saß auf dem vierten. Vom Bürgerschuldirektor Josef Reßmann wurden die Sozialdemokraten ins Rennen geführt, der sich zwei Jahre zuvor unter die Gratulanten im Hause Kloepfer eingereiht hatte. Auf den vorderen Listenplätzen standen der Leiter des Köflacher Jugendamtes Viktor Pratl und der Bergarbeitersekretär Viktor Elser. Der Wahlkampf wurde diesmal mit nie dagewesener Schärfe geführt. Sowohl die Sozialdemokraten, sie ließen zweimal die Arbeiterschaft aufmarschieren, als auch die Wirtschaftspartei, die über Turner, Couleurstudenten und Heimwehrleute gebot, ritterten um jede Stimme.

Mit Spannung wurde der Wahltag erwartet, mit Gewaltakten war zu rechnen. Die Bezirkshauptmannschaft hatte wohlweislich ein Alkoholverbot erlassen, in Köflach herrschte lebhaftes Getriebe: „Schon vormittags kamen aus der nächsten Umgebung viele, um sich die Wahlbewegung anzusehen. Die wahlwerbenden Parteien entfalteten auf diesem Entscheidungstage eine emsige Tätigkeit, die sich jedoch auf die Heranholung säumiger Wähler beschränken mußte. Vor den Wahllokalen waren Gendarmerieposten aufgestellt, so daß diesesmal auch die gesetzliche Bestimmung, daß vor den Wahllokalen keine Agitation betrieben werden darf, eingehalten wurde; es unterblieb dadurch meistens das sonst so vielfach betriebene ekliche Aufdrängen von Stimmzetteln vor den Abstimmungslokalen. Von Voitsberg war auch der Amtschef der Bezirkshauptmannschaft, Oberregierungsrat Klampfl erschienen. Da befürchtet wurde, daß es zu Zusammenstößen zwischen den gegnerischen Gruppen komme, wurden etwa 30 Mann Gendarmen zusammengezogen."[393] Zwar war die Atmosphäre gespannt, aber die Wahl konnte schließlich doch ohne ernsthafte Störungen durchgeführt werden. Noch am selben Abend waren die Stimmen ausgezählt, dann ging es wie ein Lauffeuer durch die Arbeiterhäuser: Erstmals waren die Sozialdemokraten mit 7 Mandaten ins Hintertreffen geraten, die Wirtschaftspartei würde mit 9 Mandaten den Bürgermeister stellen.

Am Mittwoch, dem 22. Mai kamen die Abgeordneten zur konstituierenden Gemeinderatsitzung zusammen. Der Regierungskommissär übergab dem Ältesten den Vorsitz – das war Kloepfer, der nun eine wesentliche, wenn auch nicht ganz durchschaubare Rolle spielen sollte. Nach diversen Formalien stand die Festsetzung der Vorstandsmitglieder auf der Tagesordnung. Klubobmann Uray brachte den Antrag auf Reduktion des Vorstandes auf Kosten der Sozialdemokratie von 4 auf 3 ein. Das war Öl ins Feuer, ungeheure Erregung erfaßte die Reihen der Genossen. Diese Kampfansage würde man sich nicht bieten lassen. Mit einer dreieinhalbstündigen Obstruktionsrede stellte sich der Abgeordnete Elser quer, in seinen Attacken auf die Mitglieder der Wirtschaftspartei schoß er sich insbesondere auf den Vorsitzenden Hans Kloepfer ein. Tumulte. Weitere sozialistische Redner machten sich bereit, die Obstruktion fortzusetzen. Da ließ Regierungskommissar Dr. Steffan die Sitzung unterbrechen. Nach Abkühlung der Gemüter wurde die konstituierende Sitzung am 6. Juni 1929 fortgesetzt. Wieder begrüßte Klöpfer die Anwesenden, den Bezirkshauptmann, den Regierungskommissär. Dann wurde Elser eingeladen, seine Ausführungen fortzuführen, der antwortete mit einer Breitseite auf Kloepfer und warf ihm mangelnde Objektivität vor: „Gemeinderat Elser macht dem Vorsitzenden den Vorwurf der Heuchelei und riet ihm, den Vorsitz niederzulegen. (Heftige Zwischenrufe von beiden Seiten; Dr. Kloepfer verwehrte sich entschieden gegen die vorgebrachten Beleidigungen.)“[394] Für den allseits respektierten Arzt waren das aus der Luft gegriffene Vorwürfe, beleidigend, ungeheuerlich. Viktor Elser belehrte das Forum über die gesetzlichen Bestimmungen und bezichtigte die Wirtschaftspartei, die Reduktion des Gemeindevorstandes aus rein parteipolitischen Gründen zu betreiben. Seit Jahrzehnten hätte es in Köflach immer vier Vorstandsmitglieder gegeben, davon zwei für die Sozialdemokraten. Der Hieb der Wirtschaftspartei hatte jedenfalls gesessen – die Sozialdemokraten schäumten. Die Wirtschaftspartei hätte den Wahlkampf mit bewußten Lügen und Verdrehungen geführt! Zwischenrufe. Heftige Ausdrücke. Wortgefechte. Als die Redezeit des weit ausschweifenden Elser beschränkt werden sollte, protestierten die Sozialdemokraten lebhaft, setzten sich mit technischer Obstruktion zur Wehr, mit Autohupen und Trillerpfeiferln. Die Gemüter ließen sich nicht beruhigen, wieder wurde die Sitzung auf unbestimmte Zeit vertagt.

Am 1. Juli 1929 versammelten sich die Gemeinderäte ein drittes Mal zu einer konstituierenden Sitzung, wieder waren Bezirkshauptmann und Regierungskommissär dabei. Nun ritt der Jugendamtsleiter sein Pferd ins Getümmel und beschuldigte Kloepfer, sich über alle gesetzlichen Bestimmungen hinweggesetzt zu haben. Die sozialdemokratischen Gemeindevertreter ziehen Kloepfer aus heute nicht mehr erkennbaren Gründen der Befangenheit.

Hirbst

Heut is da Himml still und grab –
longsom follts roati buachni Lab
ins nossi Gros, und dann und wann
klockt tiaf a groß̈i Windmühl an.
Die Olm hots üba Nocht vaschniebm,
koa Vögerl is in Feld vabliebm,
nur d' Moasn ruafn si – holt jo –
nutzt nix, da spoti Hirbst is do!

Weit draußt in Lond scheint dann und wann
die Sunn grod auf a Fleckerl an.
Durt steht a Schlößl hell in Liacht,
doß ma die Fensta glitzn siacht.
Durt hon i olsa junga deant
und um a Deandl trutzt und gheant
und gjauzt und grafft und briaferlgschriebm
– woaß net, wo's eppar is vabliebm –

Heut gehr i ols an olta Stock
um auf da Weid in zniachtn Rock
und waar ols Bauernknecht und krump
hoach angsegn – wiar a Stroßnlump!
Die Finsternuß gaant aus 'n Wold
und von der Olm her waahts scha kolt,
die Windmühl tuat auf oamol still,
– gach kimb da Winta – wia Gott will –.

Gedichte in steirischer Mundart, 1924

Schnee

A schwara Tram hot heut auf d' Nocht
so gegn zwoa mi munta gmocht.
I woaß net, hot die Trud mi druckt,
glei toggatzt hot ma s Herz und zuckt
und gschlogn als wiara Lamplschwoaf,
und um die Brust an enga Roaf –
as gonze Gmüat woar mir so hoart.
Und wiar i holt so weita roat,
wos bisher woar und weita kimmb,
und wias holt umadum net stimmb,
wos i no ollas sullt vabring,
und waar mei Modi do no z'gring,
und s schauat holt ums gonzi Haus
recht trauri und trüabsali aus
vor lauta Elend, Sorg und Noat,
– und um die Reih huckt schun da Toad –

Indem erst wiar i so recht nüacht,
do woar die Stubm so rar liacht,
und longsom wiar is erst so gwoahr,
wias lusti schneibm tuat hervor;
und imma no is niedagong,
so lind und woach und stundnlong.

Und gspoaßi: wia da Schnee so leicht,
hot mi auf oamol s Lebm deucht,
stad trogg's mi wiedarum in Schlof
und hon scha tramt ols wiara Grof,
mei Elend woar scha tiaf vaschniebm
und net a Geimerl is vabliebm,
und goar da Toad, zaundürr und long,
is weit schun gegnan Wold zuagong.

Und wiar i, scha gegn ochti zua,
die Augn aufschlog in da Fruah,
scheint scha durchs Fensta hell die Sunn,
a dicki Haubm hot da Brunn,
und zopfat liggs auf Bam und Gsträuß,
die gonzi Welt woar blüahlweiß!

Neue Gedichte in steirischer Mundart, 1935

Nun ergriff Apotheker Wölfler das Wort, wies die Anschuldigungen der Opposition als unbegründet zurück und schritt ohne weiteren Verzug zur Abstimmung über die drei Vorstandsmitglieder. Wieder hielten die Sozialisten mit Tschinellen, Pfeiferln und Hupen dagegen. Doch Wölfler setzte sich durch und ließ die Wahl schriftlich durchführen – unter ohrenbetäubendem Lärm wurden der Bürgermeister und seine zwei Stellvertreter gewählt. Protestrufe, Drohungen, man werde bei der Landesregierung Beschwerde einlegen. Die Stimmung ist düster, keine Spur von gemeinsamen Zielen für Volk und Vaterland.

Als Kloepfer sich erhob, war er wohl froh, den Altersvorsitz endlich zurücklegen zu können. Hatte er nicht genug zu tun in seinem Beruf, mußte er sich den „haßflammenden Reden der Parteisendlinge“ aussetzen, die den „natürlichen Gegensatz zwischen Arbeitgeber und Arbeitnehmer zu böser Feindseligkeit zu verschärfen“[395] suchten? Bei der nächsten Gemeinderatssitzung teilte der wiedergewählte Bürgermeister Fabriksbesitzer Franz Herunter mit, daß Medizinalrat Kloepfer aus gesundheitlichen Rücksichten sein Mandat zurückgelegt habe. Nach gut zwanzig Jahren Gemeindepolitik hatte Kloepfer genug und zog sich aus der Schußlinie zurück.

Weder für die heimatkundliche Forschung, für die ihn der Historische Verein für Steiermark doch im März 1929 zum Ehrenmitglied ernannt hatte, noch für die Poeterei war zuletzt Zeit geblieben. „Ich bin“, so ließ er Anton Mell wissen, „Gott sei Lob und Dank so sehr in meine eigentliche Berufsarbeit eingesponnen und darin so stillzufrieden, dass ich gar nicht Zeit finde, zu viel an meine literarischen (warum schreibt man denn dies Wort nicht mehr mit zwei T wie in unserer Zeit!) Steckenpferde“[396] zu denken. Oder drei Wochen später an denselben Adressaten: „Ansonsten bin ich glücklich in der flüssigen Ausübung meines Berufes, so ausgiebige Anforderungen er in der abgelaufenen Grippezeit auch an mich gestellt hat. Nun flauts schon etwas ab und ich habe hie und da Zeit, etwa übern Zaun zu schaun, wo meine – noch gerade etwas kümmerlichen – Blümlein der Romantik und das verlässlichere Kräutlein steirischer Historik stehen.“[397]

Auch die Korrespondenz mit Freunden und der Familie brauchte ihre Zeit. Nach Giengen meldete Kloepfer, daß sein vor der Matura stehender Sohn Thomas den Wunsch geäußert habe, Medizin studieren zu wollen. Nun müsse er „also schlecht und recht durch zehn Jahre aushalten, um Thomas den Platz als Werksarzt zu sichern“.[398] Kloepfer legte den Verwandten noch einen Südmark-Kalender bei, „aus dem ihr auch einiges von mir und über mich entnehmen könnt“.[399] Das war nicht viel – aber genug die Sippe bis zum *Steirischen Bilderbuch* zu vertrösten, das fürs nächste Jahr angezeigt war. Von den Vorfällen im Gemeinderat schrieb Kloepfer nichts – warum auch, das Kapitel war geschlossen.

SCHUHE FÜR ROTHWEIN

Die amerikanische Hungerhilfe war längst ausgelaufen, für viele Kinder hatte die Armut aber noch lange kein Ende. Besonders in den strukturschwachen Grenzgebieten, die sich mit einem Schlag von jahrhundertelang bestehenden Verbindungen abgeschnitten sahen, wuchs das Elend, drohte Abwanderung und Entvölkerung. Hier setzte der Deutsche Schulverein Südmark mit seinen Hilfsprogrammen an, der sich traditionell um das Wohl der Grenzlandkinder kümmerte. Kloepfer war seit 1897 Mitglied der Südmark, ab 1928 stand er der Köflacher Ortsgruppe als Obmann vor. Nach dem Verlust der Untersteiermark wandte der Verein sein Hauptaugenmerk auf die darbenden Grenzgebiete der Südsteiermark. Eines der Vorhaben war die Eröffnung einer Schule für die Streusiedlung Rothwein oberhalb von Eibiswald, unweit der jugoslawischen Grenze.

Zu Tante Agnes und Onkel Simon in Giengen ging vor Weihnachten 1929, dem heiligen Christfest, wie Kloepfer schrieb, ein ausführlicher Brief: „Zugleich erhältst Du einen Zeitungsausschnitt, der Dir sagt, dass

Abb. 298: Zu Ende der 1920er Jahre wurde der Unterricht der Rothweiner Kinder aus dem südweststeirischen Grenzland in einer von der Südmark angemieteten Bauernstube abgehalten, dann kaufte die Südmark 1928 das Anwesen des Bauern Lapp in Rothwein und ließ das Gebäude zu einer Schule umbauen. Am 1. Mai 1930 konnte die neue Volksschule eingeweiht werden. Nach weiteren Adaptierungen trafen sich am 22. September 1935 neuerlich zahlreiche Festgeste auf dem Gelände der Dr. Hans Kloepfer-Volksschule.

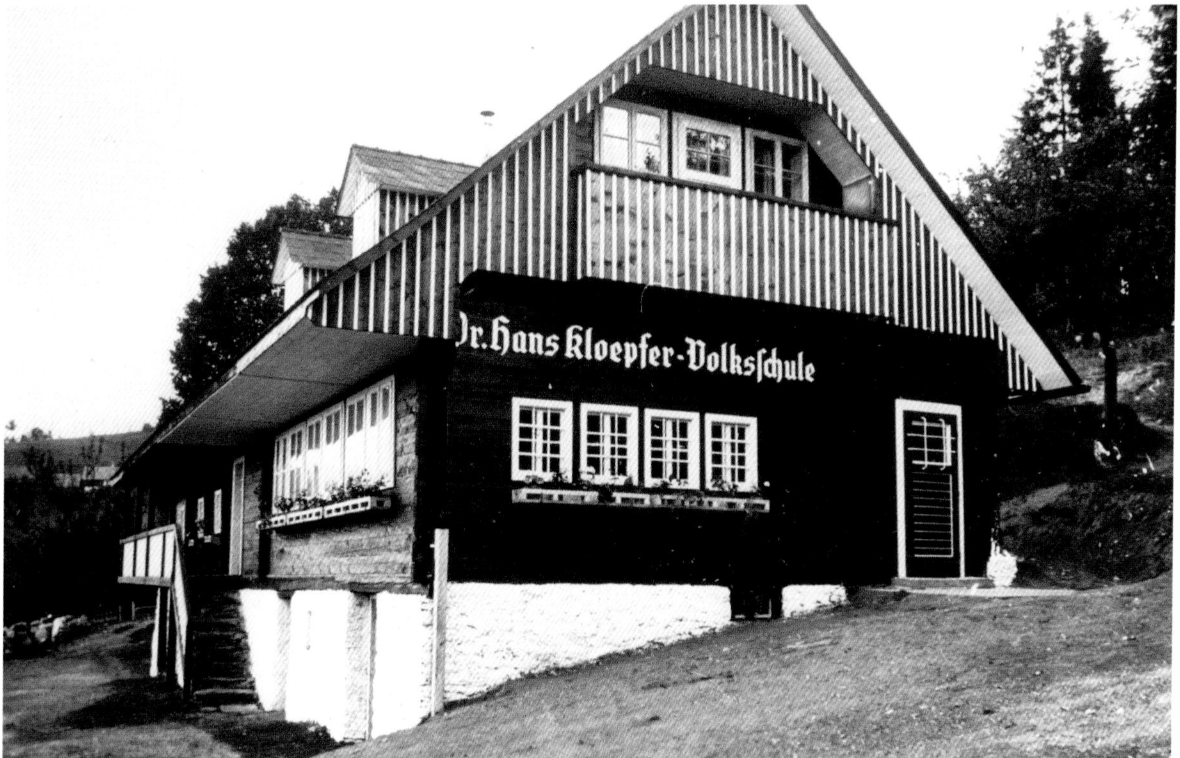

ROTHWEIN im südweststeirischen Grenzlande, Schulweihe 22. 9. 1935

eine Gebirgsschule hoch an der Grenze gegen Jugoslavien, aber noch im Bezirke Eibiswald gelegen, in Zukunft dauernd meinen Namen tragen soll. Ich hoffe, liebe Agnes, dass Du mich soweit kennst, dass ich das nicht aus Eitelkeit mitteile – dafür habe ich mein Lebtag kein Organ gehabt –, wohl aber, damit Du siehst, dass auch ich den Namen Kloepfer, auf den wir stolz sind, in Steiermark zu Ehren gebracht habe."[400]

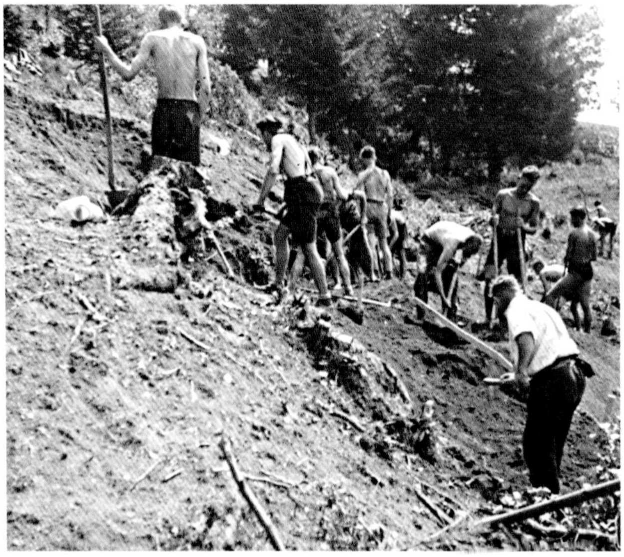

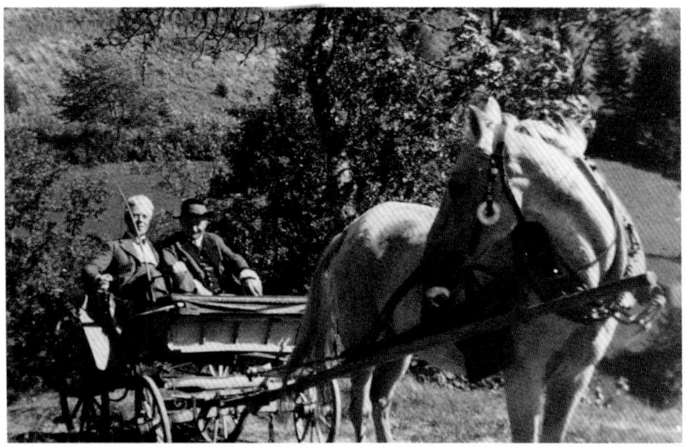

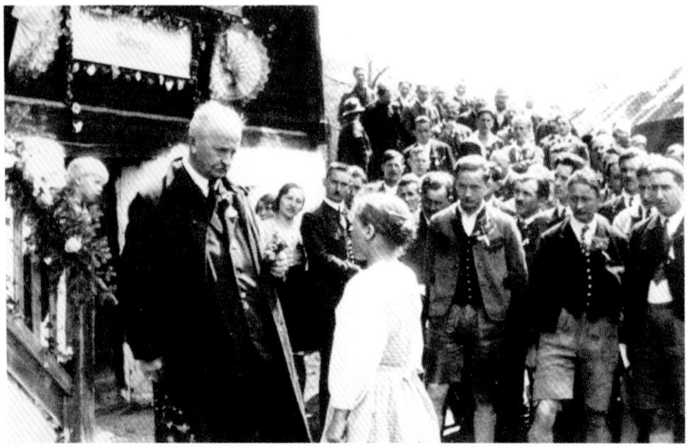

Am Neujahrstag 1930 brachte die *Wiener Zeitung* die Meldung, daß die Südmark in der Grenzgemeinde Rothwein bei Eibiswald einen 40 Joch großen Besitz erworben und im Laufe des Jahres 1929 in einen mustergültigen Zustand versetzt habe. Neben einer Hans-Kloepfer-Schule für die Jugend war hier auch eine Art Musterwirtschaft vorgesehen, die unterstützt vom Landes-Pflanzenbauinspektorat und dem Landestierzuchtamt neue, erfolgreichere Wirtschaftsmethoden propagieren sollte.

Am 1. Mai 1930 konnte bei strahlendem Wetter und unter den Melodien des Männergesangsvereins Eiche die neue Grenzlandschule von Rothwein[401] eröffnet werden, die Hans Kloepfer-Schule heißen sollte. Schon am Vorabend waren die Festgäste nach Eibiswald gekommen, am nächsten Morgen ging es zunächst in fünf Kraftwagen und dann zu Fuß über einen Höhenweg zur idyllisch gelegenen Schule. Kloepfer war mit der ganzen Familie zum Festakt angereist. Es herrschte Feiertagsstimmung, Kaiserwetter: Böllerschüsse, steirische Musik, die geschmückte Schule, die Begrüßung durch die Kinder in Dirndl und Lederhose, auch die Festgäste selbstverständlich in Tracht, Südmark-Prominenz beflügelt von dem Gefühl, eine gute Tat vollbracht zu haben. Zwischen Sonnenschein und nationalen Bekenntnissen ein glänzendes Fest: Zunächst ein deutsches Trutzlied aus den Kehlen des Männergesangvereins Eiche, dann Ansprachen, in denen geziemend von Heimat und Volk die Rede war, unterbrochen von diversen Aufführungen wie etwa dem altsteirischen Sprechspiel *Winter und Sommer* oder *Schneewittchen* in Reigenform. Der Bürgermeister dankte, selbstredend in bewegten Worten, der Pfarrer aus

St. Lorenzen vollzog die Weihe der Einrichtung. Zwischendurch wurde Kloepfer als Patron der Schule von den braven Kindern mit Liedern und Gedichtlein geehrt. Nach dem offiziellen Teil, der mit dem Dachstein- sowie dem Deutschlandlied abgeschlossen wurde, brachen zwei Riesen aus dem Wald hinter der Schule hervor, denn nach der Feier „wurde von Grazer Südmärkern auf dem Platze vor der benachbarten Scheune den Kindern und Erwachsenen im lebendigen Kasperltheater das Märchen vom tapferen Schneiderlein in ganz hervorragender Weise vorgeführt. Die Kinder schrieen vor Vergnügen, als aus dem Walde hinter der Schule die beiden Riesen hervorkamen, die dann durch die List des Schneiderleins besiegt werden; die Scheune war das Schloß, wo der König mit der Prinzessin wohnte. Auch die Erwachsenen werden schon lange nicht mehr so gelacht haben, wie bei dieser ausgezeichneten Vorstellung."[402] Als sie abends von Wies aus mit der GKB nach Graz dampften, waren die Südmärker, „eine Schar froher Menschen" um ein „schönes gemeinsames Ereignis" reicher und zurecht beglückt von dem gelungenen Kulturwerk. Bei der Feier anläßlich des 50jährigen Bestandes der Köflacher Südmark-Ortsgruppe wenige Wochen später war dann nicht nur von den mittlerweile über 5.000 Büchern der Südmark-Volksbücherei die Rede, sondern auch von der Festlichkeit in Rothwein und der Ehre für Hans Kloepfer. Man plauderte über die neuerliche Würdigung, die diesem auf Anregung des steirischen Kulturschutzbundes am 6. Mai zuteil geworden war, die silberne Medaille der Stadt Graz.[403] Gegen seine Wiederwahl zum Ortsgruppen-Obmann der Männergruppe gab es keinen Einwand, und sogar in der Frauengruppe hatte sich der Name Kloepfer etabliert –Tochter Wiki übernahm das Amt der Schriftführerin, Martha Kloepfer machte sich als Beirätin nützlich.[404]

Rothwein

Höhen, von Wäldern umschwiegen,
drüber die Sonne geht,
Höfe, in Einschicht verstiegen,
Ernten, vom Schnee überweht –,
Leben, aus Armut geboren,
trutzig und unverzagt,
halb an die Feinde verloren,
bis es sein Letztes gewagt –
Da, zu treuem Geleite
mitten in stürmender Zeit
traten euch Männer zur Seite,
die sich euch dienend geweiht.
Laßt eure Kinder euch sagen,
wie sich frauliches Mühn
Brücken in Herzen geschlagen,
daß sie in Märchen erblühn.
Laßt erst zu volleren Ähren
weithinaus reifen die Frucht,
laßt eure Herden sich mehren
unter der strengeren Zucht!
Dann, ihr im hintersten Thule,
seid ihr erst recht uns gesellt,
baut ihr auf Scholle und Schule
erst eine frohere Welt.
Dauernd der Heimat verbunden,
schaut ihr dann sinnend ins Land,
das euch nach währenden Wunden
endlich Genesung gesandt.

Gedichte, 1931

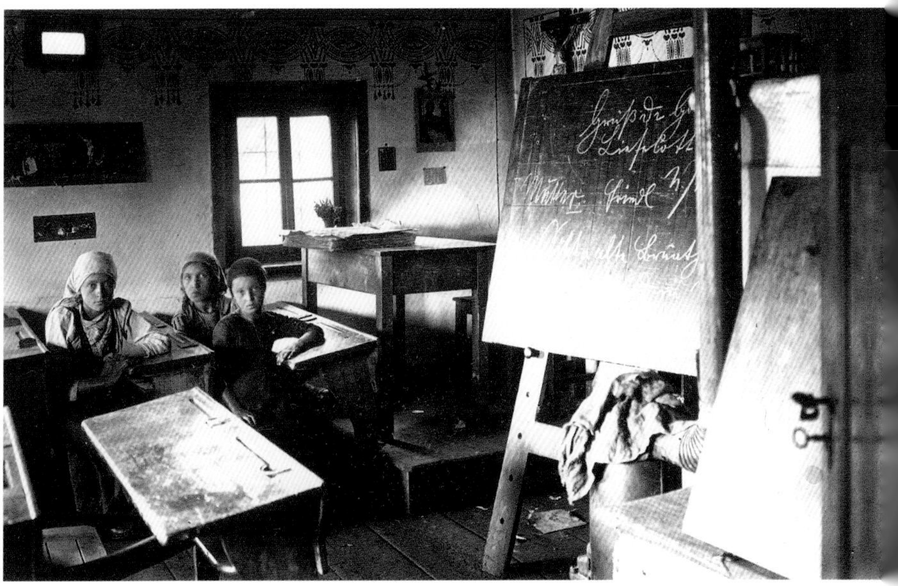

Abb. 299: Farbstudenten aus Graz und Wien helfen bei der Anlage eines dringend benötigten Güterwegs im Grenzgebiet nahe Rothwein.

Abb. 300: Auffahrt mit dem Kaleschwagen, der Herr neben Kloepfer konnte bisher nicht identifiziert werden.

Abb. 301: Ein Mädchen dankt Hans Kloepfer vor der Rothweinschule.

Abb. 302: Im Klassenzimmer der Grenzlandschule von Rothwein.

Vierzeiler

Je höcha die Olm,
desto frischa da Wind,
desto hella da Jauza,
und kloana die Sünd!

A Schlittn ohne Gläut
und a Hengst, der net schreit,
und koa Deandl aufglodn,
is a lonkwalas fodn.

Wann ma wußt, wias oft kimmb,
hiat ma niemoln a Gfrett,
gangs oan leichter oft aus,
– oda do wieda net –?

Neue Gedichte
in steirischer Mundart, 1935

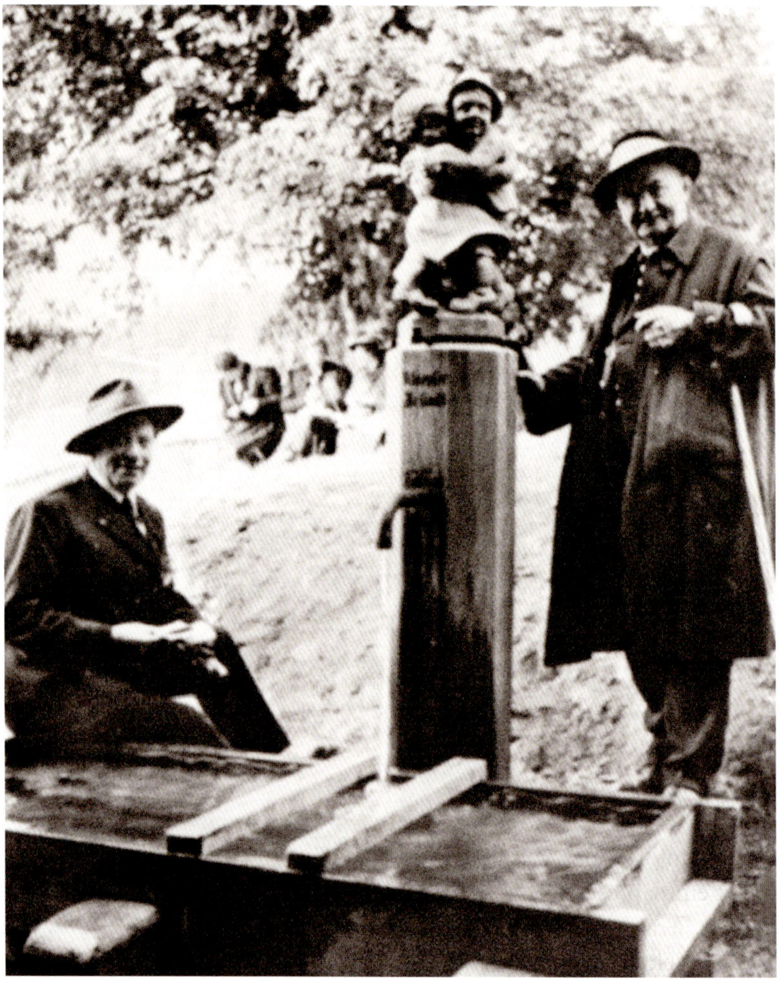

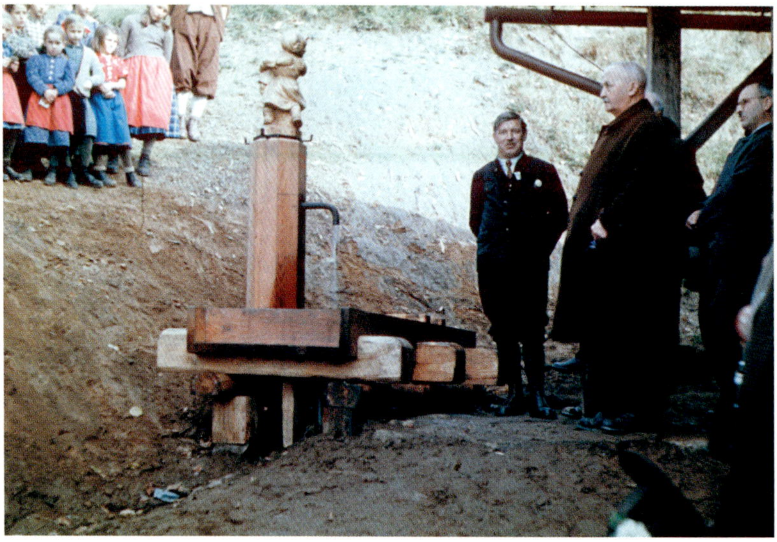

Abb. 303 und 304: Hans Kloepfer mit dem Bildhauer Wilhelm Gösser am 17. Oktober 1937 bei der Einweihung des nach ihm benannten Bründls in Rothwein.

Abb. 304: Kloepfer mit Fritz Fuchs (links) bei der Enthüllung des Kloepferbründls in Rothwein.

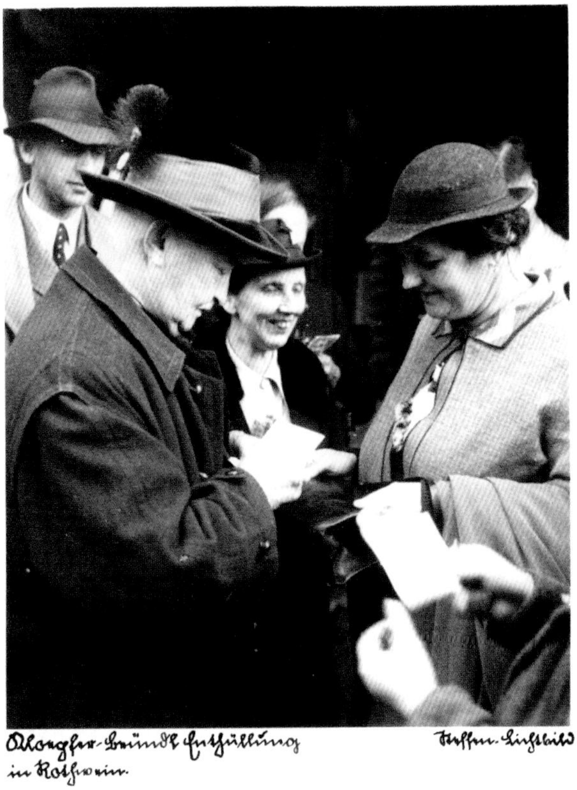

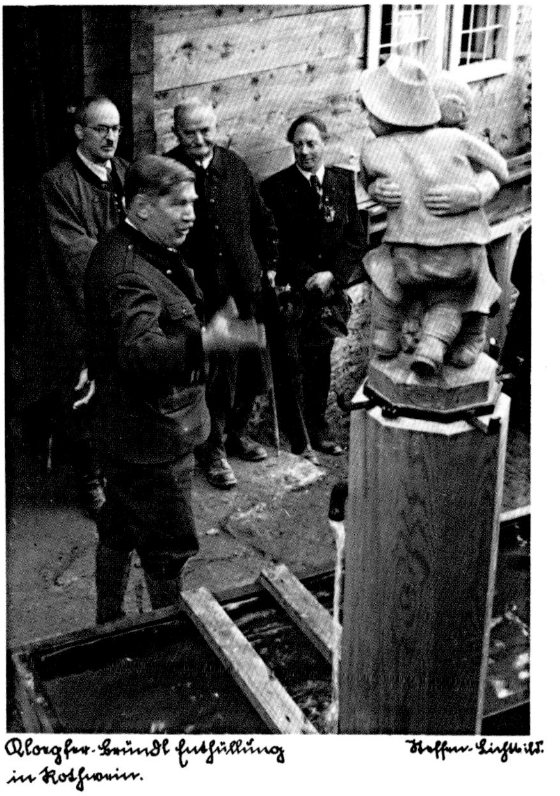

Abb. 305: Kloepfer bei der Enthüllung des Kloepferbründls in Rothwein.

Abb. 306: Fritz Fuchs erläuterte am 17. Oktober 1937 das enthüllte Rothweiner Kloepferbründl. Rechts neben dem Dichter der Grazer Bildhauer Wilhelm Gösser, links der praktische Arzt Dr. Anton Unger aus Eibiswald, der als Obmann der Eibiswalder Südmark-Ortsgruppe enge Zusammenarbeit mit Kloepfer pflegte. Wie die *Weststeirische Rundschau* am 23. Oktober 1937 berichtete, wurde dem tanzenden Kinderpaar aus Lindenholz sogleich allgemeine Bewunderung zuteil.

Rothwein – das war ein Hort für mittellose Bergbauernkinder, die oft nicht einmal festes Schuhwerk hatten für den winterlichen Fußweg in die Schule. Jenseits aller politischen Hintergründe war diese Schule ein stolzes Hilfsprojekt, ein gelungener karitativer Akt, damit die Kinder aus den abseits gelegenen Keuschen nicht zerlumpt und halbverfroren, oft barfuß auf Reif und Neuschnee, in stundenferne Schulen laufen mußten. Jahrelang unterstützte Kloepfer diese Schule als Pate, schickte zu Weihnachten Pakete mit Schuhen und Kleidung und war bestrebt, der bittersten Armut aus eigenen Mitteln abzuhelfen. Am 21. Dezember 1932 hieß es etwa „Für Rothwein habe ich nach Kräften gesorgt und denke immer in herzlicher Liebe an die Kinder und ihre prachtvolle Lehrerin.[405] Die Kinder wachsen heran, und da ist es schon nötig, beim Schulleiter „um die Schuhnummern der 6–8 Kinder“[406] nachzufragen, wenn das Schuhwerk auch wirklich passen soll, das zu Weihnachten für Rothwein bestimmt ist. Nach seinem 70. Geburtstag gingen etwa zwei Kisten mit gestifteter Ausstattung für die Rothweiner Kinder ab, wie Kloepfer stolz dem Eibiswalder Fritz Fuchs[407] berichtete.[408]

Und immer wieder gibt es Gelegenheit, die Kinder in ihrem Thule zu besuchen, etwa zu der Schulweihe am 22. September 1935: „... aber das weitaus Schönste war doch die Schulfeier, die mir im tiefsten Sinne des

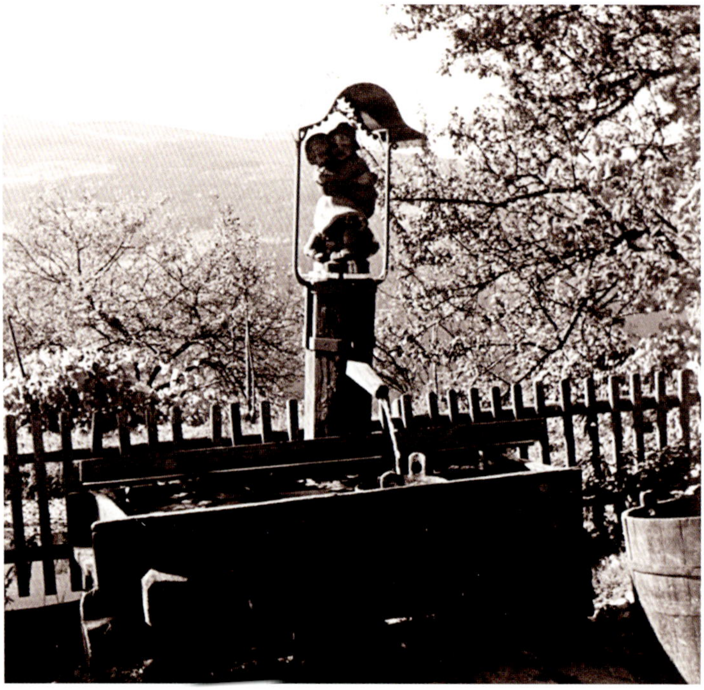

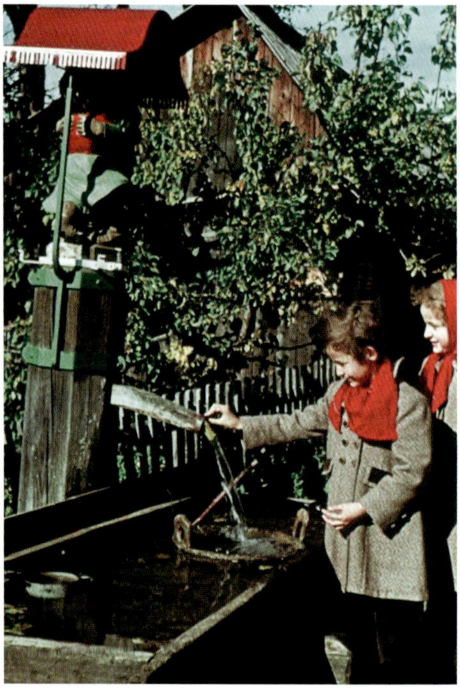

Abb. 307: Das Kloepferbründl wurde in den 1950er Jahren vor der Schule aufgestellt, von wo sich eine schöne Aussicht bot.

Abb. 308: Kinder erfreuen sich an dem Kloepferbründl, ungefähr 1960er Jahre. Das tanzende Pärchen von Gösser ist zu diesem Zeitpunkt bereits polychromiert und zum Schutz vor der Witterung mit einem Blechdach versehen. In den 1970er Jahren konnte man das Bründl noch sehen, dann wurde Gössers tanzendes Pärchen von unbekannter Hand demontiert und abtransportiert. Seitdem gilt es als verschollen.

Wortes unvergeßlich bleibt. Und wenn all die Kinder, die so vertrauensvoll und gespannt und viele schon mit den Linien eines harten Schicksals in den blassen Zügen, zu mir aufsahen, von der Stunde auch einen leiblichen Nutzen geniessen, so ists mir eine doppelte Freude gewesen."[409]

Gewiß ist es eine große Ehre, daß in weißen Lettern und weithin sichtbar der Name Dr. Hans Kloepfer-Volksschule auf dem steirischen Blockhaus leuchtet, um so erstaunlicher die Worte, die Kloepfer 1942 an Fritz Fuchs richtet. Er bittet ihn in einem geplanten Artikel für die Tagespost nicht von der Hans Kloepfer-Schule, sondern nur von der Rothweinschule des Deutschen Schulvereins zu sprechen, das Mißverhältnis zwischen seinen bescheidenen Versuchen und deren ständiger Anpreisung in der Presse habe ihn schon ganz nervös und unwillig gemacht.[410]

Tanz auf dem Vulkan

Zu Beginn der 1930er Jahre ging Kloepfer seinem Mittsechziger zu, im Diktum vom Mann in den besten Jahren lag schon einen gehöriger Schuß an Euphemie. Die Kinder waren längst erwachsen, die ärztliche Karriere strebte ihrer Vollendung zu, der einst resche Bursch war zu einem behäbigen Bürger geworden, volkstümlich und angesehen in allen Kreisen, aber zuweilen müde und von der Gicht geplagt.

In der Bahnhofstraße war immer noch viel Treiben, ein Kommen und Gehen, aber den häuslichen Takt schlugen mehr und mehr die längst erwachsenen Kinder. Ob man den alten Herrn alles wissen lassen sollte, was sich da draußen in Köflach und zwischen Graz und Berlin abspielte, was man ersehnte und vorantrieb in jugendlichem Ungestüm?

Was sich da auf den Gassen und Plätzen zusammenbraute, konnte einem honorigen Herrn doch nicht gefallen, Aufruhr, Raufhändel, gesprengte Telefonzellen, blutige Zusammenstöße. Vorbeigehen konnte er daran nicht – im *Voitsberg-Köflacher Wochenblatt* stand es, die Patienten erzählten es und auch bei den Freunden war es Tagesgespräch. Das Köflach der Dreißigerjahre war ein heißes Pflaster: Die Kombattanten trugen das Hakenkreuz im Banner oder das Krukenkreuz oder den Sowjetstern. Letztere hatte der leere Magen getrieben, am 8. Juni 1932 vom Köflacher Hauptplatz aus einen Hungermarsch nach Graz anzutreten, die ungefähr 50 Mann besannen sich aber schon in Voitsberg eines Besseren. Hinter den Vorhängen der Köflacher Bürgerhäuser sah man mit Unmut auf diese kommunistischen Umstürzler.

Zu Beginn der 1930er Jahre standen sich Sozialdemokraten und Bürgerliche unversöhnlich gegenüber, die Zwietracht machte sich in Protestversammlungen, Unruhen und Feindseligkeiten Luft, die selbst die herbeigerufenen Gendarmerieabteilungen nicht zu verhindern wußten. Aus nächster Nähe sah Kloepfer die Gewalt in den Straßen, hörte den Stiefelschritt der ausrückenden Reichswehr. Nach Hitlers Machtergreifung in

Der Werksarzt

Ich leb inmitten jener Welt voll Brausen,
wo zitternd dröhnt der Zentnerhämmer Schlag
und ruhelos des Treibwerks Hebel sausen
für eures Lebens ewgen Sonnentag.

Und die ihn schaffen, geh ich durch die Reihen,
sie grüßen wie in scheuer Zärtlichkeit,
als wüßten sie's, welch stille schwere Weihen
mein Leben trägt von ihrem großen Leid.

Vor ihren Wunden knie ich in den Schächten,
wenn Todesnot in ihren Augen steht,
an ihrem Lager wach ich in den Nächten,
wenn still ein Vaterherz zur Ruhe geht.

Und wenn aus eurer Kinder Augensternen
euch Gottes lichter Himmel fröhlich lacht,
ein langer Blick nach nie erreichten Fernen
ist meiner Kleinen ganze Zaubermacht.

Und wenn sie starben in der kahlen Stube
– ein Singvöglein, das müd vom Sprossen fiel –:
ein Bettlein leer, mit einer schmalen Grube,
und war doch einer Mutter liebstes Ziel.

Die Alten treibt die harte Not aufs neue
in eurer Frone wohlbewachte Hut,
ihr nehmts gedankenlos als Hundetreue
und seht nicht den gedeckten Blick der Wut.

Nehmt euch in acht! Zunächst an ihrem Herzen,
hör ich zunächst auch seinen wilden Schlag,
ich kenn die heiße Spannkraft ihrer Schmerzen,
nehmt euch in acht! Denn kommen wird der Tag,

da fährt ein nackter Arm euch an die Kehle
und reißt euch taumeln aus der Sonnenpracht,
dann gnad ein Herrgott eurer armen Seele,
– wenn ihr ihn glaubt – gleichviel: Nehmt euch in acht!

Alpenländische Monatshefte, 1928/29

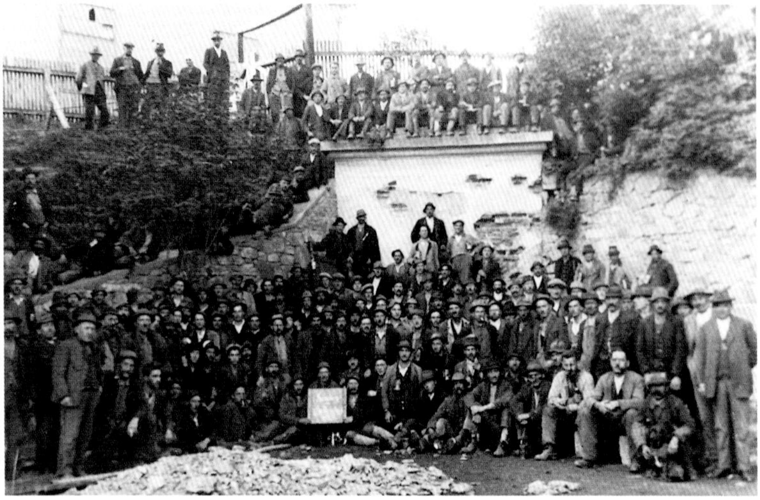

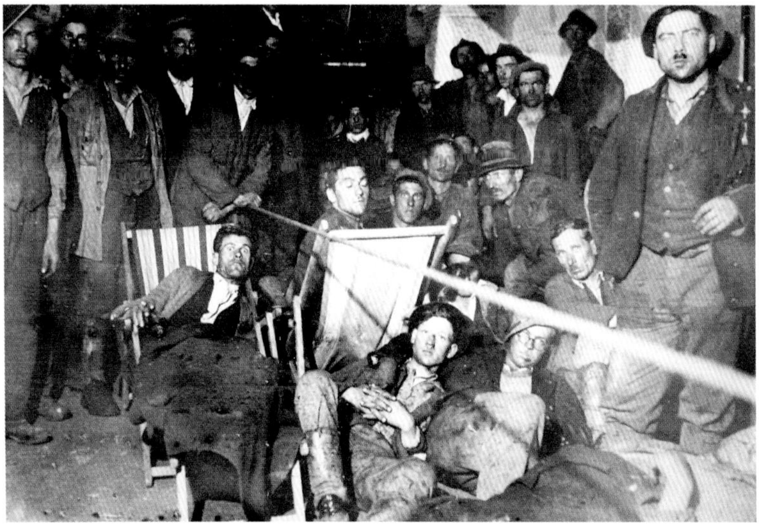

Abb. 309–312: Der große Bergarbeiterstreik im Köflacher Revier 1933: Während die Männer wochenlang unter Tag ausharrten, warteten die Frauen geduldig vor den Mundlöchern der Stollen.

Deutschland brannten radikale Turner und Nationalsozialisten Hakenkreuzfeuer ab, am Zigöllerkogel gleich hinter Kloepfers Haus und am Pichlingerkogel, unter Beteiligung von bis zu 1.500 Personen.

Neben dem Bürgerkrieg des Februar 1934 ist den Köflachern vor allem der Streik der Bergleute im Gedächtnis geblieben, der im September 1933 praktisch alle Gruben des Reviers lahmlegte. Die streikenden Männer wandten sich gegen Lohnkürzungen und die Folgen der immer bedrohlicheren Arbeitslosigkeit und verlangten die Sicherung der Arbeitsplätze. Ganze drei Wochen harrten sie ab dem 8. September unter der Erde aus, um ihren Forderungen Nachdruck zu verleihen. Die schon verbotene, nach der Machtübernahme in Deutschland jedoch selbstbewußte NSDAP[411] wußte den Arbeitskampf für ihre Ziele zu nützen und die Arbeiter auf ihre Seite zu ziehen. Die NS-Gauleitung befahl ihren Getreuen, die Versorgung der Bergarbeiter zu übernehmen. Ungefähr ein Dutzend Sammler trugen daraufhin Berge von Brot, Schinken, Butter, Käse, Wurst oder Speck zusammen und kochten für die Streikenden hunderte Liter von Beuschel oder Flecksuppe.[412] Die Übergabe der Nahrungsmittel gestaltete sich jedoch als schwierig, da „organisierte Arbeiter", also sozialistische Kräfte die Versorgung durch die Nationalsozialisten unterbinden wollten. So kam es an den Mundlöchern der bestreikten Stollen zu Rangeleien. Volles Verständnis und bestmögliche Unterstützung fand der Arbeitskampf dagegen bei den Köflachern im Ort. Die bürgerlichen Geschäftsleute und Gastwirte, nicht selten Sympathisanten der aufstrebenden NS-Bewegung, solidarisierten sich mit den Arbeitern, und versorgten sie mit Lebensmitteln und vorgekochten Speisen. Die Kinder der Streikenden wurden zu Mittagstischen geladen, die Mütter erhielten Lebensmittel. In Graz wurden Streikgelder gesammelt. „Es waren Studenten, die an belebten Plätzen in voller Wichs für die Grubensklaven Geld aufbrachten."[413] Es wäre

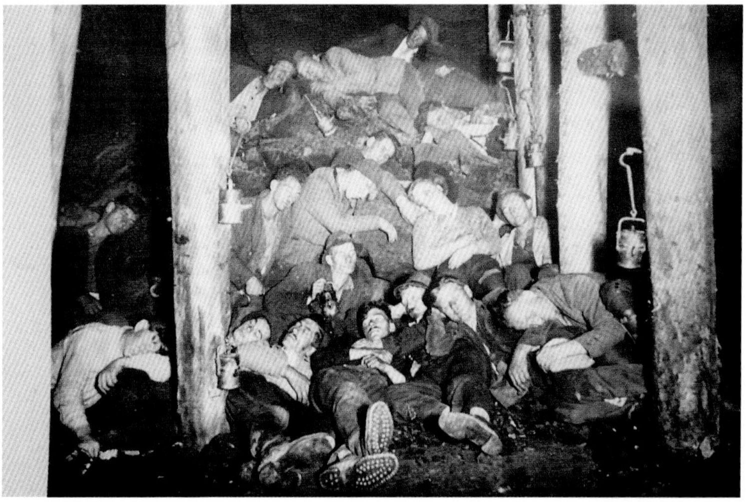

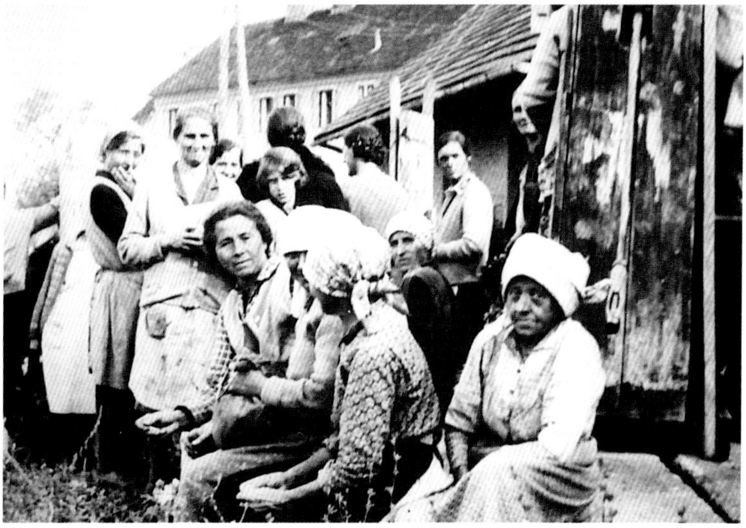

interessant zu wissen, welche Rolle dabei der damals 66jährige Kloepfer oder dessen Söhne spielten, zumal das günstig am Bahnhof gelegene Doktorhaus eine traditionelle Anlaufstelle für Grazer Farbstudenten war. Kloepfer soll sich auch bei der Ärztekammer, deren Mitglied er war, für die Unterstützung der Bergarbeiter eingesetzt haben.[414]

Von Kloepfers Haltung während des Streiks lesen wir in einem Bericht des Fotografen Max Koren: „Dr. Kloepfer setzte sich besonders für die Bergarbeiter in den Wochen des Streiks ein, obwohl er mit seiner Haltung als Angestellter der ÖAMG deutlich den Intentionen seiner Arbeitgeber widersprach. Durch den langen Aufenthalt in den Gruben wurden nämlich mehrere Arbeiter krank. Andererseits war niemand von ihnen gewillt, seinen ‚Kampfplatz' aufzugeben. Also stieg Dr. Kloepfer oft zu ihnen hinab und betreute sie. Nicht nur medizinisch, sondern gleichermaßen moralisch, indem er mit ihnen längere Gespräche führte und ihnen Mut zusprach."[415] Eine jubelnde Menschenmenge begrüßte die Männer schließlich, als sie nach Beendigung des Streikes mit ihren Grubenlampen durch das flaggengeschmückte Köflach marschierten.[416]

Das denkwürdige Jahr 1934 nahm einen üblen Anfang. Zunächst wurden gleich alle 320 Arbeiter und Beamten der Glasfabrik entlassen, dazu kamen mehr als 300 Ausgesteuerte, die in ihren kalten Zimmern hungerten. Aus Salla meldete der Gendarmerieposten, daß die sonntäglichen Skifahrer Hakenkreuze verstreuten und immer wieder die Hakenkreuzfahne hißten. Dann krachte es auch schon – am 19. Jänner detonierte ein Böller neben dem Gemeindehaus, 50 splitternde Fensterscheiben kündigten den Bürgerkrieg an. Am 11. Februar krachte ein Sprengsatz bei der Gendarmeriekaserne, am 12. Februar eine Ammonitpatrone im Köflacher Ortskern, wie wohl von diesem Tag an auf Sprengstoffattentate die Todesstrafe stand. Der Schutzbund hatte sich mit einer MG-Stellung auf dem Zigöllerkogel postiert um den Zugang zum Gradnertal zu sperren, was im

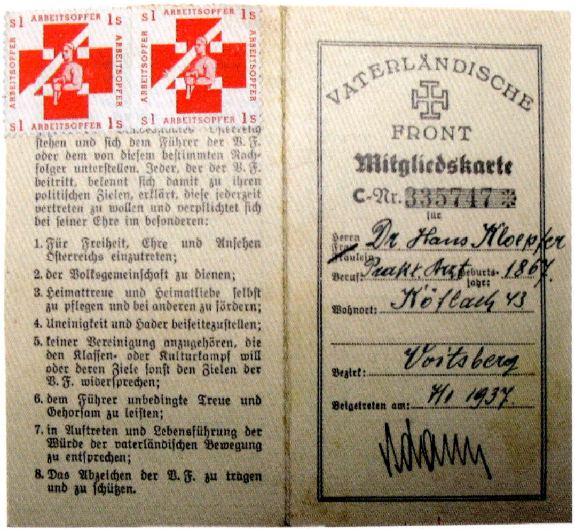

Abb. 313: Kloepfers Mitgliedskarte bei der Vaterländischen Front – eine Konzession an die politischen Verhältnisse im Ständestaat.

Kloepferhaus sicher nicht unbemerkt blieb. Ende Februar dann explodierten die Sprengsätze vor dem Haus des Apothekers Wölfler und beim Pfarrhof. In Piber wieder, wo die Sozialdemokraten mit den Nationalsozialisten sympathisierten, wurde am Vorabend des Geburtstages Hitlers ein Hakenkreuzfeuer entzündet, was den dingfest gemachten Aktivisten vier Wochen Arrest eintrug. Auch auf dem Zigöllerkogel wurde zu Ehren Hitlers ein Hakenkreuzfeuer abgebrannt. Am 16. Mai 1934 wieder provozierten die Nationalsozialisten die Gendarmerie, indem sie in Piber beim Begräbnis eines der Ihren Kränze mit Hakenkreuzschleifen niederlegten. Als die Gendarmen die Schleifen entfernen wollten, kam es zu einem Tumult, drei Hakenkreuzler wurden festgenommen. Staunend hörten die Köflacher dann vom Juliputsch der Nationalsozialisten und vom Tod des Kanzlers Dollfuß – in Köflach war alles ruhig geblieben.

Dann wieder, Anfang 1935, deckte die Gendarmerie einen Aktionsplan der Kommunisten auf, konnte aber trotzdem nicht verhindern, daß die Genossen Flugzettel mit der Parole „Kommunisten an die Front" verteilten und dazu rote Leinenwimpel mit dem Sowjetstern. In Gradenberg und Pichling verteilten Kommunisten zum Jahrestag des Februaraufstandes Flugzettel mit dem Sowjetstern. Am 28. April 1935 waren es die Kommunisten, die den Zigöllerkogel gebucht hatten und da ein Feuer abbrannten – in Form eines weithin leuchtenden Hammer und Sichel-Symbols. Ein paar Tage später flatterte vom Kamin der Glasfabrik eine vier Meter lange rote Fahne, mit Sowjetstern sowie Hammer und Sichel. Im Juli 1935 erinnerten sich die Nationalsozialisten ihres gescheiterten Staatsstreiches und legten beim Köflacher Kriegerdenkmal und bei diversen Bildstöcken für ihre dabei umgekommenen Kameraden Eichenkränze nieder, auch in Pichling wurde bei der Rösselkapelle ein Eichenkranz deponiert, dessen Aufschrift lautete: „Deutsches Volk, die Opfer mahnen".

Am 9. Februar 1936 war in Köflach der Holzsarg Tagesgespräch, den vermutlich Hakenkreuzler am Gebäude der Vaterländischen Front und des Österreichischen Heimatschutzes aufgehängt hatten. Auch vor der Gemeindekanzlei in Pichling mahnte eine hölzerne Totenkiste. Selbst im frommen Maria Lankowitz wurden in der Nacht zum 10. Mai Häuser beschmiert, jedoch waren das Ziel diesmal die Wohnungen ortsbekannter Nationalsozialisten. Die Kampfparolen lauteten „Heil Starhemberg" und „V. F. regiere – Nazi krepiere".

OSTERNACHT

A Weinrebmfeuer in Sulmtol – so rein
und so hoach kann net leicht wo a Frohfeuer sein;
und wanns von die Pöller so umadum krocht,
und weitum das Jauzn in die kuhlschwarzi Nocht –
Da woaß i ma heut no nix, wos mi so gfreut,
und so sitz i am Kogl und schau in die Weit,
wia, völli scha inta da Prentlolm hint,
noch an oanletzis Feuerl ban Winklmoar brinnt.
Und gedenk Imeroani, döi lüfti und jung
vorzeitn mit mir übers Feuerl is gsprung;
und wachl no oamol hellauf mitn Huat
inta d' schneeweißn Aschn die brinnroati Gluat.
Und woart in da Still und schau obi auf d' Welt,
bis bold nochn Grabwern si's Roatkröpferl meld't
und die Sunn aufakimmb und i's froh han dafoahrn,
daß no ollimol wieda Oastersunnta is woarn!

Neue Gedichte in steirischer Mundart, 1935

Menschenleben waren bei diesen Vorfällen in Köflach und dessen Umgebung nicht zu beklagen. In der Bezirkshauptstadt Voitsberg ging's da schon eher zur Sache, die symbolischen Akte sprachen eine klare Sprache – da wurden Hakenkreuzfeuer entflammt, wie etwa am 18. Jänner 1934, Sprengsätze gezündet, wie am 25. Jänner 1934 beim Besuch des Landeshauptmannes Anton Rintelen im Schloßpark und am 28. Jänner beim Bezirksgericht. Ein den Nationalsozialisten verhaßtes Symbol des Ständestaates war die Gendarmeriekaserne, vor der am 14. April 1934 ein Sprengkörper detonierte. Den Jahrestag des Juliputsches beging die Vaterländische Front mit einer Trauerfeier für Engelbert Dollfuß. Die illegalen Hakenkreuzler störten den Akt, indem sie auf der Ruine Obervoitsberg drei Sprengladungen hochgehen ließen. Die Steintrümmer sollen bis ins Zentrum geflogen sein.

Zum Glück gab es auch ein Leben jenseits der Politik – die Literatur, die Familie, die Giengener. Im Dezember 1930 flatterte der obligate Weihnachtsbrief der Verwandtschaft nach Giengen an der Brenz. Simon und Agnes Schnapper erfuhren von Kloepfers Alltag, von seiner Zufriedenheit mit der ausgedehnten Kassenpraxis, der er trotz seines Alters wie vor dreißig Jahren nachkomme. Wie bei Korrespondenz im Verwandtenkreis verständlich, wurde nur Kleidsames gemeldet, Unliebsames dagegen verschwiegen: „Nur das hastende Tempo dürfte manchmal etwas gemäßigter sein; doch bin ich immer wieder heimlich froh, wenn ich merke, daß ich den oft schweren Aufgaben meiner ärztlichen Kunst noch vollauf gewachsen bin."[417] Mit durchschnittlich 30–40 Patienten in der Vormittagsordination und 10–15 Nachmittagsvisiten komme er ganz munter zu Rande. Dann war die Rede von Martha, die gelegentlich recht unangenehme Herzbeschwerden habe, von Tochter Wiki, die ihren Weg als Lehrerin gehe, von Sohn Hans, der als Professor in Graz wirke und schließlich Thomas, der sich „als Mediziner im ersten Semester redlich und mit frohen Unterbrechungen bemüht, sich fürs väterliche Erbe als Arzt vorzubereiten".[418] Kloepfer übte sich in Optimismus: „Wenn ichs erleben sollte, hoff ich in drei bis vier Jahren auf eine grundlegende Besserung der ganzen Weltlage und vor allem für unser liebes deutsches Volk hüben und drüben".

Von neuen Werken ist dagegen nicht die Rede, wiewohl die Idyllen und Geschichten des *Steirischen Bilderbuches* soeben Kloepfers kommerziell wohl erfolgreichstes Jahrzehnt eröffnet hatten. Wieder stand die Sammlung unter der Ägide des Vereins für Heimatschutz in Steiermark, in bewährter Weise waren es Themen der Heimat und der Kindheit, dazu

Abb. 314: Eine eigentümliche Autogrammkarte als Spiegel des wachsenden Ruhms. „Zur freundlichen Erinnerung an meinen Vortrag im Radio Wien mit freundlichen Grüßen Dr. Hans Kloepfer Köflach, Allerseelentag 932".

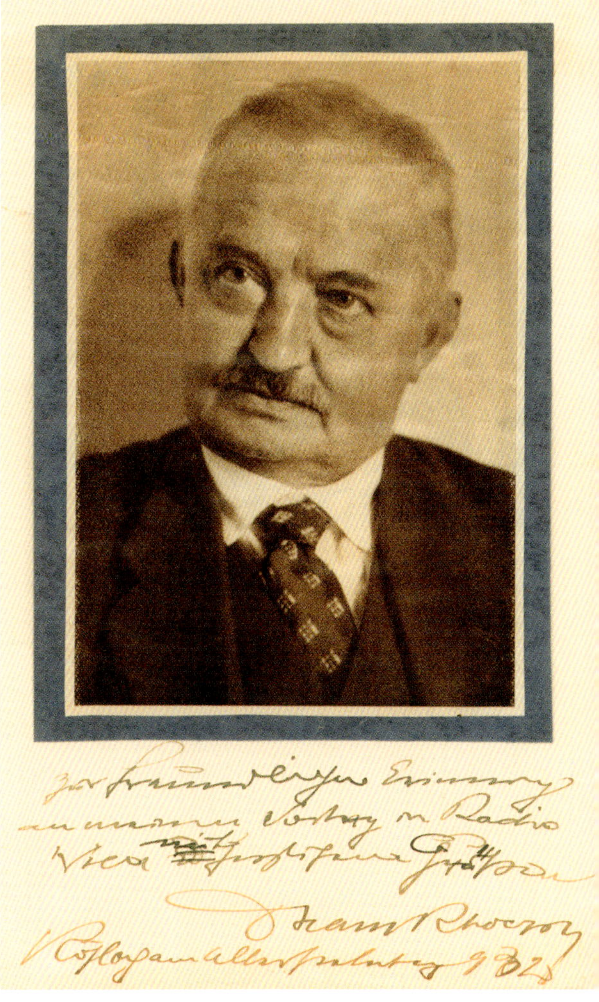

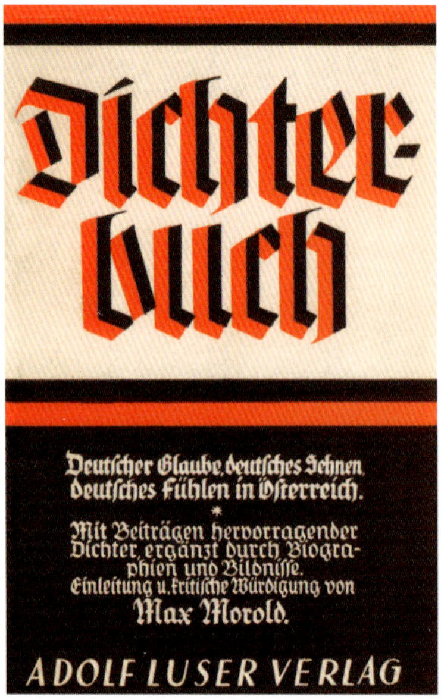

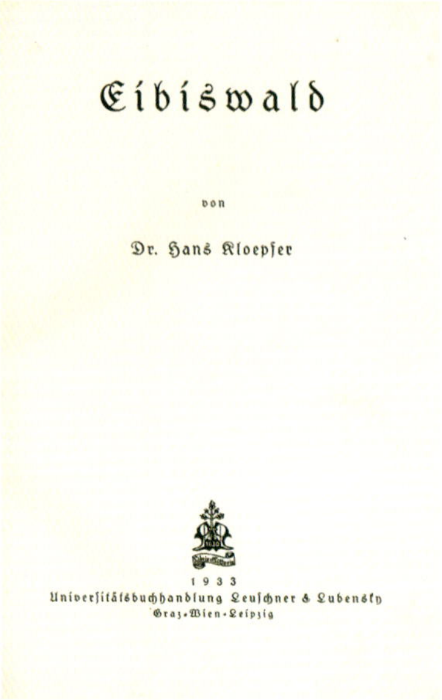

Abb. 315: Umschlag des *Dichterbuches*, herausgegeben von Max Morold, 1933.

Abb. 316: Titelblatt zu Kloepfers 1933 erschienener Monographie über Eibiswald.

Schilderungen aus der Welt des Arztes: Im *Bergmannstod* etwa ein Unglück im Stollen, in der anrührenden Erzählung *Hoam* ein Diphteriefall im Armenviertel oder im *Konsilium*[419] die Welt der Heilkunde, wie sie sich in der Rauchstube eines Almbauern zwischen der heilkundigen Frau Kirlin und dem schweigend dabeisitzenden Vertreter der Hochschulmedizin ausspannte.

Mit steirischen Geschichten *Aus alter Zeit*, sechs eigenwilligen, durch ihren archaischen Duktus einigermaßen spröden Novellen setzte Kloepfer 1933 das erzählerische Werk fort. Von Adolf Lusers Verlag, in dem auch die Zeitschrift *Der getreue Eckart* erschien, wurden 1933 die Belegexemplare des *Dichterbuches – Deutscher Glaube, deutsches Sehnen und deutsches Fühlen in Österreich* zugestellt, herausgegeben von Max Morold. Kloepfer war in dem programmatischen Werk mit der kurzen Erzählung *Um die Weihnachtszeit* aus dem *Steirischen Bilderbuch* vertreten, ferner mit dem Mundartgedicht *Fruahjahr* und dem hochdeutschen Poem *Steirischer Herbst 1916*.

Im selben Jahr brachte sich Kloepfer bei seinen Eibiswaldern mit einer umfangreichen Ortsgeschichte in Erinnerung, die nach neun Jahren eingehender heimatkundlicher Forschung, „oft für lange Zeit unterbrochen von den ernsten Anforderungen meines Berufes“[420], gebunden vorlag. So ausladend hatte Kloepfer die Geschichte seines Geburtsortes erforscht, daß er 1928 Anton Mell gegenüber davon sprach, „den Darm auf mindestens zwei Drittel resezieren“[421] zu wollen. Nach den Jahren der Arbeit an dem „historischen Bandwurm“[422], den er vor dem Erscheinen „noch einer gründlichen Entfettungskur“ unterziehen“[423] wollte, gab es dann noch Sorgen mit den vom Verlag gewünschten Druckkostenzuschüssen. Die Finanzierung glückte schließlich

Abb. 317: Das Gasthaus Josef Gensinger am Kirchplatz von Eibiswald (mit 1926 vier Gästezimmern), bevorzugter Einkehrort Hans Kloepfers bei Besuchen in seiner Kinderheimat.

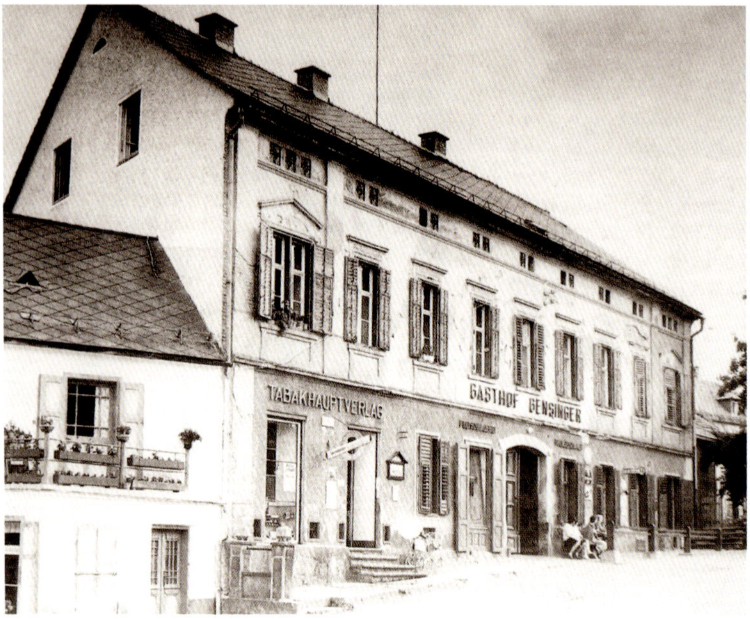

nach Veranstaltung einer Subskriptionsaktion, sowie mit Hilfe von Subventionen der Österreichisch-Alpinen Montangesellschaft, der Steiermärkischen Sparkasse in Graz und der Marktgemeinde Eibiswald.

Eibiswald – das war der südlichste Eckpunkt in Kloepfers topographischem Bezugsrahmen, das romantische Gegenstück zum lebenswirklichen Köflach und zum urbanen Geisteszentrum Graz; eine Heimat, „aller guten Geister voll", wie er 1942 dem Schulmeister Friedrich Fuchs[424] schrieb.

Auch für seine Wohngemeinde Köflach hatte Kloepfer eine Ortsgeschichte vorlegen wollen und um 1924 gar ein halbes Jahr damit zugebracht „aus Dechant Stampfers Geschichtswerk eine Ortsgeschichte für Köflach zurechtzuschneidern."[425] Zum Leidwesen der Köflacher hat er dieses Vorhaben nicht zu Ende geführt.

Im obligaten Weihnachtsbrief von 1934 deutete Martha ihrer Schwägerin Ricke in

LOB DES SCHILCHERS

Zwei würdige Männer gingen auf die Reise
zu Stammaregg, unweit von Eibiswald.
Sie waren beide abgeklärt und weise
und nur der eine sozusagen alt.
Man nannte sie als treue Ortsberater
den Heimatdichter und den Grenzlandvater.

Sie strebten in belehrenden Gesprächen
nach Schwaigers vielgepriesenem Weinberggut,
sie wollten nippen, doch beileib nicht zechen,
bedachtsam nur vom edlen Traubenblut.
Die Mienen wurden licht und immer lichter
dem Grenzlandvater und dem Heimatdichter.

Freund Schwaiger zog vom besten aus dem Keller
die liebe Hausfrau trug nach Kräften auf
und bald umwob ein Glorienschein, ein heller,
der beiden sonst so ernsten Lebenslauf.
Das schien fürwahr ein Trunk, ein delikater,
dem Heimatdichter und dem Grenzlandvater.

Die Zeit verging den beiden wie im Fluge,
dieweil die Gläser immer neu gefüllt,
und unerschöpflich quoll es aus dem Kruge,
was resch erschien, nun trank sichs himmelmild;
und weltvergessen soffen wie die Trichter
der Grenzlandvater und der Heimatdichter.

Die Scheidestunde schlug; vom Radlzuge
kam rund der Vollmond und das Abendrot,
dieweil der Wein dem hohen Geistesfluge
mit Stein und Wurzeln böse Schwankung bot.
Doch unentwegt bezwangen Zaun und Gatter
der Heimatdichter und der Grenzlandvater.

So zogen sie zuletzt auf krummen Wegen
beim Gensinger einträchtig wieder ein
und tranken dort noch zum Johannessegen
andächtiglich ein letztes Vierterl Wein.
Und siehe da: nie glänzten morgens lichter
der Grenzlandvater und der Heimatdichter!

Eibiswald, den 10. 2. 1940

Dr. Hans Kloepfer.

Abb. 318: Ein liebenswertes Zeugnis der Freundschaft zwischen Kloepfer und dem in Köflach geborenen, nunmehr in Eibiswald ansässigen Fritz Fuchs und gleichermaßen ein Dokument seiner lebenslangen Verbundenheit mit Eibiswald ist die nebenstehend wiedergegebene Abschrift des Kloepfergedichtes *Lob des Schilchers*, das sich auf eine feuchtfröhliche Zechtour am 9. Februar 1940 zum Aibler Weinberggut des Weinbauern Muchitsch-Schwaiger bezieht und das in der einschlägigen steirischen Literatur wohl nicht seinesgleichen hat.

Der hier erwähnte Reichsratsabgeordnete Alois Schwaiger hatte das Anwesen mit seiner Frau inne, starb aber 1918 kinderlos. Die Witwe übergab das Weingut an Alois Muchitsch aus Wies, der dem Dichterarzt gewogen war und schließlich dafür sorgte, daß Kloepfer alljährlich zu Weihnachten ein Fäßchen Schilcher aus Eibiswalder Gefilden erhielt. Laut einer Mitteilung von Herbert Blatnik wurde Ortsbauernführer Alois Muchitsch wie Fritz Fuchs nach dem Krieg verschleppt und ermordet.
Das erwähnte Weinberggut, der Weingarten der Familie „Schwoager", so bis heute der Hausname, befand sich auf dem Aibler Kogel im Westen von Eibiswald, die zugehörige Landwirtschaft befand sich in Stammeregg. Der „Gensinger" in der letzten Strophe bezieht sich auf das Gasthaus Gensinger am Kirchplatz, das Kloepfer bei seinen Besuchen in Eibiswald aufsuchte. Die zu Fuß zurückzulegende Entfernung betrug etwa fünf Kilometer.

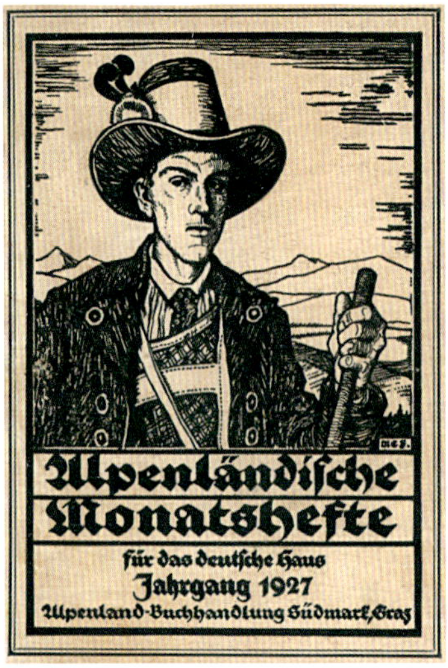

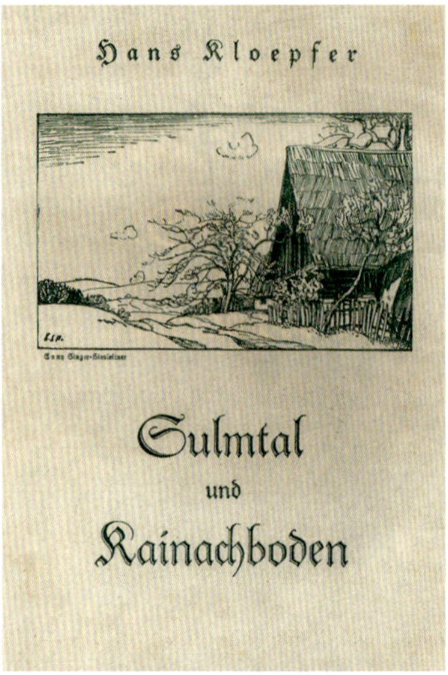

Abb. 319: Einband zu Kloepfers getreuer Stammpostille – *die Alpenländischen Monatshefte für das deutsche Haus.*

Abb. 320: Titelblatt zur Neuausgabe der Heimatbücher unter dem Titel *Sulmtal und Kainachboden*, Verlag der Alpenland-Buchhandlung Südmark, 1936.

Abb. 321: Joseph Papesch, Herausgeber der ersten Kloepfer-Gesamtausgabe.

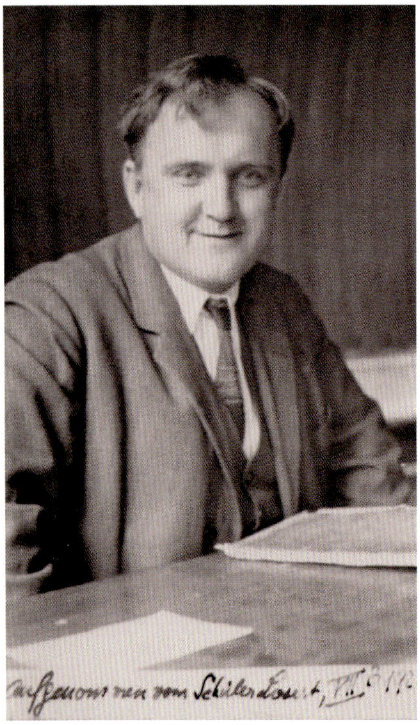

Giengen Sorgen an, die sie bedrückten und die wohl im Zusammenhang mit der politischen Lage nach dem Juliputsch in Österreich standen, der ja für die österreichischen Nationalsozialisten fatale Folgen hatte. Da hieß es: „Von den Kindern gleicht ihm“ – gemeint ist Johannes Kloepfer – „Wiki am meisten; sie hat die gleichen blauen Augen, die im gerechten Zorn wahre Blitze senden. (Leider haben wir dazu reichlich Grund!) Hans hat viel von meinem Vater, aber auch viel schwäbische Dichterbegabung; er ist nur jetzt sehr ernst und hats nicht leicht. Thomas ähnelt sehr meiner Mutter, hat ein sehr bewegliches Wesen und sehr viel Sinn fürs Lustige. Er tut schon manchmal ein wenig ärztlich mit dem Vater mit.“[426] Auch von einer elenden Verleumdung war die Rede,[427] die es um Sohn Hans Georg gegeben hätte. Wir dürfen wohl vermuten, daß es politische Wogen waren, die da an den Köflacher Strand schlugen. Das Kloepfers Söhne mit der NS-Bewegung sympathisierten und auch vor illegalem Treiben nicht zurückschreckten, das konnte der Obrigkeit nicht verborgen bleiben. Vater Kloepfer dagegen kümmert sich eher seinen wachsenden Dichterruhm und um die Sorgen mit den Verlagen.

Mit dem bisherigen Verlag Leuschner & Lubensky gab es keinen Grund zu Unzufriedenheit. Zu dem verstorbenen Verleger Krakowitzer pflegte er ein vertrauensvolles Verhältnis, verbindliche Vereinbarungen wurden mit einfachem Händedruck zwischen Tür und Angel besiegelt. So scheute sich Kloepfer davor, dem langjährigen Verlag untreu zu werden, als andere Verlage die Hand nach ihm austreckten. Da war etwa Albert Langen, der sich erfolgreich um einen Sammelband bemühte – 1935 erschien in diesem Verlag der Titel *Was mir die Heimat gab*. Mit einem großzügigen Angebot lockte auch die Alpenland-Buchhandlung, die eine fünfbändige Ausgabe seiner bisherigen Werke in Aussicht stellte. Aber wie sollte man mit Leuschner & Lubensky verfahren? Kloepfer fühlte sich nicht ganz wohl dabei, als er von dem Verlag ultimativ die Neuauflage seiner vergriffenen *Hochdeutschen Gedichte* verlangte, und in einer Auflage von 1000 Stück und innerhalb eines halben Jahres auch noch die Neuausgabe der Bände *Aus dem Sulmtale* und *Vom Kainachboden.* Das war denn doch zu viel, Leuschner & Lubensky verabschiedete sich 1935 noch mit einer Kollektion aus seinem wohl stärksten Metier,[428] den *Neuen Gedichten in steirischer Mundart*, darin die ärztlich verbrämten Gedichte *Das Stoanoas*[429] oder *Milchdiät*, aber dann ließ man den Köflacher ziehen. Schon im Folgejahr 1936 erschien im Verlag der Alpenland-Buchhandlung der erste Band der fünfbändigen Werkausgabe.[430]

Spiritus rector dieser ersten und wichtigen Kloepferkollektion war der Mittelschulprofessor und nachmals hochrangige NS-Kulturfunktionär Josef Papesch, ein Kloepferenthusiast der ersten Stunde, der schon als Herausgeber der bis 1935 erschienenen *Alpenländischen Monatshefte* regelmäßig Kloepfer-Werke vorgestellt hatte. Für Unmut sorgte, daß Papesch in seiner Kloepferverehrung mitunter übers Ziel hinausschoß. Von dem Steirer herausgefordert fühlte sich etwa der Wiener Dichter Josef Weinheber. Papesch hatte sich im 1936 verlegten Prinz Eugen-Jahrbuch des Volksbundes für das Deutschtum im Ausland zu der Behauptung verstiegen, daß Kloepfer „alles, was Österreich heute dichterisch leistet überragt, und wenn wir überhaupt nur einen nennen dürften, so nähmen wir ihn."[431] Das war wohl schon Getrommel für die bevorstehende Kloepferausgabe, der Wiener aber schäumte und schrieb sich seinen Ärger in einem geharnischten Brief an den Verlag *Grenze und Ausland* von der Seele. Am Kloepferhöhenflug konnte das nichts ändern.

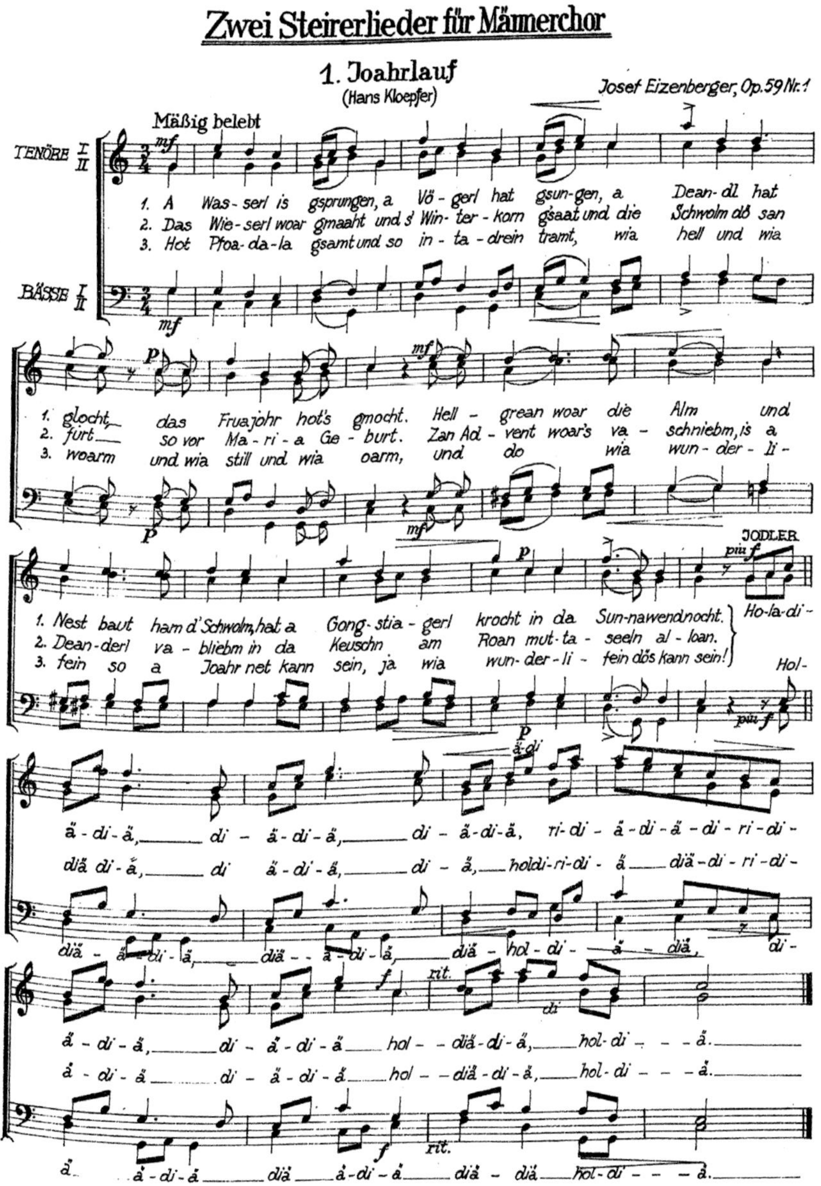

Abb. 322: Josef Eizenberger, Opus 59, Nr. 1: *Joahrlauf* (mäßig belebt). Josef Eizenberger vertonte zwei Kloepfergedichte, die als *Zwei Steirerlieder für Männerchor* im Eigenverlag gedruckt und bei Max Pock am Grazer Hauptplatz vertrieben wurden.

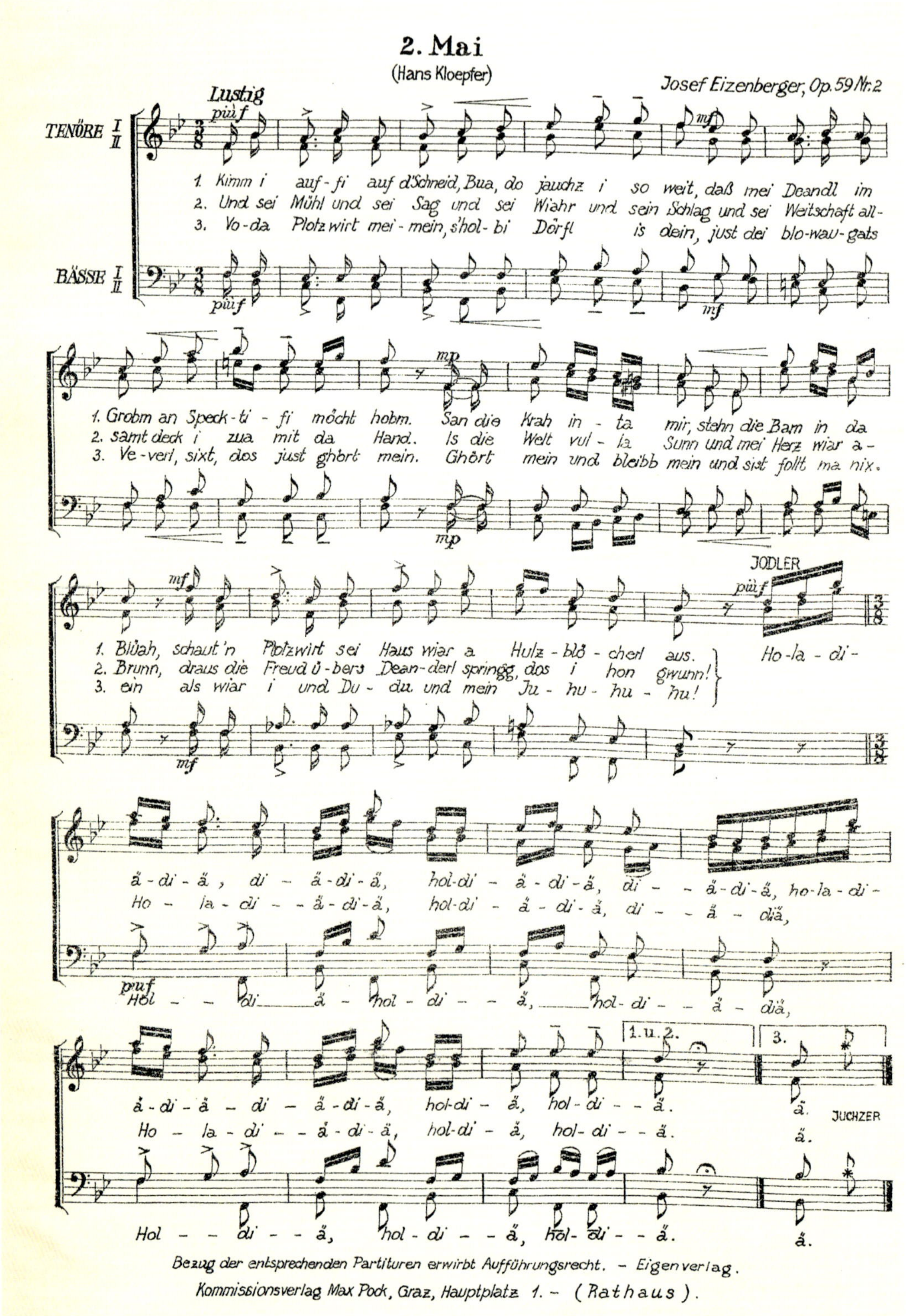
2. Mai
(Hans Kloepfer)
Josef Eizenberger, Op. 59 Nr. 2
Lustig
TENÖRE I II
BÄSSE I II
1. Kimm i auf-fi auf d'Schneid, Bua, do jauchz i so weit, daß mei Deandl im
2. Und sei Mühl und sei Sag und sei Wiahr und sein Schlag und sei Weitschaft all-
3. Vo-da Plotzwirt mei-mein, s'hol-bi Dörfl is dein, just dei blo-wau-gats
1. Grobm an Speck-ti-fi möcht hobm. San die Krah in-ta mir, stehn die Bam in da
2. samt deck i zua mit da Hand. Is die Welt vul-la Sunn und mei Herz wiar a-
3. Ve-verl, sixt, dos just ghört mein. Ghört mein und bleibb mein und sixt follt ma nix.
1. Blüah, schaut'n Plotzwirt sei Haus wiar a Hulz-blö-cherl aus.
2. Brunn, draus die Freud übers Dean-derl springg, dos i hon gwunn!
3. ein als wiar i und Du-du und mein Ju-hu-hu-hu!
JODLER
Ho-la-di-
ä-di-ä, di-ä-di-ä, hol-di-ä-di-ä, di-ä-di-ä, ho-la-di-
Ho-la-di-ä-di-ä, hol-di-ä-di-ä, di-ä-diä,
Hol-di-ä-hol-di-ä, hol-di-ä-diä,
ä-di-ä-di-ä-di-ä, hol-di-ä, hol-di-ä. ä.
Ho-la-di-ä-di-ä, hol-di-ä, hol-di-ä. ä.
1. u. 2.
3.
JUCHZER
Hol-di-ä, hol-di-ä, hol-di-ä. ä.
Bezug der entsprechenden Partituren erwirbt Aufführungsrecht. – Eigenverlag.
Kommissionsverlag Max Pock, Graz, Hauptplatz 1. – (Rathaus).

Als erster Band der Gesamtausgabe von Papesch erschien 1936 das schon aus den *Alpenländischen Monatsheften* her bekannte Lebensbild *Aus dem Bilderbuch meines Lebens*, die Lebenschronik des fast Siebzigjährigen. Noch im selben Jahr 1936 folgten *Gesammelte Gedichte* und der Landschaftsband *Sulmtal und Kainachboden*, darin die frühen Heimatbücher sowie das *Steirische Bilderbuch*. Mit dieser Werkausgabe hatte sich Kloepfer endgültig einen festen Platz in der Welt der Literatur erobert. Im reichsdeutschen Rundfunk wurde er als „Führer der österreichischen Schriftsteller" gefeiert,[432] neben den üblichen Gemeinplätzen von der tiefen Liebe zu Heimat und Volk wurde dabei auch Kloepfers *Aus dem Bilderbuch meines Lebens* lobend hervorgehoben. Auch sonst war 1936 einiges los: Wilhelm Gösser, Professor an der Kunstgewerbeschule in Graz, schuf eine Kloepfer-Plakette, die in einem Kloepferiana-Schaufenster der Buchhandlung Moser in der Herrengasse zur Schau gestellt wurde. Dann erfuhr Kloepfer wieder, daß zwei seiner Gedichte, *Joahrlauf* und *Mai* von Josef Kainz für Klavier und Singstimme vertont wurden. Kainz verfaßte ferner eine Weise zu dem Kloepfergedicht *Weit her über die Au*. Es ist nicht ganz ersichtlich, welcher Zusammenhang mit den Liedern von Josef Eizenberger besteht, die unter gleichem Namen unter der Werkzählung Op. 59 Nr. 1 und Nr. 2 im Kommissionsverlag von Max Pock auf dem Grazer Hauptplatz verkauft wurden.

Ein andermal wieder flatterte die Einladung zu einem Steirischen Heimatabend in der Wiener Urania ins Haus, wo Kloepfer am 17. April 1936 die ergreifende Erzählung *Hoam* vorlas, ehe er die mittlerweile fast schon klassischen Kloepfergedichte *Joahrlauf*, *Bauernhausen* oder *Bol' i n' Stodl deckt hon, rost i aus* zum Besten gab.

Abb. 323: Josef Eizenberger, Opus 59 Nr. 2: *Mai*.

Abb. 324: *Weit her über die Au* – ein von Walter Kainz vertontes und gesetztes Kloepfergedicht.

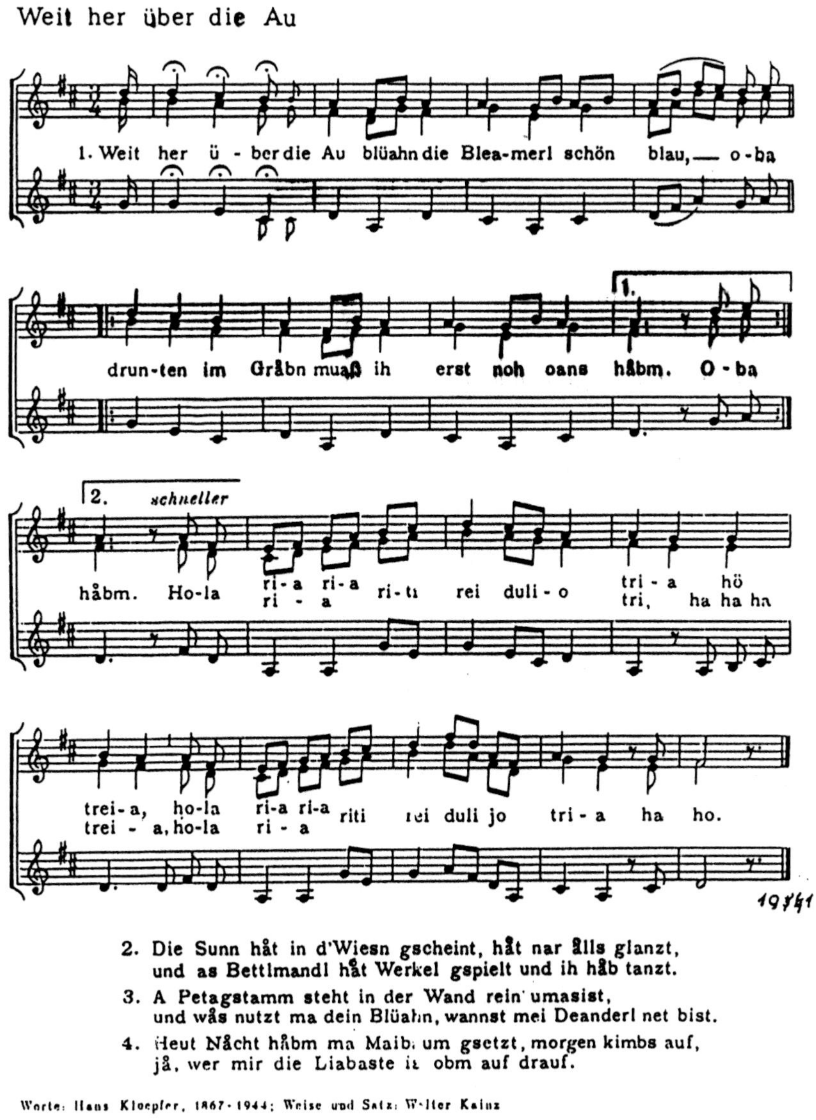

Am 14. Mai 1936 zeichnete die Grazer Karl-Franzens-Universität den Dichter gelegentlich der 350-Jahr-Feierlichkeiten der hohen Schule mit dem Ehrendoktorat für Philosophie aus.[433] Das Professorenkollegium der philosophischen Fakultät hatte Kloepfer vorgeschlagen. Der bedankte sich freundlich für das Diplom, „mit dem meine liebe, ehrende Hochschule mein bescheidenes Lebenswerk gekrönt hat. Und bewegten Herzens las ich das ergreifende und warmherzige Lob, das ein stiller Meister in so klassische Latinität gefügt. Der kann ich gottlob noch vom akademischen Gymnasium mit heimlichem Behagen folgen."[434] Eine Woche später stand wieder ein Kloepferabend in Voitsberg auf dem Programm, wohin die Grazer Urania das weststeirische Publikum am 20. Mai 1936 eingeladen hatte.

Nach dem vierten Band *Joahrlauf* und dem fünften Band *Steirische Geschichten* war die Werkausgabe 1937 komplett, der Festbeitrag zum bevorstehenden Siebziger unter Dach und Fach. Den Erzählungen aus früheren Ausgaben waren zwanzig neuere Geschichten für eine mittlerweile weit über die Steiermark hinausgewachsene Leserschaft beigestellt, darunter die aus dem Landarztdasein gespeisten *Fiat justitia!* und *Unfall* sowie die kleine, zunächst in Roseggers *Heimgarten*[435] veröffentlichte Phantasie *Als der Doktor gestorben war*. Der Reichsbund deutscher Mundartdichter ernannte den siebzigjährigen Poeta laureatus nun zum Ehrenmitglied, die reichsdeutsche Presse feierte den Österreicher als Künder der Ostmark, verglich ihn mit Theodor Fontane und Hermann Löns. Auf die reichsdeutsche Vereinnahmung konterte Bundespräsident Wilhelm Miklas auf Antrag des Landeshauptmannes Dr. Karl Maria Stepan mit der Verleihung des Ritterkreuzes erster Klasse des österreichischen Verdienstordens. Der Ständestaat rollte dem Dichter den roten Teppich aus, was konnte Kloepfer Besseres geschehen!

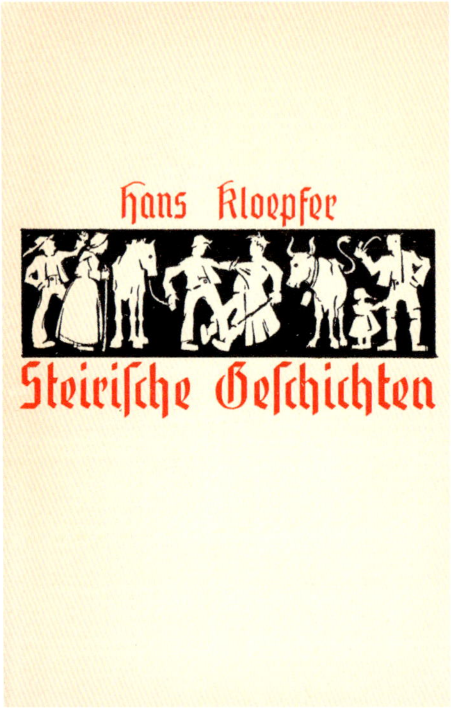

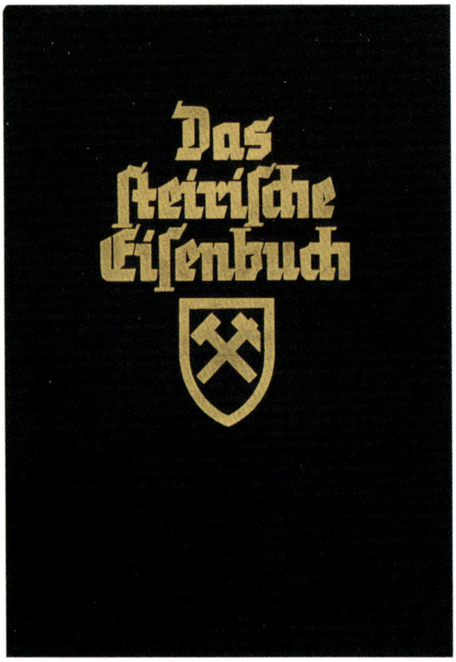

Abb. 325: Die *Steirischen Geschichten* beschließen die Werkausgabe im Verlag der Alpenland-Buchhandlung Südmark 1937.

Abb. 326: Umschlagblatt für *Das steirische Eisenbuch (Steirisches Eisen)* erschienen 1937 bei Leykam. Der Werksarzt verfaßte zu dem von Viktor von Geramb, Hans Pirchegger und Hans Riehl herausgegebenem Band den einleitenden Text *Vom steirischen Eisen*, einen kurzen landeskundlichen Streifzug. Fast ein Drittel der erforderlichen Klischees wurden von Kloepfers Dienstgeber, der Österreichisch-Alpinen Montangesellschaft, beigestellt.

Der gefeierte Jubilar

War das wirklich schon ein Jahrzehnt, seit Kloepfer anno ’27 so enthusiastisch gefeiert worden war? Schon wieder ein runder Geburtstag, mit all dem Wirbel, den Feierlichkeiten und Ehrungen? Diesmal rauschte es nicht nur im steirischen Blätterwald, sondern an den Kiosken im ganzen Reich[436]: Gratulationen kamen von der *Berliner Börsen-Zeitung* und schmeichelhafte Worte fand auch die *Kölnische Volks-Zeitung*: „Als Mundartdichter ist er überhaupt der erste große steirische Lyriker und übertrifft in dieser Richtung seinen Landsmann Peter Rosegger“.

Im *Deutschen Volkskalender*[437] *1937*, herausgegeben vom Deutschen Schulverein Südmark, gratulierte Franz Nabl unter einem gezeichneten Kloepferkonterfei:

Du hast das Ohr an manche Brust gelegt,
in ihr den Schlag des Herzens zu belauschen,
ob er sich rasch, ob er sich zögernd regt,
Du hörtest Atem durch die Lungen rauschen.
Du hast geholfen, wenn zu helfen war,
dem Mildern aber galt Dein ganzes Sinnen,
gabs keine Rettung mehr, so ward Dir offenbar,
daß Lust und Leid im gleichen Sand verrinnen.
Dann schriebst Du Deine wundersamen Lieder,
wie sie dir zugeraunt das Blut, das Herz,
der Atem, und in ihnen hallen wider
des Lebens Ernst und auch des Lebens Scherz.
In unserm Innern aber – und wir schauern
beim Lächeln selbst – klingt übermächtig fort,
aus Alltagsbürgern und aus harten Bauern
das Schöpfungswunder durch Dein schlichtes Wort.[438]

Der Jubilar selbst hatte den Tag im familiären Kreis verbringen wollen, aber die Köflacher tauchten die Stadt kurzerhand in Flaggenschmuck und ließen sich ihre Kloepfer-Feier nicht nehmen. Für das im 33. Jahrgang erscheinende *Voitsberg-Köflacher Wochenblatt* war Kloepfers Geburtstag ein Thema ersten Ranges, die Stadtgemeinde Voitsberg gratulierte „dem Menschenfreund und Kenner unseres heimischen Brauchtums“, die Marktgemeinde Köflach, stolz auf ihren Doktor, würdigte in herzlichen Worten den „stets hilfsbereiten Arzt und Wohltäter“.[439] Wie schon zehn Jahre zuvor fanden sich Honoratioren der Gemeinde, der Alpinen und der verschiedenen Vereine im Hause Kloepfer mit Glückwünschen ein. Im Lesezimmer der Südmark-Volksbücherei wurde dem

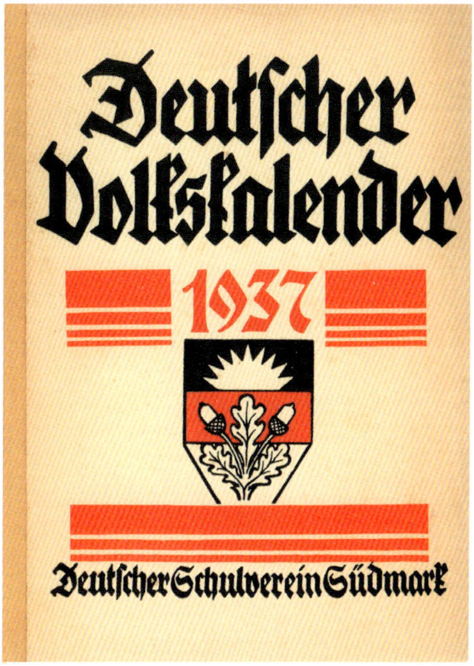

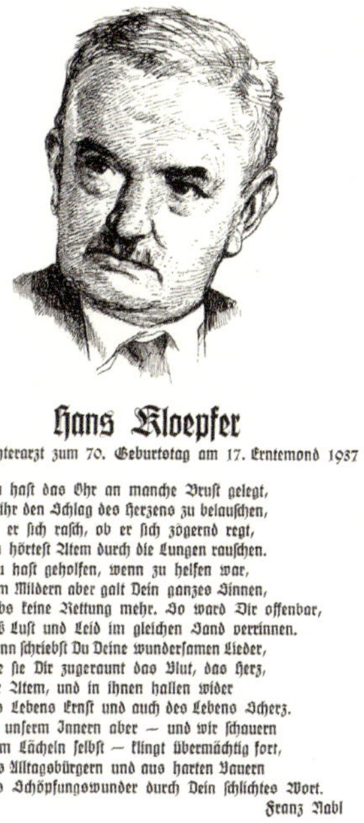
Hans Kloepfer

Dem Dichterarzt zum 70. Geburtstag am 17. Erntemond 1937

Du hast das Ohr an manche Brust gelegt,
in ihr den Schlag des Herzens zu belauschen,
ob er sich rasch, ob er sich zögernd regt,
Du hörtest Atem durch die Lungen rauschen.
Du hast geholfen, wenn zu helfen war,
dem Mildern aber galt Dein ganzes Sinnen,
gabs keine Rettung mehr. So ward Dir offenbar,
daß Lust und Leid im gleichen Sand verrinnen.
Dann schriebst Du Deine wundersamen Lieder,
wie sie Dir zugeraunt das Blut, das Herz,
der Atem, und in ihnen hallen wider
des Lebens Ernst und auch des Lebens Scherz.
In unserm Innern aber – und wir schauern
beim Lächeln selbst – klingt übermächtig fort,
aus Alltagsbürgern und aus harten Bauern
das Schöpfungswunder durch Dein schlichtes Wort.

Franz Nabl

Abb. 327 und 328: Im *Deutschen Volkskalender* des Deutschen Schulvereins Südmark gratulierte Franz Nabl am 17. Erntemond 1937 zu Kloepfers 70. Geburtstag.

Abb. 329: In dem literarischen Weihnachtsgruß für den Schulmeister Fritz Fuchs *In mein Goartn* bezieht sich Kloepfer auf das Fichtenbäumchen vom Rothweiner Grund, das Eibiswalder Schulkinder im Rucksack zur Feier seines 70. Geburtstages mitgebracht hatten.

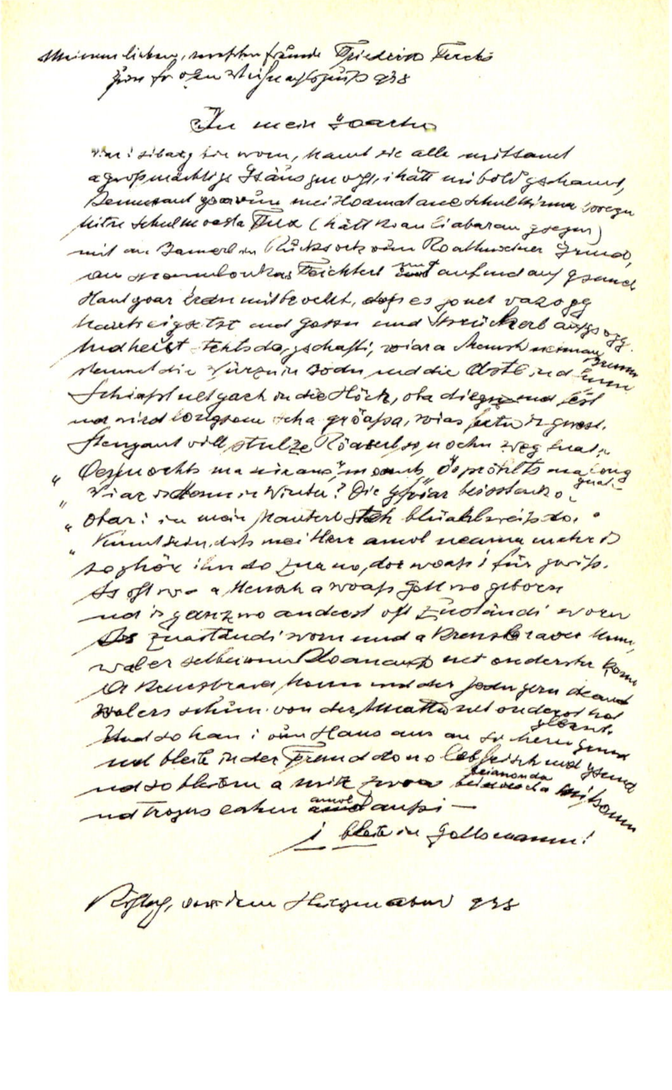

Jubilar eine besondere Geburtstagsgabe hinterlegt: „Diese bestand in einer Bekleidung aller 37 Schüler der Dr. Hans Kloepfer-Grenzschule in Rothwein. Die Mädchen bekamen schmucke Winter-Dirndlkleider, Schürzen und Strümpfe, den Knaben waren hübsche Winterjanker und Strümpfe zugedacht, und allen 37 Kindern starke Schuhe. Med. Rat Dr. Kloepfer war über diese innige Spende und Ehrung tief ergriffen"[440]. Der steirische Landeshauptmann Karl Maria Stepan fand sich mit Segenswünschen ein, Max Mell hatte die Nachricht von der Ehrenmitgliedschaft im Bund deutscher Schriftsteller Österreichs[441] im Gepäck und der Reichsbund der Mundartdichter überreichte Kloepfer eine Urkunde über dessen Ernennung zum Ehrenmitglied. Der Chronist schließt seine Zeilen mit den Worten: „Mit dem Mittagszug trafen am Festtag die Vertreter seines Heimatortes Eibiswald in Begleitung von 2 Buben und 2 Mädchen der Schulen Eibiswald und Rotwein [ein]. Die in schmucker Steirertracht erschienenen Kinder beglückwünschten Dr. Kloepfer in herzig abgefaßten Versen. Die Rothweiner Kinder brachten eine junge Fichte von der Grenze mit, die sie in Kloepfers Garten neben den Brunnen pflanzten. Besonders erfreut zeigte sich der Jubilar über die Ausschmückung des Ehrengrabes seiner Eltern (und Großeltern Fuchs) durch die Gemeinde Eibiswald anläßlich seines 70. Geburtstages".[442] Die Eibiswalder hatten das Geburtshaus geschmückt und den Ort beflaggt, wie die Eibiswalder Abgeordneten, bestehend aus dem Distriktsarzt Dr. Anton Unger, zugleich Obmann der Eibiswalder Südmark-Ortsgruppe, sowie Schuldirektor Fritz Fuchs und Landeskammerrat Alois Muchitsch zu berichten wußte. Selbstverständlich ehrte auch die Köflacher Ortsgruppe ihren Obmann, der ja schon seit 50 Jahren Mitglied des Deutschen Schulvereins Südmark war. Kloepfer hätte sich der Last der Obmannschaft wohl gern zugunsten eines Jüngeren entledigt, doch Obmann-Stellvertreter Dr. Josef Judmaier löste mit seinem Antrag, Kloepfer erneut zu wählen, so begeisterte Zustimmung aus, daß der Doktor wohl oder übel im Amt blieb.

Kloepfer-Abende am 11. Dezember in Eibiswald und vier Tage später zum zweiten Mal binnen kurzer Zeit bei der Urania in

Wien beschlossen das bewegte Jahr 1937. All der Trubel fiel mit siebzig nicht mehr so leicht wie noch vor einem Jahrzehnt. Nun war es an der Zeit, sich zumindest teilweise aus dem Berufsleben zurückzuziehen. Nach 45 Dienstjahren wurde der Werksarzt in den Ruhestand versetzt. Die Ordination in der Bahnhofstraße gab Kloepfer indes nicht auf, wollte er doch Arzt bleiben, solange wie möglich[443], und das konnte er in seiner Ordination als Armenarzt, Distriktsarzt und Kassenarzt kleinerer Kassen. Zwar mangelte es weiterhin nicht an Patienten, aber frei von den Pflichten bei der ÖAMG konnte Kloepfer nach seinem Dafürhalten arbeiten und auch die nächtlichen Störungen gehörten der Vergangenheit an. Mit seiner Stellung als Distriktsarzt war freilich manche neue Aufgabe verbunden, etwa die Untersuchung von Trunkenbolden, die auf Anzeigen hin mit Gasthausverboten belegt wurden, und sich bei ihren Berufungen dagegen ärztlich untersuchen lassen mußten. Und auch fürs Schreiben war jetzt mehr Zeit, war er auch weiterhin gewillt, „das gehorsame Steckenpferd wieder in den Winkel zu lehnen, wenn das ärztliche Gewissen den Mann rief." Trotz Lob und Dank habe er „doch nie das Leben verträumt, das harte, liebe, rätseldunkle Leben des Arztes, dem ich mich verpflichtet weiß, gottlob, bis ans Ende".[444] In knappen, aber herzlichen Worten wurde Kloepfers Pensionierung im *Voitsberg-Köflacher Wochenblatt* bekanntgegeben: „Was unser Dr. Kloepfer in dieser Zeitspanne in stiller, aufopferungsvoller Arbeit für unsere Bergarbeiterschaft und deren Familien geleistet hat, würde den Raum mehrerer Seiten beanspruchen. Die Arbeiter des Karlschachtes und deren Angehörige sagen auch auf diesem Wege dem edlen Menschenfreund und Arzt für seine jahrzehntelangen Bemühungen herzlichen Dank mit dem Wunsche, daß der Herr Medizinalrat noch recht viele Jahre in voller Gesundheit in unserem weststeirischen Reviere verbringen möge

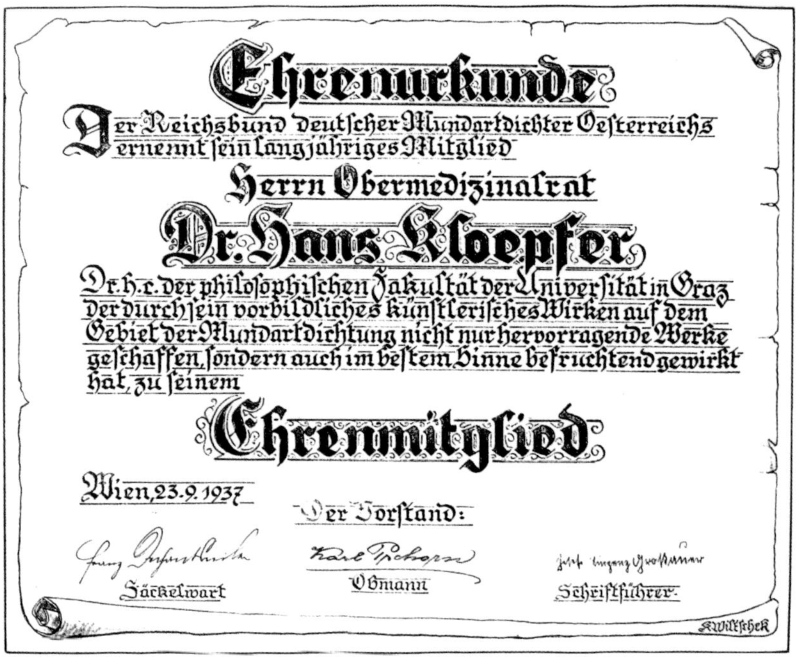
Ehrenurkunde

Der Reichsbund deutscher Mundartdichter Oesterreichs ernennt sein langjähriges Mitglied

Herrn Obermedizinalrat

Dr. Hans Kloepfer

Dr. h. c. der philosophischen Fakultät der Universität in Graz, der durch sein vorbildliches künstlerisches Wirken auf dem Gebiet der Mundartdichtung nicht nur hervorragende Werke geschaffen, sondern auch im besten Sinne befruchtend gewirkt hat, zu seinem

Ehrenmitglied

Wien, 23. 9. 1937

Der Vorstand:

Säckelwart Obmann Schriftführer

K. Wiltschek

Abb. 330: Die Ehrenurkunden machen sich schön an der Wand. Hier jene des Reichsbundes deutscher Mundartdichter Österreichs, der Kloepfer zum 70. Geburtstag zum Ehrenmitglied ernannte.

Josefitog

Die Olm wird scha gscheckat, da Karntnawind waaht,
brinnroat is da Himml und die Nocht kimb scha stad;
die Schneewossa läutn, a Sog schreit in Grobm,
in Feichtnschopf streitn um Hirberg die Robm.
Tief inta da Bruggn schiaßt's Wossa getol,
hoch obm am Roa geht a Liachtl in Stoll.
A Schuß und a Jauza ins Zwöllma hint weit,
so meldt si die lustigi Hahnjagazeit.
Und wo's so an Jauza zan Kammerl hersaat,
is koa Deandl, das schloft, wonn da Karntnawind waaht.
Und so lauschi kams Fruahjoahr, so lusti und rein,
– – wonn's Jungsein, wonn's Jungsein no oamol kunnt sein!

Gedichte in steirischer Mundart, 1924

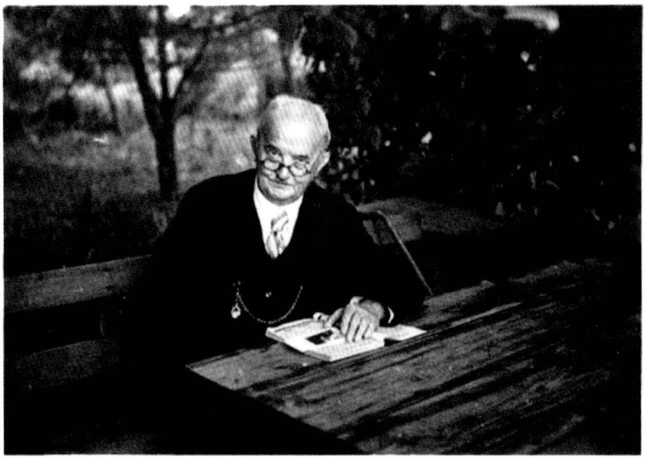

und auch seiner Arbeiter, denen er in Krankheit und Not so oft als Helfer und Berater beigestanden ist, nicht vergessen möge. Glück auf!“[445]

Ärgerlich war es, wenn der Siebzigjährige „vor lauter Berufsarbeit“[446] eine Einladung nach Eibiswald ausschlagen mußte, denn dort wußte er seinen Freund Fuchs, das Schilcherland und die Landschaft seiner Kindheit. Nicht nur die ärztlichen Pflichten standen solchen Fahrten oft entgegen, auch lästige, unvermeidliche Vorlesepflichten. Käthe in Giengen ließ er wissen, daß er Vorlesungen generell ausschlug, sonst könnte er jede Woche „zu irgend einem Feuerwehrfest oder einer Liedertafel fahren, wo mir doch gottlob mein Beruf als Arzt noch immer das Höchste ist.“[447]

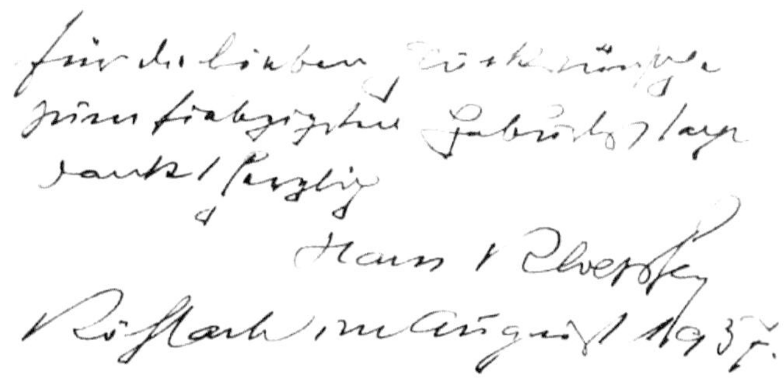
Für die lieben Glückwünsche
zum siebzigsten Geburtstage
dankt herzlich
Hans Kloepfer
Köflach im August 1937.

Abb. 331: Hunderte Gratulationsschreiben wollten systematisch beantwortet sein: „Für die lieben Glückwünsche zum siebzigsten Geburtstage danke ich herzlich Hans Kloepfer / Köflach, im August 1937“.

Wieder war in der Post nach Giengen die Rede von Thomas, der gerade zu seinem Nachfolger ausgebildet wurde. Nach dessen interner und chirurgischer Ausbildung im Wiener Rudolfsspital, könnte er sein praktisches Jahr bei einem Landarzt und damit eben beim Vater in Köflach ableisten. Ob die Alpine Montangesellschaft wohl so lange warten würde? Erneut klagte Kloepfer, daß „ein starker Druck zu Gunsten eines klerikalen jüngeren Ortskollegen ausgeübt wird und bei Stellen fast lediglich nach der Einstellung der jeweiligen herrschenden Partei vergeben werde. Da haben wir als Nationale, die ihre Gesinnung nie geändert haben, freilich nicht die besten Aussichten, aber das tut nichts; Gott verlässt keinen rechten Deutschen und des schwäbischen Einschlags im Blute sind wir alle froh.“[448] Auch von Wiki berichtete Kloepfer, sie sei „als Lehrerin tapfer hinter ihrem Beruf her und wirkt als Erzieherin vorbildlich im Sinne völkischer Charakterbildung.“[449] Schon hielt Kloepfer den politischen Schierlingsbecher in der Hand, von der Heiterkeit, mit der er sich dem Unternehmen Rothwein hingab, war nicht mehr viel zu merken. Die politischen Verhältnisse gaben kaum Anlaß zu Hoffnung, einzig der „kreuzbrave Mann in Berlin“, von dem so viele mit Begeisterung sprachen, ließ ein Leuchten über seine müden Züge gehen. Dann ging alles ganz rasch, wie von selbst.

Hitlers Heimatdichter

Nach dem Berchtesgadener Abkommen vom 12. Februar 1938, in dem Hitler Bundeskanzler Schuschnigg seinen Willen aufgenötigt und die Beteiligung nationalsozialistischer Regierungsmitglieder erzwungen hatte, wurde das in Österreich seit 1933 bestehende NS-Verbot aufgehoben und eine Amnestie für politische Häftlinge erlassen. Mit der Bestellung des Südmährers Arthur Seyß-Inquart zum Innen- und Sicherheitsminister war die Richtung vorgegeben. Besonders in Graz gab es kein Halten mehr unter den Anhängern der Bewegung. Singend, johlend, freudetrunken zogen sie durch die Gassen, schwenkten Hakenkreuzfahnen auf Fahrrädern, Autos und Motorrädern. Aus dem Straßenbild verschwunden war der Träger des österreichischen Staatsgedankens, die Vaterländische Front. Am Abend des 19. Februar 1938 erklomm ein junger Nationalsozialist die Fassade des Grazer Rathauses und hißte die Hakenkreuzfahne. In Bezirksstädten und zahlreichen Orten in der ganzen Steiermark wurde bei NS-Kundgebungen die Stimmung angefacht, etwa am 21. Februar, als Schuschniggs Rede, darin die Worte „Rot-Weiß-Rot bis in den Tod!“ über Lautsprecher vor Rathäusern und auch auf dem Grazer Hauptplatz verlautbart werden sollte – eine verzweifelte Maßnahme vor dem Hintergrund einer bereits gekippten Stimmung. Tausende NS-Sympathisanten übertönten Schuschniggs Rede mit NS-Chören und den Liedern der Bewegung. Später wurde dieses Aufbegehren als Volkserhebung stilisiert, die Stadt Graz zur Stadt der Volkserhebung erklärt. Dann Fackelzüge, Schuschniggs Ankündigung einer Volksabstimmung und schließlich am 11. März 1938 der Rücktritt des Kanzlers.

Zum Zerreißen gespannte Verhältnisse herrschten auch in der Weststeiermark, wo mit der traditionell starken Arbeiterbewegung ein Moment der Unsicherheit bestand. Auch in Köflach spitzte sich die Lage zu – am 19. Februar waren auf einzelnen Häusern Hakenkreuzfahnen gehißt worden, am Abend formierte sich ein Fackelzug von annähernd 500 Teilnehmern. Deutlich schwächer war der Aufmarsch der Gewerkschaftsjugend am nächsten Tag – nur ungefähr fünfzig Mitglieder marschierten durch die Gassen und skandierten ihr Heil Schuschnigg. Ähnliches in Voitsberg, wo am 24. Februar 1.700 Demonstranten mit Fahnen und Hakenkreuzbinden und unter beständigen Heil Hitler-Rufen durch die Stadt zogen.

Dafür blieb es im März 1938, als sich in ganz Österreich die Ereignisse überschlugen, in der Steiermark verhältnismäßig ruhig – waren doch die meisten Funktionen im Land bereits in Händen von NS-Leuten, und der Umsturz gewissermaßen vorweggenommen. Auch im Bezirk Voitsberg verlief der Anschluß ohne größere Vorkommnisse, trotz der blutigen Feindschaft, mit der sich Kommunisten, Sozialdemokraten, Vaterländische Front und Nationalsozialisten seit Jahren bekriegt hatten.

Abb. 332: Zeitenwende in Österreich, 1938.

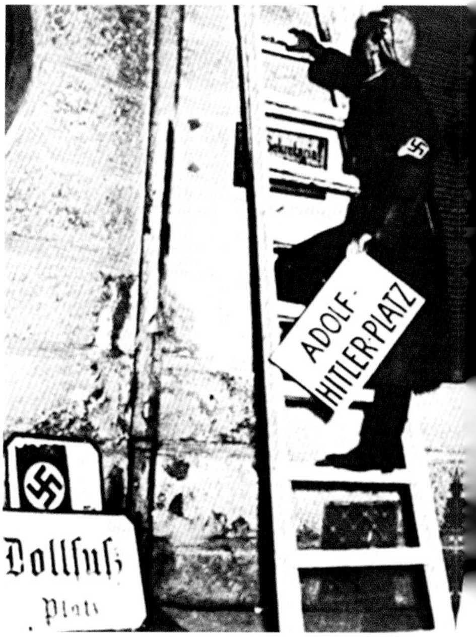

In Köflach heulten die Sirenen, bei der Einfahrt der Panzerwagentruppe dröhnten die Kirchenglocken. Der Chronist betont die Spannung über dem Schauplatz, war doch vorerst unklar, ob die Gegner Hitlers stillhalten würden. Frauenschaft und BDM reichten den Soldaten Würstel und Bier, Volksfeststimmung kam auf. Die Begeisterung wischte alle Bedenken hinweg, riß die Zögernden mit. Nach fünf Jahren ständestaatlicher Despotie empfanden viele Arbeiter ein Gefühl der Befreiung, ganz zu schweigen von den nun triumphierenden NS-Anhängern. Die es besser wußten, zogen es vor zu schweigen. „Der Jubel war unermeßlich, als sich die Formationen der NSDAP zum Fackelzug in Bewegung setzten. Das war wohl ein anderes Bild als die vaterländischen Trauerzüge. Früher wurde jeder bei Verlust seiner Existenz gezwungen mit den vaterländischen Bonzen mitzumarschieren. Hier aber war alles freiwillig und kam aus tiefstem Herzen.“[450]

Köflach wurde von Soldaten der 5. Kompagnie des 99. Gebirgsjägerregimentes aus Füssen gesichert. Das war gewiß kein Kampfeinsatz, aber doch eine bewaffnete Vorsichtsmaßnahme mit symbolischem Charakter, was durch die Einquartierung ins Schulhaus und in diverse Privatquartiere, so auch ins Kloepferhaus, unterstrichen wurde.[451] Daß unmittelbar nach dem Einmarsch auch die ersten Verhaftungen politischer Gegner einsetzten, unter ihnen etwa der Köflacher Schuldirektor und Nazigegner Alfons Kellner, das ging im Trubel des Geschehens unter.

Abb. 333: Portraitzeichnung von Kloepfers Schwiegertochter Erika, 1938.

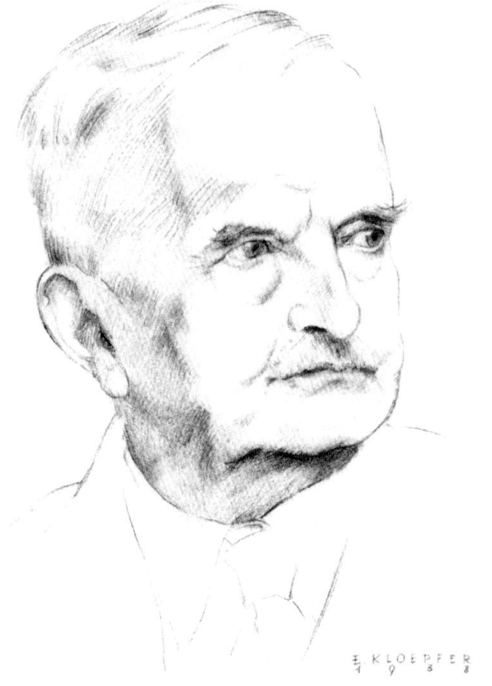

Die ruhige Übergabe der Amtsgeschäfte in dem Industriemarkt: Der neue Bürgermeister Franz Zeltner dankte dem scheidenden Ortsvorstand Franz Herunter von der Vaterländischen Front für die gute Arbeit in den zurückliegenden Jahren.[452]

Und Kloepfer? Der hatte ja aus seiner gesamtdeutschen Gesinnung nie einen Hehl gemacht. Spätestens zu Beginn der 1930er Jahre hatte er sich Hitlers Partei zugewandt, wie sowohl das Gästebuch als auch die erhaltene Korrespondenz bezeugen.[453] Die parteiamtlichen *Nachrichten aus dem Steirischen Kulturleben* sollten später von „einem der treuesten Anhänger der Bewegung“ reden, „immer bereit sich einzusetzen, wenn die Partei ihn rief“.[454] War das auch Parteigeklingel, so war es doch an der Zeit vor aller Welt ein Bekenntnis für die Bewegung und den Führer abzulegen, wozu sich etwa am 19. März 1938 im Voitsberg-Köflacher Wochenblatt eine Gelegenheit ergab. „Ein einziges, freies, glückliches und ewiges Deutschland, ein Deutschland, das alle umfaßt, die desselben Blutes und derselben Sprache sind“[455] – jetzt war der Staat zum Greifen nah, den Kloepfer seit seinen Studienzeiten vor Augen hatte. In jungen Jahren hatte er noch befürchtet, daß die flammende Begeisterung für den gesamtdeutschen Traum „alle historischen Bindungen übersehen wollte"[456], nun schienen solche Bedenken wie weggewischt. Das provinziell-bürgerliche Elternhaus, dessen Prägung Kloepfer bestimmte, das bäuerliche Umfeld von Eibiswald und den Höhen um Köflach, woraus er zahlreiche Motive seines Schaffens bezog, seine nationalkonservative Weltsicht, gefestigt im verbindungsstudentischen Umfeld, der von großdeutschen Sehnsüchten erfüllte Freundeskreis, sein langjähriger Umgang mit späteren Aushängeschildern des NS-Kulturlebens wie Josef Papesch oder Switbert Lobisser – all das hatte sich zu einer latenten Unterströmung gefunden, die den behäbigen, gichtkranken und zuweilen schon leicht skurril wirkenden Dichterarzt jetzt in das Fahrwasser Hitlers spülte. Die Verbitterung über die schrille Not und das Elend der Zwischenkriegszeit, „die Jahre der Bedrückung"[457], trugen das ihre bei zu seiner Haltung, und zu alldem kam die Genugtuung, daß endlich alte Schmach getilgt werde. Ein Dichter, aus dessen Werken hundertfach der milde Menschenfreund spricht, ein Arzt, der sein Leben lang gegen die Untiefen des Daseins ankämpfte – über Nacht schrieb er Huldigungsgedichte, denen wir Nachgeborene

Abb. 334 und 335: Die Werkszeitung der ÖAMG läuft sofort im neuen Gleis. Durch die Blüte der ÖAMG im Zuge der deutschen Wiederaufrüstung war der Arbeitgeber Kloepfers schon im Ständestaat eine wichtige Keimzelle des Nationalsozialismus geworden.

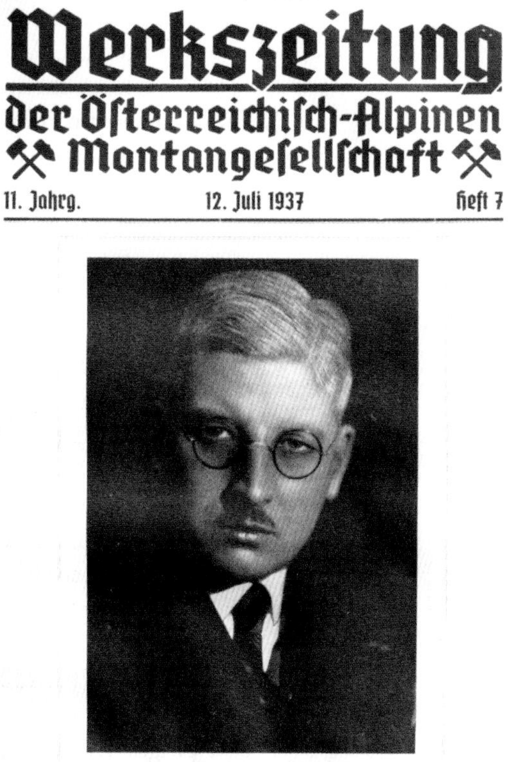
Werkszeitung der Österreichisch-Alpinen Montangesellschaft
11. Jahrg. 12. Juli 1937 Heft 7
Bundeskanzler Dr. Kurt von Schuschnigg.

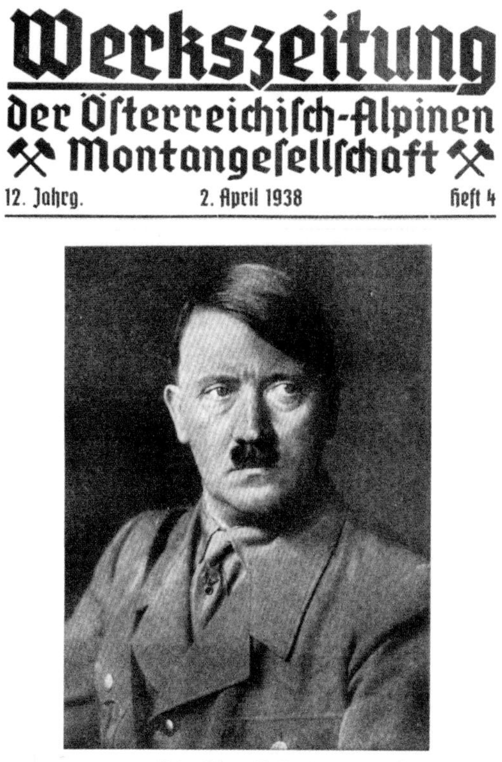
Werkszeitung der Österreichisch-Alpinen Montangesellschaft
12. Jahrg. 2. April 1938 Heft 4
Unser Führer Adolf Hitler.

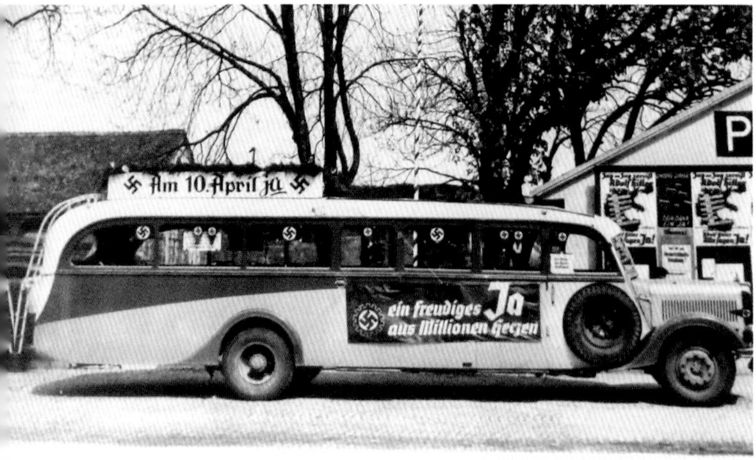

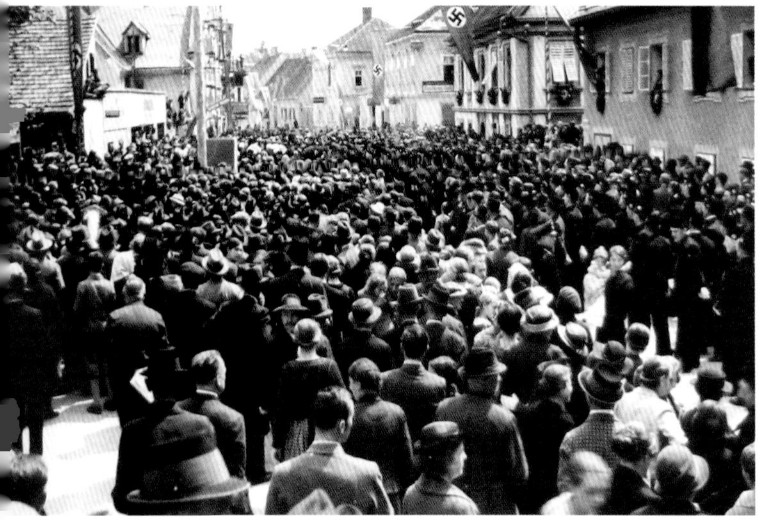

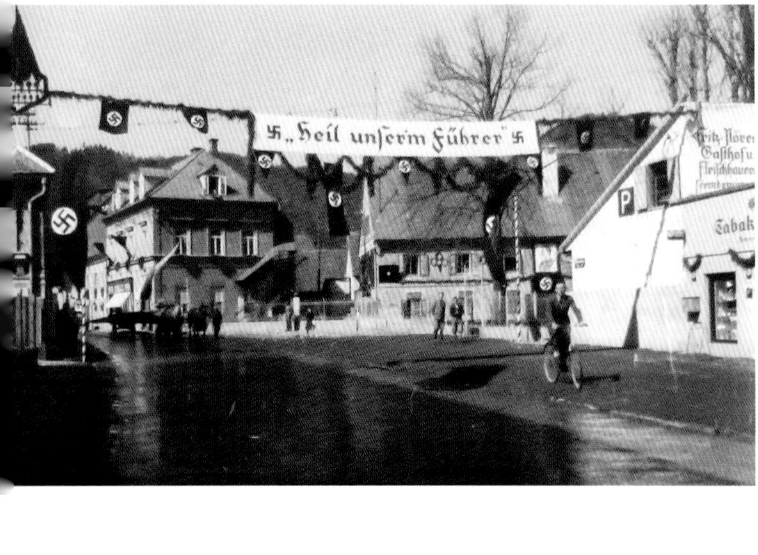

Abb. 336: Abstimmungspropaganda in Köflach – „ein freudiges Ja aus Millionen Herzen", 1938.

Abb. 337: Menschenmassen unter Hakenkreuzfahnen – Köflach stimmt ab, 1938.

Abb. 338: Köflach hat entschieden. „Heil unser'm Führer", 1938.

ratlos gegenüber stehen: „Schreibm tuat er si' Hitler, und uns so guat g'sinnt, wia ma weit in da Welt net an liabern wo findt"[458]. Die stilistisch bemerkenswerten Worte spiegeln nicht nur die Empfindungen Kloepfers, sondern auch die Sehnsüchte einer großen Mehrheit der Österreicher, der Steirer, der Köflacher. Der „Hitler-Vater" als Hoffnungsträger, Heilsbringer, Lichtgestalt. Was auch immer der Dichterarzt in den Tagen des Anschlusses dachte oder in seiner „erschreckend biederen Naivität"[459] eben unbedacht ließ, mit seinem flammenden Wahlaufruf für den Anschluß Österreichs trat er als Parteigänger der NSDAP vor die Öffentlichkeit. Das taten denn auch andere, etwa der vormalige Staatskanzler aus den Reihen der Sozialdemokraten Karl Renner, der in allen politischen Lagern angesehene Altbundespräsident Michael Hainisch, der Wiener Kardinal Theodor Innitzer und zahlreiche Künstler und Persönlichkeiten des öffentlichen Lebens.

Kloepfers Aufruf an das einfache Landvolk in seiner Umgebung, auf Flugblättern verteilt und im *Voitsberg-Köflacher Wochenblatt*, in der *Grazer Tagespost* gedruckt, sowie vermutlich ohne sein Wissen auch in anderen steirischen Gazetten, traf sich mit der hitlerfreundlichen Stimmung in weiten Teilen der Landbevölkerung. Die darbenden, verschuldeten, um ihr Dasein ringenden Bauern sahen sich durch das Pamphlet in ihren Anschlußsehnsüchten bestätigt und von dem gleichermaßen verheissungsvollen wie bedrohlich umwölkten Spruch des Führers hofiert: „Deutschland wird ein Bauernreich sein, oder es wird nicht sein".

Abb. 339: Der Marsch in die andere Richtung. Unmittelbar nach dem Anschluß werden auch in der Weststeiermark mißliebige Bürgermeister und Heimwehrführer verhaftet, in Köflach wird der Pichlinger Bürgermeister Beinhart (im dunklen Mantel) abgeführt, 13. März 1938.

Abb. 340: Kloepfers Anschlußwerbung 1938: „Gemeinnutz geht vor Eigennutz!"

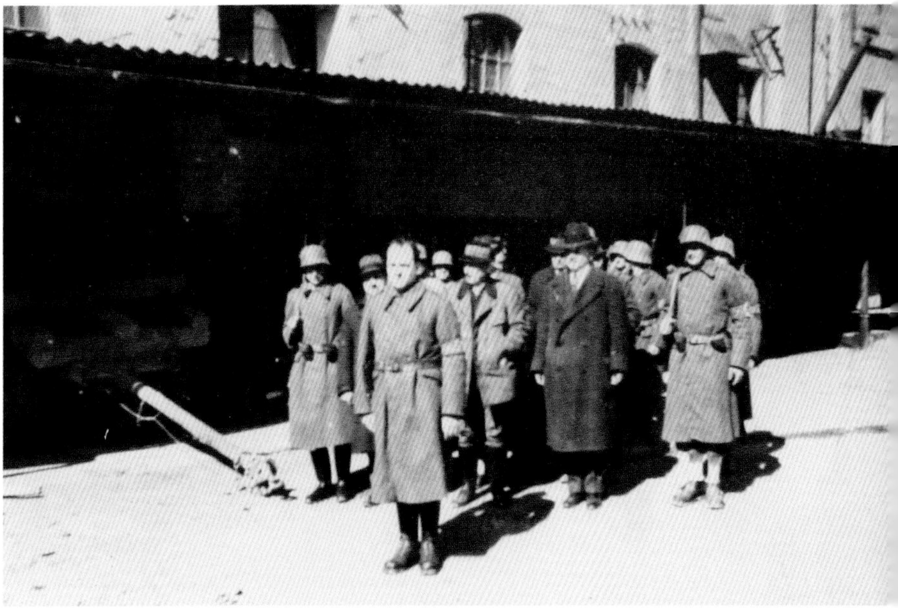

Samstag, den 26. März 1938. 34. Jahrgang.

Bauern!

Palmsonntag der 10. April wird heuer ein großmächtiger Lostag sein für alle Oesterreicher und besonders auch für den Bauernstand. Mit einem lauten „Ja!" müssen wir vor der ganzen Welt Zeugenschaft ablegen, daß wir Deutsche sind und unserem vielgeliebten Führer Adolf Hitler dafür danken, daß er noch in allerletzter Stunde unseren verfahrenen Regierungskarren mit fester Faust vom Abgrund zurückgerissen hat, in den uns ein ungeheurer Volksbetrug hat stürzen wollen und uns durch sein blitzschnelles Eingreifen zurückgeführt hat ins große deutsche Reich, das uns früher schon durch Jahrhunderte ein Heimatstaat gewesen ist.

Damit kommt auch für unseren altehrenreichen Bauernstand eine neue Zeit — endlich einmal! Denn wie ist's bisher gewesen?

Ich lebe seit mehr als 45 Jahren unter dem Bauerntum und weiß, was es heutzutage heißt, Bauer sein und wo euch überall der Schuh drückt. Kein Absatz, wohin man schaut, und die Preise so niedrig, daß man rund draufzahlt. So stehts mit dem Vieh im Stall und dem Holz im Wald. Dazu die Steuern und die sozialen Lasten so hoch, daß sie in 12 Jahren so viel ausmachen, wie der ganze Grund wert ist. Deswegen eine Verschuldung des bäuerlichen Grundbesitzes, die in die Milliarden geht, in Steiermark wie in Tirol und in den anderen Ländern. Und eine erschreckende Zunahme der exekutiven Feilbietungen, die einen leeren Bauerngrund nach dem anderen dem Händler und Spekulanten in die Hände spielen. So wars, so ists bis heute gewesen.

Aber wenn man nach Deutschland schaut, so traut man seinen Augen nicht. Vom Grund auf, vom Bauernstand und dem Arbeiterstand aus ist dort die Wirtschaft untermauert und in die Höhe geführt worden. „Gemeinnutz geht vor Eigennutz!" hats dort geheißen, alle Hände haben zugegriffen und eine Auferstehung hat das Reich gefeiert aus Not und Elend, daß die ganze Welt nicht genug staunen kann.

Das Reich soll sich durch den Ertrag von Grund und Boden allmählich erhalten und was sich ein Bauer davon rechtmäßig erworben, soll sein erbliches Eigentum bleiben für alle Zeit. Was einer braucht an Betriebsmitteln für seine Wirtschaft, Zuchtvieh, Saatgut, Kunstdünger — der bei uns dem Bauern bis heute viel zu teuer kommt — und anderes stellt ihm der Staat zur Verfügung, wenn er sieht, daß der Besitzer richtig zugreift. So werden Grund und Boden auf einen höheren Ertrag gebracht und von dem erst, nicht vom weiten Ausmaß, wird die Steuer bemessen. Steuererleichterungen und eine Senkung des Zinsfußes vermindern die Gestehungskosten und heben die Erzeugung. Spekulative Grundkäufe durch Nichtbauern sind verboten. Der Großhandel darf nicht mehr auf die Preisgestaltung drücken. Dem arbeits- und mühelosen Einkommen, den Kriegsgewinnern am arbeitenden Volke wird das üble Handwerk gelegt, es gibt keinen Zinswucher mehr.

Freilich, Bauern, arbeiten wird's schon heißen. Redlich und hart arbeiten seid Ihr eh schon von jungauf gewohnt und wenn euer gerechtes Verlangen erfüllt wird, daß eure fleißige Arbeit und auch wie bei den anderen Ständen ihren verdienten Lohn finden, werdet ihr wieder daran Freude gewinnen.

Und das alles wird Euch nicht wie bei früheren Wahlaufrufen ins Blaue hinein versprochen, das ist schon da, das lebt wirklich schon und mit eigenen Augen werdet ihr bald sehen, draußen im Reich, wo der Vierjahresplan des Führers durch den Fleiß und die Kraft des ganzes Volkes die Wirtschaft und damit vor allem den Bauernstand zu neuer Blüte gebracht haben. Und dieser größte Deutsche unserer Zeit mit der überragenden Einsicht, mit dem eisernen Willen, mit dem grundgütigen Herzen, der selbst ein Sohn unseres Oesterreich ist, er ist zu uns gekommen und wir alle haben ihn dankbar empfangen mit einem Jubel ohnegleichen. Denn schon heute hat er uns eingegliedert ins gesunde, lebendige Wirtschaftsleben des großen deutschen Volkes und wir werden bald den frischen Saft spüren, der durch seine Zweige schießt bis ins letzte Dorf hinauf. Und was Adolf Hitler versprochen, das hat er noch immer gehalten und auch ins Werk gesetzt.

Darum Bauern, wollen wir unserem geliebten Führer am Palmsonntag uns zuschwören mit Herz und Hand für alle Zeit und es nie vergessen, was er gesagt hat:

„Deutschland wird ein Bauernreich sein oder es wird nicht sein!"

Heil Hitler!

Hans Kloepfer.

In der kleinen Broschüre *Bergbauern*, herausgegeben 1938 in den *Ostmark-Schriften* des Eugen Diederichs Verlages, in der sich eine kurze Abhandlung über *Volksmedizin und medizinischen Aberglauben* findet, meint man weitere Motive für Kloepfers Haltung in den Anschlußtagen zu finden. Ist die Terminologie auch archaisch und von Zeitumständen geprägt, sind Floskeln wie „Schicksalsfragen des Volkes" auch Matrizen der neuen Sprachregelungen, so ist der Text doch ein beklemmender Abgesang auf eine sterbende Welt, ein beredtes Zeugnis seiner Sorge um die Verarmten und Gedrückten. Nicht zuletzt diese Sorge um die Geknechteten ließ den Heimatromantiker jetzt in die Irre gehen. Den Niedergang seiner bäuerlichen Idealwelt vor Augen und geblendet vom Glanz großer Erfolge war Kloepfer blind für die Tücken der vorwärtsstürmenden Hitlerbewegung. Das in den *Bergbauern* skizzierte Kulturbild war ein Abgesang fünf Minuten vor zwölf, nur einer konnte noch helfen, „bis ins letzte Dorf hinauf". Vertrauensvoll setzte der Alte auf den Führer und Retter in Berlin, der aber hieß die Bergbauern erst recht zum Frondienst ins Tal.

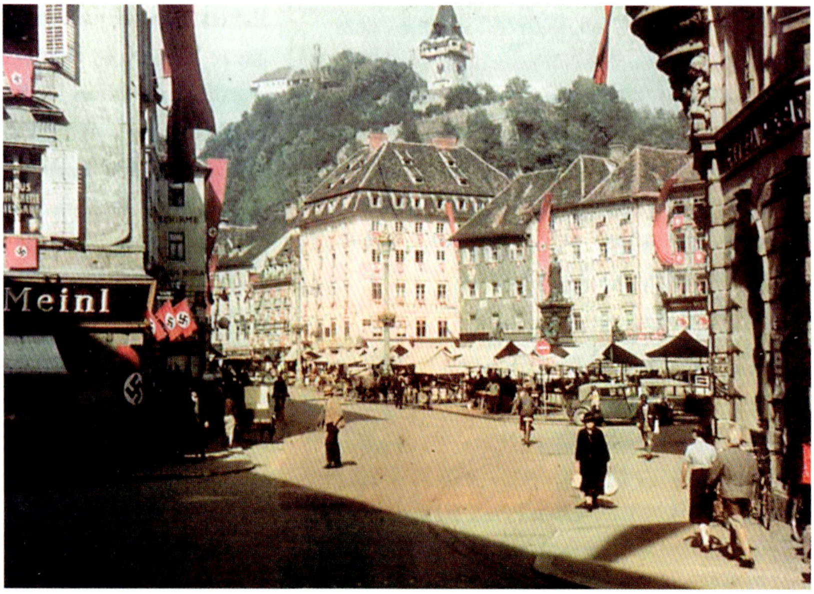

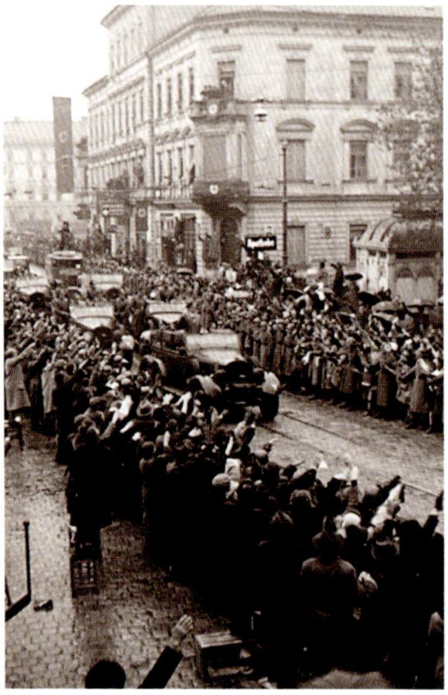

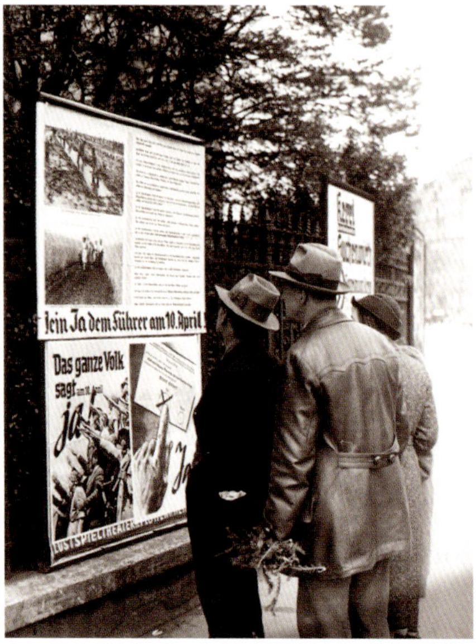

Abb. 341: Der Hauptplatz von Graz, der Stadt der Volkserhebung, im Flaggenschmuck der Bewegung.

Abb. 342: Hitler in Graz. Eine begeisterte Menschenmenge flankiert die Wagenkolonne des Führers.

Abb. 343: „Das ganze Volk sagt am 10. April ja!" Anschlußpropaganda an österreichischen Plakattafeln, Zäunen und Hauswänden, 1938.

Am 31. März 1938, morgens um 5.30 Uhr kam Reichsstatthalter Arthur Seyß-Inquart ins Köflacher Kohlerevier, um bei der Belegschaft für den bevorstehenden Anschluß zu werben. Viele der so Hofierten fuhren bald darauf mit Sonderzügen der GKB in die Landeshauptstadt, zusammen mit Getreuen, die bei der Rede Hitlers am 3. April in der Landeshauptstadt dabei sein wollten.

Am 9. April erschien noch einmal im *Voitsberg-Köflacher Wochenblatt* eine an die Bergbauern gerichtete Wahlwerbung, Kloepfers *Warum der Leitnerbauer „Ja" sagt*, dann pilgerten die Umworbenen von ihren Huben und Höfen zur Abstimmung ins Tal. Das offizielle Ergebnis ist bekannt,

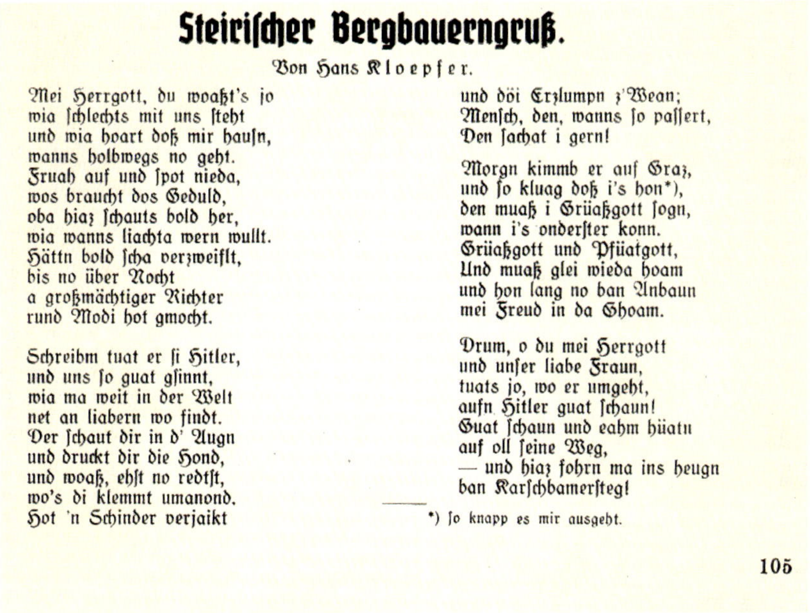

Steirischer Bergbauerngruß.

Von Hans Kloepfer.

Mei Herrgott, du woaßt's jo
wia schlechts mit uns steht
und wia hoart doß mir hausn,
wanns holbwegs no geht.
Fruah auf und spot nieda,
wos braucht dos Geduld,
oba hiaz schauts bold her,
wia wanns liachta wern wullt.
Hättn bold scha verzweiflt,
bis no über Nocht
a großmächtiger Richter
rund Modi hot gmocht.

Schreibm tuat er si Hitler,
und uns so guat gsinnt,
wia ma weit in der Welt
net an liabern wo findt.
Der schaut dir in d' Augn
und druckt dir die Hond,
und woaß, ehst no redtst,
wo's di klemmt umanond.
Hot 'n Schinder verjaikt
und döi Erzlumpn z'Wean;
Mensch, den, wanns so passert,
Den sachat i gern!

Morgn kimmb er auf Graz,
und so kluag doß i's hon*),
den muaß i Grüaßgott sogn,
wann i's onderster konn.
Grüaßgott und Pfüatgott,
Und muaß glei wieda hoam
und hon lang no ban Anbaun
mei Freud in da Ghoam.

Drum, o du mei Herrgott
und unser liabe Fraun,
tuats jo, wo er umgeht,
aufn Hitler guat schaun!
Guat schaun und eahm hüatn
auf oll seine Weg,
— und hiaz fohrn ma ins Heugn
ban Karschbamersteg!

*) so knapp es mir ausgeht.

105

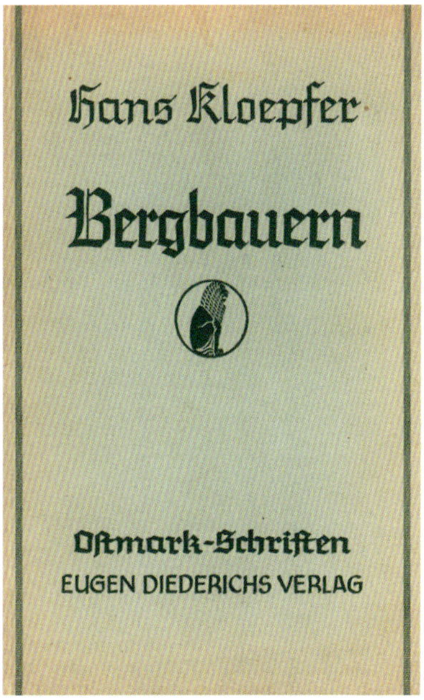

Abb. 344: Kloepfers *Steirischer Bergbauerngruß*, abgedruckt am 9. Juli 1938 in der Werkszeitung der ÖAMG.

Abb. 345: Kloepfers Hilferuf für die weststeirischen Bergbauern kommt um Jahrzehnte zu spät.

99,97 % der Wahlberechtigten im Bezirk begrüßten in der nachträglichen Volksabstimmung den Anschluß an das nunmehrige Großdeutsche Reich. Von den 62 Gemeinden des Bezirkes Voitsberg verzeichnete man in 51 Gemeinden ein hundertprozentiges Wahlergebnis. Zu diesen sogenannten *Führergemeinden* durfte sich auch Köflach zählen. Bezirksweit wurden nur 10 Neinstimmen verzeichnet, dazu 8 ungültige Wahlzettel.

Die Euphorie der Anschlußtage fand ihren Ausdruck in weiteren Huldigungsgedichten wie dem *Steirischen Bergbauerngruß*, *Frühling in Österreich* oder *Dem Führer.* In ihrer schlichten Einfalt sind das erschütternde Zeugnisse politischer Konsekration, die man dem alten, gereiften Landarzt nicht zugetraut hätte: „... Drum, o du mei Herrgott / und unser liabe Fraun, tuat's jo, wo er umgeht, auf'n Hitler guat schaun! Guat schaun und eahm hüat'n / auf oll seine Weg, – und hiaz fohrn ma ins Heugn / ban Kerschbamersteg!“[460] Schrieb das ein reifer Landarzt, der über Jahrzehnte hinweg das Leben in all seinen Facetten kennengelernt, im Schein schlichter Petroleumlampen operiert hat? Oder schrieb das ein verliebter Jüngling, dem jeder Sinn für die Wirklichkeit fehlte? Ein wortgewaltiger Dichter war das jedenfalls nicht, der seine Überzeugung in flammenden Worten kundtat – viel mehr ein Hutzelmännlein im Lodenrock, das verschmitzt lächelnd beim Schilcherglas sitzt. Und sind das Worte, die den heroischen Ansprüchen des NS-Staates gerecht wurden? War solche Hinterwäldlerpoesie die Sprachkunst, die man sich wünschte in Berlin?

Zwischen dem 25. und 30. April 1938 fanden die rauschhaften Tage des Triumphs ihre Fortsetzung in der Reichshauptstadt, wo Kloepfer im Rahmen der 9. Berliner Dichterwoche zusammen mit Sepp Keller, Franz Nabl, Franz Tumler, Ines Widmann und Hermann Stuppäck die

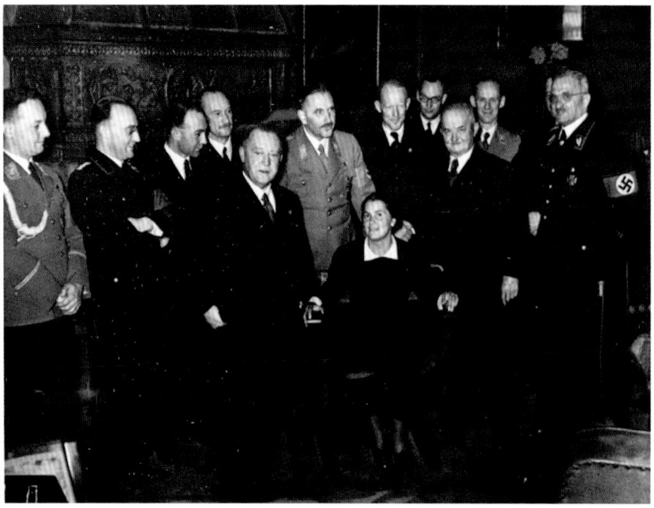

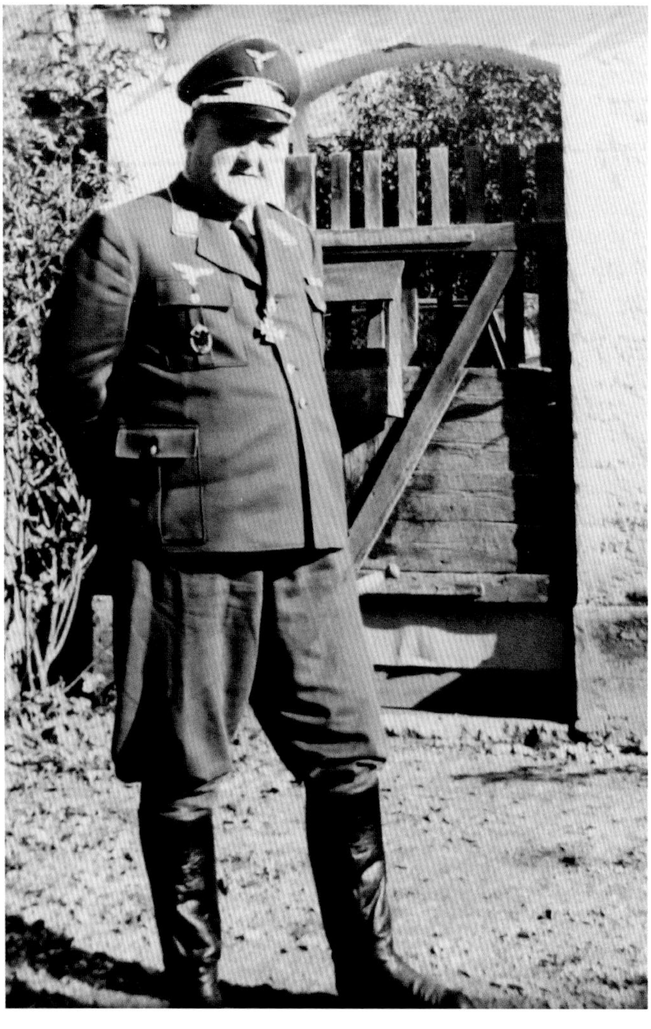

„Deutsch-österreichische Dichtung der Zeit“ vertrat[461]. Eingeladen hatte die Organisation Kraft durch Freude. Als erster ans Vortragspult der Charlottenburger Westendschule trat Kloepfer, seine Lesung war musikalisch umrahmt von einem Duo des Konservatoriums der Reichshauptstadt. Später fand sich Gelegenheit, die Errungenschaften des NS-Staates zu bestaunen, wie etwa das Hauptamt der NSV. So gastliche Aufnahme hatte Kloepfer gefunden, daß er noch im Juni Bücherwidmungen und Dankbriefe schreiben mußte „anläßlich der Berliner ‚Dichterwoche‘ (kannst Dir denken, wie mich das Wort entzückt!)“.[462] Höhepunkt der Reise war ein Empfang bei Minister Bernhard Rust im Reichsministerium für Wissenschaft, Erziehung und Volksbildung. Aus Goebbels Ministerium für Propaganda und Volksaufklärung lag keine Einladung vor.

In diesem Zusammenhang ist die Rolle Kloepfers vertrauten Freundes Josef Papesch von Belang, dem nicht nur bei der Herausgabe der gesammelten Werke Kloepfers eine Schlüsselfunktion zukam. Der Mittelschullehrer Papesch, der auch als Dichter hervorgetreten war, etwa mit dem Erzherzog-Johann-Spiel *Der steirische Hammerherr* oder mit seinem Grenzlandstück *Die Radkersburger*, rückte gleich nach dem Anschluß 1938 unter dem kommissarischen NS-Landeshauptmann Sepp Helfrich in die hohe Funktion eines Kulturlandesrates auf. Als Südmark-Urgestein und Herausgeber der *Alpenländischen Monatshefte* verfügte er über beste Verbindungen im steirischen Kulturleben, die ihm schließlich auch in seiner Funktion als Kulturverantwortlicher im Büro des Reichsstatthalters zu Gute kamen. Ob Kloepfer von den wohldotierten Kulturtöpfen profitierte, über die Papesch gebot, ist nicht ersichtlich. In dem Gaupropagandaleiter Gustav Fischer war dem sonst so fest in der NSDAP verankerten Funktionär Papesch ein gefährlicher Gegner erwachsen. Fischer lehnte Papeschs auf Erhalt der steirischen Traditionen abzielende Kulturpolitik ab, doch der charismatische Untersteirer konnte, wohl auch wegen des Wohlwollens Uiberreithers, erfolgreich den zentralistischen Bestrebungen des Antipoden trotzen. Das mag mit ein Grund gewesen sein, warum Kloepfer anläßlich der 9. Berliner Dichterwoche nicht von Minister Goebbels empfangen wurde.

Das Vortragsamt der Reichsschrifttumsstelle setzte Kloepfer auf seine Vorschlagsliste für Dichterlesungen.[463] Und da war da noch eine Kleinigkeit, die der Korrektur bedurfte – am 1. Mai 1938 wurde Kloepfer mit der Parteinummer eines Sammelkontingentes für verdiente Österreicher offiziell in die NSDAP aufgenommen. Den Reigen beschloß eine Reise nach Nürnberg, wo man ihn zusammen mit Rudolf Hans Bartsch, Hans Carossa und Erich Edwin Dwinger als Ehrengast auf den Holztribünen des Reichsparteitages Großdeutschland sah. Dabei ging es weniger um Ehrung als um eine Propaganda-Maßnahme: „Es soll ihnen dadurch Gelegenheit gegeben werden, die großen Feierstunden der nationalsozialistischen Bewegung mitzuerleben und so neue Anregungen für ihre schöpferische Arbeit zu erhalten."[464] Daß der Reichskanzler seinen Wahlwerber persönlich empfangen oder begrüßt hätte ist nicht bezeugt, der Führer ließ sich's lieber wohlsein zwischen Trauben hingerissener BDM-Führerinnen aus der grünen Mark. Für diese höchste aller Weihen war Kloepfer wohl eine Nummer zu klein.

Im Zusammenhang mit Kloepfers politischer Einstellung sind vor allem die Gästebücher interessant, die nicht nur die Stimmung im Doktorhaus wiedergeben, sondern auch manche Wegmarke der NS-Geschichte. So hatte sich am 14. Mai 1933 die ganze Familie zur Muttertagsfeier versammelt, einem damals in Deutschland stark aufgewerteten Feiertag. Sohn Thomas vermißte man allerdings, da er als „Kuningswart und Nationalsozialist" Bereitschaft hatte. Einmal, am 2. Juni 1933 versammelte man sich

Abb. 346: Kloepfer im Kreise der österreichischen Dichter bei Reichsminister Bernhard Rust während der 9. Berliner Dichterwoche.

Abb. 347: Josef Papesch vor seinem Haus am Ruckerlberg in Graz, Polzergasse 22, wo Kloepfer bei seinen Fahrten in die Landeshauptstadt häufig zu Gast weilte. „Was Du für Vater gewesen bist, bleibt dankbar und von allen Zeitstößen unberührt in unserem Gedächtnis aufbewahrt." Hans Georg Kloepfer an Josef Papesch, 1949.

Abb. 348: In der Vorsschlagsliste für Dichterlesungen der Reichsschrifttumsstelle 1938/39 ist Kloepfer als NS-kompatibler Dichter der Ostmark akkreditiert.

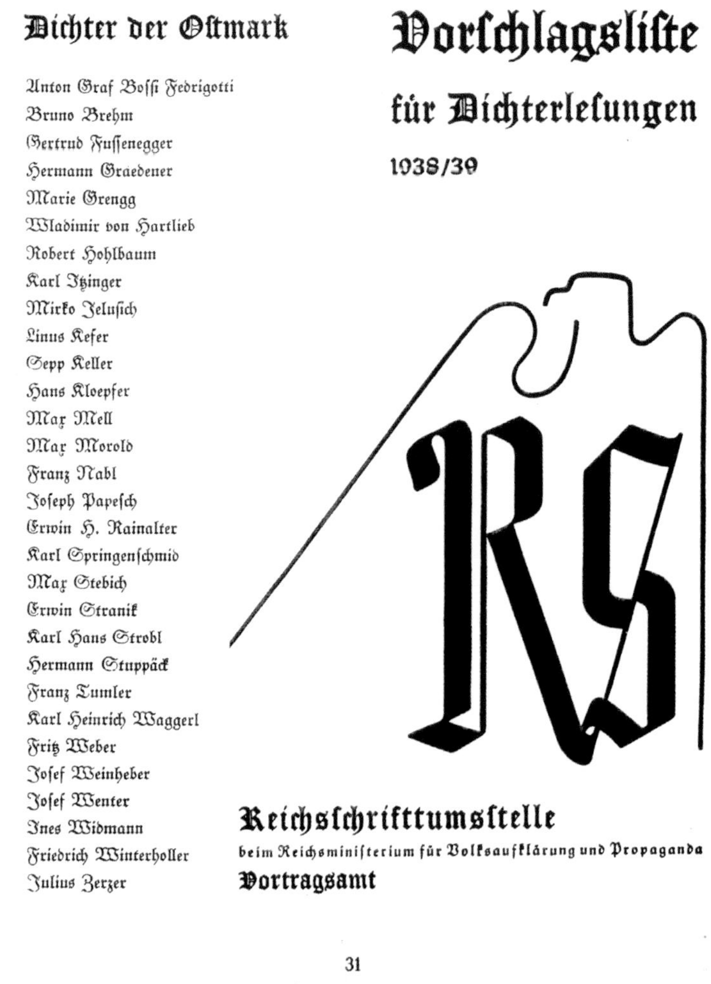
Dichter der Ostmark

Anton Graf Bossi Fedrigotti
Bruno Brehm
Gertrud Fussenegger
Hermann Graedener
Marie Grengg
Wladimir von Hartlieb
Robert Hohlbaum
Karl Itzinger
Mirko Jelusich
Linus Kefer
Sepp Keller
Hans Kloepfer
Max Mell
Max Morold
Franz Nabl
Joseph Papesch
Erwin H. Rainalter
Karl Springenschmid
Max Stebich
Erwin Stranik
Karl Hans Strobl
Hermann Stuppäck
Franz Tumler
Karl Heinrich Waggerl
Fritz Weber
Josef Weinheber
Josef Wenter
Ines Widmann
Friedrich Winterholler
Julius Zerzer

Vorschlagsliste
für Dichterlesungen
1938/39

Reichsschrifttumsstelle
beim Reichsministerium für Volksaufklärung und Propaganda
Vortragsamt

31

kryptisch „Rund um Hitler“, am 18. Juni 1933 traf man sich „Am Tage nach Adolf Hitlers Namensfest“. Im Februar 1934 vermerkte man über dreimaligem Zirkel: „Auch Hochverräter finden hier eine gastliche Stätte und danken bestens“. Am 12. März 1938, dem Tag des Anschlusses, hieß es „Gott segne unsere Zukunft. Heil Hitler!“ Am 22. Mai 1938 bedankten sich Wehrmachtsangehörige mit den Worten: „Sieben Wochen waren wir Deutsche Soldaten in Köflach und sieben Wochen waren wir drei Ihre Gäste! Wir sind stolz gerade bei Ihnen gewesen sein zu dürfen. Seien Sie unseres herzlichsten Dankes versichert – wir werden Sie nicht vergessen und aus unserer engeren Heimat an Sie denken und von uns hören lassen. Heil Hitler“. Über unleserlichem Namenszug vermerkte ein Gast: „An Hitlers 50. Geburtstag am 20. April 1939 bei der lieben Familie Kloepfer zu Gast. Heil Hitler“. Am 15. Mai 1942 schrieben sich Krieger mit denkwürdigen Worten in Kloepfers Gästebuch: „Herrlich und schön das Gefühl selber in Russland als Deutscher mittun zu können im feldgrünen Rock auch Russland in einen Deutschen Frühling führen zu helfen. Und schön im Hause unseres Kloepfers das denken zu können, der wie wenige durch sein Dichten und Wirken hinüberführt in den ‚Deutschen Frühling‘, der nach diesem Ringen kommen wird“. An die Katastrophe von Stalingrad gemahnt der Eintrag vom 21. Februar 1943 über unleserlichem Namenszug: „In schwersten Schicksalstagen unseres Volkes wieder zur Einkehr und Besinnung im lieben Klöpferhaus“. Von Begeisterung war da nichts mehr zu spüren, dem Hausherrn und seinen Gästen war die gehobene Stimmung vergangen. Den letzten Eintrag setzte Sigfried Uiberreither höchstselbst ins Gästebuch, der sich am 30. Juni 1944, dem Tag der Beisetzung Kloepfers, als Trauergast im Doktorhaus einfand.

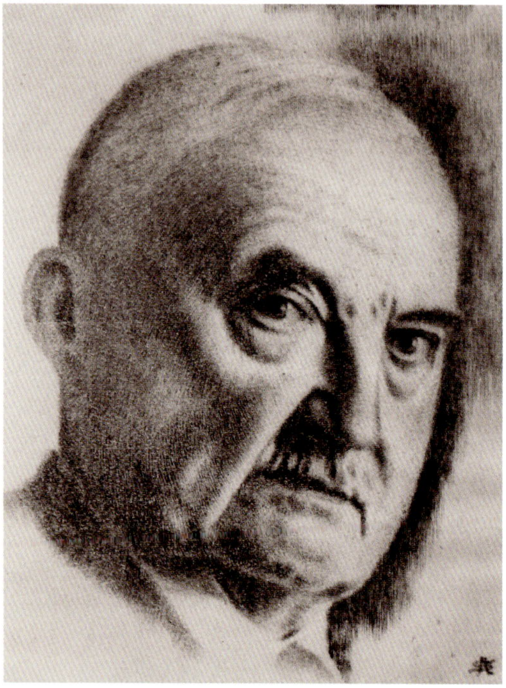

Abb. 349: Kloepfer nach einer Radierung von Albert Schwara.

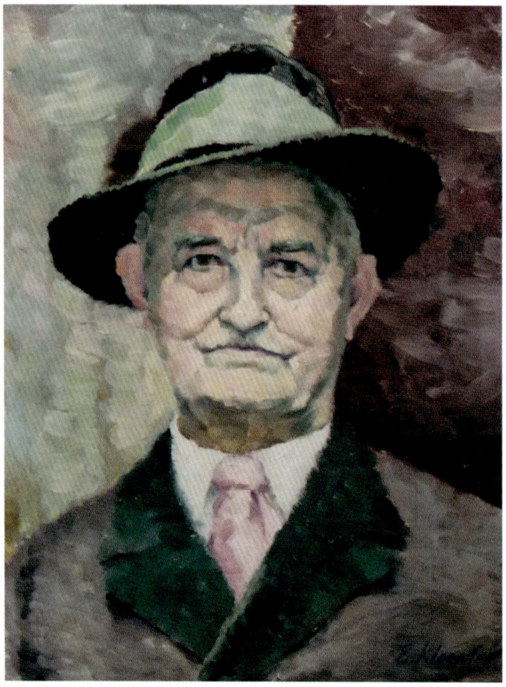

Abb. 350: Kloepfer mit Steirerhut und Steirerrock, gemalt von Erika Kloepfer.

Kloepfers NS-Verstrickung wurde lange Zeit heruntergespielt. Einerseits lebten noch viele Wegbegleiter, die selbst eine nach dem Krieg unkleidsame NS-Nähe verbergen wollten, andererseits galt es, daß verfestigte Bild vom weitgehend unpolitischen Mundartdichter zu retten. Kloepfer selbst hat seine Begeisterung für die NS-Bewegung offen bekundet, warum wir posthum verschleiern sollten, was er freimütig bekannte, ist schwer zu ersehen. Wiewohl diese kurze Epoche heute wie keine andere rezipiert, interpretiert, erforscht, unterrichtet und medial aufbereitet wird, bleiben doch offene Fragen im Zusammenhang mit seiner politischen Haltung.

Da ist zunächst seine in der NS-Zeit ungebrochene Freundschaft mit Viktor von Geramb, der unter dem Regime seine Professur verloren hatte und kaltgestellt wurde. Oder seine Sympathie für den katholischen Geistlichen und Lyriker, Erzähler sowie Autor kunsthistorischer Werke Rochus Kohlbach, der nach dem Anschluß in Mauthausen interniert und schließlich in die kleine Gemeinde St. Martin am Wöllmissberg verbannt wurde.[465] Schließlich der tragische Fall seines Freundes Papesch, des Regierungsdirektors in der Behörde des Reichsstatthalters, der Kloepfer nicht verborgen blieb: Papesch's zwanzigjährige, im Gefolge einer Hirnhautentzündung behinderte Tochter Grete wurde im Jänner 1941 im Rahmen der sogenannten T4-Aktion ohne Wissen des Vaters ermordet, was Papesch schließlich mit dem Austritt aus der SS quittierte. Zur Frage der Verdrängung jüdischer oder politisch unliebsamer Ärzte aus den Reihen der steirischen bzw. deutschen Ärzteschaft sind wir über Kloepfers Kenntnisstand nicht orientiert. Zwar betraf ihn diese Frage in Köflach nicht unmittelbar, aber das Gängelband der Zensurmaßnahmen, die selbst vor seinen Äußerungen über den jüdischen Universitätslehrer Anton Wölfler nicht haltmachten, als 1942 die dritte Auflage seiner Autobiographie *Aus dem Bilderbuch meines Lebens* vorbereitet wurde, mußten Kloepfer zu denken geben.

Abb. 351: Kloepfer vor Salzburger Kulisse, vermutlich im August 1941.

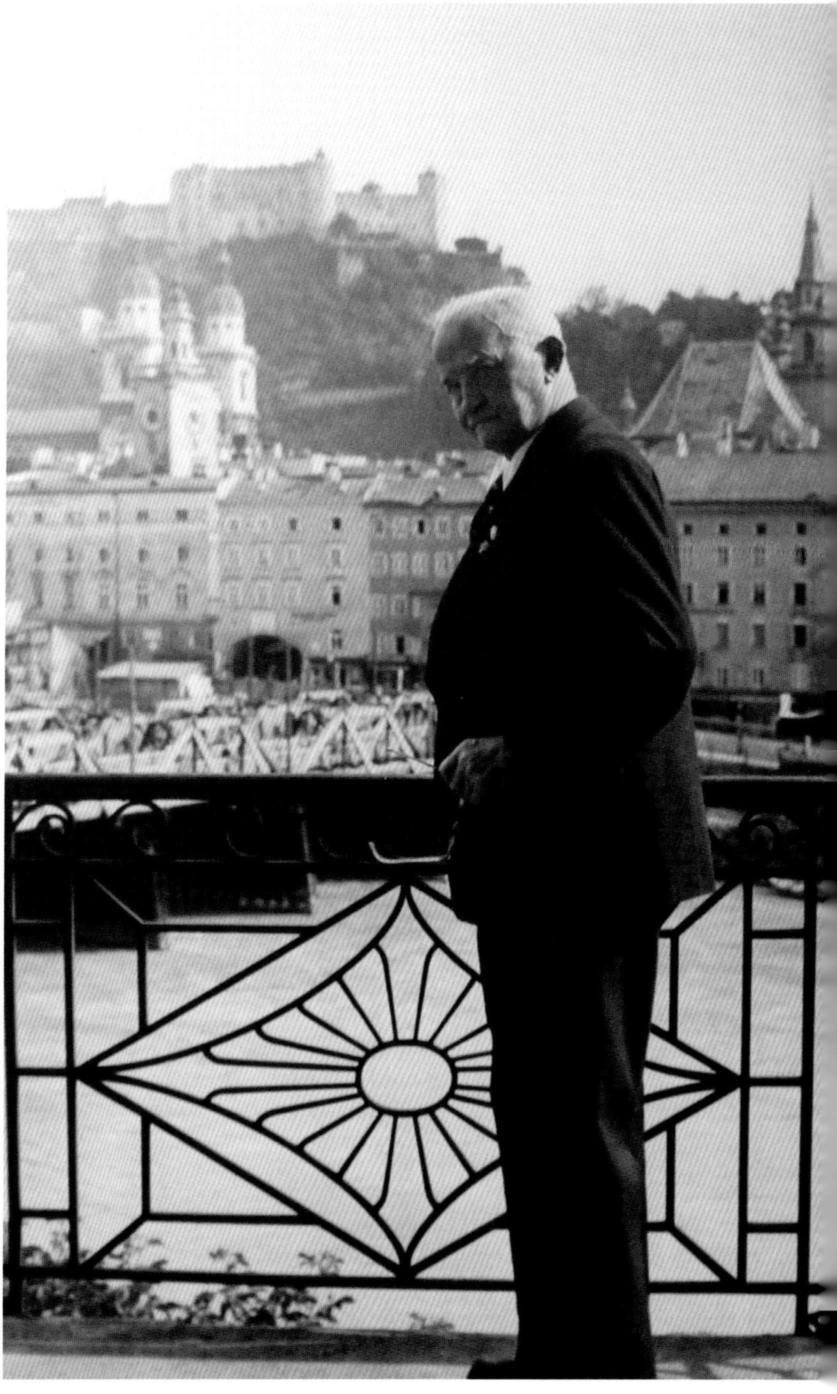

Nicht im mindesten bekannt ist uns Kloepfers Einstellung zu Fragen der Rassenhygiene, Eugenik und Euthanasie[466] – Gebiete die ihn als Arzt tangierten und interessieren mußten. Die einschlägigen Bestimmungen, etwa das *Gesetz zur Verhinderung erbkranken Nachwuchses*, das *Gesetz zur Vereinheitlichung des Gesundheitswesens*, das *Gesetz zum Schutze des deutschen Blutes und der deutschen Ehre* sowie das *Ehegesundheitsgesetz* waren in

Hitlers Reich schon 1934 bzw. 1935 in Kraft getreten und wurden auch im Ständestaat erörtert.[467] Dabei kam Tochter Wiki eine nicht unwichtige Bedeutung zu, hielt sie doch vor Bauers- und Arbeiterfreuen unermüdlich Vorträge über „Weltanschauung und deutsche Rassenpolitik".[468] Daß sie die Themen mit dem Vater erörtert hat, ist anzunehmen. So dürfte Kloepfer zumindest in groben Umrissen über diese Fragen orientiert gewesen sein, seinem Bekenntnis zur Bewegung stand das jedenfalls nicht im Wege.[469] Es gibt keinen Hinweis dafür, daß Kloepfer von den geheimen Anstaltsmorden im Rahmen der Aktion T4 auf Schloß Hartheim bei Linz oder den Tötungen von behinderten Kindern am Feldhof bei Graz irgendwie nähere Kenntnis hatte, wiewohl die Euthanasiemaßnahmen zu dieser Zeit ein offenes Geheimnis waren und Einzelheiten trotz angeordneter Geheimhaltung immer wieder durchsickerten. Das *Gesetz zur Verhütung erbkranken Nachwuchses*, das 1940 auch in der nunmehrigen Ostmark in Kraft trat, ermöglichte in Fällen bestimmter hereditärer Schäden oder bei schwerem Alkoholismus die Vornahme chirurgischer Sterilisationen oder Unfruchtbarmachung mittels Radiumbestrahlung. Hitlers Sonderbeauftragter für die Aktion T4, der Chef der Reichskanzlei Reichsleiter Philipp Bouhler besuchte den Kreis Voitsberg im Juni 1940 und wurde von Kreisleiter Anton Weißensteiner empfangen. Es ist anzunehmen, daß die neuen Bestimmungen mit ausgewählten, hochrangigen Ärzten wie dem Voitsberger Primar Ernst Bouvier[470] zur Sprache kamen. Für den alten, im Ruhestand herumwerkelnden Landbader Kloepfer interessierte sich der Reichsleiter jedenfalls nicht.

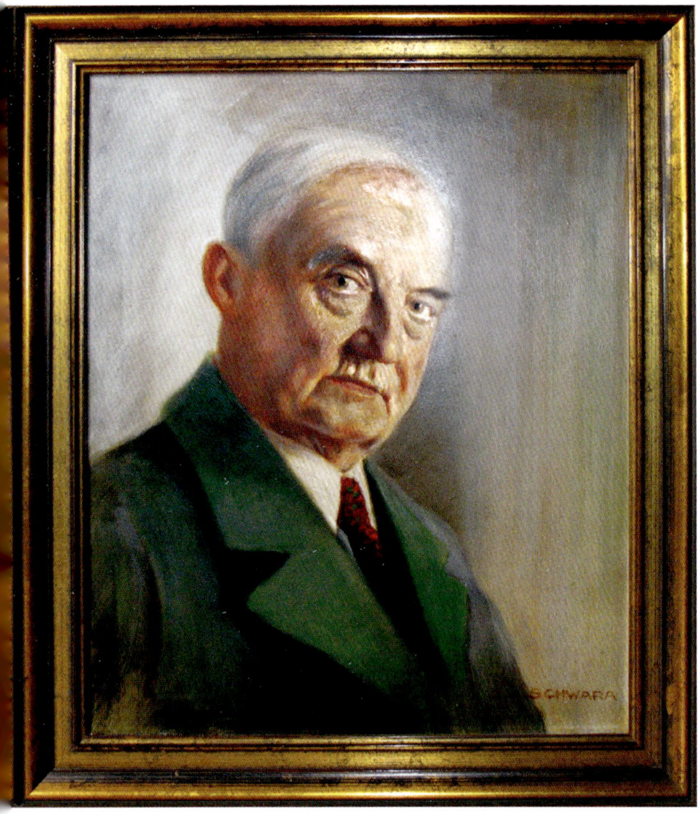

Abb. 352: Hans Kloepfer, ein Ölgemälde von Albert Schwara, um 1940.

Hans Kloepfer

Ein festlicher Brautlauf wars unter einem Sonnenstrahl der Weltgeschichte, wie er wohl noch nie das kampf- und schicksalsdurchfurchte Angesicht der deutschen Erde überglänzt hat. Was uns unterm steten Mißbrauch ethischen Edelgutes, wie Glaube, Vaterland und Freiheit, aus verkniffenen Lippen beschwören sollte, was wir für herzenskalten hochmütigen Eigensinn und doktrinären Fanatismus hielten, es kam in Wirklichkeit aus einem Abgrund der Verworfenheit, dessen Tiefe wir entsetzt erst inne wurden, als eine eisenharte Faust noch unmittelbar vor dem Abgrund in die Speichen unseres abstürzenden Staatskarrens griff. Heute dürfen wir von freier Höhe über die sinkenden Nebel schauen. Die Jahre der Bedrückung haben aus dem tiefen Kulturgrund unseres Stammes eine stille Edelreife gebracht, daran unsere Brüder im Reiche schon heute und immer mehr daran noch ihre rechte Freude haben dürfen. Das weiß niemand besser, als unser Führer. Die Weite seines Blicks, die Tapferkeit seines Willens, die heiße Liebe seines Herzens dankbar auf uns wirken zu lassen, ist die kostbare Krönung unserer Feierstunden in diesen frohbewegten Tagen.

Abb. 353: Kloepfers Beitrag zum *Bekenntnisbuch österreichischer Dichter*, 1938 herausgegeben vom Bund deutscher Schriftsteller Österreichs im Krystall-Verlag, Wien.

Vor dem Sturm

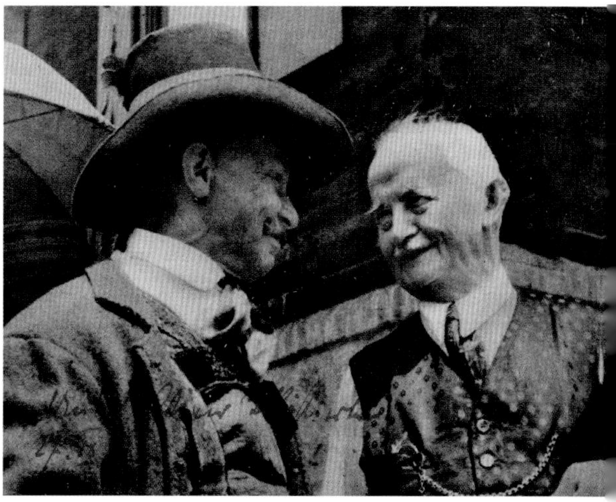

Abb. 354: Kloepfer mit einem unbekannten Herrn. Die Abbildung findet sich auf einem undatierten Zeitungsausschnitt.

Viel war jetzt die Rede vom Ernst der Zeiten, von bevorstehender harter Arbeit, von Luftschutzübungen und Eintopfsonntagen. Die Gleichschaltungsbestrebungen etwa der Vereine wurden als Maßnahmen im Interesse der Volksgemeinschaft erklärt, ähnlich wie die Säuberung der Volksbüchereien nach den Richtlinien des Kulturwerkes der NSDAP: „Belangloser oder verbrauchter Lesestoff wird von hunderten Bänden des wertvollsten zeitgemäßen Schrifttums"[471] ersetzt. Der Frühlingswind brauste über Österreich, wie es der Köflacher Chronist ungewollt treffend formulierte, und Kritik auszusprechen war jetzt nicht opportun. War denn solche überhaupt angebracht, angesichts der augenscheinlichen Erfolge der Bewegung? Innerhalb weniger Monate gelang es den neuen Machthabern, die Arbeitslosigkeit im Voitsberger Bezirk[472] zu beseitigen. Selbst die in bitterer Not lebenden Ausgesteuerten, denen kein Arbeitslosengeld mehr zustand, faßten Hoffnung, traten wieder in Arbeit. Im Sommer 1938 wurde etwa das Sensenwerk Gradenberg und das daran angeschlossene Hammerwerk erneut in Betrieb genommen, die beim Straßenbau eingesetzten Sensenarbeiter kehrten zurück an ihre Arbeitsplätze. Große Wohnbauprojekte wurden in Angriff genommen, wie die nachmalige Barbarasiedlung, eine Gefolgschaftssiedlung im Heimatstil. Immer neue Besuchergruppen strebten jetzt nach Köflach und brachten frischen Wind in die Stadt – Luftwaffenoffiziere etwa, die in Autobussen von Thalerhof aus die Weststeiermark erkundeten oder KdF-Urlauber, die nach schönen Sommertagen festlich verabschiedet wurden. An der traditionellen Barbara-Feier 1938 beteiligte sich Sigfried Uiberreither höchstselbst, in seiner Propagandarede schwor er die Arbeiter auf Leistungssteigerungen ein. Eine Abbildung in der *Werkszeitung der Österreichisch-Alpinen Montangesellschaft* zeigt Hans Kloepfer, den Gauleiter und den Generaldirektor der Alpinen beim Absingen eines Bergmannsliedes. Am Heiligen Abend 1938 erschien im *Voitsberg-Köflacher Wochenblatt* das Mundartgedicht *Heimkehr*, die Eloge an den Führer schloß mit den Worten „Der Mond ist schun obi, a Grill singg ums Haus / und so klock i gmüatli mei Pfeiferl hiaz aus / und dank no mein Herrgott im Tram für die Gnod, daß er a für uns Bauern an Hitler gwußt hot."[473] Das Wochenblatt brachte dann noch einen Bericht von der Teilnahme bzw. Lesung Kloepfers bei der Weihnachtsfeier der Köflacher NSDAP am 18. Dezember 1938.

Abb. 355: Hans Kloepfer bei den Barbarafeiern am 4. Dezember 1938 neben Reichsgauleiter Sigfried Uiberreither.

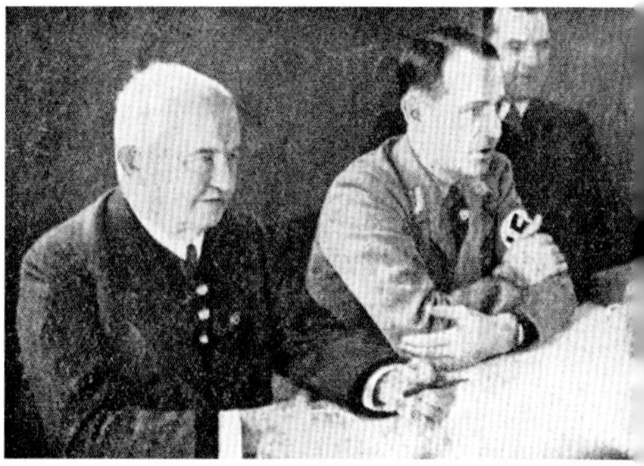

Noch war Zeit für Lob und Preis: Am Freitag, dem 7. Juli 1939, nachmittags um 17 Uhr, durfte Kloepfer in der Aula der Grazer Universität den mit 5.000 RM dotierten Wolfgang-Amadeus-Mozart-Preis der Hamburger Stiftung F. V. S. (Freiherr von Stein) entgegennehmen, einen

Ehrenpreis, der 1938 schon Franz Nabl und im Jahr davor Max Mell zuteil geworden war. Der zweite Preisträger war Kloepfers langjähriger Freund, der Kärntner Maler, Zeichner und Holzschneider Switbert Lobisser[474].

Nach der Begrüßung des Gauleiters und der Festgäste wurden die Glückwünsche des Ministers übermittelt, sodann erfolgte die Würdigung der Preisträger durch den Dekan Karl Polheim, ehe er den Prorektor bat, die Urkunden zu überreichen. Zwischen feierlicher Musik und dem Rosegger-Ländler von Josef Gauby bedankte sich Kloepfer im Namen beider Preisträger mit einer zwar für damalige Erwartungen politisch korrekten, sonst aber traurigen, stilistisch und rhetorisch geradezu erbärmlichen Rede. Schließlich lud der Prorektor zur Besichtigung einer Lobisser-Ausstellung ins kunsthistorische Institut. Mit einem festlichen Abendessen im Hotel Wiesler endete die „wunderschön harmonische Feier", in der Kloepfer „einen eindrucksvollen Höhepunkt in [s]einem Leben" sah.[475] Für den nächsten Morgen war eine Ausfahrt nach der Festenburg, einst Ottokar Kernstocks Dichterrefugium, und nach Vorau geplant.

Kloepfer habe, so hieß es im Gutachten der Reichsschrifttumskammer[476], „aus seiner jahrzehntelangen Verbundenheit mit den Bergbauern seiner Heimat seine wertvollen Bücher geschrieben, die erst seit wenigen Jahren im Reich bekannt geworden sind. Von besonderer Bedeutung sind seine Gedichte in steirischer Mundart und seine Heimaterzählungen"[477].

Abb. 356: Einladung zur feierlichen Überreichung des Wolfgang Amadeus (hier Amadäus) Mozart Preises an Hans Kloepfer und Switbert (hier Suitbert) Lobisser am 7. Juli 1939. Die Grafik stammt von Lobisser.

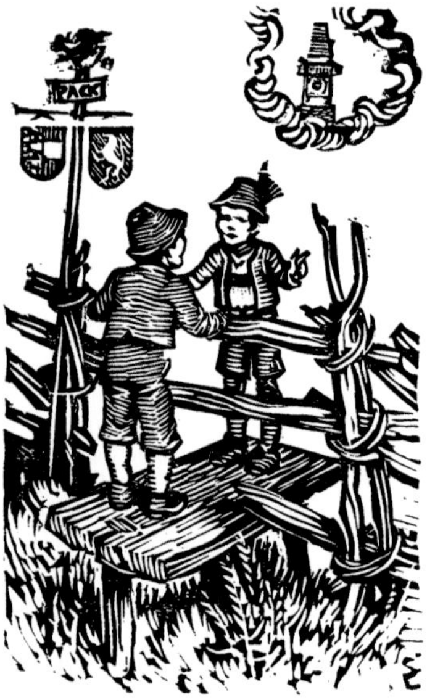

Der

Wolfgang Amadäus Mozart Preis

der Johann Wolfgang Goethe Stiftung

wird den Preisträgern des Jahres 1939

Dr. Hans Kloepfer, Köflach

und

Prof. Suitbert Lobisser, Klagenfurt

am Freitag, den 7. Juli 1939, nachmittags 5 Uhr
in der Aula der Grazer Universität

feierlich überreicht.

Der Prorektor der Universität Graz

läßt herzlich zu dieser Feierstunde ein.
Sie gilt den schöpferischen Männern der seit alters
eng verbundenen Nachbarn, der Grenzlandgaue

Kärnten und Steiermark.

Im Anschluß an die Feier wird Professor Dr. Hermann Egger die Festgäste in die Lobisser-Ausstellung des Kunsthistorischen Instituts der Universität führen, die damit eröffnet wird.

Er halte diese Auszeichnung für reichlich unverdient für sein bescheidenes Schaffen[478], ließ Kloepfer die Giengener trotzdem wissen, um sich dann über Familiäres auszulassen: „Wiki ist eine begeisterte und sehr erfolgreiche Kreis-Kultursprecherin der Partei, der unsere Arbeiter- und Bauersfrauen dankbar vertrauen. Hans ist zum Professor am Theresianum in Wien ernannt worden, einer nationalsozialistischen Bundesanstalt im Rahmen eines Realgymnasiums mit stark militärischem Unterbau. Er hat in dem ungeheuren Gebäude eine sehr schöne Naturalwohnung und auch ein gut auskömmliches Gehalt, so daß er mit seiner Erika und dem kleinen Jörgele ruhig in die Zukunft schauen kann, – wenn nur alle gesund bleiben. Und Thomerl ist zum Assistenten für Geburtshilfe und Gynäkologie am Wiener Rudolfspitale aufgerückt, wo er, besonders wenn wie eben jetzt, der Professor auf Urlaub ist, eine ungemein drückende Verantwortung auf seinen jungen Schultern lastet. Aber er muss eben durch diese Schule des Lebens durch, um später seinen Mann in allen Lagen zu stellen."[479]

Das Leben hinter den schöngeistigen Fassaden: Was auch immer Kloepfer von der Bürokratie der neuen Machthaber hielt, mit dem Fragebogen zur erstmaligen Meldung, vorgelegt von der Ärztlichen Bezirksvereinigung der Steiermark, war selbst der schriftgewandte Kloepfer überfordert. Da er unter die Rubrik „Ort der Bestallung" seinen

Abb. 357: Nach der Preisverleihung die Gruppenfotografie vor dem Hauptgebäude der Grazer Universität. Links neben Kloepfer die Eibiswalderin Käthe Strohschneider, die dritte von hinten (vermutlich) Wiki, neben ihr Thomas und (vermutlich) Hans Georg Kloepfer.

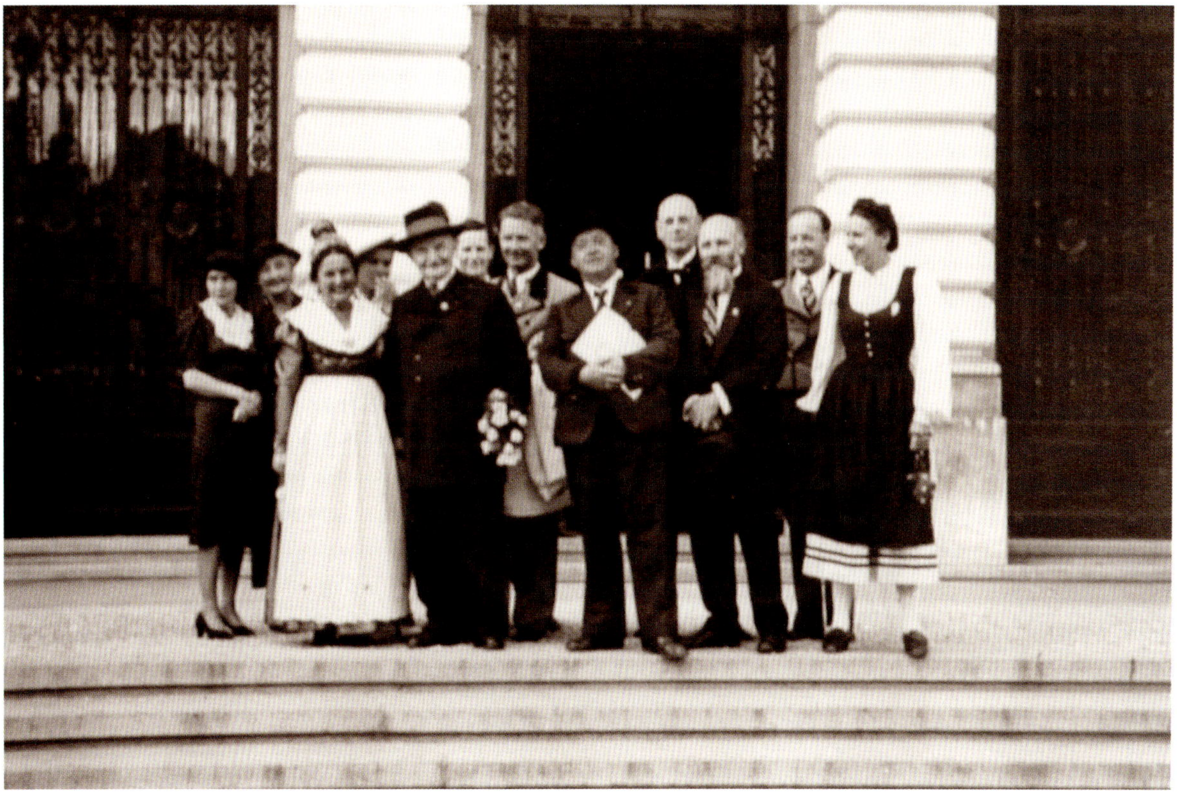

Dienstort eingesetzt hatte, mußte sich Kloepfer eine Belehrung über die Bedeutung des Begriffes gefallen lassen. Kloepfer korrigierte den Fehler und revanchierte sich bei der Sachbearbeiterin mit einem philologischen Privatissimum: „Unter dem altertümlichen Worte ‚Bestallung' musste ich nach deutschem Sprachgebrauch den Tag meiner Anstellung als Werksarzt der Alpinen Montangesellschaft verstehen, daher das Missverständnis, das ich freundlich zu entschuldigen bitte."[480] Auch an seiner Handschrift störte man sich im Reich: „Wir erhielten den roten ‚Fragebogen zur erstmaligen Meldung' vom 4. November 38. In diesem Fragebogen sind die Angaben des Herrn Dr. Kloepfer zum grössten Teile unleserlich. / Wir bitten uns einen neuen roten Fragebogen zu übersenden. Nach Eingang des 2. Fragebogens werden wir den hier vorliegenden Fragebogen vernichten. Heil Hitler! I. A."[481] Bürokratie, Pflichten, lange Arbeitstage – die Erkenntnis, daß man im Gefüge der herrschenden Macht nur ein winziges Rädchen ist, selbst als Ehrenmitglied, Ehrendoktor, Ehrenbürger. Also, noch einmal ausfüllen, Knöpfl, diesmal hübsch leserlich!

Der Honsbauer

Und richti is Mai worn, hätts frei neama denkt,
so tiaf sand die Nepl scha wochnlong ghenkt;
und heut homma, wals just so truckn herschaut,
auf die Sunnseitnacker scha Summakorn baut.
Is a stücklani Leitn, oba hiaz is varricht't
und so derf ma wuhl rostn auf döi bluathoarte Schicht.
Do schau i vun Birnbaum weitaus übers Tol,
und gspoassi is, wias oan so kimmb aufamol:
Do deuchts mi auf oamol so seltsam und rar,
wann i um a Zeit neama Honsbauer waar;
neama Honsbauer waar, neama i, wiar i bin,
wiar i leb, wiar i schau, wir i roat in mein Sinn.
Oamol und nia wieda, in Ewikeit net!
wann die Welt a no weiter viel tausend Joahr geht!
Woar a tull lonki Kettn scha, wann ma so denkt,
wia sie oan Joahr ums ondri ols Gliedl einhenkt,
und jeds Joahr so viel Täg, jeder Tog so viel Stund,
und jede nur fürn liabm Honsbauerngrund!
Wos will i net ollas no wendn ban Haus,
– und gach waar i ausgraft, und ollas is aus!
Koa Mensch wußt vun meina, und i wußt vun koan
und müassat so müassi in Himml umloahn,
koa Sorg und koa Oarbat, nur übrige Zeit,
no kann is net glabm, wia so wos oan gfreut.
Koan Pfluag inta d' Faust mehr, koan Zeug in die Händ,
gegnan Mai zua koa Blüah und koa Schnee zan Advent,
koa Sunn in da Fruah und koa Schriatt übern Grund
und koa Betläutn mehr noch zwölf gschlogane Stund.
In Gottsnamm –, i woaß jo, doß oamol so kimmb, –
– leicht is ma mei Sterbstund goar morgn scha bstimmb –
Toat sein is koa Kunst, oba s Sterbm is hoart,
wann rundum auf deine die Oarbat no woart't.
Mein, vun Himml valaugnan is weita koa Red,
i geh, wann i muaß,
– owa leicht gschiachts ma net –!

Neue Gedichte in steirischer Mundart, 1935

Abb. 358: Hans Kloepfer in seiner Ordination, um 1940.

Abb. 359: Steirerhut und Parteiabzeichen: eine der letzten Fotografien Kloepfers.

Abb. 360: Einband zu Hans Kloepfers *Aus der Franzosenzeit.*

UNTER DEM DONNER DER SCHLACHTEN

Über Nacht dann der Krieg. Jubel und Begeisterung hielten sich diesmal in Grenzen, in der Weststeiermark wie im restlichen Großdeutschland hoffte man auf ein glimpfliches Ende, auf eine baldige Heimkehr der Väter, Söhne, Männer. Krieg – das hatte niemand gewollt. Wohl auch die beiden kernigen Eingeborenen nicht, die im Oktober 1939 in Pichling mit Heil-Moskau-Rufen auffielen. Als Norbert Raffler, einer der Wackeren, von einem NSKK-Sturmführer zur Rede gestellt wurde, beharrte er auf seinen Äußerungen: „Ich weiß genau, was ich gesagt habe, ich trete dafür ein, ihr dürfts nicht glauben, dass ich rauschig bin. Ich bereue es nicht, daß ich das gesagt habe. Einer muss den Anfang machen. Ich stehe voll für das ein, was ich gesagt habe und habe gar keine Angst vor Dachau, wo statt Essen der Gummiknüttel regiert. Jetzt ist es ja noch die Hitlerregierung, aber wie lang. Es ist eine Ehre, für die Kommunisten eingesperrt zu sein."[482]

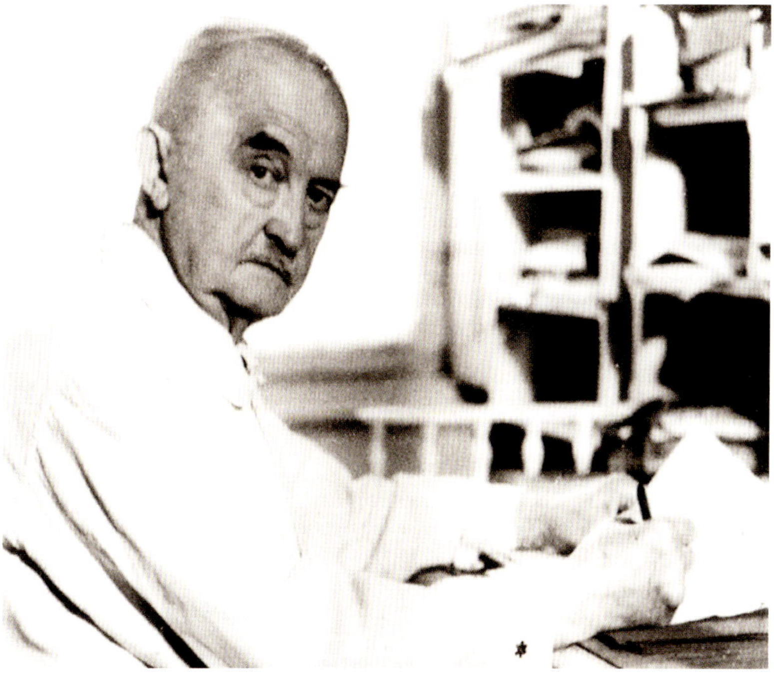

Alle Räder rollten jetzt für den Sieg. Polen, Dänemark, Norwegen, schließlich der Westfeldzug. Dem Zufall wollte es gefallen, daß Kloepfer mit dem Erzählband *Aus der Franzosenzeit* auf die lange zurückliegende, aber im öffentlichen Bewußtsein noch lebendige Besatzung durch napoleonische Truppen zurückblickte, just als die Wehrmacht in Frankreich vorrückte. In Anbetracht des geradezu glänzend verlaufenden Krieges war Kloepfer, wie er nach Giengen schrieb, felsenfest „von dessen siegreicher Lösung noch in diesem Jahr"[483] überzeugt.

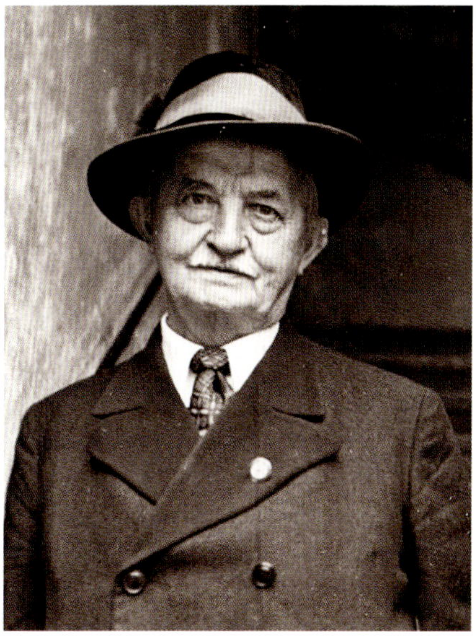

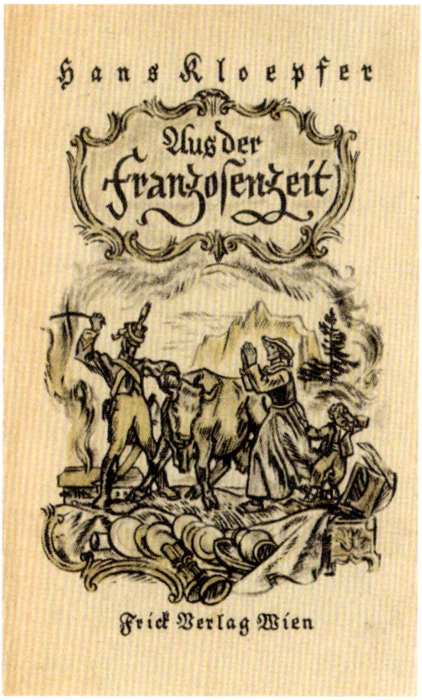

Im *Voitsberg-Köflacher Wochenblatt* wurde anläßlich der sogenannten Opferbuchspende zu Führers

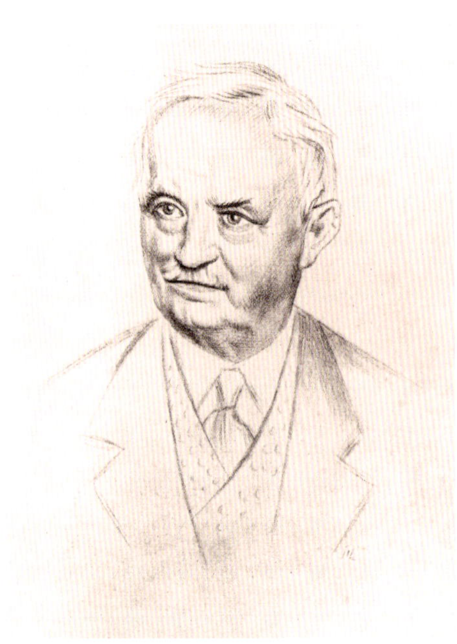

Abb. 361: Hans Kloepfer, gezeichnet von Fritz Silberbauer. Im Spätherbst 1940 begab sich Kloepfer im Auftrag des Gauleiters und Reichsstatthalters nach Graz. Diesmal hatte er dem alten Bekannten Fritz Silberbauer Modell zu sitzen. Gauleiter und Reichsstatthalter Sigfried Uiberreither hatte ein Weihnachtsgeschenk des Reichsgaues Steiermark für den Führer angeregt, einen gezeichneten Bilderreigen acht verdienter Steirer: Ulrich von Liechtenstein, Johann Josef Fux, Fischer von Erlach, Erzherzog Johann, Robert Hamerling, Wilhelm von Tegetthoff, Peter Rosegger, Hugo Wolf und als einziger noch Lebender – Hans Kloepfer. Was der künstlerisch ambitionierte Reichskanzler zu der in Ziegenleder gebundenen Mappe mit den – sehr mäßigen – Silberbauer-Zeichnungen sagte, ist nicht überliefert.

Geburtstag am 20. April 1940 das Mundartgedicht *Der Leitenbauer* abgedruckt, eine bemerkenswert bescheidenes Elaborat, dessen ländlich-rückständiger Duktus peinlich berührt. Dem Landvolk fiels kaum auf. Im Jänner war Kloepfer zu einer Dichterlesung nach Bärnbach gekommen, er eröffnete mit einem Aufruf an die Damen der Ortsfrauenschaft, „besonders jetzt, in dieser ernsten Zeit fester denn je in der inneren Front zusammenzustehen."[484] Dann folgte ein Gedicht an Hitler, in dem er erneut Gefolgschaft und Treue zum Führer beschwor. Was er am 2. November 1940 anläßlich der Woche des Deutschen Buches im Brauhaussaal in Köflach zum besten gab, wissen wir nicht, von der Lesung in Graz für die Führerinnen aus dem BDM-JM-Untergau Graz-Land liegt jedoch ein Stimmungsbericht vor: „Ein unvergeßlich liebes Bild! Unser alter, heimatlicher Dichter Hans Kloepfer, umrahmt von frischen, jungen Mädeln in ihrer kleidsamen Steirertracht. Der Lesetisch ist mit buntem Herbstlaub geschmückt und die kleine Lampe wirft einen bescheidenen Lichtkegel auf das gütige Dichterantlitz. Langsam, fast tastend beginnt Kloepfer zu lesen. Manchmal blickt er freundlich über die Brille hinweg in den gedrängt vollen Saal und vertieft sich dann wieder in seine Bücher. In sorgsamer Auswahl verschenkt Kloepfer seine große, herzenswarme Kunst. Nicht ein Laut regt sich, still und aufmerksam folgt die Schar den wundervollen Dichterworten und in manchem jungen Gesicht erschimmert ein Ahnen von künftigem Glück und Leid. Kloepfer las eine seiner ergreifendsten Erzählungen: ‚Sein Vater', dessen erschütternde Lebenswahrheit tief ins Herz dringt. Ueber feierlichernste Gedichte, deren unpathetische, treue Gedanken unserem Führer gelten, über schlichte, dem bäuerlichen Leben entnommene Stimmungsbilder kam Kloepfer zu seinen humorvollen Dialektdichtungen. Da gab es frohes Lachen, und verständnisvolle Zustimmung. Mit Freude konnte man feststellen, daß unsere Jugend des Dichters Worte kennt, daß ihr seine Werke vertraut und lieb sind. [...] Unser Kloepfer wurde aus begeisterten, dankbaren Herzen stürmisch gefeiert."[485]

Im Weihnachtsbrief von 1940 an die Giengener Verwandten muß die gar zu optimistische Prognose vom Jahresanfang korrigiert werden: „Ich hoffe zuversichtlich mit euch, dass das kommende Jahr schon unserem großen Deutschland den endgiltigen Sieg bringt und der ganzen Welt einen gerechten Frieden zu ungestörter Arbeit."[486] Und mit der alljährlichen Schilderung der Familiensituation schloß der Brief: „Uns selbst gehts in der Steiermark, ‚fern von Krieg und Kriegsgeschrei' noch immer recht leidlich. In unserem Familienkreis bringt nur ab und zu die Sorge um unsere Kinder leichte Schatten. Hansl, der Studienrat am Wiener Theresianum, war bis vor ein paar Monaten bei einer Totenkopf-Reiterstandarte in Warschau einberufen und ist nach einem mehrwöchentlichen Aufenthalt mit seiner Klasse auf der wunderschönen Burg Strechau im steirischen Paltentale nun wieder mit seinen Schülern in Wien eingerückt. Thomerl war als Assistent für Geburtshilfe und Frauenkrankheiten schon auf dem besten Wege zu einem selbständigen Frauenarzte auf seinem Fachgebiete, als er vor einem halben Jahre zur Ausbildung bei der Truppe in Wien einberufen wurde. Seit zwei Monaten macht er nun in einem Lazarette, etwa 50 Kilometer von der russischen Grenze in Polen Spitalsdienst, der ihn vorläufig wenig beschäftigt und anregt."[487] Kloepfer schilderte der schwäbischen Verwandtschaft, daß er für die Zeitungen daheim und an der Front Geschichten verschicken und nach neuen Ausschau halten müsse, „so dünn das Strähnlein der Phantasie beim Siebziger auch fließen will."[488] Die Praxis sei nunmehr schon etwas beschaulich geworden, aber er halte ja auch Vorlesungen bei BDM und HJ in der Steiermark, denen er aus Pflichtgefühl nicht aus dem Wege gehen könne.

Das Jahr 1941 begann für Kloepfer mit einem Vortrag zu einer Tagung der Schulleiter und HJ-Lehrer in Köflach, dabei äußerte er sich über – erraten:

Abb. 362: Lektürestunde im Park hinter dem *Doktorhaus* (um 1940). Der leicht säuerliche Gesichtsausdruck ist auf vielen der späten Fotos zu sehen.

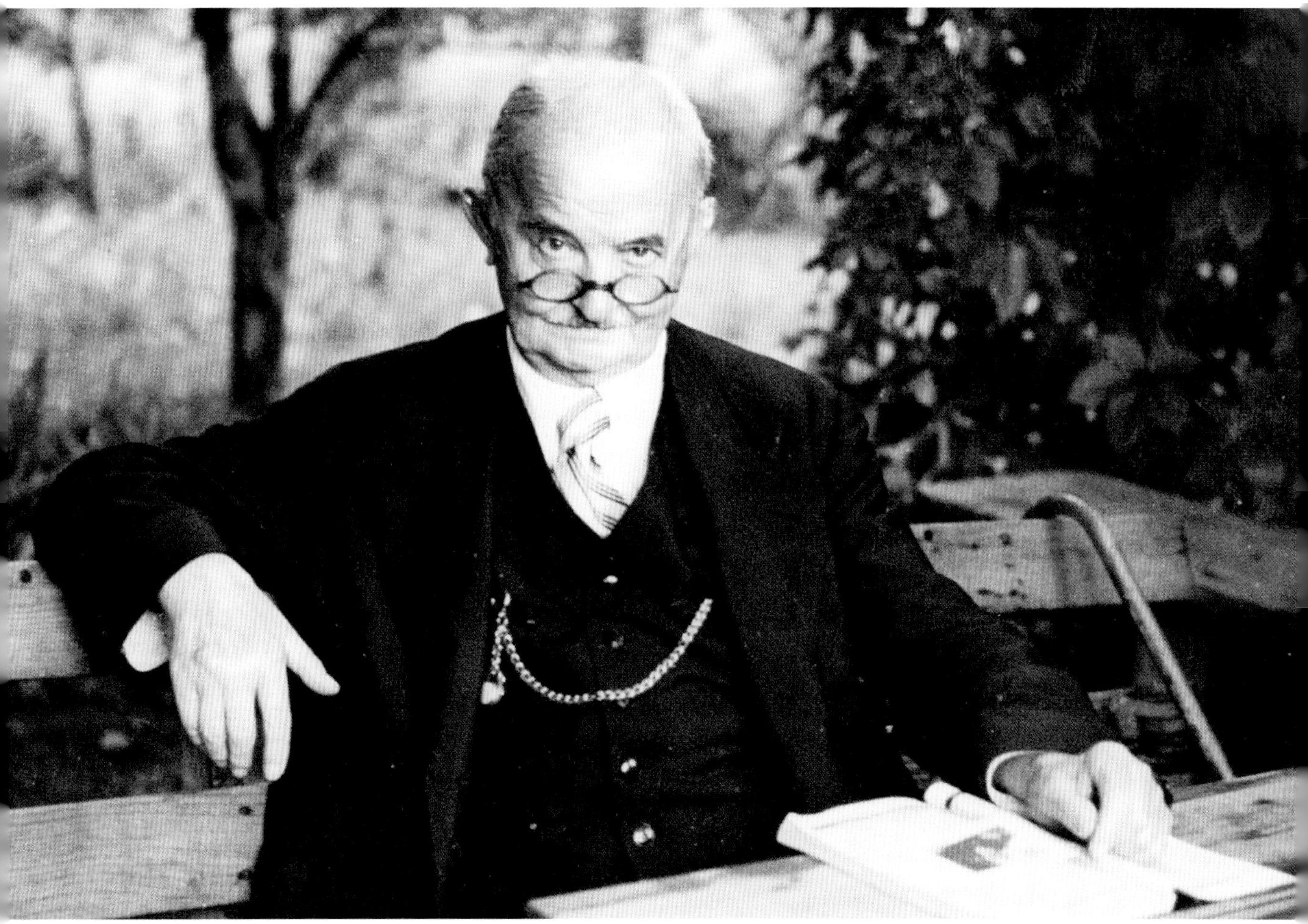

HANS-KLOEPFER-EHRUNG

„Der Senat der Universität Graz versammelte sich Samstag zu einer schlichten Feier zu Ehren des Arztes und Heimatdichters Dr. med. et Dr. phil. h. c. Hans Kloepfer im festlich geschmückten Senatssaal. Hans Kloepfer wurde am 27. Juli 1891 an der Grazer Universität zum Doktor der Medizin promoviert. Einem alten akademischen Brauch gemäß wurde das Doktordiplom des Jubilars erneuert."

Illustrierte Kronen Zeitung, 29. Juli 1941

Heimat und Heimatschutz. Kurz darauf druckte das *Voitsberg-Köflacher Wochenblatt* die Kloepferverse *Steirischer März 1938,* darüber die Zeilen „Vor drei Jahren war Großdeutschland erstanden!".[489] Nicht jeder hatte sich im dritten Kriegsjahr soviel Begeisterung erhalten können wie der Köflacher Arzt, die über 300, aus ihrer exponierten Lage „heim ins Reich" geholten Rückwanderer aus dem Buchenland etwa, die von den Weststeirern angefeindet im Lager 100a in Maria Lankowitz aushielten. Einer der Lankowitzer hatte im Sommer 1941 seinem Unmut in der Pfarrkirche Ausdruck gegeben, da fand man nämlich die Aufschrift „Hiedler ist ein Mörder, Gauner, nieder mit ihm". Das Sakrileg wurde fotografisch dokumentiert und der Gestapo in Graz gemeldet.

Am Sonntag, dem 6. April 1941 war Kloepfer mit seinem Sohn Hans Georg und dessen Familie in Graz unterwegs und gerade bemüht, den Autobus[490] nach Köflach zu erreichen, was jedoch nicht gelang, da die vier von Schupos in einen Luftschutzkeller gedrängt wurden. „Daheim mussten wir dann wohl in der Nacht einmal den Keller aufsuchen, ebenso am nächsten Vormittag wieder auf eine halbe Stunde, aber es gab nicht die allergeringste Aufregung, eher eine leicht humoristische Betrachtung unserer Kostüme, die gegen die Kellerkühle wie für eine Nordpolexpedition vorgesehen waren. In Graz gabs leider ein einziges Opfer, ein 13jähriges Mädchen, dem durch Splitter beide Oberschenkel zerschlagen waren und das nach der Amputation derselben heute gestorben ist."

Abb. 363: *Dahoam. Steirische Gedichte* (1942), mit Originalholzschnitten von Ernst Dombrowski, Steirische Verlagsanstalt Graz.

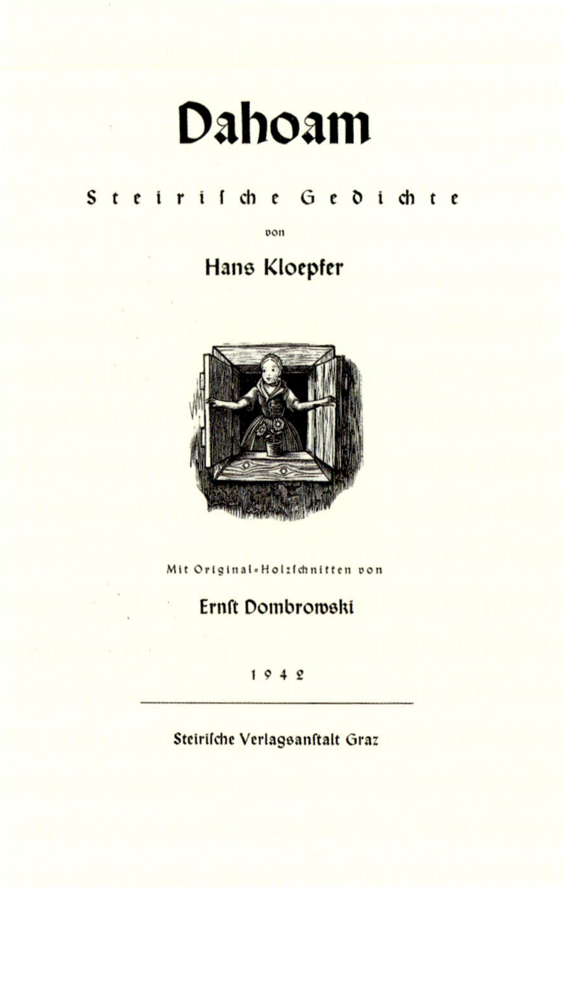

Auch Martha bezog sich auf die Fliegerangriffe und berichtete, „am Sonntag, an dem der jugoslawische Feldzug begonnen hatte, war nachher schon Flugalarm. Wiki war in Voitsberg bei einem Luftschutzkurs und sie mussten gleich in den Keller. In Köflach war gerade viel Militär angekommen und da hätte schon viel Unglück entstehen können, wenn der Feind dies gewusst hätte. Hans und Hansl, Erika und Jörgi und Schwester Mizi waren fast den ganzen Nachmittag in Graz im Keller. Wir erst abends und dann Montag noch 2 mal. In Schwanberg und Deutschlandsberg (1–2 Stunden von Eibiswald entfernt) fielen feindliche Bomben, die große Erdtrichter machten, aber keine Menschen trafen. Es ist uns nun doppelt zum Bewußtsein gekommen, was für eine ungeheure Kraft in unserer Wehrmacht liegt. Schon tagelang fuhren und marschierten Soldaten bei uns durch, Mörser, Proviantwagen, u. s. w. Alles in größter Ordnung. Oft war auch Einquartierung. Die Leute haben sich um die Soldaten förmlich gerissen.

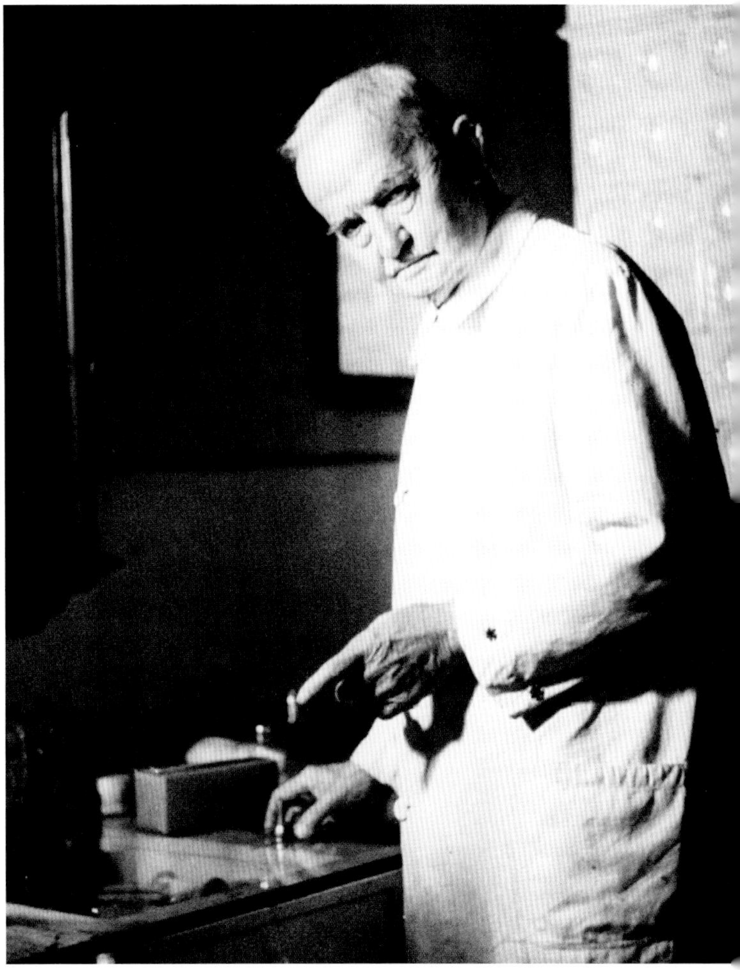

Abb. 364: Kloepfer in seiner Ordination, um 1942.

Es waren so nette Menschen, einer einmal aus Ulm, einer aus der Nähe von Heidenheim. Tadelloses Benehmen und eine Ruhe und Entschlossenheit; da kann man sich die Erfolge erklären! – Hansl ist im Theresianum momentan als unabkömmlich erklärt, hat enorm viel zu tun. Thomerl sitzt auch zu seinem Bedauern in Niederdonau."[491]

Am 21. Juni 1941 verlautbarte der Reichsrundfunk den Feldzug gegen Stalins Sowjetunion, ein halbes Jahr später hatte Barbarossa neben Millionen Russen eine halbe Million deutscher Landser verschlungen, darunter tausende Soldaten aus der Steiermark. Die Überlebenden richteten sich aufs Weihnachtsfest bei 40 Grad unter Null ein. Auch auf dem Hauptverbandplatz in der Lizabucht an der Eismeerfront freuten sich die Chirurgen auf den Heilig Abend. Mit ungeheuren Schneestürmen zog der arktische Winter über die kargen Flächen vor Murmansk. Aus der 5.000 Kilometer entfernten Heimat waren Feldpostpakete im Bunker eingetroffen, Kekse, Schokolade, dicke Wollsocken, Weihnachtskerzen. Einige steirische Kollegen in Uniform hielten auch Vorabdrucke des Gedichtbandes *Dahoam* von Hans Kloepfer in Händen, „zum Julfest 1941 als Gruß der Heimat ins Feld gesandt".

Gauärzteführer Franz Riedl hatte einzelne Kloepferiana als Weihnachtsgabe an Berufskameraden, also Ärzte im Felde schicken lassen, was Kloepfer als hohe Auszeichnung empfand. Ein Dankesbrief Erich Tschernes, des späteren Universitätsprofessors für Gynäkologie und Geburtshilfe in Graz hat sich erhalten: „Sehr geehrter Herr Primarius! Vielen Dank für das nette Weihnachtsgeschenk, das mir die Kameraden der Heimat gewidmet haben. Ich habe es gerade am Weihnachtsabend – noch mit einem späten Schlittentransport – bekommen und lese nun jeden Abend, wenn wir im Bunker unsere Lager beziehen, den Kameraden aus dem Altreich Kloepfer vor. Kaum ein anderer könnte die Heimat so schön vor einem erstehen lassen wie er, das spürt man am deutlichsten, wenn man so ganz weit von ihr weg ist wie wir. Immerhin können wir sagen, daß wir einen der nördlichsten Hauptverbandplätze versorgen. Mit der Kälte und der ewigen Nacht war es weniger wild, als wir erwartet haben und nun kommt ja schon die Zeit, wo es wieder aufwärts geht. Ihnen und allen Kameraden recht herzliche Grüße Heil Hitler! Dr. Erich Tscherne"[492]

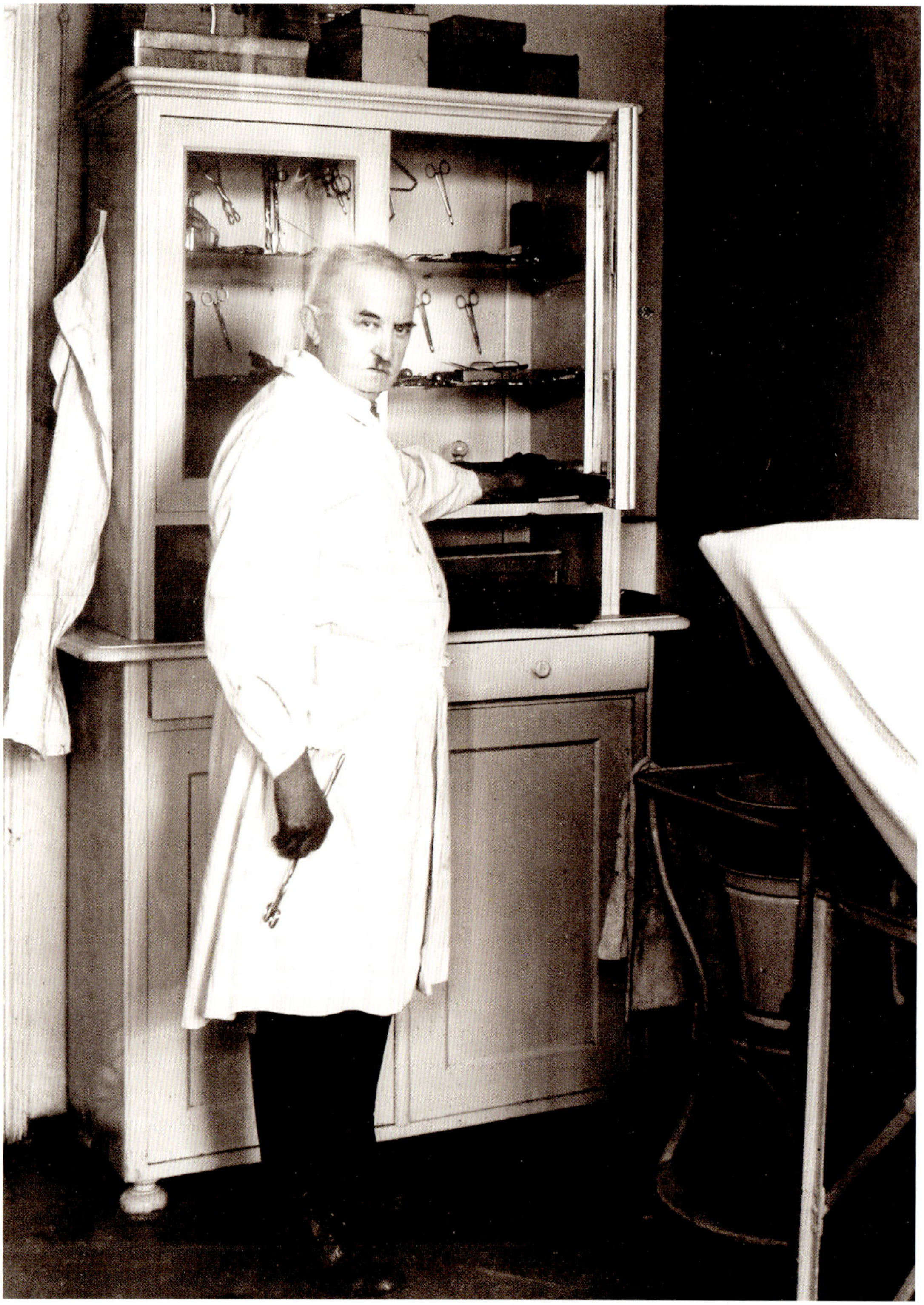

Frische Worte immerhin, verglichen mit dem Wortgeklingel des Gauschrifttums-Beauftragten Dr. Friedrich Pock: „Junge und ältere Soldaten kehren aus den Vernichtungsfeldzügen gegen den Weltfeind Bolschewismus zurück und erzählen zuhause, daß sich unter den vielen Liebesgaben, welche an die Fronten gelangten, ein schlichtes Büchlein befand, es war „Dahoam", Gedichte von Hans Kloepfer, geziert mit einprägsamen Holzschnitten, die die Erinnerung an die Heimat wachriefen und die Herzen der tapferen Soldaten dieser Heimat schneller schlagen ließen. Es dauerte nicht lange, da lasen unsere Steirer ihren Kameraden aus Ostpreußen und von der Waterkante diese Verse vor; und die Wärme und Tiefe des deutschen Gefühles drang über Mundart und Verschiedenheit der Sprache hinweg in die Seelen der deutschen Kämpfer. Der steirische Dichter Kloepfer hat den Soldaten Deutschlands aufgezeigt, wofür sie kämpften, wofür sie unerhörte Leistungen vollbrachten."[493]

Immer mehr verdunkelte sich die Szene, immer gräßlicher wurden die Bilder. Im September 1943, als Städte wie Köln, Frankfurt, Essen, Dortmund, Düsseldorf, Wuppertal, Hamburg und Hannover in Schutt und Asche lagen und die Ruinen nach dem Feuersturm von Kassel noch kaum ausgekühlt waren, da hoffte man im Doktorhaus auf baldige Ruhe und Frieden und Martha sorgte sich um die Verwandtschaft: „Gott schütze euch vor den greulichen Fliegerangriffen dieser entmenschten Feinde! Wir hatten 2 mal Fliegeralarm in Köflach, 2 mal nämlich waren Einflüge und Angriffe in Österreich".[494] Am 5. September war eines der Flugzeuge gar zu Boden gekracht, jedoch kein feindliches: Beim vulgo Döllerer in der Salla stürzte eine deutsche Maschine vom Himmel, der Pilot wurde getötet, ein mitreisender Passagier schwer verletzt. Die Reste des Fluggerätes wurden nach Graz abtransportiert.

Und selbst im Mai 1944 betrachtete Kloepfer den Luftkrieg über Köflach noch einigermaßen sportlich: „Mehreremale, und besonders in der letzten Zeit, mussten wir unseren leidlich befestigten Luftschutzkeller aufsuchen und nach einem Luftkampf nicht allzuweit ober uns fand Martha auch im Garten eine leere Patronenhülse von einem Bordgeschoss. Gerade für heute Mittag erwarten wir, wie schon manchen Sonntag, wieder einen Alarm, der uns vom Suppenteller aufzustehen zwingt. Doch nehmen wir die Sache, wie alle hier, bei ihrer Unabänderlichkeit nicht allzu tragisch."[495] Die argen Bombenangriffe auf Köflach, die noch 1945 neun Menschen aus dem Leben rissen, sollte Kloepfer nicht mehr erleben.

Krieg, das bedeutete natürlich Gefahr für die Söhne. Bittere Ironie ist es, wenn Kloepfer die Versetzung seines Sohnes Thomas nach siebenmonatigem Arztdienst an der russischen Grenze nach Hainburg bekanntgibt, „nachdem seine wiederholte dringende Bitte, mit den steirischen Gebirgsjägern an die Front zu kommen, trotz meines sonst erfolgreichen Einflusses nicht erfüllt worden ist."[496] Die Einberufung des Sohnes nach einem vorerst unbekannten Ziel war eine der aus allen Winkeln herankriechenden Sorgen

Abb. 365 (vorhergehende Seite): Ernster Arzt in ernster Zeit. Hans Kloepfer posiert vor seinem Instrumentenschrank.

Hans Kloepfer in den Heimgaststunden

„Beim Eben-Göri ober dem Teigitschgraben war am 18. Jänner nachmittags die große Stube mit 100 Leuten aus umliegenden Einschichthöfen gefüllt. Am Ehrenplatz des Bauerntisches saß neben dem Erbhofbauer dessen Gast, der alte Freund und Kenner des Landvolkes, unser Hans Kloepfer. Nach frischen Steirerliedern der Jugend, unter denen die Jodler der Jungmädel von St. Martin a. W. auffielen, erzählte der Dichter aus alter Zeit, von Freibauern und Hintersassen, von Jagd, Herrenlust und Frondienst. Hans Kloepfer las dann Perlen aus seinen Mundartwerken. Abschließend dankte K.-Kreisschulungsleiter Helmut Kersch dem Dichter."

Steirerland, 1. März 1942

Abb. 366: Hans Kloepfer *Verspätete Liebe. Weststeirische Geschichten*. Feldpostausgabe der Wiener Verlagsgesellschaft, 1942. Inhalt: *Der Schornstein, Im Armenhaus, Die Witwe, Familienforschung, Verspätete Liebe.*

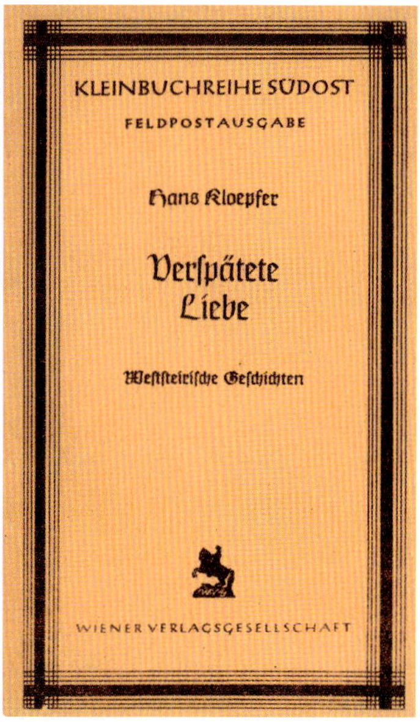

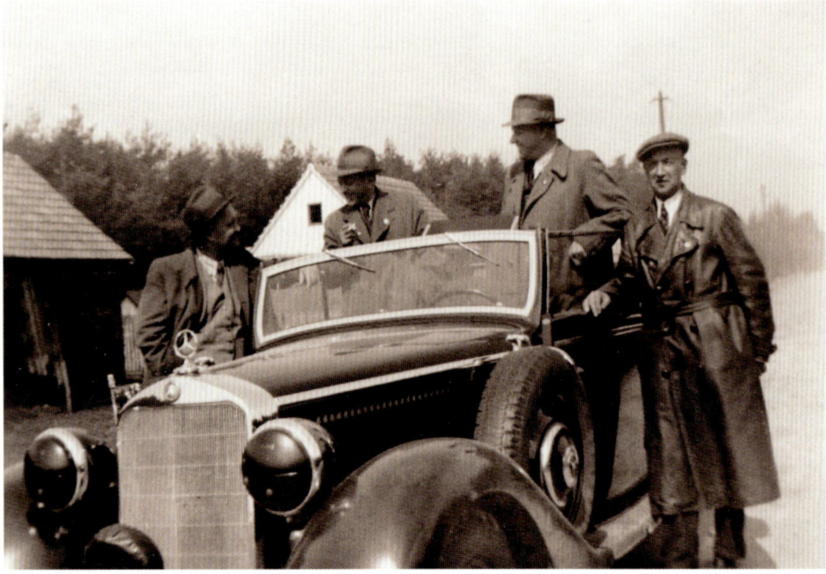

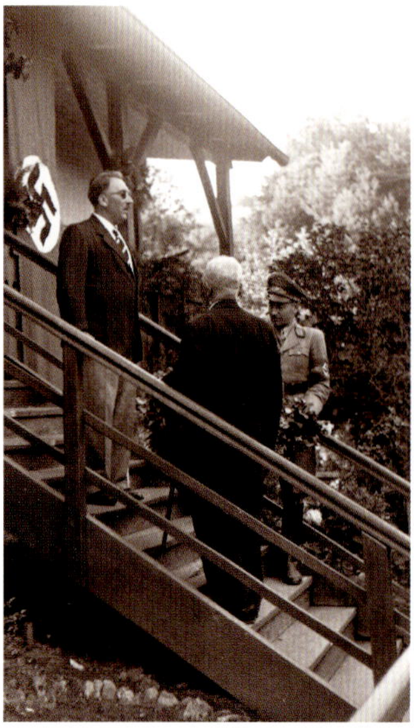

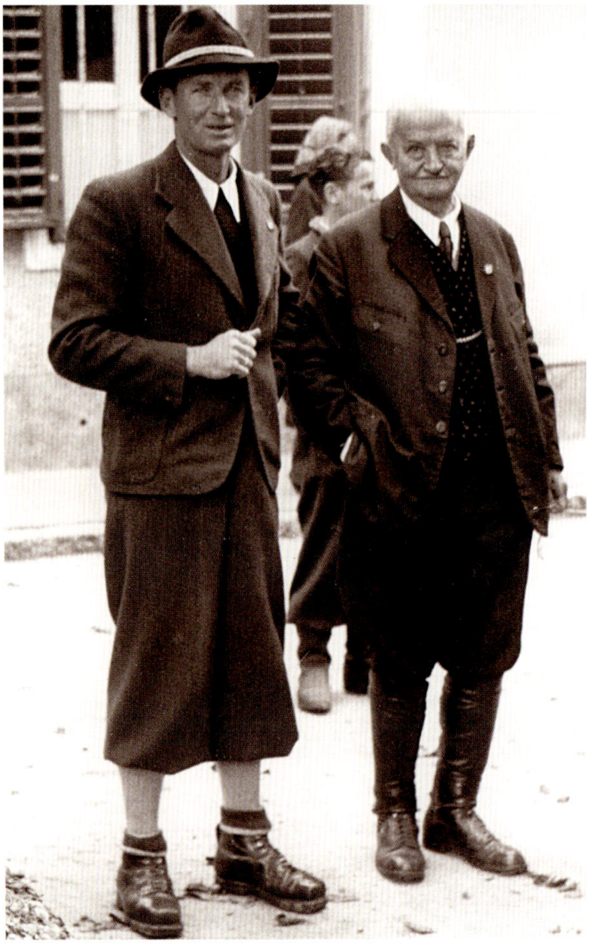

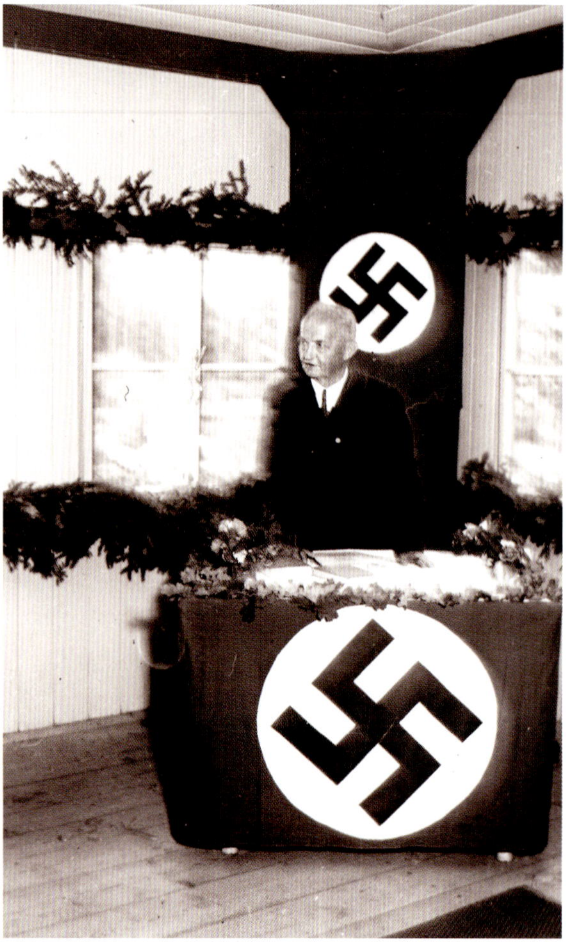

Abb. 367: Kloepfers Freund Josef Papesch (links außen) auf einer Inspektionsfahrt von Marburg nach Pettau, April 1941.

Abb. 368: (links unten): Kloepfer mit seinem Sohn Hans Georg.

Abb. 369 und 370: Kloepfer auf den Stiegen und am Vortragspult einer Barracke für Kriegsblinde nahe Eibiswald. Kloepfer besuchte das Aichberger Kriegsblindenheim schon nach der legendären Schilcherreise mit Fritz Fuchs (*Lob des Schilchers*, s. S. 201) im Februar 1940 zu einer Lesung. Im Sommer 1943 las er den Kriegsblinden wieder vor: „Am 11. August 1943 besuchte der Gauleiter und Reichsstatthalter Dr. Uiberreither mit Dr. Hans Kloepfer das Kriegsblindenheim in Eibiswald. Sie wurden dort vom Kreisleiter Dr. Suette und vom Ortsgruppenleiter Bürgermeister Harald Lill empfangen. Der Gaufachleiter der Kriegsblinden Dr. Huber hieß die Gäste an der Schwelle des Heimes willkommen. Hans Kloepfer las aus seinen Werken.“ *Steirerland*, 1. Oktober 1943.

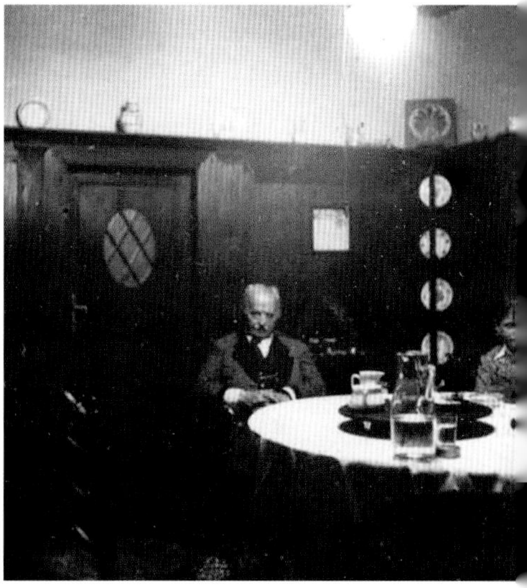

Abb. 371: Kloepfer als stiller Zecher in der Wirtsstube beim Jagernigg.

des alten Mannes. Schließlich erfuhr Kloepfer, daß der Sohn nach Saloniki abkommandiert werde, ins seit April 1941 besetzte Jerusalem des Balkans.

Im Februar 1942 standen die deutschen Kampfverbände tief in den Ländern der Gegner, viele hofften noch zuversichtlich auf einen Endsieg. Unverzagt wurden an der Heimatfront Bücher gedruckt und Preise vergeben. Am 1. Juni 1942, dem Geburtstag Ferdinand Raimunds, verlieh Baldur von Schirach Kloepfer „in Würdigung seines dichterischen Lebenswerkes“ den mit 5.000 RM[497] dotierten Raimundpreis der Stadt Wien.[498] Der Reichsstatthalter blieb der Verleihung im Roten Saal des Wiener Rathauses jedoch fern und ließ sich vom Leiter des Kulturamtes der Stadt Wien, dem nachmaligen Bürgermeister Stadtrat Hanns Blaschke vertreten.[499]

Die Ehrung war ein Vorgeschmack auf den 75. Geburtstag, der im August anstand. Zunächst waren jedoch die Köflacher dran. Mit lebhafter Zustimmung der Stadtbürger verkündete die Gemeinde, daß die Bahnhofstraße aus gegebenem Anlaß in Dr. Hans-Kloepfer Straße[502] umbenannt werde. Damit nicht genug, übergab der Bürgermeister noch einen Stiftungsbrief für eine wohltätige Dr. Kloepfer-Jugendstiftung[503], die alljährlich mit 3.000 RM für Schul- und Bildungszwecke zu dotieren war.

Dann hob der Kapellmeister den Stab, und unter den Klängen der Blasmusik wurden die auf dem Bahnhof einlangenden Ehrengäste begrüßt. Auch Sigfried Uiberreither[504], nun Reichsstatthalter, hatte wieder nach Köflach gefunden, eine gewichtige Auszeichnung im Gepäck, die 1932 vom Reichspräsidenten gestiftete, ab 1934 vom Führer verliehene Goethe-Medaille für Kunst und Wissenschaft: „Mitten unter dem Donner der Schlachten hat Adolf Hitler diese Urkunde unterzeichnet und mich als Gauleiter beauftragt, seine Grüße und Glückwünsche zu überbringen“.[505] Im Köflacher Kinosaal[500] huldigten die Stadtväter[501] dem 75jährigen im Rahmen einer öffentlichen Geburtstagsfeier und auch die Partei ließ sich den Anlaß nicht entgehen und sonnte sich im Ansehen des kranken Greises. In Graz hatte der Gauleiter die zweite Oberschule für Mädchen am Schloßbergkai in Hans Kloepfer-Schule umbenennen lassen.

In einem Brief an die Verwandten in Giengen berichtete Kloepfer von dem Geburtstagsfest: „Dieser ganze Sturz von Ehrungen kam ganz unerwartet über mich herein, da man im Ort – wir sind seit kurzem

Abb. 372: Kloepfer mit „nostro Franzisco Umbilico“ Franz Nabl (hinten rechts) und dessen Gattin (hinten links) sowie einem Bauern bei einer Jause in einem Gasthofgarten in der Soboth.

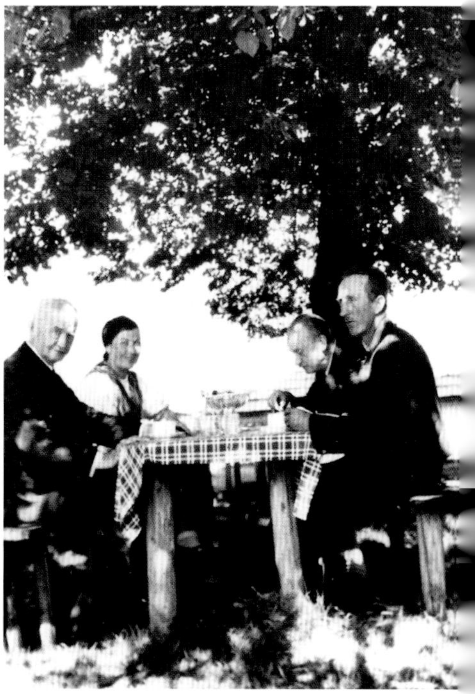

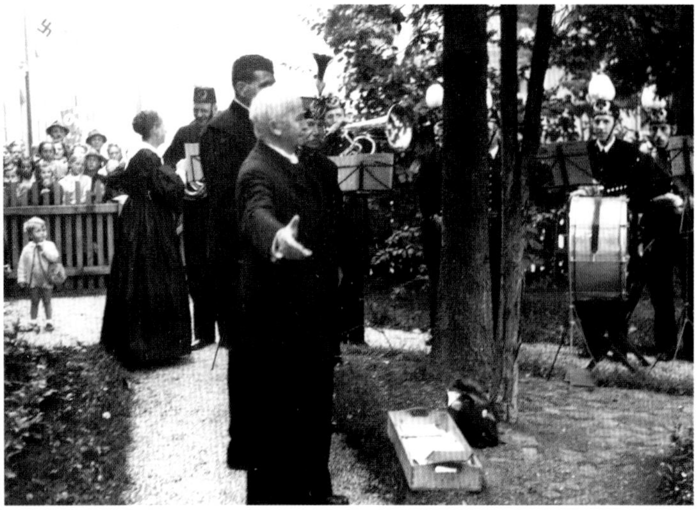

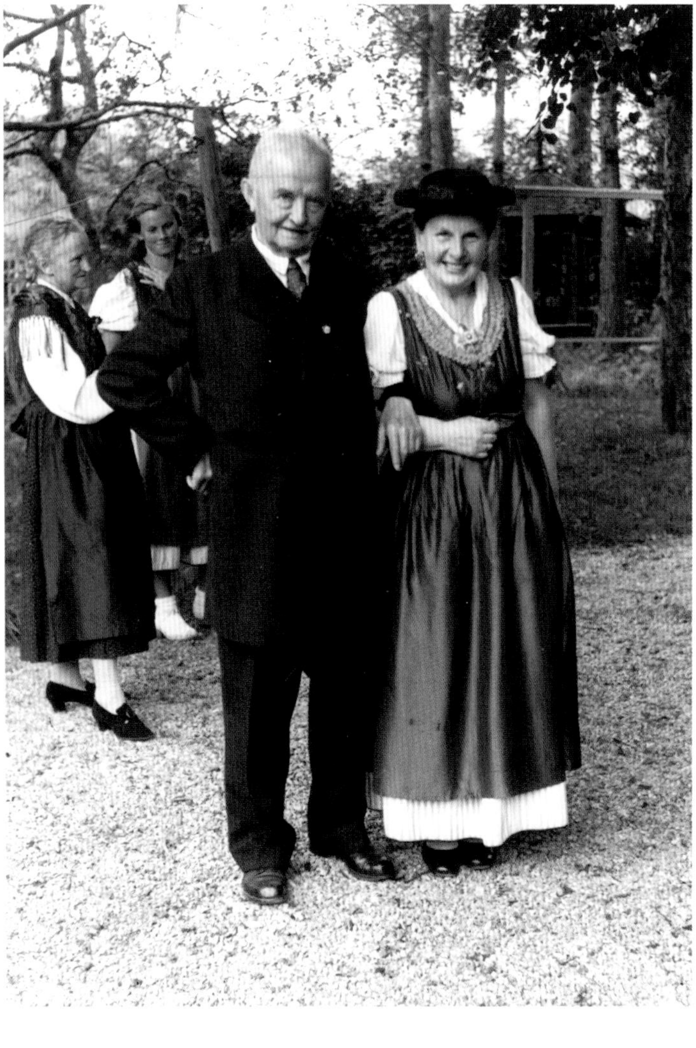

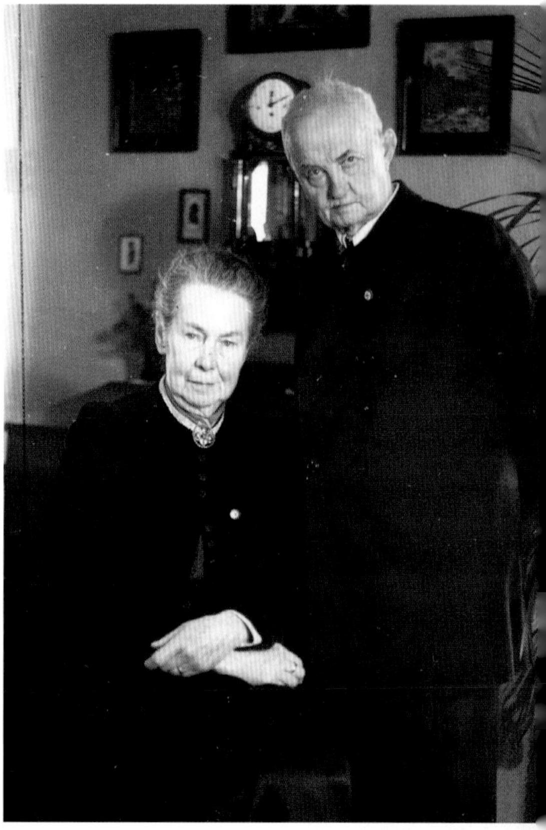

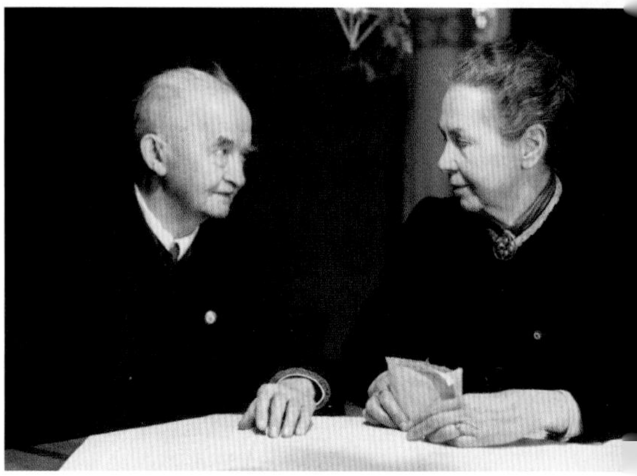

Abb. 373: Die Bergkapelle spielt zum 75. Geburtstag auf.

Abb. 374: Kloepfer mit der Eibiswalderin Käthe Strohschneider.

Abb. 375: Kloepfer und Martha stramm für die Nachwelt.

Abb. 376: Das alte Kloepferehepaar hat Post bekommen.

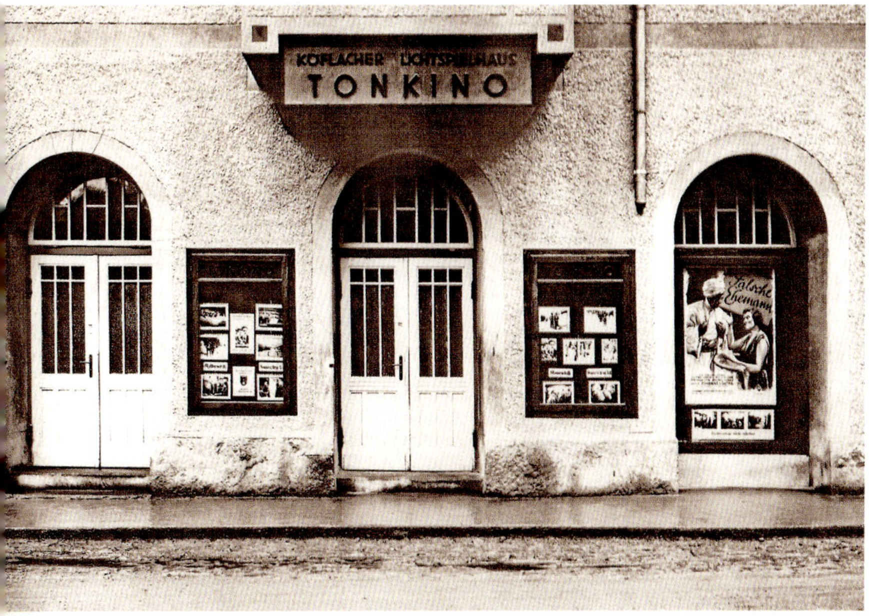

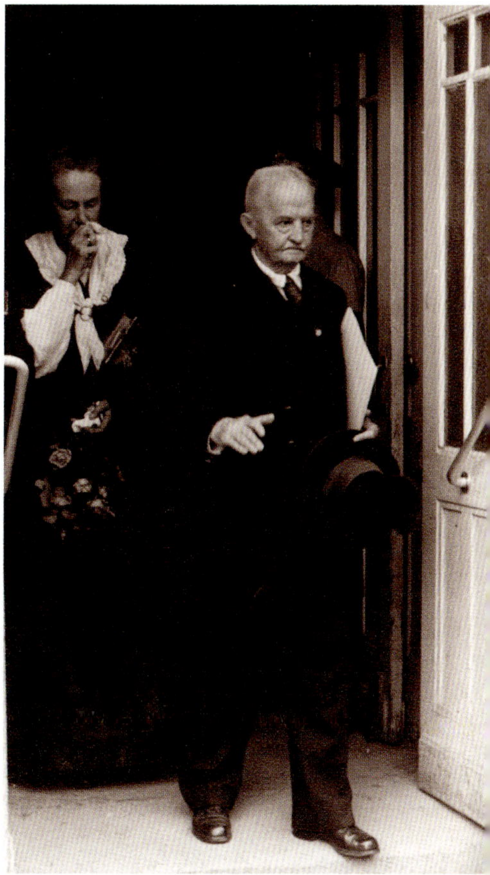

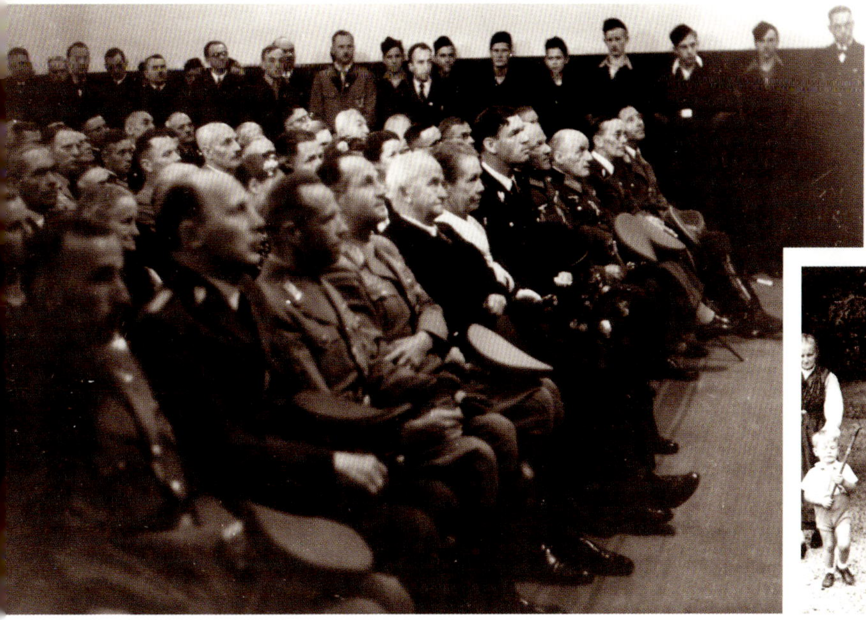

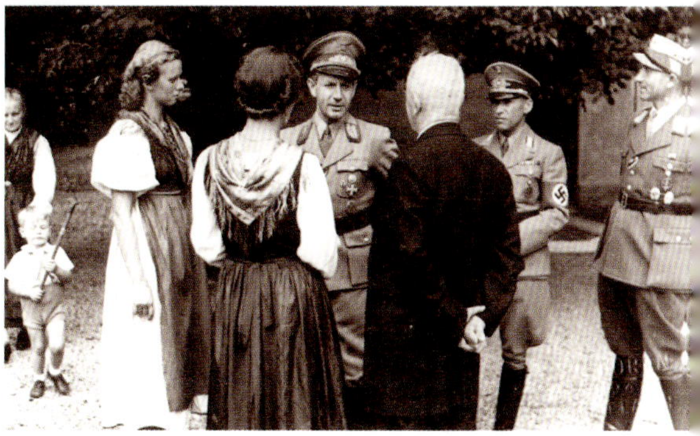

Abb. 377: Ort für offiziöse Feiern und Anläße – Das *Köflacher Lichtspielhaus Tonkino*, hier 1931. Kloepfer besuchte dieses Kino gern und oft, zuletzt am Vorabend seines Ablebens. Das Tonkino war auch Ort öffentlicher Veranstaltungen.

Abb. 378: Ehrengäste Hans und Martha Kloepfer inmitten uniformierter Festgäste vermutlich im Köflacher Kinosaal.

Abb. 379: Kloepfer strebt dem Ausgang zu. Martha, scheinbar ergriffen von der Darbietung, folgt ihrem Gatten.

Abb. 380: Der Reichsgauleiter und junge Frauen in adretten Trachtenkleidern im Gespräch mit dem Dichter.

Stadt geworden – alles vor mir und Martha geheim gehalten hatte. So beganns denn mit einem klingenden Morgenständchen unserer Bergkapelle im Garten in ihrer ehrwürdigen Bergmannstracht. Dann wurde Martha mit den Kindern – Thomas war leider als Assistenzarzt auf Kreta festgehalten – in zwei Kutschen zum Festsaal gefahren, während mich der

Die Welt wird schöner für mich, je älter ich werde.

Hans Kloepfer

Hans Georg Kloepfer, *Erinnerungen an meinen Vater*, Typoskript 1945/46.

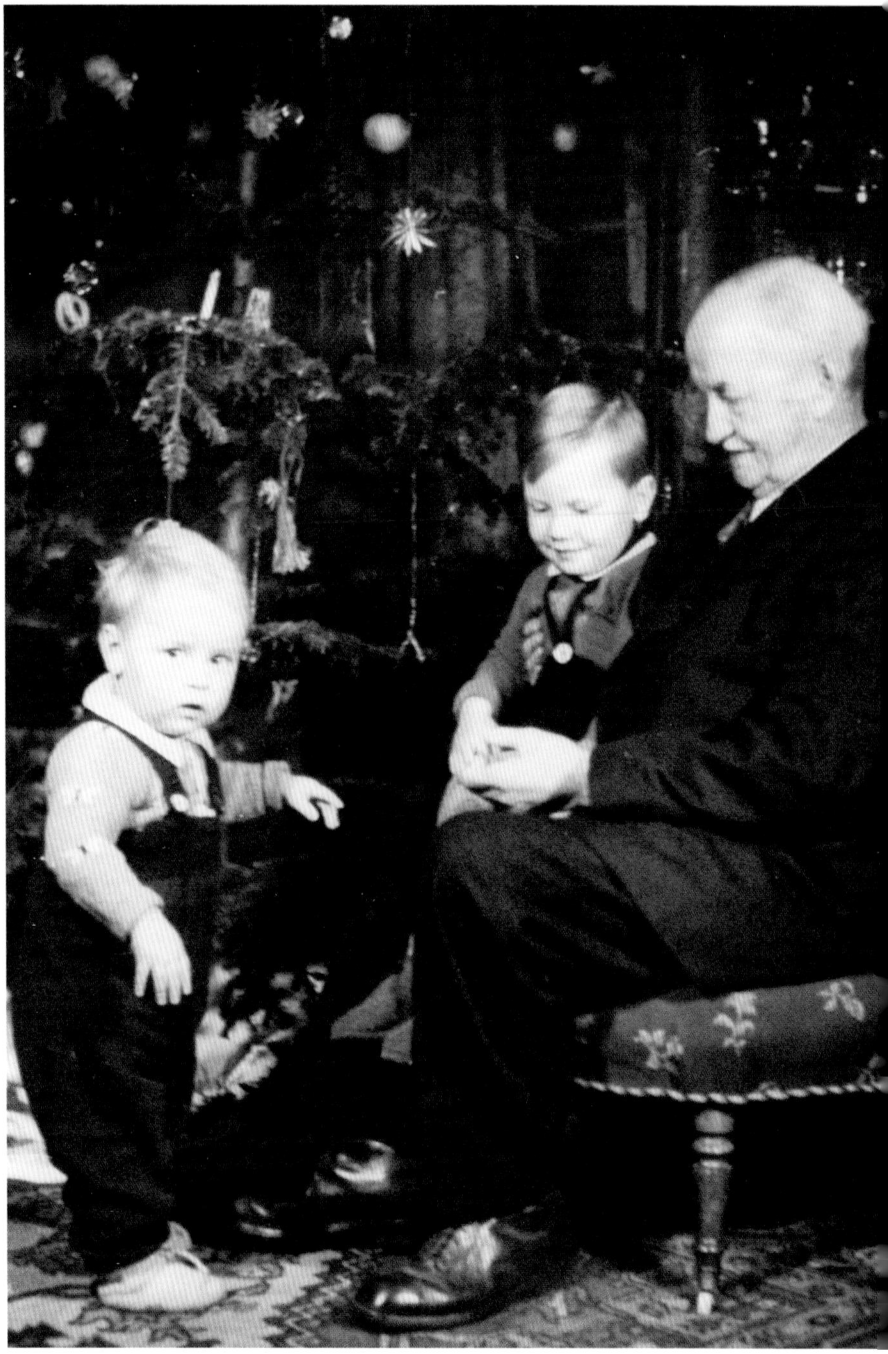

Abb. 381: Kriegsweihnacht mit Enkelsöhnen.

Abb. 382: Das Ehepaar Kloepfer in seinem Heim.

Abb. 383 und 384: Hans Kloepfer, der Bücherfreund.

Gauleiter und Reichsstatthalter persönlich vom Haus abholte. Im Kinosaal begann nun die Reihe der Ehrungen: Der Reichsstatthalter überreichte mir eine prächtige Urkunde des Landes Steiermark mit einer Ehrengabe von 10.000 RM, der Mitteilung, dass eine Mädchenoberschule in Graz künftig meinen Namen tragen werde und endlich als Krönung seiner herzlichen

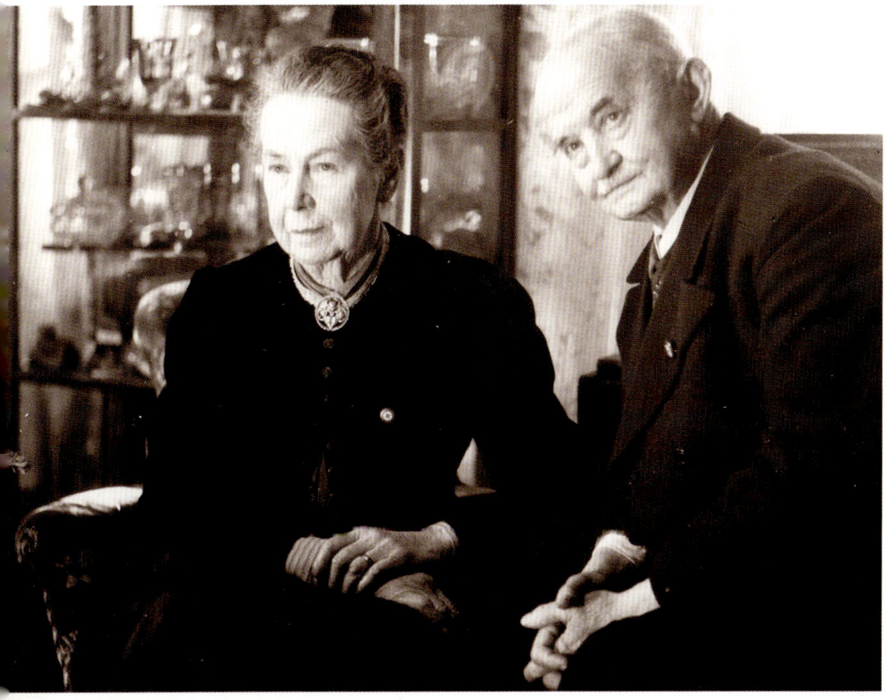

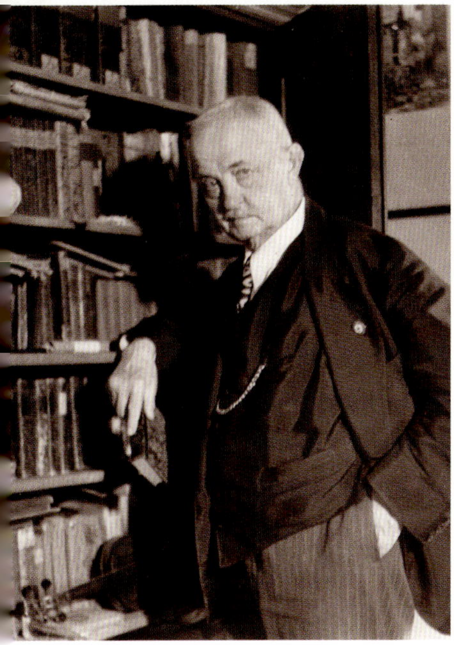

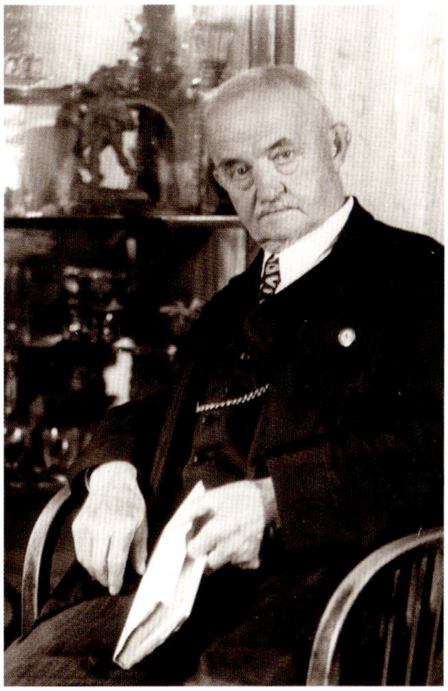

Abb. 385–387: Luftfeldpostbriefe von Kloepfers Sohn Thomas aus Kreta.

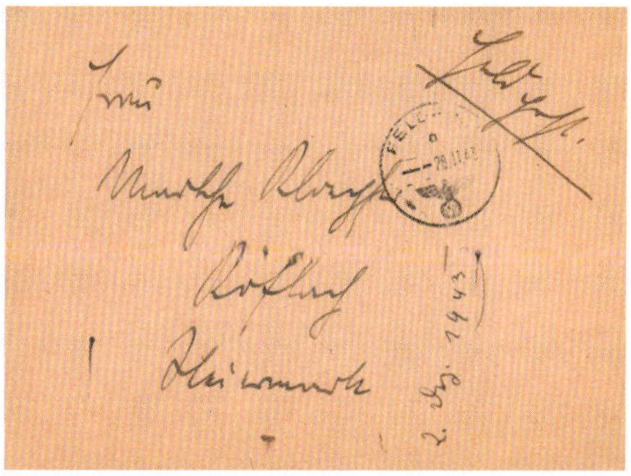

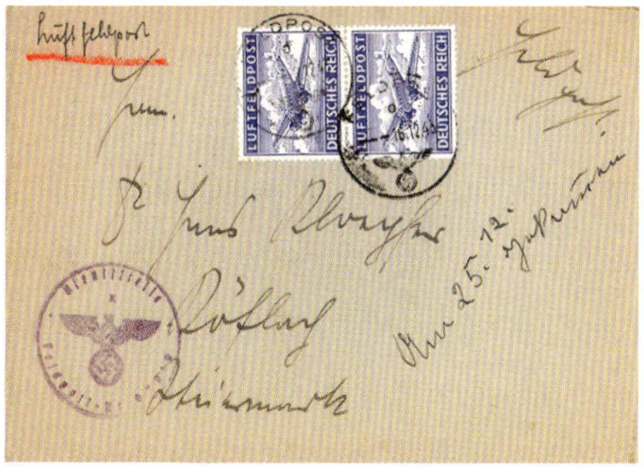

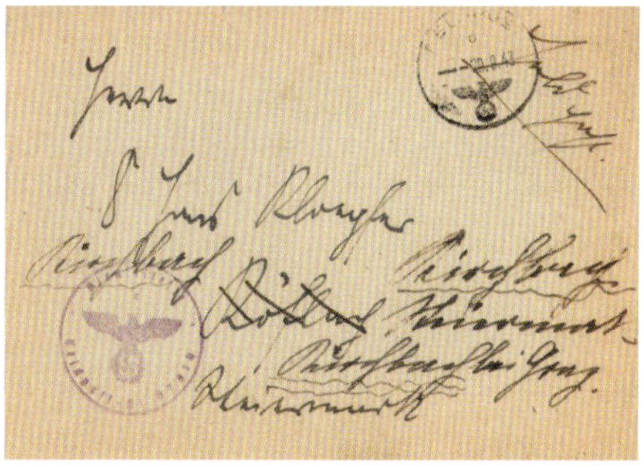

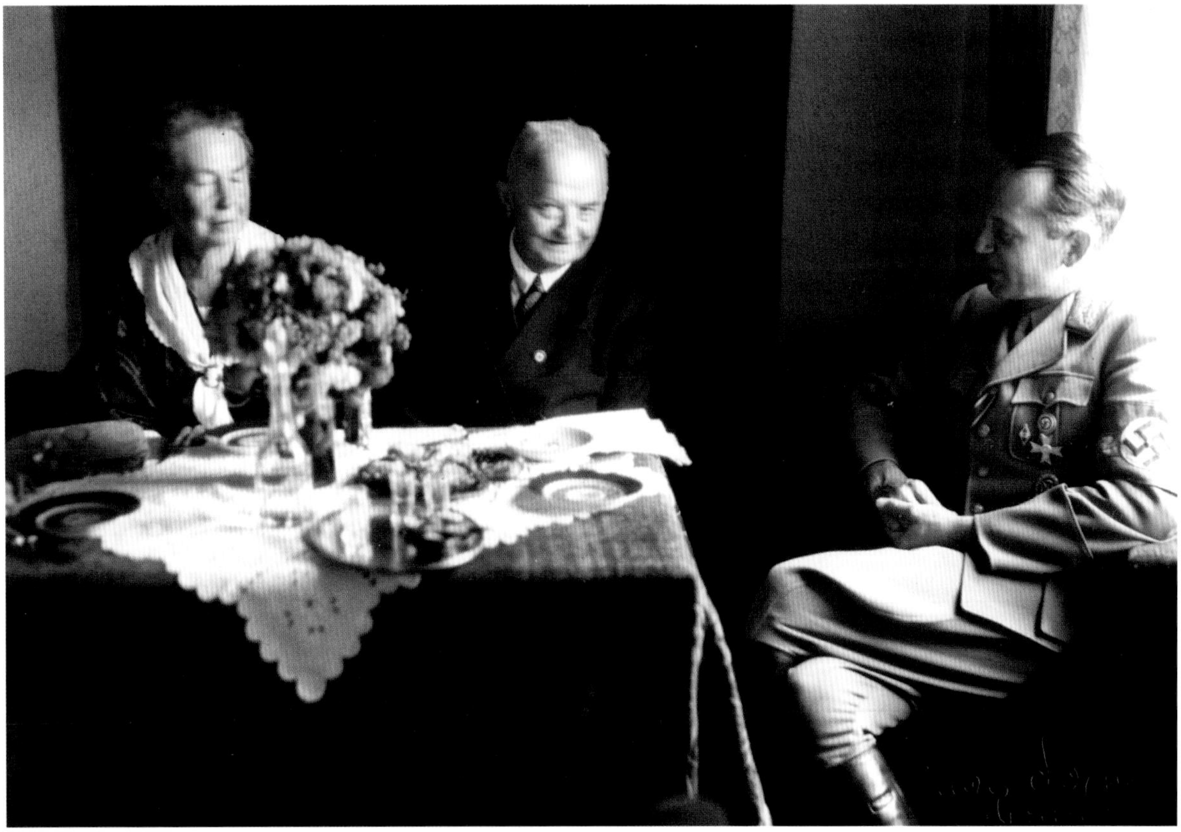

Abb. 388: Hoher Besuch. Der Reichsgauleiter ist noch ins Knöpfldoktorhaus mitgekommen. Die beiden Alten sind aber schon müde.

Ansprache die mir vom Führer gewidmete Goethemedaille. Das hat mich wegen der Höhe der Auszeichnung wohl mächtig ergriffen. [...] Ich war ganz betroffen von all der Fülle der Ehren, die da auf mich niederregnete und nur der Gedanke, daß ich durch bald fünfzig Jahre durch Tag und Nacht der Heimat als Arzt treu gedient habe, rettete mich einigermaßen vor Beschämung. Aber im ganzen verlief der Tag als echtes Volks- und Familienfest für die ganze Bevölkerung, die mir in überzeugender Weise kundgab, wie sehr sie mich ins Herz geschlossen."[506]

Kloepfer dankte dem Gauleiter, der ihm so viel wahre Freundschaft habe zuteil werden lassen, versicherte mit gemessenen Worten, „daß er sich stets bemühen werde, diese Freundschaft zu erhalten und zu verdienen"[507], dankte auch allen anderen Freunden und Bekannten sowie der Stadt Köflach und fand zuletzt noch „Worte heißer Liebe für unseren großen Führer, für dessen Wirken und Sein nur das Wort Wunder passend sei."[508] Zwischenzeitlich wurde im Hotel Bahnhof auf Einladung der Stadtgemeinde zu einem Festmahl für 250 Personen gedeckt.

Nach dem Essen geleitete der Gauleiter Kloepfer und dessen Frau zurück ins Doktorhaus, wo sich in einem eigens dafür reservierten Raum die Geburtstagsgeschenke stapelten: Insgesamt 26 Ehrengäste wurden von Martha mit schwarzem Kaffee bekocht. Die Bilder im *Voitsberg-Köflacher*

Wochenblatt halten die Partei-Dramaturgie des Kloepfergeburtstages fest, den Gauleiter vor dem Kinderwagen mit dem Kloepferenkel, den greisen Kloepfer und seine Frau im Fond eines offenen Wagens, chauffiert von ebendemselben dynamischen und lachend zum Rücksitz gewendeten Uiberreither, schließlich das alte Ehepaar in der trauten Stube, flankiert vom lässig die Beine überschlagenden Reichsstatthalter.

Die Festtagsstimmung war bald wieder vorbei, aufs Neue umfing Kloepfer der ärztliche Alltag, unerbittlich ging der Krieg weiter. Nichts wußte

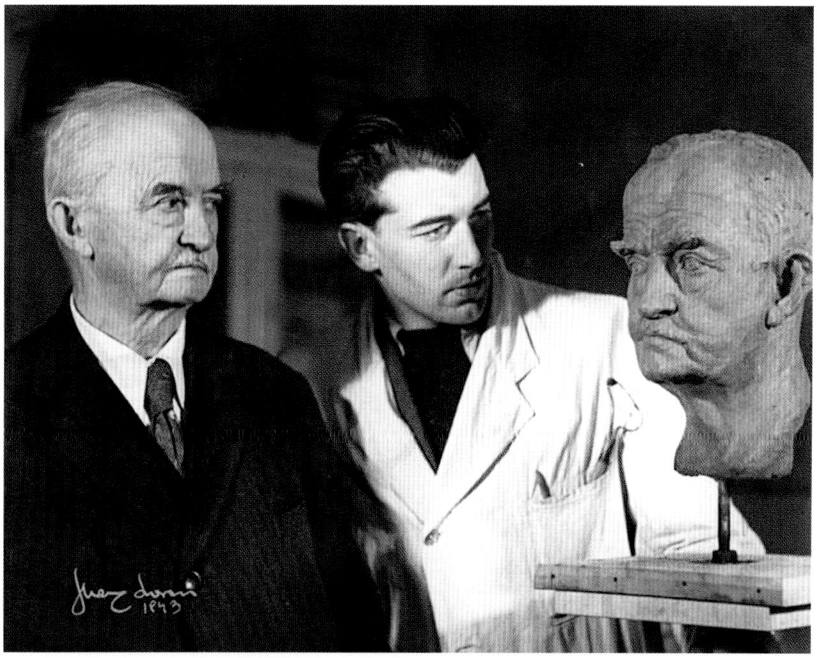

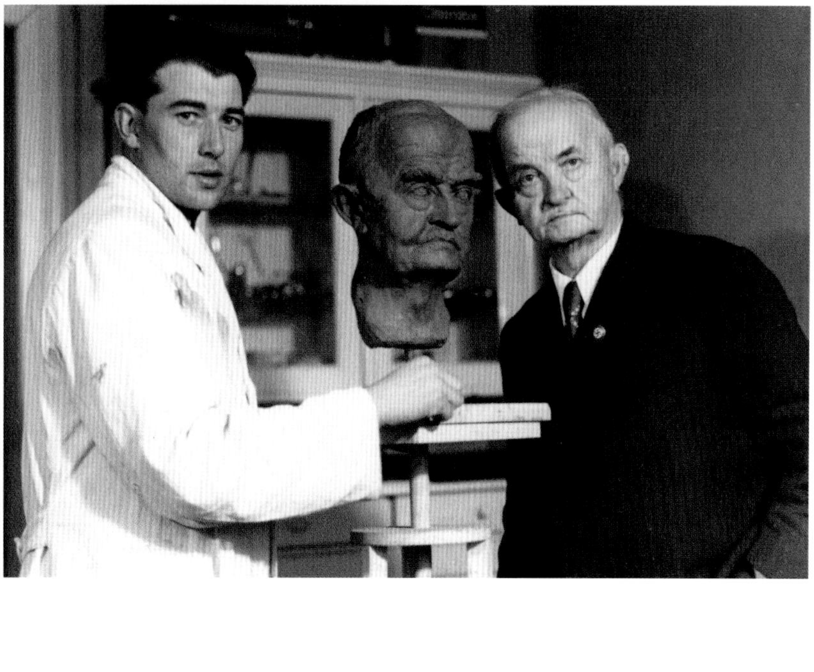

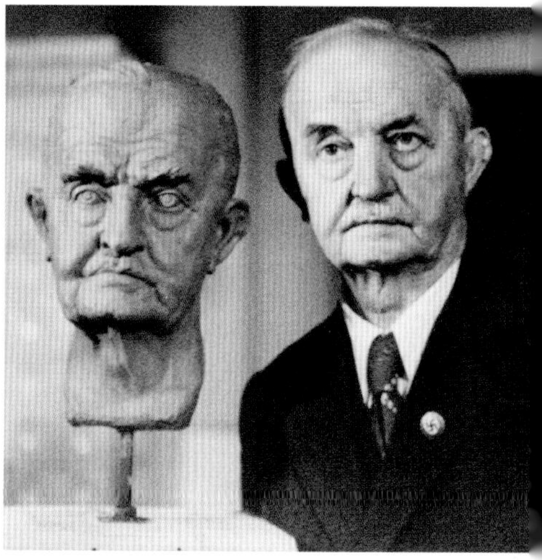

Abb. 389 bis 391: Kloepfer mit der Bronzebüste, die der damals 23jährige Meister Carl Hermann aus Wolfgruben bei Wies, ein Schüler Wilhelm Gössers, für das Deutsche Museum in München 1943 angefertigt hatte. Hermann hat seine letzte Ruhestätte in der von ihm gestalteten Pauluskapelle auf der Weinebene.

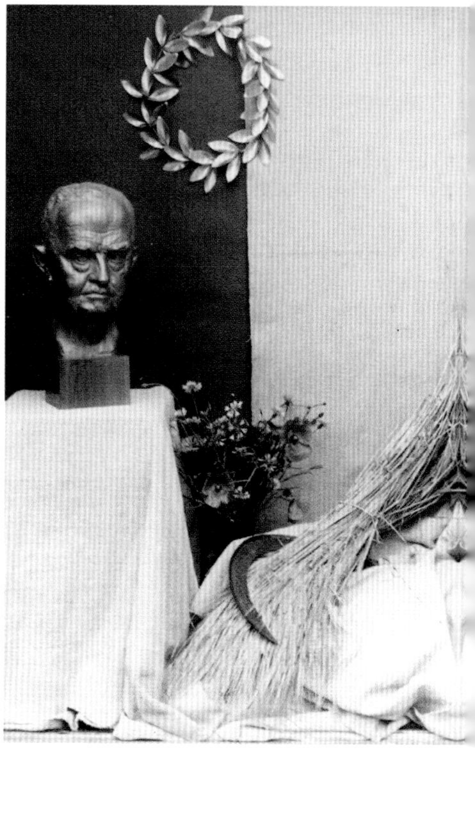

Abb. 392: Auslage mit Kloepferbüste, Lorbeerkranz und Getreidegarbe.

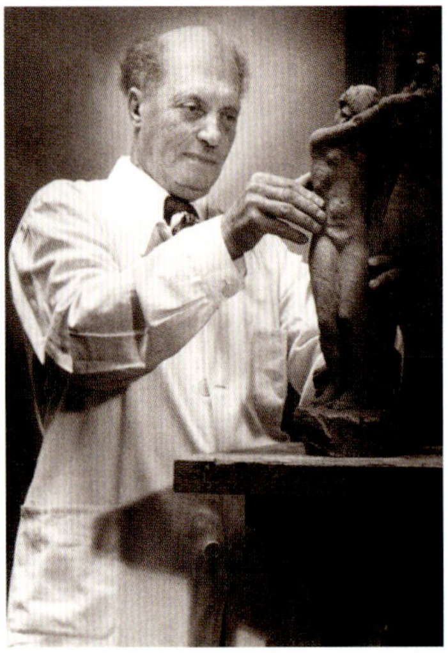

Abb. 393: Der steirische Bildhauer Wilhelm Gösser bei der Arbeit, 1940er Jahre.

Abb. 394: Carl Hermanns Kloepferbüste aus dem Jahr 1943 (links).

Abb. 395: Wilhelm Gössers Bronzebüste des Dichters von 1941 im Museum Köflach.

Kloepfer von der Tragödie, die sich mehr als zweitausend Kilometer östlich zuspitzte, als er vor Weihnachten nach der Landeshauptstadt dampfte, um die letzte große Ehrung seines Lebens entgegenzunehmen, eine Ehrung die 30 Jahre zuvor auch Peter Rosegger zuteil geworden war: Am Samstag, dem 19. Dezember 1942 wurde ihm gemeinsam mit vier weiteren Männern in der Landstube des Landhauses vom Oberbürgermeister Julius Kaspar der Ehrenbürgerbrief der Stadt Graz ausgehändigt. Graz war Kloepfers geistiges Zentrum, unzählige Male hatte er die Stadt besucht, seit er im Kindesalter zum ersten Mal in die Stadt mitgenommen worden war. Graz – das war das Akademische Gymnasium im Taubenkobel, die löbliche Universität, das längst nicht mehr bestehende Allgemeine Krankenhaus, die vielen Freunde, mit denen er sich in Kaffeehäusern, Wirtsstuben und Privatwohnungen getroffen hatte. Und nun war es die Stadt der Volkserhebung.

Erst vor wenigen Jahren hat man ihn gebeten, für den Touristenband anno 1939 *Das ist Graz – Die Stadt im deutschen Südosten* ein historisch angelegtes Geleitwort zu verfassen. Das Ergebnis war ein typisches Kloepferelaborat nach dem Anschluß – Führerwürdigung und Systemzeitkritik eingeschlossen. Leider kein Wort dazu, was ihm Graz persönlich bedeutete, die stillen Ecken, die ihm vertraut waren, die Gassen, durch die er gezogen war, der Schloßberg, von dem er so manches liebe Mal zum fernen Radl hinübergeschaut hatte.

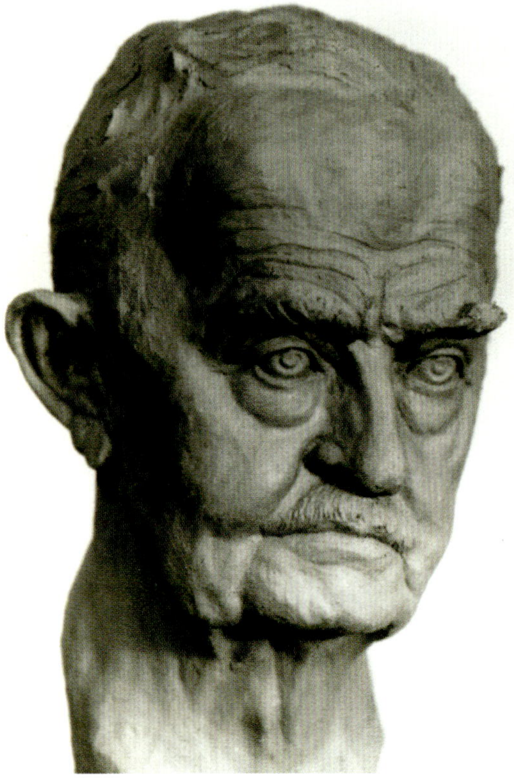

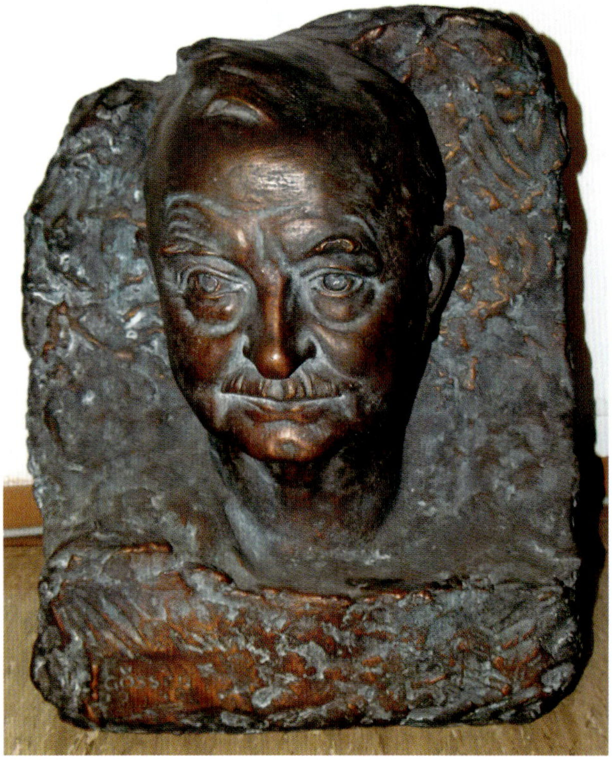

Während 50 Kilometer vor dem Kessel von Stalingrad die Panzergeschütze Erich von Mansteins im Wintergewitter brüllten und doch nicht den Entsatz der eingekesselten 6. Armee erzwingen konnten, da entstieg der frischgebackene Grazer Ehrenbürger Kloepfer auf dem Köflacher Bahnhof der Zugsgarnitur der GKB. Vom Todeskampf seiner Landsleute zwischen den Ruinen Stalingrads würde er erst im neuen Jahr erfahren.

Im Frühling 1943 reiste Kloepfer zum letzten Mal nach Wien, wieder hatte die Urania zu einer Dichterlesung im Rahmen der Vortragsreihe „Stunden mit dem Dichter“ eingeladen. Kloepfer füllte am 17. April den 700 Personen fassenden großen Uraniasaal und riß seine Zuhörerschaft, „ein sehr gut gestimmtes, beifallsfrohes Publikum“[509], zu Beifallsstürmen hin. Der geäußerte Wunsch, daß er nur recht bald wiederkommen möge, sollte nicht mehr in Erfüllung gehen. Auf der Heimreise machte Kloepfer Station auf der Burg Strechau, wo sein Sohn Hans Georg als Burghauptmann befehligte, nach fast einer Woche war er zurück in Köflach und sperrte seine Ordination wieder auf. Er war glücklich, seine „Arbeitskraft noch so unbehindert von den Jahren in dieser grossen Zeit einsetzen zu können“[510], zugleich aber müde, überlastet, ruhebedürftig.

Die verschiedenen Anlässe nahmen kein Ende, die immer wieder in den ruhigen Ordinationsalltag hineinstörten – am 31. Juli 1943 stand die offizielle Gedenkfeier zum hundertsten Geburtstag Peter Roseggers an, zu der Kloepfer nach Krieglach gebeten wurde. Gemeinsam mit Paul Anton Keller, dem Leiter der NS-Schrifttumskammer, legte er einen Kranz am Denkmal des steirischen Erzählers nieder, neben dem gebeugten Köflacher Doktor der unbeugsame Uiberreither. Selbst der konnte dem müden Alten die Aufgaben nicht abnehmen, mit denen sein Tag neben der täglichen Berufsarbeit bis zur Neige gefüllt war, namentlich die nicht enden wollenden „Russenuntersuchungen und -betreuungen“[511]. Wenigstens mußte er wegen der Veranstaltungen im Bezirk, oder Kreis, wie das jetzt hieß, die Praxis nicht schließen, wie etwa im Dezember 1943, als er sich im Festsaal der Stadt

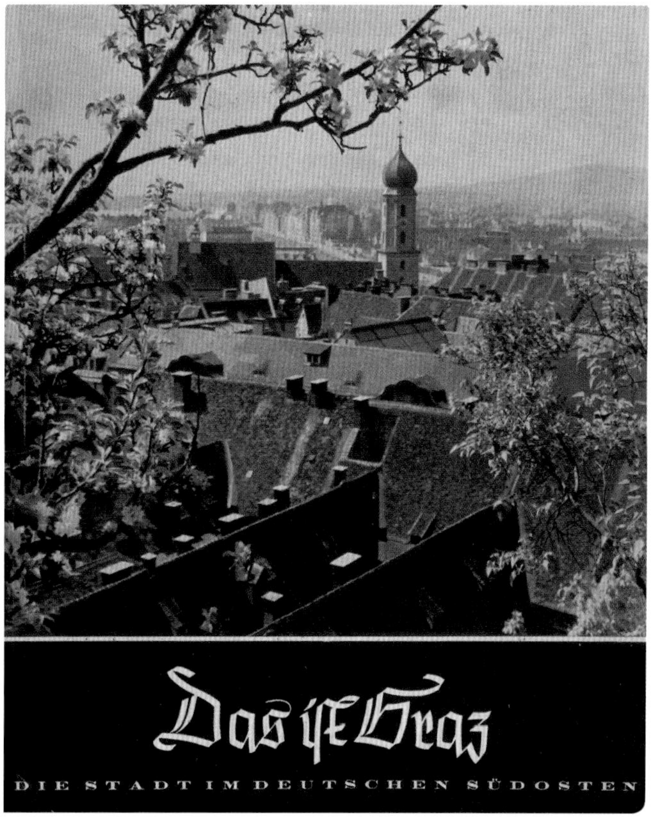

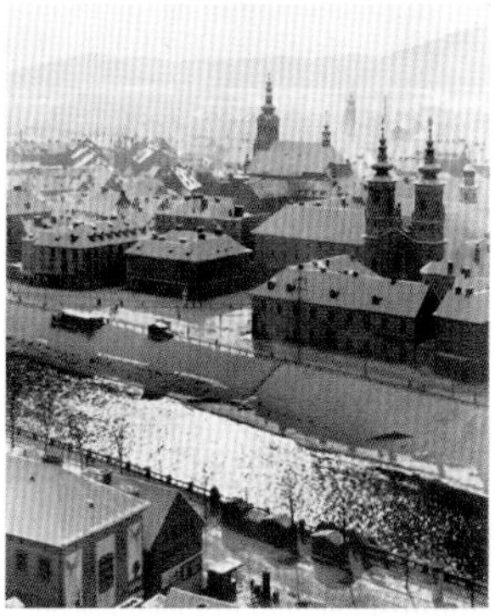

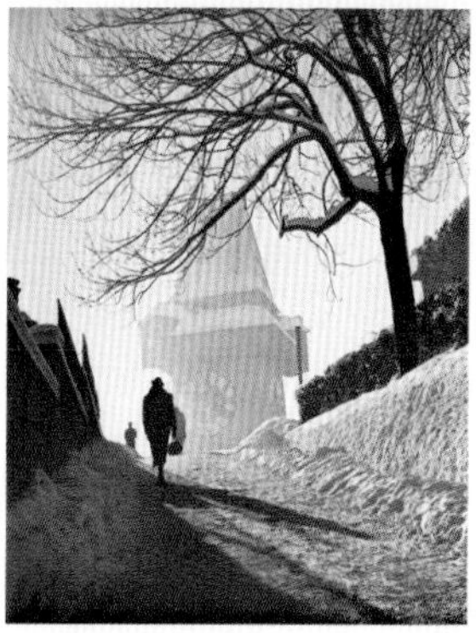

Abb. 396–398: Zu dem Fotoband *Das ist Graz* steuerte Kloepfer ein Vorwort ganz im Sinne der Zeit bei. Der Band wurde nach dem Krieg zunächst verboten, dann aber mit einem anderen, den neuen Verhältnissen entsprechendem Vorwort (und unveränderten Bildern) wiederaufgelegt.

DER NEST

Heut homman begrobm,
mein Nochban, 'n Nest,
und is bei der Weinles
so lusti no gwest!

S long is gedenk,
hot koa Les mi so gfreut,
und der Nest mittn drunta,
kernfrisch no – und heut!

Hot Urlaub müan nemman
von Grund und von Haus,
grod a Häuferl vull Erdn
auf die Truchn – und aus!

Fortsetzung S. 245

Voitsberg zu einer „vorweihnachtlichen Stunde mit Peter Rosegger" hören ließ, musikalisch umrahmt von der KdF-Kammermusikgemeinschaft aus Graz.

Mit Träumereien vom nahen Frieden war's jedenfalls vorbei, auch das Schreiben wollte nicht mehr so gut von der Hand gehen wie früher. Nur mehr ältere Kloepferiana waren 1942 in neuem Kleide ausgeliefert worden, etwa die magere Feldpostausgabe *Verspätete Liebe*. Ein letzter Kloepferband in Zeiten des Krieges erreichte die uniformierte Leserschaft 1943, eine Frontbuchhandelsausgabe von *Erntedank*, eine kleine Lese aus dem dichterischen Werk mit Holzschnitten von Switbert Lobisser, die 1939 erstmals aufgelegt worden war und zwischen 1941 und 1943 mehrere Nachdrucke erfuhr.[512] Auch für 1944 war noch eine Ausgabe geplant, wie wir aus einer Mitteilung Kloepfers an seine Base Ricke in Giengen erfahren: „Im übrigen habe ich gerade gestern die Nachricht erhalten, dass die oberste Heeresverwaltung aus meinem Erntedank einen Band zusammenstellt, der in der Auflage von 100.000 Bänden, aber nur für Wehrmachtsangehörige, ausgegeben werden soll, also eine überraschende freundliche Anerkennung meiner bescheidenen schriftstellerischen Leistungen."[513]

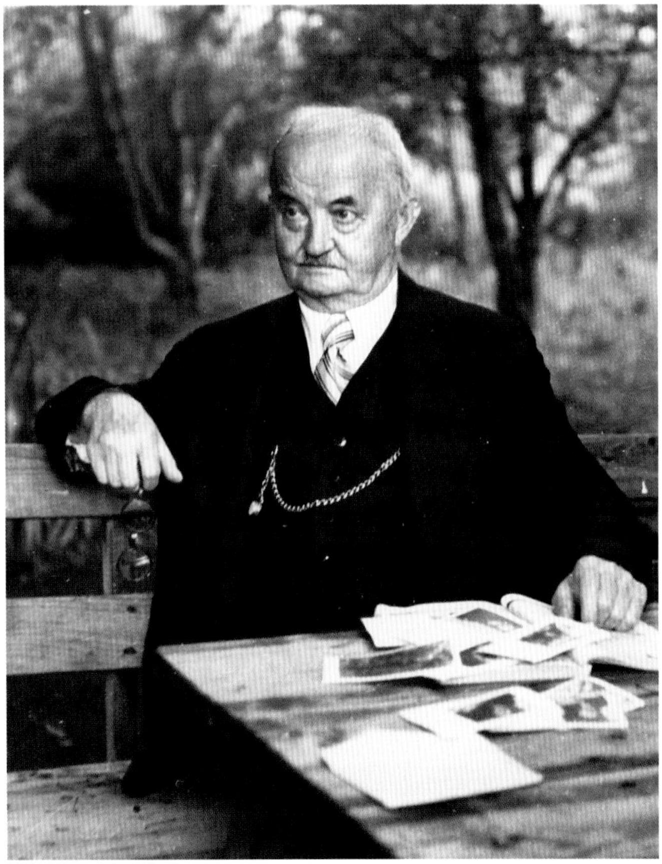

Abb. 399: Rast im Garten des Doktorhauses, auf dem Tisch vorgedruckte Karten mit dem Konterfei des Dichters.

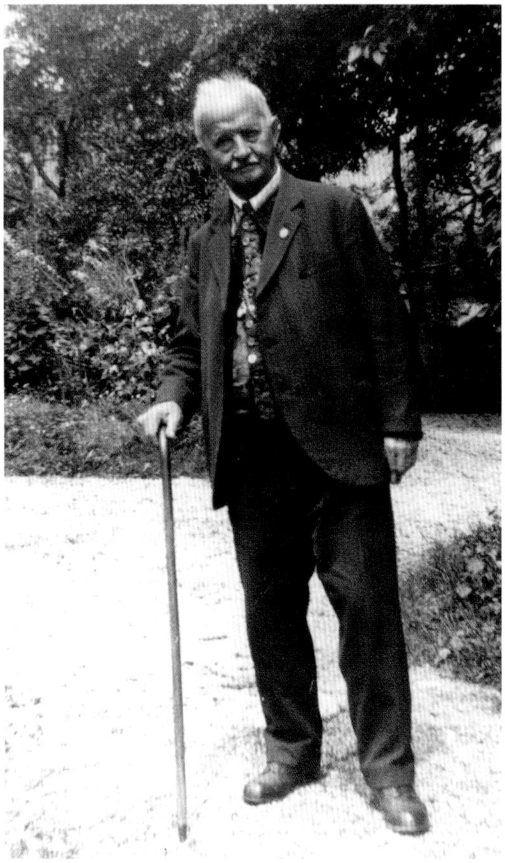

Abb. 400: Kloepfer als greiser (aber immer noch ordinierender) Arzt mit Stock auf den Kieswegen seines Anwesens.

Krankheit und Tod

Die auf Kloepfer lastende Arbeit wollte kein Ende nehmen, Erleichterung oder Hilfe war nicht in Sicht. Allein im Jänner 1944 waren 1.500 Diphterie-Scharlach-Impfungen vorzunehmen, gewiß keine ganz einfache Angelegenheit für den alten Herren. Erst der Frühling brachte Abwechslung vom ärztlichen Trott, da konnte er auch wieder nach dem lieben Graz, wo er am Montag, dem 27. März 1944 den „andächtig lauschenden Zuhörern Weihestunden, erfüllt von köstlichem Humor“[514] bereiten sollte, mit steirischen Weisen untermalt vom damals bekannten Kinderchor von St. Peter bei Graz. Dann wieder Politik statt Poesie, eine Kampfkundgebung im Köflacher Brauhaussaal, zu der die Partei angesichts der verzweifelten Lage an den Fronten für Dienstag, den 4. April 1944 gerufen hatte. Drei Redner konnte Kreisleiter Hubert Eisner[515] für die Durchhalteparolen aufbieten: vor dem in der Weststeiermark legendären Köflacher Ritterkreuzträger Hans Passegger und dem sich in fanatischer Parteirhetorik gefallenden Standartenführer der SA Hans Neumann aus dem Warthegau kam Hans Kloepfer zu Wort, das letzte Aufgebot eines greisen Mannes, der nicht als Dichter oder Arzt die Stimme erhob, sondern als verbohrter Parteigenosse: „Was das Judentum[516], die tiefste Wurzel dieses Krieges und alle anderen Feinde mit uns vorhaben, sehen wir am besten in Süditalien, wo jetzt schon Hungersnot und Seuchen herrschen und hunderte drei- bis 16jährige Kinder in die Sowjetunion verschleppt werden. Durch unermüdliche Arbeit und felsenfestes Vertrauen will sich die Heimat der Front würdig erweisen und so gemeinsam mit ihr den Endsieg erringen.“[517] Nein, das ist nicht der Kloepfer, der einst das Lied vom gefangenen Russen gesungen hatte. Der Weg des alten Dichters war zu Ende, hatte sich verloren im Gestrüpp von tönernem Parteijargon und blinder Führeranbetung.

Kein Wunder, daß Kloepfer mißlaunig war, die Stimmung schlecht. Sieben Wochen vor seinem Tod, am 9. Mai 1944, klagte er Fritz Fuchs, daß er „fortgesetzt ärztlich viel zu tun“ habe „und die Hochspannung der Zeit uns alle ernster und froher Sorglosigkeit abgeneigt stimmt“.[518] Am 27. Mai ging Kloepfers letzter Brief an Base Ricke nach Giengen: „Denn einmal im Leben möchte ich Vaters Heimat und euch alle noch einmal sehen. [...] Das große Fragezeichen hinter diesen erwünschten Plan setzt allerdings der üble Weltkrieg mit seiner unübersehbaren Bedrohung alles Wertvollen an Menschen und Kultur in unserem herrlichen deutschen Vaterlande.“[519] Thomas war schon seit zwei Jahren als Oberarzt auf Kreta, Hans hatte das obersteirische Strechau wieder mit Wien vertauscht, Köflach lag abseits der militärischen und politischen Brennpunkte. Kloepfer war bemüht, seinen immer noch beträchtlichen ärztlichen und hygienischen Aufgaben als Distriktsarzt nachzukommen und erinnerte sich dabei an seinen „lieben guten Vater, diesen prächtigen, frohgemuten, nimmermüden Arzt und schwäbischen Menschen!“[520]

Waar oft Oana übrigs,
um den koana frogg,
der wo umanondgeht,
hinter den Koani klogg.

Oba der! So a Monn her,
so takt und so fest,
no is mir koa liabera
Nochba wo gwest.

Koa Vich hot derft gschlogn wern,
koa Kinderl net woan,
für olls hot er Rat gwißt,
und hundert für oan.

Wann Oans hot an Zeug braucht,
an Zug oder so –,
do war holt der Nest
mit sein Fuahrwerk scha do!

Und wia selm mei Weib is gstorm
– i gedenks no wia guat! –
und i ollwal sinniert hon:
nur nochi, na fuart –

Wia is er net kemm selm,
hot koa Wörtl verlorn,
glei die Hond auf die Ochsl:
„Host du a schöans Korn!“

Und wia mir der Stoll hot brunn,
auf und auf Leut,
is der Nest alloa eini,
und jaikts Vich auf die Weid.

Und erst nochn Jagern,
seine Lugn und Gspoaß,
doß is heut olsa Olta
frei olle no woaß.

Die Nochban sant druntn
zua Bstattan ban Wirt,
obar i geh net nochi,
dos hätt mi scheniert.

I geh na still hoamzua,
und wiar i a roat,
es wird mir net leichter
und olls deucht mi hoart.

Und nix follt mar ein
und i woaß na dos oa:
Grod du häst net sterbm sullt,
Nest, du alloa!

Hans Kloepfer, *Werke,* Band I, 1967.

Der authentische Bericht einer aus Pichling stammenden Zeitzeugin erinnert an eine Begebenheit aus den letzten Lebensmonaten des greisen Landarztes: „Es war Anfang des Jahres 1944. Ich war damals 9 Jahre alt. Herrlicher Schnee lud zum Schlittenfahren ein. Ich fuhr mit dem Schlitten eines Nachbarjungen (er saß hinter mir) den sogenannten ‚Kreutzriegel' in Pichling hinunter. Am Ende dieser Fahrt stand und steht noch immer ein Telegraphenmast. In eben diesen lenkte ich leider unseren Schlitten. Ein kurzes Horn vom Schlitten bohrte sich in den linken Oberschenkel. Meine Trainingshose war blutig, deshalb holten Leute meinen Bruder, 14 Jahre älter als ich und Sanitäter im Krieg und gerade auf Heimaturlaub. Er trug mich nach Hause, setzte sich auf ein Fahrrad und suchte in Köflach verzweifelt nach einem Arzt. Dr. Roblegg, Dr. Rechbauer, Dr. Rieger, Dr. Schröder waren nicht anzutreffen, so dass er sich endlich an den schon sehr betagten Arzt Dr. Kloepfer wandte. Vermutlich sind sie mit einem Taxi gekommen, weil er damals nur noch am Stock ging. Meine Mutter schickten sie weg. Der Arzt untersuchte nun vorsichtig meinen Oberschenkel, nachdem er die Hose aus der Wunde gezogen hatte. Diese Wunde war am dünnen Oberschenkel ziemlich groß und tief. Sie wurde unter Assistenz von meinem Bruder mit 5 Stichen ohne Narkose auf dem Küchenbett

Abb. 401: Eine Tasse Tee oder ein Schälchen Kaffee im Kloepfergarten.

„...in unserem Garten. Da gab es drei ‚Bankerln' für die verschiedenen Tageszeiten. Vom Frühstücksplatz unter den Vogelkirschenbäumen am Spalier von wildem Wein liebte Vater besonders den Blick über das Grün der Nachbargärten hinüber zum felsigen Zigöllerkogel. Auch am Nachmittag war es da gut sitzen, wenn auf dem Obstbaum umsäumten Wege, der von hier am Brunnen vorbei gegen das Haus führte, das Mädchen mit dem Jausentablett erschien. Dagegen wurden Tisch und Bank unter dem hohen, knapp neben dem Haus stehenden Lindenbaum fast nur im Hochsommer während des Mittagessens benützt."
Hans Georg Kloepfer, *Erinnerungen an meinen Vater*, Typoskript 1945/46.

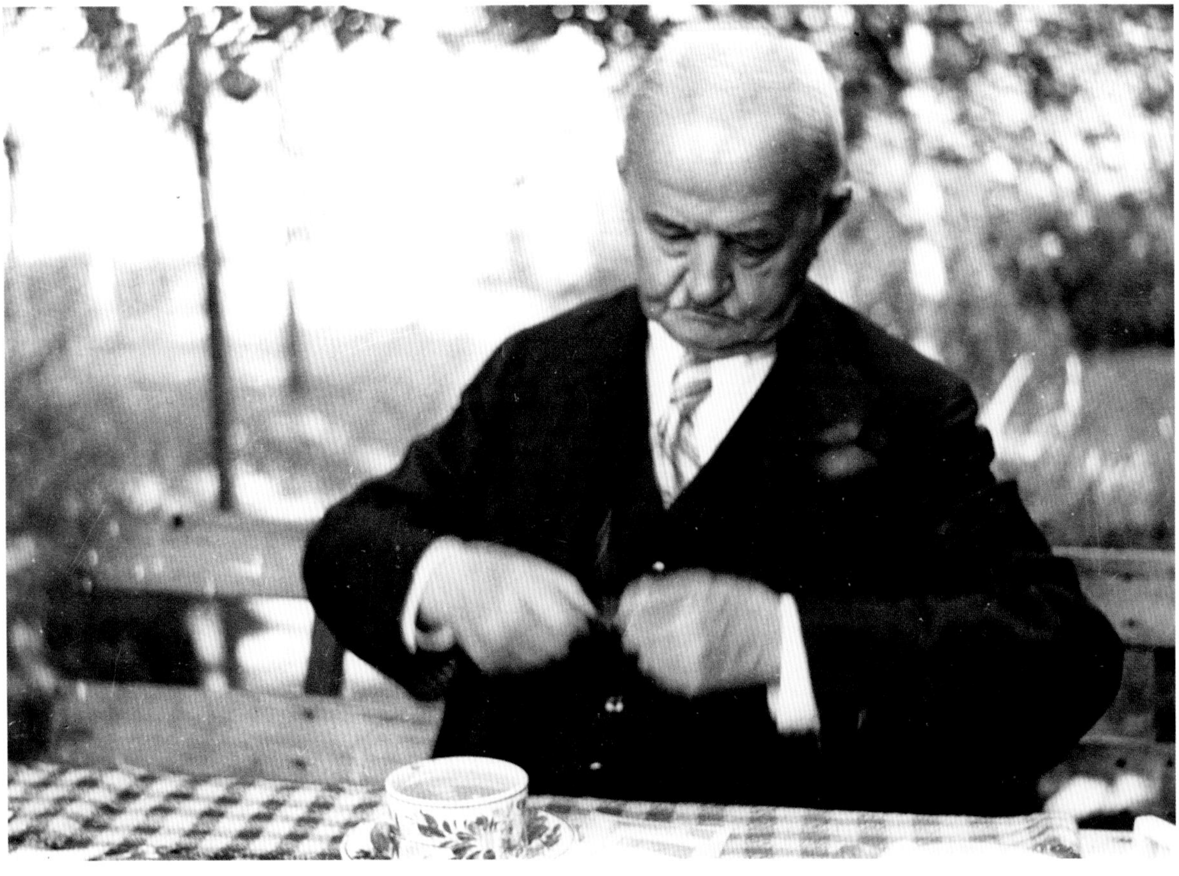

genäht. Ich kann mich überhaupt nicht erinnern, Schmerzen gehabt zu haben. Die Tetanus-Injektion muss wohl nicht stark genug gewesen sein. Einige Tage später merkte mein Vater, dass ich beim Brettspiel nicht den rechten Arm, sondern den linken benutzte. Auf seine Frage, warum, sagte ich, dass der rechte Arm weh täte. Sofort machte sich mein Vater auf den Weg nach Köflach, um Dr. Kloepfer zu suchen. Er fand ihn bei einer abendlichen gesellschaftlichen Veranstaltung im Bahnhofsrestaurant. Dort bat ihn mein Vater, am nächsten Morgen gleich früh zu kommen. [...] Wir waren sehr überrascht, als Dr. Kloepfer später gegen 23 Uhr mit einem Kollegen, dem Primarius Dr. Krammer vom Voitsberger Krankenhaus bei uns erschien, und sie mich untersuchten. Sie stellten fest, dass sich auch mein rechtes Knie nicht ohne Schmerzen biegen ließ. Sie berieten sich im Schlafzimmer und verabreichten mir eine Injektion, wahrscheinlich eine hohe Dosis Tetanus. So überstand ich einen beginnenden Wundstarrkrampf glücklich. Als es mir schon besser ging, fuhr mich meine Mutter im Leiterwägelchen zum Verbandswechsel in die Ordination."[521]

Bei dem bestehenden kriegsbedingten Ärztemangel war man in Köflach froh, daß der greise, oft grantige, aber hilfsbereite Knöpfl noch praktizierte und zu den Alten und Kindern kam. Besonders letzteren nahm er „die

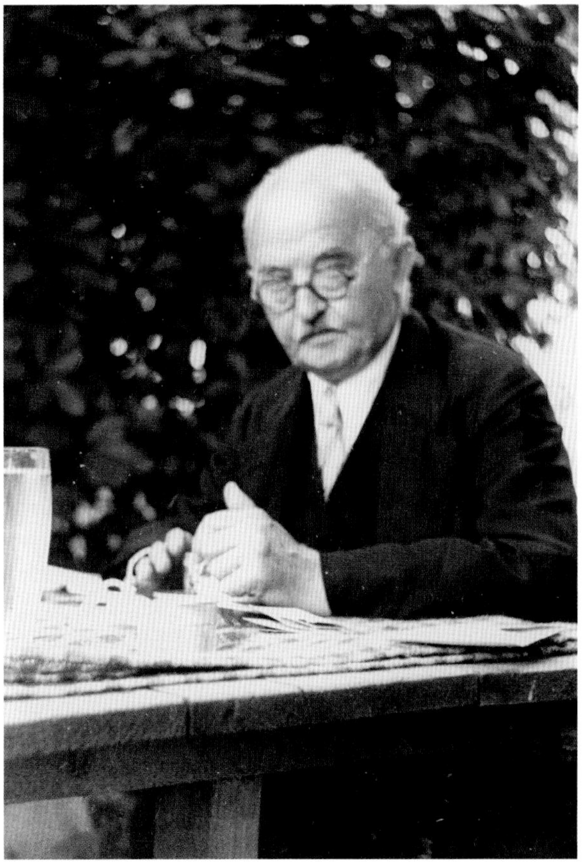

Abb. 402: Korrespondenz im Garten.
„Die besinnlichste Stunde aber verbrachten wir auf der Bank, die, fast an den Zaun gelehnt zwischen den Ribisel- und Himbeerstauden an der Südseite des Gartens stand. Hierher ging Vater gern am Abend, über die schmalen, einst mit Kies bestreuten, und nun immer mehr von den Rändern her übergrünten Gartenwege."
Hans Georg Kloepfer, *Erinnerungen an meinen Vater*, Typoskript 1945/46.

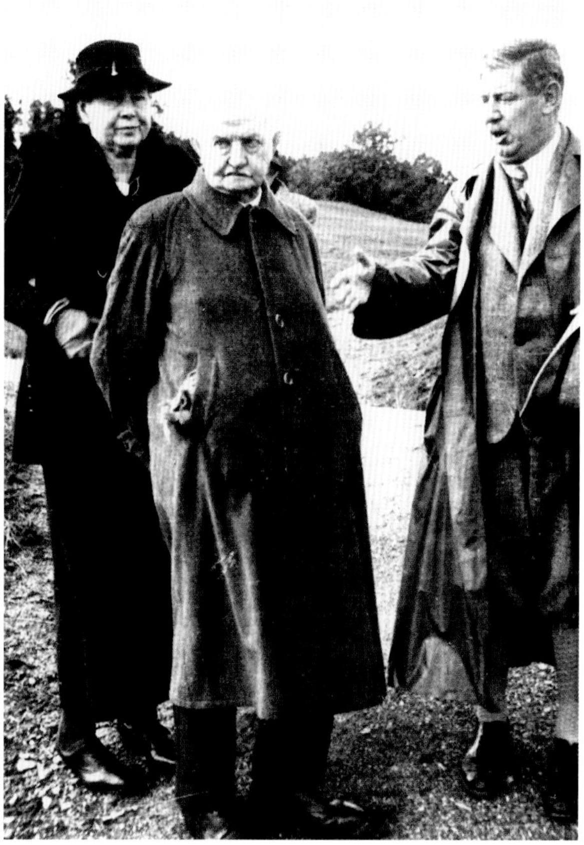

Abb. 403: Mit dem engsten Kreis unterwegs im Grünen – Hans und Martha Kloepfer mit Fritz Fuchs.

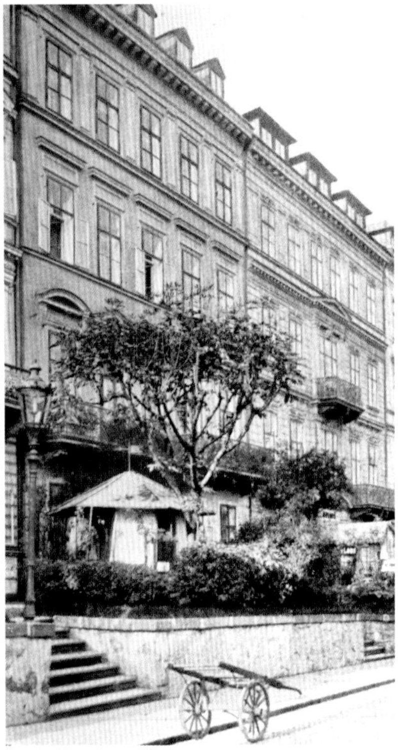

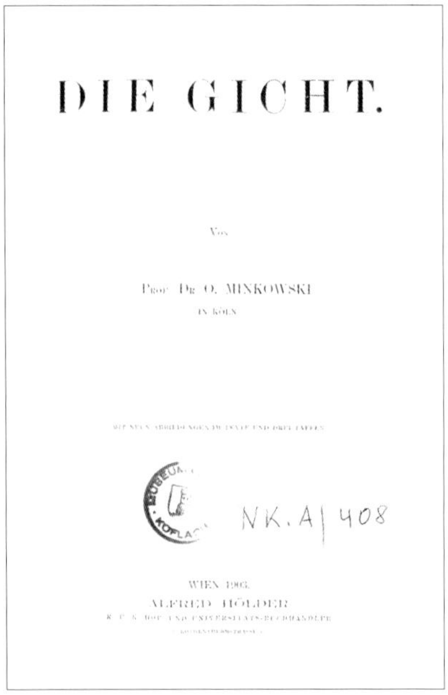
DIE GICHT.

Von

Prof. Dr. O. MINKOWSKI
in Köln

WIEN 1903.
ALFRED HÖLDER

Medizinalrat Dr. Hans Kloepfer
ist von seinem Kuraufenthalte zurückgekehrt und ordiniert ab 21. September wie gewöhnlich.

Abb. 404: In der Balneotherapie der chronischen Gicht war Karlsbad ein Kurort erster Wahl. Kloepfers Karlsbader Quartier, das Hotel Kosmos (rechte Bildseite) in der Gartenzeile (um 1909). In der Karlsbader Kurliste Nr. 123 für den 27. August 1925 ist Hans Kloepfers Ankunft im Hotel Kosmos für Montag, den 24. August 1925 ausgewiesen. Kloepfer nutzte diese Kur auch zu literarischen Arbeiten, wie etwa aus einem an Max Mell gerichteten Schreiben hervorgeht: „Ich müh' mich hier in Karlsbad und zum erstenmal um eine kleine Novelle – Schwester Mechthildis – und gewinne wieder dabei langsam, aber gut gelaunt die fröhliche Erkenntnis, daß der Dilettant am liebsten das versucht, was er am wenigsten kann."

Abb. 405: Oskar Minkowskis 1903 erschienener Band *Die Gicht* aus Kloepfers Bücherschrank. Der im Alter oft gequälte, mißmutige, „grantige" Gesichtsausdruck Kloepfers war auch Ausdruck seiner körperlichen Gebrechen.

Abb. 406: Anzeige im *Voitsberg-Köflacher Wochenblatt.*

Angst vor dem ‚weißen Kittel' und war bei den Patienten, die ihn nach Hause riefen oder in die Ordination kamen, beliebt". Er war „leutselig und kannte keine Hast, er nahm sich Zeit und die Menschen waren ihm wichtig!"[522], wie sich die damals kindlichen Patienten noch sieben Jahrzehnte später erinnern. Er „redete mit den Patienten über ihre Krankheiten, dafür nahm er sich Zeit".[523] Immer gleich angezogen kam er noch in den letzten Jahren seines Lebens, „steirisch mit Hut und Doktortasche"[524], mit einem langen, einfachen Stecken und einem Wetterfleck mit schönen Knöpfen. Obschon Kloepfers Heim in der zuletzt nach ihm benannten Straße Anlaufpunkt für zahllose Besucher war, lebte der durch die „Zeitverhältnisse gezwungen, immer mehr in [s]ich und [s]ein Haus hinein, übervoll auf [s]einen einsamen Wegen"[525], wie er am 27. Februar 1944 seinem getreuen Freund Viktor von Geramb klagte.

Der Rückzug war nicht nur den Zeitverhältnissen geschuldet, sondern seinem sich rapide verschlechternden Gesundheitszustand. Da war einmal das hartnäckige Gichtleiden, das ihn schon vor Jahrzehnten tagelang ans Bett gefesselt hatte. Es war ein Erbstück nach seinem Großvater Georg aus Giengen. Vater Johannes hatte dem kranken Georg in Giengen für die „gichtische Entzündung des Gelenks"[526] Blutegel empfohlen, die er in diesem Falle für am zweckmäßigsten hielt.

Hans Kloepfer, durch Jahre vom Zipperlein gequält, meinte die Gichtanfälle beim „brausenden Kommersieren der goldenen Jugendzeit"[527] eingehandelt zu haben und suchte schon in jungen Jahren Linderung bei Kuraufenthalten in Bad Gastein oder den böhmischen Kurorten Karlsbad und Joachimsthal, betrachtete diese Wochen jedoch als unerwünschte Pausen von seinen ärztlichen Pflichten. Eine nette Abwechslung vom Köflacher Alltag wars wohl auch, wie wir Kloepfers Bäderbild *Sankt Joachimsthal* entnehmen: „Ein Mittagskorso am Straubingerplatz in Badgastein, dem Boudoir Europas, wo alle Berühmtheiten in betonter Leutseligkeit sich sehen ließen, ein Symphoniekonzert im ‚Posthof' zu Karlsbad, wenn etwa vor Gewitterbeginn zu Smetanas ‚Moldau' noch grüngoldenes Gezweig vor den hohen Glaswänden in den dunkelnden Saal winkte, eine spiritistische Séance im ‚Sylva-Tarouca-Hotel' zu Joachimsthal, am nächsten

Morgen eine Fahrt auf den Keilberg, vorbei an einsamen Forsten und stillen Hochmooren – es waren Bilder voll eindringlicher, wechselnder Schönheit, dahinter mein bescheidenes Leben fast wie ärmlich erschien."

Schon vor dem Ersten Weltkrieg hatte Kloepfer bei den feuchtfröhlichen Kursabenden seiner Feuerwehrrettung im Brauhaus Tunner so schwere Gichtanfälle erlitten, daß er sich bei Wiener Spezialisten einer gründlichen Stoffwechseluntersuchung[528] unterziehen lassen mußte. Eine Anekdote will wissen, daß Kloepfer gerade mit Gichtpatienten keine Freude hatte: „Wenn ein Gichtleidender in seine Ordination kam und von ihm Hilfe erbat, stand er auf, nahm ihn um den Hals, führte ihn zur Tür hinaus und sagte: ‚Gicht hab' ich selber, kann mir auch nicht helfen. Der Nächste, bitte!'"[529].

Noch vor dem Weltkrieg war das neue Gichtmittel Atophan (Cinchophen) aufgekommen, doch Wunder konnte es auch nicht wirken. Anfang Jänner 1925 klagte Kloepfer, daß ihn die Gicht dank Gastein in den letzten Wochen in einer Weise überfallen habe wie noch nie,[530] im November 1929 ergab eine medizinische Überprüfung „eine relative restitutio an den alten Schäden"[531], im Mai 1940 litt er an einem Gichtanfall „in der rechten Pranke"[532], im September hatte er allen Grund, seinem „alten Freund Alkohol strenger als je aus dem Wege zu gehen".[533] Eine Besserung seiner Urikopathie erhoffte er sich von einer Kur im Sanatorium Dr. Engstler im Luftkurort Velden am Wörthersee, wohin er mit seiner Frau am 2. September 1942 pilgerte.[534] Drei Wochen später schrieb er Fritz Fuchs eine Ansichtskarte mit einem Bild der Kuranstalt Dr. Engstler, „Spezialanstalt für Ernährungskuren – Liegehalle"[535]. Im September 1943 suchte Kloepfer wegen seiner Gicht und Gallensteine neuerlich das Diätsanatorium auf, „in dem auf die Kost des Gallenstein-Besitzens Rücksicht genommen wird"[536].

Neben der Gicht irritierte ihn der leidige Magen – bereits 1929 hatte Kloepfer seiner Tante Agnes nach Giengen geschrieben, daß er im Sommer wegen eines Magengeschwürs vier Wochen lang habe liegen müssen, das aber jetzt

Abb. 407: Die Kuranstalt Engstler in Velden am Wörthersee. „Dieser köstliche Wörther See, dieses Sonntagsgeschenk des Kärntnerlands [...]" Hans Kloepfer, *Herbst in Kärnten.*

Abb. 408: Das erzgebirgische Joachimsthal in Nordböhmen (hier in den 1930er Jahren) empfahl sich Gichtleidenden als Thermalkurort und durch die Radioaktivität geheiligter Wunderbrunnen. „Aus all dem Summen und Raunen aber in der schönen, hohen Halle klang fast unhörbar die gemeinsame Hoffnung auf Genesung, auf Heilung durch das damals eben entdeckte Zaubermittel Radium. Da hörte man wunderbare Geschichten von seltenen Heilerfolgen und verwies verstohlen auf einzelne Badegäste, die im Rollstuhle gekommen waren und nach wenigen Wochen schon erträglich durchs Gewühl schlüpften." Hans Kloepfer, *Sankt Joachimsthal. Ein Bäderbild aus Altösterreich.*

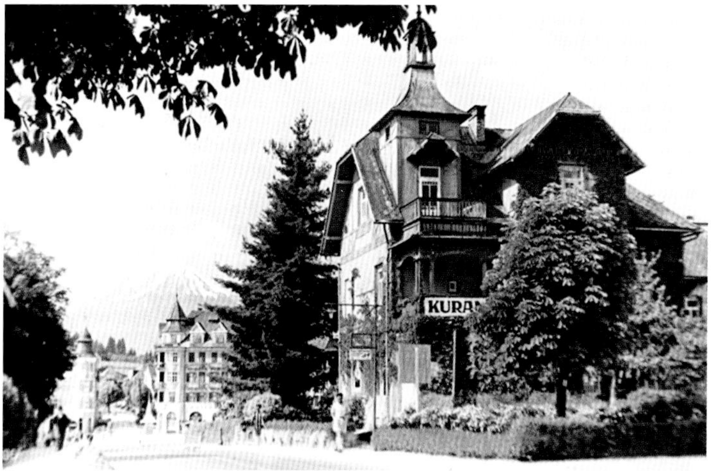

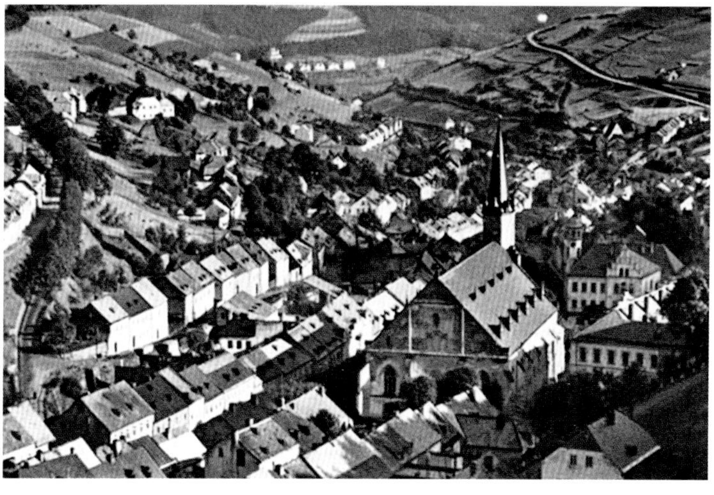

Ein unveröffentlichtes Gedicht, von Hans Kloepfer dem Grazer Radiologen Prof. Leb gewidmet.

Wenn mir an meines Daseins voller Tafel
Jahrzehntelang ward reichlich aufgetischt
und der Kollegen Diagnosegeschwafel am Zweifel um
mein letztes Heil erlischt -,
Dann streb' ich wohl im späten Katzenjammer dem
Meister zu, der seines Blicks gewiß,
Mich öfter schon aus höllenschwarzer Kammer und
trostgestillt ins helle Licht entließ.
Ein Lichtlein, das er sich vom Blitz geliehen,
hat er in eine Birne eingespannt.
Geheimnisvolle Zauberdrähte ziehen den grellen
Schein vor eine schwarze Wand.
Du stehst davor, entkleidet deiner Würde, ein
nacktes Menschlein ahnungsvoll,bestürzt,
Denn deines Lebens pflichtbeladne Bürde hast du
zu oft mit arger Lust gewürzt.
So schaut er dir ins tiefste Eingeweide, all seine
Schäden sind ihm offenbart,
Wenn aus der Zellen feingewebt Geschmeide nahes
Verderben ihm entgegenstarrt.
Mit mildem Zuspruch reicht er dir den Becher, mit
reichem Ausmaß Kreidebreis gefüllt,
der dir, dem einst so arglos frohen Zecher, geliebten
Trunkes späten Fluch enthüllt.
Voll banger Sorge stehst du vor des Röntgen-
schirmes schwarzem Armensünderhochgerüst.
Ob nicht vielleicht ein pylorusverengter Saumagen
deine Völlerei gebüßt.
Doch die Natur hat Trost für ihre Kinder, nicht
immer wird das Unmaß schwer gerächt.
Der Meister lächelt: "Hochverehrter Sünder, sei
guten Mut's, noch geht die Uhr nicht schlecht !"
So steigst du neubeschwingt vom Röntgenpranger
und tust dein Weltkleid munter wieder an.
Ein tiefer Blick, ein Händedruck, ein langer,
dankt froh dem Meister, der das Lichtnetz spann.
Und frohgemut kehrst du zur Herberg wieder, all
deine Sorgen waren böser Traum.
Der Bann ist aus, die Erde hat dich wieder, ver-
jüngt im Licht ergrünen Park und Baum.
Vorsatzgewappnet eilst du aus dem Dunkel zum
Schanzelwirt, von Not und Angst befreit.
Und edlen Luttenbergers goldenes Gefunkel sei
still dem lieben Meister Leb geweiht !
Als dieses Reimgeklingels schuldbewußter Schöpfer
bekennt sich Ihr getreuer Freund Hans Kloepfer.

Abb. 409: Abschrift einer dem Vorstand des Grazer Zentral-Röntgeninstitutes Anton Leb zugedachten Widmung in Reimen.

im Röntgenbild bereits wieder verheilt sei.[537] Eine innere Blutung nötigte den Dichter dann 1939 zu unfreiwilliger Abstinenz[538]: „Am 5. Jänner abends bekam ich aus einem viele Jahre alten Zwölffingerdarmgeschwür eine schwere Magenblutung, die mich neben dem Bette in kurze Ohnmacht warf. Es war aber nicht geradezu lebensgefährlich und nach drei Wochen strengster Ruhelage und Milchdiät konnte ich wieder aufstehen. Meine Praxis habe ich aber erst vor 14 Tagen wieder aufnehmen dürfen. [...] Auch heute noch habe ich gewisse Diätvorschriften zu befolgen unter denen mir die volle Enthaltsamkeit von jeglichem Alkohol ganz ausgezeichnet anschlägt. Ich bin immer so froh und arbeitsbereit, dass ich diese Lebensform für alle etwa noch kommenden Jahre beibehalten werde.“[539] Wegen Magenblutungen meldete Kloepfer im Jänner 1940 erneut einen Krankenstand von voraussichtlich 14 Tagen bei der Reichsärztekammer. Fritz Fuchs erfuhr nur von „recht beträchtlichem Unwohlsein“.[540] Wieder waren zwei Wochen Bettruhe einzuhalten, dazu strenge Diät.

Als er sich mit dem Verdacht auf ein bösartiges Leiden zur Untersuchung im Zentral-Röntgeninstitut am Grazer Landeskrankenhaus einstellte, konnte ihn Vorstand Anton Leb[541] beruhigen. Die geringgradige Aortenverbreiterung, die röntgenologisch festgestellt wurde, gab keinen Anlaß zu unmittelbarer Sorge,[542] aber Kloepfer war sich dessen bewußt, daß seine Zeit bemessen war. Immerhin war der Kelch eines Malignoms an ihm vorbeigegangen, mit Gicht und Magengeschwüren aber kann man alt werden. Bedenklicher waren da schon die Herzbeschwerden, wie Kloepfer gut wußte. Schon 1937 hatte er in der autobiographisch angereicherten Vision *Als der Doktor gestorben war* seine Leser wissen lassen, „daß der harte ärztliche Dienst im Gebirge, Tag für Tag – und in wie vielen Nächten! – ihm ein schweres Herzleiden gebracht“[543] habe. Zu Viktor von Geramb sagte er einmal: „Weißt Du, Freund, wenn's Herz nicht ganz stimmt, dann geschwind ein Viertel Schilcher[544] und ein Portorikerl, und schon geht es wieder bum, bum, bum“.[545]

Am Dienstag, dem 27. Juni 1944 half kein Schilcher, kein Portorikerl. Wie in dem Gedicht *Abschied* kam es jetzt für Kloepfer: „nur einmal noch den lieben lichten Morgen! – in Gottes Namen – und dann nimmermehr –“.[546] Kloepfer hatte an diesem Tag wie auch sonst seine Ordination aufsuchen wollen, als er auf der Treppe von einem Unwohlsein befallen und ins Bett gezwungen wurde. Dem herbeigerufenen Kollegen Dr. Josef Grießer soll er gesagt haben: „Jetzt ist es mir schon recht – ich bin bereit für alles“[547]. Wenige Minuten später, gegen neun Uhr, setzte ein „Herzschlag“[548] seinem Leben ein Ende.

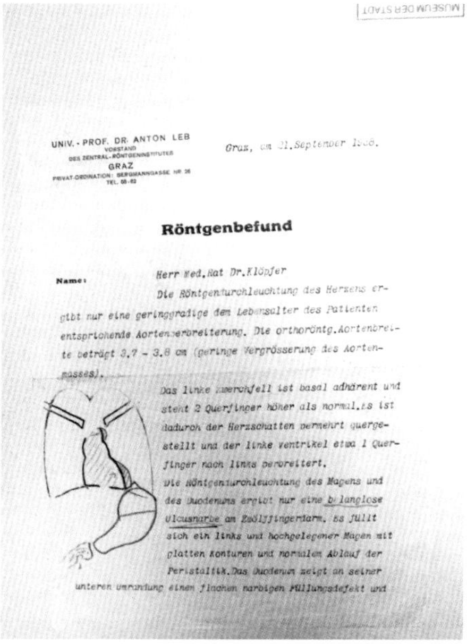
UNIV.-PROF. DR. ANTON LEB
VORSTAND DES ZENTRAL-RÖNTGENINSTITUTES
GRAZ
PRIVAT-ORDINATION: BERGMANNGASSE NR. 26
TEL. 88-82

Graz, am 21.September 1938.

Röntgenbefund

Name: Herr Med.Rat Dr.Klöpfer

Die Röntgendurchleuchtung des Herzens ergibt nur eine geringgradige dem Lebensalter des Patienten entsprechende Aortenverbreiterung. Die orthoröntg.Aortenbreite beträgt 3.7 – 3.8 cm (geringe Vergrösserung des Aortenmasses).

Das linke Zwerchfell ist basal adhärent und steht 2 Querfinger höher als normal.Es ist dadurch der Herzschatten vermehrt quergestellt und der linke Ventrikel etwa 1 Querfinger nach links verbreitert.
Die Röntgendurchleuchtung des Magens und des Duodenums ergibt nur eine belanglose Ulcusnarbe am Zwölffingerdarm. Es füllt sich ein links und hochgelegener Magen mit glatten Konturen und normalem Ablauf der Peristaltik.Das Duodenum zeigt an seiner unteren Umrandung einen flachen narbigen Füllungsdefekt und

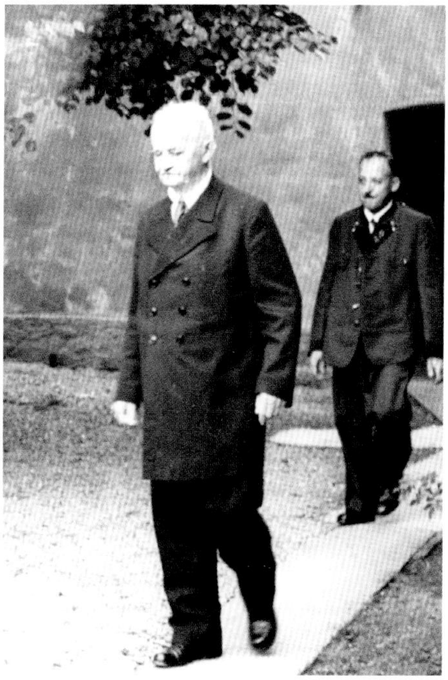

Abb. 410 (S. 250): Ein Röntgenbefund Anton Lebs aus dem Jahr 1938 – „nur eine belanglose Ulcusnarbe am Zwölffingerdarm“.

Abb. 411: Eines der letzten Bilder Kloepfers.

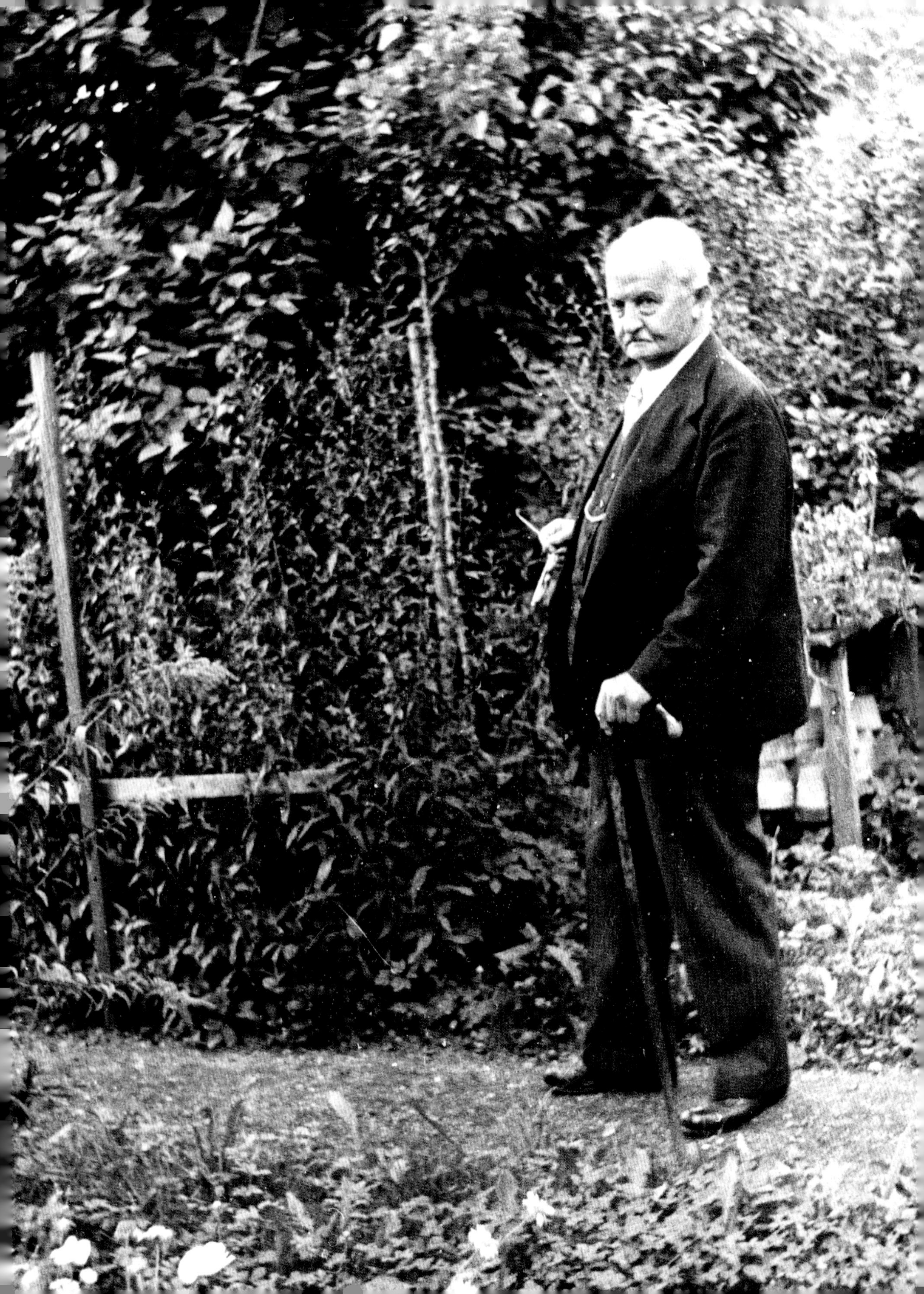

HIMMELFAHRT

Wie ein Lauffeuer verbreitete sich die Nachricht vom Tode Kloepfers in Köflach. Hunderte Trauergäste stellten sich ein, um dem in seiner Ordination aufgebahrten Doktor Lebwohl zu sagen. Drei Tage später die Beerdigung: Eine unüberschaubare Menschenschar begleitete den Kondukt in einer feierlichen Prozession unter den Klängen der Bergkapelle und dem Flattern der Hakenkreuzfahnen zum Stadtfriedhof. Der Gauleiter und Reichsstatthalter Sigfried Uiberreither, Regierungspräsident Otto Müller-Haccius, der Rektor der Reichsuniversität Graz mit Dekanen, prominente Vertreter von Partei, Staat, Wehrmacht und Wirtschaft, Vertreter der Kunst und des Geisteslebens waren erschienen, die ärztlichen Kollegen, die Kumpel aus den Bergbauen, die Schüler aus den Schulen in Rothwein und Graz, die seinen Namen trugen, und viele tausend Verehrer aus Köflach und Umgebung, ein Zug von 3.600 Menschen[549]. Nach einem genauen Zeremoniell legte der Gauleiter den Totenkranz des Führers, der Landeskulturverwalter Gustav Fischer den Kranz des Reichsministers Goebbels nieder, Kreisleiter Hubert Eisner den Kranz des Gauleiters. Die Partei hatte nicht verabsäumt, den Verblichenen ins gewünschte Licht zu rücken, so wurde die Grablegung des ehemaligen Eibiswalder Ministrantenbübels[550] zu einem Staatsakt ohne Pfarrer und Kirchengeläut[551], zu einer pompösen

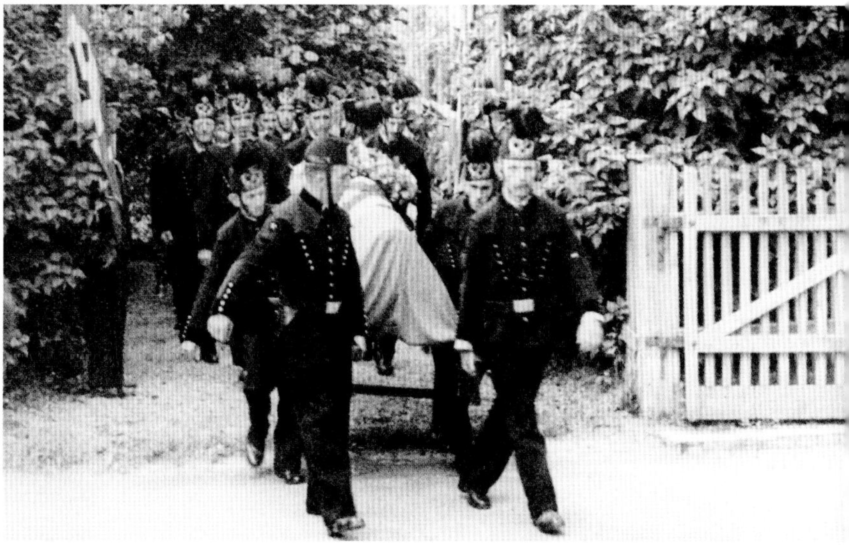

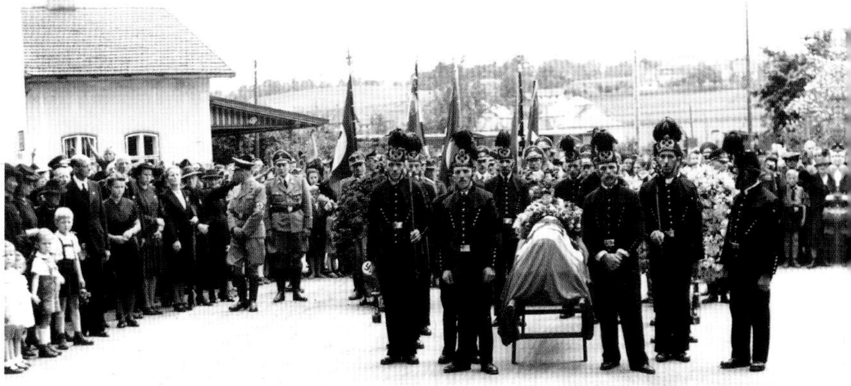

Abb. 412: Kloepfer auf einsamen Wegen durch seinen Garten.

Abb. 413: Bergknappen in ihrer traditionellen Tracht tragen den Katafalk ihres Werksarztes aus dem Garten des Doktorhauses hinaus. „– Trauert nicht allzulange, erinnert Euch lieber, daß ich zeitlebens ein fröhlicher Mensch war, der seinem Herrgott für das harmonische Leben, das er ihm geschenkt, oft und oft im Stillen andächtig dankbar war."

Abb. 414: Vor dem Doktorhaus sammelt sich der Trauerkondukt, die Köflacher stehen Spalier bis zum Friedhof. Links das Bahnhofsgebäude.

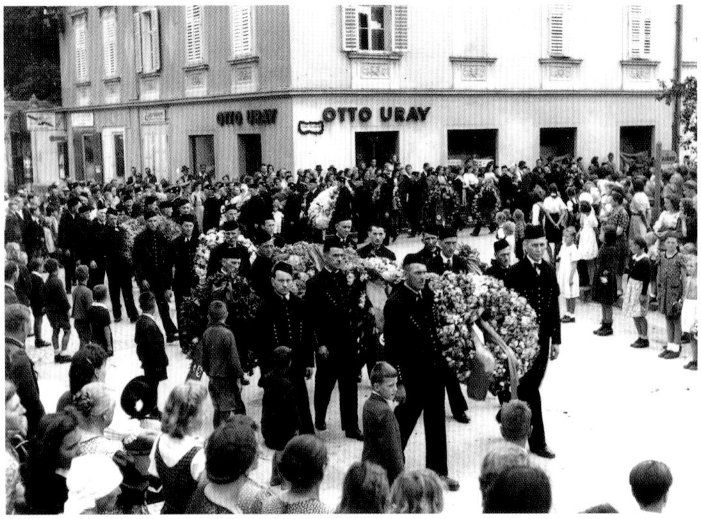

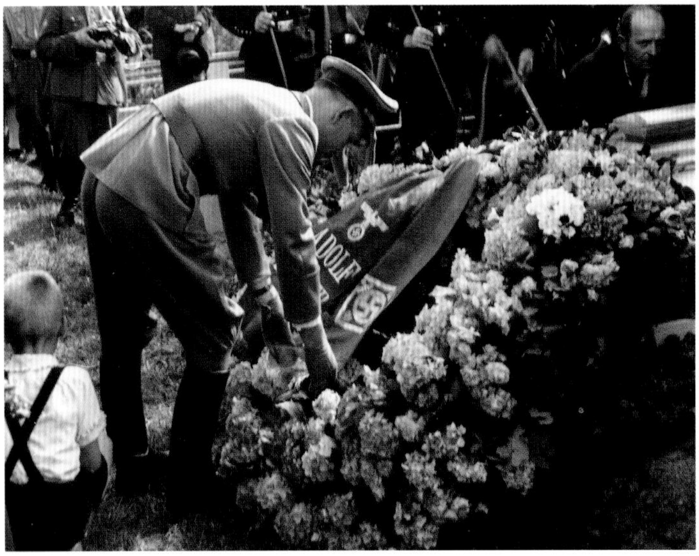

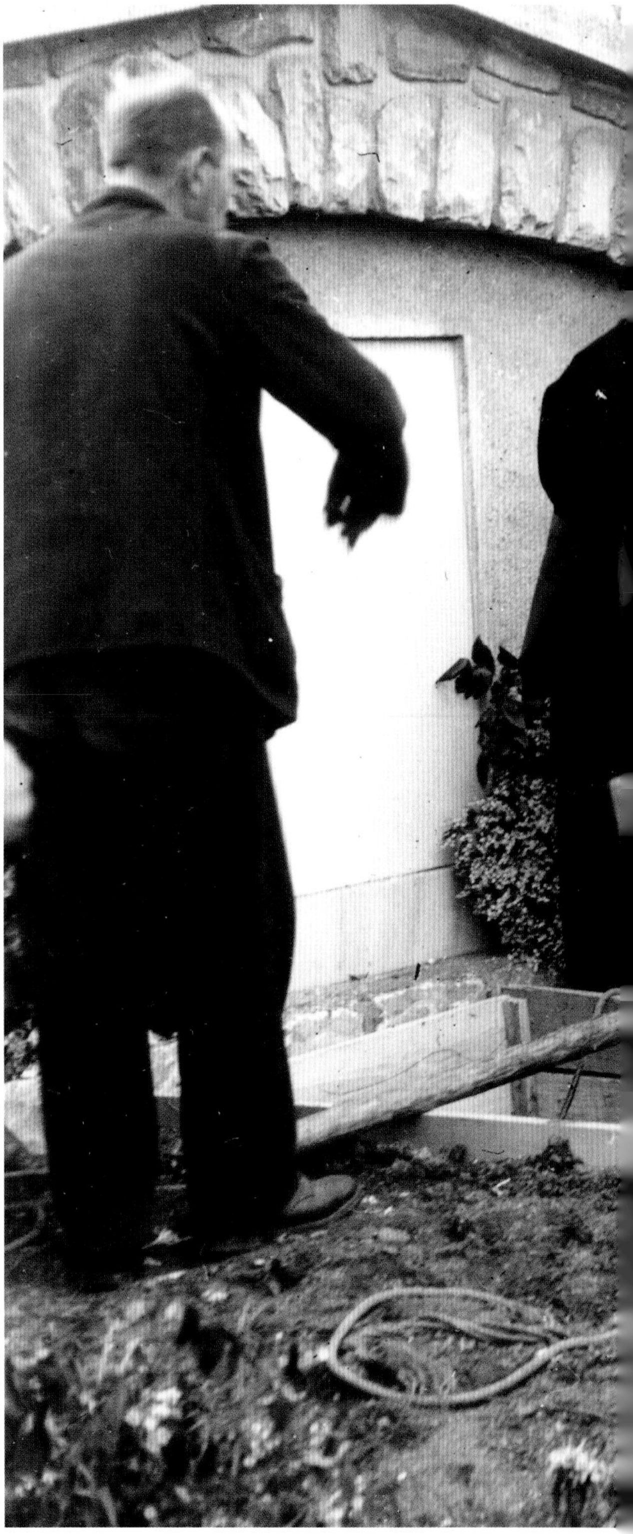

Abb. 415: Betagte Köflacher erinnern sich noch daran, wie sie als Kinder beim Begräbnis Kloepfers Spalier standen.

Abb. 416: Der Reichsgauleiter richtet Hitlers Kranz.

Abb. 417: Die Bergmänner des Reviers bestatten ihren Doktor.

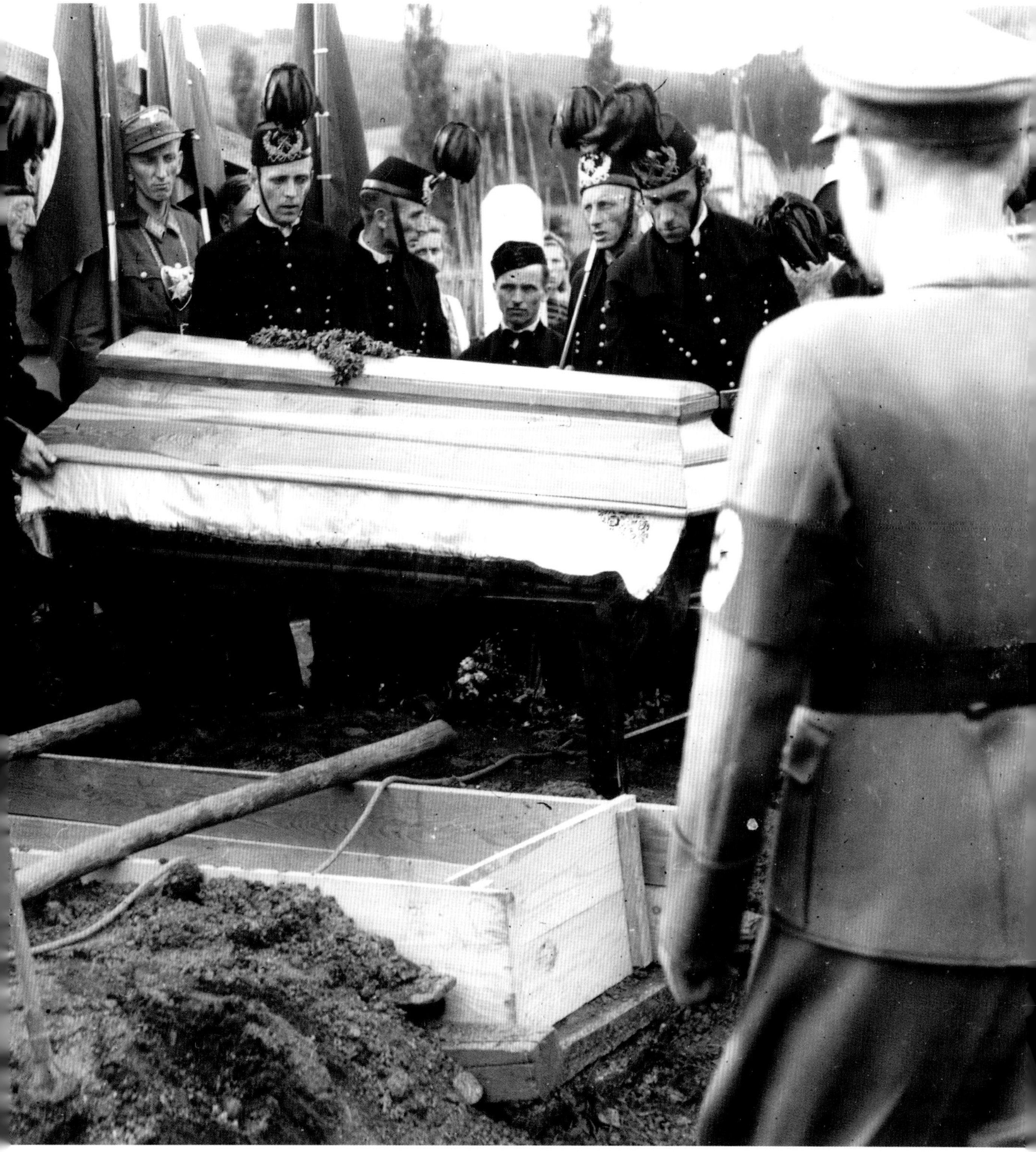

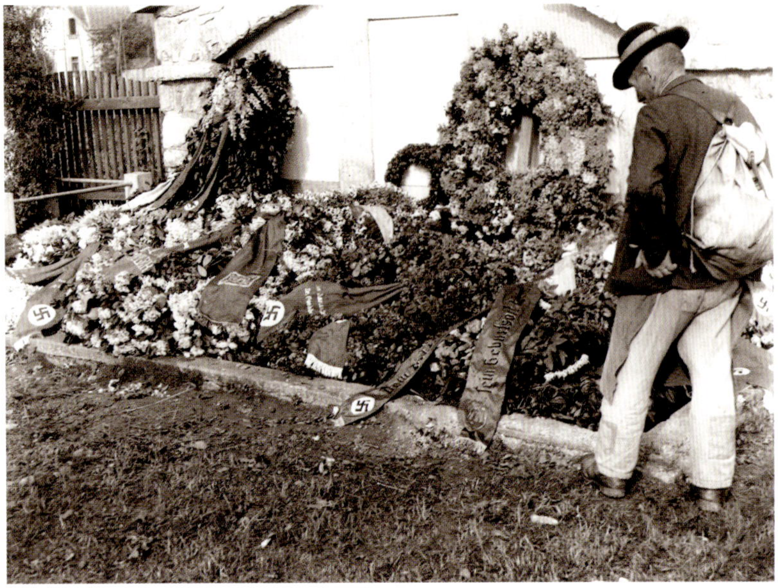

Abb. 418: Der Pirkerbauer verabschiedet sich erst am Tag nach der offiziellen Grablege vom Knöpfldoktor.

Inszenierung inmitten unübersehbaren Niedergangs. Später sollte ihm der Köflacher Hanns Koren nachrufen: „Kaum ein Jahr nach dem Tode Hans Kloepfers ist das Reich zusammengebrochen, das er in redlichem Glauben mitersehnt hat, an dessen Irrungen er getragen hat und dessen Niederbruch er vorausgeahnt hat"[552].

Als das *Voitsberg-Köflacher Wochenblatt* am 8. Juli 1944 auf der Titelseite Bilder von Hans Kloepfers letzter Grubenfahrt brachte, wie es bergmännisch heißt, zogen bereits andere Tagesereignisse die Leser in ihren Bann, etwa die *Bilanz des Luftterrorkrieges*, mit der das Wochenblatt aufmachte, oder unter der Überschrift *Der Held von Narvik verunglückt* der Tod des populären Kommandeurs der 3. Gebirgs-Division in Graz Generaloberst Eduard Dietl, der vier Tage vor Kloepfers Heimgang bei einem Flugzeugunfall in der Oststeiermark tödlich verunglückt war.[553] Im Blattinneren wurde eine Zusammenfassung der Rede des Gauleiters gebracht, und weitere Bilder – Hakenkreuzfahnen und Kränze, zum Hitlergruß erhobene Hände, der Gauleiter vor dem Kranz des Führers, Frauen aus Eibiswald, die Erde vom elterlichen Grab nach Köflach brachten. Auch die *Tagespost* berichtete vom Begräbnis Kloepfers, brachte das Bild vom Gauleiter, der sich über den großen Kranz Hitlers beugt. Über dem Artikel die Uiberreither'sche Stilblüte: „Sein Leben ist aller Ehren wert"[554].

Abb. 419: Sterbeurkunde des Standesamtes Köflach, 1. Juli 1944.

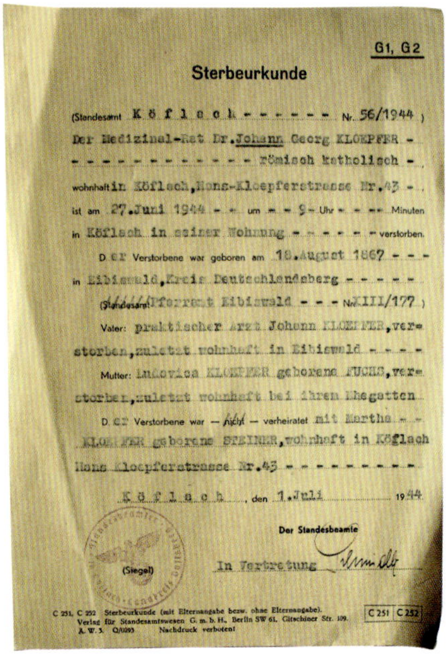

G1, G2

Sterbeurkunde

(Standesamt Köflach - - - - - - - Nr. 56/1944)

Der Medizinal-Rat Dr. Johann Georg KLOEPFER - - - - - - - - - - - - - - - römisch katholisch -

wohnhaft in Köflach, Hans-Kloepferstrasse Nr. 43 -

ist am 27. Juni 1944 - - um - - 9 - Uhr - - - Minuten

in Köflach in seiner Wohnung - - - - - - verstorben.

Der Verstorbene war geboren am 18. August 1867 - - -

in Eibiswald, Kreis Deutschlandsberg - - - - -

(~~Standesamt~~ Pfarramt Eibiswald - - - Nr. XIII/177)

Vater: praktischer Arzt Johann KLOEPFER, verstorben, zuletzt wohnhaft in Eibiswald - - - -

Mutter: Ludovica KLOEPFER geborene FUCHS, verstorben, zuletzt wohnhaft bei ihren Ehegatten

Der Verstorbene war — ~~nicht~~ — verheiratet mit Martha - - KLOEPFER geborene STEINER, wohnhaft in Köflach Hans Kloepferstrasse Nr. 43 - - - - - - - - - -

Köflach, den 1. Juli 1944

Der Standesbeamte

(Siegel)

In Vertretung

C 251, C 252 Sterbeurkunde (mit Elternangabe bezw. ohne Elternangabe). Verlag für Standesamtswesen G. m. b. H., Berlin SW 61, Gitschiner Str. 109. A. W. 3. Q/0293 Nachdruck verboten!

C 251 | C 252

Erst am 17. Juli 1944 fand Martha die Ruhe und Sammlung, Schwägerin Ricke in Giengen Einzelheiten vom Tod ihres Mannes zu berichten. „Hans hat in letzter Zeit eine große Betätigung entfaltet, was sogar bei seiner gewohnten Arbeitsleistung aufgefallen ist. Die letzte Woche hatte er einen Vortrag über die Geschichte von Köflach (fast 2stündig), am Freitag eine Vorlesung in Graz, dies war alles etwas anstrengend, aber Hans war sehr angeregt und auch immer noch tätig und wenn er Sonntag keinen Weg hatte, ging er spazieren. Am Montag hatte er Schmerzen in der Brust, ist aber abends noch ins Kino gegangen. Am Dienstag früh ist er wie sonst aufgestanden, das Frühstück hat er nur zur Hälfte genommen und wollte noch in die Ordination gehen. Da kam ein Schweißausbruch und er ging ins Bett, ich bat sofort den Arzt und der fand keine momentane Gefahr. Wie ich den Dr. fortbegleitete und nach 3–4 Minuten zurückkam, machte Hans nur noch drei Atemzüge."[555]

FEGEFEUER

Der Rest ist rasch erzählt. Mit dem Kriegsende gerät Köflach unter russische, schließlich britische Besatzung. Viele fürchten jetzt Vergeltung, auch im Kloepferhaus hat man Grund zur Sorge. Marthas Bruder Rudolf Steiner, der ehemalige Generaldirektor der GKB wird von Partisanen verschleppt, Kloepfers Freund Fritz Fuchs an unbekanntem Ort ermordet. Die Kloepfers bekommen zu spüren, daß sich der Wind gedreht hat. In den letzten Kriegswochen hatten Wiki, die nur mehr 40 kg wog, und ihre Mutter Zuflucht an einem sichereren Ort in Köflach gesucht, um der Bombengefahr zu entgehen. Durch seine Nähe zum Bahnhof war das Kloepferhaus stark gefährdet. Und wirklich, am frühen Nachmittag des 4. März 1945 wurden 52 Bomben auf den Bahnhof abgeworfen, dabei fanden sechs Personen den Tod, die in einem Keller Zuflucht gesucht hatten. Im Sommer 1945 kamen die beiden Frauen zurück ins altvertraute Kloepferhaus. Die Begehrlichkeiten am Eigentum der nun politisch Belasteten gehen in der Grauzone des Neuanfangs auch nicht an der Familie des verstorbenen Dichterarztes vorbei. Am Freitag, dem 7. September 1945 schaut sich ein Kollege in der Bahnhofstraße um, der sich für das Doktorhaus interessiert. Als er seine Pläne schildert und von baulichen Maßnahmen spricht, verweisen Wiki Kloepfer und ihre Mutter auf den internierten Thomas, der ja nach seiner Heimkehr die Ordination übernehmen wolle. Der würde wohl nicht mehr nach Köflach kommen, heißt es da. Als Parteigenossin der ersten Stunde und ehemalige Kreisreferentin für Schulung und Kultur hat Wiki jetzt keinen guten Stand, nun muß sie auch das Schlimmste für den Bruder fürchten, sieht keinen Ausweg mehr, verliert die Nerven. Wenig später findet man die Leiche der Erhängten auf dem Dachboden des Kloepferhauses.[556] Am nächsten Tag erreicht ein Schreiben des Arztes die Mutter – die Ärztekammer habe ihm nicht gestattet, die Nachfolge des Dr. Kloepfer anzutreten, die Gefahr ist gebannt, Thomas kann kommen.[557]

Noch 1949 kann sich Martha mit dem Tod der Tochter nicht abfinden: „Ich bin

Abb. 420: „Durch 50 Jahre Arzt in Köflach Ehrenbürger dieser Stadt." Die Grabplatte der Familie auf dem Stadtfriedhof von Köflach.

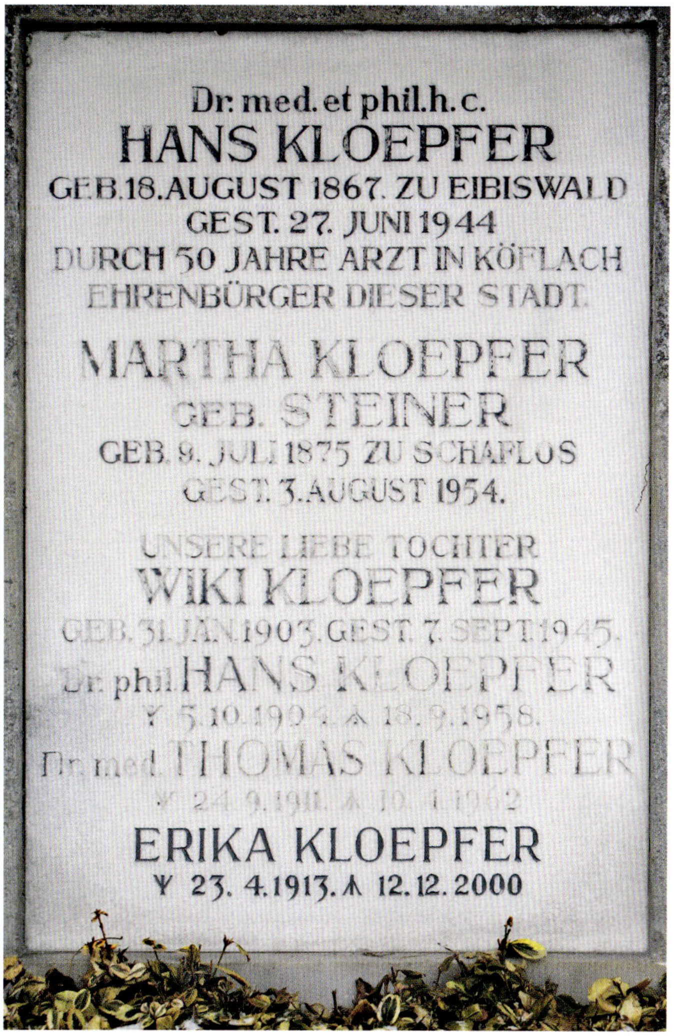

wohl ins Herz betäubt, wenn ich an die liebe gute Wiki denke! Sie war so edel und nobel und gütig! Noch oft sagen ehemalige Schülerinnen von ihr, wie gut sie auf die armen Kinder war; wie vieles sie ihnen getan hat, in den damaligen traurigen Zeiten."[558]

Kloepfers Witwe bleibt allein zurück und wartet auf die Heimkehr ihrer internierten Söhne. Als erster kommt 1946 Hans Georg, der jedoch mit einem Berufsverbot belegt ist. Er hat drei Monate Haft in Bregenz hinter sich, dann als landwirtschaftlicher Hilfsarbeiter gearbeitet, schließlich im Kohlenschacht. Mit einem Lungenschaden kommt er schließlich als Photolehrling in dem kleinen Geschäft in Köflach unter, das seine Frau im Herbst 1947 aufmacht. Noch Ende 1949 ist seine Hoffnung gering, daß er irgendwo eine Vertragslehrerstelle bekommt, erst 1953 wird er wieder als Turnlehrer in den Schuldienst aufgenommen. Hans Georg arbeitet zuweilen fürs Radio, für das er nicht nur Hörspiele schreibt, sondern auch Vaters Gedichte „fast ganz mit Hansens Stimme"[559] rezitiert.

Abb. 421: Feierliche Enthüllung des Kloepferdenkmals auf dem Gelände der Köflacher Hauptschule am 18. Mai 1958. Am Rednerpult der damalige Abgeordnete zum Nationalrat sowie spätere Landeskulturreferent und Landeshauptmann-Stellvertreter Univ. Prof. Dr. Hanns Koren.

Abb. 422: Das von Hans Mauracher geschaffenen Kloepferstandbild steht heute hinter dem Doktorhaus in Köflach.

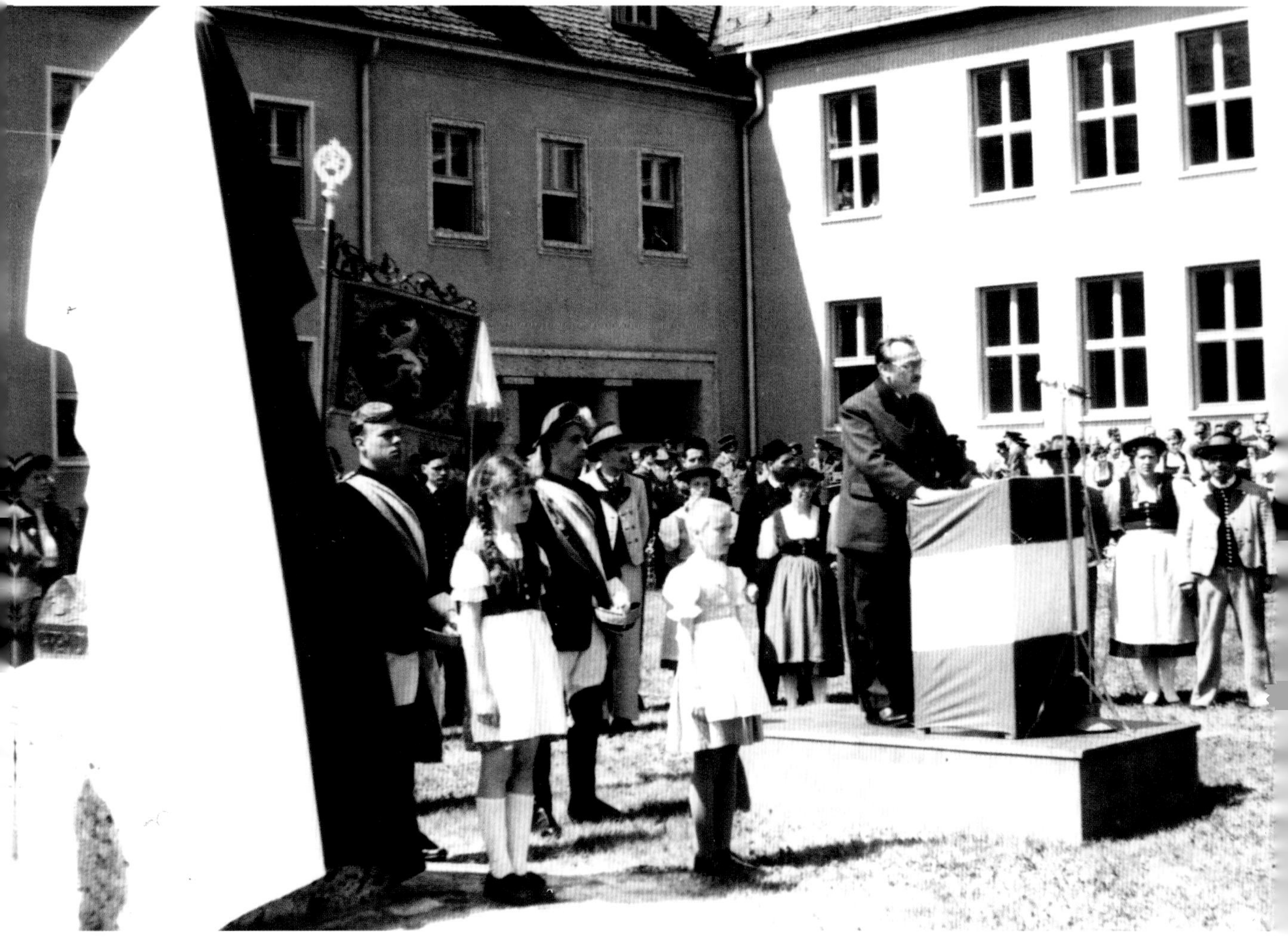

Im Februar 1947 ist auch Thomas nach sieben Jahren Kriegsdienst und Gefangenschaft zurück, er hat ein Leiden aus der Kriegsgefangenschaft mitgebracht. Auch er ist zunächst mit einem Berufsverbot belegt, findet aber durch glückliche Umstände den Wiedereinstieg in die Medizin und kann zunächst in des Vaters verwaister Praxis ärztlich tätig werden, ehe er in Köflach eine eigene Ordination einrichtet. Martha berichtet 1949 nach Giengen: „Er ist sehr angestrengt, geniest viel Vertrauen und Sympathie, hat aber viel Arbeit und Anstrengung. Das Motorradfahren ist auch recht anstrengend; Der Verdienst ist vorläufig noch in keinem Verhältnisse zur Arbeit, die Geldsorgen drücken mich oft sehr, die Teuerung ist groß.“[560] Die Ehe mit seiner Frau Trude hält nicht, Thomas heiratet ein zweites Mal. „Seine ‚neue‘ Frau ist gescheit und tüchtig“[561], wie wir von der greisen Mutter Martha erfahren.

Ein Trost wird der betagten Dame zuteil: das Werk ihres Mannes hat Sündenfall und Stunde Null überdauert, alte und neue Freunde stellen

Abb. 423: „A Vögerl hat gsungen, a Deandl hot glocht“ – der in Maria Lankowitz geborene, nach dem Zweiten Weltkrieg in Eibiswald verehelichte akademische Bildhauer, Maler und Komponist Anton Hafner arbeitet an einem Kloepferdenkmal, Ende der 1960er Jahre. Der Verbleib des Werkes ist unbekannt.

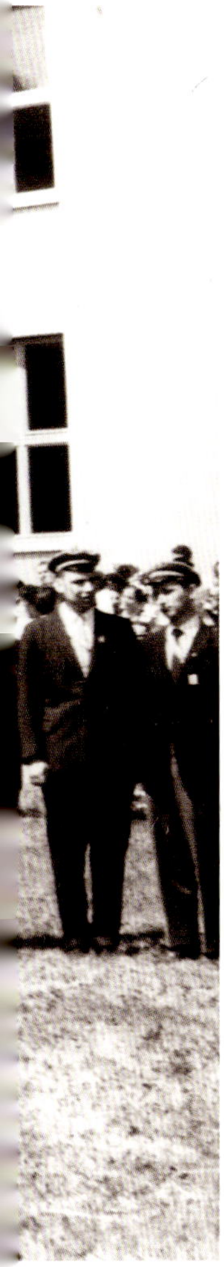

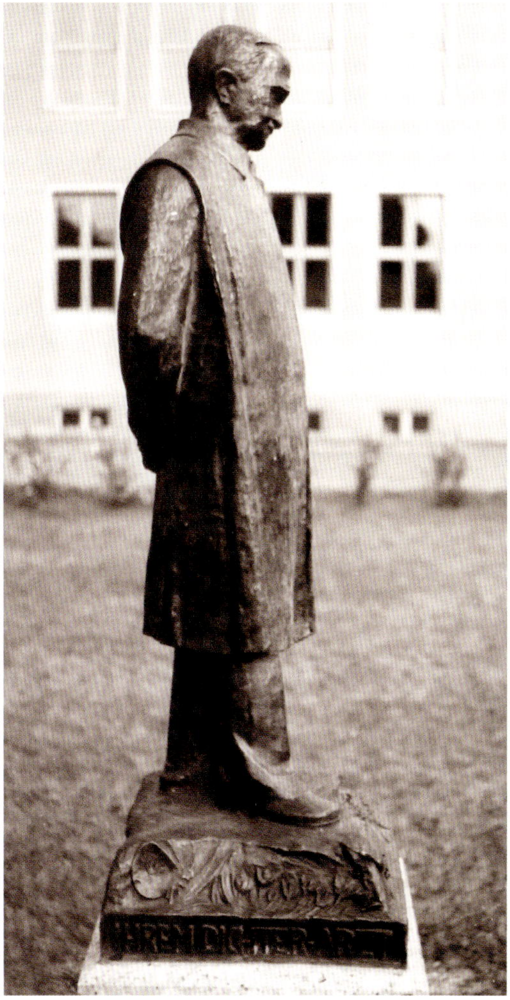

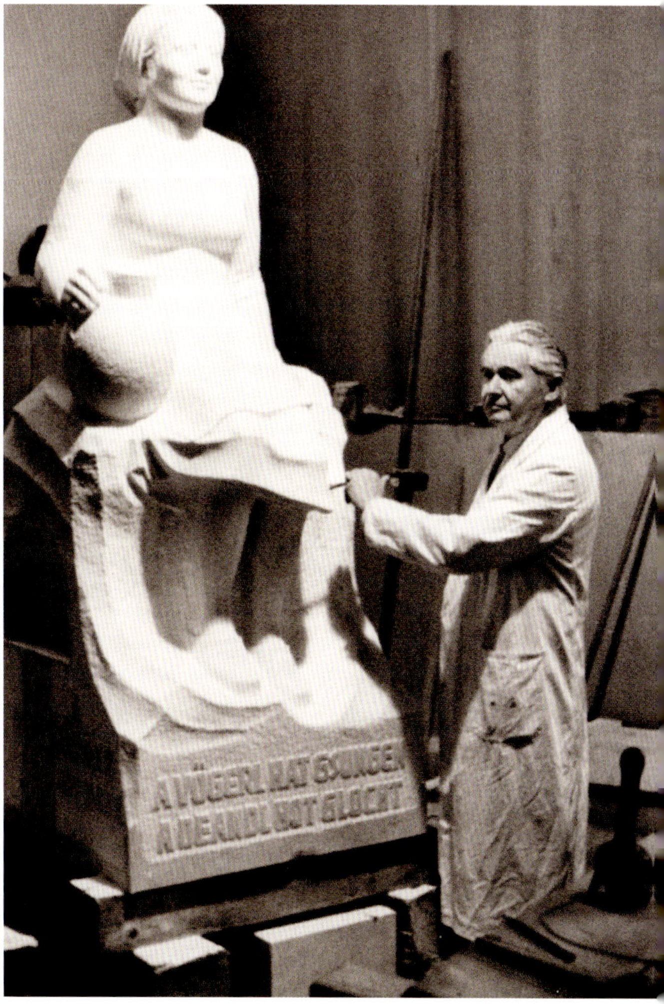

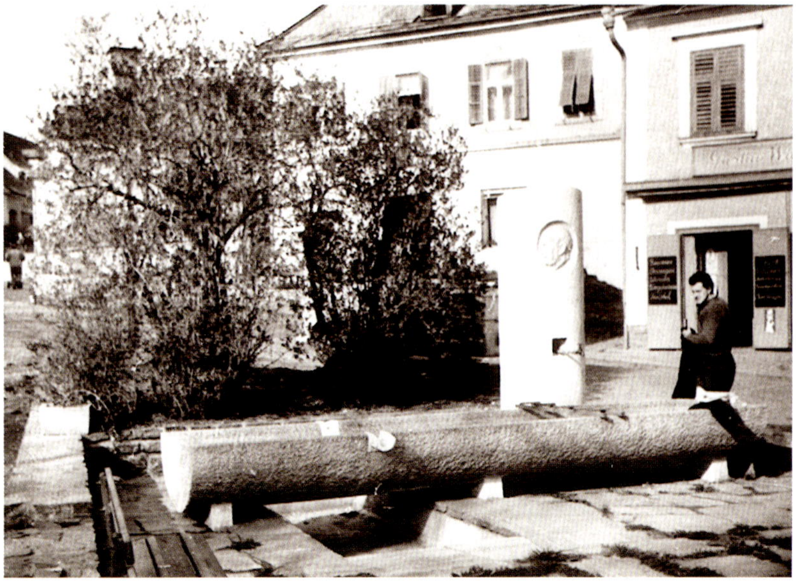

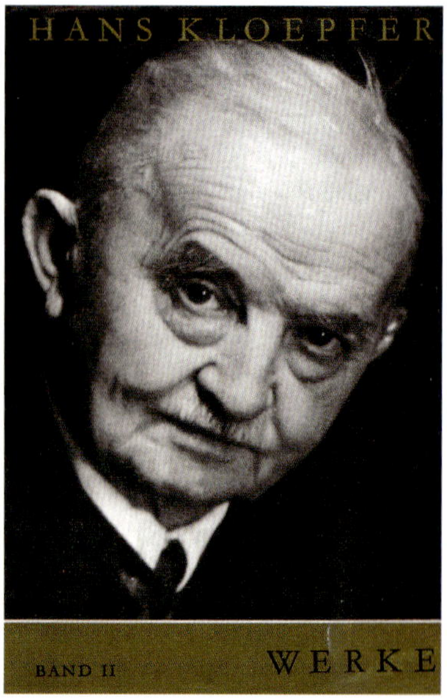

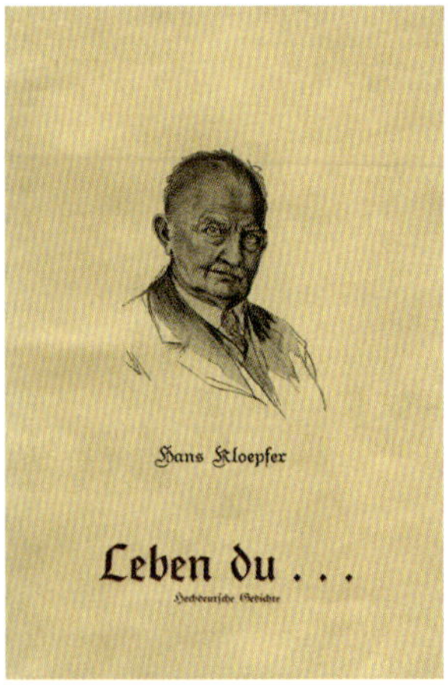

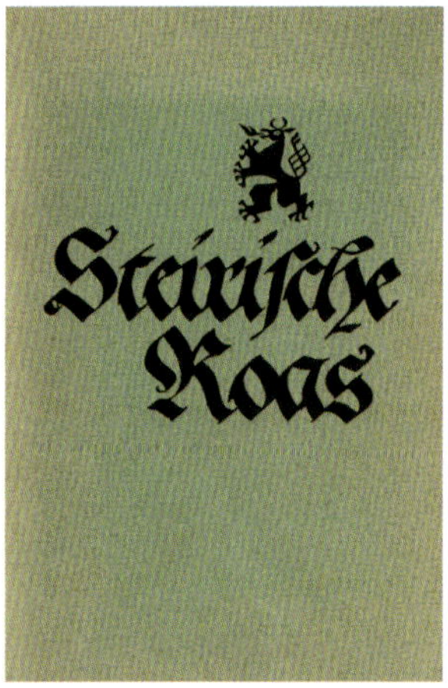

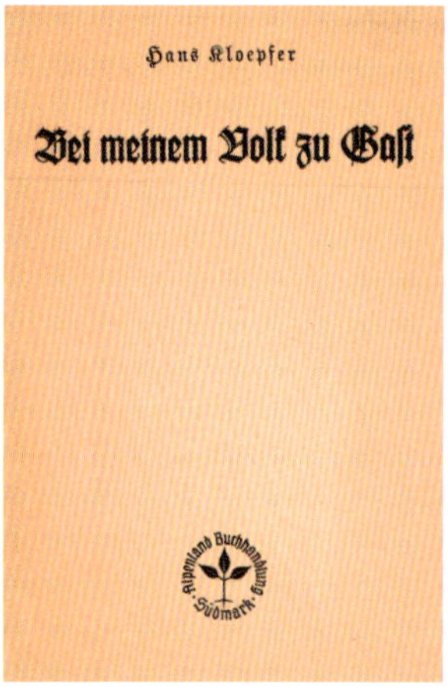

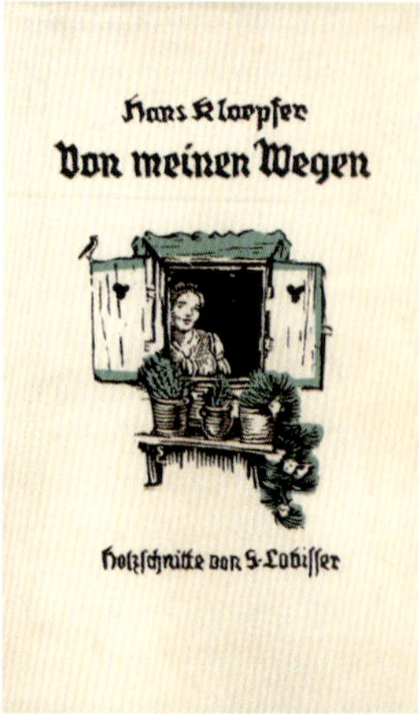

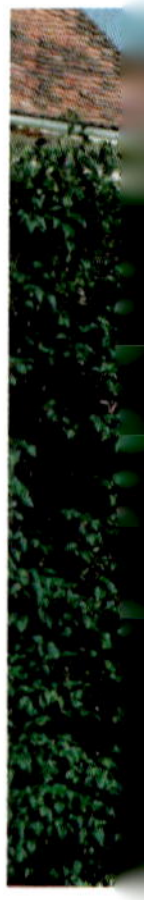

Abb. 424: Das Kloepferbründl in Eibiswald noch ohne Bedeckung, 1970er Jahre.

Abb. 425 bis 429: Eine Kollektion von Nachkriegs-Kloepferiana.

Abb. 430: Blick vom Eibiswalder Kloepferpark mit dem Kloepferbrunnen auf das Geburtshaus des Dichters. Hinter dem geöffneten Fenster im ersten Stock befand sich in Kloepfers Kindertgagen die „gute Stube", das Wohnzimmer. Entscheidenden Anteil an der Errichtung des Kloepferparkes mit dem dazugehörenden Brunnen hatte der Begründer des Eibiswalder Heimatmuseums Reg. Rat Othmar Kreuzwirth (zusammen mit OSR Hans Wippel und Ing. Hans Koch).

sich ein, der große Kreis der Kloepfergetreuen hält die Erinnerung an den Verblichenen wach. Als Martha Kloepfer 1954 nach einem „schönen sanften Tod"[562] mit bergmännischem Zeremoniell, die Barbarafahne voran und unter den Klängen der Bergknappenmusik zu Grabe getragen wird, sehen viele in dem Trauerakt eine Ehrung für den toten Dichter.[563] Die politischen Stoßwellen haben der allgemeinen Liebe und Achtung für Hans Kloepfer keinen Abbruch tun können, überhaupt wollen jetzt viele die Kriegsjahre möglichst rasch hinter sich lassen.

Bald setzt eine offizielle Kloepferrenaissance ein. Im Grazer Stadtteil Eggenberg, im 22. Wiener Gemeindebezirk und in zahlreichen Gemeinden werden Straßen und Gassen nach ihm benannt. Vor der Köflacher Knabenvolksschule wird 1958 ein Denkmal enthüllt, gemeißelt von dem Grazer Bildhauer Hans Mauracher.[564] Mit Giengen an der Brenz besiegelt Köflach 1962 eine Städtepartnerschaft. In den 1950er und 1960er Jahren erinnern sich noch viele an den toten Dichter, seine Verse werden gelesen, rezitiert und finden Aufnahme in die Schullesebücher. Bereits 1947 erscheint eine weitere Ausgabe von *Sulmtal und Kainachboden*, die dritte Ausgabe von *Joahrlauf* liegt 1954 auf den Pulten der Händler. Der Verlag der Alpenland-Buchhandlung in Graz druckt 1950 *Von meinen Wegen. Eine neue Lese aus dem dichterischen Werk, ergänzt aus dem Nachlaß*, erneut mit Holzschnitten von Switbert Lobisser. Im Wiener Montan-Verlag erscheint 1960 eine Gedichtauswahl unter dem Titel *Steirische Roas,* in der Alpenland-Buchhandlung 1966 *Bei meinem Volk zu Gast*, beim privaten Stiasny-Verlag in Graz die Werkauswahl *Drei Welten*. Bei Lesungen und Gedenkfeiern entzündet sich die Kloepferbegeisterung aufs Neue.

Abb. 431: Ein ungebrochenes Verhältnis zu Hans Kloepfer offenbart sich in dem Artikel der *Kleinen Zeitung* vom 21. August 1962: *„Dahoam" Ein Besuch im Hans-Kloepfer-Museum in Eibiswald zum 95. Geburtstag des Heimatdichters*. Für den Autor besteht kein Zweifel, daß „der Name Hans Kloepfer untrennbar mit dem Land Steiermark verbunden bleiben wird". Die Feierlichkeiten zum 100. Geburtstag 1967 verlaufen noch ungetrübt von politischen Dissonanzen.

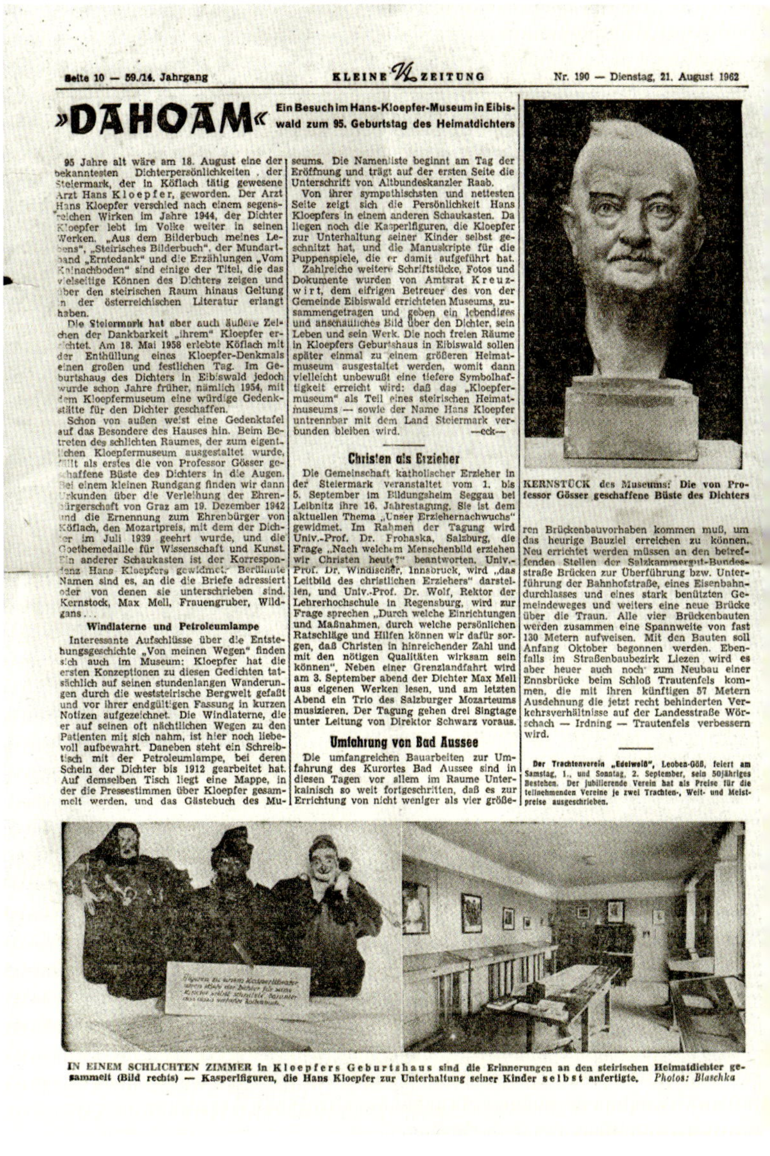

Seite 10 — 59./14. Jahrgang — KLEINE ZEITUNG — Nr. 190 — Dienstag, 21. August 1962

»DAHOAM« Ein Besuch im Hans-Kloepfer-Museum in Eibiswald zum 95. Geburtstag des Heimatdichters

95 Jahre alt wäre am 18. August eine der bekanntesten Dichterpersönlichkeiten der Steiermark, der in Köflach tätig gewesene Arzt Hans Kloepfer, geworden. Der Arzt Hans Kloepfer verschied nach einem segensreichen Wirken im Jahre 1944, der Dichter Kloepfer lebt im Volke weiter in seinen Werken. „Aus dem Bilderbuch meines Lebens", „Steirisches Bilderbuch", der Mundartband „Erntedank" und die Erzählungen „Vom Kainachboden" sind einige der Titel, die das vielseitige Können des Dichters zeigen und über den steirischen Raum hinaus Geltung in der österreichischen Literatur erlangt haben.

Die Steiermark hat aber auch äußere Zeichen der Dankbarkeit „ihrem" Kloepfer errichtet. Am 18. Mai 1958 erlebte Köflach mit der Enthüllung eines Kloepfer-Denkmals einen großen und festlichen Tag. Im Geburtshaus des Dichters in Eibiswald jedoch wurde schon Jahre früher, nämlich 1954, mit dem Kloepfermuseum eine würdige Gedenkstätte für den Dichter geschaffen.

Schon von außen weist eine Gedenktafel auf das Besondere des Hauses hin. Beim Betreten des schlichten Raumes, der zum eigentlichen Kloepfermuseum ausgestaltet wurde, fällt als erstes die von Professor Gösser geschaffene Büste des Dichters in die Augen. Bei einem kleinen Rundgang finden wir dann Urkunden über die Verleihung der Ehrenbürgerschaft von Graz am 19. Dezember 1942 und die Ernennung zum Ehrenbürger von Köflach, den Mozartpreis, mit dem der Dichter im Juli 1939 geehrt wurde, und die Goethemedaille für Wissenschaft und Kunst. Ein anderer Schaukasten ist der Korrespondenz Hans Kloepfers gewidmet. Berühmte Namen sind es, an die die Briefe adressiert oder von denen sie unterschrieben sind. Kernstock, Max Mell, Frauengruber, Wildgans ...

Windlaterne und Petroleumlampe

Interessante Aufschlüsse über die Entstehungsgeschichte „Von meinen Wegen" finden sich auch im Museum: Kloepfer hat die ersten Konzeptionen zu diesen Gedichten tatsächlich auf seinen stundenlangen Wanderungen durch die weststeirische Bergwelt gefaßt und vor ihrer endgültigen Fassung in kurzen Notizen aufgezeichnet. Die Windlaterne, die er auf seinen oft nächtlichen Wegen zu den Patienten mit sich nahm, ist hier noch liebevoll aufbewahrt. Daneben steht ein Schreibtisch mit der Petroleumlampe, bei deren Schein der Dichter bis 1912 gearbeitet hat. Auf demselben Tisch liegt eine Mappe, in der die Pressestimmen über Kloepfer gesammelt werden, und das Gästebuch des Museums. Die Namenliste beginnt am Tag der Eröffnung und trägt auf der ersten Seite die Unterschrift von Altbundeskanzler Raab.

Von ihrer sympathischsten und nettesten Seite zeigt sich die Persönlichkeit Hans Kloepfers in einem anderen Schaukasten. Da liegen noch die Kasperlfiguren, die Kloepfer zur Unterhaltung seiner Kinder selbst geschnitzt hat, und die Manuskripte für die Puppenspiele, die er damit aufgeführt hat.

Zahlreiche weitere Schriftstücke, Fotos und Dokumente wurden von Amtsrat Kreuzwirt, dem eifrigen Betreuer des von der Gemeinde Eibiswald errichteten Museums, zusammengetragen und geben ein lebendiges und anschauliches Bild über den Dichter, sein Leben und sein Werk. Die noch freien Räume in Kloepfers Geburtshaus in Eibiswald sollen später einmal zu einem größeren Heimatmuseum ausgestaltet werden, womit dann vielleicht unbewußt eine tiefere Symbolhaftigkeit erreicht wird: daß das „Kloepfermuseum" als Teil eines steirischen Heimatmuseums — sowie der Name Hans Kloepfer untrennbar mit dem Land Steiermark verbunden bleiben wird. —eck—

Christen als Erzieher

Die Gemeinschaft katholischer Erzieher in der Steiermark veranstaltet vom 1. bis 5. September im Bildungsheim Seggau bei Leibnitz ihre 16. Jahrestagung. Sie ist dem aktuellen Thema „Unser Erziehernachwuchs" gewidmet. Im Rahmen der Tagung wird Univ.-Prof. Dr. Prohaska, Salzburg, die Frage „Nach welchem Menschenbild erziehen wir Christen heute?" beantworten. Univ.-Prof. Dr. Windischer, Innsbruck, wird „das Leitbild des christlichen Erziehers" darstellen, und Univ.-Prof. Dr. Wolf, Rektor der Lehrerhochschule in Regensburg, wird zur Frage sprechen „Durch welche Einrichtungen und Maßnahmen, durch welche persönlichen Ratschläge und Hilfen können wir dafür sorgen, daß Christen in hinreichender Zahl und mit den nötigen Qualitäten wirksam sein können". Neben einer Grenzlandfahrt wird am 3. September abend der Dichter Max Mell aus eigenen Werken lesen, und am letzten Abend ein Trio des Salzburger Mozarteums musizieren. Der Tagung gehen drei Singtage unter Leitung von Direktor Schwarz voraus.

Umfahrung von Bad Aussee

Die umfangreichen Bauarbeiten zur Umfahrung des Kurortes Bad Aussee sind in diesen Tagen vor allem im Raume Unterkainisch so weit fortgeschritten, daß es zur Errichtung von nicht weniger als vier größeren Brückenbauvorhaben kommen muß, um das heurige Bauziel erreichen zu können. Neu errichtet werden müssen an den betreffenden Stellen der Salzkammergut-Bundesstraße Brücken zur Überführung bzw. Unterführung der Bahnhofstraße, eines Eisenbahndurchlasses und eines stark benützten Gemeindeweges und weiters eine neue Brücke über die Traun. Alle vier Brückenbauten werden zusammen eine Spannweite von fast 130 Metern aufweisen. Mit den Bauten soll Anfang Oktober begonnen werden. Ebenfalls im Straßenbaubezirk Liezen wird es aber heuer auch noch zum Neubau einer Ennsbrücke beim Schloß Trautenfels kommen, die mit ihren künftigen 57 Metern Ausdehnung die jetzt recht behinderten Verkehrsverhältnisse auf der Landesstraße Wörschach — Irdning — Trautenfels verbessern wird.

Der Trachtenverein „Edelweiß", Leoben-Göß, feiert am Samstag, 1., und Sonntag, 2. September, sein 50jähriges Bestehen. Der jubilierende Verein hat als Preise für die teilnehmenden Vereine je zwei Trachten-, Weit- und Meistpreise ausgeschrieben.

KERNSTÜCK des Museums: Die von Professor Gösser geschaffene Büste des Dichters

IN EINEM SCHLICHTEN ZIMMER in Kloepfers Geburtshaus sind die Erinnerungen an den steirischen Heimatdichter gesammelt (Bild rechts) — Kasperlfiguren, die Hans Kloepfer zur Unterhaltung seiner Kinder selbst anfertigte. *Photos: Blaschka*

Mit Festveranstaltungen zum hundertsten Geburtstag und der Eröffnung eines Museums verweist Köflach 1967 noch stolz auf seinen Ehrenbürger und der Grazer Schriftsteller

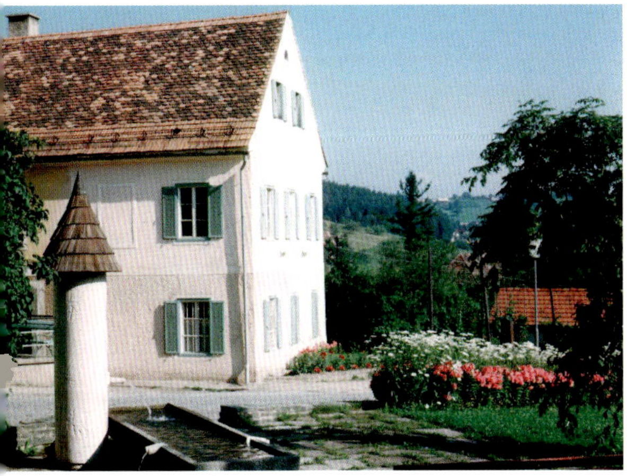

Hans Lohberger setzt nach althergekommener Weise hinzu: „Kein Wunder, daß ihm die urwüchsige, kernkräftige, papierferne und sooft humorgereifte Sprache zum Heiltrank gedieh, den er allen Dürstenden weiterreichte gegen Blutarmut, Lebensmüdigkeit und so manche andere Krankheit unserer Zeit. Ein guter Arzt horcht zunächst einmal auf das Klopfen des menschlichen Herzens. Und dieses Herz klopft schließlich nicht nur im ganzen Körper, sondern auch in der Seele, im Wort: gar wenn der Arzt zudem Dichter ist, Kloepfer heißt und ein Anklopfer an Häusern und Herzen ist."[565] Noch gibt es ein breites

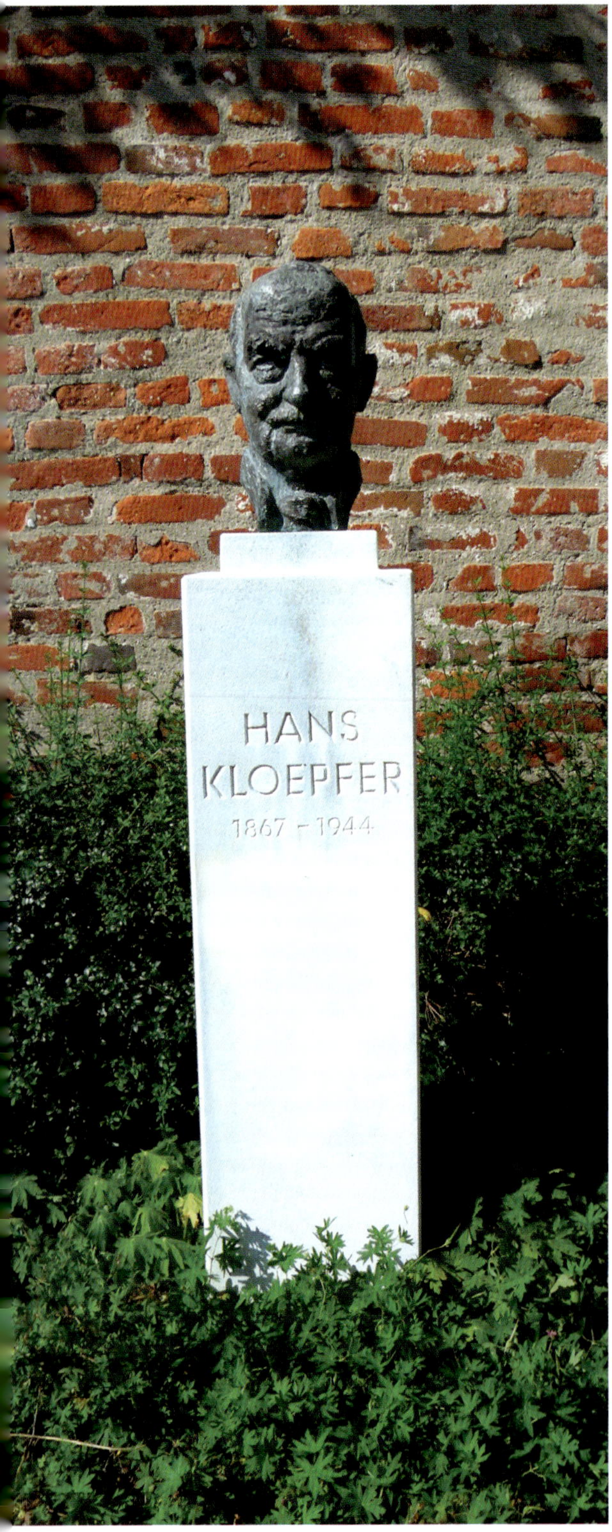

Publikum für diesen Tonfall, noch gibt es auch ein treues Kloepfer-Publikum für die dreibändige, von Wilhelm Danhofer[566] für die Grazer Alpenland-Buchhandlung besorgte Werkausgabe. Darin finden sich einige aus Zeitungen und Zeitschriften zusammengetragene, nun erstmals in Buchform veröffentlichte späte Prosastücke, etwa der Aufsatz *Arzt und Volk* sowie die nachgelassenen Erzählungen *Das Testament* und *Arzt und Tod.* Noch scheint es, als würde Kloepfer seinen angestammten Platz im literarischen Parnaß der Steirer beibehalten. In einer Magisterarbeit des Jahres 1978 heißt es enthusiastisch: „Das Interesse an dem Dichter Hans Kloepfer ist in den letzten Jahren sprunghaft angestiegen. Viele seiner Werke wurden neu aufgelegt und fanden reißenden Absatz. Man trifft kaum jemanden in der Weststeiermark, sei es Kind oder Erwachsener, der nicht zumindest ein Gedicht namentlich, inhaltlich oder gar auswendig kennt. Diese Tatsache ist zum Großteil den Schulen zu verdanken, wo das Andenken an den steirischen Heimat- und Mundartdichter im Deutschunterricht gewahrt wird“[567].

Am 25. August 1978 wird unter Beisein von Bürgermeister Alexander Götz beim Türkenbrunnen am Grazer Schloßberg eine Kloepferbüste enthüllt, der Dichter blickt in die Richtung seiner weststeirischen Heimat. Wilhelm Danhofer beschwört bei der Enthüllungsfeier Kloepfers Grazer Freunde, die Akteure einer verblassenden Epoche – Emil Ertl, Julius Grevenberg, Franz Nabl, Viktor von Geramb, Julius Franz Schütz, Hans Dettelbach, Friedrich Pock, Robert Baravalle, Josef Papesch, Roland Leder. Aber die Reihen sind schütter geworden, ihr einst beträchtlicher Einfluß hilft niemandem mehr, schreckt keinen mehr, am allerwenigsten die jungen Literaturrebellen, die den Aufstand wagen.

Vom Grazer Stadtpark aus blasen sie zur radikalen Umkehr: Das Prädikat Heimatdichter wird ihnen zum Greuel, zur Metapher einer finsteren Epoche. Kloepfers heimatgesättigte Werke verwerfen sie als altvatrisch. Als einer

Abb. 432: Das mittlerweile denkmalgeschützte Hans Kloepfer-Denkmal auf dem Grazer Schloßberg beim Türkenbrunnen, unweit des Starke-Häuschens, aufgenommen 2016.

Ein paar Semester Fegefeuer werden für mich wohl herausschauen...

Ein Kloepferspruch, mitgeteilt von seinem Sohn Hans Georg in dem Portrait *Mein Vater*, Kleine Zeitung, 1954.

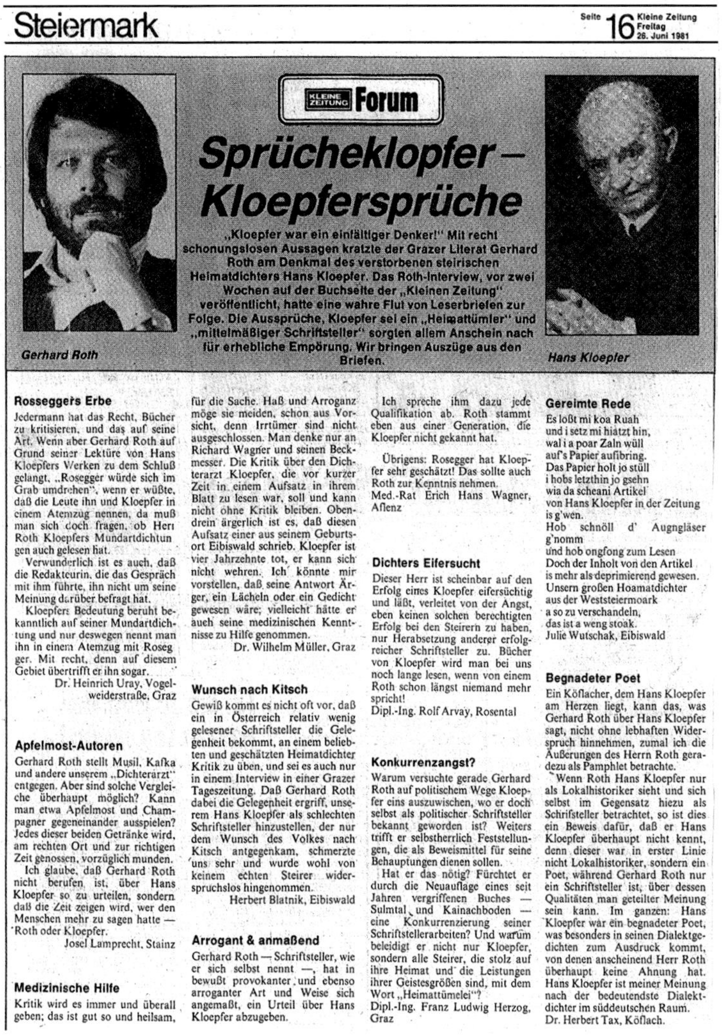

Steiermark

Seite 16 Kleine Zeitung Freitag 26. Juni 1981

KLEINE ZEITUNG Forum

Sprücheklopfer – Kloepfersprüche

„Kloepfer war ein einfältiger Denker!" Mit recht schonungslosen Aussagen kratzte der Grazer Literat Gerhard Roth am Denkmal des verstorbenen steirischen Heimatdichters Hans Kloepfer. Das Roth-Interview, vor zwei Wochen auf der Buchseite der „Kleinen Zeitung" veröffentlicht, hatte eine wahre Flut von Leserbriefen zur Folge. Die Aussprüche, Kloepfer sei ein „Heimattümler" und „mittelmäßiger Schriftsteller" sorgten allem Anschein nach für erhebliche Empörung. Wir bringen Auszüge aus den Briefen.

Gerhard Roth

Hans Kloepfer

Rosseggers Erbe

Jedermann hat das Recht, Bücher zu kritisieren, und das auf seine Art. Wenn aber Gerhard Roth auf Grund seiner Lektüre von Hans Kloepfers Werken zu dem Schluß gelangt, „Rosegger würde sich im Grab umdrehen", wenn er wüßte, daß die Leute ihn und Kloepfer in einem Atemzug nennen, da muß man sich doch fragen, ob Herr Roth Kloepfers Mundartdichtungen auch gelesen hat.

Verwunderlich ist es auch, daß die Redakteurin, die das Gespräch mit ihm führte, ihn nicht um seine Meinung darüber befragt hat.

Kloepfers Bedeutung beruht bekanntlich auf seiner Mundartdichtung und nur deswegen nennt man ihn in einem Atemzug mit Rosegger. Mit recht, denn auf diesem Gebiet übertrifft er ihn sogar.

Dr. Heinrich Uray, Vogelweiderstraße, Graz

Apfelmost-Autoren

Gerhard Roth stellt Musil, Kafka und andere unserem „Dichterarzt" entgegen. Aber sind solche Vergleiche überhaupt möglich? Kann man etwa Apfelmost und Champagner gegeneinander ausspielen? Jedes dieser beiden Getränke wird, am rechten Ort und zur richtigen Zeit genossen, vorzüglich munden.

Ich glaube, daß Gerhard Roth nicht berufen ist, über Hans Kloepfer so zu urteilen, sondern daß die Zeit zeigen wird, wer den Menschen mehr zu sagen hatte — Roth oder Kloepfer.

Josel Lamprecht, Stainz

Medizinische Hilfe

Kritik wird es immer und überall geben; das ist gut so und heilsam, für die Sache. Haß und Arroganz möge sie meiden, schon aus Vorsicht, denn Irrtümer sind nicht ausgeschlossen. Man denke nur an Richard Wagner und seinen Beckmesser. Die Kritik über den Dichterarzt Kloepfer, die vor kurzer Zeit in einem Aufsatz in ihrem Blatt zu lesen war, soll und kann nicht ohne Kritik bleiben. Obendrein ärgerlich ist es, daß diesen Aufsatz einer aus seinem Geburtsort Eibiswald schrieb. Kloepfer ist vier Jahrzehnte tot, er kann sich nicht wehren. Ich könnte mir vorstellen, daß seine Antwort Ärger, ein Lächeln oder ein Gedicht gewesen wäre; vielleicht hätte er auch seine medizinischen Kenntnisse zu Hilfe genommen.

Dr. Wilhelm Müller, Graz

Wunsch nach Kitsch

Gewiß kommt es nicht oft vor, daß ein in Österreich relativ wenig gelesener Schriftsteller die Gelegenheit bekommt, an einem beliebten und geschätzten Heimatdichter Kritik zu üben, und sei es auch nur in einem Interview in einer Grazer Tageszeitung. Daß Gerhard Roth dabei die Gelegenheit ergriff, unserem Hans Kloepfer als schlechten Schriftsteller hinzustellen, der nur dem Wunsch des Volkes nach Kitsch antgegenkam, schmerzte uns sehr und wurde wohl von keinem echten Steirer widerspruchslos hingenommen.

Herbert Blatnik, Eibiswald

Arrogant & anmaßend

Gerhard Roth — Schriftsteller, wie er sich selbst nennt —, hat in bewußt provokanter und ebenso arroganter Art und Weise sich angemaßt, ein Urteil über Hans Kloepfer abzugeben.

Ich spreche ihm dazu jede Qualifikation ab. Roth stammt eben aus einer Generation, die Kloepfer nicht gekannt hat.

Übrigens: Rosegger hat Kloepfer sehr geschätzt! Das sollte auch Roth zur Kenntnis nehmen.

Med.-Rat Erich Hans Wagner, Aflenz

Dichters Eifersucht

Dieser Herr ist scheinbar auf den Erfolg eines Kloepfer eifersüchtig und läßt, verleitet von der Angst, eben keinen solchen berechtigten Erfolg bei den Steirern zu haben, nur Herabsetzung anderer erfolgreicher Schriftsteller zu. Bücher von Kloepfer wird man bei uns noch lange lesen, wenn von einem Roth schon längst niemand mehr spricht!

Dipl.-Ing. Rolf Arvay, Rosental

Konkurrenzangst?

Warum versuchte gerade Gerhard Roth auf politischem Wege Kloepfer eins auszuwischen, wo er doch selbst als politischer Schriftsteller bekannt geworden ist? Weiters trifft er selbstherrlich Feststellungen, die als Beweismittel für seine Behauptungen dienen sollen.

Hat er das nötig? Fürchtet er durch die Neuauflage eines seit Jahren vergriffenen Buches — Sulmtal und Kainachboden — eine Konkurrenzierung seiner Schriftstellerarbeiten? Und warum beleidigt er nicht nur Kloepfer, sondern alle Steirer, die stolz auf ihre Heimat und die Leistungen ihrer Geistesgrößen sind, mit dem Wort „Heimattümelei"?

Dipl.-Ing. Franz Ludwig Herzog, Graz

Gereimte Rede

Es loßt mi koa Ruah
und i setz mi hiatzt hin,
wal i a poar Zaln wüll
auf's Papier aufibring.
Das Papier holt jo stüll
i hobs letzthin jo gsehn
wia da scheani Artikel
von Hans Kloepfer in der Zeitung
is g'wen.
Hob schnöll d' Augngläser
g'nomm
und hob ongfong zum Lesen
Doch der Inholt von den Artikel
is mehr als deprimierend gewesen.
Unsern großen Hoamatdichter
aus der Weststeiermoark
a so zu verschandeln,
das ist a weng stoak.
Julie Wutschak, Eibiswald

Begnadeter Poet

Ein Köflacher, dem Hans Kloepfer am Herzen liegt, kann das, was Gerhard Roth über Hans Kloepfer sagt, nicht ohne lebhaften Widerspruch hinnehmen, zumal ich die Äußerungen des Herrn Roth geradezu als Pamphlet betrachte.

Wenn Roth Hans Kloepfer nur als Lokalhistoriker sieht und sich selbst im Gegensatz hiezu als Schrifsteller betrachtet, so ist dies ein Beweis dafür, daß er Hans Kloepfer überhaupt nicht kennt, denn dieser war in erster Linie nicht Lokalhistoriker, sondern ein Poet, während Gerhard Roth nur ein Schriftsteller ist, über dessen Qualitäten man geteilter Meinung sein kann. Im ganzen: Hans Kloepfer war ein begnadeter Poet, was besonders in seinen Dialektgedichten zum Ausdruck kommt, von denen anscheinend Herr Roth überhaupt keine Ahnung hat. Hans Kloepfer ist meiner Meinung nach der bedeutendste Dialektdichter im süddeutschen Raum.

Dr. Herbert Tax, Köflach.

Abb. 433: In den 1970er Jahren ändert sich das Meinungsklima grundlegend – in Graz bricht sich die literarische Moderne die Bahn, junge Autoren der Grazer Avantgarde rütteln an den Denkmälern der honorigen Heimatdichter. Als Gerhard Roth Kloepfer 1981 zum einfältigen Denker erklärt, erhebt sich ein stellenweise skurriler Sturm der Empörung. Hier die Leserbriefseite der *Kleinen Zeitung* vom 26. Juni 1981:

Roseggers Erbe. Jedermann hat das Recht, Bücher zu kritisieren, und das auf seine Art. Wenn aber Gerhard Roth auf Grund seiner Lektüre von Hans Kloepfers Werken zum Schluß gelangt, „Rosegger würde sich im Grab umdrehen", wenn er wüßte, daß die Leute ihn und Kloepfer in einem Atemzug nennen, da muß man sich doch fragen, ob Herr Roth Kloepfers Mundartdichtungen auch gelesen hat. Verwunderlich ist es auch, daß die Redakteurin, die das Gespräch mit ihm führte, ihn nicht um seine Meinung darüber befragt hat.

Kloepfers Bedeutung beruht bekanntlich auf seiner Mundartdichtung und nur deswegen nennt man ihn in einem Atemzug mit Rosegger. Mit recht, denn auf diesem Gebiet übertrifft er ihn sogar.

Dr. Heinrich Uray, Vogelweiderstraße, Graz.

Apfelmost-Autoren. Gerhard Roth stellt Musil, Kafka und andere unserem „Dichterarzt" entgegen. Aber sind solche Vergleiche überhaupt möglich? Kann man etwa Apfelmost und Champagner gegeneinander ausspielen? Jedes dieser Getränke wird, am rechten Ort und zur richtigen Zeit genossen, vorzüglich munden. Ich glaube das Gerhard Roth nicht berufen ist, über Hans Kloepfer zu urteilen, sondern daß die Zeit zeigen wird, wer den Menschen mehr zu sagen hatte – Roth oder Kloepfer.

Josef Lamprecht, Stainz.

Medizinische Hilfe. Kritik wird es immer und überall geben, das ist gut so und heilsam, für die Sache. Haß und Arroganz möge sie meiden, schon aus Vorsicht, denn Irrtümer sind nicht ausgeschlossen. Man denke nur an Richard Wagner und seinen Beckmesser. Die Kritik über den Dichterarzt Kloepfer, die vor kurzer Zeit in einem Aufsatz in ihrem Blatt zu lesen war, soll und kann nicht ohne Kritik bleiben. Obendrein ärgerlich ist es, daß diesen Aufsatz einer aus seinem Geburtsort Eibiswald schrieb. Kloepfer ist vier Jahrzehnte tot, er kann sich nicht wehren. Ich könnte mir vorstellen, daß seine Antwort Ärger, ein Lächeln oder ein Gedicht gewesen wäre; vielleicht hätte er auch seine medizinischen Kenntnisse zu Hilfe genommen.

Dr. Wilhelm Müller, Graz.

Begnadeter Poet. Ein Köflacher, dem Hans Kloepfer am Herzen liegt, kann das, was Gerhard Roth über Hans Kloepfer sagt, nicht ohne lebhaften Widerspruch hinnehmen, zumal ich die Äußerungen des Herrn Roth geradezu als Pamphlet betrachte.

Wenn Roth Hans Kloepfer nur als Lokalhistoriker sieht und sich selbst im Gegensatz hierzu als Schriftsteller betrachtet, so ist dies ein Beweis dafür, daß er Hans Kloepfer überhaupt nicht kennt, denn dieser war in erster Linie nicht Lokalhistoriker, sondern ein Poet, während Gerhard Roth nur ein Schrifsteller ist, über dessen Qualitäten man geteilter Meinung sein kann. Im ganzen: Hans Kloepfer war ein begnadeter Poet, was besonders in seinen Dialektgedichten zum Ausdruck kommt, von denen anscheinend Herr Roth überhaupt keine Ahnung hat. Hans Kloepfer ist meiner Meinung nach der bedeutendste Dialektdichter im süddeutschen Raum.

Dr. Herbert Tax, Köflach

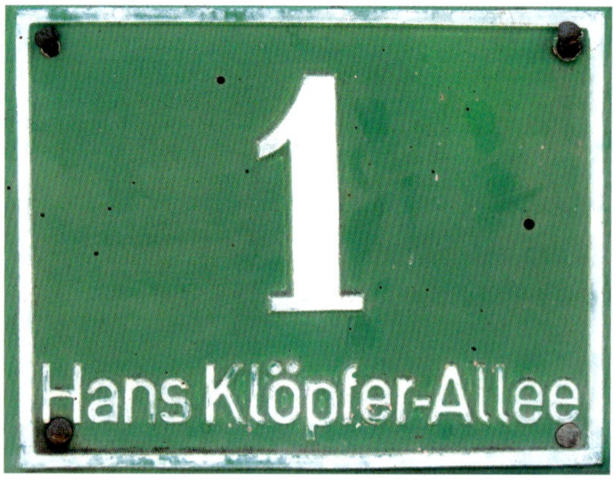

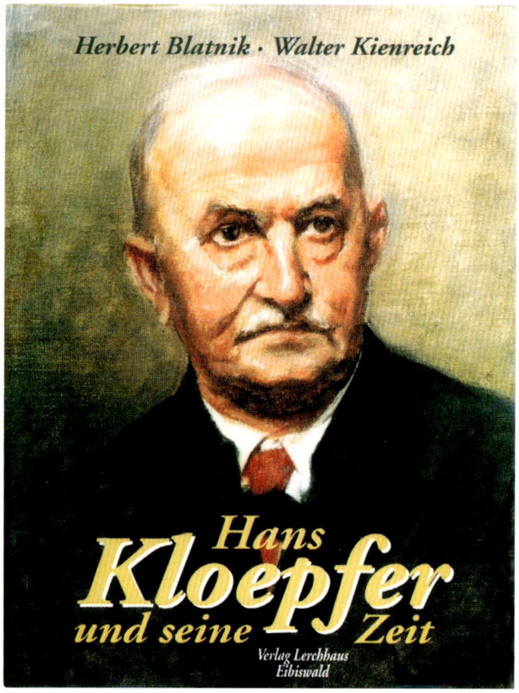

Abb. 434: Eine Reihe von Straßen, Gassen und Plätzen vor allem in der Weststeiermark wurden nach dem Zweiten Weltkrieg nach Kloepfer benannt. Seit den 1980er Jahren wird regelmäßig die Forderung erhoben, diese Topographica zu beseitigen oder mit Zusatztafeln zu erläutern.

Abb. 435: Umschlag des bislang wichtigsten Werkes zur Kloepferforschung – Herbert Blatniks und Walter Kienreichs *Hans Kloepfer und seine Zeit*, erschienen 1994 im Verlag Lerchhaus in Eibiswald.

der Ersten hebt der steirische Schriftsteller Gerhard Roth[568] den Stein, 1981 schmäht er seinen Landsmann als „kurzsichtig und einfältig"[569]. Im gängigen Literaturlexikon von Walther Killy wird dem Verblichenen gar abgesprochen, „die sozialen Probleme mit der nötigen Schärfe zu erfassen"[570]. Vom Zeitgeist verweht sind die Worte der Wiener Medizinhistorikerin und Altphilologin Erna Lesky, die noch 1975 in der *Österreichischen Ärztezeitung* von „Kloepfer als dem sozialen Arzt, als dem Arzt der Armen, der Berg- und Industriearbeiter, der Keuschler, der Bauernknechte und Mägde, der ledigen Mütter und Kinder, der Witwen und Waisen" gesprochen und auch in Erinnerung gerufen hatte, daß sein „episches und lyrisches Werk voll der ergreifendsten Schilderungen sozialen Elends und sozialer Mißstände"[571] ist.

Immer lauter, immer eindringlicher wird seine Nähe zum NS-Staat, seine Begeisterung für Hitler gerügt, spätestens im Gedenkjahr 1988 wird schonungslos abgerechnet mit Kloepfer. Bei einer Lesung auf der Probebühne im Grazer Schauspielhaus wird er als Hitlers Heimatdichter vorgeführt. Ein Rauschen geht durch die steirischen Blätter, in der *Grazer Theaterzeitschrift* gesteht man ihm zwar „unbestreitbar poetische Kraft" zu, aber Kloepfer wird als Agitator und Demagoge, als „literarischer Steigbügelhalter des Nationalsozialismus" in „geistiger Verirrung" geschmäht. Dazu das retuschierte Meuchelfoto eines alten Mannes vor einem faunisch lachenden Reichsgauleiter.

Nach Protesten sehen die Stadt Köflach und der Österreichische Rundfunk von der geplanten Auslobung eines Kloepferpreises für zeitgenössische, kritische Dialektliteratur ab.[572] Der gestrauchelte Dichter ist zum Tabu geworden, seine Texte verschwinden aus den Lesebüchern, aus den Bibliotheken, aus den Verlagsprogrammen.

In den 1990er Jahren, als Kloepfers Anhängerschaft zu einem Häuflein zusammengeschmolzen ist und sowohl Mundart als auch Lyrik nur mehr wenige Unentwegte begeistern, da verblaßt endlich die Erinnerung an den einst so gefeierten Dichterarzt. Glanzstücke steirischer Dialektdichtung wie *Bauernhausen*, *Dahoam*, *Der Nest*, *Der Honsbauer* oder *Da Ruß* sind seither dem kollektiven Gedächtnis seiner Landsleute entfallen, und selbst im überschaubaren Kreis literarisch interessierter Ärzte weiß heute kaum noch einer von dem einst so prominenten Kollegen aus der Weststeiermark. Des Dichterarztes Ernte ist gehalten, „so schmal sie scheint, mir war sie reich genug, doch wird kein neues Blühn sich mehr entfalten und über meinen Acker geht kein Pflug"[573].

Hans Kloepfers Personalakt

Jeder Forscher kennt diesen Schabernack: Nach Jahren ist das Werk vollendet, Lektorat und Buchsatz sind bewerkstelligt, die Druckmaschinen laufen bereits warm – und dann der unerwartete Fund, wie zum Hohn fünf Minuten nach zwölf. Lange hatte ich mich um den Personalakt Kloepfers bei der ÖAMG bemüht – vergeblich. Da teilt mir Herr Bundesrat Professor Dr. Lasnik, der ausgewiesene Kenner der weststeirischen Landschaft und Geschichte, dankenswerterweise mit, daß im Archiv der GKB-Bergbaugesellschaft in Bärnbach ein Faszikel aus dem besagten Personalakt Kloepfers aufgefunden und ihm mittlerweile auch in Kopien ausgehändigt worden sei. Das früheste Dokument in diesem fragmentarischen Akt datiert mit dem 20. Mai 1935 – es ist ein „Aufnahmsblatt für Angestellte", aus dem hervorgeht, daß Kloepfer seit dem 1. Januar 1909 bei der Versicherungskasse Graz pensionsversichert war, daß sich seine Monatsbezüge zu diesem Zeitpunkt auf 491 Schilling beliefen, und eine Familienzulage in Höhe von 61,88 Schilling ausbezahlt wurde. Zu seinen Einkünften gehörten ferner die Beheizung (nicht jedoch die Beleuchtung), sowie eine monatliche Wagenpauschale in Höhe von 150 Schilling. Für den studierenden Sohn Thomas war eine Studienbeihilfe von monatlich 50 Schilling für das Studienjahr 1935/36 vorgesehen, aus nicht bekannten Gründen ist diese Anmerkung im Aufnahmsblatt jedoch mit einem Stift gestrichen. Kloepfers Einkommen überstieg damit den Lohn eines einfachen Arbeiters um das zwei- bis dreifache.

In der nachfolgenden Korrespondenz stehen Fragen der Regelung des bevorstehenden Dienstendes im Vordergrund, das nach Kloepfers Kündigung vom 30. November 1935 für den 30. Juni 1936 vorgesehen war. Zwischen Juli 1936 und Juni 1937 stand Kloepfer noch eine monatliche Abfertigung der Österreichisch-Alpinen Montangesellschaft in Höhe von 480 Schilling zu und ab dem 1. Juli 1937 trat Kloepfer in den Genuß seiner Ruhestandsbezüge, die sich unter Einbeziehung der Angestelltenversicherungsrente auf 480 Schilling belief, ein stattliches Altersruhekissen, das nach seinem Ableben in halber Höhe auch seiner Witwe zukommen sollte. Der Weiterbezug des Kohlendeputates wurde Kloepfer nicht gewährt, jedoch durfte er seine Kohlen zu dem ermäßigten Lokalverschleißpreis beziehen, was einer Ermäßigung von 20 % gleichkam.

Am 24. Juni 1936 ermächtigte die Österreichisch-Alpine Montangesellschaft die Köflacher Alpine-Bergverwaltung, Kloepfers Dienstverhältnis um weitere zwei Monate zu verlängern, da man den Posten voraussichtlich erst im August würde neubesetzen können, im August wurde dieses Provisorium auch noch auf den September hinausgeschoben, schließlich auf Oktober 1936. Am 30. Oktober hatte man noch immer keinen neuen Werksarzt, Kloepfers aktive Zeit wurde weiter verlängert, bis man das Provisorium am 23. März 1937 auf unbestimmte Frist prolongierte. Erst im Dezember 1937 konnte das Arbeitsverhältnis zwischen der ÖAIG und Kloepfer nach „außerordentlich ersprießlicher Dienstleistung" einvernehmlich aufgelöst werden, dann begann das Abfertigungsjahr zu laufen, ehe mit 1. Januar 1939 der reguläre monatliche Ruhegenuß einsetzte.

Noch im November 1937 hegt Kloepfer die Hoffnung, seinem Sohn Thomas die Werksarztstelle sichern zu können. Der war zwar noch in Ausbildung im Wiener Rudolfspital, jedoch war für September 1938 mit dem Ende seiner klinischen Lehrjahre zu rechnen. Thomas Kloepfer kam jedoch nicht zum Zug. Zum Nachfolger seines Vaters wurde Dr. Julius Decrinis bestimmt, wiewohl der, laut einem Schreiben der Bergverwaltung Köflach vom 8. November 1937 bei der „gesamten Arbeiterschaft als Krankenkassa-Arzt abgelehnt" wurde. Dabei dürften jedoch eher politische als fachliche Gründe den Ausschlag gegeben haben. Vorgeschlagen wurde auch die Möglichkeit, den eigenen Werksarzt überhaupt fallen zu lassen und den Arbeitern freie Ärztewahl zu ermöglichen. Diesem Köflacher Vorstoß konnte die Wiener Generaldirektion der ÖAMG nichts abgewinnen, die grundsätzlich gegen freie Ärztewahl war: „Bei einer solchen würden die Arbeiter, dem Weg des geringsten Widerstandes folgend, den Werksarzt wählen, der am schwächsten die Werksinteressen vertritt. Bei einer derartigen Regelung könnte man die Werksärzte gleich von den Krankenkassen bestellen und bezahlen lassen. Wir wollen gerade dadurch, daß die Unternehmung die Werksärzte anstellt und bezahlt, uns einen gewissen Einfluß auf ihre Wirksamkeit sichern." Schließlich einigte man sich auf eine Rayonierung, also eine Aufteilung des Patienteneinzugsgebietes zwischen den G. K. B.-Ärzten Dr. Judmaier und Dr. Triegler sowie dem neu zu bestellenden Alpine-Arzt Dr. Decrinis vorzunehmen, der die sogenannte Dittler-Kolonie der G. K. B. sowie die in nächster Nähe befindlichen Personalhäuser in Pichling und schließlich den Steinbruch Gradenberg zugewiesen erhielt.

Zeitenwende. Während sich Kloepfer im Juli 1939 zusammen mit Switbert Lobisser über den vierstellig dotierten Wolfgang-Amadeus-Mozart-Preis freute, feilschte die Köflacher Bergverwaltung mit der Generaldirektion der ÖAMG in Wien um die Höhe einer Monatspauschale, die Kloepfer für die Betreuung Jugendlicher und Lehrlinge zustand, dazu gehörten Aufnahme-Untersuchungen, laufende halbjährliche Untersuchungen, fallweise sportärztliche Tätigkeit etwa bei Wettkämpfen des Ausbildungswesens und schließlich der Unterricht in Gesundheitslehre und Erster Hilfe etwa im Rahmen der Werksschule. Warum diese Aufgaben nicht sein Nachfolger Julius Decrinis wahrnahm, ist nicht bekannt.

Bisher hatte Kloepfer 66,67 RM erhalten, was in vormaliger österreichischer Währung 100 Schilling entsprach. Die nunmehr festgesetzte Pauschale sollte 60 RM betragen. Die Kürzung der Monatspauschale wäre jedoch als Erhöhung zu werten, da nun die bisher von Kloepfer auch behandelten Jugendlichen krankenversichert waren und damit dem

Werksarzt die Behandlung der Krankheitsfälle nicht mehr oblag. Schneidend dazu die Konzernzentrale: „Wir sind überzeugt, dass Herr Dr. Klöepfer (sic) mit dieser Regelung einverstanden ist und nicht wünscht, dass für ihn eine Sonderregelung getroffen wird."

Aber die Köflacher blieben stur, und Kloepfer hatte, wie es scheint, einen guten Draht zur regionalen Bergverwaltung. Diese teilte der Generaldirektion am 2. August 1939 kurzerhand mit, daß sie sich mit der festgesetzten Monatspauschale von 60 RM nicht einverstanden erklären könne. Vielmehr bleibe sie bei der von ihr vorgeschlagenen Monatspauschale von 100 RM, „auch wenn die ärztliche Behandlung bei Jugendlichen in Krankheitsfällen nunmehr zum Wegfall gekommen ist", zumal Kloepfers laufende Untersuchungen ja auch die weiblichen Gefolgschaftsmitglieder umfaßten. Oh hohe Kunst west- steirischer Diplomatie! Die bockigen, zu ihrem ehemaligen Werksarzt haltenden Köflacher hatten die richtige Karte ausgespielt, die Generaldirektion konnte der Forderung nunmehr

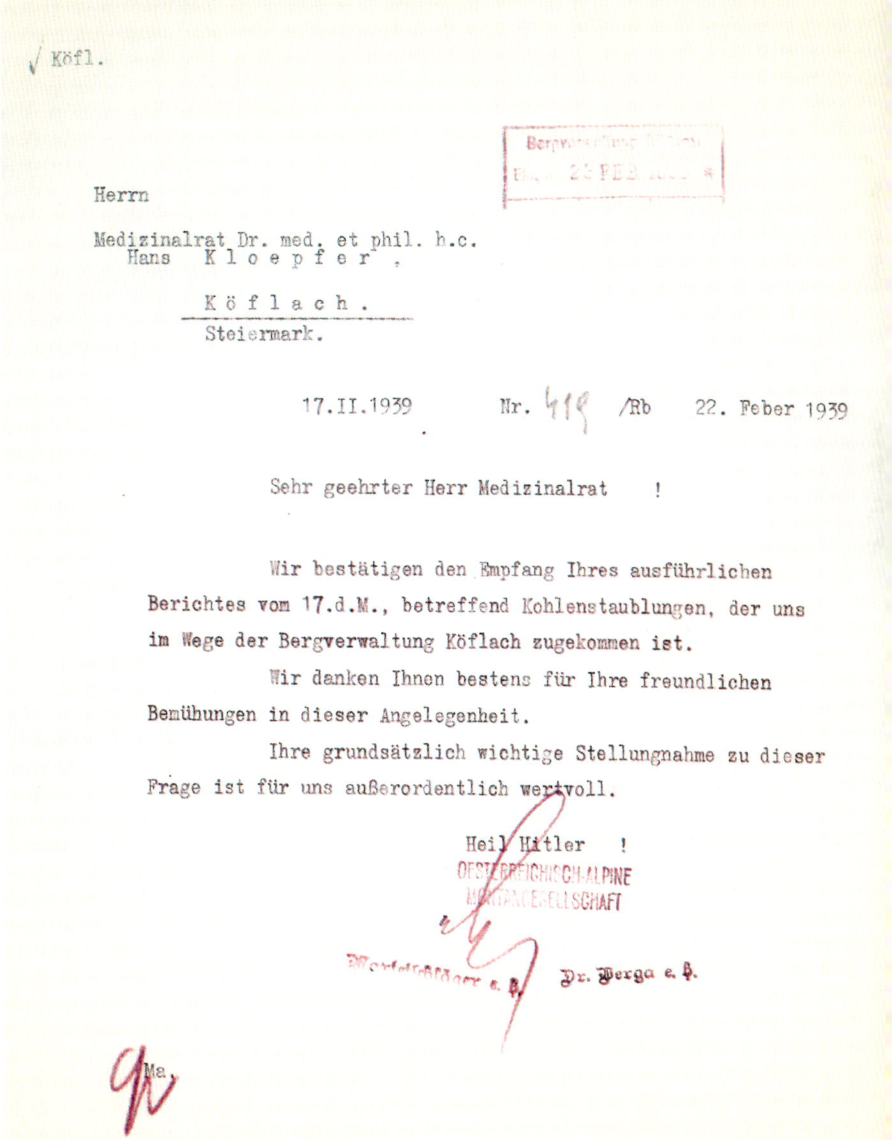

√ Köfl.

Herrn

Medizinalrat Dr. med. et phil. h.c.
Hans Kloepfer,

Köflach.
Steiermark.

17.II.1939 Nr. 418 /Rb 22. Feber 1939

Sehr geehrter Herr Medizinalrat !

Wir bestätigen den Empfang Ihres ausführlichen Berichtes vom 17.d.M., betreffend Kohlenstaublungen, der uns im Wege der Bergverwaltung Köflach zugekommen ist.

Wir danken Ihnen bestens für Ihre freundlichen Bemühungen in dieser Angelegenheit.

Ihre grundsätzlich wichtige Stellungnahme zu dieser Frage ist für uns außerordentlich wertvoll.

Heil Hitler !
OESTERREICHISCH-ALPINE MONTANGESELLSCHAFT

Dr. Perga e. h.

Ma.

Abb. 436: Ein Dokument aus dem jüngst zu Tage getretenen Personalakt Kloepfers bei der ÖAMG belegt, daß sich der pensionierte Kloepfer noch im Februar 1939 für sozialmedizinische bzw. arbeitsmedizinische Belange interessierte.

ohne Gesichtsverlust zustimmen, was auch am 25. August 1939 geschah. Knöpfl kriegte nicht nur die 100 RM, sie wurden ihm auch rückdatiert mit 1. Juli 1939 zugesprochen. Gerne wüßten wir, was wir unter laufender Untersuchung der weiblichen Gefolgschaftsmitglieder verstehen dürfen – im Hinblick auf die sehr deutliche Honoraranhebung muß es aber eine heikle Aufgabe gewesen sein.

Am 10. April 1941 erreichte die Köflacher Bergdirektion, die ein Kohlendeputat von monatlich 8 Zentnern für Kloepfer beantragt hatte, wieder ein Brief aus der Wiener Generaldirektion. Die bereits als Reichswerke Aktiengesellschaft Alpine Montanbetriebe „Hermann Göring“ firmierende ÖAMG konnte dem Antrag der Köflacher nicht entsprechen, da Kloepfer ja nicht mehr in einem Gefolgschaftsverhältnis zu dem Konzern stand, wie es der Zeit entsprechend hieß, und außerdem die beantragte Menge auch über das damals Zulässige hinausging. Die Alpine Montanbetriebe wußten wohl, daß mit den Köflachern nicht gut Kirschen essen ist und fanden sich zu einem Zugeständnis bereit: „Wir ermächtigen Sie jedoch, Herrn Dr. Klöpfer, soferne er sich bei Ihnen rayonieren lässt, das ihm nach den jeweiligen Vorschriften zustehende Kohlenquantum kostenlos abzugeben.“ Unter „Rayonieren“ war die Eintragung des Kloepfer'schen Haushaltes in die Kundenliste der Kohlenrutsche Köflach zu verstehen, aber sonst war das eine durchaus kryptische Formulierung. Die Köflacher legten das vertraulich zu behandelnde Zugeständnis der Wiener Generaldirektion natürlich wieder ganz im Sinne Kloepfers aus. Für das Abgabejahr vom 1. April 1941 bis zum 31. März 1942 ermächtigte die Bergdirektion Köflach die Kohlenrutsche Köflach, Knöpfl so wie im Vorjahr eine Menge von 125 Zentnern unberechnet auszufolgen, „bis zur allfälligen Zuweisung einer höheren Menge“. Aus den nicht genehmigten 8 Zentnern waren damit zugestandene 10,4 Zentner pro Monat geworden. Wer hätte es dem gichtkranken Alten nicht gegönnt, seine Stube und Ordination ordentlich einzuheizen. Außerdem wollte man es ja warm haben, wenn sich vielleicht einmal die Freunde von der Bergverwaltung zu einem Besuch einstellten.

Homo Polymedicus, der gemeine Werks- oder Grubenarzt
Eine biologische Studie

Es handelt sich um jene interessante Spezies der Gattung „homo sapiens", die wir Gelehrten als „homo sapiens, polymedicus Linné" kurzweg bezeichnen, oder im gewöhnlichen Sprachgebrauch als „gemeinen Krankenvereins- oder Kassenarzt".

Wie so häufig im Naturreiche, unterscheidet er sich in seiner Jugend nicht allzusehr von anderen Mitgliedern der Spezies „Mensch". Er wird geboren wie andere, macht den üblichen Entwicklungsgang durch und tummelt sich arglos auf den grünen Weiden der Universitäten. Erst die Berufswahl entwickelt in ihm im Sinne Darwins nach dem Gesetze von der natürlichen Anpassung jene scharf differenzierten Eigenschaften, die ihn von anderen Lebewesen unterscheiden. Von da ab lebt er vorzugsweise im Diluvium, wo Kohlen sind oder andere Industrien spärliche Nahrung bieten. Und immer einzeln, nur zuweilen paarweise. Doch scheint er nach neueren Forschungen auch dann seiner angebornen Neigung zum Alleinsein treu zu bleiben. In Herden wird er nie angetroffen.

Er wird mit Vorliebe gejagt, und zwar von Wohltätigkeitsvereinen und Krankenkassen, weniger des Felles wegen, – wovon wir gleich sprechen werden, – als vielmehr, weil er, gezähmt, sich leicht zu allerlei nützlichen Verrichtungen abrichten läßt, die er, einmal erlernt, bis an sein Lebensende mit großer Beharrlichkeit beibehält.

Sein Fell ist unscheinbar und bringt wenig Gewinn. In den Alpen, vor allem in Steiermark als „polymedicus styriacus" erscheint er gewöhnlich einfach grau, am Bauche grün, mit grünen Streifen an den Hinterbeinen und schmalen grünen Streifen an Vorderbeinen und Kragen. Es wird selbst dem geistig Minderbemittelten meiner verehrten Leser und Leserinnen einleuchten, daß wir in diesem einfachen, unauffälligen Grau und Grün die letzten Reste von Mimikry, von Schutzfärbung zu erblicken haben, dazu dienend, den Träger vor den Nachstellungen seiner natürlichen Feinde, der Patienten, zu schützen. In übrigen wird er auch dem naturwissenschaftlich weniger Geschulten leicht kenntlich durch einen würzigen Geruch von Lysol oder Jodoform, wenn er nicht gerade nach anderen Spezereien duftet.

Die Angabe verschiedener Beobachter, daß der Polymedicus einen schlechten Gehörsinn, zum Beispiel gegen den Klang der Nachtglocke habe, ist böswillige Erfindung. Ihr steht die Beobachtung gegenüber, daß er zum Beispiel aus dem Lärm seiner Beschäftigung das Anschlagen eines Fasses Märzenbier oder das Klingen der Schilchergläser auf weite Entfernungen wahrzunehmen vermag. Dagegen scheint sein Gesichtssinn nur mäßig ausgebildet zu sein, denn er bedient sich zur Beobachtung seiner Opfer häufig scharfer Brillen und anderer Instrumente, mit denen er die Aufmerksamkeit der Arglosen abzulenken versteht, ebenso wie geschickter

Unter der Rubrik Wissenschaftliche Unterhaltung brachte die *Wiener Medizinische Wochenschrift* am 10. Juni 1939 die ironische, mit zahlreichen persönlichen und biographischen Anspielungen gewürzte und mehrfach in diversen Blättern, so dem *Völkischen Beobachter* und später dem *Bayrischen Ärzteblatt* nachgedruckte „biologische Studie" *Homo polymedicus, der gemeine Werks- und Grubenarzt.*

Kreuz- und Querfragen, die er Anamnese nennt. Angegriffen, gibt er mit einem Knurren einen Zettel von sich, Rezept genannt, das er gegen andere seiner Art geschickt und außerordentlich mutig verteidigt. Unvernünftigen Anforderungen gegenüber beruft er sich auf den Ausspruch eines angeblichen Götz von Berlichingen, ohne daß die Mutmaßung neuerer Schrifttumshistoriker, der Genannte sei selbst einst Kassenarzt gewesen, mehr als eine haltlose Vermutung ist.

Ein Hauptgrundzug des Polymedicus ist seine unermüdliche Tätigkeit, der er durch mindestens vierundzwanzig Stunden im Tage, vielleicht weniger aus innerem Drange, als aus Gewohnheit und der Anpassung an unabweisbare Forderungen nachkommt. Es ist ihm ein Leichtes, und damit ist seine Unentbehrlichkeit für die Krankenkasse schon erwiesen, mit der rechten Hand ein Rezept zu schreiben, mit der linken ein Unfallsparere aufzunehmen, mit dem linken Hinterfuß einen Zahn zu ziehen und mit dem rechten ein lebendiges Kind zur Welt zu bringen, wohlgemerkt, alles gleichzeitig und stundenlang, ohne zu ermüden. Man wird also der Versicherung erfahrener Reisender glauben, daß ein Polymedicus in voller Tätigkeit einen wahrhaft königlichen Anblick gewährt. Die erlegten Opfer pflegt er zu verscharren, ohne sich weiter viel um sie zu kümmern, und jedem werden schon die leicht erkenntlichen Stellen aufgefallen sein, die von der gemeinsamen Tätigkeit mehrerer Polymedici zeugen.

Die Kraft und Gewandtheit eines ausgewachsenen Polymedicus ist geradezu erstaunlich. Mit Leichtigkeit ersteigt er, nur mit einem Thermometer und Spritze bewaffnet, die höchsten Gebirge, um dort seiner Beute nachzugehen: mit einer Virginia im Maule erklettert er die höchsten Almzäune, und der bekannte englische Reisende Dr. Nestapschil beobachtete einst am Rande der Wüste Modriach einen Polymedicus vom Wirtshause aus, wie er im Trabe sechsundzwanzig Kilometer in nicht ganz fünf Stunden um einen Kilometertarif von zwanzig Groschen für die Stunde zurücklegte.

Des Abends zieht er mit Lebewesen gern zur Tränke am liebsten mit verwandten Arten, deren Lebensgewohnheiten ihm zusagen, wie zum Beispiel mit den „homo sapiens ingeniosus montanus“, dem gemeinen Berg- und Grubeningenieur. In deren Gesellschaft entwickelt er gar Ansätze zu einer relativen Lebhaftigkeit und hoher Gelehrigkeit, indem er deren rhythmische Naturlaute, von gewöhnlichen Menschen Bergmannslieder genannt, bald täuschend nachzuahmen erlernt oder wohl gar auf dem Klaviere zu begleiten bestrebt ist. Derlei Anlässe, Schachtabende genannt, bilden die Höhepunkte seiner sonst eintönigen Lebensweise.

In der Aufsuchung der Tränke entwickelt er eine seltene Beharrlichkeit und ein feines Unterscheidungsvermögen. Alkohol in jeglicher Form scheint er vor allem zu lieben. Unter seinem Einfluß läßt er sich wohl einmal zum Aufgeben seines sonst recht weltscheuen Wesens gewinnen, und obliegt, ohne direkt ein Nachttier zu sein, dieser Beschäftigung bis in die Morgenstunden. Auf dem Höhepunkte seiner Behaglichkeit gibt er dann eine Folge höchster Kehllaute von sich, für die er den Ausdruck „jodeln" beansprucht. Aus einer solchen Höhle und dem Kreise seiner Genossen hervorgelockt, gerät er in lebhafte Wut und sucht immer unter Zurücklassung von Rezepten und lebhaftem Sträuben den Bau wieder zu erreichen.

Sein Verhalten zum anderen Geschlechte ist im biologischen Sinne als refraktär zu bezeichnen. Älteren Weibchen gegenüber behält er sein wortkarges, mürrisches Wesen bei, ohne direkt bissig zu werden. Aber es braucht nur ein junges Weibchen, ein Schmalreh oder Backfisch, seine Fährte zu kreuzen, so entwickeln sich seine Lebensgeister zu erfreulicher Regsamkeit. Unter solchen Umständen kann er auch eingefangen und gezähmt werden. Daher wird der unerfahrene Polymedicus auch vom anderen Geschlechte eifrig gejagt, und zwar, wie bei den Krankenkassen, weniger des Pelzes wegen, als um als Haustier Verwendung zu finden. Doch ist die Jagd auf ihn nicht ungefährlich und nur geschulten kaltblütigen Schwiegermüttern anzuraten. Zu diesem Zwecke wird er aus der Herde anderer Lebewesen am besten auf dem Anstande erlegt, weshalb solche Treibjagden Anstandskränzchen genannt werden.

Im Hochzeitskleide – nach Wilhelm Bölsche bekanntlich die Tracht, um das Wohlgefallen der Weibchen anzulocken – unterscheidet er sich nicht viel von anderen Arten. Es wird ihm einfach ein schwarzes Tuchfutteral mit langen Schwänzen am Rücken über die Haut gezogen und eine zylindrische Röhre über den Kopf gestülpt. So gezäumt, und eventuell noch mit einer weißen Rose im Knopfloch, kann er von jedem Kinde ruhig zur Kirche geführt werden. Allerdings, es sind Fälle bekannt, daß ein so eingefangener Polymedicus unter der nichtigen Angabe, er erinnere sich plötzlich eines dringenden Geschäftes, noch im letzten Augenblick der Aufsicht entwich und in der herrschenden Verwirrung das Freie gewann. Doch ist wohl anzunehmen, daß derlei Fälle mit der zunehmenden Kultur immer seltener werden und bald ins Reich der Fabel zu verweisen sein werden.

Im übrigen findet er sich, einmal eingefangen, bald in sein Schicksal und kann neben seiner gewöhnlichen Tätigkeit noch ganz gut zu einfachen häuslichen Verrichtungen, wie Sonatenspielen, Kinderzeugen, Schuldenzahlen usw. abgerichtet werden und erlangt darin bei guter Behandlung bald eine bemerkenswerte Fertigkeit. Doch ist seinen monogamen Versicherungen nie recht zu trauen. Denn, abgesehen von ganz jungen Exemplaren, die noch auf freier Wildbahn lebend, einer bedenklichen Zwanglosigkeit in jeglicher Form zu huldigen pflegen, ist auch bei älteren Mißtrauen am Platze. Es mangelt nicht an Beispielen in der Naturgeschichte, daß gerade beim älteren Polymedicus unter den Lockungen eines jungen Weibchens seine angeborne Lust nach polygamer Betätigung in bedenklicher Form wieder auflebt.

Auch sonst unterscheidet sich der gepaarte Polymedicus oft wesentlich von den freilebenden Exemplaren, indem er bisweilen die Nahrung verweigert, unter der Angabe, sie sage ihm nicht zu, um lieber zur Tränke zu gehen.

In früheren Zeiten wurde er nach fünfzigjähriger Tätigkeit von einer einsichtsvollen wohlwollenden Regierung mit dem silbernen Verdienstkreuz mit der Krone ausgezeichnet. Diese ebenso entsprechende wie erhebende Ehrung hat auch sowie vieles andere Nützliche ihr Ende gefunden, ohne daß die Ruhe der also Verwaisten merklich darunter gelitten hätte.

Im Alter wird er leicht griesgrämig und ernährt sich nur mehr von Virginiazigarren und dem Undank seiner Patienten. Er vergräbt sich gerne in seinen Bau, den er mit Büchern und alten Schriften gar kunstvoll auszupolstern weiß, ohne gerade in eigentlichen Winterschlaf zu verfallen. Am besten hält man ihn, wenn man ihn gut ernährt und sorgfältig tränkt und hoch bezahlt. Gut gehalten, kann er ein ziemlich hohes Alter erreichen, bis er endlich in die Grube fährt, die er anderen so oft gegraben.

Erstveröffentlicht unter der Rubrik *Wissenschaftliche Unterhaltung* in der Wiener Medizinischen Wochenschrift, 10. Juni 1939.

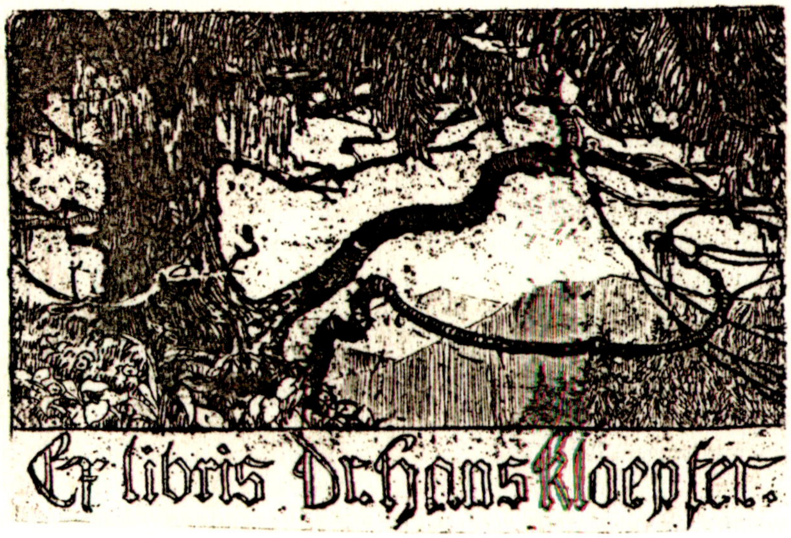

Abb. 437: Signet des Bücherfreundes – Hans Kloepfers Ex libris, gestaltet von Emmy Singer.

Herzlicher Dank

sei all jenen Helfern gesagt, die meine Erkundungen zu Hans Kloepfer mit Rat und Tat unterstützten. In besonderem Maße gilt das für Direktor Herbert Blatnik, dem Doyen der Kloepferforschung und spiritus rector des Hans-Kloepfer- und Heimatmuseums in Eibiswald, der über seine grundlegenden Vorarbeiten hinaus mit zahlreichen Auskünften zur Entstehung des vorliegenden Lebensbildes beigetragen hat.

Mit unermüdlicher Hilfsbereitschaft begegnete mir auch das Ehepaar Manfred und Christine Kersch vom Köflacher Stadtmuseum. Frau Gabriele Gschiel gewährte im Rahmen der Zeitzeugenbefragung *Meine persönliche Erinnerung an den Doktor Hans Kloepfer* willkommene Unterstützung. In meinen Dank eingeschlossen seien Herr Bernhard Stangl, der mich in seinem Auto zu Kloepferstätten in Köflach chauffierte, Herr Peter Weißnar in Maria Lankowitz, der interessante Einzelheiten zu Dr. Josef Leschak wußte und die Brüder Agathon und Harald Koren, die bereitwillig das familieneigene Fotoarchiv öffneten. Frau Dr. Hedwig Wingler und Herrn Professor Mag. et Dr. Ernst Lasnik aus Köflach bin ich für wertvolle Mitteilungen und Quellen verbunden. Mein lieber Krieglacher Gastvater Medizinalrat Dr. Klaus Pichler, der mir schon in Studententagen das Idealbild eines Landarztes im Industriegebiet vermittelt hatte, ebnete vom Mürztal aus manchen Weg.

Mein Dank und Respekt gebührt dem Archivar der Akademischen Sängerschaft Gothia zu Graz und zugleich Vorstand des Alpenländischen Kulturverbandes Südmark, Herr Univ.-Prof. Dr. Reinhold Reimann. Eine Fülle wichtiger Hinweise verdanke ich Frau Erika Kloepfer, Herrn Dr. Bernd E. Mader, Frau Ilse Papesch, Frau Dr. Doris Schwarz, Frau Dr. Ute Bayer sowie Herrn Dr. Norbert Weiss. Mit großer Gastfreundschaft widmete sich mir Herr Thomas Kloepfer in Wien, der Enkelsohn des Dichters. Bereitwillig Auskunft erteilte auch Herr Klaus Kloepfer in Maria Zell. Für freundliche Aufnahme danke ich auch Herrn Univ.-Prof. Mag. et. Dr. Uwe Baur und Frau Dr. Karin Gradwohl-Schlacher vom Grazer Universitätsinstitut für die Erforschung der Literatur im Nationalsozialismus, sowie den Mitarbeitern des Universitätsarchivs der Karl-Franzens-Universität, der Steiermärkischen Ärztekammer, des Steiermärkischen Landesarchivs und der Steiermärkischen Landesbibliothek.

Den größten Dank schulde ich meiner lieben Frau, die sich einmal mehr als kritische Lektorin ausgezeichnet hat, und schließlich meinen Söhnen Sebastian, Maximilian und Julian, die Kloepfer jahrelang als literarischen Dauergast im Familienkreis duldeten und meine Studien mit Langmut trugen. Ihnen sei dieses Buch zugeeignet.

Harald Salfellner, im Mai 2017

WERKEVERZEICHNIS

Vom Kainachboden. Ein Buch der Heimat. Mit Buchschmuck von Emmy Singer. Herausgegeben vom Verein für Heimatschutz in Steiermark. Graz/Leipzig, Ulrich Moser 1912. • 2. Ausgabe 1913, Graz/Leipzig, Ulrich Moser • 3. vermehrte Ausgabe 1924 (erweitert um die Stücke „Piber" und „Tausendlust"), Graz/Wien/Leipzig, Leuschner & Lubensky.

Aus dem Sulmtale. Ein zweites Buch der Heimat. Mit Buchschmuck von Emmy Singer. Herausgegeben vom Verein für Heimatschutz in Steiermark. Graz/Wien/Leipzig, Leuschner & Lubensky 1922.

Gedichte in steirischer Mundart. Graz/Wien/Leipzig, Leuschner & Lubensky 1924. • 2. Ausgabe 1926 • 3. Ausgabe 1933.

Gedichte [hochdeutsch]. Graz/Wien/Leipzig, Leuschner & Lubensky 1924. • 2. wesentlich vermehrte Ausgabe 1931.

Steirisches Bilderbuch. Mit Buchschmuck von Emmy Singer. Herausgegeben vom Verein für Heimatschutz in Steiermark. Graz/Wien/Leipzig, Leuschner & Lubensky 1930.

Aus alter Zeit. Steirische Geschichten. Graz/Wien/Leipzig, Leuschner und Lubensky 1933. • 2. Ausgabe 1942 • 3. Ausgabe 1967.

Eibiswald. Graz/Wien/Leipzig, Leuschner & Lubensky 1933. • 2. Ausgabe 1967 (mit einem Anhang von Rudolf Schneebacher über die Geschichte der neueren Zeit).

Auf späten Wegen. Aus dem lyrischen Tagebuch eines Landarztes. Hg. von H. M. Fuchs. Wien, Krystall-Verlag 1934.

Neue Gedichte in steirischer Mundart. Graz/Wien/Leipzig, Leuschner & Lubensky 1935.

Was mir die Heimat gab [Auswahlband]. München, Langen-Müller 1935. Kleine Bücherei Nr. 70.

Aus dem Bilderbuch meines Lebens [Gesammelte Werke in fünf Bänden, Bd. 1, Hg. von Joseph Papesch]. Graz/Wien/Leipzig, Verlag der Alpenland-Buchhandlung 1936. • 2. Ausgabe 1938 [Gesammelte Werke in fünf Bänden, Hg. von Joseph Papesch] • 3. Ausgabe 1942 [Gesammelte Werke in fünf Bänden, Hg. von Joseph Papesch].

Gesammelte Gedichte. [Gesammelte Werke in fünf Bänden, Bd. 2, hg. von Joseph Papesch]. Graz/Wien/Leipzig, Verlag der Alpenland-Buchhandlung 1936. • 2. erweiterte Ausgabe 1941.

Vom steirischen Eisen. (Erläuternder Text zum Werk Das steirische Eisenbuch). Hg. von Hans Riehl (Steirisches Eisen, Band I) Graz, Leykam-Verlag 1937.

Sulmtal und Kainachboden. Ein steirisches Bilderbuch [Gesammelte Werke in fünf Bänden, Bd. 3, hg. von Joseph Papesch]. Graz/Wien/Leipzig, Verlag der Alpenland-Buchhandlung 1936. • 2. Ausgabe 1938 • 3. Ausgabe 1947 • 4. Ausgabe 1981 [Verlag der Alpenland-Buchhandlung].

Joahrlauf. Gesammelte Gedichte in steirischer Mundart [Gesammelte Werke in fünf Bänden, Bd. 4, hg. von Joseph Papesch]. Graz/Wien/Leipzig, Verlag der Alpenland-Buchhandlung 1937. • 2. Ausgabe 1941 • 3. Ausgabe 1954 [Verlag der Alpenland-Buchhandlung] • 4. Ausgabe 1974 [Verlag der Alpenland-Buchhandlung] • 5. Ausgabe 1982 [Verlag der Alpenland-Buchhandlung] • 6. Ausgabe 2000 [Leopold-Stocker Verlag] • 7. Ausgabe 2007 [Verlag für Sammler im Leopold Stocker Verlag] • 8. Ausgabe 2015 [Verlag für Sammler im Leopold Stocker Verlag].

Steirische Geschichten. Gesammelte Erzählungen [Gesammelte Werke in fünf Bänden, hg. von Joseph Papesch]. Graz/Wien/Leipzig, Verlag der Alpenland-Buchhandlung 1937. • 2. Ausgabe 1941 • 3. Ausgabe 1942 • 4. Ausgabe 1943 oder 1944 [laut Brief Hans Kloepfers an Ricke Schnapper, 27. Mai 1944; bibliographisch nicht erhoben]. • 5. Ausgabe 1977 [im Verlag der Alpenland-Buchhandlung].

Bergbauern. Ostmark-Schriften. Jena, Eugen Diederichs Verlag 1938.

Das ist Graz. Die Stadt im deutschen Südosten [Geleitwort]. Graz, Steirische Verlagsanstalt o. J. 1939.

Erntedank. Kleine Lese aus dem dichterischen Werk [Auswahlband]. Mit Holzschnitten von Switbert Lobisser und einem Nachwort von Josef Papesch. Graz/Wien/Leipzig, Alpenland-Buchhandlung 1939. • 2. Ausgabe 1941 • 3. Ausgabe 1942 • 4. Ausgabe 1943 als Frontbuchhandelsausgabe • 5. Ausgabe 1943 zweiter Druck in diesem Jahr • 6. Ausgabe (vermutlich) 1984 [Verlag der Alpenland-Buchhandlung].

Um den Zigöllerkogel. Weststeirische Geschichten [Auswahlband]. Zeichnungen von Emmy Sagai. Wien/Leipzig, Adolf Luser 1940. • 1942 als Feldpostausgabe (Reihe Süd-Ost) unter dem Titel *Verspätete Liebe. Weststeirische Geschichten.* Wien, Wiener Verlagsgesellschaft 1942.

Aus der Franzosenzeit [Auswahlband]. Mit Zeichnung von Josef Seger. Wien, Wilhelm Frick Verlag 1940.

Dahoam. Steirische Gedichte [Auswahlband]. Mit Original-Holzschnitten von Ernst Dombrowski. Einmalige numerierte Ausgabe. Graz, Steirische Verlagsanstalt 1942 (Einzelblätter dieses Buches wurden zu Weihnachten 1941 den steirischen Soldaten ins Feld gesandt).

Von meinen Wegen. Neue Lese aus dem dichterischen Werk, ergänzt aus dem Nachlaß. Mit Holzschnitten von Switberg Lobisser. Hg. von Hans Georg Kloepfer. Graz, Alpenland-Buchhandlung 1950.

Steirische Roas. Eine Auswahl von Gedichten in steirischer Mundart [Auswahlband]. Mit Holzschnitten von Switbert Lobisser. Wien, Montan-Verlag 1960. • 2. Ausgabe 1965.

Bei meinem Volk zu Gast [Auswahlband]. Ausgewählt und herausgegeben von Helmut Kersch; Textrevision Wilhelm Danhofer. Graz, Alpenland-Buchhandlung 1966. • 2. Ausgabe 1967 • 3. Ausgabe 1994 unter dem Titel *Dahoam „Bei meinem Volk zu Gast“* Graz, Verlag der Alpenland-Buchhandlung.

Werke. Drei Bände. Hg. von Wilhelm Danhofer. Graz, Alpenland-Buchhandlung 1967 • 1994 Neuauflage durch den Verlag für Sammler.

Drei Welten. Eingeleitet und ausgewählt von Wilhelm Danhofer. Graz/Wien, Stiasny Verlag 1968.

Tor zu stiller, reicher Ernte. Arzt und Dichter Hans Kloepfer. Den Teilnehmern der 56. (Jubiläums-)Tagung der Deutschen Gesellschaft für Pathologie gewidmet zur Erinnerung an einen beredten Künder der praktischen Medizin alter Schule. Einführung und Auswahl von Wilhelm Danhofer. Graz 1972.

Leben du… Hochdeutsche Gedichte. München, Ledermüller-Verlag 1976.

Der Steiner Franz liest aus den Werken von Hans Kloepfer. Hörbuch mit Musik von den Mooskirchner Altsteirern. Graz, Verlag für Sammler 2009.

Heimliche Liebe. Die besten Gedichte. Eingeleitet und ausgewählt von Harald Salfellner. Graz, Verlag für Sammler 2017.

ANMERKUNGEN

1 Die Schreibweise Kloepfer geht vermutlich auf den Vater zurück, der sich in lateinischer Schrift zu unterschreiben pflegte und damit auch seinen Sohn zu dieser Form anregte. Hans Kloepfer selbst hatte bei Familienforschungen herausgefunden, daß eher Klöpfer als ursprüngliche Form anzusehen sei, nun aber eine Rückkehr dazu schwer fallen würde.

2 Zu diesem Prädikat meinte Kloepfers Jungendfreund Hans Sittenberger: „Wenn Hans Kloepfer [...] diese Überschrift liest, so wird er, wie ich ihn kenne, ein wenig den Kopf schütteln. ‚Dichter-Arzt', höre ich ihn brummen. ‚Ich bin Arzt zuallererst und vom Scheitel bis zur Sohle. Der Dichter, wenn man mich schon so nennen will, kommt jedenfalls hinterdrein'".

3 Adalbert Schmidt: *Hans Kloepfer*. In: *Die Neue Literatur* 38. Leipzig 1937, S. 66.

4 *Es ist ein Markt in Steier*. In: Hans Kloepfer: *Steirisches Bilderbuch*. Graz 1930, S. 3. Zitiert nach Hans Kloepfer: *Werke*. Bd. 3: *Sulmtal und Kainachboden. Aufsätze und Essays. Bergbauern*. Hg. von Wilhelm Danhofer. Graz 1967, S. 13f. Im Folgenden: *Es ist ein Markt in Steier.*

5 *Alt-Eibiswald*. In: Hans Kloepfer: *Steirisches Bilderbuch*. Graz 1930, S. 17.

6 ebenda, S. 15.

7 Ein Bericht über diese Brandkatastrophe in der Nacht vom 18. auf den 19. Mai 1711 findet sich auch in Hans Kloepfer: *Aus dem Sulmtale. Ein zweites Buch der Heimat*. Graz 1922, S. 45f.

8 Mit der Einführung eines medicinisch-chirurgischen Lehrgangs in Graz durch Kaiser Joseph II. war 1782 das Ende der handwerksmäßig in einer eigenen Zunft der Bader und Barbiere organisierten Wundärzte gekommen. Die neuen Wundärzte oder auch „Chirurgen", die zudem in Geburtshilfe unterwiesen waren, zählten jedoch weder zu den akademisch ausgebildeten Medizinern noch war es ihnen gestattet, Barbierläden oder Badstuben zu betreiben. Für die Berufsberechtigung war der Nachweis des Besuches dieser Schule erforderlich, das Durchlaufen einer Lehrzeit genügte nicht mehr. Die k. k. Medicinisch-chirurgische Lehranstalt mit ihrer zweijährigen Ausbildung, dem Grazer Lyceum einverleibt und dem Allgemeinen Krankenhaus zur Seite gestellt, gilt als Vorstufe der Grazer medizinischen Fakultät, die nach mehreren Anläufen 1863 gegründet wurde. Seitdem werden in Graz nur mehr Doktoren der gesamten Heilkunde herangebildet. Siehe auch Gustav Mittelbach: *Das Handwerk der Bader, Barbiere und Wundärzte*. In: *Das steirische Handwerk. Meisterschaft als Träger der Kultur und Wirtschaft des Landes* (Ausstellungskatalog). Hg. vom Kulturreferat des Amtes der Steiermärkischen Landesregierung. Graz 1970, S. 533f.

9 Die Auswanderung Johannes Kloepfers wurde am 24. November 1860 im Grenzboten, dem Amts- und Intelligenzblatt für den Oberamtsbezirk Heidenheim, geziemend bekannt gegeben: „Auswanderung. Johannes Kloepfer, lediger Wundarzt von Giengen, wandert nach Österreich aus, nachdem er für etwaige binnen Jahresfrist geltend zu machende Ansprüche Sicherheit geleistet hat". Zitiert nach Herbert Blatnik und Walter Kienreich: *Hans Kloepfer und seine Zeit*. Eibiswald 1994, S. 8.

10 Hans Kloepfer an Ricke (auch Ricki u. Ä.) Schnapper, 28. Dezember 1934. Die in der Folge zitierten Briefe an die Verwandtschaft in Giengen an der Brenz wurden dem Autor dankenswerterweise von Herbert Blatnik in einer von den Giengener Verwandten transkribierten Form zur Verfügung gestellt. Sie wird im Folgenden unter Giengener Korrespondenz geführt. Orthographische Eigenheiten wurden entsprechend der Vorlage übernommen.

11 Zu Johannes Kloepfers Zeiten wurden an der Grazer Medizinisch-chirurgischen Lehranstalt folgende Unterrichtsfächer vorgetragen: Tierarzneikunde (Prof. Dr. Franz Frisch), Theoretische Medizin (Prof. Dr. Franz Clar), Anatomie (Prof. Dr. Franz Mayer), Vorbereitungswissenschaften (Prof. Dr. Eduard Schäfer), Praktische bzw. Innere Medizin (Prof. Dr. Lorenz Matthäus Karl Rigler), Chirurgie (Prof. Dr. Carl Egyd Ritter von Rzehaczek), Geburtshilfe (Prof. Franz Seraphin Götz) und Augenheilkunde (Doz. Dr. Alois Ressl).

12 Nach einer Mitteilung von Herbert Blatnik.

13 Hans Kloepfer: *Werke*. Bd. 1: *Aus dem Bilderbuch meines Lebens. Joahrlauf. Gesammelte Gedichte*. Hg. von Wilhelm Danhofer. Graz 1967, S. 55. Im Folgenden: *Aus dem Bilderbuch meines Lebens.*

14 Herbert Blatnik und Walter Kienreich: *Hans Kloepfer und seine Zeit*. Eibiswald 1994, S. 11.

15 *Aus dem Bilderbuch meines Lebens*, S. 78.

16 ebenda, S. 11.

17 In dem Schreiben ist weiter auch die Rede von Geld, das zu Martini geschickt, und auch vom dann fälligen Zins, der von dieser Subvention abgezogen werden sollte. Johannes Kloepfer an Georg Kloepfer, 20. Juli 1865. Giengener Korrespondenz.

18 *Aus dem Bilderbuch meines Lebens*, S. 57.

19 Johannes Kloepfer an Georg Kloepfer, 2. März 1872. Giengener Korrespondenz.

20 Johannes Kloepfer an seine Schwester Agnes Schnapper, 2. Jänner 1894. Giengener Korrespondenz.

21 Ludovica Kloepfer an Agnes Schnapper, 20. Februar 1896. Giengener Korrespondenz.

22 Martha Kloepfer an Ricke Schnapper, 22. Dezember 1934. Giengener Korrespondenz.

23 *Aus dem Bilderbuch meines Lebens*, S. 79f.

24 Zur musisch begabten Familie gehörten zwei Brüder, die Aufnahme in die Musiklexika der Nachwelt gefunden haben: Johann Nepomuk Fuchs als Hofkapellmeister zu Wien und Robert Fuchs als Wiener Symphoniker, der laut Kloepfer häufig zu Gast bei Theodor Billroth war, in dessen Heim bekanntlich Hausmusik gepflegt und manche Fuchsische Schöpfung erstaufgeführt wurde. Hans Kloepfer hatte eine innige Beziehung zu diesem Onkel Robert, wie auch aus dem *Bilderbuch meines Lebens* hervorgeht.

Wenn Robert Fuchs Kloepfer in Köflach besuchte, begleitete er seinen Neffen auch auf dessen Krankengängen in die Personalhäuser. Die beiden Männer korrespondierten später unter Verwendung ihrer klapprigen Schreibmaschinen, was sie ironisch „Klapperment“ nannten. Bei den Ortsansässigen unterschied man die beiden berühmten Musikerbrüder, die bei Heimatbesuchen den Glanz und Tratsch der Metropole in die Weststeiermark brachten, als den Serenadenfuchs und den Opernfuchs. Ein Sohn des Kapellmeisters Johann Nepomuk Fuchs wirkte bis 1918 als Kurarzt in Bad Vöslau, und schließlich als Werks- und Landarzt in St. Peter im Sulmtal. Wie sein ihm freundschaftlich verbundener Cousin Hans Kloepfer hegte dieser Dr. Hans Maria Fuchs eine Vorliebe für die Volkskunde (*Die Bauernkost im Sulmtal*). Fuchs verfaßte auch hochdeutsche Verse, die etwa in einem kleinen, von Hans Kloepfer redigierten Bändchen *Auf späten Wegen* in geringer Auflage herausgegeben wurden. Herbert Blatnik und Walter Kienreich: *Hans Kloepfer und seine Zeit*. Eibiswald 1994, S. 314.

25 Das Kloepferhaus ist bis heute zu besichtigen. Es wurde 1956 von Kloepfers Erben an den Eibiswalder Kultur- und Wirtschaftsförderungsverein verkauft, der in dem Gebäude ein heimatkundliches Museum mit Erinnerungsstücken aus dem Nachlaß einrichtete (Kloepfermuseum).

26 *Es ist ein Markt in Steier*, S. 13f.

27 *Aus dem Bilderbuch meines Lebens*, S. 79.

28 ebenda, S. 85.

29 *Heimat und Ahnen*. Zitiert nach Hans Kloepfer: *Werke*. Bd. 3: *Sulmtal und Kainachboden. Aufsätze und Essays. Bergbauern*. Hg. von Wilhelm Danhofer. Graz 1967, S. 295f.

30 Auf einer hölzernen Längsbank warteten zahlreiche, vorwiegend männliche Patienten, die auch gleich im Wartezimmer versorgt wurden. Wurden Frauen untersucht, hatten die Männer den Raum zu verlassen. Nach einer Mitteilung von Herbert Blatnik.

31 Diachylonpflaster mit Bleiglätte wurden zu Kloepfers Zeiten wegen ihrer adstringierenden, desinfizierenden und keratolytischen Wirkung vor allem in der Dermatologie eingesetzt. Man unterschied das blauweiß bis gelbliche Bleipflaster (Emplastrum Lithargyri) aus je gleichen Teilen Erdnußöl, Schweineschmalz, feingepulverter Bleiglätte und Wasser (nach Bedarf) sowie das würzig riechende Gummipflaster (auch Gelbes Zugpflaster, Emplastrum Lithargyri compositium) aus 24 Teilen Bleipflaster, 3 Teilen gelbem Wachs, 2 Teilen Ammoniakgummi, 2 Teilen Galbanum und 2 Teilen Terpentin. Mit Vaselin wird die hellgelbe Bleipflastersalbe (Unguentum diachylon) hergestellt. Deutsches Arzneibuch (5. Ausgabe). Berlin 1910, S. 165f und S. 556.

32 Gemeint ist vermutlich das Schwarze Bruchpflaster (Emplastrum ad rupturas nigrum oder Emplastrum oxycroceum nigrum). Für Teerband wurde trocken destillierter Holzteer (Pix liquida) verwendet, hergestellt aus dem Holz verschiedener Bäume aus der Familie der Kieferngewächse (Pinaceae). Der eigentümlich riechende Holzteer war dickflüssig, leicht körnig und braunschwarz.

33 Schon bei Paracelsus erwähnte, flüssige oder gallertartige arzneiliche Mischung zur Einreibung bei schmerzhaften, etwa rheumatischen Zuständen mit Inhaltsstoffen wie Kampferspiritus, Thymian- oder Rosmarinöl. Das stark nach seinen flüchtigen Inhaltsstoffen riechende Opodeldok (Linimentum saponato-camphoratum) wird aus medizinischer Seife (40 Teile), Kampfer (10 Teile), Weingeist (420 Teile), Thymianöl (2 Teile), Rosmarinöl (3 Teile) und Ammoniumflüssigkeit (25 Teile) hergestellt. Die feste, fast farblose, wenig opalisierende Masse mit zuweilen weißen, kristallinischen Körnchen schmilzt durch die Wärme der Hand. Als Variante wurde auch flüssiges Opodeldok angeboten (Spiritus saponatus-camphoratus). Deutsches Arzneibuch (5. Ausgabe). Berlin 1910, S. 310 u. 492.

34 *Aus dem Bilderbuch meines Lebens*, S. 80.

35 Joh. Alex. Rožek: *Schematismus der Volksschulen Steiermarks*. Graz 1890, S. 33.

36 Die 1856 als Graz-Köflacher Eisenbahn- und Bergbaugesellschaft gegründete Unternehmung firmiert seit 1998 als Graz-Köflacher Bahn und Busbetrieb GmbH und steht gegenwärtig im Eigentum der Republik Österreich. Sie betreibt unter anderem die Bahnstrecken Graz-Lieboch-Köflach (Köflacherbahn) und Graz-Lieboch-Wies bei Eibiswald (Wieserbahn).

37 Diese bestand aus einem schriftlichen Teil und einer mündlichen Prüfung in Mathematik und Deutsch, die auch Wort- und Satzanalyse sowie Interpunktion einschloß. Darauf hatte die Eibiswalder Volksschule den Knaben nur mangelhaft vorbereitet: „Ich konnte beim Einspannen der Kuh gut helfen und einen tadellosen Peitschenschmiß flechten, aber mit einem ‚rückbezüglichen Fürwort‘ wußte ich nichts Rechtes anzufangen.“ Durch die Fürsprache des aus Eibiswald stammenden Professors Dr. Georg Lukas gelang es Kloepfer schließlich, die Hürde zu nehmen. *Aus dem Bilderbuch meines Lebens*, S. 98.

38 Die Schule in der Hofgasse war Vorgängerin des noch bestehenden Akademischen Gymnasiums, das 1890 aus Platzgründen in einen großzügigen Neubau auf dem Grazer Tummelplatz übersiedelte. Als Jesuitenkollegium 1573 gegründet, wat die Einrichtung die älteste höhere Schule der Steiermark und fungierte als Vorstufe der 1585 gegründeten Grazer Universität, mit der sie als akademische Einrichtung eng verbunden war. Nach der Aufhebung des Jesuitenordens unter Joseph II. 1773 kam die Schule unter landesfürstliche Verwaltung, ab 1776 führte sie den Namen Kaiserlich Akademisches Gymnasium. Durch die Neuordnung des Gymnasialwesens nach 1848 wurde die Schule von der Universität unabhängig, die Schüler des achtklassigen Gymnasiums hatten nun eine Matura abzulegen, die zum Weiterstudium an einer Hochschule berechtigte.

39 Im Jahresbericht der Schule wird das an der Einmündung der Hofgasse in die Sporgasse gelegene Gotteshaus als „Akademische Kirche“ geführt.

40 *Aus dem Bilderbuch meines Lebens*, S. 99.

41 *Aus dem Bilderbuch meines Lebens*, S. 102.

42 ebenda, S. 115.

43 Dazu Kloepfer in reifen Jahren: „Ich selbst empfinde die Kenntnis der lateinischen Sprache als selbstverständlich, auch heute noch. Sie hat mich auch bei meinen späteren Geschichtsstudien, beim Lesen frühmittelalterlicher Urkunden und Quellen, treulich geleitet." *Aus dem Bilderbuch meines Lebens*, S. 98.

44 Wilhelm Danhofer: *Hans Kloepfer als Gymnasiast*. In: *Jahresbericht des Akademischen Gymnasiums in Graz* (1966/67), S. 10.

45 *Aus dem Bilderbuch meines Lebens*, S. 103.

46 Wilhelm Danhofer: *Hans Kloepfer als Gymnasiast*. In: *Jahresbericht des Akademischen Gymnasiums in Graz* (1966/67), S. 10.

47 *Aus dem Bilderbuch meines Lebens*, S. 116.

48 Der Steirische Kräutersaft für Brustleidende vulgo Syrupus pectoralis Styriacum, ein „Husten stillendes und Heiserkeit behebendes Mittel" war vom Besitzer der Hirschenapotheke Josef Purgleiter dem Älteren 1849 entwickelt worden und mauserte sich in kürzester Zeit zu einem der erfolgreichsten, von Dutzenden von Ärzten empfohlenen Pharmazeutikum aus Grazer Provenienz. In guten Zeiten wurde der Kräutersaft in Depots in Wien, Prag, Brünn, Lemberg, Pest, Mailand und Triest vorrätig gehalten und jährlich in zehntausenden Flaschen abgegeben. In Zeitungen, Kalendern und Prospekten wurde der Kräutersaft beworben, so etwa auch in französisch unter „Suc d'herbes des alpes de la Styria" oder in Tschechisch als „Šťáva ze štýrských bylin proti prsním neduhům". Allein zwischen 1870 und 1873 sollen mehr als 173.000 Flaschen ausgeliefert worden sein. Seit 1874 leitete Purgleitners gleichnamiger Sohn die Apotheke und wohl auch die Kräutersaftherstellung. In des Apothekers Haus erhielt Kloepfer später, während seiner Arbeiten im Steiermärkischen Landesarchiv freundliche Herberge. Noch in den 1920er Jahren konnte der Kräutersaft bezogen werden, jedoch war die Zeit für dieses Präparat vorbei, da mittlerweile wirkungsvollere Präparate verfügbar waren. Ob Kloepfer selbst Steirischen Kräutersaft verschrieben hat, ist nicht bekannt. Bernd E. Mader: *Ein Verkaufsschlager im 19. Jahrhundert – Der „Steirische Kräutersaft"*. In: *Österreichische Apotheker-Zeitung*, 53. Jahrgang, Nr. 8, 19. April 1999, S. 365f und Nr. 10, 17. Mai 1999, S. 453f.

49 *Aus dem Bilderbuch meines Lebens*, S. 119f.

50 *Aus dem Bilderbuch meines Lebens*, S. 115. Gemeint ist der damals vielgelesene Roman Joseph Victor von Scheffels *Ekkehard* (1855).

51 ebenda, S. 117.

52 Brief an den Vater vom 13. Februar 1884. Zitiert nach Herbert Blatnik und Walter Kienreich: *Hans Kloepfer und seine Zeit*. Eibiswald 1994, S. 24.

53 *Aus dem Bilderbuch meines Lebens*, S. 115.

54 Mit dem aus Klagenfurt stammenden, zuletzt in Eisgrub (tsch. Lednice) in Südmähren wohnhaften Hans Sittenberger blieb Kloepfer bis zu dessen Ableben 1943 freundschaftlich verbunden. Nach Sittenbergers Ableben war die Herausgabe eines Poesiebandes geplant, Kloepfer konsultierte in diesem Zusammenhang seinen Sohn Hans über die Auswahl entsprechend geeigneter Gedichte, der riet in einem Brief vom 12. März 1944, daß es besser wäre, „die Sachen nicht zu veröffentlichen". Auch Sittenbergers Prosaschriften, wie etwa die Napoleonnovelle *Scholastica Bergamin*, sind heute vergessen.

55 „Natürlich war nach solchen Weihestunden an eine Heimkehr nicht zu denken. Mit wogenden Gefühlen wanderten wir durch Mondesglanz und tiefe Schatten der Alt-Grazer Gassen ins Freie, Weite, in den Stadtpark; oder saßen in lauen Sommernächten auf der Terrasse des Kaffeehauses ‚Zum eisernen Haus', spannten über Schwarzem und Virginia unsere Träume hin über die mondüberglänzte, rauschende Mur und den wuchtigen Schloßberg gegenüber." *Aus dem Bilderbuch meines Lebens*, S. 119.

56 *Aus dem Bilderbuch meines Lebens*, S. 115.

57 ebenda, S. 121.

58 ebenda

59 ebenda, S. 135.

60 ebenda

61 Viktor Fossel: *Geschichte der medizinischen Fakultät in Graz*. Festschrift zur Feier des 50jährigen Bestandes 1863–1913. Graz 1913, S. 69.

62 Aus einem kurz vor Kloepfers Tod an Hans von Dettelbach gerichteten Brief, veröffentlicht in: Hans von Dettelbach: *Steirische Begegnungen*. Graz 1966, S. 86.

63 Laut Katalog der medizinischen Fakultät (Wintersemester 1885/86) wohnte Kloepfer im ersten Studienjahr in der Bürgergasse 16/III. Stock.

64 *Aus dem Bilderbuch meines Lebens*, S. 144.

65 Über den Hörsälen im ersten Stock befand sich die Universitätsbibliothek, eine der wertvollsten Büchersammlungen des Landes, mit annähernd 120.000 Druckwerken und mehreren tausend Handschriften, darunter wertvolle Pergamentmanuskripte.

66 Synonym auch physiologische Chemie.

67 *Aus dem Bilderbuch meines Lebens*, S. 139.

68 ebenda, S. 140.

69 Das Gebäude wurde 1960 abgebrochen, an seine Stelle trat der mehrstöckige Stahl-Beton-Neubau für die vorklinischen Institute („Vorklinik").

70 Der aus Baden stammende Alexander Rollett (1834–1903) hatte in Wien studiert und da 1858 promoviert. Innerhalb weniger Jahre errang er sich einen derart guten Ruf an der Wiener Lehrkanzel für Physiologie, daß ihm die Grazer medizinische Fakultät die ordentliche Professur der Physiologie nebst Histologie und Mikroskopie verlieh, ohne daß er sich zuvor habilitiert hätte. Herbert H. Egglmaier: *Die Gründung der Grazer medizinischen Fakultät im Jahre 1863*. Graz 1986, S. 141.

71 Burghard Breitner (1884–1956) war ein prominenter österreichischer Chirurg und Schriftsteller. Zu Beginn des Ersten Weltkrieges als Kriegsfreiwilliger in russische Kriegsgefangenschaft geraten, mußte er bis 1920 als Lagerarzt im Kriegsgefangenenlager Nikolsk-Ussuriski nördlich von Wladiwostok arbeiten. Dabei erwarb

er sich den Namen „Engel von Sibirien". Seit 1932 wirkte Breitner als Vorstand der Chirurgischen Universitätsklinik in Innsbruck, ab 1952/53 war er Rektor der Universität Innsbruck. Von Breitners zahlreichen Werken seien hier genannt: *Feige Soldaten* (1922), *Die Flucht – Roman einer Armee* (1929), *Mormonen und Medizinmänner* (1930), *Unverwundet gefangen* (1935), *Glanz der Wege* (1952), *Hand an zwei Pflügen* (1958).

72 Die Errichtung einer medizinischen Fakultät war schon 1827, anläßlich der Wiedererrichtung der 1782 aufgehobenen Universität erwogen worden. Da sich die medizinische Professorenschaft jedoch erstaunlicherweise gegen eine eigene Fakultät ausgesprochen hatte, stellte sich auch die Regierung dagegen. Erst im Sturmjahr 1848 kam aus Kreisen der Professoren an der Medicinisch-chirurgischen Lehranstalt die Forderung auf, die Universität durch eine eigene medizinische Fakultät zu vervollständigen.

73 Burghard Breitner: *Geschichte der Medizin in Österreich.* Sitzungsberichte der philosophisch-historischen Klasse der Österreichischen Akademie der Wissenschaften, 226. Band, 5. Abhandlung. Wien 1951, S. 90f.

74 „Langsam, silbenweise scharf betont, drangen die Worte aus seinem Munde, begleitet von lebhaften Gebärden der Arme und einem sprechenden Spiel des Gesichtsausdruckes. Es wurde bei der bedächtigen, eindrucksvollen, durch längere Pausen gekennzeichneten Redeweise Rolletts schon durch eine geraume Weile vor den gesprochenen Worten der innere Affekt durch das mimische Spiel seiner Gesichtsmuskulatur erkennbar. Nicht selten steigerte sich die Lebhaftigkeit des Mienenspiels zu dem Eindrucke einer gewaltsamen Überwindung von Widerständen, die sich der Einkleidung der Ideen in Worte entgegenstellten. Die Muskeln des Antlitzes folgten sichtlich rascher der Gemütsverfassung und dem Inhalte des Bewußtseinsvorganges als der Sprachmechanismus. Es mag sein, daß ein kaum merklicher Sigmatismus bei der auffälligen Energie der Mimik mitbeteiligt war. [...] Typisch war Rolletts Vortrag in den Vorlesungen. Die Einleitung in jedes neue Kapitel bildete ein historischer Überblick, wie denn das Bestreben historischer Treue einen Grundzug aller seiner Auseinandersetzungen bildete." Rudolf Klemensiewicz: *Alexander Rollett. Gedächtnisrede gehalten in der Aula, bei der von der medizinischen Fakultät veranstalteten Rollett-Trauerfeier am 17. Oktober 1903.* Graz 1904, S. 22f.

75 ebenda

76 *Aus dem Bilderbuch meines Lebens*, S. 140.

77 ebenda

78 ebenda

79 In den Universitätsunterlagen heißt es etwas unorthodox: 17. VIIII. 1890.

80 *Aus dem Bilderbuch meines Lebens*, S. 140f.

81 ebenda, S. 143.

82 Viktor Fossel: *Geschichte der medizinischen Fakultät in Graz.* Graz 1913, S. 35. *Aus dem Bilderbuch meines Lebens*, S. 141.

83 *Aus dem Bilderbuch meines Lebens*, S. 141.

84 Viktor Fossel: *Geschichte der medizinischen Fakultät in Graz.* Graz 1913, S. 41.

85 Viktor Fossel (1845–1913) war Sohn des Arnfelser (Stmk.) Absolventen der Grazer Medicinisch-chirurgischen Lehranstalt Franz Xaver Fossel und der Oberösterreicherin Elise Löffler. Er verlebte in Ried im Innkreis seine Kinderjahre, besuchte in Kremsmünster das Gymnasium, studierte schließlich an der neugegründeten Grazer Fakultät Medizin und fand da Anschluß an die Burschenschaft Stiria. Mit 27 Jahren wurde er Bezirksarzt in Liezen. Ab 1882 wieder in Graz, folgte er 1892 dem verstorbenen Eduard Lipp als Direktor am Grazer allgemeinen Krankenhaus, in einer Zeit, als der Neubau des Landeskrankenhauses in St. Leonhard vorbereitet wurde. Als Fossels vielleicht wichtigstes literarisches Vermächtnis blieb die 1885 erstmals veröffentlichte Monographie *Volksmedizin und medizinischer Aberglaube in Steiermark*, die schon im Erscheinungsjahr nachgedruckt werden konnte – damit fand er seine eigentliche Bestimmung als Medizinhistoriker. Im Sommer 1898 wurde Fossel zum außerordentlichen Professor der Geschichte der Medizin ernannt. Bis ins Pensionsalter hinein versah er das Lehramt dieses Faches an der medizinischen Fakultät. Viktor Fossel: *Erinnerungen aus meinem Leben.* Naumburg 1906, S. 57f.

86 Zitiert nach Günther Cerwinka: *Biographische Notizen aus einem Grazer Studentenarchiv.* Herrn Prof. Dr. Straka zum 60. Geburtstag. In: *Zeitschrift des historischen Vereins für Steiermark* 63 (1972), S. 240.

87 Ludmila Hlaváčková und Petr Svobodný: *Biographisches Lexikon der Deutschen Medizinischen Fakultät in Prag 1883–1945.* Praha 1998.

88 Kloepfer hat in seinem Bilderbuch eine Erinnerung an Schnabel hinterlassen: „Und zu meiner Studienzeit sagte der seither lange verstorbene Professor für Augenheilkunde vor dem ganzen Amphitheater der Hörerschaft bei einem hoffnungslos vereiterten Auge: ‚Hier sehen Sie, meine Herren, wieder einmal einen Fall, wie die Kollegen vom Lande Okulistik treiben.'" Das mochte den Studenten gereizt haben, wußte er doch, was sein Vater als Landbader in Eibiswald leistete. „Bei einer Ärzteversammlung in den Weihnachtsferien in der Weststeiermark fragte ich den Arzt, dessen Name damals vom Kranken vor der ganzen Hörerschaft genannt worden war, um die näheren Umstände des Falles. Das sah freilich anders aus! Dem Holzknecht hatte ein Zweig ins Auge geschlagen, hatte die vordere Augenkammer eröffnet, die Regenbogenhaut lag in der Wunde eingeklemmt. Der Arzt verlangte die unverzügliche Abgabe an die Augenklinik. Statt dessen wurde auf den Rat alter Weiblein die Wunde mit Urinumschlägen behandelt und der Kranke, den der Arzt nie mehr zu Gesicht bekommen, erst nach zwei Wochen mit vollständig vereitertem Auge auf die Klinik gebracht. Und ohne zu fragen hatte der Meister seiner Kunst vor der ganzen Studentenschaft dies harte Urteil über einen ganzen Stand geführt und einen einzelnen anprangern lassen." *Aus dem Bilderbuch meines Lebens*, S. 173.

[89] Der Prager Carl Ritter von Helly (1826–1891), Sekundararzt an der Abteilung für Frauenkrankheiten des Prager Allgemeinen Krankenhauses und Assistent an der Prager Geburtshilflichen Klinik habilitierte sich 1859 für operative Geburtshilfe, dann wurde er Chefarzt am Garnisonsspital Nr. 1 in Prag. Von seinem Umzug nach Graz 1863 bis zu seinem Tode gehörte er der Grazer medizinischen Fakultät an. Herbert H. Egglmaier: *Die Gründung der Grazer medizinischen Fakultät im Jahre 1863*. Graz 1986, S. 127.

[90] ebenda, S. 68.

[91] Der aus Wundschuh in der Steiermark stammende Eduard Lipp (1831–1891), hatte in Wien Medizin studiert und sich im Studienjahr 1864/65 an der Grazer Fakultät für venerische Krankheiten habilitiert, dann übernahm er die Abteilung für Dermatologie und Syphilis am Grazer Allgemeinen Krankenhaus. Ab Oktober 1871 hatte er die provisorische, ab Dezember 1873 die definitive Leitung des Grazer AKH inne. Zu seinem Nachfolger wurde am 1. Mai 1892 der k. k. Bezirksarzt Dr. Viktor Fossel ernannt, der 1906 in den Ruhestand trat und von Wilhelm Scholz abgelöst wurde. Herbert H. Egglmaier: *Die Gründung der Grazer medizinischen Fakultät im Jahre 1863*. Graz 1986, S. 133 und Wilhelm Scholz: *Die steiermärkischen Landes-, Heil- und Pflegeanstalten*. Graz o. J. (nach 1918), S. 15.

[92] *Aus dem Bilderbuch meines Lebens*, S. 143.

[93] Adolf Schauenstein (1827–1891), hatte nach seinem Studium der Medizin an der Wiener Universität 1851 promoviert. Er habilitierte sich 1858 in Wien für das Fach der forensischen Toxikologie und unterrichtete ab 1862 an der juridischen Fakultät gerichtliche Medizin. An der Grazer medizinischen Fakultät, an er bis zu seinem Ableben wirkte, erfolgte 1863 die Ernennung zum o. Professor der gerichtlichen Medizin, medizinischen Polizei und medizinisch-polizeilichen Gesetzeskunde. Herbert H. Egglmaier: *Die Gründung der Grazer medizinischen Fakultät im Jahre 1863*. Graz 1986, S. 144.

[94] Viktor Fossel: *Geschichte der medizinischen Fakultät in Graz*. Graz 1913, S. 37.

[95] Burghard Breitner: *Geschichte der Medizin in Österreich*. Sitzungsberichte der philosophisch-historischen Klasse der Österreichischen Akademie der Wissenschaften, 226. Band, 5. Abhandlung. Wien 1951, S. 100f.

[96] *Aus dem Bilderbuch meines Lebens*, S. 141f.

[97] In Reaktion auf antisemitsche Tendenzen in deutschvölkischen Verbindungen wurden bald auch jüdischzionistische Korporationen gegründet, wie die jüdisch-akademischen Verbindungen Kadima, Unitas oder Makkabäa in Wien, die ihrerseits, unter Betonung und Pflege jüdischer Kultur, auf jüdischnationale „Reinheit" pochten.

[98] *Aus dem Bilderbuch meines Lebens*, S. 144.

[99] Reinhold Reimann (Hg.): *Die Alte Sternkneipe zu Graz. Über die Geschichte eines Alt-Grazer Studentenlokals sowie über die Enthüllung einer Tafel zum Gedenken daran*. Schriftenreihe des Steirischen Studentenhistoriker-Vereines. Folge 8. Graz 1983.

[100] *Aus dem Bilderbuch meines Lebens*, S. 145.

[101] Die 1861 zunächst im Geheimen gegründete akademische Verbindung Tartarus – daher der griechische Name für die Unterwelt – wurde ab 1862 von den Behörden genehmigt und noch im selben Jahr zum akademischen Corps Tartarus erklärt. Die Tartaren trugen zu den Farben weiß-schwarz-grün die weiße Studentenmütze. Im Wintersemester 1862/83 regten die Tartaren die Gründung des Akademischen Gesangvereins und des Akademischen Turnvereins an, deren Nachfolger bis heute aktiv sind. Nach einer schweren Verletzung bei einem Duell, bei dem der Tartare Raoul Fürst Wrede beteiligt war, wurde das Corps 1864 suspendiert. Vgl. Theodor Weichmann, *Das Corps Tartarus in Graz*, 1862–1864. In: Reinhold Reimann (Hg.), *Die Alte Sternkneipe zu Graz. Über die Geschichte eines Alt-Grazer Studentenlokals sowie über die Enthüllung einer Tafel zum Gedenken daran*. Schriftenreihe des Steirischen Studentenhistoriker-Vereines. Folge 8. Graz 1983.

[102] *Aus dem Bilderbuch meines Lebens*, S. 145.

[103] Josef „Peppo" Purgleitner (1850–1916), war bis 1906 zusammen mit seinem Bruder Fritz Inhaber der Grazer Apotheke Zum Goldenen Hirschen (Sporgasse 10). Mit Purgleitner war Kloepfer schon von seinen Studententagen her bekannt: „Noch heute sehe ich ihn vor mir wie vor fünf Jahrzehnten, da ich zuerst vom untersten Ende der Kneiptafel als blutjunger Fuchs durch all den köstlichen Tabaksqualm nach ihm gelugt, der stramm und würdig, mit heiligem Ernst und doch voll kindlich quellfrischem Humor die Kneipe lenkte. Was deutsch heißt im seltensten, tiefsten Sinne des Wortes, damals hat es sich mir für mein ganzes Leben in Peppo Purgleitner verkörpert." *Aus dem Bilderbuch meines Lebens*, S. 147.

[104] *Aus dem Bilderbuch meines Lebens*, S. 146f.

[105] „Der alte Kloepfer war wirklich ein ATVer, nicht nur der Mitgliedschaft nach; er kam auf die Kneipe, interessierte sich für den Turnbetrieb und das Vereinsleben, unzählige junge ATVer sind in seinem Haus in Köflach zu Gast gewesen und beide Söhne hat er uns in die Obhut gegeben. Davon war der eine, unser unvergessener und unvergeßlicher Blondel, ein echter Künstler, der sein reiches Talent bei unzähligen ernsten und heiteren Gelegenheiten in den Dienst des ATV stellte. Und den alten Kloepfer mag es besonders gefreut haben, daß sein ältester Sohn den Beruf eines Turnlehrers ergriff, obwohl er ein hochbegabter Lyriker und Musikant war". *Akademischer Turnverein Graz. 1864–1964*. Festschrift zum 100. Stiftungsfest. Hg. vom Altherren-Verband des Akademischen Turnvereins Graz. Graz 1964, S. 300.

[106] Ab 1886 Deutscher Akademischer Gesangverein, ab 1919 Akademische Sängerschaft Gothia zu Graz. Über ein eigenes Verbindungshaus verfügte der Akademische Gesangverein in Kloepfers Zeiten noch nicht, das sogenannte Gothenhaus in der Leonhardstraße Nr. 27 konnte erst 1913 angekauft werden.

107 *Aus dem Bilderbuch meines Lebens*, S. 135f.

108 Ottokar Kernstock (1848-1928), geb. in Marburg an der Drau, ab 1867 im Chorherrenstift Vorau, wo er 1871 zum römisch-katholischen Priester geweiht wurde, seit 1873 Kaplan in mehreren Gemeinden, seit 1889 Pfarrherr auf der Festenburg. Der einst gefeierte Dichter im Priesterrock war wie Kloepfer ein Zögling des Akademischen Gymnasiums und aktiv beim Akademischen Gesangverein (später Akademische Sängerschaft Gothia). Die Universität Graz zeichnete ihn 1919 mit einem Ehrendoktorat aus. Zu seinen bekanntesten Werken zählten *Die wehrhafte Nachtigall* (1900), *Aus dem Zwingergärtlein* (1901), *Aus der Festenburg* (1911). Kernstock galt seinerzeit als einer der populärsten Dichter Österreichs und als Aushängeschild steirischer Dichtkunst, nach dem etwa zahlreiche Gassen und Plätze in ganz Österreich benannt wurden. Wegen seiner fundamental großdeutschen Gesinnung (und einiger martialischer Passagen in seinem Werk) wird er seit den 1970er-Jahren zunehmend scharfer Kritik unterstellt und tabuisiert. Seitdem werden Kernstocktopographica umbenannt (Kernstock-Schutzhütte, 2008 geändert in Hildegard-von-Bingen-Naturhaus, desgleichen Ottokar-Kernstock-Straße in Wien umbenannt in Jägerstätterstraße).

109 Reinhold Reimann (Hg.): *Gaudeaumus igitur! – 150 Jahre Akademische Sängerschaft Gothia zu Graz*. Graz 2013, sowie Harald Knoll anläßlich eines Kloepfer-Kommerses 1992 im Grazer Gothensaal, in: Herbert Blatnik und Walter Kienreich: *Hans Kloepfer und seine Zeit*. Eibiswald 1994, S. 336. In diesem Zusammenhang sind auch die Erinnerungen des Sohnes Hans Georg Kloepfer von Interesse: „Daß er selbst als Komponist schöpferisch tätig war, wollte Vater nach außen hin nie so recht wahr haben. Doch bergen seine Schreibtischladen die Szenarien und Noten zu zwei Singspielen, und manches einschmeichelnde Lied daraus hat er mir vorgespielt." An anderer Stelle: „Dem kurzen Baumbachflügel, der in der anderen Ecke steht, verdanke ich viele schöne Stunden. Wie oft und wie gern habe ich Vater zugehört, wenn er – mit Vorliebe in der Dämmerstunde – davor saß und spielte." Hans Georg Kloepfer: *Erinnerungen an meinen Vater*. Unveröffentlichtes Manuskript, von unbekannter Hand übertragen. Köflach 1946.

110 *Aus dem Bilderbuch meines Lebens*, S. 152f.

111 ebenda, S. 154.

112 Das Militärkrankenhaus am Karmeliterplatz bestand bis 1918, heute ist in den Räumlichkeiten das Steiermärkische Landesarchiv untergebracht. Elisabeth Schöggl-Ernst: *Zur Baugeschichte des Karmeliterklosters in Graz*. In: *Rutengänge. Studien zur geschichtlichen Landeskunde*. Festgabe für Walter Brunner zum 70. Geburtstag. Hg. von der Historischen Landeskommission für Steiermark und dem Historischen Verein für Steiermark. Graz 2010.

113 In Machers *Medizinisch-statistischer Topographie des Herzogtums Steiermark* aus dem Jahr 1860 findet sich eine Schilderung des Garnisonsspitals, wie es noch zu Kloepfers Zeit bestanden haben mochte: „Über den schönen Kellern (worunter der Wasserkeller der Apotheke) sind ebenerdig die Räume des Inspekzionpersonales, der Kanzlei, des Chefarztes, der Unterärzte und der kommandirten Mannschaft, die geräumige Apotheke, 2 Depositorien, 1 Küche zum Kochen der Arzneien, 1 Zimmer für den Apotheker-Senior und 1 für den Laboranten, 5 Krankenzimmer, 1 Zimmer für Irrsinnige, 1 ärztliches Inspekzionszimmer, die Küche, das Bad und mehre Magazin-Lokalitäten. Im 1. Stok sind 2 Zimmer für kranke Offiziere, 1 Kapellenzimmer, 1 Operazionszimmer, 13 Krankenzimmer (darunter 1 für Weiber und Kinder abgeteilt), 3 Zimmer für den Oekonomie-Offizier, einen Unterarzt und für ärztliche Requisiten. Im zweiten Stok sind 4 geräumige Krankensäle, unter dem Dache der Kräuterboden des Apothekers und Räume für verschiedene Requisiten. Die Aborte, im Ganzen 9, sind zwekmäßig und rein gehalten. Am Garten ist die Todtenkammer, die Sekzion- und die Desinfekzion-Kammer, die Kohlenkammer und das Laboratorium des Apothekers. Der Garten ist ein längliches Vierek von mehr als 2 Joch Flächeninhalt, und dient teils zur Erholung der Rekonvaleszenten in den schattigen Baumzeilen, teils als Gemüsegarten. Das Wasser der Brunnen ist nicht gut, oft auch nicht genügend, und gewöhnlich muß Wasser aus dem Koliseum zugeführt werden; in die Spitalküche fließt jedoch ein Zweigstrahl der Rosenberg-Wasserleitung." Mathias Macher: *Medizinisch-statistische Topographie des Herzogtums Steiermark*. Graz 1860, S. 379.

114 ebenda

115 *Aus dem Bilderbuch meines Lebens*, S. 154f.

116 Militär-Verordnungsblatt Nr. 12, 18. März 1874.

117 *Aus dem Bilderbuch meines Lebens*, S. 160.

118 *Heimat und Ahnen*. Zitiert nach Hans Kloepfer: *Werke*. Bd. 3: *Sulmtal und Kainachboden. Aufsätze und Essays. Bergbauern*. Hg. von Wilhelm Danhofer. Graz 1967, S. 297.

119 Noch nach der Jahrhundertwende wurden Anstellungsgesuche weiblicher Ärzte im Alten Krankenhaus beim Paulustor vom Landesausschuß abgelehnt. Das weibliche Element im Krankenhaus wurde von Pflege- und Ordensschwestern sowie von Hebammen geprägt, weibliche Absolventen des Medizinstudiums konnten nur gegen fallweise Genehmigung als Hilfsärzte Verwendung finden.

120 *Aus dem Bilderbuch meines Lebens*, S. 160.

121 ebenda, S. 143.

122 Erst mit Josephs Ableben brachen wieder bessere Zeiten für die Geistlichkeit an. So wurde den Benediktinern von Kaiser Franz 1802 für den Lambrechter Hof eine Entschädigung in Höhe von 43.070 Gulden zugestanden, mitsamt der aufgelaufenen Zinsen.

123 Der große Trakt auf der anderen Straßenseite diente einige Jahre als Findelhaus und ab 1834 als Gebäranstalt. In den 1880er Jahren wurde in einem Teil der Gebäude eine Klinik für Psychiatrie und Nervenheilkunde eingerichtet.

124 Wilhelm Scholz: *Die steiermärkischen Landes-, Heil- und Pflegeanstalten*. Graz o. J. (nach 1918), S. 11.

125 Zwei Jahre zuvor war das AKH mit dem Gebär-, Findel- und Irrenhaus vereinigt worden.

126 Lipp trieb den Ausbau des Hoftraktes für die dringend benötigte Abteilung für Haut- und Geschlechtskrankheiten voran. Die Okulistische Station, ein Findelhaus und Teile der medizinischen und chirurgischen Abteilungen wurden im 1864 bzw. 1865 zugemieteten Herberstein'schen Haus in der Paulustorgasse 4, eingerichtet. Das zwischen dem Krankenhaus und dem Herberstein'schen Palais gelegene Einkehrgasthaus „Zum rothen Apfel" wurde 1869 zugekauft und für ärztlichen Wohnbedarf adaptiert.

127 Wilhelm Scholz: *Die steiermärkischen Landes-, Heil- und Pflegeanstalten.* Graz o. J. (nach 1918), S. 15.

128 ebenda, S. 16.

129 Für 1887 wird ein Stand von 7.971 Pfleglingen ausgewiesen, das ist die Gesamtheit der vom Vorjahr Verbliebenen und der im Berichtsjahr Aufgenommenen. In Kloepfers Geburtsjahr 1867 waren es noch 5.480 gewesen.

130 *Aus dem Bilderbuch meines Lebens,* S. 161.

131 ebenda

132 ebenda, S. 162f.

133 Gemeint ist der zur Zeit der medizinischen Studien Johannes Kloepfers in Graz wohlbekannte Anatom der Medicinisch-chirurgischen Lehranstalt Professor Dr. Carl Egyd Ritter von Rzehaczek (1816–1897). Der aus Wien stammende Rzehaczek wurde nach der Gründung der Fakultät als Professor der Chirurgie übernommen und wirkte dort bis zu seiner Emeritierung 1886. Seine Nobilitierung in den Ritterstand erfolgte 1866. Herbert H. Egglmaier: *Die Gründung der Grazer medizinischen Fakultät im Jahre 1863.* Graz 1986, S. 142. Viktor Fossel erinnerte sich in seiner Lebensbeschreibung an den damals legendären Chirurgen: „Die Chirurgie, das Lieblingsgebiet eines jeden Studenten, lag in den Händen des „Papa" Rzehaczek. So nannten wir ihn und hatten dazu alle Veranlassung. Eine echt vornehme Persönlichkeit, Meister seines Faches, von bezaubernder Güte und Liebenswürdigkeit war er mit Recht der Abgott seiner Schüler. Wir empfingen von ihm einen umfassenden Unterricht und lernten, was nicht jedem Kliniker nachgesagt werden kann, aus seinem leuchtenden Beispiel den feinen, herzlichen Verkehr mit den Kranken kennen." Viktor Fossel: *Erinnerungen aus meinem Leben.* Naumburg 1906, S. 34f.

134 Daniel von Lapp (1836–1910), ein aus Bayern stammender Bauunternehmer, hatte 1873 die Bahnlinie von Schwanberg nach Wies, und zwischen 1873 und 1875 auch die Nebenstrecken nach Steieregg und Pölsing sowie Reichberg-Friedland ausgebaut. Dabei wurden erstmals dampfgetriebene Bohrmaschinen eingesetzt. Gemeinsam mit seinen Brüdern Ludwig und Jakob wurde Daniel von Lapp 1880 mit dem Bau des Arlbergtunnels betraut, das Bauwerk konnte innerhalb von nur 3 ½ Jahren (statt der projektierten 5 Jahre) fertiggestellt werden. Weitere Unternehmungen Daniel von Lapps waren eine Tischler- und Schlosserwarenfabrik in Graz (der später auch eine Weicheisen- und Stahlgießerei angeschlossen wurde) und eine Eisen- und Bergbaugesellschaft in Rottenmann. Lapp kaufte Freischürfe in Schalltal (Wöllau) und Buchberg bei Cilli, wo ihm die Entdeckung eines der größten europäischen Braunkohlelager glückte. Lapps Name ist mit der ersten Brikettfabrik der Steiermark verbunden, sowie mit dem ehemals als Lapp-Finze bekannten Industriebetrieb in Kalsdorf bei Graz. Gustav Otruba: *„Lapp, Daniel von"* in: *Neue Deutsche Biographie* 13/1982, S. 629f.

135 *Aus dem Bilderbuch meines Lebens,* S. 165f.

136 Wilhelm Scholz: *Die steiermärkischen Landes-, Heil- und Pflegeanstalten.* Graz o. J. (nach 1918), S. 15.

137 ebenda, S. 19.

138 *Aus dem Bilderbuch meines Lebens,* S. 169.

139 ebenda, S. 173.

140 Die offizielle Einstellung als Werksarzt erfolgte am 24. August 1894. In einem Dokument der Reichsärztekammer wird Kloepfers Niederlassung als Allgemeinpraktiker mit 1. April 1894 angegeben. Bundesarchiv, Berlin Document Center.

141 Robert Pohl: *Die Kohlenbergbaue: Seegraben, Fohnsdorf, Köflach – IV. Bergbau Köflach.* In: *Die Österreichisch-Alpine Montangesellschaft 1881–1931.* Wien 1931, S. 54f.

142 Die Köflacher Brauerei war seit 1814 im Besitz von Anton Tunner, seine Nachfolger betrieben das Unternehmen bis 1924, dann wurde es an die Brauerei Reininghaus in Graz verkauft. Walter Brunner (Hg.): *Geschichte und Topographie des Bezirkes Voitsberg,* Band 2 Bezirkslexikon. Graz 2011, S. 141.

143 Dieser „alten" Glasfabrik folgte 1880 ein größeres Werk, das in den 1920er Jahren in den Besitz der Glasindustrie Stölzle AG überging, der heutigen Stölzle Oberglas AG.

144 Das von Erzherzog Johann und dessen Sohn Franz Graf Meran gegründete Pichlinger Eisenwerk, seit 1881 im Besitz der Österreichisch-Alpinen Montangesellschaft, beschäftigte in Blütezeiten um die 700 Arbeiter und unterhielt zur Unterstützung von kranken und arbeitsunfähigen Mitgliedern eine eigene Bruderlade. 1902 wurde das Eisenwerk stillgelegt. Pichling gehörte in Kloepfers Zeiten zum Sanitätsdistrikt Köflach.

145 Der 1875 errichtete Fabriksbetrieb wurde 1910 nach Galizien verlegt.

146 Zur Entwicklung der Einwohnerzahl Köflachs zu Kloepfers Lebzeiten: 1880: 2.419 Einwohner, 1910: 2.976 Einwohner, 1923: 7.536 Einwohner, 1934: 7.742 Einwohner, 1939: 8.044 Einwohner. Die Angaben aus Walter Brunner (Hg.): *Geschichte und Topographie des Bezirkes Voitsberg,* Band 2 Bezirkslexikon. Graz 2011.

147 Im Jahr 1910 gab es in Köflach 11 Kaufhäuser und 4 Greißler, 5 Bäkker, 5 Fleischer, 5 Schmiede, 5 Tischler, 4 Schuhmacher, 4 Mühlen, 3 Friseure, 3 Lohnkutscher, 3 Uhrmacher, 3 Sattler und Tapezierer, 2 Kaffeehäuser, 2 Hutmacher. Daneben verfügte der Markt über eine Konditorei, eine Apotheke, einen Steinmetz, einen Färber, einen Nagelschmied, einen Rauchfangkehrer, einen Glaserer und einen Fotografen. *Chronik (der Stadt Köflach).* 3 Bände, bearbeitet von J. Siegl.

148 Gottfried Aldrian und Andreas Konečnik: *150 Jahre Graz-Köflacher Bahn.* Erfurt 2010. S. 7f.

149 *Chronik (der Stadt Köflach).* 3 Bände, bearbeitet von J. Siegl.

150 Nach dem Ersten Weltkrieg trat der nationale Charakter in der Blattlinie immer weiter in den Vordergrund und steigert sich schließlich im Zweiten Weltkrieg zur üblichen NS-Hofberichterstattung. Das Wochenblatt wird seit 1945 als *Weststeirische Volkszeitung* weitergeführt.

151 Ludovika Zang war die Gemahlin des 1807 geborenen Gewerken, Erfinders, Unternehmers, Großgrundbesitzers und Politikers August Zang, mit dessen Namen die Gründung der Wiener Tageszeitung *Die Presse* verbunden ist (nicht zu verwechseln mit der *Neuen Freien Presse*). Der Sohn eines Chirurgen soll in Paris das maschinell gefertigte Wiener Kipferl eingeführt haben, das sich schließlich an der Seine als Croissant durchsetzte. August und Ludovika Zang verbanden erfolgreiches Unternehmertum mit sozialem Engagement. So unterhielten sie nicht nur die genannte Suppenküche, sondern auch ein kleines Knappenspital in Tregist, einen Kindergarten und eine Arbeiterfortbildungsschule. Wolfgang Grinschgl (Hg.): *Vom Armenspital zum modernen Regionalkrankenhaus. Zur Geschichte der medizinischen Versorgung im Bezirk Voitsberg.* Voitsberg 2001, S. 16.

152 *Im Armenhaus.* Zitiert nach Hans Kloepfer: *Werke.* Bd. 2: *Gesammelte Erzählungen.* Hg. von Wilhelm Danhofer. Graz 1967, S. 238f.

153 Die Knappenbruderlade hatte das Gebäude 1857 als Spital für die Arbeiter der Kohlengruben erworben und zur Adaptierung aufstocken lassen. Das Köflacher Knappenspital war das erste Spital im modernen Sinne im Bezirk Voitsberg. Ab 1895 fand es Verwendung als „Armenhäusl“ von Köflach, heute ist es ein Wohnhaus.

154 Die hier widergegebenen Informationen stammen von einer schwer lesbaren, in Kurrentschrift verfaßten Gendarmeriechronik, die dankenswerterweise von Herrn Manfred Kersch transkribiert und damit zugänglich gemacht wurde.

155 *Aus dem Bilderbuch meines Lebens,* S. 166.

156 ebenda, S. 183.

157 Der Franzisci-, Franziski- oder auch Franzensschacht wurde 1936 aufgelassen.

158 Die seit 1857 bestehende Industrieanlage wurde 1904 aufgelassen.

159 Herbert Blatnik und Walter Kienreich: *Hans Kloepfer und seine Zeit.* Eibiswald 1994, S. 48.

160 *Aus dem Bilderbuch meines Lebens,* S. 168.

161 Der alte Karlschacht I wurde 1921 eingestellt, zugleich nahm eine moderne Förderanlage Karlschacht II den Betrieb auf, ab 1924 kamen moderne Kohlendrehbohrmaschinen zum Einsatz. Der alte Karlschacht brach 1930 in sich zusammen, wobei eine Binge von 25 Metern Tiefe entstand. Im Jahr 1943 wurde mit dem Abbau des Karlschachts im Tagbau Süd begonnen, dieser mußte 1969 nach einem Erdrutsch eingestellt werden.

162 *Aus dem Bilderbuch meines Lebens,* S. 169.

163 Das Krankenhaus in Voitsberg wurde erst 1901 in Betrieb genommen.

164 *Aus dem Bilderbuch meines Lebens,* S. 170.

165 *Voitsberg-Köflacher Wochenblatt* vom 6. Oktober 1912.

166 *Voitsberg-Köflacher Wochenblatt* vom 28. Dezember 1913.

167 *Bergmannstod.* Zitiert nach Hans Kloepfer: *Steirische Geschichten.* Graz 1937, S. 220.

168 *Aus dem Bilderbuch meines Lebens,* S. 176f.

169 *Voitsberg-Köflacher Wochenblatt* vom 4. April 1909.

170 Als Kloepfer nach Köflach kam, war Dechant Franz Schuller (1890–1903) Pfarrer, ihm folgte Dechant Ludwig Stampfer (1903–1925), danach Dechant Dr. Gustav Minichhofer (1925–1930) und ab 1930 Dechant Anton Gschaar (1930–1960). Walter Brunner (Hg.): *Geschichte und Topographie des Bezirkes Voitsberg,* Band 2 Bezirkslexikon. Graz 2011, S. 144. Kloepfer hat den legendären Dechanten Ludwig Stampfer in dem Gedicht *Das Begräbnis* verewigt: „Hinter dem Sarg in der Kutsche von Glas / sein Hochwürden der Dechant saß; Gleichgültig und streng, wie in leisem Protest (der Doktor war immer ein Freigeist gewest).“ Hans Kloepfer: *Gedichte.* Graz 1931, S. 139f.

171 *Voitsberg-Köflacher Wochenblatt* vom 12. März 1921.

172 Walter Brunner (Hg.): *Geschichte und Topographie des Bezirkes Voitsberg,* Band 1 Allgemeiner Teil. Graz 2011, S. 132f.

173 „Weil der Staat eben multinational war, kann er nicht die Interessen der einen oder anderen Volksgruppe fördern, daher muß hier der Bürger selbst aktiv werden – oder um es mit einem modischen Fremdwort zu sagen: Hier war „Civil Society“ am Werk. Dabei kamen Summen zustande, von denen freiwillige Vereinigungen heute nur träumen können: Hunderttausende von Kronen, das waren nach unserem Euroverständnis Beträge bis an die Millionengrenze an Werten, die allein durch freiwillige Spenden im Laufe eines Jahres durch die Schutzvereine gesammelt wurden. Hier war wirklich die Bürgergesellschaft am Werk, und sie hat ganz Erkleckliches und Ersprießliches geleistet.“ Lothar Höbelt auf der Internetseite des Vereines Südmark (2002), abgerufen am 8. Februar 2017, www.suedmark.at.

174 Möglicherweise handelt es sich bei dem Fuhrunternehmer Alois Lipp um den legendären Lipp-Kutscher, ein mit seinen Rossen verbundes Köflacher Original mit Kaiserbart.

175 *Voitsberg-Köflacher Wochenblatt* vom 20. Juni 1909.

176 *Voitsberg-Köflacher Wochenblatt* vom 29. März 1914.

177 Hans Kloepfer: *Vom Kainachboden. Ein Buch der Heimat.* Graz 1912, S. 107.

178 *Voitsberg-Köflacher Wochenblatt* vom 22. November 1919.

179 Während seiner fünf Jahrzehnte in Köflach erlebte Kloepfer 14 verschiedene Bürgermeister: Christof Seemiller (1893–1896), Franz Kautschitsch (1896–1908), Franz Winter jun. (1908–1917), August Tunner (1917–1919), Michael Gruber (1919–1922), Regierungskommissär Dr. Rudolf Pichler (1922), Vinzenz Pucher (1922–1924), Josef Reßmann (1924–1928), Hans Klug (1928),

Regierungskommissär Dr. Max Steffan (1928–1929), Franz Herunter (1929–1938), Franz Zeltner (1938–1939), Alois Brantl (1939–1941), Franz Kleinhappl (1941–1945). Walter Brunner (Hg.): *Geschichte und Topographie des Bezirkes Voitsberg*, Band 2 Bezirkslexikon. Graz 2011, S. 136.

180 ebenda, S. 148.

181 StLA, Nachlaß Friedrich Fuchs, K 15 H 50.

182 ebenda

183 „Die Angaben früherer Reiseschriftsteller über die Häufigkeit von Kretinismus und Kropf unter dem Bergbauerntum waren sicher bisweilen übertrieben. Immerhin sind beide Übel in früheren Jahrhunderten in den Alpenländern sehr verbreitet gewesen. Ja, noch in der ersten Hälfte des 19. Jahrhunderts drückten Blähhälse und Kröpfe bei den jährlichen Stellungen zum Militär den Hundertsatz der Wehrfähigen oder Tauglichen ganz bedenklich herunter." Hans Kloepfer: *Bergbauern*. Jena 1938, S. 21-22.

184 Noch in Kloepfers Anfangsjahren standen verschiedene Ursachen für den alpinen Cretinismus zur Diskussion. Die Hypothesen reichten von infektiösen Ursachen, physikalischen Bodenverhältnissen, dem Kalk- oder Magnesiumgehalt des Wassers bis hin zum Mangel an Chloriden oder Jod im Trinkwasser. Julius Kratter: *Der alpine Cretinismus insbesondere in Steiermark*. Graz 1884, S. 9f.

185 Scrophula, Scrophulosis; medizinischhistorischer Begriff für „Drüsen-" oder „Knotenkrankheit". Man pflegte von äußeren und inneren Lymphskrofeln zu sprechen, von Hirnskrofeln, Schleimhautskrofeln, Knochenskrofeln, Skrofeln bei Tuberkulose und nicht zuletzt vom skrofulösen Kropf.

186 Friesel oder Miliaria. Medizinisch-historische Bezeichnung für akut verlaufende Ausschläge (Exanthema miliare) im Gefolge anderer Krankheiten oder als idiopathisches Leiden (Frieselfieber, Morbus oder Febris miliaris), charakterisiert durch kleine, einzelnstehende Bläschen. Je nach dem, ob die Thorax- oder die Abdominalsymptomatik im Vordergrund stand, unterschied man zwischen Brustfriesel und Bauchfriesel, ferner kannte man Schweißfriesel „wenn eine zarte, weiche Haut aus was immer für einem Grunde in reichlichen Schweiss geräth", die mit lebhaftem Jucken verbundenen chronischen Friesel, Gichtfriesel und Scharlachfriesel. Allgemein bekannt sind Friesel vor allem als verbriefte Todeskrankheit Mozarts („hitziges Frieselfieber").

187 Hans Kloepfer: *Steirisches Bilderbuch*. Graz, 1930, S. 10.

188 Als Anhänger der akademischen „Schulmedizin" und Verfechter einer konsequent naturwissenschaftlichen Betrachtungsweise stand Kloepfer der Naturheilkunde reserviert gegenüber, wiewohl sein Sohn berichtet: „Je älter der Vater wurde, desto mehr trat auch nach außen hin seine abgeklärte Güte in Erscheinung, seine lächelnde Lebensweisheit, die gegenüber der Vielgeschäftigkeit modernen medizinischen Treibens die ewige Mutter Natur als höchste Meisterin heilend am Werke wusste." Hans Georg Kloepfer: *Erinnerungen an meinen Vater*. Typoskript, Köflach 1945/1946.

189 *Arzt und Volk*. Zitiert nach Hans Kloepfer: *Werke*. Bd. 3: *Sulmtal und Kainachboden. Aufsätze und Essays. Bergbauern*. Hg. von Wilhelm Danhofer. Graz 1967, S. 312.

190 Walter Brunner (Hg.): *Geschichte und Topographie des Bezirkes Voitsberg*, Band 2 Bezirkslexikon. Graz 2011, S. 70.

191 Victor Fossel: *Volksmedicin und Medicinischer Abergl aube in Steiermark*. Graz 1886.

192 *Chronik (der Stadt Köflach)*. 3 Bände, bearbeitet von J. Siegl.

193 Elfriede Grabner: *Der „Höllerhansl" – Ein weststeirischer Wunderdoktor*. In: Blätter für Heimatkunde. Graz 1969, H. 4, S. 146f.

194 Zitiert nach Bernd E. Mader: *Der Höllerhansl*. Graz 2010, S. 166.

195 Hans Kloepfer, *Arzt und Volk*. Zitiert nach Hans Kloepfer: *Werke*. Bd. 3: *Sulmtal und Kainachboden. Aufsätze und Essays. Bergbauern*. Hg. von Wilhelm Danhofer. Graz 1967, S. 310.

196 Bernd E. Mader: *Bäuerliche Heiltraditionen*. Graz 2012, S. 71f.

197 Persönliche Erinnerung von Maria Ninaus, geb. 1920, im Rahmen der Zeitzeugenbefragung *Meine Erinnerung an den Doktor Hans Kloepfer*, durchgeführt in Köflach im April 2014. Von der Verwendung des Leinöls als Heilmittel gegen Husten spricht Kloepfer auch in seiner Studie über Bergbauern. Hans Kloepfer: *Bergbauern*. Jena 1938, S. 14.

198 Persönliche Erinnerung von Aloisia Reiter, geb. 1933, im Rahmen der Zeitzeugenbefragung *Meine Erinnerung an den Doktor Hans Kloepfer*, durchgeführt in Köflach im April 2014.

199 Persönliche Erinnerung von Maria Perz, geb. 1930, im Rahmen der Zeitzeugenbefragung *Meine Erinnerung an den Doktor Hans Kloepfer*, durchgeführt in Köflach im April 2014.

200 *Chronik (der Stadt Köflach)*. 3 Bände, bearbeitet von J. Siegl.

201 *Aus dem Bilderbuch meines Lebens*, S. 178.

202 Medizinalrat Doktor Josef Leschak (1872–1943), in manchen Quellen auch Lešak, starb wenige Monate vor Kloepfer. Im amtlichen Ärzteanzeiger des Jahres 1930 ist die slawische Namensvariante Lešak angeführt. „Dr. Leschak hatte außer seiner Hauptrolle als Knappenarzt noch zwei weitere Einnahmsquellen: er war Vertragsarzt der Lankowitzer Zwangsarbeitsanstalt und führte als erster Arzt eine Hausapotheke. Dr. Leschak besaß schon zur damaligen Zeit als erster Arzt ein Automobil, war begeisterter Jäger und Obmann der Lankowitzer Schützengilde." Zitiert nach Herbert Blatnik und Walter Kienreich: *Hans Kloepfer und seine Zeit*. Eibiswald 1994, S. 53.

203 *Voitsberg-Köflacher Wochenblatt* vom 27. Februar 1943.

204 Ab 1931 war Dr. Fritz Trinker Distriktsarzt von Edelschrott, zu dem auch das abgeschiedene Dorf Hirschegg-Piber gehörte, das bis 1911 nicht einmal über eine eigene Zufahrtsstraße verfügte. Trinker wirkte auch als Obmann des 1934 gegründeten Fremdenverkehrsvereins und sehr wahrscheinlich auch als Feuerwehrarzt bei der Rettungsabteilung von Edelschrott. Die Gemeinde bemühte sich in der Zwischenkriegszeit mit einem bei Kloepfer entliehenen

Schlagwort („die sonnige Warte von Edelschrott“) um eine Belebung des Fremdenverkehrs. Walter Brunner (Hg.): *Geschichte und Topographie des Bezirkes Voitsberg*, Band 2 Bezirkslexikon. Graz 2011, S. 31f.

205 *Voitsberg-Köflacher Wochenblatt* vom 3. Mai 1914.

206 Hanns Koren: *Nachlese – Bilder und Betrachtungen*. Graz 1978.

207 Roblegg wurde von der Voitsberger NSDAP-Kreisleitung als Kreisamtsleiter des Amtes für Volksgesundheit und als Beauftragter für Rassenpolitik geführt.

208 Neben seinen klinischen Aufgaben nahm Bayer den politischen, von innerparteilichen Konkurrenzen umwitterten Auftrag an, in Graz das Deutsche Rote Kreuz aufzubauen. Für diese Tätigkeit wurde er zum SS-Führer befördert. Sein Chef Hans Zacherl dagegen mußte die Klinik verlassen: „So wurde auch Prof. Zacherl von der Klinik ebenso entfernt wie Prof. Spath und andere. Damit begann ein Unrecht zu wirken, das sich nicht nur später gegen alles Nationale auswirken sollte, sondern das wertvolle Kräfte ausschloss, die so dringend gebraucht wurden.“ Zitiert aus einem Typoskript mit unveröffentlichten Lebenserinnerungen von Richard Bayer, das mir freundlicherweise von dessen Tochter zur Verfügung gestellt wurde.

209 Vgl. Harald Salfellner: *Die Spanische Grippe*. Prag 2017.

210 Deutscher Ärztekalender 1928, 2. Jahrgang. Berlin (Urban & Schwarzenberg) 1927.

211 Als Funktionär der Vaterländischen Front wurde er in den 1930er Jahren zu einer Zielscheibe nationalsozialistischer Attacken. Auf einen Bombenwurf vor seinem Haus wußte er schriftlich zu antworten: „Die Herren Besucher waren verschwunden, bevor noch meine Frau – ich war nicht zu Hause – mit einem Schnaps aufwarten konnte. Ich bitte vielmals, dies zu entschuldigen und das nächstemal vielleicht bei Tage zu kommen, damit ich Sie nach alter ‚teutscher‘ Art und Sitte empfangen kann. Im übrigen: Bange machen gilt nicht. Heil Dollfuß-Österreich. M. Ph. A. Wölfler, Bezirksleiter der vaterländischen Front.“ *Chronik (der Stadt Köflach)*. 3 Bände, bearbeitet von J. Siegl.

212 Die gewerbliche Volksbank Köflach wurde 1911 von Josef Muralter gegründet und nahm ihre Tätigkeit 1912 auf. Seit 1929 hatte sie ihr Kassenlokal bei der Denggmühle. 1938 wurde eine Filiale in Voitsberg eröffnet. Die Gewerbliche Volksbank Köflach wurde 1943 mit der Raiffeisenkasse Köflach fusioniert.

213 Die Köflacher Wirtschaftspartei war eine Wahlplattform konservativer Parteien, die den Sozialdemokraten (und den in Köflach sehr schwachen Kommunisten) gegenüberstanden. Insbesondere nach dem Verbot der NSDAP im Juni 1933 galt sie als Alternative zu den Köflacher Nationalsozialisten.

214 Von Frau Dr. Ute Bayer wurde mir freundlicherweise ein Hustensaftrezept übermittelt, das ihr Vater, Ortskollege Dr. Richard Bayer von Dr. Hans Kloepfer übernommen hat. Kloepferenthusiasten wird es freuen, die Rezeptur (im vorliegenden Wortlaut) zu erfahren: Extract. Thymi 1,5 • Succus liquiritiae 10,0 • Sirupus guajacoli 20,0 • Liqu. ammon. anisat. 2,0 • Decoct. altheae 20,0 • Aqu. dest. ad 200,0.

215 Hans Georg Kloepfer: *Erinnerungen an meinen Vater.* Typoskript, Köflach 1945/1946.

216 Typoskript einer Kloepfer-Anekdote von Reinhard Krebernik, datiert mit Gumpitsch, 12. 12. 1973, freundlicherweise übermittelt von Christine und Manfred Kersch.

217 Im Mai 1906 übergaben die Gebrüder Josef und Fritz Purgleitner die Offizin dem Mag. pharm. Adolf Fizia (1873–1932). Als dieser im Dezember 1917 zum Grazer Bürgermeister gewählt wurde, übernahm Dr. Hans Luftensteiner die Apotheke. Ab 1923 war August Lang als Gesellschafter an der Apotheke beteiligt, ab 1929 stand die Hirschenapotheke in seinem Alleinbesitz. Kurt Ryslavy: *Geschichte der Apotheken der Steiermark und der Untersteiermark bis nach dem Ersten Weltkrieg.* Wien 1992, S. 88f. Die Auskünfte und das wertvolle Bildmaterial zu Adolf Fizia und der Angelegenheit Jecol stammen von Herrn Mag. pharm. Dr. Bernd Mader.

218 Die Rede ist von seinem Erstgeborenen Hans Georg.

219 Bernd Mader: *Registrierung eines Lebertranpräparates Jecol oder Asello?* In: Österreichische Apotheker-Zeitung, 55. Jahrgang, Nr. 10, 14. 5. 2001, S. 484.

220 ebenda

221 Im November 1909 wurde die Gründung der Ortsgruppe Voitsberg des Vereines Deutscher Ärzte in Österreich genehmigt, sie wurde 1939 aufgelöst. Walter Brunner (Hg.): *Geschichte und Topographie des Bezirkes Voitsberg*, Band 2 Bezirkslexikon. Graz 2011.

222 Wolfgang Grinschgl (Hg.): *Vom Armenspital zum modernen Regionalkrankenhaus. Zur Geschichte der medizinischen Versorgung im Bezirk Voitsberg.* Voitsberg 2001, S. 32.

223 Norbert Weiss: *Im Zeichen von Panther & Schlange*, S. 415.

224 Ernestine Hiebl: *Im Wandel der Zeit.* Eibiswald 2000.

225 Kloepfer war ab 1896 Mitglied der Freiwilligen Feuerwehr in Köflach.

226 Hugo Langstein: *Über die Ziele und den Zweck des Samariterwesens, sowie dessen Organisation.* In: *Feuerwehr-Signale* Nr. 24, 1913, S. 11.

227 Vgl. *Voitsberg-Köflacher Wochenblatt* vom 25. Oktober 1924, wo es heißt, daß die Rettungsabteilung im Jahre 1912 gegründet wurde.

228 In einem Organ für das Feuerwehrwesen findet sich 1913 eine Empfehlung für Hausapotheken, deren Inhalt Rückschlüsse auf die Erste-Hilfe-Gepflogenheiten vor dem Ersten Weltkrieg ermöglicht: „Brusttee gegen Husten und Katarrh, Kamillentee gegen Leibschmerzen, Pfefferminztee gegen Durchfall und Magenkrampf, Lindenblütentee als schweißtreibendes Mittel, Bleiwasser zu kühlenden Umschlägen, Brustpulver als Abführmittel, Salmiakgeist zum Riechen bei Kopfweh und Ohnmachten, doppelkohlensaures Natron gegen Verdauungsstörungen, Brausepulver als Beruhigungsmittel, Senfspiritus gegen Zahnweh (äußerlich), Heftpflaster zum Verbinden bei Wunden, Glyzerin zum Einreiben gegen spröde Haut, Lippenpomade für

aufgesprungene Lippen, Goldcreme für Wunden und rauhe Haut, Eau de Cologne gegen Ohnmachten." *Feuerwehr-Signale* Nr. 15, 1913, S. 19.

229 *Voitsberg-Köflacher Wochenblatt* vom 24. Oktober 1925.

230 *Chronik (der Stadt Köflach).* 3 Bände, bearbeitet von J. Siegl.

231 Walter Brunner (Hg.): *Geschichte und Topographie des Bezirkes Voitsberg*, Band 2 Bezirkslexikon. Graz 2011, S. 147.

232 *Chronik (der Stadt Köflach).* 3 Bände, bearbeitet von J. Siegl.

233 *Voitsberg-Köflacher Wochenblatt* vom 26. Dezember 1936.

234 Die Rettungsabteilung der Grazer Freiwilligen Feuerwehr hatte ihren Sitz in der Sparbersbachergasse 8.

235 Zitiert aus einem Typoskript mit unveröffentlichten Lebenserinnerungen von Richard Bayer. Laut Bayer hatten mit dem höheren SS- und Polizeiführer Ernst Kaltenbrunner und auch dem Grazer Bürgermeister Julius Kaspar mächtige Funktionäre gegen diese Neuordnung opponiert.

236 „‚Wie schön ist es doch, wenn heute jeder Volksgenosse wieder genug zu essen und Kleidung hat für sich und seine Familie. Darum sollen wir nicht so schnell vergessen, wie viel Leid, Not und Unterdrückung hinter uns liegt. Denken wir an das Elend der Kriegs- und Nachkriegsjahre und an die vielen Arbeitslosen, so werden wir unsere Zeit in ihrer ganzen Größe erkennen. Stolz und glücklich werden wir sein, wenn wir in den späteren Jahren unseren Nachkommen sagen können, daß auch wir, jeder einzelne Volksgenosse unter uns, seinen Teil beigetragen hat zum Gelingen der großen Tat unseres herrlichen Führers.‘ [...] Langer begeisterter Beifall dankte Primarius Dr. Bouvier für seinen festlichen Vortrag. Mit einem dreifachen Sieg Heil auf unseren geliebten Führer fand der Schlußabend sein Ende." *Voitsberg-Köflacher Wochenblatt* vom 4. März 1939.

237 *Aus dem Bilderbuch meines Lebens*, S. 182.

238 Ludovica Kloepfer an Agnes Schnapper, 20. Februar 1896. Giengener Korrespondenz.

239 Brief vom 10. Juni 1901 an Martha Steiner. Museum Köflach.

240 Johannes Kloepfer an Agnes und Georg Schnapper, 20. Februar 1896. Giengener Korrespondenz.

241 Brief vom 6. Mai 1901 an Martha Steiner. Museum Köflach.

242 Zarte Bande zwischen Hans Kloepfer und Martha Steiner dürften, als „werktätige Freundschaft" empfunden, schon früh geknüpft worden sein; so stickt das Fräulein Steiner dem jungen Doktor 1892 „prächtig ausgeführte" Monogramme in die Taschentücher.

243 *Als der Doktor gestorben war*, S. 331.

244 Johannes Kloepfer an Agnes und Georg Schnapper, 25. Jänner 1902. Giengener Korrespondenz.

245 *Aus dem Bilderbuch meines Lebens*, S. 189.

246 Johannes Kloepfer an Agnes Schnapper, 25. Jänner 1902. Giengener Korrespondenz.

247 ebenda

248 Hans Kloepfer an Agnes Schnapper, 10. September 1905. Giengener Korrespondenz.

249 Zwei Jahre nach dem Tod des Vaters mietete Dr. Heinrich Adanitsch das Kloepferhaus und eröffnete da seine Ordination, die er bis 1924 betrieb. Da es in Eibiswald keinen Zahnarzt gab, besorgte er auch das „Zähntreißen", worin er sehr tüchtig gewesen sein soll. So ist in Kloepfers Meistergedicht *Da Ruß* vermutlich dieser Kollege gemeint, wenn der kleine Hiaserl den gefangenen Russen von der Wiehl „zan Dokta z' Eibiswold" bringen muß. Dr. Adanitsch war weit und breit der einzige Doktor, der eine Rechnung ausstellen konnte, wie es zur Übernahme der Behandlungskosten für einen Kriegsgefangenen erforderlich war. Deshalb dürfte der Bub mit dem Russen nicht zu einem der Bauerndoktoren geschickt worden sein. Nach einer persönlichen Mitteilung von Herbert Blatnik.

250 Kloepfer hatte drei Kinder: Die einzige Tochter, Ludovika, geb. 1903, wurde Lehrerin und starb 1945 durch eigene Hand. Von den beiden Söhnen setzte der 1904 geborene Hans Georg das lyrische Werk des Vaters fort (*Der Epigone*, 1960). Er starb unerwartet im Jahre 1958 in Graz. Der zweite Sohn, Thomas, geb. 1911, trat als Mediziner in Köflach in die Fußstapfen seines Vaters. Er starb 1962 nach kurzer, schwerer Krankheit. Martha Steiner überlebte ihren Gatten um zehn Jahre und wurde 1954 zu Grabe getragen.

251 *Als der Doktor gestorben war*, S. 331.

252 Die Stadtgemeinde Köflach kaufte das Gebäude 1979 von den Erben, 1984 wurde darin ein Museum eingerichtet. Im Jahr 2005 wurde das Gebäude an einen Köflacher Arzt veräußert, der hier eine Facharztpraxis für Neurologie und Psychiatrie betreibt. Das Museum im Kloepferhaus wurde aufgegeben, die Kloepferarchivalien wurden 2013 ins neue Köflacher Stadtmuseum im Dachgeschoß des örtlichen Polytechnikums verlagert.

253 Kloepfers Handschrift, eine seltsame Mischung aus Kurrent und Gabelsberger-Stenographie, ist nur schwer zu entziffern, was auch die Auswertung der erhaltenen Korrespondenz erschwert: „Ärzte sind selten Kalligraphen. Das ist begreiflich. Denn wer durch Jahrzehnte zum Beispiel ‚acidi acetylosalicylici‘ in fliegender Hast aufs Papier wirft, kriegt eine krumme Klaue. – So hat meine Handschrift, wie man mir versichert, die Grenzen der Leserlichkeit seit Jahren überschritten." Hans Kloepfer: *Werke.* Bd. 2: *Gesammelte Erzählungen.* Hg. von Wilhelm Danhofer. Graz 1967, S. 439.

254 An Fritz Fuchs, 28. September 1937. StLA, Nachlaß Fritz Fuchs.

255 Wenn Kloepfer in Graz zu tun hatte, nächtigte er üblicherweise im Gasthof Wiesler, aber auch seine Kinder oder Freund Geramb standen als Quartiergeber zur Auswahl. Die Familie Zack jun. hatte ihm ebenfalls eine Nächtigungsmöglichkeit angeboten, als er etwa 1937 von Graz aus mit dem Verein deutscher Historiker zu einer Grenzlandfahrt ins südoststeirische Bad Radkersburg rüstete. Auch die Verkehrsverbindung zwischen Graz und Köflach war zu bedenken, denn Kloepfer wollte seine Praxis nicht verwaist zurücklassen und richtete seine Reisen so kurz wie möglich ein. Neben dem Personenzug der GKB bot sich auch der

Autobus vom Grazer Lendplatz an, der 80 Minuten nach Köflach brauchte, oder bei Verzögerungen das „Spätauto", das vom Operncafé abfuhr.

256 „Die tiefen Laden des Schreibtisches – er war mit seiner schönen Einlegearbeit ein Meisterstück alter Handwerkskunst – bargen die Notizbücher, die Vater auf allen seinen Wegen mit sich trug und auch auf seinem Nachttischchen für allfällige schlaflose Stunden nicht missen wollte. Sie bargen aber noch andere Dinge, die für uns Kinder damals noch viel interessanter waren: Skizzenbücher mit feinen, kleinen Zeichnungen – uns Kindern hatte er Bogen gefüllt mit Hirschen und Hunden, mit Reitern, Roß und Wagen – und seine Schnitzwerkzeuge, feingeschliffen, unantastbar für den entweihenden Gebrauch durch unberufene Hände." Hans Georg Klöpfer: *Mein Vater.* Sonntagsbeilage der Kleinen Zeitung vom 27. Juni 1954.

257 Einige Werke aus der Kloepfer'schen Bibliothek haben sich im Köflacher Museum, zusammen mit den Büchern der Südmarkbibliothek erhalten, manches hat bei den Nachfahren Kloepfers überdauert. So bewahrt etwa Erika Kloepfer, die Witwe nach Thomas Kloepfer, einige Bände aus der Bibliothek ihres Schwiegervaters, Werke von Anton Wildgans, Wilhelm Busch, Gustav Freytag, Charles Dickens, Robert Hamerling und Bruno Brehm, ferner *Lieder, Balladen, Legenden* von Ilse Ringler-Kellner oder einen Band *Aus der Festenburg* mit gesammelten Aufsätzen und Gelegenheitsgedichten von Ottokar Kernstock. Gottfried Kellers *Briefe und Gedichte* sind „Meiner lieben Martha" zugeeignet. Auch eine anläßlich des 100. Geburtstages Peter Roseggers 1943 erschienene, von Friedrich Pock (u. a.) bei L. Staackmann besorgte Ausgabe *Ausgewählter Werke* in zehn Doppelbänden fand Eingang in die Bibliothek des Arztes. Zu den in reifen Jahren von Kloepfer besonders geschätzten Autoren gehörten Emil Ertl, später Max Mell, aber auch der Prager Dichter Rainer Maria Rilke. An lyrischen Vorbildern sind auch Klaus Groth zu nennen, Theodor Storm und Eduard Mörike, dazu kamen seine Landsleute Anton Wildgans und Franz Nabl. Kloepfer schätzte auch Ludwig Thoma, „den urgesunden Menschen und unbeirrbaren Künstler". In einem Brief am 8. September 1932 an seinen Eibiswalder Freund Fritz Fuchs bekennt Kloepfer, daß er selten „Allermodernstes zu Gesicht bekomme". Weiter heißt es da, daß er einen besonderen „Pick" auf Hans Fallada habe, denn er „halte diese Art den Leser zu blenden, für geheuchelten Tiefsinn – oder bin zu rückständig, um da noch mitzukommen". (StLA Nachlaß Friedrich Fuchs.) Fallada war ein Rowohlt-Autor, der unter dem Pseudonym Rudolf Ditzen Anfang der 1930er Jahre Erfolge feierte, zunächst mit *Bauern, Bonzen und Bomben* über die Landvolkbewegung und schließlich 1932 mit dem Bestseller-Roman *Kleiner Mann – was nun?*

258 Hans Georg Kloepfer: *Erinnerungen an meinen Vater.* Typoskript, Köflach 1945/1946.

259 Der „Bader-Fiaker", ein kleiner, gemütlicher, dicklicher Mann und Kloepfers gelegentlicher Chauffeur, hatte gegen Ende des Ersten Weltkriegs seine Rösser gegen einen schwarzen Tatra eingetauscht und das erste Köflacher Taxiunternehmen begründet. Unveröffentlichtes Typoskript *Anekdote vom ersten Autotaxi in Köflach*, erzählt im Mai 1972 von August Höller, aufgezeichnet von Reinhard Krebernik.

260 Herbert Blatnik und Walter Kienreich: *Hans Kloepfer und seine Zeit.* Eibiswald 1994, S. 108.

261 ebenda, S. 35.

262 *Voitsberg-Köflacher Wochenblatt* vom 17. September 1921.

263 Von Kloepfers Aversion gegenüber Autos berichtete die Hausgehilfin Maria Kager: „Autos mochte er nicht gern, lange stieg er in keines ein. Er sagte immer, sie seien zu unzuverlässig. Außerdem hatte er sicher recht, wenn er meinte, daß manche Patienten so einschichtig wohnten, daß sie für einen Arzt mit Auto unerreichbar waren." Zitiert nach Herbert Blatnik und Walter Kienreich: *Hans Kloepfer und seine Zeit.* Eibiswald 1994, S. 108.

264 Hans Georg Kloepfer: *Erinnerungen an meinen Vater.* Typoskript, Köflach 1945/1946.

265 Anläßlich der Einweihung eines Kriegerdenkmals am 26. Oktober 1930 in Lankowitz, verfaßte Kloepfer dem bedeutenden Bildhauer Josef Unterholzer Zeilen, die in der Köflacher Chronik wiedergegeben sind: „Als Sohn eines tüchtigen, ernsten Bergmannes in Lankowitz geboren, der in der Grube sein Leben ließ, und seine Feierstunden in ungewöhnlich innerlicher Weise seinen Kindern auf stillen Wanderungen zu widmen wußte, der jede Blume, jeden Vogelruf kannte, wurde der kleine Josef frühzeitig in der Not des Alltags der Fürsorge der Brüder vom heiligen Franziskus zu Lankowitz übergeben, die in ihrer Weise sich freundlich des jungen Klosterschülers annahmen. So suchte er ins Leben, immer in ihrem Geleit, über Lankowitz, nach Salzburg, nach Belgien, nach Holland, ins Westfalenland. Aber über Donat und Julius Cäsar hinweg lockten Zeichenstift und Schnitzmesser. Und führten ihn denn auch eines schönen Tages glücklich in die Werkstatt des tüchtigen alten Holzbildhauers Gschiel in Graz.

Damit begann ein Künstlerschicksal, von Sturm und Not begleitet, hart und unerbittlich, in zähem Ringen und lässigem Treibenlassen, aber auch in seinen trübsten Stunden erhellt vom Glauben an die Kraft der Begabung, bei zunehmender Sicherheit des Könnens. Von Kindheit an gewohnt, im Kleinen Großes zu sehen und dazu am urtümlich, unverbrauchten Menschen das Genügen zu finden für Herz und Geist, für Aug und Hand, hat Unterholzer so seine strenge, oft etwas eigenwillige Ursprünglichkeit bewahrt, an der jede Moderichtung der Kunst des Tages ihre Lockungen umsonst verschwendet. Das Gesetz von der Wirkung der kleinen Geste, in der Kunst ebenso entscheidend wie in der Politik und Erziehung, verleiht seinen Gestalten, sie mögen noch so schmucklos im Detail sein, eine Linie der Größe, die den Beschauer zu stiller Ehrfurcht zwingt.

Bis zur vollen Reife freilich gab's einen leidvollen Weg. Das erste Geländer dahin bot die Grazer Kunstgewerbeschule, später die Wiener Kunstakademie, von der nach manchen ersten Preisen der Weg ins Freie lief, in die unbegrenzte, gleichgültige Freiheit der weiten Welt. So mußte er immer wieder das Tischlein decken, zu Wien, in Deutschland, fünf Jahre lang in Paris. Nur die Feierstunden durften der hohen Kunst dienen. In ihnen wurde Unterholzer zum Meister der Medaille, der Plakette, und fand wie traumsicher immer wieder in allen Entwürfen und Skizzen jene Geschlossenheit der Linie, jenen schweigenden Umriß des Mals, der über echter Plastik liegt. Dem Kunsthandwerk verdankt Unterholzer auch die spielende Leichtigkeit des Gestaltens aus jedem Material, mit Meißel und Schnitzmesser, mit Stift und Farbe. Und reich wie die Bilderwelt, die ins durstige Auge des Umhergetriebenen fiel, von der französischen Küste bis Polen, von der Nordsee bis zur Lombardei, durch quellfrische Waldgräben, über sonnige Almen der Heimat, ist auch die Fülle der Entwürfe, die Lust der gestaltenden Hand, die stets oder auch meistens, ohne spiegelndes Modell, die Form aus dem Stoff holt, im heroischen Krieger, dem duldenden Heiland aus Stein, in der Madonna im Rosenhag, oder den köstlichen volkstümlichen Krippengestalten aus Linden oder Birnholz, in der sinnenden Kinderbüste, im bockenden flötierenden Faun; und endlich einmal wohl auch in der gewaltigen Brotschüssel aus schneeweißem Ahornholz, an deren vollendeter Zweckmäßigkeit ein Hauch lustiger hausbackener Schönheit Gast und Wirtin erfreut."

266 Hans Georg Kloepfer: *Erinnerungen an meinen Vater*. Typoskript, Köflach 1945/1946.

267 Heinrich Harrer war seit 1938 mit der Tochter Lotte des Grazer Polarforschers (und Universitätsprofessors) Alfred Wegener verehelicht und wurde zum Schwager des Reichsgauleiters Sigfried Uiberreither, als dieser 1939 Lottes jüngere Schwester Käthe Wegener heiratete.

268 Curt Krammer (1910–2001) hatte bis April 1941 an der II. Chirurgischen Abteilung des LKH Graz gearbeitet, danach wirkte er bis zu seiner Einberufung zur Wehrmacht im Juni 1944 als chirurgischer Primararzt in Voitsberg. Nach dem Krieg war Krammer als niedergelassener Chirurg in Voitsberg tätig. Wolfgang Grinschgl (Hg.): *Vom Armenspital zum modernen Regionalkrankenhaus. Zur Geschichte der medizinischen Versorgung im Bezirk Voitsberg*. Voitsberg 2001, S. 73.

269 Schon vor der Motorisierung hatte sich Kloepfer vom Roßfuhrwerk des „alten Bader" abholen lassen. Bei Unfällen im Stollen holte der firmeneigene Kaleschwagen den Mediziner, manchmal kehrte der jedoch unverrichteter Dinge zurück, wenn der Doktor nämlich in Baders Tatra früher das Werksgelände erreicht hatte. Herbert Blatnik und Walter Kienreich: *Hans Kloepfer und seine Zeit*. Eibiswald 1994, S. 105.

270 *Aus dem Bilderbuch meines Lebens*, S. 172.

271 Zitiert nach Viktor von Geramb: *Verewigte Gefährten*. Ein Buch der Erinnerung. Graz 1952, S. 38f.

272 Hans Georg Klöpfer: *Mein Vater*. Sonntagsbeilage der Kleinen Zeitung vom 27. Juni 1954.

273 Hans Georg Kloepfer: *Erinnerungen an meinen Vater*. Typoskript, Köflach 1945/1946.

274 Erika Kloepfer, Thomas Kloepfers zweite Frau, erinnerte sich später an die Erzählungen ihres Mannes: „Am liebsten war Thomas dabei, wenn es zum Gestüt Piber zur Herrschaft Meran ging. Sein Vater war damals Gestütsarzt für die damals etwa 100 Mann starke, kavalleriemäßig uniformierte Besatzung des staatlichen Pferdeparadieses, hegte aber obendrein eine ganz vertraute Beziehung zum Gestüt selbst: das war der bevorzugte Aufenthaltsort des jungen Arztes, als er 1894 nach Köflach kam. Dort konnte er seiner Junggesellenfreizeit frönen, dort lernte er ‚richtig' reiten, und von dort aus bekam er die Erlaubnis, im ärarischen Revier in der Salla jagen zu dürfen." Zitiert nach Herbert Blatnik und Walter Kienreich: *Hans Kloepfer und seine Zeit*. Eibiswald 1994, S. 284.

275 Gemäß einer mündlichen Mitteilung von Frau Erika Kloepfer, der Witwe nach Thomas Kloepfer.

276 *Aus dem Bilderbuch meines Lebens*, S. 181.

277 Herbert Blatnik und Walter Kienreich: *Hans Kloepfer und seine Zeit*. Eibiswald 1994, S. 103.

278 *Kleine Zeitung*, Graz, 21. August 1962, S. 10.

279 Viktor von Geramb: *Verewigte Gefährten*. Ein Buch der Erinnerung. Graz 1952, S. 40f.

280 Kloepfer bevorzugte Zigarren aus Puerto Rico.

281 Hans Georg Klöpfer: *Mein Vater*. Sonntagsbeilage der Kleinen Zeitung vom 27. Juni 1954.

282 *Die Schreibmaschine*. Zit. nach Hans Kloepfer: *Werke*. Bd. 2: *Gesammelte Erzählungen*. Hg. von Wilhelm Danhofer. Graz 1967, S. 440.

283 *Aus dem Bilderbuch meines Lebens*, S. 170f.

284 *Das Konsilium*. Zitiert nach Hans Kloepfer: *Werke*. Bd. 2: *Gesammelte Erzählungen*. Hg. von Wilhelm Danhofer. Graz 1967, S. 307.

285 Etwa: nur nicht wehtun.

286 *Aus dem Bilderbuch meines Lebens*, S. 171.

287 Hans Kloepfer: *Werke*. Bd. 2: *Gesammelte Erzählungen*. Hg. von Wilhelm Danhofer. Graz 1967, S. 243.

288 Kloepfer war laut Karteikarte der Reichsärztekammer seit dem 15. Februar 1940 Mitglied des NSD-Ärztebundes, seit dem 28. Oktober 1941 auch Ehrenmitglied der Deutschen Gesellschaft für Gynäkologie (Bundesarchiv, Berlin, Document Center). Der bestehenden Deutschen Gesellschaft für Gynäkologie und Geburtshilfe liegen zur Ehrenmitgliedschaft Kloepfers keine Akten vor. Die Nachricht von der Ernennung am 28. Oktober 1941 wurde Gauärzteführer Dr. Franz Riedl telegraphisch mitgeteilt, dieser leitete die Botschaft am 31. Oktober 1941 mit einer schriftlichen Gratulation an den überraschten, aber gewiß erfreuten Kloepfer weiter. StLA, Faszikel Ärztekammer.

289 Hans von Dettelbach: *Steirische Begegnungen*. Graz 1966, S. 86.

[290] *Aus dem Bilderbuch meines Lebens*, S. 183f.

[291] Diese Sentenz hat 1972 auch Oberschulrat Riegerl aus Köflach als *Kloepfers Universalrezept* aufgezeichnet.

[292] Typoskript einer Kloepferanekdote von Reinhard Krebernik, datiert mit Gumpitsch, 12. 12. 1973, freundlicherweise übermittelt von Christine und Manfred Kersch. Tippfehler wurden stillschweigend korrigiert. In Details und Wortlaut abweichend ist diese Anekdote auch in einem Typoskript im Museum Köflach aus dem Jahr 1956 erhalten.

[293] Anton Mell, vormals Sanitätskorporal, war ein Militärkamerad aus Kloepfers Kriegsdienstzeit.

[294] *Aus dem Bilderbuch meines Lebens*, S. 192.

[295] In dem seit 1891 existierenden, gemäßigt deutschliberal ausgerichteten *Tagblatt* (ab 1909 auch *Grazer Tagblatt* und ab 1919 *Neues Grazer Tagblatt*) wurde eine Reihe der frühen Kloepfertexte erstmals abgedruckt, so etwa *In der Salla* am 29. März 1906, *Ums Hahnenschlößl* am 10. Jänner 1908, *Vom Wintersport* am 4. Dezember 1908, *Lankowitz* am 13. Jänner 1909 und zahlreiche weitere. Mit dem *Grazer Tagblatt* eng verbunden sind die Kloepferbekannten Hans von Dettelbach und Franz Nabl, die die Redaktion von 1924 bis 1927 führten.

[296] Der politisch indifferente Verlag Ulrich Moser, Graz und Leipzig, bildete ab 1929 eine interne Verlagsgemeinschaft mit dem Styria-Verlag, der schon 1922 den Verlag Anton Pustet übernommen hatte. Nach dem Anschluß 1938 wurden die Verlage Ulrich Moser und Styria zur Steirischen Verlagsanstalt fusioniert.

[297] Hans Kloepfer: *Vom Kainachboden. Ein Buch der Heimat.* Graz 1912.

[298] Viktor von Geramb (Rez.): *Hans Kloepfer. Vom Kainachboden. Ein Buch der Heimat.* In: *Blätter für Heimatkunde*, H. 11, 1913, S. 233.

[299] *Aus dem Bilderbuch meines Lebens*, S. 196.

[300] Roseggers *Heimgarten* 37 (1913). Zitiert nach Franz Haslinger: *Peter Rosegger und Hans Kloepfer*. Graz 1970, o. S.

[301] Der Deutschlandsberger Viktor von Geramb (1884–1958) gilt als Urvater der wissenschaftlichen Volkskunde in Österreich. Seit 1913 leitete er die volkskundliche Abteilung des Landesmuseums Joanneum, ab 1931 wirkte er als Professor für Volkskunde an der Universität Graz. 1933 gründete er das heute noch bestehende Steirische Heimatwerk. Als bekennender Katholik und Parteigänger des steirischen Landeshauptmannes Dr. Karl Maria Stepan, eines Exponenten des Ständestaates und Gegners der Nationalsozialisten hatte sich Geramb den neuen Machthabern verdächtig gemacht. Mit einem nach eigener Einschätzung nur 50–60%igen Einverständnis zur Bewegung konnte er nach dem Anschluß nicht reussieren. Schon im Wintersemester 1938/39 wurden seine Vorlesungen für Volkskunde an der Grazer Universität eingestellt, 1939 wurde er in den unfreiwilligen Ruhestand versetzt. Seine „echte und von der Romantik her bestimmte schwärmerische und fast rührend kindhafte Verehrung zu Volkstum und Heimat" half ihm nichts, da diese „mit einem grundsätzlichen und weltanschaulichen Übersehen der Wirklichkeit von Rasse und Rassenseele" verbunden war. Publikationsvorhaben wurden von NS-Stellen behindert. Grotesk die Kommentare, die ein übereifriger Rezensent zu Gerambs „Kinder- und Hausmärchen aus der Steiermark" etwa zu dem Märchen vom kranken Hansel äußerte. Es wäre da nämlich laut Meinung des Aufpassers darauf hinzuweisen, „daß es sich um keine Erbkrankheit handelt". Einzig am Volkskundemuseum wurde Geramb noch geduldet. Nach sechsjähriger innerer Emigration wurde er nach dem Krieg rehabilitiert, sodaß er seine Karriere als Universitätslehrer erneut aufnehmen konnte. Michael J. Greger und Johann Verhovsek: *Viktor Geramb 1884–1958. Leben und Werk*. Wien 2007. Schon vor dem Ersten Weltkrieg waren die beiden Alten Herren der Akademischen Sängerschaft Gothia, Geramb und Kloepfer durch eine enge, vertrauensvolle Freundschaft verbunden, die bis zum Tode Kloepfers 1944 Bestand hatte. Am 29. Februar 1944 schreibt Viktor von Geramb an Kloepfer: „Was Du mir 35 Jahre lang gewesen bist und immer sein wirst, das kann ich Dir in Worten nicht sagen. Jedenfalls ist der Dank auf meiner Seite viel gebotener als auf Deiner. Der Gebende bist ja doch fast immer nur Du gewesen. Das bißchen, was ich für Deine Söhne habe tun können, war selbstverständlichste Freundespflicht. Doch was ist das gegen das Meer von Güte, Sonnenschein, Trost und Schönheit, das ich der Freundschaft mit Dir danke! Und an allem, was ich für unsere liebe Heimat tun durfte, warst doch Du beteiligt, wie außer meiner Frau gar niemand! Museum, Krippenlieder, Festspiel, Vortragsreisen, Bücher, Vorlesungen, Volksliedaufnahmen, Bauernhausfahrten, Sammlungswanderungen, wohin ich schaue, steht leuchtend der Name des Freundes Kloepfer […]. Und die Mell-Abende, die Abende mit Sieger, die Mondscheinwanderungen mit Zack, die Wiener, die Wachauer, die Schladminger und die Waldheimatfahrt […] und Dein dickes Paket von Briefen – das weitaus umfangreichste meiner Sammlung –, o, ich fände kein Ende, wollt ich all die Erinnerungen aufzählen. Wie schön, wie schön ist das alles […] gewesen". Zitiert nach Herbert Blatnik und Walter Kienreich: *Hans Kloepfer und seine Zeit*. Eibiswald 1994, S. 91.

[302] Viktor von Geramb (Rez.): *Hans Kloepfer*, S. 233.

[303] ebenda

[304] *Aus dem Bilderbuch meines Lebens*, S. 190.

[305] ebenda, S. 193.

[306] ebenda

[307] ebenda

[308] Hans Kloepfer an Agnes Schnapper, 20. Dezember 1913. Giengener Korrespondenz.

[309] Briefkarte an Fritz Fuchs, 15. Dezember 1938. StLA, Nachlaß Fritz Fuchs.

[310] Stefan Karner: *Die Steiermark im 20. Jahrhundert*. Graz 2000, S. 204.

[311] Dazu Hans Kloepfer: „‚Das Herz des Hauses ist der Herd, wie der Tisch sein Haupt', sagt Rosegger. Im steirischen und kärntnerischen Rauchstubenhause hat er seine jahrhundertealte Form noch treu bewahrt.

Die Rauchstube ist dort der Hauptwohnraum des Hauses und der Herd seine altgeheiligte Feuerstätte. Breit und niedrig aus Steinplatten aufgeführt, trägt er überm offenen Feuer den eisernen Dreifuß für Töpfe und Pfannen. Über ihm hängt an Ketten der große Kessel an einem drehbaren Eisengalgen, der ‚Kesselschwing'. Über allem wölbt sich der weite Herdmantel, auch ‚Kogel' oder Himmel genannt, aus Lehm und Rutengeflecht mit blindem Ende. Der Rauch aber sucht seinen Weg um den Mantelsaum herum und durch die waagrecht geteilte, im oberen Flügel offene Tür in den Vorhauskamin. Die Rauchstube ist höher als die übrigen Räume des Hauses. Trotzdem liegt an ihrem oberen Teil stets eine Rauchschicht, die dem Aufrechtstehenden zu Zeit in die Augen beißt, – bis man's gewohnt wird. Unmittelbar an den Herd angerückt und gut um die Hälfte höher füllt der mächtige Backofen die Ecke. Er wird vom Herde aus geheizt und dort mit einem Eisendeckel verschlossen. Unter der Ofenbank, dem Ruhesitz der Alten, findet noch das Hühnervolk sein Nachtquartier. Um den Ofen herum läuft ein Stangengerüst, die ‚Spanasn', zum Trocknen der Kleider, der Wäschestücke oder Ofenspäne. Auf dem ‚Ofenwagen' werden die vielen Brote unter die weite Wölbung geschoben." Hans Kloepfer: *Bergbauern.* Jena 1938, S. 7f.

312 Das Volkskundemuseum ist heute Teil des Universalmuseums Joanneum. Das ursprüngliche Museumskonzept des Gründervaters Viktor von Geramb sah die Präsentation der Sammelstücke in stimmungsvollen Räumen und eingebettet in volkskundliche Zusammenhänge vor; bei der Neuausrichtung zu Beginn des 21. Jahrhunderts wurde diese Linie aufgegeben, die Rauchstube blieb jedoch in ihrer ursprünglichen Form erhalten. Dem wissenschaftlichen Diktat moderner Museumspädagogik, nämlich der Präsentation der Ausstellungsstücke in nüchternen Räumen, war das Gesamtkunstwerk Rauchstube nicht zu unterwerfen. So vermittelt die Rauchstube, neben dem allerdings erst in den 1930er Jahren eingerichteten Trachtensaal, auch einen Eindruck von der volkskundlichen Museumsarbeit, wie sie Viktor von Geramb vorschwebte.

313 Der im steirischen Vorderberg geborene Viktor Zack veröffentlichte 1917 ein weit verbreitetes *Steirisches Liederbuch für Volksschulen* und 1918 *Alte Krippen- und Hirtenlieder.*

314 Rosegger kam später noch einmal und ließ sich der Überlieferung nach an einem Sonntagnachmittag in diese Rauchstube einschließen. Als Viktor von Geramb den Schriftsteller nach gut einer Stunde wieder hinausließ, soll Rosegger die Worte getan haben: „Ich danke Ihnen, ich habe wieder einmal eine Stunde in meiner Jugendheimat sein dürfen". Viktor Geramb: *Die Kulturgeschichte der Rauchstuben. Ein Beitrag zur Hausforschung.* Heidelberg 1924; Rudolf Buchner und Alexandra Malik: *Feuer, Rauch und Licht. Zur Geschichte einer Rauchstube. Herkunft, Charakteristika und Werdegang der in der Paulustorgasse 13 eingebauten Rauchstube des „Lippenbauern".* Graz 1991

315 Paul Schultze-Naumburg (1869–1949), dt. Architekt des Heimatstils, Kunsttheoretiker und NS-Politiker.

316 Die Südmark wurde 1952 in Graz erneut begründet und lebt im Alpenländischen Kulturverband Südmark bis heute fort. Eine seiner Hauptaufgaben sieht der Verein in der Förderung der Bewohner und der Kultur des südsteirischen Grenzlandes. Seit 1958 ist das Südmarkhaus wieder im Eigentum des Vereines, 1969/70 erhielt der Verein auch seine Schulen zurück. Im Verlag der damals bereits zum Alpenlandkaufhaus Kastner & Öhler gehörenden Buchhandlung wurde 1967 anläßlich Kloepfers hundertsten Geburtstags die dreibändige Werkausgabe von Wilhelm Danhofer veröffentlicht. Reinhold Reimann: *Aufgeschlossen • Kulturbewußt • Volksverbunden • Sozial • 50 Jahre Alpenländischer Kulturverband Südmark.* Graz 2002.

317 Walter Brunner (Hg.): *Geschichte und Topographie des Bezirkes Voitsberg*, Band 1 Allgemeiner Teil. Graz 2011, S. 142.

318 Zitiert nach Walter Brunner (Hg.): *Geschichte und Topographie des Bezirkes Voitsberg*, Band 1 Allgemeiner Teil. Graz 2011, S. 143.

319 *Voitsberg-Köflacher Wochenblatt* vom 1. August 1914.

320 *Voitsberg-Köflacher Wochenblatt* vom 4. Dezember 1915.

321 Stefan Karner: *Die Steiermark im 20. Jahrhundert.* Graz 2000, S. 106f.

322 ebenda

323 „Von Kriegsbeginn bis 1916 wurden in die Steiermark rund 40.000 Kriegsgefangene, zwei Drittel von ihnen Russen, in die dazu errichteten und militärisch bewachten Lager gebracht." Stefan Karner: *Die Steiermark im 20. Jahrhundert*, S. 109.

324 Zitiert nach Ernst Schremmer (Hg.): *Buch des Dankes. Bruno Brehm zum fünfzigsten Geburtstag.* Leipzig 1942, S. 322.

325 *Chronik (der Stadt Köflach).* 3 Bände, bearbeitet von J. Siegl.

326 *Grazer Tagblatt* vom 13. Juni 1913.

327 *Voitsberg-Köflacher Wochenblatt* vom 19. September 1917.

328 Stefan Karner: *Die Steiermark im 20. Jahrhundert*, S. 85.

329 „Das Gedicht über den gefangenen Russen gehört zum Einfühlsamsten steirischer Dichtung zum Thema ‚Fremde'". Stefan Karner: *Die Steiermark im 20. Jahrhundert*, S. 205.

330 Der Köflacher Volkskundler und -bildner, Schriftsteller, Ehrenbürger Köflachs, ÖVP-Politiker, Präsident des steirischen Landesschulrates, Landtagspräsident und Landeshauptmannstellvertreter Univ.-Prof. Dr. Hanns Koren (1906–1985) galt als Bewunderer Kloepfers. Der Mann mit dem Wetterfleck, ein Mittler zwischen Vergangenheit und Gegenwart, setzte sich nicht nur für Volkskultur, sondern nachdrücklich auch für die steirische Avantgarde ein. Er war freundschaftlich mit den Kloepfersöhnen verbunden und schon in den Tagen seiner Köflacher Jugend mit dem Dichterarzt bekannt geworden, „als er sein kühles Ohr an meine heiße, fiebrige Brust drückte". Bei einer Tagung ließ er (scherzhaft) wissen, daß er sein erstes Autogramm von Hans Kloepfer unter der Rubrik „geimpft" in sein Impfzeugnis bekommen hätte. Herbert Blatnik und Walter Kienreich: *Hans Kloepfer und seine Zeit*, S. 285.

[331] Hanns Koren: *Gedenkblatt für Hans Kloepfer* in der *Weststeirische Volkszeitung* vom 26. Juni 1954. Zitiert nach Herbert Blatnik und Walter Kienreich: *Hans Kloepfer und seine Zeit.* Eibiswald 1994, S. 124.

[332] Heinz Rieder: *„Kloepfer, Hans“.* In: *Neue Deutsche Biographie* 12 (1979), S. 111f.

[333] *Aus dem Bilderbuch meines Lebens,* S. 194f.

[334] Brief Kloepfers an Peter Rosegger vom 14. März 1917. Zitiert nach Franz Haslinger: *Peter Rosegger und Hans Kloepfer. Wie der Dichterarzt zu Peter Rosegger und in dessen „Heimgarten“ fand. Nach bisher unveröffentlichten Briefen Kloepfers und deren Echo im Heimgarten.* Graz 1970, o. S.

[335] ebenda

[336] *Voitsberg-Köflacher Wochenblatt* vom 14. September 1918.

[337] *Grazer Tagblatt* vom 1. Oktober 1918.

[338] Hans Kloepfer: *Aus dem Sulmtale. Ein zweites Buch der Heimat.* Graz 1922, S. 111.

[339] ebenda, S. 113.

[340] Hans Kloepfer: *Bergbauern.* Jena 1938, S. 30.

[341] *Aus dem Bilderbuch meines Lebens,* S. 112.

[342] Hans Kloepfer: *Aus dem Sulmtale. Ein zweites Buch der Heimat.* Graz 1922, S. 27.

[343] ebenda, S. 29.

[344] Reinhard Reimann: *„Für echte Deutsche gibt es bei uns genügend Rechte“. Die Slowenen und ihre deutsche Minderheit 1918–1941,* In: Harald Heppner (Hg.): Slowenen und Deutsche im gemeinsamen Raum. Neue Forschungen zu einem komplexen Thema. München 2002 (= Buchreihe der Südostdeutschen Historischen Kommission, Bd. 38.). S. 126–151.

[345] *Voitsberg-Köflacher Wochenblatt* vom 28. September 1918.

[346] *Chronik (der Stadt Köflach).* 3 Bände, bearbeitet von J. Siegl.

[347] *Voitsberg-Köflacher Wochenblatt* vom 28. Dezember 1920.

[348] *Voitsberg-Köflacher Wochenblatt* vom 26. Juni 1920.

[349] Herbert Blatnik und Walter Kienreich: *Hans Kloepfer und seine Zeit.* Eibiswald 1994, S. 297.

[350] ebenda, S. 134.

[351] In dem erwähnten Brief an Franz Nabl heißt es weiter: „Ich weiß, daß das meinen Fehler nicht geringer macht, aber es läßt verstehen, daß ich immer wieder die Stunde erwartete, die mir die erwünschte Muse schenken würde.“

[352] Verköstigt werden sollten bevorzugt unterernährte Kinder jedweder Nationalität oder Konfession, zuerst Säuglinge, dann Kinder vorschulpflichtigen Alters, Schulkinder und schließlich Jugendliche, Studenten, Lehrlinge. Die Mahlzeiten wurden an vorbestimmten Stellen, oft in humanitären Einrichtungen, unentgeltlich oder gegen einen freiwilligen symbolischen Betrag abgegeben.

[353] Friedrich Reischl: *Wiens Kinder und Amerika. Die amerikanische Kinderhilfsaktion 1919.* Wien 1919, S. 170.

[354] Zum Vergleich einen Bericht über die ins rechte Licht gerückten Verhältnisse in Wien: „Die ‚Nem-Damen‘ führen die Oberaufsicht und teilen das Essen aus. Jedem Kinde die gleiche und gerechte Portion, ohne Bevorzugung, ohne Hintansetzen, ohne alle Umstände. Hier stehen die voluminösen Töpfe. Der ist mit kräftiger Suppenbrühe, jener mit Reis, der dritte mit Spinat gefüllt. Leckerbissen für die Kleinen und noch dazu das hinreichende Stück Brot aus amerikanischem Mehl, so schön weiß, daß der große Besucher es wohlgefällig betrachtet. Brot von solcher Güte wird nicht einmal in den feinsten Hotels und teuersten Restaurants den zahlungskräftigen Gästen serviert.“ Friedrich Reischl: *Wiens Kinder und Amerika. Die amerikanische Kinderhilfsaktion 1919.* Wien 1919, S. 143.

[355] ebenda, S. 145.

[356] Persönliche Erinnerung von Maria Perz, geb. 1930, im Rahmen der Zeitzeugenbefragung *Meine Erinnerung an den Doktor Hans Kloepfer*, durchgeführt in Köflach im April 2014.

[357] An Fritz Fuchs, 5. November 1943, StLA Nachlaß Fritz Fuchs.

[358] An Fritz Fuchs, 13. Juli 1943, StLA Nachlaß Fritz Fuchs.

[359] An Fritz Fuchs, 18. Mai 1943, StLA Nachlaß Fritz Fuchs.

[360] Volkstümlicher Begriff für das auch als Milchschorf bekannte Säuglingsekzem, eine chronische, stark juckende Dermatose des Kleinkindes, das mit Bläschenbildung und Schuppung im Gesicht und auf der Kopfhaut einhergeht.

[361] Persönliche Erinnerung von Aloisia Reiter, geb. 1933, im Rahmen der Zeitzeugenbefragung *Meine Erinnerung an den Doktor Hans Kloepfer*, durchgeführt in Köflach im April 2014.

[362] Herbert Blatnik und Walter Kienreich: *Hans Kloepfer und seine Zeit.* Eibiswald 1994, S. 108.

[363] Persönliche Erinnerung von Maria Perz, geb. 1930, im Rahmen der Zeitzeugenbefragung *Meine Erinnerung an den Doktor Hans Kloepfer*, durchgeführt in Köflach im April 2014.

[364] Persönliche Erinnerung von Adolf Reiner, geb. 1920, im Rahmen der Zeitzeugenbefragung *Meine Erinnerung an den Doktor Hans Kloepfer*, durchgeführt in Köflach im April 2014.

[365] Hans Georg Kloepfer: *Erinnerungen an meinen Vater.* Typoskript, Köflach 1945/1946.

[366] Max Mell war in jungen Jahren weit über die Heimatkunstkreise hinaus bekannt, und fand etwa auch Zustimmung bei Franz Kafka, Max Brod oder Karl Kraus. In Max Brods Autobiographie heißt es etwa: „ich liebte ihn um seiner Gedichte, um seines Apostelspiels und um einer Erzählung willen, ‚Barbara Naderers Viehstand‘, und noch wegen einer anderen ergreifenden Novelle, die auf dem ‚Fetzenmarkt‘ von Graz spielt.“ Max Mell besuchte Max Brod auch einmal in Prag und wurde von diesem durch die Stadt geführt. Hartmut Binder: *Kafkas Wien. Portrait einer schwierigen Beziehung.* Praha 2013, S. 133f.

[367] Schon vor dem Weltkrieg hielt Kloepfer Vorträge zu volkskundlichen Themen seiner Heimat. Das belegt etwa der Vortrag *Das Sulmtal in alter Zeit*, den er laut *Marburger Zeitung* im August 1910 in St. Peter im Sulmtal im Rahmen einer Vortragsreihe für den Deutschen Schulverein hielt. Für seine historischen und landeskundlichen Arbeiten wurde Kloepfer im März 1929 Ehrenmitglied des Historischen Vereins für Steiermark.

[368] Von Kloepfer erschienen im Verlag Leuschner & Lubensky neben dem Landschaftsbuch *Aus den Sulmtale* auch folgende Werke: *Vom Kainachboden* (3. Ausgabe), *Gedichte in steirischer Mundart*, *Gedichte*, *Steirisches Bilderbuch*, *Aus alter Zeit*, *Neue Gedichte in steirischer Mundart.*

[369] Joseph Papesch: *Hans Kloepfer*. In: *Lot und Waage* 14 (1974), H. 5/6, S. 8.

[370] Hans Kloepfer: *Aus dem Sulmtale. Ein zweites Buch der Heimat.* Graz 1922, S. 68.

[371] Weiter heißt es: „[...] Ein hartlebiges, wortkarges, genügsames Arbeitsvolk, immer noch treu der Väterweise, wenn auch als nutzbar erkannten Neuerungen nicht abhold. Eine realistische Weisheit in diesem Bergbauerntum, erworben beim Pflügen in sperrigem Boden, bei Blitzschlag, Brand, bei Hochwasser und Dürre, bei Frost und Winternot, beim Viehhüten auf winddurchbrausten Almen, beim Holzschlägern oder auch Wildern im dämmerdunkeln Wald, Weisheit für Arbeitsmenschen, die zu dankbarem Genuß seltener guter Stunden erzieht, aber auch zur List gegen alles Stärkere und Gewalttätige. Aufbegehren ist selten, weil es ja doch nichts nützt. Manchmal schmunzelt die Weisheit, ab und zu entfährt ihr auch eine saftige Derbheit." Wilhelm Danhofer: *Die Zeit der Ersten Republik. 1918–1938.* In: *Literatur in der Steiermark* (Ausstellungskatalog). Hg. von der Steiermärkischen Landesregierung. Graz 1976, S. 342.

[372] Adalbert Drasenovich: *Von neuen Büchern. Steirische Heimatbücher*. In: *Wiener Neueste Nachrichten* (1926), ohne weitere Angaben; ein Zeitungsausschnitt wird im Museum Köflach aufbewahrt.

[373] Franz Nabl: *Hans Kloepfer*. In: *Die Literatur* 33 (1931), S. 317.

[374] Seit 1924 geleitet von Dr. Joseph Papesch, dem nachmaligen Herausgeber der ersten Kloepfer-Gesamtausgabe 1936/37, verlegt von der Alpenlandbuchhandlung der Südmark in Graz. Die *Alpenländischen Monatshefte* brachten Erzählungen, verschiedene Beiträge zu Themen der Zeit und zu heimatkundlichen Fragen. Die teils farbig bebilderten, mit Zeichnungen versehenen Hefte konkurrierten mit oft pathetischen Phrasen und Wortgeklingel, dann wieder auf beachtlichem Niveau mit kommerziellen Publikationen wie der in Wien erscheinenden Halbmonatsschrift *Der getreue Eckart.* Kloepfer war mit einigen der regelmäßigen Mitarbeiter der Monatshefte persönlich bekannt, so etwa mit Adalbert Drasenovich, Viktor von Geramb, Viktor Zack, Max Mell, Walter Semetkowski, Robert Baravalle und natürlich dem Herausgeber Joseph Papesch. In ihrer Gesamtheit bildeten sie den Kern der damals gesellschaftlich dominierenden, in jedem Fall sehr aktiven großdeutschen Bewegung in der Steiermark. Fester Bestandteil der *Alpenländischen Monatshefte* waren Rezensionen von neuen Büchern, dabei wurden Redakteure mit einem Naheverhältnis zum Organ besonders berücksichtigt, was allzuleicht in Gefälligkeitskritiken ausarten konnte. So sind die Alpenländischen Monatshefte ein Beispiel nicht nur für die Rolle eines zentralen Organs für literarische Kreise, sondern auch eines politischen Kampfblattes.
Zu regelmäßigen Beiträgern gehörte auch Hans Kloepfer, der die Hefte mit großer Wahrscheinlichkeit bezog und wohl auch las. Ein Blick in die Jahrgänge 1924 bis 1929 bringt zahlreiche Kloepferbeiträge ans Licht. So wurden im Jahrgang 1924 die Gedichte *Nikolo* (S. 10), *Die Vorfreud'* (S. 146) und *Jo mit da Tugnd han i oft mei Kreuz* (S. 564), *I geh alsowo doni* (S. 626), *Abschied* (S. 705) sowie der Sulmtal-Aufsatz *Luginsleben* (S. 55f) abgedruckt. Im Jahr 1925 brachten die Monatshefte nur die Erzählung *Verspätete Liebe* (S. 224) sowie eine ausführliche Besprechung Papesch's zu den vor Weihnachten 1924 erschienenen Kloepferbänden *Gedichte* und *Gedichte in steirischer Mundart.* Das Februarheft 1926 machte mit Kloepfers Meistergedicht *Dahoam* (S. 257) auf, gefolgt vom *Neujahrsmorgen* (S. 267) und der Erzählung *Der Drache* (S. 668f) sowie dem hochdeutschen Gedicht *Weltschuld* (S. 271). Für das 12. Heft (September) lieferte Kloepfer seine Erzählung *Die Alpe Slataritza* (S. 722), seine nach eigener Einschätzung beste Erzählung. Anno 1927 steuerte Kloepfer *Klimakterium* (S. 289) bei, eine seiner zahlreichen poetischen Reflexionen zum Thema Altern, ferner *Am Seelenrain* (S. 291) und die Erzählung *Ungschauter Handel* (S. 291). Das Heft Nr. 11 (August) selbigen Jahres brachte ein Konvolut Kloepfer'scher Dialektlyrik, so das erschütternde *Die Wallfoahra* (S. 656), ferner *Deanstleut* (S. 660), *Die Leich* (S. 661) und *In Himml* (S. 662). Im Jahrgang 1928 finden sich die hochdeutschen Gedichte *Meine Seele* (S. 106), *Sturmnacht* (S. 256) und *Nach der Ernte* (S. 552) sowie die Mundarterzählung aus ärztlicher Erfahrungswelt *Fiat Justitia!* (S. 315f). Im Januarheft 1929 eröffnet Kloepfer mit der Erzählung *Die Waldkeuschler* (S. 7f), später folgen die Gedichte *Nachts im Auto* (S. 304), *Wind* (S. 590), *Nachbarinnen* (S. 663), *Leben* (S. 683), *Der Werksarzt* (S. 684) und *Der Springquell* (S. 691).

[375] Joseph Papesch: *Gute und andere Bücher.* In: *Alpenländische Monatshefte für das deutsche Haus.* Hg. von Joseph Papesch. Graz 1925, H. 2/Februar, S. 125.

[376] Alfred Webinger: *Neuere süddeutsche Mundartdichtungen.* In: *Alpenländische Monatshefte für das deutsche Haus.* Hg. von Joseph Papesch. Graz 1927, H. 7/April, S. 442f.

[377] Heinz Rieder: *Kloepfer, Hans.* In: *Neue Deutsche Biographie* 12 (1979), S. 111f.

[378] Koren durfte Kloepfer auch auf dessen Krankengängen begleiten, bei solch einer Gelegenheit erzählte Kloepfer dem jungen Begleiter von seinem Freund Viktor von Geramb und dessen Verdiensten für die Volkskunde. Koren beschloß sich diesem Fach zu widmen. Herbert Blatnik und Walter Kienreich: *Hans Kloepfer und seine Zeit.* Eibiswald 1994, S. 285.

[379] Hans Kloepfer: *Gedichte.* Graz 1924, hier zitiert nach der zweiten Ausgabe 1931, S. 170.

[380] „Auf einem Bauerngute bei Edelschrott oder Köflach schrieb er vor Jahren an den letzten Kapiteln seines ‚Kirbisch'. An einem Sommerabend ließ er mich rufen. Ein kleiner Fremdkörper war ihm ins Auge geflogen, aber schon vor meiner Ankunft durch

Lidschlag und Tränenfluß herausgewaschen worden. Ich konnte ihn völlig beruhigen. Wider Erwarten kannte er einiges von meinen Versuchen. Nach der kurzen Ordination fragte er mich in seiner würdigen, glockentiefen Stimme um die ‚Schuldigkeit'. Ich sagte ihm fast beschämt, wie glücklich ich sei, den Dichter des ‚Großen Händefaltens' überhaupt einmal von Angesicht sehen zu dürfen. Er dankte herzlich, und wir saßen noch eine Zeitlang in wachsender Teilnahme beieinander." *Aus dem Bilderbuch meines Lebens*, S. 198.

381 Brief Anton Wildgans' an Kloepfer vom 20. Dezember 1925; Museum Köflach.

382 Carl Götz pflegte mit Kloepfer freundschaftlichen Verkehr und lud den Dichter bei Gelegenheit zur Auerhahnjagd in sein „Jagdhaus" ein, das alte Bauernhaus Hubenpeter in Kornriegl. Ein von Kloepfer erlegter Auerhahn wurde vier Jahrzehnte im Kloepfermuseum aufbewahrt, ehe er schließlich derartig beschädigt war, daß er entsorgt werden mußte. Im Eibiswalder Museum ist bis heute Kloepfers Ferlacher Büchsflinte ausgestellt. Ein weiteres Gewehr in den Beständen ist das einstige Schützengewehr des Vaters Johannes Kloepfer. Nach persönlichen Mitteilungen von Herbert Blatnik.
In Kloepfers Autobiographie ist ausgiebig die Rede von Kloepfers jagdlichen Interessen, von Weidwerk und Hahnbalz, Almjagd und Rehpirsch: „Im Frühsommer war es dann die Rehpirsch, die in den weiten Forsten und Schlägen der ärarischen Reviere in der Salla mich Stunden stillen Naturgenusses und heimlicher Jagdfreuden erleben ließ, auch wenn meine Beute oft nicht allzu reichlich war. Aber der regungslose, stundenlange Ansitz am Waldrand unterm Windmantel des Hochwaldes in Gesellschaft des weidgerechten ärarischen Forstwartes bot Bilder voll fremder, eindringlicher Schönheit, die Auge, Ohr und Sinne nicht ruhen ließen. Da begann der Wald zu leben, ungestört, vertraut, mit Specht und Meise, mit Habicht und Eichhorn, mit Fuchs und Reh, und wenn es gut ging, mit einem Stück Hochwild droben unterm Windmantel. Da erschloß er sein weites, kirchenstilles Reich, vom grünen Kessel zu Füßen, aus dem leise die Wasser rauschten, bis hinauf zur Almschneid, hinter der langsam die Sonne sank. Kein Wunder, wenn man wie traumverloren des rechtzeitigen Schusses manchmal vergaß". *Aus dem Bilderbuch meines Lebens*, S. 179f.

383 *Österreichisches Dichterbuch – Festgabe österreichischer Dichter an den Deutschen Schulverein Südmark*. Graz 1927.

384 Laut einem Bericht in der Reichspost vom 9. Mai 1925 wurde Kloepfer der berufsspezifische Titel Medizinalrat gleichzeitig mit Christian Niederdorfer in Voitsberg und Julius Ueberall in Kirchberg am Walde verliehen. *Reichspost*, 9. Mai 1925.

385 *Chronik (der Stadt Köflach)*. 3 Bände, bearbeitet von J. Siegl.

386 Viktor von Geramb: *Verewigte Gefährten. Ein Buch der Erinnerung*. Graz 1952, S. 46f.

387 ebenda, S. 49.

388 *Voitsberg-Köflacher Wochenblatt* vom 15. Oktober 1927.

389 ebenda

390 *Grazer Tagblatt* vom 21. April 1907.

391 *Grazer Tagblatt* vom 26. April 1914.

392 Als Vortragssaal bei größeren Veranstaltungen war der Kinosaal mit 400 Sitzplätzen die Örtlichkeit der Wahl. Da sich diese Besuchermengen durch Kulturveranstaltungen nur schwer zusammentrommeln ließen, empfahl Kloepfer für einen Vortrag des historischen Vereins im Jahr 1925 die Räumlichkeiten des seinem Haus gegenüberliegenden Bahnhofhotels. Es sei „seit einem Jahre zu einem ganz ausgezeichneten kleinen, sehr reinlichen und leistungsfähigen Gasthof geworden unter der Patronanz der Graz-Köflacher und der Wirt würde alles aufbieten, um uns zufrieden zu stellen. / In dem feinen Extrazimmer haben mindestens 60 Personen Raum, es könnten Sesselreihen hineingestellt werden. [...] Und an den paar offenen Saaltüren haben auch noch je 10 lautlos Lauschende Platz". Kloepfer an Anton Mell am 1. 1. 1925. StLA, Nachlaß Anton Mell.

393 *Voitsberg-Köflacher Wochenblatt* vom 11. Mai 1929.

394 *Voitsberg-Köflacher Wochenblatt* vom 8. Juni 1929.

395 *Aus dem Bilderbuch meines Lebens*, S. 174.

396 An Anton Mell, 3. März 1929. StLA, Nachlaß Anton Mell.

397 ebenda

398 Hans Kloepfer an Agnes und Simon Schnapper, 18. Dezember 1929. Giengener Korrespondenz.

399 ebenda

400 ebenda

401 Neben der ländlichen Volksschule von Rothwein hatte die Südmark vier weitere Schulen im Grenzland errichten können, die Südmarkschulen in Soboth, Glanz-Langegg, Laaken und Klein-Radl. Andere Schulen wurden mit Mitteln des Vereins erweitert. Die Volksschule Rothwein wurde 1994 aufgelassen.

402 *Voitsberg-Köflacher Wochenblatt* vom 3. Mai 1930.

403 *Voitsberg-Köflacher Wochenblatt* vom 20. Mai 1930.

404 *Voitsberg-Köflacher Wochenblatt* vom 27. Mai 1930.

405 An Fritz Fuchs, 21. Dezember 1932. StLA, Nachlaß Fritz Fuchs.

406 An Fritz Fuchs, 29. November 1934. StLA, Nachlaß Fritz Fuchs.

407 Fritz oder (eigentlich Fridericus) Fuchs, geb. 6. August 1887, ein angesehener Lehrer und Schuldirektor in Eibiswald, war schon Mitte der 1930er Jahre als Grenzlandvater oder Vater des Grenzlandes bekannt, da er sich in den Notzeiten nach dem Ersten Weltkrieg für die darbenden Bauern des zum Grenzland gewordenen Eibiswalder Gebietes einsetzte. Fuchs war als Lehrer außerordentlich beliebt, wurde von seinen Volksschülern geradezu „vergöttert", hatte sich aber auch um außerschulische Belange verdient gemacht. Herbert Blatnik berichtet: „Für den Bau des Güterwegs von Mauthnereck nach Rothwein gelang es ihm zum Beispiel, dreißig Hochschüler von Wien und Graz zu gewinnen, die in wochenlangem Einsatz und ohne Bezahlung mit Schaufel und Krampen arbeiteten. Auch der Straßenbau nach St. Lorenzen war sein Verdienst. Wieder war es der Arbeitsdienst, den er dafür ins Grenzland lockte, damit die Bergbauern endlich

ihr Holz und Vieh zu Tal bringen konnten.“ Aus Herbert Blatnik: *Zeitzeugen erinnern sich an die Zeit 1938–1945 in der Südwest-Steiermark*, Eibiswald 1997.
1938 trat Fuchs der NSDAP bei, verhielt sich aber so, „daß er nach den bestehenden österreichischen Gesetzen aus politischen Gründen nicht strafbar gewesen wäre. Er wird in der Bevölkerung als braver Schulmann geschildert, genießt in moralischer und politischer Hinsicht einen sehr guten Leumund.“ Stellungnahme des Gendarmeriepostens Eibiswald zu Fritz Fuchs am 15. Juni 1949; StLA, Akten der Sicherheitsdirektion Graz, 3018/1949, Karton 71a. Fuchs wurde am 16. Juni 1945 mit 13 weiteren Personen von slowenischen Partisanen verschleppt und sehr wahrscheinlich ermordet.

408 An Fritz Fuchs, 26. August 1937. StLA, Nachlaß Fritz Fuchs.

409 An Fritz Fuchs, 4. Dezember 1935. StLA, Nachlaß Fritz Fuchs.

410 An Fritz Fuchs, 3. Februar 1942. StLA, Nachlaß Fritz Fuchs.

411 Köflach gilt als frühe Hochburg des steirischen Nationalsozialismus. Die Köflacher Nationalsozialisten hatten schon 1924 ein Mandat im Gemeinderat erringen können. Bei den Landtags- und Nationalratswahlen des Jahres 1930 im Voitsberger Bezirk wählten in Köflach 6,4 % der Wahlberechtigten nationalsozialistisch, während sonst kaum eine der 62 Gemeinden im Bezirk über die 5 %-Marke hinauskam. Martin Amschl: *Der Nationalsozialismus im Kreis Voitsberg unter besonderer Berücksichtigung der lokalen Führungsriege zwischen 1938 und 1945.* Diplomarbeit. Graz 2013.

412 „Als pensionierter Beamter des Bergbaues (Baron Mayr-Melnhof) tat ich mit beim Streik. – Schon am Abend des ersten Streiktages zog ich einen Karren mit 70 Laib Brot nach Piberstein. Meine Frau half mir dabei. – Hinter mir schob Ortsgruppenleiter Römich mit einer Arbeitersrau den zweiten Karren mit zk. 60 kg erbettelter Wurst, erbetteltem Fleisch und Käse. – Überhaupt ging eine grosse Fechterei an. Jeder Kaufmann, Bäcker, Fleischer, Beamter, Arbeiter, Bauer und Bürger gab. – Leute zum Helfen hatten wir nicht; denn unsere Helfer, die Nazi, standen in Streik.“ Zitiert nach einem im Museum Köflach bewahrten Typoskript über den Aufstieg der NS-Bewegung im Bezirk Voitsberg, darin der Bergarbeiterstreik aus der Sicht eines „alten Kämpfers“ und Nationalsozialisten namens Fiala geschildert wird.

413 „Nicht unerwähnt möchte ich lassen, daß der rote Konsumverein nicht eine Frankschachtel für die Streikenden hergab. – Die roten Bonzen wollten, überblickend was kommen wird, unsere ARBEIT sabotieren – so wollte man mir keine warmen Speisen einfördern lassen. Da mußte ich Gewalt gebrauchen. – Ich sah im Stollen einige Nazi stehen. Vorne am Mundloch standen die roten Bonzen. Ich winkte mir einen der Nazi zu mir, gab ihm den Befehl, alle Nazi zu allarmieren und das Einfördern der warmen Nahrung möglich zu machen. – Die roten Bonzen wurden an die Wand gedrückt und die Arbeiter, gleich welche Farbe sie hatten, nahmen jubelnd endlich etwas Warmes zu sich.“ Zitiert nach einem im Museum Köflach bewahrten Typoskript über den Aufstieg der NS-Bewegung im Bezirk Voitsberg, darin der Bergarbeiterstreich aus der Sicht eines „alten Kämpfers“ und Nationalsozialisten namens Fiala geschildert wird.

414 Herbert Blatnik und Walter Kienreich: *Hans Kloepfer und seine Zeit.* Eibiswald 1994, S. 261.

415 Zitiert nach Herbert Blatnik und Walter Kienreich: *Hans Kloepfer und seine Zeit.* Eibiswald 1994, S. 257f.

416 Erika Iberer: *Köflach.* Graz 1977, S. 78.

417 Hans Kloepfer an Agnes und Simon Schnapper, 18. Dezember 1930. Giengener Korrespondenz.

418 ebenda

419 Der Kollegenschaft wurde das medizinhistorisch interessante Stück 1939 unter der Rubrik *Wissenschaftliche Unterhaltung* in der Wiener Medizinischen Wochenschrift Nr. 16 (S. 436–437) geboten.

420 Hans Kloepfer: *Eibiswald.* Graz-Wien-Leipzig 1933, S. 3.

421 An Anton Mell, 18. Juli 1928. StLA, Nachlaß Anton Mell.

422 An Fritz Fuchs, 21. Dezember 1932. StLA, Nachlaß Fritz Fuchs.

423 An Fritz Fuchs, 4. Juni 1932. StLA, Nachlaß Fritz Fuchs.

424 Bei der Eibiswalder Chronik konnte sich Kloepfer auf den 1887 in Köflach geborenen, aber seit ungefähr 1910 in Eibiswald wohnhaften Lehrer Fritz Fuchs stützen. Fuchs unternahm für Kloepfer Ortsstudien und war dem Dichter auch sonst freundschaftlich verbunden. Im Steirischen Landesarchiv werden zahlreiche Dokumente dieser Eibiswald-Köflacher Verbindung bewahrt.

425 An Fritz Fuchs, 28. März 1924. StLA, Nachlaß Fritz Fuchs.

426 Martha Kloepfer an Ricke Schnapper, 22. Dezember 1934. Giengener Korrespondenz.

427 Hans Kloepfer an Ricke Schnapper, 28. Februar 1938. Giengener Korrespondenz.

428 Auch Hans Sittenberger, der mittlerweile in Südmähren ansässige Schulfreund aus dem I. k. k. Staatsgymnasium in Graz, hob die Güte der Kloepfer'schen Dialektdichtungen hervor und bescheinigte diesen, daß sie zum allerbesten ihrer Gattung gehörten, ja dieses schier noch überträfen. „Sie sind außen und innen echt. Außen: die Mundart ist virtuos beherrscht und dabei doch auch dem Nichteinheimischen verständlich. Innen: sie sind nicht, wie das zumeist der Fall ist, städtisch gedacht und empfunden und bloß in die Bauernsprache übersetzt, sondern ganz und gar aus bäuerlicher Anschauungswelt und Einstellung, aus bäuerlichem Denken und Fühlen hervorgeholt.“
Hans Sittenberger: *Vom steirischen Dichter-Arzt.* In: *Tagesbote* (Brünn, 22. 12. 1935), o. S.

429 Begriff aus der Volksmedizin, etwa für Karbunkel oder Abszeß.

430 Die Alpenland-Buchhandlung des Vereines Südmark bestand seit 1922 im Erdgeschoß des Südmarkhauses am Joanneumring 11 in Graz. Der angeschlossene Verlag beschäftigte sich mit der Herausgabe von Jugendbüchern und Lehrmitteln und firmierte mit einer gemäßigt liberalen bis deutschnationalen Linie. 1957 kaufte das Alpenlandkaufhaus Kastner und Öhler die Alpenland-Buch-

handlung und betrieb sie bis zur Schließung im Jänner 2005. Im Verlag der Alpenland-Buchhandlung Südmark erschienen nicht nur die fünf von Joseph Papesch herausgegebenen Bände der *Gesammelten Werke*, sondern auch die dreibändige Gesamtausgabe von 1967, sowie ferner die Auswahlbände *Erntedank*, *Von meinen Wegen* und *Bei meinem Volk zu Gast*.

431 Weinheber verehrte Kloepfer nach eigenem Bekunden sehr und hielt ihn für den größten lebenden Mundartdichter Österreichs, fühlte sich aber von Papesch herausgefordert und beleidigt: „Aus der ganzen Art, wie Papesch mein Werk gegen dasjenige Klöpfers (sic) abstellt, wird ein persönlicher Affront des Referenten gegen mich deutlich sichtbar. Wenn ich diese Art einer literarischen Berichterstattung zurückweise, berufe ich mich nicht auf mich, sondern auf die Wirkung, die mein Werk im deutschen Volk hat. Ich habe nicht um den Erfolg, um Lob und Ehre, die mir Herr Papesch sichtlich neidet, geworben. Und wenn beispielsweise mein „Wien wörtlich" heute hier in Wien zu einem wahren Volksbuch geworden ist, so glaube ich, dass Papesch das Wienertum selber beleidigen will, wenn er behauptet, ich hätte den Wiener als ein unsäglich banales, plattes, seelenloses, kleinselig überhebliches, hemmungslos wehleidiges, und genusssüchtiges Geschöpf gezeichnet. Trotz den vielen und heftigen Adjektiven, die mir Herr Papesch in seinem Provinzfuror an den Kopf wirft, wird er mich über das Wienertum, in welches ich ebenso wie mein Vater und mein Grossvater hineingeboren bin, nicht belehren. Und gar über Adel und Untergang mit Dr. Papesch zu reden, dazu fehlen seinerseits, wie es scheint, alle Voraussetzungen. Ich berufe mich auf die gewichtigsten Stimmen der Nation und kann jener des Herrn Papesch füglich entarten."

432 *Voitsberg-Köflacher Wochenblatt* vom 14. Dezember 1935.

433 Noch einmal sollte Kloepfer eine Würdigung in der Grazer Universität zuteil werden: Am 26. Juli 1941 versammelte sich der Senat im festlich geschmückten Senatsaal zu einer Feierstunde, um, einem alten akademischen Brauch folgend, das Doktordiplom des Dr. med. et Dr. phil. h. c. Kloepfer zu erneuern. Kloepfer war am 27. Juli 1891 zum Doktor der Medizin promoviert worden.

434 Dankschreiben Kloepfers vom 18. Mai 1938 an den Rektor der Grazer Universität. Universitätsarchiv Graz.

435 Roseggers *Heimgarten* 59 (1935).

436 In den 1930er Jahren war Kloepfer häufig Gast in deutschen Gazetten. So wurde beispielsweise am 21. Dezember 1935 in der *Braunschweigischen Zeitung* das Gedicht *Großreinemachen* abgedruckt, im *Völkischen Beobachter* am 4. Mai 1939 *Schilcher*, am 12./13. Mai ebenda *Die Schreibmaschine* und in der *Rheinischen Landeszeitung* am 19. April 1940 *Der letzte Floh*.

437 Der *Deutsche Volkskalender*, herausgegeben vom Deutschen Schulverein Südmark und gedruckt in der Deutschen Vereins-Druckerei in Graz, vervollständigte das Kalendersortiment, zu dem auch Westentaschen-, Brieftaschen- und Wochenvormerk- und Abreißkalender gehörten. Neben den redaktionell aufbereiteten Kalendern gab die Südmark auch die Zeitschrift für die deutsche Schutz- und Kulturarbeit *Grenzland*, die Zeitschrift zur Bücherei- und Kulturarbeit *Werk und Wille* sowie die Zeitschrift für die deutsche Jugend Österreichs *Vorposten* heraus.

438 *Deutscher Volkskalender 1937*. Hg. vom Deutschen Schulverein Südmark. Graz 1936/37, S. 71.

439 *Chronik (der Stadt Köflach)*. 3 Bände, bearbeitet von J. Siegl. Kloepfers Hilfsbereitschaft äußerte sich auch in seiner Bereitschaft immer wieder mit Geldbeträgen bzw. Spenden zu helfen, wobei das Spektrum der Empfänger vom Tierschutzverein in Graz über die deutschen Opfer des Lawinensturzes in Bleiburg bei Villach bis zur Beihilfe zu einer Schülerfahrt von Kindern aus der Untersteiermark reicht.

440 *Chronik (der Stadt Köflach)*. 3 Bände, bearbeitet von J. Siegl.

441 Der Bund deutscher Schriftsteller Österreichs verstand sich als Sammelbecken für völkische, nationale oder nationalsozialistische Autoren, die mit mehr oder wenige Nachdruck auf eine Vereinigung Österreichs mit dem Deutschen Reich hinarbeiteten. Der von Max Mell im November 1936 gegründete Bund wurde in Reaktion auf eine Resolution des PEN-Clubs gegen die Verfolgung von Autoren in Deutschland und gegen die Bücherverbrennung 1933 gegründet. Die Spaltung spiegelt einen politischen Grabenbruch im literarischen Leben Österreichs, der sich seit den 1920er Jahren immer mehr vertiefte. Zu den nationalen Mitgliedern des Bundes deutscher Schriftsteller Österreichs gehörten viele den damaligen literarischen Kanon bildende Autoren – Bruno Brehm, Franz Karl Ginzkey, Paula Grogger, Josef Papesch, Franz Nabl, Josef Friedrich Perkonig, Franz Spunda, Karl Heinrich Waggerl, Josef Weinheber und viele andere. Nach dem Anschluß im März 1938 konnte aus dieser vorgebildeten Infrastruktur zügig die Reichsschrifttumskammer der Ostmark gebildet werden. Auf den Anschluß reagierte der Bund mit der Herausgabe des *Bekenntnisbuches österreichischer Dichter* im Wiener Krystall-Verlag. Auch Kloepfer leistete für dieses Sammelwerk seinen Beitrag. Im Vorspann des Buches heißt es über den Bund deutscher Schriftsteller Österreichs: Die führenden Dichter Österreichs schlossen sich im Dezember des Jahres 1936 in der Zeit unerträglichster Verfolgungen und Verfemungen des deutschen Menschen ihres Heimatlandes zusammen zu einem Bund der deutschen Schriftsteller Österreichs. [...] Das Ziel ihres Kampfes, den sie mit den makellosen Waffen des Geistes führten, war dasselbe Ziel, das sich alle aufrechten deutschen Dichter in vergangenen Jahrhunderten auf ihre Fahnen schrieben: ein einziges, freies, glückliches und ewiges Deutschland, ein Deutschland, das alle umfaßt, die desselben Blutes und derselben Sprache sind [...]".

442 *Chronik (der Stadt Köflach)*. 3 Bände, bearbeitet von J. Siegl.

443 *Aus dem Bilderbuch meines Lebens*, S. 200.

444 *Heimat und Ahnen*. Zitiert nach Hans Kloepfer: *Werke*. Bd. 3: *Sulmtal und Kainachboden. Aufsätze und*

Essays. Bergbauern. Hg. von Wilhelm Danhofer. Graz 1967, S. 298.

445 *Voitsberg-Köflacher Wochenblatt* vom 22. Jänner 1938.

446 An Fritz Fuchs, 18. September 1939. StLA, Nachlaß Fritz Fuchs.

447 Hans Kloepfer an Käthe und Ricke Schnapper, 11. Dezember 1937. Giengener Korrespondenz.

448 ebenda

449 ebenda

450 *Chronik (der Stadt Köflach).* 3 Bände, bearbeitet von J. Siegl.

451 Nach einem Abschiedskränzchen im Brauhaussaal am 18. Mai 1938 verließen die Gebirgsjäger am 22. Mai 1938 den Markt wieder.

452 *Voitsberg-Köflacher Wochenblatt* vom 19. März 1938.

453 Augenfällig ist die regelmäßige Verwendung des Grußes „Heil Hitler", der fallweise zum kräftigen, frohen oder heißen „Heil Hitler" gesteigert, andererseits aber auch durch ein unverfängliches „Handkuss", „Liebe Grüße" oder „Herzliche Grüße" abgemildert wurde.

454 *Nachrichten aus dem steirischen Kulturleben* vom 29. Juni 1944, herausgegeben von der Kultur-Abteilung im Reichspropagandaamt und der Hauptstelle Kultur der NSDAP, Gauleitung Steiermark. Uwe Baur u. Karin Gradwohl-Schlacher: *Literatur in Österreich 1938–1945. Handbuch eines literarischen Systems.* Band 1: Steiermark. Graz 2008. S. 183.

455 *Bekenntnisbuch Österreichischer Dichter.* Hg. vom Bund deutscher Schriftsteller Österreichs. Wien 1938.

456 *Aus dem Bilderbuch meines Lebens*, S. 138. Diese Passage wurde in der Ausgabe des Jahres 1942 vermutlich von einem Zensor gestrichen.

457 *Bekenntnisbuch Österreichischer Dichter.* Hg. vom Bund deutscher Schriftsteller Österreichs. Wien 1938.

458 *Steirischer Bergbauerngruß*, verfaßt für den Führerbesuch in Graz am 3. April 1938. *Voitsberg-Köflacher Wochenblatt* vom 15. April 1939.

459 Karin Gradwohl-Schlacher, Peter Langmann, Stefan Riesenfellner, Heinz Spörk: *„Durch unsern Fleiß ward deutsch dies Land und deutsch wolln wirs bewahren".* Graz 1988, S. 15.

460 Aus dem *Steirischen Bergbauerngruß*, verfaßt anläßlich des Besuches Hitlers in Graz am 3. April 1938. *Voitsberg-Köflacher Wochenblatt* vom 15. April 1939

461 Börsenblatt des deutschen Buchhandels, 7. April 1938.

462 Schreiben an Fritz Fuchs, 3ü (Tippfehler Kloepfers) Juni 38. StLA, Nachlaß Fritz Fuchs.

463 Kloepfer soll in verschiedenen deutschen Gauen (München-Oberbayern, Mainfranken, Bayerische Ostmark, Franken, Schwaben, Thüringen, Sachsen, Halle-Merseburg) zu Dichterlesungen bzw. Schriftstellertagen gebeten worden sein, jedoch ist unklar, ob er den Einladungen auch tatsächlich nachkam.

464 *Börsenblatt des deutschen Buchhandels*, 3. September 1938.

465 „Im März 1943 mußte die Gendarmerie von St. Martin am Wöllmissberg feststellen, daß der dorthin verbannte spätere Grazer Domprobst Prälat Dr. Rochus Kohlbach die größte Autorität in der Gemeinde genoß. Seine Anordnungen würden strenger befolgt als die des Ortsgruppenleiters Hans Steinwieder." Bernhard Reismann, *Allgemeine Geschichte des Bezirkes 1848–2005*, in: Walter Brunner (Hg.): *Geschichte und Topographie des Bezirkes Voitsberg,* Band 1: Allgemeiner Teil. Graz 2011, S. 184f.

466 Fragen dieser Art bewegten in der ersten Hälfte des 20. Jahrhunderts zahlreiche Menschen über alle Parteigrenzen hinweg. Vgl. dazu Burghart Breitner: *Ärztliche Ethik. Drei Vorträge gehalten in der Internationalen Hochschulwoche in Salzburg, 25.–27. August 1947.* Innsbruck 1948, S. 47f.

467 Die medizinische Praxis im Nationalsozialismus und das Verhalten von NS-Ärzten sind heute Schwerpunktthema an zahlreichen Universitätsinstituten im deutschen Sprachraum. Dabei werden unethische Menschenversuche, Euthanasie, Eugenik, Sterilisationen, rassenkundliche Vorstellungen sowie insbesondere die Verdrängung jüdischer Ärzte aus ihren Berufen untersucht. Zu den besonderen Erscheinungen der NS-Medizin gehört auch die Vorstellung von der sogenannten Biologischen Medizin, die dem Volksganzen durch Verschmelzung der naturwissenschaftlich orientierten Hochschulmedizin mit einer aus Naturheilkunde und Homöopathie gespeisten „Volksmedizin" zugute kommen sollte. Die Schlagworte von der Natur und ihren Kräften, vom naturgemäßen Heilen sowie vom erforderlichen „ganzheitlichen" Ansatz des „Naturmediziners" stehen bei vielen in ungebrochen hohem Kurs. Zu den Beförderern der sogenannten Biologischen Medizin gehörte etwa der Reichsärzteführer Gerhard Wagner und der Herausgeber des *Stürmers* Julius Streicher. Der von ihm gegründete und protegierte Verein Deutsche Volksheilkunde forderte die Errichtung eigener Krankenhäuser, die gleichberechtigt an der Seite der klassischen Kliniken wirken sollten. Erst durch den dramatischen Bedarf an Kriegschirurgen kam die Bewegung der Biologischen Medizin zunehmend ins Hintertreffen bzw. wurde nicht mehr mit Nachdruck weiterverfolgt.

468 Hans Kloepfer an die Giengener Verwandtschaft, 20. Dezember 1940. Giengener Korrespondenz.

469 *Voitsberg-Köflacher Wochenblatt* vom 14. Juni 1941.

470 Der 1889 in Mahrenberg (slowenisch: Radlje) geborene Ernst Bouvier stand im Ersten Weltkrieg von Juli 1916 bis zum Kriegsende als Oberarzt an der Front, wofür ihm mehrere Auszeichnungen zuteil wurden, darunter das Eiserne Kreuz II. Klasse sowie das Ehrenkreuz für die Volkspflege II. Klasse. Bouvier war schon 1932 in die NSDAP eingetreten, im April 1938 trat er auch in die SA ein. Ab Juni 1938 übernahm er in der Voitsberger Kreisleitung das Amt für Volksgesundheit. Im April 1939 trat er in die SS ein. Martin Amschl: *Der Nationalsozialismus im Kreis Voitsberg unter besonderer Berücksichtigung der lokalen Führungsriege zwischen 1938 und 1945.* Diplomarbeit zur Erlangung des akademischen Grades eines Magisters der Philosophie an der Karl-Franzens-Universität Graz. Graz 2013. Nach 15 Jahren als Chirurg in Voitsberg wurde Bouvier 1941 in die Untersteiermark versetzt, wo er als Obermedizinalrat die chirurgische Abteilung im Marburger

Gaukrankenhaus übernahm. Zum Abschiedsabend für Dr. Bouvier beim Voitsberger Grillwirt kamen Turner des ehemaligen deutschen Turnvereins, Ärzte, Funktionäre, Vertreter des Deutschen Roten Kreuzes, eine Abordnung der Hitlerjugend. „Besonders freuten sich die Anwesenden über das Erscheinen des weststeirischen Heimatdichters Dr. Hans Kloepfer mit Familie." *Voitsberg-Köflacher Wochenblatt* vom 18. Oktober 1941.

471 *Chronik (der Stadt Köflach).* 3 Bände, bearbeitet von J. Siegl.

472 Der neue, am 1. Juni 1938 eingerichtete Kreis Voitsberg, erstreckte sich über 62 Gemeinden mit insgesamt 12 Ortsgruppen der NSDAP. Köflach hatte, nach Voitsberg, die zweitgrößte Ortsgruppe des Kreises. Zum Kreisleiter wurde Anton Weißensteiner bestellt, das Schulungsamt übernahm Helmut Kersch, die Kultur Karl Romich, die Filmagenden führte Agathon Koren und das Amt für Volksgesundheit bezog der Voitsberger Primar Ernst Bouvier. Als Kreisleiter Weißensteiner im April 1940 zur Waffen-SS eingezogen wurde, rückte der Köflacher Mühlenbesitzer und vormalige Heimatschützer Hubert Eisner interimistisch nach, ab November 1941 bis zum Kriegsende war Hubert Eisner schließlich regulär Kreisleiter. Martin Amschl: *Der Nationalsozialismus im Kreis Voitsberg unter besonderer Berücksichtigung der lokalen Führungsriege zwischen 1938 und 1945.* Diplomarbeit zur Erlangung des akademischen Grades eines Magisters der Philosophie an der Karl-Franzens-Universität Graz. Graz 2013.

473 *Voitsberg-Köflacher Wochenblatt* vom 24. Dezember 1938.

474 Der Kärntner Künstler Switbert Lobisser (1878–1943) wurde in Tiffen geboren und besuchte das Gymnasium im Benediktinerstift St. Paul im Lavanttal. Nach einem Studium in Rom empfing er die Priesterweihe. Von 1904 bis 1908 hatte er an der Akademie für bildende Kunst in Wien studiert, dann wurde er Kunsterzieher und Verwalter in St. Paul und entfaltete eine fruchtvolle Tätigkeit als Freskant, Maler, Aquarellist und Holzschneider und pflegte dabei die romantische Tradition, ohne Anschluß an die künstlerische Moderne zu gewinnen. Infolge zahlreicher Ausstellungen etwa in der Wiener Secession oder im Klagenfurter Künstlerhaus wurden seine Werke bekannt und populär. Seine volks- und naturnahen Holzschnitte trafen sich ideal mit dem Geschmack führender Nationalsozialisten, Lobisser näherte sich der NS-Bewegung an und wurde schließlich hofiert und mit Preisen ausgezeichnet. Ein Lobisserfresko im Sitzungssaal des Kärntner Landtages mit dem Titel *Kärntens Heimkehr ins Reich* wurde nach seiner Entdeckung wegen seiner NS-Thematik und entsprechender NS-Symbolik unter großer medialer Aufmerksamkeit 2000 entfernt.

475 Schreiben Kloepfers vom 11. August 1939 an Rektor Hans Reichelt. Universitätsarchiv der Karl-Franzens-Universität, Graz.

476 Als Schriftsteller war Kloepfer Mitglied der direkt dem Reichsministerium für Volksaufklärung und Propaganda unterstellten Reichsschrifttumskammer (RSK), die mit Argusaugen über die literarische Produktion im Reichsgebiet wachte. Ohne Zustimmung der RSK war eine Publikationstätigkeit kaum möglich. Im Jahr 1942 gehörten der steiermärkischen RSK 70 Erzähler, Lyriker und Fachschriftsteller an. „... Für den politisch Verfolgten war sie ein verschlossenes Tor. Anderen, die sich zur Druckerschwärze drängten, war die Möglichkeit zu publizieren gegeben, doch mußte jeweils eine Anmeldung erfolgen, außer sie waren Vollmitglieder. Parteizugehörigkeit war nicht notwendig, doch wurde fixiert, daß nur der Vollmitglied der RSK war, der von seiner geistigen Arbeit leben konnte, also in diesen Belangen schon eine größere Lebensleistung aufzuweisen hatte. War das nicht der Fall, mußte der Skribent für sein Werk um einen sogenannten ‚Befreiungsschein' ansuchen, der bewilligt wurde und Veröffentlichungen erlaubte." Paul Anton Keller: *Schrifttum in der Steiermark in den Jahren 1938–1945.* In: *Literatur in der Steiermark.* Hg. von der Steiermärkischen Landesregierung (Ausstellungskatalog). Graz 1976, S. 425f.

477 Zitiert nach Jan Zimmermann: *Die Kulturpreise der Stiftung F. V. S. 1935–1945. Darstellung und Dokumentation.* Hg. von der Alfred Toepfer Stiftung F. V. S. Hamburg 2000, S. 129ff.

478 Hans Kloepfer an die Giengener Verwandtschaft, 7. April 1939. Giengener Korrespondenz.

479 Hans Kloepfer an Käthe und Ricke Schnapper, 7. April 1939. Giengener Korrespondenz.

480 StLA, Akt Steiermärkische Ärztekammer.

481 ebenda

482 StLA, BH Voitsberg, K. 252, Gr. 14/1939, R-St, Akt 14 Sta 12/8–1939, Bericht des Postens Köflach, 2. 10. 1939.

483 Hans Kloepfer an die Giengener Verwandtschaft, 13. Jänner 1940. Giengener Korrespondenz.

484 *Voitsberg-Köflacher Wochenblatt* vom 3. Februar 1940.

485 *Voitsberg-Köflacher Wochenblatt* vom 2. November 1940.

486 Hans Kloepfer an die Giengener Verwandtschaft, 20. Dezember 1940. Giengener Korrespondenz.

487 ebenda

488 ebenda

489 *Voitsberg-Köflacher Wochenblatt* vom 15. März 1941.

490 Seit 1927 besorgte das Autobusunternehmen Franz Dengg periodische Personentransporte nach Graz. Franz Dengg jun. fuhr ab 1927 von Köflach über Edelschrott und die Pack nach Hirschegg. Nach Lankowitz konnte man mit dem Omnibusunternehmen Josefine Zuckschwert gelangen. Walter Brunner (Hg.): *Geschichte und Topographie des Bezirkes Voitsberg,* Band 2 Bezirkslexikon. Graz 2011, S. 147.

491 Martha Kloepfer an Ricke Schnapper, 3. Mai 1941. Giengener Korrespondenz.

492 Schreiben vom 7. 1. 1942. StLA, Akt der steirischen Ärztekammer.

493 *Voitsberg-Köflacher Wochenblatt* vom 22. August 1942.

494 Martha Kloepfer an die Giengener Verwandtschaft, 3. September 1943. Giengener Korrespondenz.

495 Hans Kloepfer an die Giengener Verwandtschaft, 27. Mai 1944. Giengener Korrespondenz.

496 Hans Kloepfer an die Giengener Verwandtschaft, 3. Mai 1941. Giengener Korrespondenz.

497 Das entsprach grob den jährlichen Bezügen aus seiner schriftstellerischen Tätigkeit. Laut seiner Erklärungen für die Reichsschrifttumskammer belief sich sein Bruttoeinkommen aus literarischer Tätigkeit 1940 auf 4.457,49 RM, 1941 auf 4.100 RM und 1942 auf 5.729,07 RM. Den Löwenanteil machten Tantiemen aus Buchveröffentlichungen und Zeitungs- und Zeitschriftenveröffentlichungen aus. Aus Vorträgen lukrierte Kloepfer 1940 ganze 125 RM, 1941 ebenfalls 125 RM und 1942 nur 50 RM. Gustav Johann Kernmayer etwa, der Autor des Erfolgsromans *Kamerad Schnürschuh*, verdiente 16.058 RM im Jahr 1940, 52.467 RM im Jahr 1941 und sogar 118.563 RM im Jahr 1942. Der aus Lautschin in Böhmen stammende, ab 1934 in Graz wohnhafte Franz Nabl mußte sich dagegen 1939 mit 1701 RM bescheiden, Paula Grogger verdiente im selben Jahr nur ca. 900 RM. Uwe Baur u. Karin Gradwohl-Schlacher: *Literatur in Österreich 1938–1945. Handbuch eines literarischen Systems.* Band 1: Steiermark. Graz 2008. S. 180, S. 254, S. 124.

498 *Börsenblatt für den deutschen Buchhandel*, 11. Juli 1942.

499 *Völkischer Beobachter*, 3. Juni 1942.

500 Seit August 1919 besaß Köflach einen eigenen Kinematographen, mit dem „Franz Gruber am Platze des Herrn Wascher große Prachtvorstellungen mit stets neuem Programme" bot, wie es am 28. August 1919 im *Voitsberg-Köflacher Wochenblatt* hieß. Die Tonfilmära, das eigentliche Kino im heutigen Sinne, begann erst am 12. September 1931, als nach UFA's tönender Wochenschau und einem Bericht über das Eisenbahnunglück bei Leoben der Tonfilmstreifen *Ihre Majestät, die Liebe* über die Leinwand flimmerte. Für Kloepfer war die Vorstellung mitunter vorzeitig zu Ende: Die literarisch aktive Zeitgenossin Erika Iberer erinnerte sich daran, daß Kloepfer gelegentlich aus der Vorstellung geholt wurde, „der Vorführer unterbrach das Stück, Licht wurde eingeschaltet, und der Doktor verließ den Kinosaal." Gespräch mit Frau Erika Iberer. In: Helga Oswald: *Beiträge zu einer Kloepfer-Monographie unter besonderer Berücksichtigung des epischen Werkes.* Inaugural-Dissertation zur Erlangung der Doktorwürde der philosophischen Fakultät der Karl-Franzens-Universität Graz. Köflach 1982.

501 Der fast 800 Jahre alte Markt war am 23. August 1939 zur Stadt erhoben worden, die geplante Feier unterblieb wegen des Kriegsausbruchs.

502 Die 1942 in Dr. Hans Kloepfer-Straße umbenannte Straße wurde nach dem Krieg wieder in Bahnhofstraße rückbenannt.

503 Die Schulstiftung, die anläßlich seines 75. Geburtstages von der Stadtgemeinde Köflach ins Leben gerufen wurde, hat ihren Namensgeber nicht lange überlebt und wurde vermutlich nie dotiert. In diesem Zusammenhang sei auf Kloepfers lebenslanges Interesse für Bildungsfragen verwiesen, das über seinen Bemühungen um medizinische Weiterbildung oder etwa die Studien zur steirischen Landeskunde hinausging und sich etwa in seinem jahrelangen Engagement für die Kinder der Grenzland-Volksschule in Rothwein niederschlug. Nach dem Ersten Weltkrieg übernahm Kloepfer auf Wunsch des zuständigen k. k. Revierbergbeamten für die jungen Berglehrlinge der seit dem Schuljahr 1910/11 bestehenden Köflacher Bergbaufortbildungsschule den Unterricht in Gesundheitslehre.

504 Kloepfers Bekanntschaft mit Sigfried Uiberreither, der mehrfach zu offiziellen Ehrungen im Haus Kloepfer erschien und dem Heimatdichter wohlgesonnen war, ist eine zentrale, bisher jedoch wenig beachtete Frage. Der Altersunterschied legt nahe, daß Uiberreither in dem Dichter eine väterliche Identifikationsfigur wahrnahm. Der Verkehr war gleichwohl von quasi offiziellem Charakter und beschränkte sich auf wenige Stunden des Zusammenseins. Rein hypothetisch sind Überlegungen zu den Themen, die da beim Kaffeeplausch im Wohnzimmer erörtert wurden – aus Anstandsgründen hat man politische oder heikle Themen sehr wahrscheinlich vermieden.

505 Eine Woche später sollte Uiberreither wieder kommen, um die schwer arbeitenden Männer im kriegswichtigen Revier bei der Stange zu halten: „Aus dem Bestreben, die besonders schwierigen Verhältnisse, in denen unsere Bergmänner unter Tags arbeiten müssen kennenzulernen, hatte sich der Gauleiter und Reichsstatthalter Dr. Uiberreither entschlossen, selbst eine Woche hindurch u. zw. vom 24. Aug. bis 30. Aug. als Füller und Förderer im Karlschacht bei Köflach zu arbeiten". *Chronik (der Stadt Köflach).* 3 Bände, bearbeitet von J. Siegl.

506 Hans Kloepfer die Verwandten in Giengen, 2. September 1942. Giengener Korrespondenz.

507 *Voitsberg-Köflacher Wochenblatt* vom 22. August 1942.

508 ebenda

509 An Fritz Fuchs, 28. April 1943. StLA, Nachlaß Fritz Fuchs.

510 ebenda

511 Brief vom 4. Dezember 1942 an seinen Bundesbruder Dr. Kadletz in Wartberg. Stmk. Landesarchiv, Nachlaß A. Kadletz Wilhelm StLA K.4 H.153.

512 Mit der Grafikerin Else Wenz-Wietor bereitete Kloepfer 1943 noch eine Sammlung naturgeschichtlicher Erzählungen vor, aber wegen der Kriegsereignisse kam die Publikation nicht zustande. Die Veröffentlichung gelang erst in der Werkausgabe von 1967 unter dem Titelhybrid *Heimliches Leben*, nach den von Kloepfer vorgeschlagenen Arbeitstiteln *Heimliche Welt* und *Wunderliches Leben.*

513 Hans Kloepfer an die Giengener Verwandtschaft, 27. Mai 1944. Giengener Korrespondenz.

514 *Voitsberg-Köflacher Wochenblatt* vom 1. April 1944.

515 Der Köflacher Hubert Eisner, geb. 1897, war schon am 1. Juli 1933 der NSDAP beigetreten, wurde jedoch nach dem Juliputsch aus der Partei ausgeschlossen. Im Jänner 1936 wieder aufgenommen, figurierte er ab 1936/37 als (illegaler) Kreisleiter des Kreises/(Bezirks) Voitsberg. Eisner bekleidete diese Position schließlich mit einer kürzeren Unterbrechung von 1940 bis 1945, zusätzlich fungierte er als Köflacher Ortsgruppen-

leiter. Nach dem Krieg wurde Eisner in Köflach verhaftet und vor dem Volksgericht in Graz angeklagt, da er Todesurteile für Bagatelldelikte nicht durch Begnadigung abgewendet und kurz vor Kriegsende SA-Männer aufgefordert habe, mit erschöpften Juden auf ihrem Marsch von Salla aufs Gaberl „kurzen Prozess zu machen und sie umzulegen" (Landesgericht für Strafsachen Graz, Vr-5089/1947). Diese schwerwiegenden Vorwürfe konnten von der Anklage nicht bewiesen werden. Wegen seiner Parteifunktionen wurde Eisner zu zehn Jahren schweren Kerkers verurteilt, kam jedoch 1949 nach einer Begnadigung durch den Bundespräsidenten frei, wobei mildernde Umstände geltend gemacht wurden. Martin F. Polaschek: *Im Namen der Republik Österreich! Die Volksgerichte in der Steiermark 1945 bis 1955*. Graz 2002, S. 95f.

516 Die in dieser Äußerung anklingenden antisemitischen Ressentiments sind Ausdruck einer in Kloepfers Tagen weitverbreiteten, über die Parteigrenzen hinweg und insbesondere in seinen Kreisen geradezu salonfähigen Haltung. Da in der Weststeiermark nur sehr wenige jüdische Bewohner lebten, konnten solchen Stereotypen kaum reale, persönliche Erfahrungen zugrunde liegen. In Köflach wußte man etwa ein betagtes jüdisches Ehepaar. Clara und Ignaz Braun betrieben eine Gemischtwarenhandlung. Als der Gendarmerieposten, zur Meldung dieses Paares bei den neuen Behörden gezwungen war, stellte er ihm ein auffällig günstiges Zeugnis aus: „Sie werden allgemein als sehr anständige und humane Leute geschildert und gaben nie Anlaß zu Beschwerden." Das Geschäft der Brauns wurde trotzdem gleichwohl beschlagnahmt, Clara Braun wurde später nach Theresienstadt deportiert. Vgl. Walter Brunner (Hg.): *Geschichte und Topographie des Bezirkes Voitsberg*, Band 1 Allgemeiner Teil. Graz 2011, S. 183. Klöpfer hatte kaum je direkte Berührung mit der jüdischen Welt, außer mit seinem jüdischen Lehrer Anton Wölfler, den er jedoch in guter Erinnerung behalten hatte. In seinen Wahlreden vor der Bauernschaft nach dem Ersten Weltkrieg prangerte Kloepfer auch das „unheilvolle Eingreifen des Judentums im Kriege" an, wobei er nähere Ausführungen dazu schuldig blieb. Hans Kloepfer: *Aus dem Sulmtale. Ein zweites Buch der Heimat.* Graz 1922, S. 113.

517 *Voitsberg-Köflacher Wochenblatt* vom 8. April 1944.

518 An Fritz Fuchs, 9. Mai 1944. StLA, Nachlaß Fritz Fuchs.

519 Hans Kloepfer an die Giengener Verwandtschaft, 27. Mai 1944. Giengener Korrespondenz.

520 Hans Kloepfer an die Giengener Verwandtschaft, 27. Mai 1944. Giengener Korrespondenz.

521 Im Zuge der Zeitzeugenbefragung *Meine persönliche Erinnerung an den Doktor Hans Kloepfer* im April 2014 in Köflach verfaßte Kloepfers ehemalige Patientin Giselinde Brügelmann einen dreiseitigen, mit der Überschrift *Dr. Hans Kloepfer als Lebensretter* betitelten Aufsatz, der hier leicht gekürzt widergegeben ist.

522 Persönliche Erinnerung von Maria Perz, geb. 1930, im Rahmen der Zeitzeugenbefragung *„Meine Erinnerung an den Doktor Hans Kloepfer"*, erhoben in Köflach im April 2014.

523 Persönliche Erinnerung von Adolf Reiner, geb. 1920, im Rahmen der Zeitzeugenbefragung *Meine Erinnerung an den Doktor Hans Kloepfer*, durchgeführt in Köflach im April 2014.

524 Persönliche Erinnerung von Maria Ninaus, geb. 1920, im Rahmen der Zeitzeugenbefragung *Meine Erinnerung an den Doktor Hans Kloepfer*, durchgeführt in Köflach im April 2014.

525 Zitiert nach Herbert Blatnik und Walter Kienreich: *Hans Kloepfer und seine Zeit*. Eibiswald 1994, S. 90.

526 Johannes Kloepfer an Georg Kloepfer, 20. Juli 1865. Giengener Korrespondenz.

527 *Als der Doktor gestorben war*. Zitiert nach Hans Kloepfer: *Werke*. Bd. 2: *Gesammelte Erzählungen.* Hg. von Wilhelm Danhofer. Graz 1967, S. 330.

528 „Ich bin seit heute morgen auf der Klinik Norden B in der Lazarettgasse und werde da durch 14 Tage lang stillbleiben müssen. Die Untersuchung am Montag bei Prof. Falter ergab nämlich die Notwendigkeit genauerer Stoffwechseluntersuchungen, und zu diesem Zweck stolziere ich nun im blauweißen Kittel durch den kahlen Park und esse täglich mein Brot aus einem blechernen Nirscherl. Meine sämtlichen Abfallprodukte, außer den gasförmigen, werden als Kostbarkeiten gesammelt und erfreuen sich allgemeiner Teilnahme, worüber ich nicht wenig stolz bin." An Viktor von Geramb, Oktober 1913.

529 Herbert Blatnik und Walter Kienreich: *Hans Kloepfer und seine Zeit*. Eibiswald 1994, S. 107. Dazu sei auch die nachfolgende Erinnerung widergegeben: „Kamen Kranke mit Gicht in die Ordination, dann waren sie gute Patienten, weil er selbst die Gicht hatte." Persönliche Erinnerung von Adolf Reiner, geb. 1920, im Rahmen der Zeitzeugenbefragung *„Meine Erinnerung an den Doktor Hans Kloepfer"*, erhoben in Köflach im April 2014.

530 An Anton Mell, 1. Jänner 1925. StLA, Nachlaß Anton Mell.

531 An Anton Mell, 24. November 1929. StLA, Nachlaß Anton Mell.

532 An Fritz Fuchs, 27. Mai 1940. StLA, Nachlaß Fritz Fuchs.

533 An Fritz Fuchs, 11. September 1940. StLA, Nachlaß Fritz Fuchs.

534 An Fritz Fuchs, 31. August 1942. StLA, Nachlaß Fritz Fuchs.

535 An Fritz Fuchs, 22. September 1942. StLA, Nachlaß Fritz Fuchs.

536 Martha Kloepfer an Ricke Schnapper, 3. September 1943. Giengener Korrespondenz.

537 Hans Kloepfer an Agnes Schnapper, 18. Dezember 1929. Giengener Korrespondenz.

538 An Fritz Fuchs, 24. März 1939. StLA, Nachlaß Fritz Fuchs.

539 Hans Kloepfer an die Giengener Verwandtschaft, 7. April 1939. Giengener Korrespondenz.

540 An Fritz Fuchs, 31. Jänner 1940. StLA, Nachlaß Fritz Fuchs.

541 Der damals jüngste Operationszögling der Grazer chirurgischen Klinik Dr. Anton Leb (1891–1965) wurde auf Veranlassung des damaligen Vorstandes der Klinik Prof. Dr. Viktor von Hacker im Wiener Zentralröntgeninstitut von Guido Holzknecht, ferner auch in Stockholm und

Frankfurt in medizinischer Röntgenologie ausgebildet. Zurück in Graz wurde Leb mit dem Auf- und Ausbau eines modernen Röntgeninstituts beauftragt. Zunächst wurde ihm 1921 die Leitung der 1920 an der chirurgischen Klinik eingerichteten und aus nur einem Röntgenraum bestehenden Röntgenabteilung übertragen. Das zur Arbeit erforderliche Radium stammte aus Joachimsthal in Böhmen, von wo 1918 tausend Milligramm nach Graz gelangt waren. Im Jahr 1923 erhielt Leb den Auftrag, diese Röntgenabteilung als Oberarzt zu einem fortschrittlichen Zentralröntgeninstitut für die wachsenden Bedürfnisse des Grazer LKH auszubauen, 1924 habilitierte sich Leb auf dem Gebiet der medizinischen Strahlenkunde. Die Röntgenabteilung wurde 1925 zu einem selbständigen Primariat aufgewertet, dem neben der Diagnose auch in der Therapie wachsende Bedeutung zukam und die über zwei Röntgentiefenbestrahler, eine Quarzlicht- und Diathermiestation, eine Radiumstation sowie einen Operationsraum verfügte. Da alle Kliniken des LKHs diesem ebenerdig im Westtrakt der chirurgischen Klinik gelegenen und damit leicht erreichbaren Institut ihre Patienten zuwiesen, explodierte die Patientenzahl von etwa 2.300 im Jahr 1923 auf bereits 65.000 anno 1951. Mit Lebs Initiative ist auch der Bau des neuen, im Stile der Zeit errichteten und 1955 eröffneten Zentralröntgeninstituts verbunden. Dazu gehörte eine röntgenoperative Station, eine Radium- und Isotopenstation sowie eine Heliotherapiestation im Dachgeschoß. Primarius Dr. Leb wurde im selben Jahr zum Wirklichen Hofrat ernannt und 1958 zum ersten Ordinarius des neuen Lehrstuhls für Röntgenologie an der nunmehrigen Universitätsklinik für Radiologie berufen. Von 1958 bis 1959 war Leb Dekan der Grazer medizinischen Fakultät. Norbert Weiss: *Das Grazer Universitäts-Klinikum/Eine Jubiläumsgeschichte in hundert Bildern*, S. 140f.

542 Bei einer Röntgenuntersuchung des Herzens am 21. September 1938 wurde nur eine „geringgradige Aortenverbreiterung“ festgestellt.

543 *Als der Doktor gestorben war*. Zitiert nach Hans Kloepfer: *Werke*. Bd. 2: *Gesammelte Erzählungen*. Hg. von Wilhelm Danhofer. Graz 1967, S. 330.

544 Seit Ende der 1930er Jahre wurde Kloepfer regelmäßig vom „Schwoagerluis“, dem Schilcherbauer Muchitsch vulgo Schwaiger in Stammeregg Nr. 15 mit einem Fäßchen Schilcher bedacht; Kloepfer bestellte gelegentlich ein solches Gebinde für seinen Sohn Hans in Strechau. Das letzte Schilcherfaß aus Eibiswald-Stammeregg wurde ihm laut Frachtbrief am 23. Mai 1944 zugestellt. Inmitten des Schilcher-Weingartens des Alois Schwaiger, auf dem höchsten Punkt des Aibler Kogels, steht bis heute ein Weingartenhaus (Aibl Nr. 33), von dem aus die legendäre „Schilcherreise“ ihren Ausgang nahm, die in dem wunderbaren Gedicht *Lob des Schilchers* festgehalten ist.

545 Dazu aus einer persönlichen Mitteilung von Herbert Blatnik, Eibiswald: „Kloepfer war (ganz seltener) Gelegenheitsraucher. Er besuchte alljährlich den Silvesterball im Brauhaus Tunner in Köflach, rauchte dort hin und wieder eine Zigarillo. Der Spruch sagt aber viel aus über seine Einstellung zu Medikamenten und Hausmitteln. Kloepfer war ein guter Arzt, genoss ausgezeichneten Ruf, versuchte aber in den meisten Fällen mit einfachen, herkömmlich überlieferten Arzneien zu heilen. Die meisten Sachen hatte er in seiner Hausapotheke, er stellte auch Tabletten noch selbst her. Kloepfer war aber verantwortungsbewusst genug, Medikamente aus der Köflacher Schutzengel-Apotheke zu beziehen, wenn er erkannte, dass er mit seinen Verabreichungen nicht erfolgreich war. Bestimmte Medikamente, leider wissen wir nicht mehr was, ließ er sich – um viel Geld natürlich – von der Grazer Hirschen-Apotheke in der Sporgasse per Bahnexpress liefern. Der Bahnexpress sah übrigens zu Kloepfers Zeiten so aus: In Graz hatte man einen Vertrauten, der das Medikament in der Apotheke kaufte, damit zum Bahnhof eilte und einen Schaffner bat, das Packerl nach Köflach mitzunehmen, gegen ein kleines Trinkgeld. In den meisten Fällen handelte es sich um den Abendzug. In Köflach wurde die Wirtschafterin zum Bahnhof geschickt, um die Sendung in Empfang zu nehmen.“

546 Hans Kloepfer: *Werke*. Bd. 1: *Aus dem Bilderbuch meines Lebens. Joahrlauf. Gesammelte Gedichte*. Hg. von Wilhelm Danhofer. Graz 1967, S. 512.

547 Hans Georg Kloepfer: *Erinnerungen an meinen Vater*. Typoskript, Köflach 1945/1946.

548 Gelegentlich wird in der Kloepferliteratur auch Gehirnschlag als Todesursache angeführt, so auch fälschlich im Wikipediaeintrag zu seiner Person (abgerufen am 8. Februar 2017). Im Sterbebuch der Pfarre Köflach (Band 12, S. 395) ist von „Verkalkung der Herzkranzgefäße und Herzschwäche“ die Rede. Hans Georg Kloepfer nannte als Todesursache Herzanfall, was auch in der amtlichen Sterbeurkunde bestätigt wird. Hans Georg Kloepfer: *Erinnerungen an meinen Vater*. Typoskript, Köflach 1945/1946.

549 *Voitsberg-Köflacher Wochenblatt* vom 1. Juli 1944.

550 Hans Kloepfer: *Aus dem Sulmtale. Ein zweites Buch der Heimat*. Graz 1922, S. 107.

551 Der von der Partei instrumentalisierten Beerdigung fehlte jeglicher katholisch-christlicher Charakter und auch der Grabstein wurde nicht mit christlichen Symbolen versehen, sondern mit entsprechenden heidnisch-germanischen Runen. Rückschlüsse auf Kloepfers Verhältnis zur Kirche sind daraus nur mit Vorbehalt zu ziehen. Die forciert kirchenfeindliche Linie der NS-Bewegung hat Kloepfer nicht mitgetragen, er entsprach eher einem wohlwollend-lästerlichen Freigeist, war zugleich, wie es in dem hochdeutschen Gedicht *Ostermorgen* heißt, „ein Heide, ein Christ, ein verwetterter Mann und ein Kind, das zum Hochamt bereitet“. Mit dem Köflacher Dechanten Stampfer verband ihn ein respektvolles, geradezu freundschaftliches Miteinander, aus seiner Kindheit war der einstige Ministrant mit christlichen Belangen wohlvertraut. Wenn in seinen Werken Fragen des Glaubens oder der Kirche anklingen, so fehlt jeglicher feindselige Ton. In einem Schreiben vom 11. April 1941 bezeichnete sich Kloepfer

selbst als „mehrjährigen Klosterarzt“, womit er auf die ärztliche Betreuung des nahegelegenen Franziskanerklosters von Maria Lankowitz anspielte. In der dortigen Klosterchronik fand sich folgender Eintrag, den mir Manfred und Christine Kersch freundlicherweise zur Kenntnis brachten: „Am 30. Juni 1944 wurde in Köflach der Dichterarzt Dr. Hans Kloepfer begraben. Er war dem Konvent gegenüber immer sehr wohlwollend und hat unsere kranken Ordensmitglieder stets unentgeltlich behandelt. Noch am Fronleichnamstage (8. Juni) vorher war er bei uns und besuchte in Begleitung des Bildhauers Unterholzer die Gnadenmutter von Maria Lankowitz. Beim Begräbnis durfte keiner der Geistlichen aus der Umgebung teilnehmen. Die NSDAP, an ihrer Spitze der Gauleiter Uiberreither, der persönlich zur Leichenfeier erschienen war, hatte es verboten.“

552 Hanns Koren: *Reden*. Graz 1966, S. 338.

553 *Voitsberg-Köflacher Wochenblatt* vom 8. Juli 1944.

554 *Tagespost* vom 3. Juli 1944.

555 Martha Kloepfer an Ricke Schnapper, 27. Juni 1944. Giengener Korrespondenz.

556 Näheres in Herbert Blatnik und Walter Kienreich: *Hans Kloepfer und seine Zeit*. Eibiswald 1994, S. 329f.

557 Brief von Walter Dietrich an seinen Bruder Arthur, 3. Oktober 1945, aus dem Besitz von Kloepferenkel Thomas Kloepfer.

558 Martha Kloepfer an Ricke Schnapper, 27. Juni 1949. Giengener Korrespondenz.

559 Martha Kloepfer an Ricke Schnapper, 23. Februar 1953. Giengener Korrespondenz.

560 Martha Kloepfer an Ricke Schnapper, 19. Dezember 1949. Giengener Korrespondenz.

561 Martha Kloepfer an Ricke Schnapper, 23. Februar 1953. Giengener Korrespondenz.

562 Hans Georg Kloepfer an Ricke und Gretel Schnapper, 12. August 1954, Giengener Korrespondenz. Nach dem die Mutter gestorben war, hielt Hans Georg Kloepfer die Verbindung mit Giengen aufrecht. Der letzte Brief an die Giengener Verwandtschaft wurde von Thomas Kloepfers zweiter Frau Erika verfaßt, da Hans Kloepfers älterer Sohn 1958 völlig unerwartet aus dem Leben gerissen worden war. Der bewegende Brief sei hier wiedergegeben: „Unser Hans lebt nicht mehr. Er ist am Donnerstag den 18. September um ½ 3 Uhr früh verstorben. Nach nicht einmal einwöchiger Krankheit war er tot. Am Donnerstag den 11. 9. hat er noch unterrichtet. Er hat sich nachmittag etwas unpässlich gefühlt. Freitag hatte er dann ein wenig Fieber und Erika holte in Graz einen Arzt. Der vermutete eine leichte Grippe, da Hansl sonst keinerlei Schmerzen verspürte. Am Samstag hat dann der Arzt Penicillin gespritzt, weil das Fieber weiter angestiegen ist. Am Montag wurde Hans dann ins Krankenhaus gebracht, da die Temperatur sehr hoch war. Dort hat man dann im Laufe des Nachmittags eine beginnende Gelbsucht mit einer sehr vergrößerten Leber festgestellt und vermutete eine infektiöse Gelbsucht. Am Dienstag begann dann die Leber akut zu schrumpfen und ist ihnen trotz aller Bemühungen buchstäblich wie Schnee in der Sonne weggeschrumpft, damit hat natürlich jede Leberfunktion aufgehört und Hansl's Schicksal war besiegelt. [...] Thomas trägt an dem Verlust des Bruders sehr schwer. Er kann kaum schlafen und ist recht heruntergekommen mit den Nerven. Trotzdem bemühen wir uns natürlich Erika so gut wie möglich zu unterstützen, denn es ist ja schrecklich viel, was die Arme mit ihren 4 Kindern jetzt zu tragen hat.“ Erika Kloepfer (Köflach) an Ricke Schnapper, 10. Oktober 1958. Giengener Korrespondenz.

563 Herbert Blatnik: *Die Familien Kloepfer und Steiner*. In: *Lot und Waage. Zeitschrift des Alpenländischen Kulturverbandes Südmark*, 60. Jahrgang, Heft 3. Graz 2013.

564 Das Kloepferdenkmal wurde 1980 in den neuen Kloepferpark unweit des Doktorhauses übertragen.

565 Johannes Lohberger: *Hans Kloepfer zur hundertsten Wiederkehr seines Geburtstages am 18. August*. Typoskript (1967), StLA Nachlaß Joseph Steiner-Wischenbart.

566 Der Herausgeber der dreibändigen Kloepferausgabe Wilhelm Danhofer (1914–1991), ein gebürtiger Villacher, hatte an der Grazer Universität Germanistik, Volkskunde und Geschichte studiert. 1938 bekleidete er die Funktion eines Gaustudentenführers der Deutschen Studentenschaft. Nach seiner Promotion 1939 wirkte er als Professor am Akademischen Gymnasium am Tummelplatz.

567 Elfriede Hofer: *Hans Kloepfer – Geschichtsschreiber der Weststeiermark*. Hausarbeit zur Erlangung des Magistergrades am historischen Institut der Karl-Franzens-Universität zu Graz. Typoskript 1978 (Museum der Stadt Köflach).

568 Auch Hans Kloepfers entschiedener Kritiker, der vielfach preisgekrönte Schriftsteller Gerhard Roth, hatte sich in jungen Jahren an der medizinischen Fakultät in Graz eingeschrieben, das Studium jedoch 1967 abgebrochen. Nach Zwischenstationen fand er Anschluß an den Literaturbetrieb rund um das Grazer Forum Stadtpark und konnte erfolgreich eine Karriere als Schriftsteller begründen. In seinen Werken (darunter die jeweils siebenteiligen Romanzyklen *Orkus* und *Die Archive des Schweigens*), setzt sich Roth regelmäßig mit Fragen der NS-Vergangenheit auseinander.

569 Roths geharnischte Kritik an Kloepfer wurde von zahlreichen Lesern als politisch oder durch Eifersucht motiviert zurückgewiesen. Interview mit Gerhard Roth: *Renaissance der Heimatdichtung?* In: *Kleine Zeitung*, Graz, 12. Juni 1981, S. 23.

570 Johannes Sachslehner: *Hans Kloepfer*. In: Walther Killy (Hg.): *Literatur Lexikon. Autoren und Werke deutscher Sprache*. Bd. 6. Gütersloh/München 1990.

571 Erna Lesky: *Hans Kloepfer (1867–1944). Steirischer Landarzt und Dichter*. In: *Österreichische Ärztezeitung* 24 (25. 12. 1975), o. S.

572 Uwe Baur u. Karin Gradwohl-Schlacher: *Literatur in Österreich 1938–1945. Handbuch eines literarischen Systems*. Band 1: Steiermark. Graz 2008. S. 183.

573 *Wie lange noch – ?* In: Hans Kloepfer: *Werke*. Bd. 1 *Aus dem Bilderbuch meines Lebens. Joahrlauf. Gesammelte Gedichte*. Hg. von Wilhelm Danhofer. Graz 1967, S. 510.

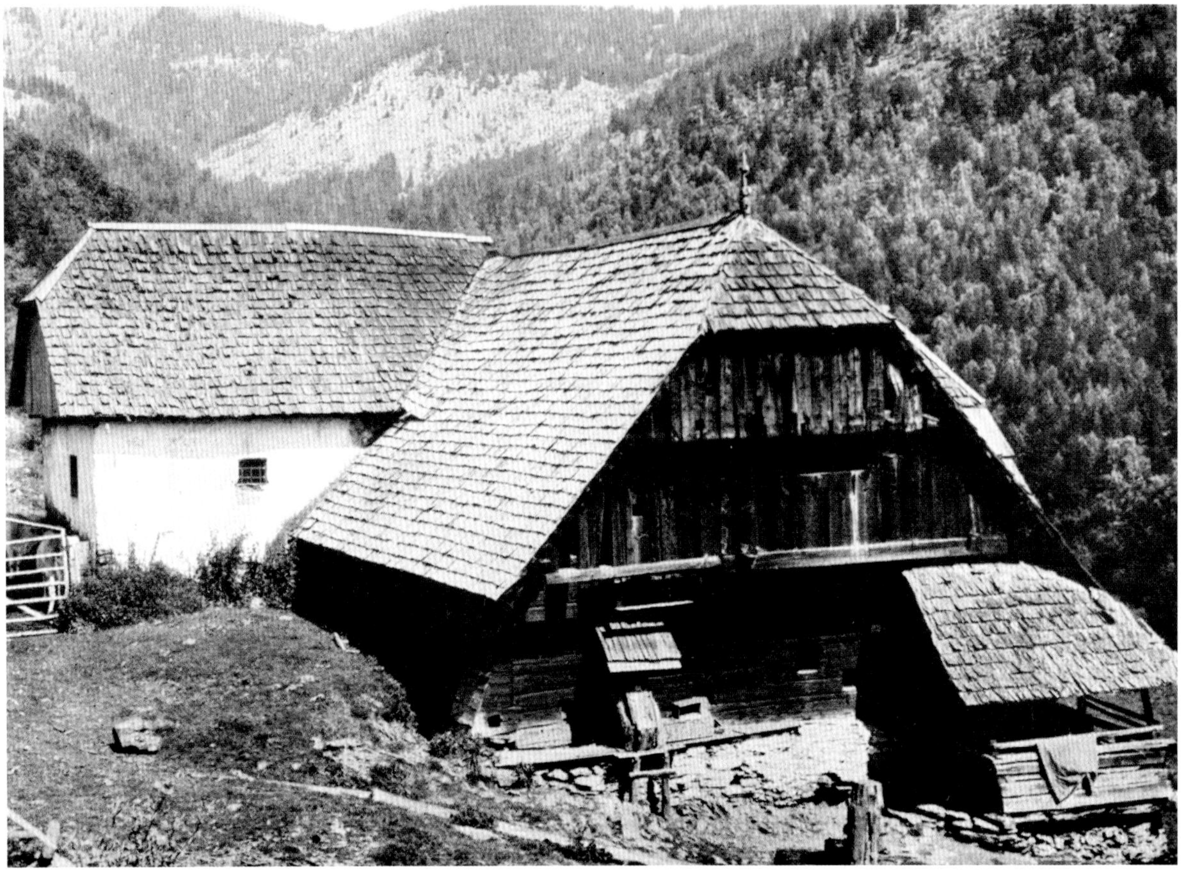

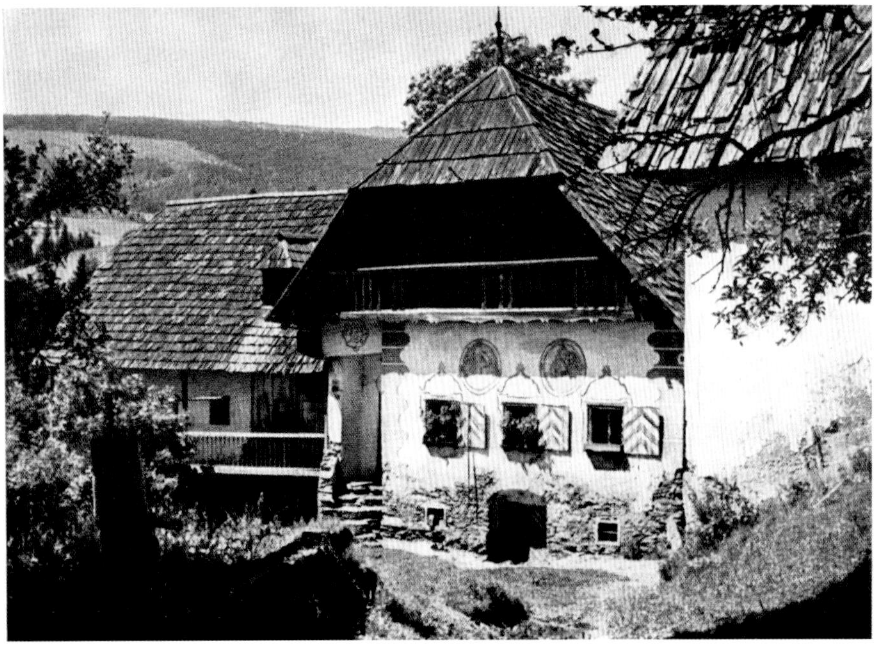

Kloepfers verlorene Welt

Abb. 437: Ein mit Nutschindeln gedeckter, drei- bis vierhundert Jahre alter Bauernhof in Edelschrott bei Voitsberg (vor 1941).

Abb. 438: Das Gehöft des „Weßbauern“ in Hirschegg.

BILDNACHWEIS

ARCHIVE UND SAMMLUNGEN

Archiv des Akademischen Turnvereines Graz: Abb. 65
Archiv des Alpenländischen Kulturverbandes Südmark: Abb. 256, 298
Archiv der Bayer AG, Leverkusen: Abb. 139–141, 143–145, 153
Archiv der Freiwilligen Feuerwehr Kapfenberg-Stadt: Abb. 170
Archiv der Stadt Karlsbad: Abb. 404
Archiv der Universität Innsbruck: Abb. 54
Archiv des Militärgeographischen Institutes: Abb. 5, Plan Köflach und Umgebung im Vorsatz
Archiv GKB Bärnbach: Abb. 436
Archiv Vitalis Verlag: Abb. 38–43, 59, 62, 67, 82, 83, 121, 125, 126, 138, 142, 142, 154, 155, 159, 171, 174, 175, 227, 229–232, 243, 247–249, 254, 258, 260, 261, 264, 267, 269, 272, 273, 281, 284, 285, 314, 332, 341, 393, 407, 408, Stadtplan von Graz im Nachsatz
Foto Koren: Abb. 168, 178, 200, 201, 216, 368, 374, 379, 381, 382, 389–391, 401, 402, 412, 421
Archiv Kleine Zeitung: Abb. 431, 433
Foto Steffen, Graz: Abb. 105, 192, 252
Fotosammlung des Eibiswalder Kloepfermuseums: Abb. 6, 9, 10, 15, 18, 21, 22, 61, 146–148, 150, 228, 317, 430
Joanneum, Volkskundemuseum: Abb. 226
Josephinum, Sammlungen und Geschichte der Medizin, Wien: Abb. 68
Museum der Stadt Köflach: Abb. 1–3, 16, 17, 35, 36, 44, 68, 84, 85, 87, 88, 93, 95, 96, 98–104, 106–116, 118–120, 149, 162, 167, 169, 172, 173, 182, 184, 185, 191, 193, 194–199, 202–215, 217–221, 223–225, 227, 257, 259, 262, 268, 274, 275, 276, 282, 283, 290, 295, 297, 309–313, 318, 322–324, 329–331, 333–340, 348–359, 362, 364, 365, 377, 405, 410, 411, 419, 422
Fotograf Max Koren: Abb. 125, 197, 200, 364, 365, 373, 375, 378, 380, 382–384, 388, 413–418
Österreichische Nationalbibliothek: Abb. 342, 343
Sammlung Dr. Ute Bayer, Graz: Abb. 130, 131
Sammlung Thomas Kloepfer, Wien: Abb. 1, 14, 23, 117, 176, 177, 179–181, 183, 186, 299–308, 346, 369, 370, 371, 372, 385–387, 403, 423, 437
Sammlung Harald Koren: Abb. 129
Sammlung Dr. Bernd Mader, Graz: Abb. 127, 151, 152, 157, 158
Sammlung Ilse Papesch: Abb. 270, 321, 347, 367
Sammlung Harald Salfellner: Abb. 11, 12, 19, 24, 26–31, 56–58, 63, 64, 66, 123, 160, 188, 189, 246, 265, 271, 291–294, 314, 315, 319, 325–328, 344, 345, 360–363, 366, 420, 425–429, 432, 434
Sammlung Dr. Doris Schwarz, Graz: Abb. 409
Sammlung Peter Weißnar, Maria Lankowitz: Abb. 128
Steiermärkisches Landesarchiv: Abb. 25, 32–34, 37, 72, 238
Steirisches Volksliedarchiv: Abb. 250, 251
Universitätsarchiv Graz: Abb. 45, 46, 48–55, 60, 70

PUBLIKATIONEN

Herbert Blatnik und Walter Kienreich, *Hans Kloepfer und seine Zeit*, 1994: Abb. 174, 187, 263, 435
Deutschösterreichisches Jugendhilfswerk in Wien (Hg.): *Wiens Kinder und Amerika*, 1919: Abb. 277–280
Victor Fossel, *Volksmedicin und medicinischer Aberglaube*, 1886: Abb. 124
Viktor Fossel, *Geschichte der medizinischen Fakultät in Graz*, 1913: Abb. 47
Gotteslob – Katholisches Gebet- und Gesangbuch, steirischer Diözesananhang: Abb. 255
Wolfgang Grinschgl (Hg.), *Vom Armenspital zum modernen Regionalkrankenhaus*, Voitsberg 2001: Abb. 122, 163–166
Hans Kloepfer, *Aus dem Sulmtale,* 1922: Abb. 286–288
Hans Kloepfer, *Eibiswald*, 1933: Abb. 7, 8, 13, 316
Hans Kloepfer, *Vom Kainachboden,* 1912: Abb. 239–241, 243–245
Hans Kloepfer, *Sulmtal und Kainachboden*, 1936: Abb. 20, 320
Hans Kloepfer, Hans Riehl: *Steirisches Eisen*, 1937: Abb. 326
Hans Kloepfer: *Von meinen Wegen*, 1950: Abb. 266
Hans Kloepfer, Fotoautor nicht angegeben, *Das ist Graz. Die Stadt im deutschen Südosten*, 1939: Abb. 396–398
Vom braunen zum blauen Gold Köflach im Wandel der Zeiten, 2008: Abb. 190
Ernst Lasnik/Peter Strnad (Hg.), *Emmy Hiesleitner-Singer*, 2005: Abb. 86, 222
Franz Nabl, *Steirische Lebenswanderung*, 1938: Abb. 4, 233–237, 242
Josef Papesch, Hans Riehl, Walter Semetkowski (Hg.), *Heimatliches Bauen im Ostalpenraum*, 1941: Abb. 438–439.
Robert Pohl, *Bergbau Köflach* in: Wilhelm Schuster, *Die Erzbergbaue und Hütten der Österreichisch-Alpinen Montangesellschaft*, 1931: Abb. 89–92, 97
Wilhelm Scholz, *Die Steiermärkischen Landes-, Heil- und Pflegeanstalten*, undatiert: Abb. 75–81
Norbert Weiss, *Das Grazer Universitäts-Klinikum,* 2013: Abb. 47, 71, 73, 74
Norbert Weiss, *Im Zeichen von Panther und Schlange*, 2006: Abb. 161
Voitsberg-Köflacher Wochenblatt: Abb. 94, 296, 406
Wiener Klinische Wochenschrift: Abb. 132–137

AUSGEWÄHLTE QUELLEN

Amschl, Martin: *Der Nationalsozialismus im Kreis Voitsberg unter besonderer Berücksichtigung der lokalen Führungsriege zwischen 1938 und 1945*. Diplomarbeit. Graz 2013.

Amt der niederösterreichischen Landesregierung: *Kunst des Heilens. Aus der Geschichte der Medizin und Pharmazie.* Wien 1991.

Baur, Uwe und Karin Gradwohl-Schlacher: *Literatur in Österreich 1938–1945. Handbuch eines literarischen Systems*, Band 1: Steiermark. Wien 2008.

Beer, Siegfried und Stefan Karner: *Krieg aus der Luft. Der tägliche Kampf ums Überleben unter Bomben in der Steiermark und Kärnten 1941–1945.* Gnas 1992.

Benz, Wolfgang, Hermann Graml und Hermann Weiß: *Enzyklopädie des Nationalsozialismus*. 5. aktualisierte und erweiterte Auflage. München 2007.

Blatnik, Herbert und Walter Kienreich: *Hans Kloepfer und seine Zeit. Eibiswald.* Lerchhaus 1994.

Blatnik, Herbert: *Zeitzeugen erinnern sich an die Zeit 1938–1945 in der Südwest-Steiermark.* Eibiswald 1997.

Breitner, Burghard: *Geschichte der Medizin in Österreich.* Sitzungsberichte der philosophisch-historischen Klasse der Österreichischen Akademie der Wissenschaften, 226. Band, 5. Abhandlung. Wien 1951.

Burghart Breitner: *Ärztliche Ethik. Drei Vorträge gehalten in der Internationalen Hochschulwoche in Salzburg, 25.–27. August 1947.* Innsbruck 1948.

Brunner, Walter (Hg.): *Geschichte und Topographie des Bezirkes Voitsberg (in zwei Bänden).* Graz 2011.

Chronik der Stadt Köflach, bearbeitet von J. Siegl. Drei Bände.

Deutscher Ärztekalender 1928. Berlin 1928.

Deutsches Arzneibuch, 5. Ausgabe 1910. Berlin 1910.

Diepgen, Paul: *Geschichte der Medizin. Die historische Entwicklung der Heilkunde und des ärztlichen Lebens* (in zwei Bänden). Berlin 1949.

Egglmaier, Herbert H.: *Die Gründung der Grazer medizinischen Fakultät im Jahre 1863.* Graz 1986.

Farkas, Reinhard: *Grüne Wurzeln. Ökologische & spirituelle Reform in der Steiermark.* Fohnsdorf 1992.

Fossel, Victor (= Viktor): *Volksmedicin und Medicinischer Aberglaube in Steiermark.* Graz 1886.

Fossel, Viktor: *Erinnerung aus meinem Leben.* Naumburg 1906.

Fossel, Viktor: *Geschichte der medizinischen Fakultät in Graz. Festschrift zur Feier des 50jährigen Bestandes 1863–1913.* Graz 1913.

Gerabek, Werner E., Bernhard D. Haage, Gundolf Keil, und Wolfgang Wegner: *Enzyklopädie der Medizingeschichte* (in drei Bänden). Berlin 2007.

Grinschgl, Wolfgang (Hg.): *Vom Armenspital zum modernen Regionalkrankenhaus. Zur Geschichte der medizinischen Versorgung im Bezirk.* Voitsberg 2001.

Halbrainer, Heimo, Gerald Lamprecht, Ursula Mindler (Hg.): *NS-Herrschaft in der Steiermark. Positionen und Diskurse.* Wien/Köln/Weimar 2012.

Heppner, Fritz, Werner F. List, Gustav Mittelbach: *Beiträge zur steiermärkischen Medizingeschichte.* Wien/Graz 1988.

Heppner, Harald (Hg.): *Slowenen und Deutsche im gemeinsamen Raum. Neue Forschungen zu einem komplexen Thema.* München 2002.

Hiebl, Ernestine: *Im Wandel der Zeit.* Eibiswald 2000.

Hlaváčková, Ludmila und Petr Svobodný: *Biographisches Lexikon der Deutschen Medizinischen Fakulät in Prag 1883–1945.* Praha 1998.

Hlaváčková, Ludmila und Petr Svobodný: *Dějiny lékařství v českých zemích* (Geschichte der Medizin in den Böhmischen Ländern). Praha 2004.

Hofer, Elfriede: *Hans Kloepfer Geschichtsschreiber der Weststeiermark.* Hausarbeit zur Erlangung des Magistergrades am historischen Institut der Karl-Franzens-Universität zu Graz. Graz 1978.

Hovorka, Oskar und Adolf Kronfeld (Hg.): *Vergleichende Volksmedizin. Eine Darstellung volksmedizinischer Sitten und Gebräuche, Anschauungen und Heilfaktoren, des Aberglaubens und der Zaubermedizin* (in zwei Bänden). Stuttgart, 1908.

Karner, Stefan, *Die Steiermark im Dritten Reich 1938–1945.* Leykam 1986.

Karner, Stefan: *Die Steiermark im 20. Jahrhundert.* Graz 2000.

Karner, Stefan: *Steiermark. Vom Ersten Weltkrieg bis zur Gegenwart.* Innsbruck, 2012.

Kersch, Christine und Ingrid Krasser: *Köflach.* Schwarzach 2011.

Kleindel, Walter: *Urkund dessen... Dokumente zur Geschichte Österreichs von 996 bis 1955.* Wien 1984.

Klemperer, Georg und Felix Klemperer (Hg.): *Neue Deutsche Klinik. Handwörterbuch der praktischen Medizin mit besonderer Berücksichtigung der inneren Medizin, der Kinderheilkunde und ihrer Grenzgebiete*

(14 Bände). Berlin/Wien 1928.

Kokešková, Helena: *Eduard Albert (1841–1900). Český intelektuál ve Vídni.* Praha 2014.

Kratter, Julius: *Der alpine Cretinismus insbesondere in Steiermark.* Graz 1884.

Lasnik, Ernst R.: *Altes Leben im Bezirk Voitsberg.* Graz 2001.

Lasnik, Ernst R.: *Der Bezirk Voitsberg.* Wien 2009.

Lasnik, Ernst R.: *Von Knechten und Mägden.* Graz 2008.

Lesky, Erna: *Die Wiener Medizinische Schule im 19. Jahrhundert.* Wien 2003.

Lichtenthaeler, Charles: *Geschichte der Medizin.* Köln 1982.

Macheiner, Erwin: *Der steirische Mundartdichter Hans Kloepfer. Leben, Werk, Sprache.* Diplomarbeit an der Universität Wien. Wien 1985.

Macher, Mathias: *Medizinisch-statistische Topografie des Herzogtums Steiermark.* Graz 1860.

Mader, Bernd E.: *Bäuerliche Heiltraditionen. Von Naturheilern, Zahnreißern und Viehdoktoren.* Graz 2012.

Mader, Bernd E.: *Der Höllerhansl. Leben und Wirken des Naturheilers Johann Reinbacher.* Graz 2011.

Moll, Martin: *Die Steiermark im Ersten Weltkrieg. Der Kampf des Hinterlandes ums Überleben 1914–1918.* Graz 2014.

Nagl, Johann Willibald und Jakob Zeidler (Hg.): *Deutsch-Österreichische Literaturgeschichte. Ein Handbuch zur Geschichte der deutschen Dichtung in Österreich-Ungarn.* Wien o. J.

Neuburger, Max: *Geschichte der Medizin* (in zwei Bänden). Stuttgart 1906.

Oswald, Helga: *Beiträge zu einer Kloepfer-Monographie unter besonderer Berücksichtigung des epischen Werkes.* Inaugural-Dissertation zur Erlangung der Doktorwürde der Philosophischen Fakultät der Karl-Franzens-Universität Graz. Köflach 1982.

Porter, Roy: *The Greatest Benefit to Mankind. A Medical History of Humanity from Antiquity to the Present.* London, 1997.

Rauchensteiner, Manfred: *Der erste Weltkrieg und das Ende der Habsburger Monarchie.* Wien 2013.

Reimann, Reinhold (Hg.): *Die Alte Sternkneipe zu Graz. Über die Geschichte eines Alt-Grazer Studentenlokals sowie über die Enthüllung einer Tafel zum Gedenken daran.* Graz 1983.

Reimann, Reinhold (Hg.): *Gaudeamus igitur! – 150 Jahre Akademische Sängerschaft Gothia zu Graz.* Graz 2013.

Reischl, Friedrich: *Wiens Kinder und Amerika. Die amerikanischen Kinderhilfsaktion 1919.* Wien 1919.

Riegler, Josef (Hg.): *„Ihr lebt in einer großen Zeit,...“ Propaganda und Wirklichkeit im Ersten Weltkrieg.* Graz 2014.

Ryslavy, Kurt: *Geschichte der Apotheken der Steiermark und der Untersteiermark bis nach dem Ersten Weltkrieg.* Wien 1992.

Salfellner, Harald (Hg.): *Mit Feder und Skalpell. Grenzgänger zwischen Literatur und Medizin.* Prag 2014.

Schafranek, Hans und Herbert Blatnik, Herbert (Hg.): *Vom NS-Verbot zum „Anschluss“. Steirische Nationalsozialisten 1933–38.* Wien 2015.

Schmitz, Rudolf: *Geschichte der Pharmazie (in zwei Bänden).* Eschborn 1998.

Scholz, Wilhelm: *Die Steiermärkischen Landes-, Heil- und Pflegeanstalten.* Graz o. j. (nach 1918).

Steiermark. Land Leute Leistung. Graz o. J. (1956).

Steiermärkische Landesregierung (Hg.): *Literatur in der Steiermark.* Katalog zur Landesausstellung 1976. Graz 1976.

Strnad, Peter und Ernst Lasnik: *Emmy Hiesleitner-Singer: Bilder aus vergangener Zeit – Gehöfte, Orte, Landschaften.* Graz 2005.

Sudhoff, Karl: *Kurzes Handbuch der Geschichte der Medizin.* Berlin 1922.

Toellner, Richard: *Illustrierte Geschichte der Medizin* (in sechs Bänden). Erlangen 1992.

Unterweger, Wolf-Dietmar: *Die Bauern.* Graz 2014.

Weiss, Norbert: *Das Grazer Universitätsklinikum,* Graz 2013.

Weiss, Norbert: *Im Zeichen von Panther & Schlange,* Graz 2006.

Zöllner, Erich: *Geschichte Österreichs. Von den Anfängen bis zur Gegenwart.* Wien 1984.

NAMENREGISTER

ORTEREGISTER

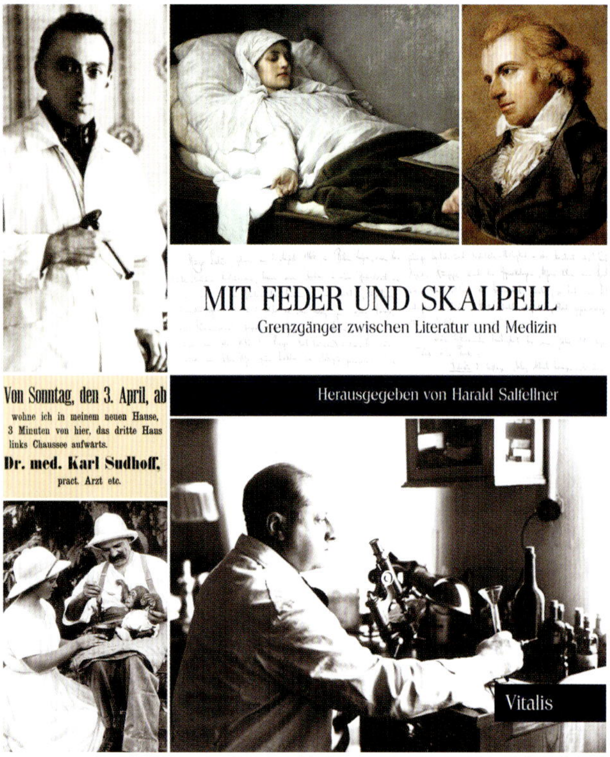

MIT FEDER UND SKALPELL

Herausgegeben von Harald Salfellner
Mit mehr als 600, großteils farbigen Abbildungen,
404 Seiten, 26 x 21 cm, gebunden, Fadenheftung,
Schutzumschlag, Lesebändchen

978-3-89919-167-7
€ 51,40 (Ö) • € 49,90 (D)

Zwei Berufe, zwei Berufungen: Die Liste der Ärzte, die zugleich als Schriftsteller tätig waren, ist lang und voller prominenter Namen – man denke nur etwa an Friedrich Schiller, Georg Büchner oder Arthur Schnitzler. Im Sammelband *Mit Feder und Skalpell* werden die Lebensbilder solcher Grenzgänger zwischen Literatur und Medizin auf fundierte und zugleich kurzweilige Weise nachgezeichnet. Die Beiträge der vielen namhaften Autoren sind durchgehend farbig bebildert und laden Kollegen vom Fach ebenso wie Nicht-Mediziner ein, in die spannende Welt der schriftstellernden Ärzte von gestern und heute einzutauchen.

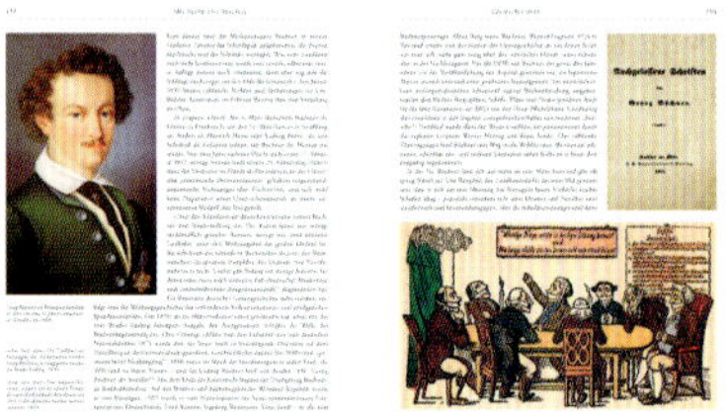

Mit Beiträgen über Joseph Anton Stranitzky, Carl Gustav Carus, Nikolaus Lenau, Heinrich Hoffmann, Georg Büchner, Richard Volkmann-Leander, Karl Sudhoff, Hugo Salus, Albert Schweitzer, Alfred Döblin, Ernst Weiß, Gottfried Benn, Herny E. Sigerist u. a.

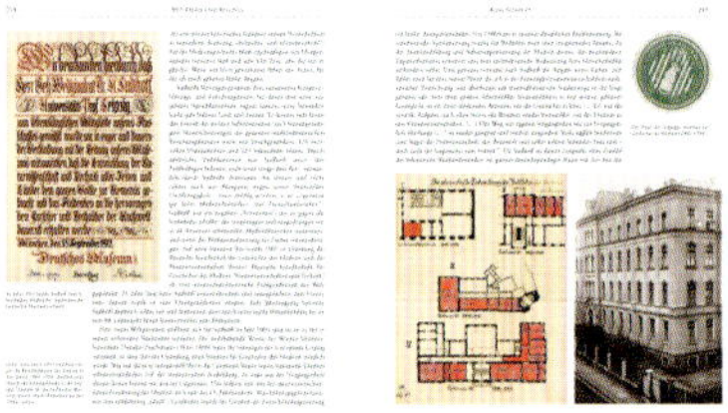

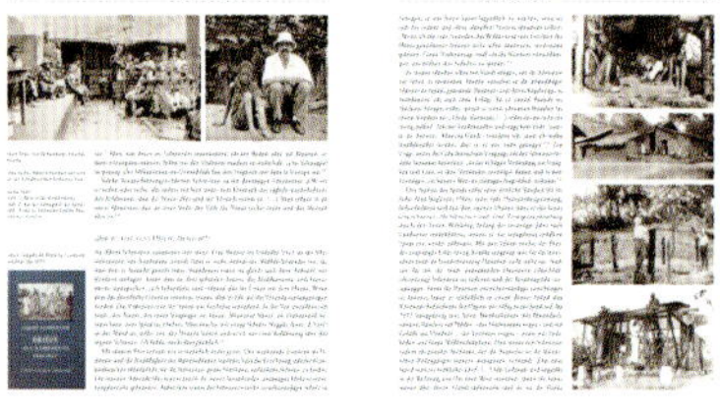

„Die Medizin ist meine gesetzliche Ehefrau, die Literatur meine Geliebte. Wenn mir die eine auf die Nerven geht, nächtige ich bei der anderen.“ Anton Tschechow